CINESIOLOGIA CLÍNICA DE BRUNNSTROM

6ª edição

CINESIOLOGIA CLÍNICA DE BRUNNSTROM

6ª edição

Editado por

Peggy A. Houglum, PhD, PT, ATC
Associate Professor
Athletic Training
Rangos School of Health Sciences
Duquesne University
Pittsburgh, Pennsylvania

Dolores B. Bertoti, MS, PT
Associate Professor and Chair,
  Allied Health and Human Services
Alvernia University
Reading, Pennsylvania

Manole

Título original em inglês: *Brunnstrom's Clinical Kinesiology – 6th ed.*
Originalmente publicado por F.A. Davis Company, Philadelphia, Pennsylvania.
Copyright © 2012 by F.A. Davis Company. Todos os direitos reservados.

Este livro contempla as regras do Novo Acordo Ortográfico da Língua Portuguesa.
Editor gestor: Walter Luiz Coutinho
Editora de traduções: Denise Yumi Chinem
Produção editorial: Priscila Mota e Cláudia Lahr Tetzlaff

Tradução: Jerri Luiz Ribeiro (Parte pré-textual, Caps. 1-4, Glossário e Índice remissivo)
   Professor de Fisiologia do Exercício e Biomecânica no cursos de Fisioterapia e Educação Física do Centro Universitário Metodista (IPA)
   Pesquisador do Programa de Pós-Graduação em Biociências e Reabilitação e do Programa de Pós-Graduação em Reabilitação e Inclusão do Centro Universitário Metodista (IPA)
   Doutor em Ciências do Movimento Humano pela Universidade Federal do Rio Grande do Sul, com colaboração da Universidade do Porto – Portugal

   Marcelo Morganti Sant'Anna (Caps. 5-8)
   Professor das disciplinas de Anatomia e Cinesiologia nos cursos de Biomedicina, Educação Física e Fisioterapia da Faculdade Cenecista de Osório (FACOS)
   Mestre em Ciências do Movimento Humano pela Universidade Federal do Rio Grande do Sul
   Graduado em Educação Física pela Universidade Federal do Rio Grande do Sul

   Alessandra Peres (Caps. 9-12)
   Professora pesquisadora do Centro Universitário Metodista (IPA)
   Professora adjunta da Universidade Federal de Ciências da Saúde de Porto Alegre
   Doutora em Genética e Biologia Molecular pela Universidade Federal do Rio Grande do Sul
   Pós-doutora em Geriatria e Gerontologia pela Pontifícia Universidade Católica do Rio Grande do Sul
   Mestre em Ciências Biológicas (Bioquímica) pela Universidade Federal do Rio Grande do Sul
   Graduada em Ciências Biológicas pela Pontifícia Universidade Católica do Rio Grande do Sul

   Kellen Cristina Foganholi (Caps. 13-15)
   Graduada em Fisioterapia pela Universidade Norte do Paraná
   Formada em Athletic Training pela National American University (Rapid City-SD USA)
   Membro da Associação Americana de Fisioterapia (APTA)
   Membro da Associação Americana de Athletic Trainers (NATA)

Revisão: Depto. editorial da Editora Manole
Diagramação: JLG Editoração Gráfica Ltda.-ME
Capa: Rubens Lima

Dados Internacionais de Catalogação na Publicação (CIP)
(Câmara Brasileira do Livro, SP, Brasil)

Houglum, Peggy A.
   Cinesiologia clínica de Brunnstrom / Peggy A. Houglum, Dolores B. Bertoti ; [traduzido por Jerri Ribeiro]. -- Barueri, SP : Manole, 2014.

   Título original: Brunnstrom's clinical kinesiology.
   6. ed. norte-americana
   Bibliografia.
   ISBN 978-85-204-3475-8

   1. Cinesiologia 2. Fisiologia humana 3. Fisioterapia 4. Mecânica humana 5. Mecanoterapia 6. Movimento I. Bertoti, Dolores B.. II. Título.

14-03121
CDD-612.74
NLM-WE 103

Índices para catálogo sistemático:
1. Cinesiologia clínica : Ciências médicas
612.74

Nenhuma parte deste livro poderá ser reproduzida, por qualquer processo, sem a permissão expressa dos editores.
É proibida a reprodução por xerox.
A Editora Manole é filiada à ABDR – Associação Brasileira de Direitos Reprográficos.

Edição brasileira – 2014

Direitos em língua portuguesa adquiridos pela:
Editora Manole Ltda.
Av. Ceci, 672 – Tamboré
06460-120 – Barueri – SP – Brasil
Tel.: (11) 4196-6000 – Fax: (11) 4196-6021
www.manole.com.br
info@manole.com.br

Impresso no Brasil
Printed in Brazil

Para Joel & Rita, Pam & Bob, Joan & Steve, Deanna & Dan: sou abençoada por poder chamá-los de família e mais ainda por chamá-los de amigos.
- Peg

Em comemoração aos 25 anos como uma sobrevivente do câncer de mama, é com felicidade que dedico meu trabalho neste livro em agradecimento às bênçãos em minha vida; minha amada família, Willy, Christopher e Beth; e para mamãe, que ensinou a mim e a meus irmãos a beleza de amarmos uns aos outros: Jack, Carol, Mary, John, Vince, Karina, Andrew, Dien, Pat, Mary, Michael, Mary Pat, Tim, Andrea e Maureen.
- Dolores

Nota: Como novas informações científicas tornam-se disponíveis por meio de estudos clínicos, a indicação de tratamentos e terapias medicamentosas sofre mudanças. Os autores e a editora fizeram o possível para tornar este livro preciso, atualizado e de acordo com os padrões aceitos no momento da publicação. Os autores, editores e a editora não são responsáveis por erros ou omissões, nem por consequências decorrentes do uso deste livro, bem como não dão garantia, explícita ou implícita, em relação aos conteúdos do livro. Qualquer prática descrita neste livro deve ser aplicada pelo leitor de acordo com os padrões profissionais de cuidado em relação às circunstâncias específicas aplicáveis a cada situação.

Prefácio

Quando Dolores e eu fomos convidadas pela F. A. Davis para reescrever a obra *Cinesiologia clínica de Brunnstrom*, sentimo-nos honradas por sermos escolhidas para desenvolver o projeto. Em nossos respectivos programas a meio país de distância, "crescemos" com este livro, já que era uma referência exigida para cada uma de nós em nossas grades curriculares de educação profissional.

Embora o mundo da ficção contenha diversos romances clássicos, desde *Oliver Twist* até *O apanhador no campo de centeio*, há poucos livros, especialmente na área da saúde, que resistem ao tempo e entram para a categoria de "clássicos". Entretanto, *Cinesiologia clínica de Brunnstrom* é, de fato, um desses livros. O fato de estar celebrando seu quinquagésimo aniversário de publicação é a prova de sua presença marcante no âmbito da saúde. Foi originalmente escrito por Signe Brunnstrom quando havia poucos livros sobre cinesiologia e poucas pesquisas sobre o assunto. Começou como um manual de ensino para seus alunos da Universidade de Columbia e tornou-se um livro com o auxílio do órgão Office of Vocational Rehabilitation ("Escritório de Reabilitação Vocacional"). Ela desejava fornecer informações sobre cinesiologia a partir de uma perspectiva clínica a fim de auxiliar profissionais em sua atuação no campo da reabilitação.

Seu desejo de suprir as necessidades dos profissionais da área de reabilitação continua sendo colocado em prática nesta nova e atualizada versão de seu livro original. Incluímos informações com base em novas evidências, aplicações baseadas em novas técnicas e capítulos baseados em novos conhecimentos para expandir o texto original de Brunnstrom com o objetivo de trazer para o século XXI sua ideia original de fornecer aplicações clínicas da cinesiologia com foco na reabilitação.

Dolores e eu nos conhecemos quando passamos juntas um final de semana intenso e produtivo desenvolvendo uma proposta para este imenso trabalho. Instantaneamente nos demos bem e estivemos unidas ao longo de quatro anos, período em que este trabalho passou de um sonho para a realidade.

Nosso objetivo para esta revisão é manter o toque clássico de Brunnstrom no texto enquanto trazemos suas informações para o século XXI. Também queríamos manter a ideia de Brunnstrom desta obra como um livro de informações úteis, que auxilia estudantes e profissionais da saúde em sua compreensão sobre o movimento do corpo e suas aplicações no contexto clínico. Se existem críticas a muitos livros de cinesiologia nos dias de hoje, é porque muitas das informações incluem cálculos biomecânicos e perspectivas da engenharia, em vez de uma perspectiva clínica. Embora haja quem prefira incluir esses cálculos e informações, também há muitos que acham tais informações desnecessárias para estudantes que estão tornando-se profissionais da área da saúde.

Preservamos a visão de Signe Brunnstrom de abordar a cinesiologia a partir de uma perspectiva clínica ao longo deste livro. Incluímos apenas cálculos essenciais quando se fizeram necessários, já que o objetivo da obra é fornecer aplicações clínicas da cinesiologia, em vez de biomecânicas. Por essa razão, o leitor notará que este livro é menos extenso do que outros semelhantes sobre o mesmo tema. A cinesiologia apresentada neste livro é pertinente àqueles que trabalham na área da saúde com tratamentos de reabilitação de pessoas, técnicas de prevenção e exercícios corretivos.

Há 50 anos, a primeira edição de Signe Brunnstrom foi publicada e desde então os estudantes passaram a aprender com esta rica fonte de informação. O fato de esta obra continuar a contribuir para a educação de estudantes da área de saúde ainda hoje demonstra o conhecimento, a visão e a riqueza que Signe Brunnstrom infundiu nela meio século atrás. Ela analisou a simplicidade única do corpo com sua complexidade de movimento e quis compartilhar com outros profissionais sua análise de como o corpo funciona de forma magnífica. Nós também, e esperamos que esta edição forneça ao leitor o aperfeiçoamento e a análise do movimento do corpo assim como nos forneceram as primeiras edições de Signe Brunnstrom. Deixaremos que você decida se alcançamos este objetivo.

Peggy A. Houglum
Dolores B. Bertoti

Resumo biográfico de Signe Brunnstrom, 1898 – 1988

Anna Signe Sofia Brunnstrom nasceu no Castelo de Karlberg (Academia Militar Sueca), em Estocolmo, Suécia, em 1 de janeiro de 1898. Segunda filha do Capitão Edvin Brunnstrom e sua esposa Hedwig, faleceu no hospital Darien Convalescent Center, em Darien, Connecticut, Estados Unidos, em 21 de fevereiro de 1988. Durante seus 90 anos de vida, Brunnstrom ocupou diversos cargos. Atuou como clínica especialista, acadêmica, tradutora, pesquisadora, educadora, autora, palestrante, conselheira, viajante e filantropa. Sua reputação como fisioterapeuta ficou conhecida mundialmente.

Aos 16 anos, entrou na Uppsala College, onde estudou ciências, história, geografia e ginástica. Em 1917, ela passou no exame para entrar no Royal Institute of Gymnastics, em Estocolmo. O Instituto foi fundado pelo mestre em esgrima Per Henrik Ling, em 1813. Ling desenvolveu um sistema de ginástica médica chamado "exercícios suecos" que se espalhou pela Europa e posteriormente pelos Estados Unidos. Seus exercícios eram incomuns naquela época, visto que a assistência ou a resistência era aplicada pelo terapeuta. As técnicas de Ling tornaram-se a base para muitas abordagens de tratamento que Brunnstrom utilizaria em seu trabalho no futuro. No Instituto, especializou-se em calistenia e formou-se em 30 de maio de 1919 com o título de "Gymnastikdirektor".

Em 1920, Brunnstrom foi para Berna, Suíça, para trabalhar com um fisioterapeuta. Um ano depois, ela abriu seu próprio "Sjugymnastik Institute", em Lucerna, onde tornou-se reconhecida como terapeuta atuante no tratamento de crianças deficientes com escoliose e poliomielite. Ela também criou um programa noturno para mulheres trabalhadoras que precisavam de exercícios terapêuticos.

Brunnstrom deixou a Suíça em 1927 e viajou para Nova York, onde aceitou uma posição na área de terapia do exercício no Hospital for Ruptured and Crippled (posteriormente renomeado como Hospital for Special Surgery). Catorze escandinavos trabalhavam no departamento de fisioterapia, e Brunnstrom tornou-se a pessoa por quem eles sempre procuravam para conselhos, como uma amiga generosa e paciente. Para equilibrar o orçamento durante os chamados anos da depressão, ela tornou-se instrutora de treinamento físico no ginásio da empresa de seguros de vida Metropolitan Life Insurance Company. Nessa companhia, ela aplicou suas ideias sobre educação física para mulheres trabalhadoras e deu início a aulas de exercícios terapêuticos. Trabalhou para a Metropolitan, entre idas e vindas, por 20 anos ao todo e também oferecia "massagem sueca" para pacientes particulares, recebia indicações de médicos e dava aulas de exercícios na Universidade de Nova York.

Em 1931, Brunnstrom foi admitida na Barnard College, onde cursou nove créditos de química e três de inglês. Ao reconhecer que lidaria bem com os trabalhos em uma universidade norte-americana, decidiu então matricular-se na Universidade de Nova York, onde conquistou como aluna de meio período os títulos de mestre em Educação Física e mestre em Educação.

Em 26 de novembro de 1934, ao 36 anos de idade, Anna Signe Sofia Brunnstrom tornou-se uma cidadã dos Estados Unidos da América e mudou oficialmente seu nome para Signe Brunnstrom.

Apenas seis anos após a vinda para Nova York, foi publicado seu primeiro artigo em inglês, "Faulty weight bearing with special reference to position of the thigh and foot", ["Sustentação de peso deficiente com referência especial à posição da coxa e do pé"] (*Physiother. Rev.* 15 [3], 1935). Este artigo foi o precursor de 22 artigos clínicos; diversos capítulos de livros; três grandes relatórios de pesquisas; diversos resumos e revisões de livros (incluindo muitas traduções de trabalhos clássicos europeus); diversos vídeos; e três grandes livros sobre treinamento protético, cinesiologia e terapia do movimento em pacientes com hemiplegia. Ela também leu e traduziu os trabalhos de grandes cientistas europeus e americanos, trazendo-os para a literatura da cinesiologia. Esses cientistas incluíam Blix, Borelli, Bethe e Franke, Braune e Fisher, Elfman, Duchenne, Fick, Inman, Marey, Magus e os irmãos Weber.

Signe Brunnstrom permanece como uma das colaboradoras mais produtivas para o conhecimento da fisioterapia. Por meio de seus alunos e sua obra escrita, ela deixou um grande legado para os fisioterapeutas e terapeutas ocupacionais.

Em 1938, Brunnstrom foi nomeada instrutora de exercícios terapêuticos na Universidade de Nova York. Ela lecionou nessa universidade até 1942 e, posteriormente, em 1948, uniu-se ao corpo docente do Institute for Rehabilitation Medicine como pesquisadora associada, para trabalhar em um estudo sobre próteses patrocinado pela Administração dos Veteranos e pela Universidade de Nova York.

Na primavera de 1941, com os Estados Unidos ainda não envolvido na Segunda Guerra Mundial, Brunnstrom inscreveu-se na Cruz Vermelha Americana, para trabalhar como fisioterapeuta civil em um hospital militar. Ela foi designada para o departamento de fisioterapia em Sheppard Field, Texas, com o Corpo Aéreo do Exército. Deixou o Texas dois anos depois, esperando entrar para o Corpo Médico Especialista das Forças Armadas Americanas, mas foi recusada em razão de sua idade (ela tinha 45 anos). Então, em 1943, foi aceita na Marinha Americana em Mare Island, Califórnia, como oficial encarregada pela fisioterapia. Foi lá, enquanto trabalhava com um jovem médico oficial naval, Dr. Henry Kessler, que ela fez grandes contribuições para a reabilitação de amputados. Após a guerra, Dr. Kessler fundou o renomado Instituto de Reabilitação Kessler em West Orange, New Jersey. Brunnstrom foi desligada da Marinha em 1946 na posição de tenente.

Com o fim da guerra, Brunnstrom participou de pesquisas sobre próteses na Universidade da Califórnia e na Universidade de Nova York. Além disso, foi diretora de educação profissional no Instituto Kessler. Também foi consultora clínica na Fundação Burke em White Plains, Nova York, no Hospital Estadual de Reabilitação de Nova York, em West Haverstraw, e na Administração dos Veteranos; ela também foi professora convidada na Universidade de Stanford, na Califórnia. Em 1951, foi premiada pelo FullBright Lectureship para ir à Grécia, onde trabalhou no desenvolvimento de uma escola de fisioterapia e treinou assistentes para realizar programas de exercícios com amputados. Durante esse período, Brunnstrom foi muito requisitada para conduzir diversos cursos educacionais, seminários e workshops.

De 1955 até 1971, uma das muitas atividades profissionais de Brunnstrom foi ensinar cinesiologia para estudantes de terapia ocupacional e fisioterapia na Faculdade de Médicos e Cirurgiões da Universidade de Columbia, em Nova York. O apoio do órgão US Office of Vocational Rehabilitation possibilitou que ela preparasse um manual laboratorial para os alunos. O manual tornou-se o livro *Cinesiologia clínica*, que foi publicado em 1962. Essa foi a primeira obra norte-americana sobre cinesiologia escrita por estudantes de fisioterapia e terapia ocupacional. Antes disso, a maioria dos livros de cinesiologia era voltada para a educação física e o atletismo.

Signe Brunnstrom recebeu diversas homenagens e premiações, incluindo uma Medalha de Mérito da Marinha Americana em 1945, o prêmio Marian Williams Research, apresentado pela American Physical Therapy Association (APTA) em 1965, o título University Citation da Universidade Estadual de Nova York, em Buffalo (equivalente a um título *honoris causa*) em 1973, e uma indicação para a filiação honorária na União Sueca de Fisioterapeutas, em 1974. Em 1987, o grupo de diretores da APTA renomeou o prêmio Excellence in Clinical Teaching ["Excelência em ensino clínico"] em sua homenagem. O prêmio agora é conhecido como Signe Brunnstrom Award for Excellence in Clinical Teaching ["Prêmio Signe Brunnstrom de Excelência em Ensino Clínico"].

-Jay Schleichkorn, PhD, PT

Colaboradores

Christopher R. Carcia, PhD, PT, SCS, OCS
Associate Professor
Department of Physical Therapy
Rangos School of Health Sciences
Duquesne University
Pittsburgh, Pennsylvania

Ingrid Provident, EdD, OTR/L
Assistant Professor
Occupational Therapy
College for Continuing and Professional Studies
Chatham University
Pittsburgh, Pennsylvania

Revisores

Leigh Ann Adams, MSEd, ATC
Head Athletic Trainer
Department of Athletics
Emory & Henry College
Emory, Virginia

Jennifer Austin, PhD, ATC
Assistant Professor; Director, Athletic Training Education Program
Department of Exercise and Sport Sciences
Colby-Sawyer College
New London, New Hampshire

Samantha Boudreau, MS, ATC
Assistant Athletic Trainer/Instructor
Department of Kinesiology/Athletic Training
Charleston Southern University
North Charleston, South Carolina

Jason Christopher Craddock, EdD, ATC, CSCS
Program Coordinator, Athletic Training Education
Department of Physical Therapy and Human Performance
Florida Gulf Coast University
Fort Myers, Florida

Amy L. Everitt, EdD, ATC
Professor
Department of Sport and Movement Science
Salem State College
Salem, Massachusetts

Eric J. Fuchs, PhD, ATC, EMT-B
Director, Athletic Training Education Program/Assistant Professor
Department of Exercise and Sports Science
Eastern Kentucky University
Richmond, Kentucky

Xristos K. Gaglias, MA, ATC
Curriculum Director
Athletic Training Education
Stony Brook University
Ridge, New York

Traci Gearhart, PhD, ATC, LAT
Director, Athletic Training Education/Associate Professor
Department of Sport Sciences
Wingate University
Wingate, North Carolina

Bonnie M. Goodwin, MESS, ATC
Chair; ATEP Program Director; Assistant Professor; Assistant Athletic Trainer
Department of Health & Sport Sciences
Capital University
Columbus, Ohio

Brian Michael Hatzel, PhD, ATC
Associate Professor and Chairperson
Movement Science Department
Grand Valley State University
Grand Haven, Michigan

Joseph G. Hayes, Jr., PT, DPT, OCS
Assistant Professor of Physical Therapy
Department of Physical Therapy
Touro College
Commack, New York

Paul Higgs, ATC, LAT, CSCS
Head Athletic Trainer
Department of Athletics
Georgia College
Milledgeville, Georgia

Troy L. Hooper, MPT, ATC, LAT
Assistant Professor
Master of Athletic Training Program
Texas Tech University Health Sciences Center
Lubbock, Texas

Elizabeth Jewell, MA, ATC, LAT
Clinical Coordinator, Athletic Training Education Program
Department of Physical Education and Recreation
North Carolina Central University
Durham, North Carolina

Sherri L. Jones, MS, ATC, LAT
Associate Professor/Athletic Training Education Program Curriculum Director
Department of Education
King College
Bristol, Tennessee

Louis V. Lepak, PT, DPT, MPH, CWS
Assistant Professor
Rehabilitation Sciences
University of Oklahoma
Jenks, Oklahoma

Gary Eugene McIlvain, EdD, ATC/LAT
Associate Professor/ATEP Director
School of Kinesiology
Marshall University
Ashland, Kentucky

John Mercer, PhD
Associate Professor
Department of Kinesiology and Nutrition Sciences
University of Nevada, Las Vegas
Las Vegas, Nevada

Roger D. Newman-Norlund, PhD
Assistant Professor (TT)
Department of Exercise Science
University of South Carolina
Columbia, South Carolina

Doreen M. Stiskal, PT, PhD
Chair
Department of Physical Therapy
Seton Hall University
South Orange, New Jersey

Marilyn Strawbridge, EdD, CSCS
Professor
College of Education
Butler University
Indianapolis, Indiana

Benito J. Velasquez, DA, ATC, LAT
Associate Professor
School of Human Performance & Recreation
The University of Southern Mississippi
Hattiesburg, Mississippi

Luis Velez, MA, ATC, CSCS
Assistant Athletic Trainer/Instructor
School of Health, Exercise, and Sport Science
Lenoir-Rhyne University
Hickory, North Carolina

Stacy Walker, PhD, ATC
Assistant Professor
School of Physical Education, Sport, and Exercise Science
Ball State University
Muncie, Indiana

Marc Willey, PhD, OTR/L, CHT
Assistant Professor
Department of Occupational Therapy
University of Central Arkansas
Conway, Arkansas

Curtis Williams, MBA, ATC
Professor/Head Athletic Trainer
Department of Education
Oklahoma Wesleyan University
Bartlesville, Oklahoma

Agradecimentos

De Peggy Houglum:

Há muitas pessoas que foram de valor inestimável ao longo deste projeto. Eu estaria sendo omissa se não reconhecesse sua importância. Primeiramente, devo agradecer a Dolores Bertoti por concordar em ser coautora deste livro; eu e ela visualizamos o potencial desta obra desde o início e utilizamos a mesma visão ao longo do processo para seu desenvolvimento e finalização. Foi um prazer trabalhar com minha nova amiga. Um agradecimento especial para os membros da Rangos School of Health Sciences, da Universidade de Duquesne. Os membros dessa escola são uma comunidade de profissionais que não são apenas colegas, mas amigos; sem suas contribuições diretas ou indiretas, este livro não poderia ter sido escrito. Na universidade, agradeço principalmente ao Dr. Greg Frazer, reitor da Rangos School, que sempre apoia o envolvimento de seu corpo docente em nossos empreendimentos, e a Provost Pearson, que apoia e incentiva todos os grupos da universidade. Um agradecimento especial é dirigido à coordenadora do meu departamento, Dra. Paula Turocy, e ao meu colega Dr. Jason Scibek, que assumiu minha carga horária, sobrecarregando-se de forma incomum para que eu pudesse tirar licença para terminar este livro. Susan Venditti, nossa assistente administrativa, que sempre me auxiliou; uma exímia profissional que me ajudou de mais formas do que eu poderia imaginar, até mesmo quando eu não estava presente no departamento. Dr. Christopher Carcia, PT, criou um capítulo extraordinário sobre a coluna vertebral, ofereceu uma grande contribuição para o capítulo do quadril e da pelve e é responsável pelos ótimos recursos auxiliares associados a esta obra. Dra. Ingrid Provident, OTR/L, a autora do capítulo da mão e do punho e do capítulo sobre as aplicações da cinesiologia no membro superior em atividades diárias, fez com que tópicos complexos se tornassem facilmente compreendidos. Jennifer Pine, editora de desenvolvimento, merece um reconhecimento especial por sua paciência comigo e com Dolores por nossos pedidos intermináveis de "só mais uma mudança", por sua atenção aos detalhes que permitia o apontamento de nossas omissões e por sua habilidade excepcional em manter-se estável quando certamente o que ela desejava era nos estrangular. Pete Houdak e Bonnie Virag, dois alunos da Universidade de Duquesne, que passaram horas posando como modelos durante uma sessão de fotos de quase uma semana; agradeço a eles por doarem seus corpos para esta obra. Os membros do Graphic World Inc., que reuniram o material final. Dois membros que finalizaram a edição: Rose Boul, coordenadora sênior de arte, e Grace Onderlinde, editora de produção, que ofereceram a persistência, perseverança e paciência necessárias na criação do volume que você segura em suas mãos agora. Liz Schaeffer, editora de desenvolvimento e coordenadora de produtos eletrônicos para a F.A. Davis, que gerenciou, dirigiu e coordenou com perfeita clareza e visão a criação e a produção dos recursos digitais associados à edição original deste livro. A finalização de um livro requer muito mais do que autores com uma ideia. Uma grande legião de profissionais qualificados é necessária; acreditamos que temos, entre todos que participaram deste projeto, alguns dos melhores.

De Dolores Bertoti:

Este trabalho não seria possível sem o apoio de tantos amigos e colegas. Agradeço o apoio da administração, de meus colegas de trabalho e dos estudantes da Universidade de Alvernia, que enfrentaram um desfalque no ensino durante o semestre em que estive absolutamente envolvida nos processos de pesquisa e escrita. Minha reitora acadêmica, Dra. Karen Thacker, que nunca deixou de me perguntar como estava o livro e compartilhou de minha empolgação profissional durante este longo processo. Agradeço especialmente a meus colegas de faculdade da área de Treinamento Atlético, que fizeram a leitura e me deram suas opiniões quando os capítulos estavam sendo desenvolvidos: Dr. Tom Porrazzo, Dr. Kim Stoudt e Sr. Jay Mensinger. Também gostaria de agradecer às inestimáveis opiniões que meus alunos de Cinesiologia ofereceram assim que leram partes do texto; é para eles que escrevi este livro, e eles são meu maior apoio. Eu visualizava seus rostos ansiosos diante de mim durante os dias de escrita aparentemente interminável; eles realmente me motivaram. Dois alunos viajaram para Duquesne para participar de uma sessão de fotos, Courtney Renshaw e Mike Lloyd; Chris Burkert auxiliou com fotos adicionais. Foi um grande prazer trabalhar com nossa editora de desenvolvimento, Jennifer Pine, e agradeço por seu incentivo contínuo e gentis "empurrões" para concluir o trabalho dentro do prazo determinado. E o mais importante de tudo: sinto-me honrada em ter tido a oportunidade de trabalhar com Peg Houglum neste projeto. Ela é uma acadêmica incrível e certamente uma profissional de destaque nessa área. Eu realmente fui privilegiada por trabalhar com ela.

Sumário resumido

Unidade 1: Conceitos básicos — 1

- CAPÍTULO 1: Conceitos básicos de cinesiologia: cinemática — 2
- CAPÍTULO 2: Princípios mecânicos: cinética — 28
- CAPÍTULO 3: Sistema de movimento: fisiologia dos sistemas nervoso e muscular e controle do movimento humano — 82
- CAPÍTULO 4: Atividade e força muscular — 125

Unidade 2: Parte superior do corpo — 159

- CAPÍTULO 5: Complexo do ombro — 161
- CAPÍTULO 6: Complexo do cotovelo e do antebraço — 217
- CAPÍTULO 7: Punho e mão — 254
  Ingrid Provident, EdD, OTR/L, e Peggy A. Houglum, Ph.D, PT, ATC
- CAPÍTULO 8: Cabeça, pescoço e tronco — 314
  Christopher R. Carcia, Ph.D, PT, SCS, OCS

Unidade 3: Membros inferiores — 369

- CAPÍTULO 9: Pelve e quadril — 370
  Dolores B. Bertoti, MS, PT, e Christopher R. Carcia, Ph.D, PT, SCS, OCS
- CAPÍTULO 10: Joelho — 423
- CAPÍTULO 11: Tornozelo e pé — 474

Unidade 4: Atividades funcionais — 533

- CAPÍTULO 12: Postura e marcha — 535
- CAPÍTULO 13: Cinesiologia aplicada às atividades funcionais diárias — 593
- CAPÍTULO 14: Cinesiologia aplicada às atividades da vida diária realizadas pelo membro superior — 617
  Ingrid Provident, EdD, OTR/L, e Peggy A. Houglum, Ph.D, PT, ATC
- CAPÍTULO 15: Esportes e recreação — 634

Sumário detalhado

Unidade 1: Conceitos básicos	1
CAPÍTULO 1 Conceitos básicos de cinesiologia: cinemática	2
Objetivos de aprendizado	2
Caso clínico	3
Perspectiva histórica: um olhar para o passado	3
Introdução	3
Terminologia da cinesiologia	4
Movimento humano: cinética e cinemática	*4*
Planos e eixos de movimento	*5*
Movimentos dos segmentos e do corpo	*6*
Denominação dos movimentos em articulações	*6*
Osteocinemática: movimento articular em termos de posição e tipo	9
Definição	*10*
Descrição dos tipos de movimento	*10*
Graus de liberdade	*11*
Goniometria clínica	*14*
Sensação no final do movimento	*16*
Cadeias cinemáticas	*16*
Artrocinemática: movimento da superfície articular	17
Definição	*17*
Tipos de articulações	*18*
Estrutura articular	*18*
Movimentos articulares artrocinemáticos básicos	*20*
Posições articulares fechada e aberta	*24*
Aplicações clínicas	*24*
Resumo	25
Solução do caso clínico	25
Questões para discussão	25
Atividades de laboratório	26
Referências bibliográficas	27
CAPÍTULO 2 Princípios mecânicos: cinética	28
Objetivos de aprendizado	28
Caso clínico	29
Introdução	29
Determinantes dos movimentos	29
Tipos de movimento	*29*
Localização do movimento	*30*
Magnitude do movimento	*30*

Direção do movimento	*30*
Velocidade e mudança do movimento	*31*
Forças	**31**
Tipos de forças	*31*
Leis do movimento de Newton	*33*
Vetores de força e suas considerações	*35*
Composição das forças	*36*
Alavancas	**36**
Alavanca de primeira classe	*37*
Alavanca de segunda classe	*38*
Alavanca de terceira classe	*39*
Vantagem mecânica	*39*
Equilíbrio estático	*40*
Torque	**40**
Sistemas de forças paralelas	*43*
Resolução de forças	*45*
Forças que atuam em ângulos	*45*
Leis do triângulo retângulo	*49*
Aplicações de força ao corpo	**51**
Peso e centro de gravidade (centro de massa)	*52*
Alavancas e atividade muscular	*57*
Diagramas livres do corpo	*60*
Cálculo das forças musculares e articulares	*61*
Aplicação de resistências ao corpo	*69*
Aplicação clínica de conceitos	**70**
Polias	*70*
Fator de alavancagem	*73*
Alongamento versus mobilização articular	*73*
Pressão	*74*
Resumo	**75**
Solução do caso clínico	**75**
Questões para discussão	**76**
Atividades de laboratório	**76**
Referências bibliográficas	**81**
CAPÍTULO 3 Sistema de movimento: fisiologia dos sistemas nervoso e muscular e controle do movimento humano	**82**
Objetivos de aprendizado	**82**
Caso clínico	**83**
Introdução	**83**
Fisiologia do tecido excitável: nervos e músculos	**84**
Visão geral da anatomia do sistema nervoso	**86**
Classificações do sistema nervoso	*86*
Fibras nervosas	*87*
Sistema muscular	**90**
Estrutura do músculo esquelético	*90*

Tipos de fibras musculares	*96*
Unidade motora	*98*
Receptores articulares, tendinosos e musculares	**99**
Receptores articulares	*99*
Órgãos tendinosos de Golgi	*100*
Fusos musculares	*101*
Cinestesia e propriocepção	*105*
Controle do movimento ou controle "motor"	**107**
Abordagem de sistemas dinâmicos para compreensão do controle motor	*108*
Controle motor na região da coluna	*109*
Controle motor no tronco encefálico	*109*
Centros motores cerebrais	*109*
Centros de controle intermediário	*111*
Integração do controle motor para produzir movimento funcional	*112*
Aplicações funcionais e considerações clínicas	**113**
Debilidade muscular	*113*
Tônus muscular anormal	*115*
Problemas de coordenação	*115*
Movimentos involuntários	*117*
Condições patológicas comuns que afetam a função do sistema de movimento	**117**
Lesão de nervo periférico	*117*
Paralisia cerebral	*118*
Acidente vascular cerebral	*118*
Distúrbios dos gânglios da base	*118*
Distúrbios do cerebelo	*118*
Resumo	**119**
Solução do caso clínico	**119**
Questões para discussão	**120**
Atividades de laboratório	**120**
Referências bibliográficas	**121**
CAPÍTULO 4 Atividade e força muscular	**125**
Objetivos de aprendizado	**125**
Caso clínico	**126**
Introdução	**126**
Atividade muscular	**126**
Registro da atividade muscular	*126*
Ativação muscular	*127*
Atividade muscular anatômica	*128*
Atividade muscular funcional	*129*
Características musculares	**131**
Viscosidade	*131*

Elasticidade e extensibilidade	*131*
Tensão-deformação	*133*
Arraste	*134*
Força muscular	**135**
Tamanho muscular	*135*
Arquitetura das fibras	*135*
Componentes passivos	*136*
Relações comprimento-tensão e comprimento fisiológico do músculo	*137*
Braço de momento	*138*
Velocidade de contração	*140*
Tensão ativa	*140*
Idade e gênero	*141*
Excursão passiva dos músculos	**142**
Insuficiência passiva	*142*
Ação do tendão do músculo	*144*
Excursão ativa dos músculos	**144**
Insuficiência ativa	*145*
Interações entre alavancagem e comprimento-tensão	*145*
Trabalho positivo e negativo	*146*
Cadeia cinética aberta versus cadeia cinética fechada	*149*
Fatores que afetam a força muscular isométrica máxima	**150**
Lesão muscular induzida por exercício	*151*
Dor muscular tardia	*151*
Distensão dos isquiotibiais	*151*
Resumo	**152**
Solução do caso clínico	**152**
Questões para discussão	**152**
Atividades de laboratório	**153**
Referências bibliográficas	**154**

Unidade 2: Parte superior do corpo — 159

CAPÍTULO 5 Complexo do ombro — 161

Objetivos de aprendizado	161
Caso clínico	162
Introdução	162
Ossos	162
Manúbrio	*163*
Clavícula	*163*
Escápula	*163*
Úmero	*165*

Articulações	166
Definição dos movimentos do cíngulo do membro superior	*166*
Articulação esternoclavicular	*170*
Articulação acromioclavicular	*173*
Articulação escapulotorácica	*175*
Articulação do ombro	*176*
Posições de repouso e de bloqueio das articulações do complexo do ombro	*182*
Sulco intertubercular	*183*
Ritmo escapuloumeral	183
Músculos do complexo do ombro	184
Músculos estabilizadores da escápula	*185*
Músculos estabilizadores da articulação do ombro	*190*
Grandes músculos motores do ombro	*196*
Função dos músculos do complexo do ombro	200
Estabilização passiva e dinâmica da articulação do ombro	*200*
Ações musculares sinérgicas	*202*
Forças musculares e comprimentos dos braços de momento (alavanca)	*203*
Atividade muscular durante movimentos funcionais	*206*
Aplicações para deficiências funcionais	208
Resumo	209
Solução do caso clínico	210
Questões para discussão	210
Atividades de laboratório	211
Referências bibliográficas	213
CAPÍTULO 6 Complexo do cotovelo e do antebraço	217
Objetivos de aprendizado	217
Caso clínico	218
Introdução	218
Ossos	219
Úmero	*219*
Ulna	*220*
Rádio	*221*
Articulações	221
Articulações umeroulnar e umerorradial	*221*
Articulações radiulnares	*228*
Músculos	231
Flexores do cotovelo	*231*
Extensores do cotovelo	*232*
Supinadores do antebraço	*239*
Pronadores do antebraço	*240*

Movimento funcional e músculos da região do cotovelo/antebraço	242
Músculos como agonistas, antagonistas e/ou sinergistas	*242*
Seleção de músculos no movimento funcional: contrações sinérgicas	*243*
Músculos monoarticulares e multiarticulares do cotovelo e do antebraço	*244*
Função muscular típica do cotovelo e do antebraço: síntese e comparações	*245*
Movimento em cadeia cinética fechada no complexo do cotovelo	*246*
Análise da atividade muscular durante movimentos funcionais comuns	246
Colocar a mão atrás da cabeça	*247*
Puxar	*247*
Resumo	248
Solução do caso clínico	249
Questões para discussão	250
Atividades de laboratório	250
Referências bibliográficas	251

CAPÍTULO 7 Punho e mão — 254

Ingrid Provident, EdD, OTR/L, e Peggy A. Houglum, Ph.D, PT, ATC

Objetivos de aprendizado	254
Caso clínico	255
Introdução	255
Ossos	255
Punho	*255*
Mão	*258*
Falanges	*258*
Articulações	259
Punho	*259*
Mão	*259*
Dedos	*260*
Estruturas de tecidos moles de sustentação	*260*
Músculos	265
Músculos que atuam no punho	*266*
Músculos que atuam nos dedos	*275*
Mecanismo extensor	*279*
Movimentos	287
Movimentos do punho	*288*
Movimentos dos dedos	*289*
Movimentos funcionais do punho e da mão	290
Tipos de preensão	*290*
Força de preensão	*294*

Preensão	*294*
Posições intrínseco-plus e intrínseco-minus	*300*
Abdução e adução dos dedos 2 a 5	*300*
Equilíbrio de forças	**302**
Dedos	*302*
Polegar	*302*
Ação sinérgica dos músculos do punho em movimentos do polegar e do dedo mínimo	**305**
Nervos periféricos do punho e da mão	**306**
Inervações de nervos periféricos	*306*
Lesões dos nervos periféricos	*306*
Resumo	**308**
Solução do caso clínico	**309**
Questões para discussão	**309**
Atividades de laboratório	**310**
Referências bibliográficas	**311**

CAPÍTULO 8 Cabeça, pescoço e tronco — 314
Cristopher R. Carcia, Ph.D, PT, SCS, OCS

Objetivos de aprendizado	**314**
Caso clínico	**315**
Introdução	**315**
Ossos	**315**
Curvaturas normais da coluna vertebral	*315*
Estruturas não palpáveis	*316*
Estruturas palpáveis	*317*
Articulações, ligamentos e movimentos da coluna vertebral	**321**
Movimentos da coluna vertebral	*321*
Elementos articulares anteriores da coluna vertebral	*321*
Elementos articulares posteriores da coluna vertebral	*324*
Região cervical	*325*
Região torácica	*327*
Região lombar	*328*
Sacro	**330**
Articulação sacroilíaca	*330*
Sínfise púbica	*333*
Articulações coccígeas	*334*
Equilíbrio pélvico	*334*
Músculos	**335**
Músculos anteriores do pescoço	*335*
Músculos posteriores do pescoço	*336*
Músculos posteriores das regiões torácica e lombar da coluna vertebral	*341*
Músculos anteriores e laterais do tronco	*343*

Funções dos músculos da cabeça, do pescoço e do tronco ... 347
  Equilíbrio da cabeça e da coluna vertebral ... 347
  Movimentos do tronco e estabilização das vértebras ... 352
  Inclinação para a frente e levantamento (com os joelhos estendidos) ... 354
  Levantamento agachado ... 357
  Atividades funcionais (músculos dos membros e do tronco) ... 357
  Respiração e tosse ... 358
Articulações temporomandibulares ... 358
  Movimentos da articulação temporomandibular ... 359
  Músculos ... 359
  Disfunção temporomandibular ... 361
Resumo ... 361
Solução do caso clínico ... 362
Atividades de laboratório ... 362
Referências bibliográficas ... 364

Unidade 3: Membros inferiores ... 369

CAPÍTULO 9 Pelve e quadril ... 370
Dolores B. Bertoti, MS, PT, e Cristopher R. Carcia, Ph.D, PT, SCS, OCS

Objetivos de aprendizado ... 370
Caso clínico ... 371
Introdução ... 371
Ossos ... 371
  Pelve ... 372
  Fêmur ... 374
  Angulações biomecânicas do fêmur ... 375
  Angulações biomecânicas do acetábulo ... 377
Articulações ... 378
  Pelve ... 379
  Articulação do quadril ... 380
  Osteocinemática ... 381
  Artrocinemática ... 385
  Tecidos moles na articulação do quadril ... 388
Músculos ... 389
  Flexores ... 390
  Adutores ... 391
  Extensores ... 401
  Abdutores ... 403
  Rotadores laterais ... 404
  Rotadores mediais ... 404

Fatores que afetam as funções dos músculos da pelve e do quadril	404
Linha de tração e potência de alavanca muscular	*405*
Suficiência muscular: músculos multiarticulares versus uniarticulares	*407*
Funções dos músculos do quadril com e sem sustentação de peso	*407*
Análise da atividade muscular da pelve e do quadril	408
Análise do movimento do quadril e da pelve no plano sagital	*408*
Análise do movimento e do controle do quadril e da pelve no plano frontal	*410*
Análise do movimento do quadril e da pelve no plano transversal	*414*
Resumo	416
Solução do caso clínico	416
Questões para discussão	417
Atividades de laboratório	417
Referências bibliográficas	420
CAPÍTULO 10 Joelho	**423**
Objetivos de aprendizado	423
Caso clínico	424
Introdução	424
Ossos	425
Fêmur	*425*
Tíbia	*426*
Patela	*427*
Articulações	428
Articulação tibiofemoral	*428*
Articulação femoropatelar	*439*
Ângulo Q	*441*
Músculos	442
Extensores do joelho	*442*
Flexores do joelho	*442*
Rotadores tibiais	*450*
Funções dos músculos do joelho	450
Extensores do joelho	*451*
Flexores do joelho	*452*
Músculos monoarticulares e biarticulares atuantes no joelho	*453*
Forças articulares	456
Forças da articulação tibiofemoral	*456*
Forças da articulação femoropatelar	*457*
Torque dos músculos que atuam no joelho	*459*

Interação dos músculos e ligamentos 462
em função
   Inervação sensorial e reflexos *462*
   Conexões estáticas e dinâmicas *462*
   Proteção muscular dos ligamentos *463*
Resumo 463
Solução do caso clínico 464
Questões para discussão 464
Atividades de laboratório 465
Referências bibliográficas 467

CAPÍTULO 11 Tornozelo e pé 474

Objetivos de aprendizado 474
Caso clínico 475
Introdução 475
Ossos 475
   Ossos da perna *475*
   Ossos tarsais *477*
   Ossos metatarsais *479*
   Falanges *479*
Articulações 479
   Terminologia do movimento *480*
   Articulações tibiofibulares *480*
   Articulação talocrural *480*
   Articulação talocalcânea *489*
   Articulação transversa do tarso *492*
   Articulações tarsometatarsais *494*
   Articulações intermetatarsais *496*
   Articulações metatarsofalângicas e *497*
   interfalângicas
Músculos do tornozelo e do pé 497
   Grupo posterior de músculos *497*
   Grupo lateral de músculos *504*
   Grupo anterior de músculos *507*
   Músculos intrínsecos do pé *509*
Função dos músculos e articulações 511
da perna e do pé
   Pronação e supinação *511*
   Arcos do pé *520*
   Sobrecarga do pé *522*
   Deformidades do pé *523*
Resumo 524
Solução do caso clínico 525
Questões para discussão 526
Atividades de laboratório 527
Referências bibliográficas 529

Unidade 4: Atividades funcionais — 533

CAPÍTULO 12 Postura e marcha — 535
- Objetivos de aprendizado — 535
- Caso clínico — 536
- Introdução — 536
- Postura — 536
  - Forças necessárias para manter a postura — 537
  - Oscilação postural — 539
  - Equilíbrio de forças na postura simétrica: aplicações funcionais — 540
  - Estratégias de recuperação — 541
- Marcha — 543
  - Terminologia da marcha — 543
  - Tarefas funcionais da marcha — 545
  - Cinemática da marcha — 545
  - Cinética da marcha — 554
  - Músculos da marcha — 555
  - Análise da marcha — 561
- Aspectos da marcha relativos ao desenvolvimento: mudanças ao longo da vida — 564
  - Marcha imatura — 564
  - Marcha madura — 565
  - Mudanças na marcha na terceira idade — 566
- Eficiência da marcha — 567
  - Determinantes da marcha — 567
  - Obstáculos à eficiência da marcha — 568
- Corrida — 574
  - Fases — 575
  - Cinemática — 576
  - Mudanças em diferentes velocidades — 579
  - Atividade muscular no quadril, no joelho e no tornozelo durante a corrida — 579
  - Cinética da corrida — 583
- Resumo — 585
- Solução do caso clínico — 585
- Questões para discussão — 585
- Atividades de laboratório — 586
- Referências bibliográficas — 587

CAPÍTULO 13 Cinesiologia aplicada às atividades funcionais diárias — 593
- Objetivos de aprendizado — 593
- Caso clínico — 594
- Introdução — 594
- Mobilidade — 594

Mobilidade no chão: rolar e transferência para a posição em pé	594
Transferência da posição sentada para em pé	600
Atividades diárias e profissionais	**602**
Atividades de levantamento	602
Atividades domésticas	604
Atividades profissionais	606
Atividades clínicas	**610**
Medidas de proteção ao paciente: auxílio durante a deambulação	610
Ergonomia clínica: resistência manual	613
Resumo	**615**
Solução do caso clínico	**615**
Questões para discussão	**615**
Atividades de laboratório	**615**
Referências bibliográficas	**616**

CAPÍTULO 14 Cinesiologia aplicada às atividades da vida diária realizadas pelo membro superior — 617

Ingrid Provident, EdD, OTR/L, e Peggy A. Houglum, Ph.D, PT, ATC

Objetivos de aprendizado	**617**
Caso clínico	**618**
Introdução	**618**
Aplicações funcionais	**618**
Atividades que requerem principalmente o movimento do complexo do ombro	618
Atividades que requerem principalmente o movimento do cotovelo	623
Atividades que requerem principalmente o movimento do antebraço	626
Atividades que requerem principalmente o movimento do punho	629
Resumo	**631**
Solução do caso clínico	**631**
Questões para discussão	**632**
Atividades de laboratório	**632**
Referências bibliográficas	**633**

CAPÍTULO 15 Esportes e recreação — 634

Objetivos de aprendizado	**634**
Caso clínico	**634**
Introdução	**635**
Atividades esportivas	**636**
Arremesso no beisebol	636
Arremesso de lançamento rápido no softball	641
Chute com o dorso do pé no futebol	644
Nado livre na natação	647

Atividades de lazer	**652**
Tacada de golfe	*652*
Saque no tênis	*656*
Ciclismo	*660*
Resumo	**662**
Solução do caso clínico	**663**
Questões para discussão	**663**
Atividades de laboratório	**664**
Referências bibliográficas	**665**
Glossário	**668**
Índice remissivo	**687**

Introdução

Esta obra foi escrita com uma forte base e perspectiva clínicas. Os elementos biomecânicos mínimos apresentados foram incluídos apenas para permitir a compreensão da importância clínica dessas aplicações. Procurou-se aplicar diretamente as informações para o uso clínico, funcional e prático. Para essa finalidade, ao longo de todos os capítulos existe o tópico "Aplicação prática", o qual consiste em textos relacionados com o assunto em questão e que fornecem ideias clínicas especiais, informações ou aplicação do tópico discutido. A experiência dos autores permite que esses "recortes" da realidade clínica possam expandir o conceito apresentado. No início de cada capítulo, é apresentado um "Caso clínico". Esses casos são retomados no final do capítulo, após o leitor ter adquirido ideias e informações que o auxiliem na percepção da importância do caso. A relevância clínica da informação é repetida ao longo de todos os capítulos para encorajar os estudantes a perceberem por que é importante saber e compreender os conceitos apresentados neste livro. O final de cada capítulo inclui dois tipos de exercícios: questões para discussão e atividades de laboratório. As questões para discussão estimulam o leitor a uma reflexão e também funcionam como lembretes dos pontos mais importantes do capítulo. As atividades de laboratório podem ser realizadas em pequenos grupos ou individualmente, e sua intenção é a aplicação de elementos acessíveis das lições daquele capítulo.

Como este livro apresenta uma abordagem introdutória para aqueles que eventualmente procuram por informações acerca da biomecânica, introduzimos algumas fórmulas e conceitos matemáticos de maneira simplificada. Percebemos que a maioria das publicações profissionais apresenta sempre os valores segundo o Sistema Internacional de Unidades (SI), mas já que muitos estudantes ainda precisam progredir em suas carreiras para perceber a relevância ou a dimensão dos números em termos de força ou aplicações feitas tanto para como pelo corpo, optamos por indicar nessas fórmulas termos que fossem mais familiares para o leitor.

As informações contidas nesta obra estão divididas em quatro unidades. Cada unidade contém informações específicas que estão sob a égide de um elemento único dentro da cinesiologia. A cinesiologia está dividida nessas unidades para possibilitar ao leitor o embasamento nas informações obtidas em uma unidade para entender melhor a próxima, e assim sucessivamente. A primeira unidade é pré-requisito para entender as outras unidades do livro. Ela aborda as informações básicas mais relevantes para o conhecimento do funcionamento do corpo na perspectiva cinesiológica. O Capítulo 1 fornece informações sobre a estrutura e função básicas das articulações e músculos, bem como dos planos e direções do movimento. O Capítulo 2 envolve os conceitos físicos que produzem forças e torque, cria alavancas e o seu impacto no movimento do corpo. Apesar de discutir conceitos da física, isso é feito a partir de uma abordagem clínica, colocando pouca ênfase na metodologia matemática e mais ênfase na aplicação funcional. Para fornecer uma perspectiva geral do movimento do corpo, o Capítulo 3 inclui informação sobre os músculos e como eles são constituídos, como funcionam neurologicamente e como utilizam energia para o movimento. O controle motor e a capacidade do corpo de exercer sua função dinamicamente por meio da interação de múltiplos sistemas também são apresentados. O Capítulo 4 encerra a primeira unidade e apresenta vários tipos de contrações musculares e discute como suas funções se alteram durante o movimento. Enquanto o Capítulo 3 discute a função muscular a partir de uma abordagem neurológica, o Capítulo 4 discute as características mecânicas dos músculos, mostrando como a alteração do comprimento do músculo e a alteração dos ângulos articulares mudam a capacidade de contração do músculo, apresentando ainda os principais fatores físicos que determinam a força muscular.

A segunda e a terceira unidades utilizam informações da primeira para desenvolver uma compreensão clínica de como o corpo funciona a partir da perspectiva cinesiológica. Essas duas unidades são divididas em parte superior do corpo e membros inferiores, com o esqueleto axial inserido entre ambos. Cada um dos capítulos contidos nessas duas unidades aborda seu segmento corporal específico de modo semelhante: os ossos e as articulações são apresentados e seguidos pela revisão dos músculos. Uma vez que essas informações básicas tenham sido fornecidas, o funcionamento do segmento é abordado, acompanhado de detalhes que são únicos para cada segmento corporal. O Capítulo 5 apresenta informações sobre o complexo do ombro. O Capítulo 6 aborda o cotovelo e o antebraço. O Capítulo 7 foi escrito por um terapeuta ocupacional e discorre sobre as complexidades do punho e da mão. O Capítulo 8 foi escrito por um fisioterapeuta com experiência em coluna e traz informações sobre o esqueleto axial. Os Capítulos 9, 10 e 11 fornecem informações sobre quadril, joelho e pé e tornozelo, respectivamente.

A quarta unidade, última seção deste livro, aplica todas as informações das três unidades anteriores na prática de atividades da vida diária e atividades específicas de esporte e lazer. Ela fornece ao leitor a aplicação dos conceitos introduzidos na primeira unidade e os combina com informações específicas dos segmentos corporais fornecidas na segunda e terceira unidades para criar um panorama geral da cinesiologia. A utilização do conhecimento cinesiológico é exigida para a maioria dos profissionais para criar planos de tratamento adequados para os seus pacientes. Após separar a cinesiologia em pequenos recortes que permitam ao leitor fixar a informação, essa última unidade reúne todas as informações para criar um quadro completo sobre o que é a cinesiologia e como ela é utilizada no cuidado com a saúde. O Capítulo 12 apresenta informações sobre a postura, equilíbrio e marcha. Os tópicos incluem os movimentos articulares, a atividade muscular e as forças observadas na marcha normal; o desenvolvimento e as alterações que ocorrem na marcha normal; e as disfunções da marcha normalmente observadas de forma clínica. Além da marcha, o capítulo também analisa a corrida. O Capítulo 13 fornece a análise cinesiológica de atividades da vida diária. As sequências de movimento, exigências articulares e atividade muscular são analisadas por meio de atividades da vida diária, como o movimento no solo, o movimento de levantar a partir da posição sentada e o levantamento de peso; análises de exemplos do trabalho e de atividades domésticas também são fornecidas. O Capítulo 14, escrito por um terapeuta ocupacional, fornece atenção especial para atividades do membro superior e sua análise. As atividades do membro superior nesse capítulo são divididas em atividades do ombro, cotovelo, antebraço e punho para proporcionar ao leitor uma análise profunda de atividades comuns realizadas por essas articulações. A análise do movimento nos esportes é abordada no Capítulo 15. Os esportes são divididos em competitivos e amadores, apesar de todos serem bastante comuns em diversos níveis de competição e com participantes de quase todas as faixas etárias.

Como mencionado, este livro possui uma sólida abordagem clínica da cinesiologia. Não é um livro de biomecânica, mas um livro-texto de cinesiologia que apresenta informações diretamente aplicáveis às preocupações, necessidades e funções dos profissionais de saúde. *Cinesiologia clínica de Brunnstrom* tem o propósito de apresentar aos atuais e futuros profissionais a capacidade de apreciar o movimento humano, compreendendo a aplicação cinesiológica relevante e produzindo resultados de tratamento bem-sucedidos.

Unidade 1: Conceitos básicos

A primeira unidade do livro introduzirá o leitor aos conceitos básicos de cinesiologia. O Capítulo 1 apresenta informações sobre a cinemática da cinesiologia, incluindo planos de movimento e eixos do corpo, diversos tipos de articulações e suas classificações, conceitos de cadeia cinemática, posição das articulações em cadeia cinética aberta e fechada, graus de liberdade das articulações e por que essas informações são importantes para a compreensão da cinesiologia clínica.

O Capítulo 2 introduz a cinética, a qual se preocupa com forças. Nesse capítulo são discutidos os tipos de forças aplicadas no corpo, bem como as leis de movimento de Newton e os vetores. Uma discussão ampliada está incluída com os vetores acerca da composição e da forma das forças. Além disso, são apresentados diversos torques, alavancas e como eles ocorrem no corpo. Para incrementar a compreensão das aplicações de força em aplicações funcionais, discute-se o modo como o corpo lida com essas forças e como os clínicos são capazes de estimá-las.

O Capítulo 3 apresenta a fisiologia do sistema neuromuscular e como as interações especiais entre os sistemas neural e muscular permitem que o corpo responda a estímulos do ambiente. É apresentada uma discussão da estrutura, dos tipos, unidades motoras, fibras nervosas e receptores articulares da fibra muscular a fim de melhor explicar a inter-relação dinâmica entre esses sistemas.

O Capítulo 4 oferece informações sobre a força muscular, especificamente sobre os tipos de contração muscular, como os músculos funcionam contra forças da gravidade e externas, e como a estrutura e a fisiologia do músculo determinam a produção de força de qualquer músculo. Também é apresentada uma breve discussão de como a força é medida.

CAPÍTULO 1
Conceitos básicos de cinesiologia: cinemática

*"Nunca tenha medo de tentar algo novo. Lembre-se, amadores construíram a arca.
Profissionais construíram o Titanic."*
— Autor desconhecido

CONTEÚDO

Objetivos de aprendizado
Caso clínico
Perspectiva histórica: um olhar para o passado
Introdução
Terminologia da cinesiologia
Movimento humano: cinética e cinemática
Planos e eixos de movimento
Movimentos dos segmentos e do corpo
Denominação dos movimentos em articulações
Osteocinemática: movimento articular em termos de posição e tipo
Definição
Descrição dos tipos de movimento
Graus de liberdade
Goniometria clínica
Sensação no final do movimento
Cadeias cinemáticas
Artrocinemática: movimento da superfície articular
Definição
Tipos de articulações
Estrutura articular
Movimentos articulares artrocinemáticos básicos
Posições articulares fechada e aberta
Aplicações clínicas
Resumo
Solução do caso clínico
Questões para discussão
Atividades de laboratório
Referências bibliográficas

OBJETIVOS DE APRENDIZADO

Este capítulo oferece as informações básicas necessárias para começar o estudo da cinesiologia. Após a leitura deste capítulo, você estará apto a:

❏ Utilizar a terminologia básica da cinesiologia ao descrever o movimento do corpo e dos segmentos corporais no espaço.

❏ Definir cinemática, osteocinemática e artrocinemática e dar exemplos do uso de cada um desses termos, bem como de sua relevância no estudo da cinesiologia.

❏ Identificar os planos cardinais do corpo e poder demonstrar o movimento em cada um dos três planos cardinais – sagital, frontal e transverso –, bem como os eixos para esses movimentos.

❏ Descrever os diferentes tipos de movimento, como a translação e a rotação, e relacioná-los aos movimentos do corpo humano.

❏ Descrever e definir movimento articular em termos de graus de liberdade, tipo e quantidade de estrutura articular e direção do movimento.

❏ Definir e descrever os materiais comuns encontrados em articulações e resumir sua importância funcional para a estrutura articular – cápsula articular, líquido sinovial, ligamento e bursa.

❏ Descrever e dar exemplos de articulações classificadas como uniaxial, biaxial e triaxial, e definir graus de liberdade.

❏ Descrever e citar exemplos de movimentos em cadeias cinéticas abertas e fechadas.

❏ Descrever e citar exemplo de diferentes tipos de movimentos da superfície artrocinemática que ocorrem entre as superfícies articulares – rolamento, giro, deslizamento.

❏ Descrever e citar exemplos de formas articulares diferentes e explicar o princípio côncavo-convexo.

❏ Definir e dar exemplos de posições articulares em cadeias cinéticas abertas e fechadas, além de descrever compressão comparada com distração dessas superfícies articulares e como esses fatores são relevantes para a função articular.

❏ Explicar a relevância clínica e funcional de demonstrar competência na descrição do movimento articular e do movimento humano em termos cinemáticos.

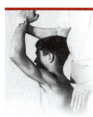

CASO CLÍNICO

Jamie, uma profissional da saúde, está assistindo ao jogo de seu filho na Little League (liga infantil norte-americana de beisebol) quando outro jogador aparece com dor no dedo. Jamie observa com preocupação que o treinador voluntário, que é corretor de seguros e vizinho de Jamie, anuncia com calma que o dedo está apenas "comprimido". Ele começa a ajudar o menino, pedindo-lhe que fique parado, pois ele vai "puxar o dedo". Jamie enfrenta um dilema: qual é a melhor linha de ação e como ela deve proceder?

Perspectiva histórica: um olhar para o passado

Bem-vindo ao estudo da cinesiologia! Você está prestes a embarcar em uma aventura que irá expandir seu conhecimento sobre corpo humano, oferecendo a compreensão da beleza do movimento humano. A cinesiologia não é um estudo unidimensional que exige o aprendizado de listas de fatos sobre a estrutura anatômica; em vez disso, trata-se do estudo do *movimento*. Esta jornada, portanto, exigirá que você se envolva *ativamente* no processo de aprendizado, parte do qual irá se desenvolver a partir de seu próprio movimento e do movimento de seus colegas. Como um novo estudante de cinesiologia, você está se juntando a muitos outros em uma história muito longa e impressionante.

Na realidade, o estudo da cinesiologia data da Grécia antiga, dos tempos de Aristóteles e Hipócrates; como deve se lembrar, a Grécia antiga é frequentemente associada aos Jogos Olímpicos e o entusiasmo grego pelo desempenho esportivo e pelos esportes. Posteriormente, o famoso anatomista e médico Cláudio Galeno (131-201 A.C.) avançou no conhecimento da cinesiologia pelo estudo de dois esqueletos humanos expostos em Alexandria, bem como por centenas de dissecações de porcos e macacos. Com base nesses estudos minuciosos, ele produziu análises descritivas intrincadas da forma humana, chegando a detalhar descrições da musculatura da mão muito próximas do que ainda se conhece como correto atualmente. Durante o século II, Galeno introduziu termos que ainda utilizamos e que serão discutidos nestes primeiros capítulos; seus termos incluem palavras como diartrose, sinartrose, agonista e antagonista, os quais se tornarão muito familiares ao leitor à medida que avançar nos capítulos deste livro. Durante a primeira fase da Renascença, Leonardo da Vinci (1452-1519) despontou como um dos maiores artistas de todos os tempos, muito conhecido, ainda hoje, por suas descrições artísticas do corpo humano. Ele dissecou centenas de corpos para que pudesse obter uma compreensão da musculatura e da forma do corpo humano; podem-se observar o conhecimento e a valorização expressas em seu trabalho artístico (Fig. 1.1A). Da Vinci foi logo seguido por Galileu (1564-1642) e, em seguida, por Giovanni Borelli (1608-1679), cientistas que deram expressão matemática para os eventos relacionados ao movimento humano e escreveram sobre a mecânica da ação muscular, o equilíbrio, sua relação com o centro de gravidade, a relação entre força muscular e seu ângulo de aplicação, bem como a relação dos momentos de rotação com os braços de alavanca do corpo.[1]

Então, vamos continuar para não somente entender, mas também apreciar os resultados desses primeiros pesquisadores. Após os achados desses primeiros entusiastas do movimento humano, outros continuaram a aperfeiçoar e desenvolver nosso conhecimento de como o corpo se move. Quando houver terminado a leitura desta obra, você irá se juntar ao grupo de indivíduos de destaque que chegaram a compreender e a apreciar o movimento humano.

Introdução

Você já sabe que a cinesiologia é o estudo do movimento humano e tem sido estudada há séculos. Atualmente, a cinesiologia utiliza os resultados de séculos combinados com a tecnologia moderna para criar métodos de análise altamente sofisticados do movimento humano. O estudo científico evolucionário de movimentos simples e complexos envolve a ponderação de

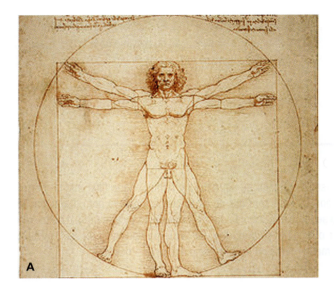
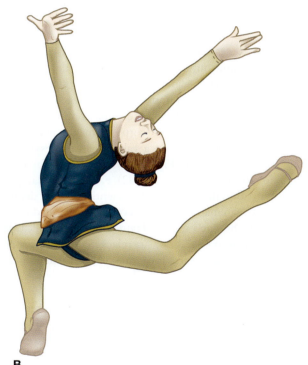

Figura 1.1 Desde os tempos antigos até os dias de hoje, a apreciação da beleza da forma humana em movimento sempre cativou a atenção de artistas, cientistas, profissionais da saúde e atletas.

inúmeras questões. Como uma pessoa caminha? Que articulações e músculos estão envolvidos no arremesso, na aterrisagem, na escalada, no balanço de um taco de golfe, ao se vestir, ao dirigir um veículo ou ao escovar os dentes? Quanto movimento é necessário em cada uma dessas articulações para se executar movimentos eficientes e efetivos? Qual é a sequência de exigências musculares utilizada no simples ato de apertar a mão de uma pessoa?

Essa investigação sobre o movimento humano evoluiu de pura arte para um conjunto de arte e ciência que combinava teorias e princípios oriundos da anatomia, da fisiologia, da antropologia, da física, da mecânica e da biomecânica. A **biomecânica** é a aplicação dos princípios da mecânica no corpo humano vivo. A cinesiologia é, na verdade, uma combinação de arte e ciência, que envolve uma apreciação da beleza do movimento humano com uma compreensão dos princípios científicos que geram esse movimento. A cinesiologia clínica é a aplicação da cinesiologia aos ambientes do profissional de saúde.

O objetivo do estudo da cinesiologia clínica no cuidado em saúde é compreender o movimento e as forças que agem sobre o corpo humano e aprender como a manipulação dessas forças previne a lesão, restaura a função e gera o desempenho humano ideal. Este livro apresenta os fundamentos da cinesiologia com ênfase na aplicação clínica para o profissional de saúde.

Apesar de os seres humanos sempre terem possuído a capacidade de observar e sentir a postura e o movimento, as forças que o afetam (gravidade, tensão muscular, resistência externa e fricção) nunca são vistas. Essas forças que atuam sobre o corpo são fundamentais para o movimento humano e para a capacidade de modificá-lo. O corpo humano assume diversas posições (Fig. 1.2). Para discutir o movimento humano, é imperativo utilizar uma linguagem comum. Caso você embarcasse no estudo da ciência da computação, seria necessário aprender uma linguagem que inclui termos como "disco rígido", "*bytes*", "espaço em disco" e "*pen drive*", para dar alguns exemplos. O mesmo é válido quando se embarca no estudo da cinesiologia: uma linguagem comum é essencial para a compreensão do tópico e para a comunicação com outros. Alguns dos termos neste livro podem ser conhecidos, ao passo que outros não. Para auxiliar na compreensão desses termos, existe um glossário de todos os termos em negrito no final do livro, com indicações de onde o termo foi utilizado e definido no texto. Pode ser útil consultar o glossário ao longo da leitura.

Terminologia da cinesiologia

O movimento é a essência da cinesiologia. Dois termos são utilizados para delinear o estudo do movimento humano. Esses termos são definidos primeiro.

Movimento humano: cinética e cinemática

A maior parte da terminologia empregada deriva-se de um dos dois subtemas do movimento humano: cinética ou cinemática. A **cinética** se concentra nas forças que produzem o movimento ou resistem a ele. A **cinemática**, por outro lado, preocupa-se com os tipos de deslocamento ou movimento sem se relacionar com as forças que produzem esse movimento. Ao se discutir

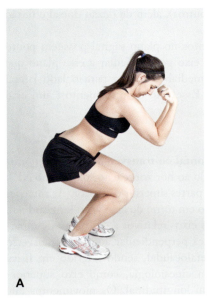 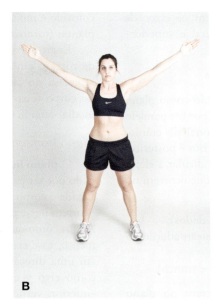 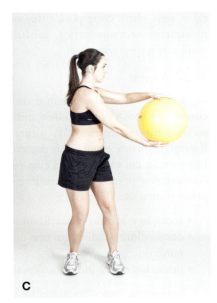

Figura 1.2 Exemplos da variedade de posições articulares e de segmentos que o corpo humano pode assumir durante uma atividade funcional: **A)** demonstra posições de flexão e extensão das articulações; **B)** enfatiza movimentos de abdução e adução; e **C)** ilustra a rotação. Uma vista tridimensional dessas posições é ainda mais complexa.

cinemática, são incluídos descritores como tipo, direção e quantidade de movimento. Esta última é discutida em unidades como graus de movimento ou a quantidade de distância linear que um corpo ou segmento se desloca. Uma descrição cinemática do movimento humano caracteriza a posição e o movimento do segmento corporal, incluindo articulações e sua relação uma com a outra e com o mundo externo. Essa descrição pode destacar o movimento de um único ponto no corpo, a posição de diversos segmentos em um membro, bem como a posição ou os movimentos de uma única articulação e de suas superfícies articulares adjacentes. A cinemática utiliza o sistema tridimensional usado na matemática e na física para descrever a orientação do corpo e de seus segmentos no espaço. O uso desse sistema ajuda a identificar e predizer o movimento do corpo e de seus segmentos.

A cinemática é subdividida em dois subtópicos de acordo com o foco específico do movimento: a osteocinemática e a artrocinemática. A **osteocinemática** se preocupa com os movimentos das partes ósseas ou dos segmentos que compõem uma articulação, ao passo que a **artrocinemática** foca especificamente nos movimentos mínimos dentro de uma articulação e entre as superfícies articulares. Este capítulo descreve e discute elementos da cinemática e como estudar, descrever e avaliar o movimento humano utilizando a linguagem descritiva da osteocinemática e da artrocinemática. Antes de começarmos a discutir sobre esses temas, vamos identificar outros termos básicos para a compreensão do movimento humano. A cinética e as forças relacionadas com a produção do movimento humano são tema do próximo capítulo.

Planos e eixos de movimento

O corpo e seus segmentos se movem nos planos de movimento em torno dos eixos de movimento. O corpo humano se move em três planos, os quais são chamados de **planos cardinais** do movimento (Fig. 1.3). Os três eixos em torno dos quais esses planos fazem rotação são, em termos físicos, x, y e z. Esses eixos, representados na Figura 1.3, são: o eixo x, ou medial-lateral, que corre de uma lateral à outra e se localiza no plano frontal; o eixo y, ou vertical, que corre de cima para baixo ou superior-inferiormente e está no plano transverso; e o eixo z, ou anterior-posterior, que corre da frente para trás e está no plano sagital.[2] Todos os movimentos podem ser descritos pela ocorrência ao longo do plano de movimento e em torno do eixo de movimento desse plano.

Esses eixos de movimento também são descritos em termos funcionais em referência à **posição anatômica**, que consiste em uma posição estática, isto é, sem movimento, de referência do corpo. A posição anatômica é universalmente descrita como a posição em pé, com os pés, joelhos, corpo e cabeça voltados para a frente e os ombros em rotação, de forma que as palmas das mãos estejam voltadas para a frente e os dedos estendidos. A partir desse ponto de referência, os movimentos e planos são definidos. Como mencionado, os três planos de movimento são os planos frontal, sagital e horizontal e seus eixos correspondentes incluem os eixos de movimento anteroposterior, medial-lateral e superior-inferior, respectivamente.

Plano frontal

O **plano frontal** também é conhecido como plano **coronal** (plano XY), assim denominado por ser paralelo ao osso frontal ao longo da sutura coronal do crânio. Esse plano divide o corpo nas partes anterior e posterior. Faz rotação em torno de um eixo perpendicular a ele: o eixo anterior-posterior. Os movimentos que ocorrem no plano frontal são (Fig. 1.3):

- abdução e adução (quadril, ombro e dedos);
- desvio ulnar e radial (um tipo de abdução/adução do punho);
- flexão lateral ou inclinação (pescoço e tronco).

Em suma, esses movimentos ocorrem no plano frontal e em torno de um eixo perpendicular ao plano frontal, indo do aspecto anterior para o posterior do corpo.

Plano sagital

O **plano sagital** (plano YZ) é assim denominado por ser paralelo à sutura sagital do crânio, dividindo o corpo nos lados direito e esquerdo. Fotograficamente, trata-se de uma vista lateral. Os exemplos mais claros de movimentos articulares que ocorrem no plano sagital são definidos como flexão e extensão (pescoço, tronco, cotovelo e muitos outros), além de flexão dorsal e flexão plantar (tornozelo).

Esses movimentos no plano sagital possuem ponto de rotação em um eixo perpendicular a esse plano que atravessa do lado medial do corpo para o lado lateral do corpo (eixo x). Esse eixo de movimento é um eixo medial-lateral.

Plano horizontal

O **plano horizontal** ou **transverso** é assim denominado por ser paralelo ao horizonte e ao solo (plano XZ). Divide o corpo nas partes superior e inferior. As rotações ocorrem nesse plano em torno do eixo y, ou longitudinal. Assim como outros eixos relativos a seu plano de movimento, esse eixo fica perpendicular ao plano transverso em uma direção cefalocaudal, sendo referido em física como eixo y e, em cinesiologia, como eixo superior-inferior, vertical ou longitudinal. Os movimentos que ocorrem nesse plano são:

- rotação medial e lateral (quadril e ombro);
- pronação e supinação (antebraço);
- eversão e inversão (pé).

Movimentos dos segmentos e do corpo

Alguns dos termos utilizados para descrever movimentos na seção anterior podem ser estranhos a você. Nesta seção, eles são definidos e os segmentos específicos que geram esses movimentos são identificados. Todos os movimentos humanos são definidos em termos de planos e eixos de movimento.

Denominação dos movimentos em articulações

Como as articulações são junções entre partes ósseas ou segmentos, sua denominação segue uma convenção muito simples. As articulações são denominadas utilizando-se os nomes dos dois ossos que formam essa junção, normalmente com o osso proximal primeiro. Por exemplo, a articulação do punho está entre o rádio distal e a linha proximal dos ossos do carpo; portanto, a articulação do punho é a radiocarpal. A terminologia descritiva direcional é utilizada para descrever os tipos de movimentos observados entre os dois segmentos articulares, como descrito a seguir (Fig. 1.4).

A **flexão** é um movimento de inclinação em que um segmento ósseo se move em direção a outro e ocorre uma diminuição no ângulo da articulação no plano sagital em torno de um eixo medial-lateral. Em contrapartida, o contramovimento da flexão na direção oposta ao longo do mesmo plano é a extensão. A **extensão** é o movimento de um segmento ósseo que se distancia do outro osso, produzindo um aumento no ângulo arti-

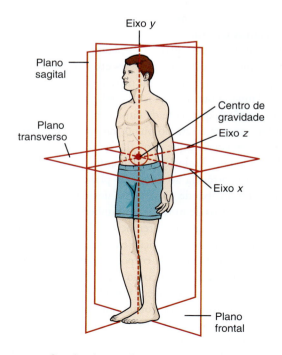

Figura 1.3 Os três eixos e planos cardeais do corpo vistos na posição anatômica.

Capítulo 1   Conceitos básicos de cinesiologia: cinemática

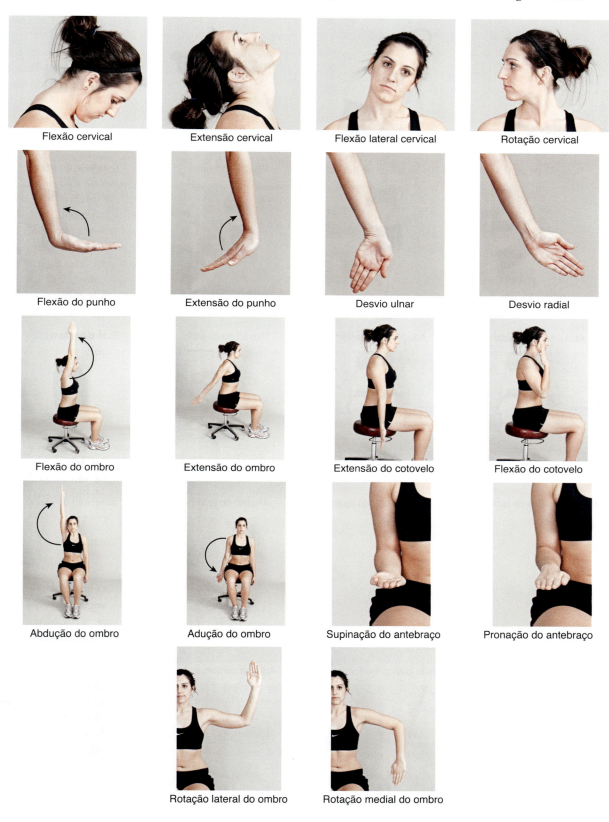

Figura 1.4 Tipos de movimentos articulares.

(continua)

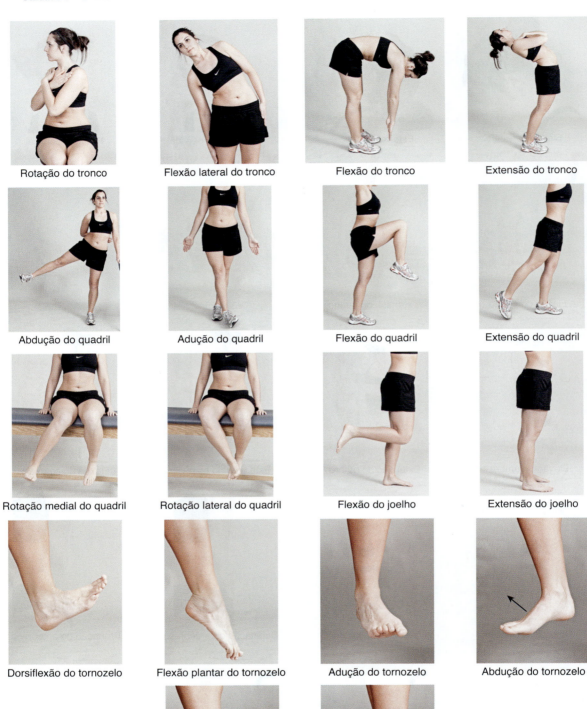

Figura 1.4 – *(continuação)*.

cular. Se a extensão for além da posição anatômica de referência, passa a ser chamada de **hiperextensão**. Por exemplo, no cotovelo (agora será utilizado o sistema de denominação cinesiológica correto, denominando-o de articulação "umeroulnar"), quando a superfície anterior do antebraço se aproxima da superfície anterior do braço, a articulação se move em flexão. Observe que a flexão da articulação umeroulnar pode ser realizada tanto pela flexão do antebraço em direção ao braço, como ao levar uma xícara à boca, bem como pela flexão do braço em direção ao antebraço, como na realização do exercício na barra. Já que os segmentos articulares que produzem movimento podem alterar sua função como segmento em movimento ou segmento estacionário, é importante sempre conhecer os pontos de referência para que seja possível uma descrição precisa do movimento.

A flexão recebe nomes diferentes no caso de alguns segmentos e articulações específicas. O movimento de flexão da articulação do tornozelo (talotibial), por exemplo, ocorre à medida que o dorso do pé se move em direção à superfície anterior da tíbia, mas esse movimento é chamado de **flexão dorsal** em vez de flexão. Nessa mesma articulação, o movimento de extensão no qual o dorso do pé se afasta da tíbia é chamado de **flexão plantar**.

A **abdução** é o movimento ou posição de um segmento que se afasta da linha medial, ao passo que **adução** é o movimento ou posição em direção à linha medial. A abdução e a adução ocorrem no plano frontal em torno do eixo anterior-posterior. Em geral, quando falamos sobre a linha medial, estamos citando a linha medial do corpo. No caso dos dedos das mãos e dos pés, porém, a referência para linha medial é diferente: o dedo médio é a linha medial para os dedos da mão, enquanto o segundo dedo é a linha medial no pé. Em ambos os casos, o movimento em direção a esses pontos de referência de linha medial é chamado de adução, ao passo que o movimento que se afasta deles é chamado de abdução. Assim como a flexão e a extensão, a articulação do punho (radiocarpal) também possui termos únicos para alguns de seus movimentos de abdução-adução. A adução é chamada de **desvio ulnar** ou **flexão ulnar**, por ser um movimento lateral que move o dedo mínimo em direção à ulna, e a abdução é chamada de **desvio radial** ou **flexão radial**, por ser um movimento lateral que move o polegar em direção ao rádio. Outro exemplo de alteração na terminologia do movimento envolve o esqueleto axial. Um movimento lateral do pescoço ou do tronco dentro do plano frontal não é chamado de abdução ou adução, mas de **flexão lateral**; esse termo é mais claro porque faz referência à direção do movimento, como flexão lateral direita ou esquerda.

A **rotação** é o movimento de um segmento ósseo em torno de um eixo longitudinal ou vertical no plano transverso. A rotação é mais bem esclarecida denominando-se sua direção, de modo que **rotação medial** (ou interna) é um giro interno ou em direção à linha medial, ao passo que **rotação lateral** (ou externa) é o giro em direção ao lado que se afasta da linha medial. Neste livro, serão usados os termos rotação lateral e medial em detrimento de rotação interna e externa, já que descrevem os movimentos com mais precisão. Exemplos desses tipos de rotação ocorrem no quadril e no ombro. A **pronação** é um termo específico utilizado para descrever a rotação do antebraço para uma posição com as palmas para baixo, enquanto a **supinação** é o termo específico utilizado para descrever a rotação do antebraço para uma posição com as palmas para cima. A supinação e a pronação são termos também utilizados para descrever o movimento dos pés, cujos termos relacionados, porém, são apresentados com mais detalhes no Capítulo 11. **Inversão** e **eversão** são outros termos utilizados para descrever tipos específicos de movimentos rotacionais no pé. Esses movimentos específicos também são descritos com detalhes no Capítulo 11.

A **retração** e a **protração** são movimentos ao longo de uma linha paralela ao solo, como observado no estudo dos movimentos da escápula no Capítulo 5, e do movimento pélvico no Capítulo 9.

Casos especiais

Já apresentamos algumas alterações de termos "usuais" exclusivas para articulações específicas. Existem também casos em que os termos mudam em virtude do local das alterações no plano de movimento. Um exemplo envolve o polegar, que é um caso atípico porque sua posição normal está em rotação de 90° a partir do plano da mão. Portanto, os movimentos de flexão e extensão ocorrem mais no plano frontal que no sagital, ao passo que a abdução e a adução ocorrem mais no plano sagital que no frontal (ver Fig. 7.8). Dois outros exemplos de casos especiais são a supinação e a pronação do antebraço com o cotovelo em flexão e o quadril em rotação medial, e a rotação lateral com o quadril em flexão. Com a rotação do antebraço, o movimento não ocorre mais em um eixo longitudinal, mas em um eixo anterior-posterior; do mesmo modo, o quadril flexionado também faz rotação em um eixo anterior-posterior. Uma boa base da compreensão do movimento do corpo e da posição é vital para o conhecimento de como esses planos e eixos de movimento mudam com alterações na posição. Esses conceitos serão apresentados ao longo do livro.

Osteocinemática: movimento articular em termos de posição e tipo

Esta seção do capítulo descreve o movimento a partir de uma perspectiva osteocinemática em termos cinemáticos. O movimento osteocinemático é aquele facilmente visualizado e sentido à medida que os ossos se movem durante atividades funcionais. O movimento osteocinemático é descrito utilizando-se os termos recém-discutidos.

Definição

A osteocinemática se preocupa com os movimentos de nossas alavancas ósseas ao longo de suas amplitudes de movimento, o qual é produzido pelos músculos. A osteocinemática descreve o movimento que ocorre entre os corpos de dois ossos adjacentes à medida que os dois segmentos corporais se movem um em relação ao outro. Exemplos de movimento osteocinemático incluem a flexão do antebraço em direção o úmero no cotovelo e o aumento do ângulo da tíbia com o fêmur durante a extensão do joelho. A ocorrência dos movimentos osteocinemáticos é descrita em um plano do corpo (frontal, sagital ou transverso) e em torno de seus eixos correspondentes.

Descrição dos tipos de movimento

O corpo e seus segmentos se movem em um dos dois tipos: translacional ou rotatório. Esses movimentos são definidos e explicados nesta seção.

Movimento translacional

No movimento **translacional**, ou **linear**, o deslocamento ocorre ao longo de um eixo ou paralelamente a ele. O movimento linear significa que todos os pontos no objeto em movimento percorrem a mesma distância, na mesma direção, com a mesma velocidade e ao mesmo tempo. Um exemplo de movimento translacional é um elevador deslocado para cima ou para baixo dentro do seu fosso. Esse movimento acontece em linha reta e também é chamado de **retilíneo**.

Curvilíneo é outra subdivisão do movimento linear, quando o objeto percorre um caminho em curva, como ocorre com uma bola lançada ao amigo. Portanto, qualquer ponto do objeto pode ser usado para descrever o caminho do objeto inteiro.

No corpo humano, existem poucos exemplos de movimentos articulares verdadeiramente translacionais ou lineares. O exemplo mais próximo é o deslizamento dos ossos carpais próximos uns dos outros. Esses conceitos são apresentados no Capítulo 7.

Movimento rotatório

No **movimento rotatório**, ou **angular**, o deslocamento ocorre em um círculo em torno de um eixo. Os movimentos rotatórios ocorrem em torno de um eixo, ou ponto pivô, de modo que cada ponto do objeto ligado ao eixo segue o arco de um círculo. Pontos individuais do objeto se movem em velocidades diferentes e a velocidade de cada ponto está relacionada com sua distância do eixo de movimento. Um exemplo é a brincadeira de "estalar o chicote" normalmente feita por patinadores do gelo, em que uma pessoa é a âncora e fica no centro, ou eixo, do movimento, segurando a mão de outra que, por sua vez, segura a mão de uma terceira, e assim sucessivamente, formando uma corrente, ou "chicote", que se movimenta em torno da "âncora". A última pessoa no final do "chicote" se move muito mais rápido do que os indivíduos mais próximos do centro, porque a distância que ela deve percorrer é maior, embora todos os indivíduos completem um volta ao mesmo tempo. O mesmo conceito é válido quando se rebate uma bola com um taco; a extremidade do taco se move muito mais rápido do que o ombro no final do eixo, de modo que a bola pode ser rebatida muito mais longe com o taco do que seria se arremessada com o braço.

Em termos simples, os movimentos articulares ocorrem em torno de um eixo e são rotatórios, de modo que cada ponto em um segmento ósseo adjacente à articulação seguirá o arco de um círculo cujo centro é o eixo articular. Os movimentos rotatórios acontecem em torno de um eixo fixo ou relativamente fixo e o ponto pivô para esse movimento angular ou rotatório é chamado de **eixo de rotação**, localizado dentro ou perto da superfície da articulação. Por exemplo, com o úmero estabilizado na flexão e na extensão do cotovelo, o antebraço faz rotação em torno do eixo da articulação do cotovelo. Pontos individuais no segmento do antebraço se movem em diferentes velocidades, de modo que a velocidade de cada ponto está relacionada à sua distância do eixo de movimento; quanto maior for a distância do eixo de movimento, maior será a velocidade do ponto (Fig. 1.5).

Impacto do movimento translacional e rotatório

O movimento funcional envolve uma combinação de movimentos lineares e rotatórios. Na caminhada, o tronco e o corpo como um todo se movem adiante, criando um movimento translacional do corpo à frente, mas esse movimento é produzido pelo movimento rotatório do quadril, do joelho e do tornozelo. O membro superior combina movimentos rotatórios nas articulações do ombro, do cotovelo, radiulnar e do punho para gerar um caminho translacional para uma bola de beisebol durante um arremesso. Para estudar o movimento funcional de perto, é fundamental analisar a contribuição única de cada articulação específica para o padrão de movimento geral do membro ou do corpo como um todo. Como se verá nas seções a seguir, os movimentos em articulações são definidos pela forma e pela congruência das superfícies articulares, pelas forças exercidas e pelo número de planos nos quais eles acontecem.

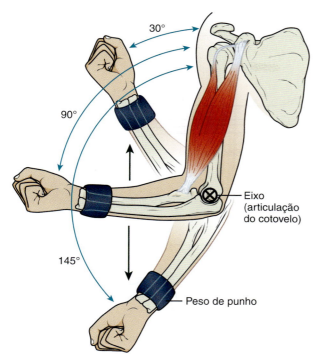

Figura 1.5 Movimento em uma articulação representado como movimento angular. Observe a diferença na distância percorrida em diversos pontos do segmento corporal.

Graus de liberdade

A capacidade do corpo de transformar o movimento angular de uma articulação em movimento translacional eficiente dos segmentos do corpo envolve os graus de liberdade do movimento.[3,4] Os **graus de liberdade** equivalem ao número de planos em que a articulação se movimenta. Dado que o corpo e seus segmentos se movem em três planos de movimento, os graus de liberdade são, no máximo, três. Ao estudar a seção seguinte, consulte a Figura 1.6 e a Tabela 1.1 para ver um resumo das estruturas e funções articulares.

As articulações que se movem em um plano em torno de um eixo possuem um grau de liberdade. Essas articulações são **uniaxiais** (se movem em torno de um eixo) e incluem dois tipos, em razão de sua anatomia estrutural: em **dobradiça** ou em **pivô**. Exemplos de articulações uniaxiais em dobradiça são as articulações interfalângicas e a umeroulnar, que realizam movimentos de flexão e extensão no plano sagital em torno do eixo medial-lateral. A articulação radiulnar é outra articulação uniaxial que permite a supinação e a pronação no plano transverso em torno de um eixo longitudinal ou vertical. Em suma, as articulações uniaxiais estão restritas a um arco de movimento em um plano simples em torno de um eixo.

Se a articulação se move em torno de dois eixos, os segmentos se movem em dois planos e a articulação possui dois graus de liberdade de movimento. Essas articulações são **biaxiais** e incluem três tipos estruturais: **condiloide**, **elipsoidal** e **sela**. A raiz da palavra "condiloide", "côndilo", significa junta, portanto, a forma de uma articulação condiloide é uma superfície esférica convexa em conjunto com uma superfície oposta côncava, como visto nas articulações metacarpofalângicas da mão (suas juntas) e nas articulações metatarsofalângicas do pé. Uma estrutura elipsoidal possui uma forma tipo fuso na qual uma superfície convexa um tanto plana se articula com uma superfície côncava profunda, como visto na articulação radiocarpal no punho. Tanto as articulações condiloides como as elipsoidais permitem a flexão-extensão no plano sagital em torno do eixo medial-lateral e a abdução-adução no plano frontal em torno do eixo anterior-posterior. Uma articulação em sela é uma articulação biaxial na qual cada componente ósseo possui uma superfície côncava e convexa orientadas perpendicularmente uma com a outra, como um cavaleiro em sua sela. A articulação carpometacarpal do polegar é uma articulação em sela, mas na realidade consiste em uma articulação biaxial modificada, discutida no Capítulo 7.

As articulações tipo **bola e soquete**, como as articulações do quadril e glenoumeral, são **triaxiais** e possuem três graus de liberdade. O movimento acontece em torno de três eixos principais, todos os quais passam pelo centro de rotação da articulação. No quadril e no ombro, os eixos de movimento são similares: o eixo de flexão-extensão possui uma direção medial-lateral, o eixo de abdução-adução possui uma direção anterior-posterior e o eixo para rotação percorre uma direção superior-inferior na posição anatômica. Três graus de liberdade de movimento são o máximo que uma articulação pode possuir. A Figura 1.6 representa os diversos tipos de estruturas articulares.

A menos que indicado de outra forma, o movimento ocorre com o segmento proximal fixo e o distal em movimento. Por exemplo, quando a articulação umeroulnar se flexiona ou se estende, o segmento proximal da articulação (úmero) está fixo ou estabilizado enquanto o distal (antebraço) se move.

É pela soma de duas ou mais articulações e de seus graus de liberdade que os segmentos do corpo podem ganhar graus de liberdade suficientes para produzir movimentos funcionais complexos e suaves. Um exemplo de movimento sucessivo bem coordenado é a circundução. A **circundução** é um movimento no qual o segmento em movimento percorre uma trajetória circular. Ela ocorre em articulações triaxiais e é uma combinação de movimentos em planos retos.

A função normal envolve o movimento em planos e eixos combinados. Os graus de liberdade múltiplos dos segmentos do corpo permitem uma ampla seleção de padrões de movimento. No movimento simples de se levantar do decúbito dorsal, cerca de 21 combinações diferentes de braço, perna e componentes da cabeça e do tronco foram documentados em adultos jovens saudáveis.[5]

Articulações sinartrodiais

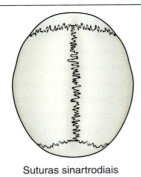

Suturas sinartrodiais

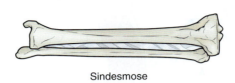

Sindesmose

Articulações anfiartrodiais

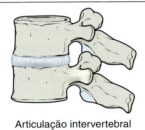

Articulação intervertebral

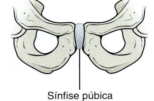

Sínfise púbica

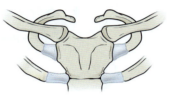

1ª articulação esternocostal

Articulações diartrodiais (sinoviais)

Articulações uniaxiais

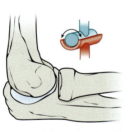

Articulação em dobradiça

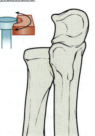

Articulação em pivô

Articulações triaxiais

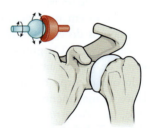

Articulação bola e soquete

Articulações biaxiais

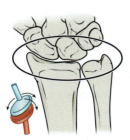

Articulação elipsoidal

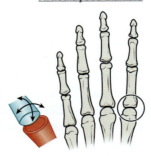

Articulação condiloide

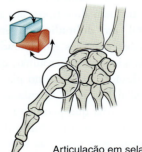

Articulação em sela

Figura 1.6 Diversos tipos de estruturas articulares: sinartrodiais, anfiartrodiais e diartrodiais (sinoviais); dobradiça, condiloide, elipsoidal, sela, pivô e bola e soquete.

Tabela 1.1 | Classificação articular por estrutura e função

Tipo	Estrutura/forma	Função primária	Movimento	Exemplo
I. Sinartrose				
Sindesmose	Fibrosa	Estabilidade, absorção de choque e transmissão de força	Muito leve	Articulação tibiofibular
II. Anfiartrose	Cartilaginosa	Estabilidade com mobilidade específica	Limitado	Sínfise púbica Articulações intervertebrais 1ª articulação esternocostal
III. Diartrose	Sinovial com ligamentos	Mobilidade	Livre, de acordo com os graus de liberdade	
a. Não axial	Superfícies planas irregulares	Movimento contributário	Deslizamento	Entre os ossos carpais; entre os ossos tarsais
b. Uniaxial 1° de liberdade				
	Dobradiça (gínglimo)	Movimento no plano sagital	Flexão, extensão	Ombro, articulações interfalângicas dos dedos (mão e pé), joelho e tornozelo
	Pivô trocoide	Movimento no plano transverso	Supinação, pronação, inversão, eversão	Antebraço, articulação subtalar do pé, atlas com áxis
c. Biaxial 2° de liberdade				
	Condiloide: superfície normalmente esférica pareada com uma superfície côncava	Movimento nos planos sagital e frontal	Flexão e extensão, abdução e adução	Articulações metacarpofalângicas nas mãos e nos pés
	Elipsoidal: superfície cônvexa relativamente plana pareada com uma superfície muito côncava	Movimento nos planos sagital e frontal	Flexão e extensão, desvio ulnar e radial	Articulação radiocarpal do punho
	Sela: cada conjunto possui uma superfície côncava e convexa orientadas de forma perpendicular uma à outra, como um cavaleiro na sela	Movimento nos planos sagital e frontal, além de algum movimento no plano transverso	Flexão e extensão, abdução e adução, oposição do polegar	Articulação carpometacarpal do polegar
d. Triaxial 3° de liberdade	Bola e soquete: uma "bola" esférica pareada com uma copa côncava	Movimento em todos os três planos: sagital, frontal e transverso	Flexão e extensão, abdução e adução, rotação (medial e lateral)	Ombro, quadril

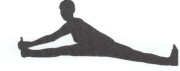

APLICAÇÃO PRÁTICA

Quando a amplitude de movimento está limitada, existe uma limitação correspondente na função do segmento corporal. Essa consequência funcional aumenta a disfunção e o risco de lesão, além de diminuir a função ótima.

Algumas vezes, a perda de movimento em até mesmo um grau de liberdade é gravemente desabilitante, como no caso da articulação do dedo de um digitador profissional, violonista ou arremessador de beisebol.

Goniometria clínica

A **goniometria** (do grego, *gonia*, ângulo, e *metria*, medida) é uma medida clínica importante utilizada para definir a quantidade de movimento articular tanto ativo como passivo. Já que mede a posição relativa de dois segmentos ósseos, a goniometria é um modo de medida e registro do movimento osteocinemático disponível na articulação. Apesar de equipamentos sofisticados de análise do movimento articular estarem disponíveis em laboratórios clínicos, o **goniômetro** manual é a ferramenta usada com mais frequência. O goniômetro parece um transferidor com dois braços ligados por um fulcro, ou eixo. Os braços do goniômetro são colocados em paralelo com os dois segmentos corporais da articulação e o eixo do goniômetro é sobreposto à articulação (Fig. 1.7). O goniômetro mede a amplitude de movimento da articulação em cada plano de movimento, como na flexão glenoumeral, na abdução do quadril e na supinação do antebraço. Para detalhes sobre as técnicas de goniometria, existem diversas obras didáticas disponíveis sobre o tópico, como o livro de Norkin e White.[2]

A medida goniométrica é uma ferramenta útil para o profissional de saúde na avaliação e no registro do progresso ou da alteração no movimento durante o tratamento de condições patológicas. Muitos livros fornecem valores de amplitudes de movimento normais em adultos, mas tabelas normativas padronizadas comparando todas as variáveis envolvidas, como idade, sexo, forma física e tipo de movimento (ativo ou passivo), não foram estabelecidas. A Tabela 1.2 mostra valores goniométricos que podem ser utilizados como referência para a amplitude de movimento articular normal aproximada em adultos saudáveis. Em virtude das variações individuais na forma e no tipo físico, é útil empregar valores padronizados como referência, mas é mais importante utilizar o "normal" do próprio indivíduo para uma comparação confiável, medindo o segmento do membro não envolvido, ou contralateral, desde que este esteja presente e não esteja enfraquecido. Na Tabela 1.2, os valores em negrito são números arredondados que são

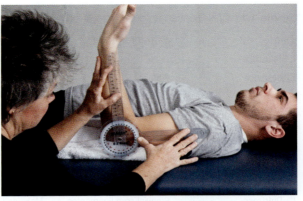

Figura 1.7 Aplicação de um goniômetro para medir a posição do cotovelo no plano sagital. O braço estacionário de um goniômetro está alinhado paralelamente ao eixo longo do braço do indivíduo. O braço em movimento do goniômetro está alinhado paralelamente ao eixo longo do antebraço, e o eixo ou fulcro do goniômetro é colocado sobre o eixo da articulação do cotovelo.

convenientes para se lembrar, como a quantidade de movimento normal para as articulações dos membros. Os valores em parênteses são as amplitudes *médias* normais de movimento registradas em diversas fontes.[6-12]

As amplitudes de movimento individuais normais variam de acordo com estrutura óssea, desenvolvimento muscular, gordura corporal, integridade ligamentosa, sexo e idade. Indivíduos magros e com lassidão articular normal podem ter maior amplitude de movimento do que indivíduos obesos ou com desenvolvimento muscular maior. Por exemplo, Dubs e Gschwend[13] mediram a hiperextensão do dedo indicador em mais de 2 mil pessoas e encontraram ampla variabilidade, de 100° a 10°. Descobriram que a lassidão articular era maior em mulheres do que em homens e que diminuía com a idade. Os homens mostravam um rápido declínio na amplitude durante a adolescência e uma maior diminuição geral comparada com suas contrapartes femininas. As amplitudes de movimento de algumas articulações durante a infância podem diferir significativamente da média dos valores de adultos.

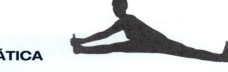

APLICAÇÃO PRÁTICA

As limitações por disfunções do movimento articular, como as causadas por edema, dor ou encurtamento do tecido mole, restringem a função normal. As contribuições para o movimento funcional de múltiplos segmentos e articulações em um membro são uma vantagem utilizada para manter a função durante a disfunção de uma articulação isolada. Por exemplo, a pessoa que não consegue fazer a pronação completa do antebraço ainda pode ter uma função normal da mão pelos aumentos compensatórios nos movimentos do punho, do cotovelo, do ombro e até mesmo do tronco. Uma pessoa com joelho rígido pode caminhar usando movimentos compensatórios do tornozelo, do quadril, das costas e do membro inferior oposto. Tal compensação, porém, ocorre às custas de maior gasto energético e/ou estresse em outras estruturas. Anos de uso compensatório podem resultar em microtrauma repetitivo e disfunção nos segmentos compensatórios.

Tabela 1.2 | Resumo das amplitudes de movimento das artiulações

Ombro	flexão **0° a 180°** (150° a 180°) extensão **0°** hiperextensão **0° a 45°** (40° a 60°) abdução **0° a 180°** (150° a 180°) rotação medial **0° a 90°** (70° a 90°) rotação lateral **0° a 90°** (80° a 90°)
Cotovelo	flexão **0° a 145°** (120° a 160°) extensão **0°**
Antebraço	supinação **0° a 90°** (80° a 90°) pronação **0° a 80°** (70° a 80°)
Punho	neutro quando a linha mediana entre a flexão e a extensão é 0° e quando o antebraço e o terceiro metacarpo estão alinhados flexão **0° a 90°** (75° a 90°) extensão **0° a 70°** (65° a 70°) desvio radial/abdução **0° a 20°** (15° a 25°) desvio ulnar/adução **0° a 30°** (25° a 40°)
Dedos	flexão MCF **0° a 90°** (85° a 100°) hiperextensão MCF **0° a 20°** (0° a 45°) abdução MCF **0° a 20°** adução MCF **0°** flexão AIP **0° a 120°** (90° a 120°) flexão AID **0° a 90°** (80° a 90°) extensão AI **0°**
Polegar	flexão MCF **0° a 45°** (40° a 90°) abdução e adução MCF (negligenciável) flexão AI **0° a 90°** (80° a 90°)
Quadril	flexão **0° a 120°** (110° a 125°) hiperextensão **0° a 10°** (0° a 30°) abdução **0° a 45°** (40° a 55°) adução **0°** (30° a 40° transversal à linha mediana) rotação lateral **0° a 45°** (40° a 50°) rotação medial **0° a 35°** (30° a 45°)
Joelho	flexão **0° a 120°** (120° a 160°) extensão **0°**
Tornozelo/pé	neutro com o pé em um ângulo reto com a perna e o joelho estendidos flexão plantar **0° a 45°** (40° a 50°) flexão dorsal **0° a 15°** (10° a 20°) inversão e eversão (ver Cap. 11)
Dedos dos pés	flexão MTF **0° a 40°** (30° a 45°) hiperextensão MTF **0° a 80°** (50° a 90°) abdução MTF (leve) flexão AI **0° a 60°** (50° a 80°) extensão AI **0°**

Os valores em negrito são números arredondados convenientes de se lembrar na estimativa da quantidade de movimento normal tipicamente apresentada. Os valores em parênteses são as amplitudes médias de movimento normal registradas em diversas fontes.
Legenda:
AID: articulação interfalângica distal
AI: articulação interfalângica
MCF: articulação metacarpofalângica
MTF: articulação metatarsofalângica
AIP: articulação interfalângica proximal
Fontes: American Academy of Orthopaedic Surgeons, 1965; Departments of the Army and Air Force, 1968; Kendall, Kendall e Wadsworth, 1971; Daniels e Worthingham, 1986; Gerhardt e Russe, 1975; e Kapandji, 1982 e 1987.

Sensação no final do movimento

Quando uma articulação normal é movida passivamente até o final da amplitude de movimento, a resistência para mais movimento é palpada pelo examinador. Descrita pela primeira vez por Cyriax,[14] essa resistência é chamada de **sensação no final do movimento** e é normalmente determinada pela estrutura da articulação, sendo descrita como forte, firme ou suave. Uma **sensação forte no final do movimento**, ou **óssea**, é sentida quando o movimento é interrompido pelo contato de osso com osso, como na extensão da articulação umeroulnar quando o olécrano da ulna se move bem encaixado na fossa do olécrano do úmero. Uma **sensação firme no final do movimento**, ou **capsular**, é aquela na qual a limitação é sentida de forma flexível porque ocorre a partir da resistência encontrada das estruturas capsulares ou ligamentares. A flexão do punho é um exemplo dessa sensação. Uma **sensação suave no final do movimento** é percebida no final da amplitude de movimento disponível quando os tecidos moles se aproximam uns dos outros, por exemplo, quando a massa muscular do braço entra em contato com o volume da massa muscular do antebraço no final da flexão da articulação umeroulnar. Todas essas sensações no final do movimento são normais e determinadas pela estrutura da articulação.

Sensações no final do movimento em disfunção ocorrem em locais diferentes do esperado da amplitude de movimento ou não são características de uma articulação. Uma **sensação vazia no final do movimento** é um tipo de disfunção que denota dor durante o movimento ou ausência de resistência. Uma sensação vazia no final do movimento está presente quando a articulação não possui estabilidade do tecido mole e uma estrutura de suporte não está intacta, o que indica lesão articular séria. Sensações no final do movimento normais estão em disfunção se ocorrerem quando não deveriam. Por exemplo, uma sensação no final do movimento óssea que ocorre na flexão do joelho em virtude de um fragmento ósseo dentro da articulação não é normal, tampouco uma sensação no final do movimento suave na extensão do cotovelo causada por edema excessivo.

Cadeias cinemáticas

Em cinesiologia, uma combinação de diversas articulações que unem segmentos sucessivos constitui uma **cadeia cinemática**. No corpo humano, o movimento ocorre porque essa combinação de múltiplas articulações que trabalham cooperativamente produz o resultado desejado. Pegar um livro em uma prateleira na estante é um exemplo desse conceito, já que o braço é uma cadeia de articulações que inclui escápula, tórax, ombro, cotovelo, antebraço, punho e dedos, os quais trabalham juntos nessa cadeia para produzir o movimento desejado. Pode-se levar esse exemplo mais adiante, identificando-se também as ligações do pescoço, do tronco, da pelve e dos membros inferiores que podem ser usadas para alcançar um livro em uma prateleira alta. Nesse exemplo, as ligações nos membros superiores são livres para se movimentar (abertas) e oferecem a mobilidade necessária para executar uma tarefa. Por outro lado, as articulações dos membros inferiores estão fixas (fechadas), mas são igualmente importantes para a tarefa.

É importante reconhecer que os movimentos humanos são combinações de movimentos em cadeias cinéticas abertas e fechadas. Essas cadeias cinéticas ou cinemáticas são utilizadas para descrever ou analisar uma habilidade de movimento. As cadeias cinemáticas são cadeias cinemáticas abertas ou fechadas.

Cadeias cinemáticas aberta e fechada

Em uma **cadeia cinemática aberta** (CCA), o segmento distal da cadeia se move no espaço, ao passo que, em uma **cadeia cinemática fechada** (CCF), o segmento distal está fixo e as partes proximais se movem.[15] O movimento em cadeia aberta ocorre ao alcançar um objeto, levar a mão à boca ou chutar uma bola (Fig. 1.8A). Em movimentos de cadeia aberta, o movimento de um segmento não é dependente do de outro, de modo que o segmento pode se mover ou ficar imóvel independentemente do que os outros segmentos da cadeia estejam fazendo. Movimentos de cadeia aberta são muito variáveis, já que todas as articulações participantes estão livres para contribuir com diversos graus de movimento

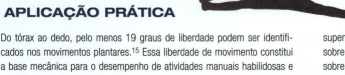

APLICAÇÃO PRÁTICA

Do tórax ao dedo, pelo menos 19 graus de liberdade podem ser identificados nos movimentos plantares.[15] Essa liberdade de movimento constitui a base mecânica para o desempenho de atividades manuais habilidosas e para a versatilidade do membro superior. No membro inferior e no tronco existem ao menos 25 graus de liberdade entre a pelve e o dedo do pé. A soma total dessas articulações e desses graus de liberdade permite inúmeras funções diárias, desde possibilitar que o pé se ajuste a uma superfície irregular ou inclinada até manter o centro de gravidade do corpo sobre uma pequena base de suporte na sustentação em um pé. O debate sobre o número exato de graus de liberdade em uma cadeia cinemática completa não é realmente necessário para os objetivos clínicos. Entretanto, essa tarefa gera uma compreensão suplementar sobre a extrema complexidade e sobre as exigências do corpo até mesmo em movimentos simples da vida diária. Que quebra-cabeças incrível é o corpo humano!

para o movimento da unidade inteira. Os movimentos de cadeia aberta são necessários para diversos movimentos habilidosos dos membros e, como a variabilidade é muito alta, a estabilidade é prejudicada pela mobilidade, bem como pelo risco de movimento descoordenado; além disso, o risco de lesão também pode ser um fator. Os movimentos de cadeia aberta também produzem deslocamentos mais rápidos do que os de cadeia fechada.

Os movimentos em cadeia cinética fechada são igualmente importantes para a função diária. Eles ocorrem quando o segmento distal está fixo e os segmentos proximais se movem. O movimento em cadeia fechada ocorre durante atividades como o exercício em barra, o apoio, o ato de se levantar a partir da posição sentada e o exercício de meio agachamento (Fig. 1.8B). O movimento de um segmento em cadeia fechada exige que todos os segmentos se movam. Quando o tornozelo começa a se mover, o joelho e o quadril também devem se mover, de modo que o tornozelo é incapaz de mover-se de forma independente dessas outras duas articulações. Quando uma pessoa utiliza o braço de uma cadeira para auxiliar a se levantar (ou realizar apoios), a mão está fixa, enquanto o antebraço e o ombro se movem em relação à mão, o braço se move afastando-se do antebraço (extensão da articulação umeroulnar) e o braço se move em direção ao tronco (adução do ombro). As atividades de cadeia cinemática fechada não possuem a velocidade de movimento que as atividades de cadeia cinemática aberta produzem, mas geram mais potência e força para as atividades funcionais.

Os movimentos de cadeia CCA e CCF ocorrem em segmentos diferentes durante o movimento corporal funcional, como mostram as Figuras 1.2 e 1.8. A maioria das atividades do corpo envolve uma combinação de eventos de cadeia aberta e fechada. A caminhada é um bom exemplo, pois estamos em uma posição de cadeia fechada quando colocamos o peso sobre o membro e em uma atividade de cadeia aberta quando o membro balança à frente.

Artrocinemática: movimento da superfície articular

Apesar das articulações humanas serem comparadas a formas geométricas e articulações mecânicas, como dobradiça, pivô, plano, esfera e cone, os movimentos e as capacidades diferentes das articulações humanas são mais complicados do que sugerem essas simples comparações geométricas. O fato de que nenhuma articulação humana em todo o corpo tenha sido replicada satisfatoriamente por qualquer forma de reposição articular é a comprovação da complexidade e da sofisticação das articulações do corpo. A espantosa superioridade das articulações humanas em relação às artificiais deve-se não somente às capacidades fisiológicas das articulações biológicas – como baixo coeficiente de fricção, presença de sensação da resposta proprioceptiva e respostas de crescimento dinâmicas à atividade –, mas também às complexidades mecânicas das articulações humanas.

Definição

Enquanto a osteocinemática se preocupa com o movimento dos ossos e se submete, sobretudo, ao controle voluntário, a artrocinemática estuda como duas superfícies articulares se movem uma sobre a outra. Um dos fatores que fornecem a complexidade para as articulações humanas são seus movimentos artrocinemáticos. Apesar de esses movimentos não serem voluntários, eles são vitais para a função e a mobilidade articulares normais.

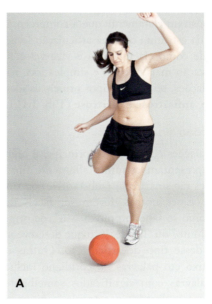

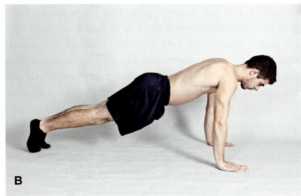

Figura 1.8 A) Quando a atleta se equilibra para chutar a bola, os segmentos distais dos membros superiores estão livres para se mover (CCA), a extremidade distal do membro inferior direito também está em cadeia aberta, ao passo que a extremidade distal do membro inferior esquerdo está fixa em equilíbrio (CCF). **B)** Na realização da flexão de braços, os segmentos distais dos membros superiores e inferiores estão fixos (CCF).

Tipos de articulações

As articulações podem ser classificadas estrutural e funcionalmente pela descrição do tipo e da quantidade de movimento permitida. É possível notar que a estrutura e a função estão intimamente relacionadas: a estrutura permite o movimento por objetivos funcionais, ao passo que a exigência funcional efetivamente determina a estrutura. Do ponto de vista funcional, alguns tipos de articulações são primariamente responsáveis pela geração de estabilidade, enquanto outras oferecem, sobretudo, mobilidade.

Estrutura articular

A **artrologia** (do grego, *arthron*, articulação) é o estudo da classificação, da estrutura e da função das articulações. A estrutura articular e a função são intimamente relacionadas, como será mostrado nas próximas seções, que demonstram claramente que a compreensão da anatomia ou da estrutura de uma articulação leva ao entendimento de como ela funciona e vice-versa. O sistema de classificação mais comum e simples foca na estrutura das articulações, tendo três tipos principais identificados: **sinartrose**, **anfiartrose** e **diartrose** (Tab. 1.1).

Articulações sinartrodiais

Articulações cujo objetivo principal é oferecer estabilidade apresentam estrutura altamente fibrosa. Essas articulações são sinartroses (substantivo) ou sinartrodiais (adjetivo). Esses nomes devem ser fáceis de lembrar porque, como se sabe, o prefixo "sin", de origem grega, significa "junto" ou "ligado"[16], o que descreve muito bem a função desse tipo de articulação. Outras utilizações desse prefixo em palavras do cotidiano incluem "sinônimo" (palavras com significados semelhantes). Essas articulações são ligadas por tecido conjuntivo fibroso, conhecido por sua força e pelo fato de o ajuste entre os dois segmentos ósseos ser muito rente às superfícies articulares altamente congruentes. Exemplos de uma estrutura articular sinartrodial são as suturas do crânio, que são muito estáveis e se ajustam com muita firmeza, como peças de quebra-cabeças perfeitamente encaixadas. Articulações sinartróideas são divididas em outros subtipos principais, que também ilustram essa relação entre estrutura e função.

Uma **articulação sindesmose** é uma articulação sinartrodial como as articulações entre o rádio e a ulna, e entre a tíbia e a fíbula. As articulações sindesmoses são ligadas por uma membrana interóssea forte, em que a relação próxima desses pares de ossos próximos um do outro é altamente desejável, permitindo-se pouca ou nenhuma mobilidade.

Outro exemplo é o ajuste apertado de um dente em seu canal; esta é uma articulação sinartrodial **gonfose**. As funções gerais de articulações sinartrodiais são maximizar a estabilidade e permitir a dissipação de força sobre articulações altamente congruentes que conectam superfícies.

Articulações anfiartrodiais

As articulações que fornecem tanto estabilidade como mobilidade são chamadas de anfiartroses (substantivo) ou anfiartrodiais (adjetivo). O prefixo "anfi", de origem grega, significa "em ambos os lados" ou "duplo",[16] o que descreve muito bem a função desse tipo de articulação. Outras utilizações desse prefixo em palavras do cotidiano incluem "anfiteatro" (parcialmente coberto e parcialmente aberto) e "anfíbio" (vive algumas vezes na terra e outras na água). As articulações anfiartrodiais são caracterizadas por uma estrutura cartilaginosa com combinações de cartilagem fibrosa e hialina (ou articular), e normalmente possuem um disco entre as partes ósseas. O disco serve para deixar firme o ajuste entre as duas partes ósseas e para absorver choque. Exemplos de articulações anfiartrodiais incluem as articulações intervertebrais da coluna, a sínfise púbica e a primeira articulação esternocostal. Todas essas articulações oferecem muita estabilidade, além de mobilidade muito específica ou limitada. A sínfise púbica, por exemplo, é estável na maior parte do tempo, mas durante a gestação o disco é amaciado e seus ligamentos de suporte se tornam gradualmente relaxados por alterações hormonais, de modo que, quando o parto é eminente, a articulação fornece a mobilidade necessária para possibilitar o nascimento do bebê.

Articulações diartrodiais

Articulações cujo objetivo é principalmente oferecer mobilidade são chamadas de diartroses (nominal) ou diartrodiais (adjetivo). O prefixo "di", que significa "duas vezes, o dobro ou dois",[16] descreve o fato de que, funcionalmente, esse tipo de articulação fornece quase toda nossa mobilidade articular; essas articulações possuem diversas características anatômicas que asseguram a estabilidade necessária ao mesmo tempo em que permitem mobilidade para a função. O principal componente estrutural das articulações diartrodiais é possuir cápsula articular, a qual conecta a extremidade distal de um segmento articular à extremidade proximal de outro. Essa cápsula possui uma pequena quantidade de fluido chamado de líquido sinovial dentro do espaço articular. Por essa razão, as articulações diartrodiais também são chamadas de **sinoviais**.

Cápsula articular

Apesar das cápsulas articulares variarem muito em tamanho e espessura, elas possuem diversas características em comum. Imagine a cápsula como um balão de duas camadas relativamente cheio, em geral com muitas dobras. A camada externa é mais espessa que a interna

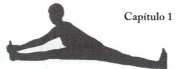

APLICAÇÃO PRÁTICA

A anatomia da cápsula articular demonstra um contraste interessante e mostra como estrutura e função estão intimamente relacionadas. A camada capsular interna possui um suprimento vascular rico, importante para a nutrição das superfícies articulares; entretanto, essa camada é pouco inervada. Por outro lado, a camada sinovial externa é coberta por receptores articulares inervados, importantes para detectar a posição articular e o movimento. Imagine o que acontece no caso de qualquer disfunção acompanhada por inchaço articular, como na entorse aguda, ou mesmo o inchaço pronunciado e crônico nos tornozelos observado em pacientes com insuficiência cardíaca crônica. O inchaço expande a cápsula articular, fazendo com que ela se distenda e distorça os receptores articulares aferentes, gerando neles menor sensibilidade na detecção da posição articular e do movimento. Imagine as consequências funcionais desse problema e a importância do treinamento do equilíbrio e da propriocepção durante a reabilitação. No caso de idosos com inchaço articular crônico, pense no risco de quedas e na necessidade do retreinamento do equilíbrio. No caso do jogador de basquetebol que sofre entorses e lesão dos proprioceptores articulares, já pensou que isso pode aumentar o risco de lesão recorrente ou reduzir a capacidade do atleta de correr ou saltar em segurança?

e composta principalmente de tecido fibroso irregular chamado de **estrato fibroso**, o que faz sentido, já que o tecido fibroso ocorre em áreas que necessitam de força. A camada externa, fibrosa, oferece estabilidade articular extra e protege a articulação. Em suas dobras, existem diversos receptores articulares neurais aferentes, chamados de proprioceptores, que detectam o ângulo articular, a posição da articulação e as alterações na posição articular para o sistema nervoso central. Os proprioceptores articulares são mais discutidos no Capítulo 3. A camada sinovial interna é menos espessa, altamente vascularizada e conhecida como **estrato sinovial**. Ela produz e secreta um **líquido sinovial** pálido e viscoso dentro do espaço articular. O líquido sinovial nutre e lubrifica as superfícies articulares móveis.

Articulação diartrodial e articulação sinovial são termos intercambiáveis. Elas constituem o tipo mais comum de articulação humana, sendo subdivididas e classificadas pelo número de eixos em torno dos quais se movem. O número de eixos dessas articulações é determinado pela estrutura das superfícies articulares ósseas, um fator que demonstra ainda mais a sempre presente relação entre função e estrutura. O sistema de classificação de articulações uniaxiais, biaxiais e triaxiais, bem como de seus tipos, já foi descrito previamente. A Tabela 1.1 apresenta um resumo geral da classificação articular por estrutura e por função.

As superfícies dessas articulações sinoviais não são meramente geométricas, com formato plano, cilíndrico, cônico ou esférico. Todas as superfícies articulares são descritas como formato **ovoide** (forma de ovo) ou **selar** (forma de sela).[17,18] A maioria das articulações sinoviais é ovoide. Nesse formato, o raio de curvatura varia de um ponto a outro.[19] As superfícies articulares ovoides de dois ossos que formam uma articulação geram uma relação em par côncavo-convexa, a qual pode variar de "aproximadamente planar", como nas articulações carpal e tarsal, até "aproximadamente esferoide", como nas articulações glenoumeral e do quadril. Em engenharia, a curvatura convexa é chamada de componente "macho", ao passo que a côncava é denominada "fêmea". O centro de rotação está no componente convexo, a certa distância da superfície articular. Na maioria dos casos, a superfície ovoide de um osso em um par é maior que do osso associado, como observado claramente na articulação glenoumeral (Fig. 1.9). Esse arranjo estrutural permite uma grande amplitude de movimento com economia de superfície articular e redução do tamanho da articulação. Algumas articulações são chamadas de selares porque se assemelham ao conjunto de um cavaleiro sobre a sela (recepção recíproca). Como mencionado, cada superfície articular possui tanto curvaturas côncavas como convexas, que são perpendiculares umas às outras (Fig. 1.10) e compostas por superfícies articulares em formas opostas em seus segmentos. Exemplos de articulações selares incluem a articulação carpometacarpal do polegar, a articulação esternoclavicular e o tornozelo (articulação talocrural).

Outros materiais encontrados nas articulações sinoviais

Os materiais normalmente encontrados e associados com articulações sinoviais incluem a cartilagem, o líquido sinovial e a bursa. A cápsula articular e o líquido sinovial já foram descritos anteriormente, mas as descrições a seguir destacam algumas das características únicas dessas outras importantes estruturas articulares.

Existem três tipos de cartilagem: fibrosa, hialina, ou articular, e elástica. Todas elas são descritas em livros de anatomia básica. Para nossos objetivos, porém, é útil lembrar que a cartilagem fibrosa é conhecida por sua força e seu potencial de absorção de choque, enquanto a cartilagem hialina é muito macia e, na realidade, deslizante. A cartilagem hialina também é conhecida como articular, porque cobre as extremidades dos ossos que formam as articulações. As articulações também podem conter discos fibrocartilaginosos; os meniscos no joelho são exemplos. Esses discos cartilaginosos servem para melhorar o ajuste entre as superfícies ósseas da articulação e absorver algumas das forças de impacto transmitidas a ela. Ocasionalmente, uma superfície da articulação, como a do quadril ou do ombro, pode ser coberta por um lábio fibroso, que forma um anel em torno da borda

20 Unidade 1 Conceitos básicos

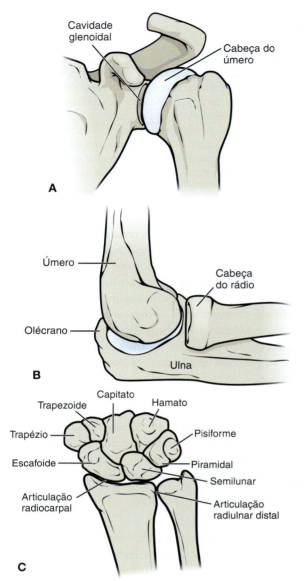

Figura 1.9 Exemplos de relações côncavo-convexas das superfícies articulares redesenhadas a partir de radiografias: **A)** articulação glenoumeral do ombro (vista anterior-posterior); **B)** articulação umeroulnar do cotovelo (vista lateral); **C)** articulações radiocarpal e mediocarpal do punho (vista anterior-posterior).

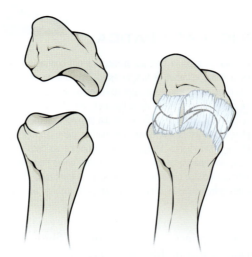

Figura 1.10 Articulação selar com superfícies côncavo-convexas de cada osso (articulação carpometacarpal do polegar).

externa do componente côncavo da articulação, tornando-a mais profunda e estável.

Como se sabe a partir dos estudos da anatomia, os ligamentos conectam osso a osso. Seu objetivo é acrescentar estabilidade, para limitar o movimento da articulação dentro de um plano específico e prevenir o movimento extremo que poderia causar lesão. Eles são denominados, normalmente, por sua localização e pelos ossos que conectam. Como os ligamentos interrompem o movimento no final da amplitude por sua tensão quando o movimento ocorre em direções opostas à posição deles, muitas vezes fica fácil predizer a função do ligamento se soubermos seu nome e sua localização. Por exemplo, o ligamento palmar radiocarpal está localizado na superfície palmar (anterior) da articulação do punho; portanto, previne a extensão excessiva do punho. Outro exemplo é o ligamento colateral medial do joelho; como se encontra no aspecto medial do joelho, parte de seu objetivo é impedir que a tíbia se mova lateralmente a partir de seu alinhamento com o fêmur. Alguns ligamentos estão efetivamente combinados à cápsula articular para fortalecê-la, fornecendo-lhe reforço e estabilidade suplementares. Esses ligamentos são chamados de intracapsulares. Os ligamentos que não se misturam com a cápsula são extracapsulares.

Bolsas (ou bursas) são estruturas cheias de líquido cujo objetivo é reduzir a fricção entre estruturas e oferecer proteção ou absorção de choque complementar entre as superfícies articulares. Possuímos diversas bolsas no corpo; algumas articulações apresentam muitas, enquanto outras possuem poucas. Por exemplo, a bolsa do olécrano, localizada na articulação umeroulnar, reduz a fricção entre o olécrano e a superfície onde a articulação umeroulnar se apoia, além de absorver o choque toda vez que o cotovelo se move ou trava em extensão. Em geral, as bolsas são estruturas independentes, mas também podem ser contínuas com a membrana sinovial de uma cápsula articular, como é o caso da bolsa suprapatelar, na região anterior da articulação do joelho.[20] Às vezes, o corpo forma bolsas extras em resposta às demandas impostas a ele. Essas bolsas adquiridas são excelentes exemplos de como o corpo adapta sua estrutura para atender às demandas de função. Os tendões ligam o músculo ao osso e, por vezes, são cobertos por uma camada de bolsa chamada de bainha tendínea.

APLICAÇÃO PRÁTICA

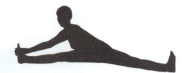

É importante diferenciar **luxação** articular de **subluxação** articular. Uma luxação significa que dois segmentos ósseos que formam uma articulação estão completamente dissociados um do outro. Esse tipo de lesão normalmente revela que ocorreu um dano significativo à cápsula. O deslocamento costuma ocorrer após um trauma agudo. Em casos de deslocamento do ombro ou do quadril, o lábio também pode estar rompido. Uma subluxação, por outro lado, ocorre quando existe uma separação de dois parceiros ósseos e eles estão parcialmente desassociados um do outro. A subluxação pode ocorrer ao longo do tempo, como no caso da subluxação do quadril em crianças com paralisia cerebral ou da subluxação do ombro em pessoas com hemiplegia resultante de acidente cerebrovascular, ou pode ocorrer de forma aguda quando uma articulação suporta forças profundas suficientes para romper alguns dos elementos, mas não o suficiente para separar os segmentos articulares por completo. A subluxação aguda ocorre com mais frequência em esportes; nesses casos, o segmento parcialmente desassociado costuma voltar ao local espontaneamente.

Movimentos articulares artrocinemáticos básicos

O modo como uma articulação sinovial se move depende da configuração estrutural de todas as superfícies em articulação e de como elas se movem uma em relação à outra. Mais uma vez, vê-se que a estrutura e a função estão intimamente relacionadas: a estrutura permite o objetivo funcional da articulação e a função pode ser obtida graças às características estruturais da articulação. Apesar de termos visto que os movimentos osteocinemáticos principais em articulação são rotatórios por natureza, é importante observar que, quando as superfícies se movem ou fazem rotação uma em torno da outra, as superfícies articulares também se submetem a movimentos artrocinemáticos simultâneos. Quando uma articulação se move em movimento artrocinemático, três tipos de movimento básico podem ocorrer entre as duas superfícies: (1) rolamento, (2) deslizamento e (3) giro.[19] A maioria dos movimentos articulares envolve uma combinação desses movimentos. Como mencionado anteriormente, quando uma articulação se move, geralmente uma das superfícies articulares é estável e a outra se move em relação à base fixa.[21]

O **rolamento** é um movimento rotatório, ou angular, no qual cada ponto subsequente em uma superfície entra em contato com um novo ponto em outra superfície, como ao "rolar" uma bola no solo (Fig. 1.11). O **deslizamento** é um movimento translacional, ou linear, no qual o movimento de uma superfície articular é paralelo ao plano da superfície articular adjacente, como um patinador ao deslizar no gelo. No deslizamento, um ponto de referência (a lâmina do patinador) entra em contato com novos pontos ao longo da superfície adjacente (o gelo). O **giro**, como ao "girar" um pião, é um movimento rotatório, ou angular, no qual um ponto de contato em cada superfície permanece em contato constante com um local fixo da outra superfície. A maioria dos movimentos articulares normais possui alguma combinação de rolamento, deslizamento e giro. A articulação do joelho mostra isso claramente. Se houvesse somente o rolamento dos côndilos do fêmur no platô da tíbia, o fêmur rolaria para fora da tíbia e o joelho sofreria uma luxação (Fig. 1.11A). Em vez disso, quando o fêmur se estende sobre a tíbia fixa, como ocorre quando um indivíduo se levanta de uma posição sentada, os côndilos femorais deslizam à medida que rolam e, portanto, mantêm contato com os côndilos tibiais (Fig. 1.11B). Nos últimos graus de extensão do joelho em uma cadeia cinética fechada, o fêmur gira (faz rotação medial sobre a tíbia) para alcançar a extensão total do joelho. Essa combinação de rolamento, deslizamento e giro permite uma grande amplitude de movimento em uma articulação utilizando uma pequena superfície

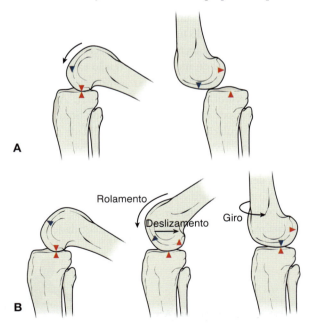

Figura 1.11 Movimentos das superfícies articulares: **A)** rolamento puro ou movimento de dobradiça do fêmur ou da tíbia pode causar luxação articular; **B)** movimento normal do joelho demonstra uma combinação de rolamento, deslizamento e giro nos últimos 20° de extensão (rotação terminal do joelho).

articular. Se uma articulação possuísse somente um dos três movimentos artrocinemáticos, seria necessário que sua amplitude de movimento fosse limitada ou que suas superfícies articulares fossem maiores para acompanhar a mesma amplitude.

Para que as superfícies articulares possuam controle voluntário e ativo completo do movimento articular, esses movimentos artrocinemáticos devem estar presentes.[21] Em outras palavras, grandes movimentos artrocinemáticos, como a flexão e a abdução, devem estar acompanhados por pequenos movimentos artrocinemáticos simultâneos com poucos milímetros de movimento translacional ou a amplitude completa de movimento não seria possível. Esses pequenos movimentos artrocinemáticos são chamados de **movimentos acessórios**, compostos[22] ou de **jogo articular**.[23] Sem eles, o movimento fisiológico normal não seria possível.

Além de rolamento, deslizamento e giro, existem outros movimentos acessórios que podem ser considerados de jogo articular ou artrocinemáticos. Entre eles, incluem-se os movimentos translacionais de compressão articular e distração articular, durante os quais as superfícies articulares são ou movidas juntas, para se aproximar, ou tracionadas, afastando-se uma da outra, respectivamente. Algumas vezes, a compressão e a distração ocorrem entre as superfícies articulares pela força dos músculos que cruzam a articulação, como pode ser visto no Capítulo 6, em que é discutida a tração do músculo braquiorradial, que se insere perto da articulação do punho. Em outros casos, a compressão ou a distração são produzidas por uma força aplicada externamente, por exemplo, quando um médico distrai uma articulação como parte de uma técnica de mobilização articular ou na aplicação manual ou mecânica de tração externa na coluna. A compressão pode facilitar os proprioceptores articulares e melhorar a estabilidade articular. A distração, por sua vez, pode auxiliar na circulação do líquido sinovial em uma articulação e aumentar a mobilidade articular.

Por mais leves que elas sejam, descreve-se que essas translações passivas, que ocorrem na maioria das articulações, definem a direção da translação. Três direções são normalmente identificadas: anterior-posterior, medial-lateral e superior-inferior. A quantidade de translação é normalmente utilizada para testar a integridade dos ligamentos.[17] Um exemplo é a distração, ou separação, das superfícies articulares metacarpofalângicas (Fig. 1.12). Além da distração, as superfícies articulares sinoviais normais podem ser submetidas a deslizamento lateral, deslizamento anterior-posterior e rotação. Esses movimentos não podem ser realizados voluntariamente pelo indivíduo, que necessita de relaxamento dos músculos e aplicação de movimento passivo por um profissional. Esses pequenos movimentos são realizadas rotineiramente por médicos durante a avaliação e o tratamento de problemas do movimento articular.

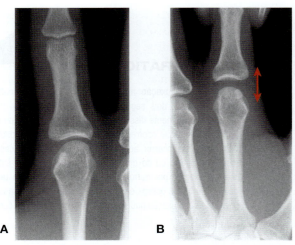

Figura 1.12 Radiografia da articulação metacarpofalângica do dedo indicador: **A)** em repouso e **B)** no limite da distração do eixo longo. A relação das superfícies articulares dos ossos em **B** deve ser comparada com sua relação com a articulação em repouso. A seta indica a direção da tração realizada pelo avaliador.

Formas articulares à medida que se relacionam com o movimento artrocinemático

As formas das superfícies articulares variam de planas a curvas, de modo que a maioria possui a forma curva e uma superfície relativamente convexa, tendo um par relativamente côncavo.[17] Em algumas articulações, como o quadril, essa relação côncavo-convexa é bastante acentuada. Em outras, é mais sutil, como no caso das articulações interfalângicas dos dedos. Apesar dessa variação, no entanto, o movimento artrocinemático

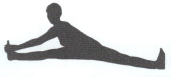

APLICAÇÃO PRÁTICA

Mennell[23] define a condição de perda do jogo articular normal (movimento) acompanhada por dor como disfunção articular. Ele descreve a ocorrência de um ciclo vicioso: "(1) Quando uma articulação não está livre para se movimentar, os músculos que a movem não estão livres para movê-la; (2) os músculos não conseguem se recuperar até o normal se as articulações não estiverem livres para o movimento; (3) a função normal do músculo é dependente do movimento articular normal; e (4) a função muscular prejudicada perpetua e pode causar a deterioração em articulações anormais".[23]

das superfícies articulares relativo ao corpo dos ossos (osteocinemático) segue o princípio relacionado com suas propriedades mecânicas conhecido como **princípio de côncavo-convexo**. Apesar de ter sido demonstrado biomecanicamente que não é uma regra constante para todas as articulações,[24-27] esse princípio declara que, se o osso com a superfície articular convexa se move sobre o com superfície côncava, a primeira desliza na direção oposta ao movimento de rolamento do segmento ósseo (Figs. 1.11 e 1.13). Se o osso com a superfície côncava se move sobre a superfície convexa, a superfície articular côncava desliza na mesma direção que o rolamento do segmento ósseo. A articulação interfalângica proximal do dedo indicador é utilizada como exemplo na Figura 1.13. Quando a flexão dessa articulação ocorre na falange proximal, pontos da superfície articular convexa do osso movem-se na direção oposta do corpo da falange proximal (Fig. 1.13B). Por outro lado, se a superfície côncava da falange média se move sobre a falange proximal fixa, a superfície articular da falange média move-se na mesma direção que a falange média (Fig. 1.13C).

Eixos articulares na função

Em virtude da incongruência das superfícies articulares e dos movimentos de rolamento, deslizamento e giro, os eixos articulares humanos são complexos. O eixo de uma articulação não permanece estacionário, como uma dobradiça mecânica de porta; em vez disso, seu centro se move à medida que a posição articular se altera, normalmente percorrendo um caminho curvilíneo (Fig. 1.14). Essa alteração na posição do centro do eixo de rotação é chamada de eixo instantâneo de rotação. O maior movimento desse eixo ocorre no joelho, na articulação umeroulnar e no punho. Além disso, é raro que os *eixos instantâneos de rotação* da articulação sejam exatamente perpendiculares aos eixos longos dos ossos; em geral, eles são oblíquos. Isso é particularmente notório, por exemplo, quando o dedo mínimo é flexionado em direção à palma da mão. A ponta do dedo aponta

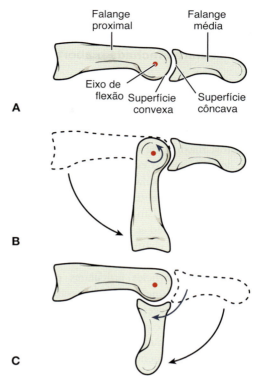

Figura 1.13 Vista lateral da articulação interfalângica proximal do dedo indicador **(A)** em extensão e **(B e C)** em flexão. Em **B**, quando o osso com a superfície articular convexa se move em flexão, a superfície articular desliza em direção oposta ao movimento do corpo do osso. Em **C**, quando o osso com a superfície articular côncava se move em flexão, a superfície articular se move na mesma direção do corpo do osso. (A seta preta representa o rolamento do segmento ósseo, ao passo que a seta azul representa o deslizamento da superfície articular.)

para a base do polegar em vez de apontar para a base do quinto metacarpo. Em outro exemplo, quando a articulação umeroulnar é estendida a partir de uma flexão completa com o antebraço em supinação, o antebraço desvia lateralmente de 0° a 20°. Esse desvio lateral do

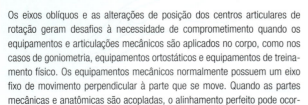

APLICAÇÃO PRÁTICA

Os eixos oblíquos e as alterações de posição dos centros articulares de rotação geram desafios à necessidade de comprometimento quando os equipamentos e articulações mecânicos são aplicados no corpo, como nos casos de goniometria, equipamentos ortostáticos e equipamentos de treinamento físico. Os equipamentos mecânicos normalmente possuem um eixo fixo de movimento perpendicular à parte que se move. Quando as partes mecânicas e anatômicas são acopladas, o alinhamento perfeito pode ocorrer somente em um ponto na amplitude de movimento. Em outros pontos, o equipamento mecânico pode prender e causar pressão na parte corporal ou forçar a articulação humana em direções anormais. Portanto, a colocação de articulações mecânicas é difícil onde grandes amplitudes de movimento são desejadas. Apesar de terem ocorrido muitos avanços, a busca continua por articulações mecânicas que se aproximem mais da complexidade das articulações humanas.

antebraço afastando-se do úmero é chamado de ângulo de transporte e é discutido no Capítulo 6 (ver Fig. 6.2).

Posições articulares fechada e aberta

As superfícies dos segmentos da articulação normalmente se ajustam com perfeição em apenas uma posição articular. Esse ponto de congruência (que coincide exatamente) é chamado de **posição fechada**.[19] Nela, (1) ocorre a área máxima de contato da superfície, (2) as inserções dos ligamentos estão mais afastadas e sob tensão, (3) as estruturas capsulares estão apertadas e (4) a articulação está mecanicamente comprimida, dificultando a distração (separação). Em todas as outras posições, as superfícies articulares não se ajustam perfeitamente e são incongruentes, sendo chamadas de posições **abertas** ou **soltas**. Nelas, os ligamentos e estruturas capsulares estão frouxos e as superfícies articulares podem ser distraídas em muitos milímetros. Posições abertas permitem os movimentos necessários de giro, rolamento e deslizamento, em geral com um aumento nos movimentos acessórios e diminuição da fricção articular. A posição em que existe a menor congruência e na qual a cápsula e os ligamentos estão mais soltos ou mais frouxos é a **posição de repouso**, que é única para cada tipo de articulação, mas normalmente ocorre quando a articulação está posicionada próxima do ponto médio da amplitude. A posição de repouso costuma ser utilizada como posição articular preferida quando as mobilizações articulares são aplicadas para que a articulação ganhe mobilidade, especialmente durante as primeiras sessões de tratamento (Fig. 1.15).

A posição articular fechada normalmente fica em um extremo da amplitude de movimento da articulação. Por exemplo, a posição articular fechada está na extensão completa da articulação umeroulnar, do punho, do quadril e do joelho; na flexão dorsal do tornozelo; e na flexão completa das articulações metacarpofalângicas. Nessas posições, a cápsula e os ligamentos articulares estão apertados e a articulação possui maior estabilidade mecânica com menos necessidade de forças musculares para manter a posição. Por exemplo, quando as articulações metacarpofalângicas estão em 90° de flexão, o movimento lateral (abdução) não pode ocorrer. Essa é uma vantagem na preensão quando as forças musculares podem ser direcionadas para a flexão dos dedos mais do que o necessário para manter os dedos juntos. Os quadris e joelhos estão em posição articular fechada na extensão, o que permite a posição ereta em pé com pouca ou nenhuma contração dos músculos dos quadris e joelhos. Quando um indivíduo "repousa" sobre os ligamentos articulares em vez de utilizar a força muscular para manter a posição, o gasto energético é reduzido.

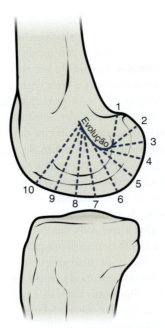

Figura 1.14 Alteração do raio das curvas dos côndilos femorais. O eixo de movimento para extensão e flexão se desloca: o número 1 representa o raio de curvatura na flexão, e o número 10 o raio na extensão.

Aplicações clínicas

A aplicação dos princípios artrocinemáticos é necessária para avaliar a integridade das estruturas articulares e empregar técnicas de mobilização articular no tratamento de tecidos moles **hipomóveis** ou doloridos. Normalmente, os ligamentos e estruturas capsulares limitam os movimentos acessórios passivos em posições articulares abertas. Se um ligamento se rompe, ele não oferece mais controle do movimento para que a articulação possa ser **hipermóvel**. Se as estruturas de tecido mole das articulações estiverem em um estágio inflamatório agudo, o movimento acessório da articulação será doloroso e hipomóvel. Certos movimentos articulares angulares, como flexão e extensão do punho, ocorrem graças a uma coordenação refinada de diversas articulações. O punho possui pelo menos 12 articulações entre a mediocarpal e a radiocarpal, que devem funcionar ade-

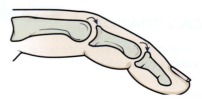

Figura 1.15 Articulação interfalângica normal na posição de repouso.

quadamente para ocorrer o movimento total do punho (ver Fig. 1.9C). Em uma pessoa com dor e limitação na flexão do punho, a localização da disfunção é feita por uma avaliação completa e cuidadosamente detalhada, incluindo a avaliação de movimentos acessórios em cada uma dessas articulações.

As relações entre superfícies articulares devem ser compreendidas pelo clínico quando o movimento da articulação estiver limitado e se utilizar exercício para aumentar o movimento. Por exemplo, se a formação de tecido cicatricial que afeta pele, cápsula, tendão ou ligamentos interferir na flexão da articulação interfalângica e limitar a flexão do dedo, o profissional pode ser capaz de tratar o problema com precisão. Quando a base côncava da falange não puder flexionar, uma força de alongamento aplicada distalmente sobre a falange pode alavancar a articulação para que os tecidos anteriores fiquem superalongados, comprimindo os tecidos posteriores, o que pode resultar em mais lesão nas estruturas articulares. Nesse caso, uma distração sutil perto da articulação e alinhada à superfície articular gera um melhor resultado do tratamento (Fig. 1.12B).

Resumo

Este capítulo de abertura é básico para o estudo da cinesiologia. Seu foco principal foi descrever e analisar o movimento humano em termos cinemáticos: o movimento é estudado por meio da análise de seu tipo, direção e quantidade, tanto no nível segmentar como no do corpo como um todo durante seus movimentos para as atividades funcionais. A cinemática é subdividida em osteocinemática, que descreve o movimento de um osso sobre o outro, e artrocinemática, que descreve os movimentos reais de deslizamento das superfícies articulares uma sobre a outra. As articulações oferecem quantidades variadas de movimento, ou graus de liberdade, de acordo com a quantidade de planos em que podem se mover enquanto fazem rotação em torno de um eixo. Foi estudado um sistema de classificação articular que apresenta a quantidade de movimento e a estrutura da articulação simultaneamente para simplificar essa forma criteriosa de descrever o movimento. Exemplos de como esses conceitos e princípios cinemáticos se relacionam aos movimentos funcionais foram descritos ao longo de todo o capítulo.

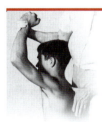

SOLUÇÃO DO CASO CLÍNICO

Jamie percebe que, embora o treinador voluntário esteja tentando ajudar, ele não possui o conhecimento ou treinamento necessário para administrar qualquer intervenção para aquele menino. Ela sabe que deve ser não somente diplomática e cuidadosa, mas também clara ao treinador acerca das possíveis consequências. Como o treinador a conhece, ele é receptivo à sua abordagem. Jamie elogia sua dedicação aos jogadores como treinador voluntário, mas lhe passa um resumo breve, ainda que bem descritivo, sobre a complexidade da estrutura articular. Ele imediatamente reconhece a sensatez de dar um simples primeiro socorro ao garoto, limitando-se a lhe dar um saco de gelo, e recomenda aos pais que procurem cuidados médicos.

Questões para discussão

1. Como são a estabilidade e a mobilidade obtidas pelo corpo humano graças à estrutura articular?
2. Como estão inter-relacionadas a estrutura e a função articulares? Dê alguns exemplos.
3. Por que é clinicamente importante seguir o sistema de terminologia universal ao se descrever o movimento humano?
4. Qual é a importância de se utilizar a posição anatômica como convenção ao se descrever o movimento articular?
5. Quais são os prós e os contras dos exercícios de cadeia aberta e fechada? Qual é a relevância funcional de cada um deles?

Atividades de laboratório

Osteocinemática

1. Com um colega, utilize as Figuras 1.3 e 1.4 para guiá-lo na realização e na observação de movimentos em todos os planos. Lembre-se de realizar cada movimento a partir da posição anatômica estática. Observe de frente enquanto seu colega realiza, no plano frontal, movimentos de pescoço, tronco, ombro, cotovelo, punho, dedos da mão, quadril, joelho, tornozelo e dedos dos pés. Identifique a direção do eixo de movimento. Repita com movimentos no plano sagital, observando de lado, no plano horizontal e no plano transversal.

2. Descreva e demonstre os movimentos disponíveis em todas as articulações do corpo, utilizando a terminologia osteocinemática adequada, por exemplo, quais os planos e eixos envolvidos, o nome do movimento, o nome da articulação anatômica, o tipo de articulação e o número de graus de liberdade envolvidos. Utilize a Figura 1.4 e a Tabela 1.1 como guias.

3. Com um colega ou em grupo, elabore e guie uma sessão de dança ou de exercícios de aquecimento com o movimento ativo de diferentes articulações. Determine o movimento e os graus aproximados utilizando a Figura 1.4 e as Tabelas 1.1 e 1.2 como guias.

4. Apesar de tratados detalhadamente em outros cursos e livros, utilize um goniômetro universal e a Tabela 1.1 para analisar os movimentos osteocinemáticos dos segmentos ósseos e visualizar de maneira generalizada os movimentos disponíveis nas articulações em diferentes planos.

5. Descreva e demonstre a amplitude de movimento normal das articulações e suas sensações normais de final do movimento.

6. Realize movimentos de cadeia cinética aberta e fechada. Com base em seu novo conhecimento obtido neste capítulo combinado a seus estudos anteriores de anatomia, descreva os movimentos articulares, os músculos ativados e os tipos de contrações musculares.

7. Com um colega ou um pequeno grupo, imagine e demonstre atividades funcionais em cadeia cinética aberta e fechada ou possíveis exercícios para ombro, cotovelo, punho, quadril, joelho e tornozelo. Compare e contraste.

Artrocinemática

1. Utilizando um conjunto de ossos desarticulados ou um esqueleto, encontre exemplos de diferentes tipos de articulações: sinartrodiais (incluindo uma sindesmose), anfiartrodiais, diartrodiais (incluindo todos os tipos de articulações uniaxiais, biaxiais e triaxiais). Utilize a Tabela 1.1 como guia. Compare e contraste esses tipos articulares com um foco específico em como as diferentes estruturas geram estabilidade, mobilidade e combinações das duas.

2. Realize movimentos articulares normais utilizando um conjunto de ossos desarticulados ou um esqueleto para visualizar e estudar os movimentos articulares básicos. Ao mover as articulações, observe atentamente as superfícies articulares e anote quando observar os seguintes movimentos: a) rolamento; b) deslizamento; e c) giro. Observe o princípio côncavo-convexo prestando atenção às direções da superfície articular e do corpo quando o osso com a superfície convexa é movido e quando o osso com a superfície côncava é movido.

3. Demonstre a estabilidade articular em posições articulares fechadas e a mobilidade articular em posições articulares abertas. Avalie as superfícies articulares ao movê-las e faça anotações de quando as superfícies articulares forem comprimidas ou distraídas. Ao mover diferentes articulações em diversos pontos de sua amplitude, aplique uma compressão manual externa ou força de distração e discuta as implicações clínicas desse procedimento.

4. Peça a um colega que sente a uma mesa ou um balcão com o antebraço e a palma apoiados e os dedos segurando na borda da mesa. O avaliador deve sentar-se à frente ou ao lado do indivíduo e segurar o segundo metacarpo (dedo indicador) entre o polegar e os dedos de uma mão e a primeira falange do dedo indicador com a outra. O indivíduo deve relaxar o antebraço e a mão ao longo das seguintes atividades:

    a. Princípio côncavo-convexo: segure o metacarpo e mova passivamente a falange da flexão para a extensão diversas vezes. Visualize as direções do movimento da superfície articular e do corpo. Depois, segure a falange e mova o metacarpal da flexão para a extensão para visualizar os movimentos (Fig. 1.12).
    b. Posições articulares fechada e aberta: segure o metacarpal e mova a falange. Observe que, na extensão da articulação, o movimento medial-lateral em abdução e adução está presente (posição aberta), mas, em 90° de flexão, as superfícies articulares geram a sensação mais congruente e a articulação fica mais estável, com mobilidade medial-lateral limitada (posição articular fechada).

c. Movimento acessório ou de jogo articular: mantenha o metacarpal estabilizado, de modo que ele não possa se mover; mantenha a articulação em uma posição aberta; e mantenha o indivíduo relaxado enquanto gentilmente realiza os seguintes movimentos passivos:
  i. Distração: com suavidade, puxe a falange distalmente de 1 a 2 mm. O indivíduo pode palpar o espaço articular com outro dedo (Fig. 1.12).
  ii. Rotação: com suavidade, faça a rotação da falange em cada direção.
  iii. Deslizamentos anterior e posterior: o polegar do avaliador deve estar sobre uma superfície dorsal da base da falange e a parte anterior do dedo sobre a superfície palmar. A falange é suavemente movimentada de forma passiva para cima e para baixo, sem qualquer movimento angular (i. e., flexão ou extensão). Observe que esses movimentos não podem ser realizados ativamente pelo indivíduo, tampouco passivamente na posição articular fechada ou se o indivíduo não estiver relaxado.

Referências bibliográficas

1. Hirt S. What is Kinesiology? A Historical Review. *The Physical Therapy Review* 35(8):1–11, 1955.
2. Norkin CC, White DJ. *Measurement of Joint Motion: A Guide to Goniometry*, 3 ed. Philadelphia: FA Davis, 2003.
3. Reuleaux F. *Theoretische Kinematik*. Braunschweigh: F. Vieweg & Son, 1875.
4. Fischer O. *Kinematik Organischer Gelenke*. Braunschweig: R Vierweg; 1907.
5. Van Sant A. *Rising from a supine position to erect stance*. Physical Therapy 68:185, 1988.
6. Kapandji IA. *The Physiology of the Joints, Vol 1, Upper Limb*. 5 ed. Edinburgh: Churchill Livingstone, 1982.
7. *American Academy of Orthopaedic Surgeons: Joint Motion Method of Measuring and Recording*. Chicago: American Academy of Orthopaedic Surgeons,1965.
8. *Departments of the Army and the Air Force: Joint Motion Measurement TM 8-640/AFP 160-14*. Washington, DC: Department of the Army,1968.
9. Kendall HO, Kendall FP, Wadsworth GE. *Muscles: Testing and Function*, 2 ed. Baltimore: Williams & Wilkins, 1971.
10. Daniels L, Worthingham C. *Muscle Testing: Techniques of Manual Examination*, 5 ed. Philadelphia: WB Saunders, 1986.
11. Gerhardt JJ, Russe OA. *International SFTR Method of Measuring and Recording Joint Motion*. Bern, Switzerland: Hans Huber, Year Book Medical Publishers, 1975.
12. Kapandji IA. *The Physiology of the Joints, Vol 2, Lower Limb*, 5 ed. Edinburgh, Scotland: Churchill Livingstone, 1987.
13. Dubs L, Gschwend N. General joint laxity: Quantification and clinical relevance. *Archives of Orthopaedic and Trauma Surgery* 107:65, 1988.
14. Cyriax J, Cyriax P. *Illustrated Manual of Orthopaedic Medicine*, 1 ed. London: Butterworth-Heinemann, 1983.
15. Steindler A. *Kinesiology of the Human Body Under Normal and Pathological Conditions*. Springfield, IL: Charles C Thomas, 1955.
16. *Tabers Cyclopedic Medical Dictionary*, 20 ed. Philadelphia: FA Davis Company, 2005.
17. Neumann DA. *Kinesiology of the Musculoskeletal System: Foundations for Physical Rehabilitation*. St. Louis: Mosby Inc, 2002.
18. Levangie PK, Norton CC. *Joint Structure & Function: A Comprehensive Analysis*, 4th ed. Philadelphia: FA Davis, 2005.
19. MacConaill MA, Basmajian JV. *Muscles and Movements: A Basis for Human Kinesiology*. Baltimore: Williams & Wilkins, 1969.
20. Muscolino JE. *Kinesiology: The Skeletal System and Muscle Function*. St. Louis: Mosby Inc, 2006.
21. Levangie P, Norkin CC. *Joint Structure and Function A Comprehensive Analysis*, 4 ed. Philadelphia: F A Davis, 2005.
22. Maitland GD. *Peripheral Manipulation*, 2 ed. Boston: Butterworths, 1977.
23. Mennell JM. *Joint Pain: Diagnosis and Treatment Using Manipulative Techniques*. Boston: Little, Brown & Co, 1964.
24. Novotny JE, Beynnon BD, Nichols CE. Modeling the stability of the human glenohumeral joint during external rotation. *Journal of Biomechanics* 33:345–354, 2000.
25. Novotny JE, Nichols CE, Beynnon BD. Normal kinematics of the unconstrained glenohumeral joint under coupled moment loads. *Journal of Shoulder and Elbow Surgery* 7(6):629–639, 1998.
26. Soslowsky LJ, Flatow EL, Bigliani L. Quantification of in situ contact areas at the glenohumeral joint: a biomechanical study. *Journal of Orthopaedic Research* 10:524–534, 1992.
27. Oatis CA. *Kinesiology: The Mechanics & Pathomechanics of Human Movement*, 2 ed. Philadelphia: Lippincott Williams & Wilkins, 2008.
28. Fick R. *Anatomie und Mechanik der Gelenke: Teil III, Spezielle Gelenk und Muskel Mechanik*. Jena: Fisher, 1911.

CAPÍTULO 2

Princípios mecânicos: cinética

"Dê-me uma alavanca e um ponto de apoio e levantarei o mundo."
— *Arquimedes, 287 a.C.-212 a.C.*
Matemático, físico, engenheiro, inventor e astrônomo grego

CONTEÚDO

Objetivos de aprendizado
Caso clínico
Introdução
Determinantes dos movimentos
Tipos de movimento
Localização do movimento
Magnitude do movimento
Direção do movimento
Velocidade e mudança do movimento
Forças
Tipos de forças
Leis do movimento de Newton
Vetores de força e suas considerações
Composição das forças
Alavancas
Alavanca de primeira classe
Alavanca de segunda classe
Alavanca de terceira classe
Vantagem mecânica
Equilíbrio estático
Torque
Sistemas de forças paralelas
Resolução de forças
Forças que atuam em ângulos
Leis do triângulo retângulo
Aplicações de força ao corpo
Peso e centro de gravidade (centro de massa)
Alavancas e atividade muscular
Diagramas livres do corpo
Cálculo das forças musculares e articulares
Aplicação de resistências ao corpo

OBJETIVOS DE APRENDIZADO

Este capítulo identifica os princípios mecânicos e físicos das aplicações de força relevantes ao movimento humano. Após a leitura deste capítulo, você estará apto a:

❏ Identificar as quatro forças que atuam sobre o corpo.
❏ Explicar as três classes de alavanca e fornecer um exemplo de cada uma no corpo humano.
❏ Listar as leis de Newton e distinguir como elas se aplicam ao corpo humano.
❏ Identificar os elementos de um diagrama de vetor de força, bem como explicar a força tangencial e sua importância no movimento articular.
❏ Descrever um diagrama livre do corpo e sua função na cinesiologia.
❏ Explicar por que as forças de reação musculares e articulares geralmente são maiores do que as forças externas aplicadas ao corpo.
❏ Determinar as fórmulas da proporção para um triângulo retângulo.
❏ Descrever as diferenças entre força e torque.
❏ Fornecer um exemplo clínico das aplicações das leis de Newton.
❏ Oferecer um exemplo clínico de como alterar um exercício de quadríceps para aumentar a resistência gerada a um paciente sem aumentar o peso.

Aplicação clínica de conceitos
 Polias
 Fator de alavancagem
 Alongamento versus mobilização articular
 Pressão

Resumo
Solução do caso clínico
Questões para discussão
Atividades de laboratório
Referências bibliográficas

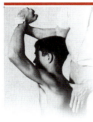

CASO CLÍNICO

William gostaria de ter prestado mais atenção ao seu professor de física durante o ensino médio. Agora, ele está tendo aulas de cinesiologia e está realmente interessado no tema, mas não se recorda dos conceitos de física que sua professora atual está revisando. Ele se sente perdido quando a professora Violet inicia uma discussão sobre como os ossos são alavancas e os músculos fornecem torque para movê-los. Ele mal sabe se lembra a diferença entre torque e força. Ao longo da apresentação da professora Violet, William fica intrigado quando ela diz que podemos mudar a quantidade de trabalho que um músculo deve realizar apenas mudando o ponto do músculo contra o qual aplicamos força. Wiliam se pergunta: "Como isso é possível? E o que isso tem a ver com física?".

Introdução

Agora que entendemos como os músculos e suas inervações neurais criam movimento, é preciso investigar como eles respondem quando os segmentos do corpo sofrem forças externas aplicadas a eles. A **cinética** lida com forças que produzem, param, ou modificam o movimento do corpo como um todo ou dos segmentos individuais do corpo. A **cinemática**, como estudado no Capítulo 1, lida com o movimento do corpo e/ou de seus segmentos sem relação com as forças que atuam para produzir esses movimentos. Este capítulo parte dos conceitos de movimento aprendidos no primeiro capítulo para entender como esses movimentos ocorrem mediante a aplicação de várias forças. Tanto forças dentro do corpo quanto fora dele afetam como o corpo se move. Os músculos produzem forças para mover o corpo. Muitos fatores influenciam como eles atuam para fornecer mobilidade, habilidade e variabilidade para interagirmos com o ambiente, cumprir as exigências do corpo e realizar atividades importantes. Felizmente, há leis de movimento que nos ajudam a prever as necessidades do desempenho. Ao longo deste capítulo, investigaremos essas leis e veremos como elas influenciam o movimento e os resultados. Compreender como essas leis determinam o movimento do corpo e os fatores ambientais ajudará a entender o movimento dos segmentos do corpo, que será estudado em capítulos subsequentes. Um alerta àqueles com fobia de física: este capítulo contém algumas aplicações básicas de física, que, porém, serão explicadas o bastante para serem entendidas e aplicadas apenas quando necessárias para maior compreensão da aplicação clínica de como as leis do movimento são importantes para o corpo e para nossos interesses clínicos.

Determinantes dos movimentos

Antes de analisarmos as aplicações da força, devemos ser capazes de descrever o movimento do corpo. O movimento é simplesmente o deslocamento de um corpo ou de um de seus segmentos de um ponto a outro. Cinco variáveis determinam e descrevem o movimento do corpo ou segmento:

1) tipos de movimento;
2) localização do movimento;
3) magnitude do movimento;
4) direção do movimento;
5) velocidade do movimento ou da mudança em que o movimento ocorre.

Vamos analisar brevemente cada uma dessas variáveis. Entender esses princípios pode contribuir para uma maior compreensão das forças que atuam sobre o corpo.

Tipos de movimento

Como mencionado no Capítulo 1, já que o corpo é formado por segmentos rígidos que são unidos por articulações, há dois tipos de movimento que ocorrem no corpo: movimento translacional e movimento rotacional. O **movimento translacional** ocorre como um deslocamento linear, isto é, em linha reta. Por exemplo, o movimento translacional ocorre quando você estende o braço sobre a mesa para pegar um lápis. Seu braço, seu antebraço, seu punho e sua mão movem-se em um movimento reto ao longo da mesa. Quando há movimento translacional no corpo, é normal que ele seja acompanhado por certo movimento de rotação. Por exemplo, quando você estende o braço sobre a mesa para pegar o lápis, o antebraço, o punho e a mão estão se movendo em linha reta, mas o ombro realiza rotação. O **movimento rotacional** é o movimento de um segmento rígido ao redor de um eixo e também é conhecido como deslocamento angular. Em um movimento rotacional real, o eixo é fixo, de modo que todas as partes do segmento rígido que giram ao redor do eixo se movem através do mesmo ângulo simultaneamente. No corpo, o movimento rotacional real não costuma ocorrer, já que há certo deslocamento do eixo (articulação) durante o movimento. Como já deve ter notado, o movimento do corpo é uma combinação de movimentos lineares e rotacional. Um bom exemplo é o ato de caminhar, em que todo o corpo se move de um ponto a outro em linha reta, mas os movimentos rotacionais do quadril, do joelho e do tornozelo realizam esse movimento do corpo.

Localização do movimento

Como o corpo é tridimensional, devemos criar uma estrutura de referência em três dimensões para seus movimentos. Essas três dimensões, ou eixos, de movimento foram apresentadas no Capítulo 1. Você deve se lembrar de que o eixo x, também chamado de eixo coronal, frontal ou mediolateral (da esquerda para a direita), é o eixo horizontal, enquanto o eixo y é o eixo vertical, ou longitudinal, e o eixo z é o sagital, ou anteroposterior. O movimento do corpo ocorre em torno desses eixos dentro de seus planos de movimento. Um plano de movimento é perpendicular ao eixo de movimento ao redor do qual ele gira.

Os movimentos segmentares do corpo ocorrem nesses três planos de movimento. Cada segmento varia em quantos desses planos é capaz de se mover. O número de planos no qual o segmento é capaz de mover-se depende, principalmente, do formato da articulação, portanto, os planos de movimentos de cada articulação serão discutidos quando tratarmos de cada segmento nos capítulos seguintes.

Magnitude do movimento

A **distância** indica quão longe uma força move o corpo. Ela também é conhecida como a magnitude com que um corpo ou segmento é deslocado. É medida em distância linear ou rotacional. A distância linear é medida em metros, ao passo que a distância rotacional é medida em graus e descrita como **amplitude de movimento** quando se trata do movimento articular. Um círculo de movimento completo equivale a 360°.

Direção do movimento

Como o movimento do corpo ocorre em torno de eixos articulares, vamos, primeiro, tratar do movimento rotacional. A apresentação dos eixos do movimento facilita a compreensão das direções do movimento. O movimento possui um componente positivo e um negativo. Assim como em um gráfico comum, o movimento ao longo do eixo x em direção à direita é positivo e, à esquerda, negativo. O movimento ao longo do eixo y para cima é positivo e, para baixo, negativo. Por fim, o movimento ao longo do eixo z em direção à frente, ou anteriormente, é positivo, ao passo que, para trás, ou posteriormente, é negativo. Na posição anatômica, o movimento no eixo x (eixo mediolateral) ocorre no plano sagital e fornece flexão e extensão, o movimento no eixo z (eixo anteroposterior) ocorre nos planos frontais e inclui abdução e adução, e os movimentos de rotação ocorrem no eixo y (eixo superoinferior ou vertical) no plano transverso.

Vamos passar do movimento rotacional para o translacional. Já sabemos que o movimento translacional também é produzido pelo corpo e por seus segmentos. Assim como com o movimento rotacional, o translacional pode ocorrer ao longo de qualquer um dos três eixos de movimento. O movimento linear, porém, é descrito de acordo com o eixo de movimento no qual ocorre e se está em direção positiva ou negativa. Por exemplo, o movimento translacional é positivo se ocorrer para a direita ao longo do eixo mediolateral (eixo x), para a frente ao longo do AP (eixo z) e para cima ao longo do eixo vertical (eixo y). Os movimentos negativos ocorrem nas direções opostas desses eixos.

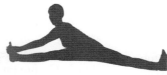

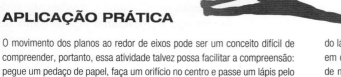

APLICAÇÃO PRÁTICA

O movimento dos planos ao redor de eixos pode ser um conceito difícil de compreender, portanto, essa atividade talvez possa facilitar a compreensão: pegue um pedaço de papel, faça um orifício no centro e passe um lápis pelo orifício; agora, você tem um eixo (lápis) e um plano de movimento (papel). Posicione o lápis em um dos três eixos de movimento e gire o papel ao redor do lápis para ver o movimento que ocorre em cada plano. Identifique o eixo em que está o lápis e o plano de movimento em que o papel gira. O plano de movimento é sempre perpendicular ao eixo. Posicione o lápis em cada eixo de movimento e identifique cada plano de movimento no qual o papel se move enquanto gira ao redor do eixo.

Velocidade e mudança do movimento

Quando o movimento ocorre, a sua velocidade é um fator importante. A **velocidade** é a taxa em que um corpo ou segmento se move. No movimento translacional, ela é medida em metros por segundo (m/s), mas, no movimento rotacional, a medida acontece em graus por segundo (°/s). **Aceleração** é a taxa em que ocorre uma mudança na velocidade. A aceleração pode ser um número positivo ou negativo. Se for positivo, o segmento está se movendo mais e mais rápido, mas, se é negativo, o segmento fica cada vez mais lento. Se o movimento é linear, a medida é em m/s por segundo (m/s^2). Se o movimento é rotacional, a medida é em °/s por segundo (°/s^2). Já discutimos a definição de força. Entretanto, quando falamos sobre movimento ao redor de um eixo, a força é chamada de **torque**. Portanto, torque é a força aplicada em um arco de movimento ao redor de um eixo.

Forças

Cinética é o estudo das forças que atuam sobre o corpo, em razão das quais ocorre o movimento. Nessa discussão, há diversos termos normalmente usados para descrever as forças e seus efeitos. **Deslocamento** é o movimento de um corpo ou segmento que ocorre quando a força é aplicada. Uma **força** é uma retração ou tração que produz deslocamento. As forças possuem duas dimensões: magnitude e direção. Em outras palavras, uma força aplicada terá certa magnitude ou quantidade (p. ex., 20 N) e certa direção de movimento (p. ex., para cima, caso se levante um objeto acima da cabeça). Talvez, a forma mais fácil de visualizar uma retração ou tração é imaginar um cabo de guerra (Fig. 2.1). Se ambos os times puxarem a corda com a mesma força, não ocorre movimento da corda. O sistema está balanceado porque as duas forças são iguais; esse é um estado de **equilíbrio**. Se as forças forem desequilibradas quando um time puxar mais forte ou o outro escorregar, o movimento ocorrerá na direção da força maior.

Tipos de forças

Sempre que o corpo se move, ele se depara com forças. A partir de uma perspectiva funcional, quatro fontes principais de força afetam o movimento do corpo:

- **Gravidade**. A força mais prevalente que todas as estruturas enfrentam é a gravidade. A força gravitacional normalmente é chamada de "peso" de um objeto, corpo ou segmento do corpo. Se um objeto é preso a um segmento do corpo, como um haltere na mão ou um gesso na perna, esse objeto aumenta o peso (ou tração da gravidade) do segmento. Como a gravidade é um fator importante no movimento do corpo, ela é discutida mais detalhadamente a seguir.
- **Músculos**. Os músculos produzem forças nos seus segmentos ósseos por meio de contração ativa ou estiramento passivo. A força muscular fornece movimento dos segmentos e de todo o corpo.
- **Resistências aplicadas externamente**. Esses mecanismos são diversos e são tudo contra o que os músculos devem trabalhar para produzir movimento. Exemplos de resistências aplicadas externamente incluem polias de exercício, resistência manual, portas ou janelas.
- **Fricção**. A fricção é a resistência ao movimento entre dois objetos em contato. A fricção pode ser uma vantagem ou desvantagem, fornecendo estabilidade se adequada, retardando o movimento se excessiva e levando à instabilidade se inadequada.

As forças atuam sobre uma massa. "Massa" e "peso" são termos geralmente usados intercambiavelmente, mas não são a mesma coisa. **Massa** é a quantidade de matéria contida em um objeto, enquanto **peso** é a força da gravidade que atua sobre ele. O peso é, na verdade, a tração da gravidade com uma força de aceleração de 9,8 m/s/s ou 9,8 m/s^2. Se você se pesar no nível do mar na linha do equador, seu peso será maior do que se se pesar no topo do Monte Everest porque, embora sua massa não tenha mudado, a tração da gravidade é menor quando se está mais distante do centro da Terra, portanto, seu peso é menor. A confusão vem com as nomenclaturas usadas de forma intercambiável para descrever incorretamente massa e peso. A massa é medida em quilogramas (kg), mas esse termo geralmente é usado para identificar peso. No sistema norte-americano, poucas pessoas estão habituadas com o termo correto para massa, portanto, "libra" é identificada com massa quando, na verdade, essa é uma medida de força (força da gravidade). Embora raramente utilizado, o termo norte-americano apropriado para massa é *slug*. Um *slug* é igual a 14,59 kg. Quando usada como massa, 1 libra equivale a 0,031 *slugs*. **Newton** é

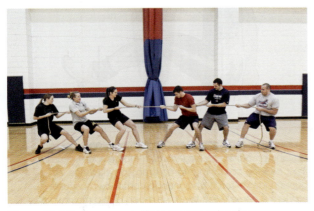

Figura 2.1 Forças em equilíbrio em um cabo de guerra.

o termo para força no sistema métrico: 9,8 Newtons equivalem a 1 kgf (quilograma-força). Veja as Tabelas 2.1 e 2.2 para definições e conversões entre os sistemas métrico e norte-americano.

Um **momento** é o resultado da força que atua a uma distância do ponto de movimento, ou do eixo. Em termos matemáticos, um momento (M) é o produto dessa distância (d) e da força (F): M = d × F. Em forças translacionais, d é o comprimento do **braço de alavanca** (ou a distância perpendicular do vetor de força ao centro de movimento), mas em forças rotacionais, o braço da alavanca é o **braço de momento** (ou a distância perpendicular do vetor de força ao eixo de movimento da articulação). Se observarmos a fórmula do momento, podemos notar por que a distância de uma força de um eixo de movimento é importante ao se determinar a aplicação de uma força. Por exemplo, se possuímos uma massa de 4,45 kg com sua distância ao centro de movimento de 30 cm, sabemos possuir um braço de força de 4,45 kg × 30 cm, ou 133,5 kg-cm. Entretanto, se o braço de alavanca fosse encurtado para 15 cm, o braço de força diminuiria para 66,75 kg-cm. Se aplicarmos essa fórmula a um movimento rotacional, a forma como o comprimento do braço do momento influencia a força torna-se ainda mais clara. Como exemplo, imagine um peso de 2,27 kg posicionado no tornozelo em um membro inferior que pesa 11,34 kg, como mostrado na Figura 2.2. A distância do tornozelo (onde o peso está posicionado) até o quadril (o eixo do movimento) é de 1,067 m. Portanto, a quantidade de força exigida dos flexores do quadril para erguer o peso da perna e do tornozelo é de 1,067 m × (2,27 kg + 11,34 kg). Para erguer a perna com o peso preso a ela, os flexores do quadril devem criar um momento de 14,52 m-kg. Entretanto, se o joelho estiver flexionado com a distância do peso ao quadril de 0,91 m, então, a exigência do momento dos flexores do quadril é de 12,39 m-kg.

As forças são expressas como uma combinação de sua magnitude e da taxa de mudança da direção, ou aceleração. Se observarmos a fórmula de força, pode fazer mais sentido. A fórmula matemática para força é $F = m \times a$, em que F é a quantidade de força criada, m é a massa do objeto e a é a aceleração do objeto. Como o sistema métrico é o mais utilizado por cientistas e publicações profissionais, as unidades métricas também são chamadas de Sistema Internacional de Unidades (SI). O SI utiliza gramas, quilogramas, metros e centímetros, enquanto o sistema norte-americano utiliza onças, libras, pés e polegadas. Com base na fórmula para força, sabemos que as forças são expressas com dois componentes, massa e aceleração. Em unidade do SI, vemos o peso expresso

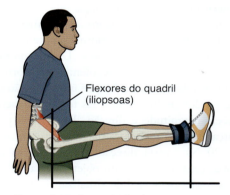

Braço de maior resistência

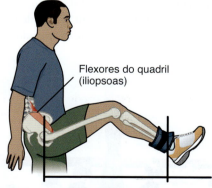

Braço de menor resistência

Figura 2.2 A mudança do comprimento do braço de alavanca modifica as exigências de força. Com o joelho flexionado, o comprimento do braço de alavanca da quantidade de força tracionando contra os músculos que erguem a perna é reduzido, de modo que o músculo não tem de trabalhar tanto para erguer o peso da perna e da caneleira.

Tabela 2.1 | Fatores de conversão

Massa	
1 *slug* (sg)	= 14,59 quilogramas (kg)
1 grama (g)	= 0,001 quilograma (kg)
Força	
1 libra (lb)	= 4,448 Newtons (N)
1 Newton (N)	= 0,225 libra (lb)
1 dina	= 0,00001 Newton (N)
1 libra (lb)	= 0,45 quilograma (kg)*
1 quilograma (kg)*	= 2,2 libras (lb)
Distância	
1 pé (ft)	= 0,3048 metro (m)
1 polegada (in)	= 2,54 centímetros (cm)
1 centímetro (cm)	= 0,01 metro (m)
Torque (momento de flexão)	
1 pé-libra (ft-lb)	= 1,356 Newton-metro (N-m)
1 dina-centímetro (dyn-cm)	= 0,0000001 Newton-metro (N-m)

* O quilograma é uma unidade de massa, mas é eventualmente usado como unidade de força em vez da unidade correta, que é Newton.

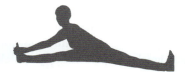

APLICAÇÃO PRÁTICA

Em uma situação clínica, se um paciente não possui força muscular suficiente para superar uma resistência externa, como o peso de uma caneleira, uma forma fácil de reduzir a resistência externa é encurtar o braço do momento do peso da caneleira. A outra forma mais óbvia é reduzir o peso e manter a posição do peso no ponto mais distal do membro; entretanto, se o peso mais leve da caneleira disponível fosse 2,27 kg, sua força poderia ser facilmente ajustada mudando-se seu posicionamento no membro.

como Newtons (N) e, em unidades norte-americanas, como libras (lb ou #); 1 libra = 4,448 Newtons. Como a força é a combinação de massa e aceleração, as forças são chamadas de Newton-metro por segundo^2 (N-m/s^2) ou libra-pé/segundo^2 (ft/lb/s^2) nas unidades do SI e norte-americanas, respectivamente.

Leis do movimento de Newton

Sir Isaac Newton (1643-1727) foi um matemático que identificou e articulou as leis que regem todo o movimento. Ele observou que, quando as forças eram aplicadas a um objeto, era possível prever o movimento daquela massa. Essas três leis fundamentais que governam o movimento, e que continuamos a usar hoje em dia, tratam de inércia, aceleração e ação-reação.

Primeira lei de Newton: inércia

A primeira lei de Newton diz que, **se um corpo está em repouso, ele permanecerá em repouso e, se está em movimento uniforme, ele permanecerá em movimento uniforme até que uma força externa atue sobre ele.**[1] A propriedade de um corpo que resiste à mudança no movimento ou no equilíbrio é definida como **inércia**. Portanto, essa lei é a lei da inércia, também por vezes chamada de lei do equilíbrio. Embora pareça estranho, elas são essencialmente a mesma: uma delas vê a lei a partir do que ocorre em razão dela, enquanto a outra utiliza a perspectiva do que deve ser superado. Primeiro, vamos analisar essa lei a partir de uma perspectiva da inércia antes de uma perspectiva do equilíbrio. Sabemos, pela física, que a **inércia** é a resistência de um corpo a mudar seu estado atual, esteja ele em repouso ou movimento uniforme. Por exemplo, se você quer mover um arquivo de um lado da mesa para outro, é necessário muito mais força para iniciar o movimento do que quando já o está movendo. Isso é inércia. Inércia é o que deve ser superado para causar uma mudança na posição do corpo (nesse caso, o arquivo).

Aqueles que se referem à primeira lei de Newton como lei do equilíbrio baseiam-se na perspectiva do que deve ser interrompido para cumprir a lei. Quando um corpo está em repouso, ele está em um estado de equilíbrio estático: as forças são todas iguais, portanto, não ocorre movimento. Por exemplo, um carro de 680 kg estacionado na rodovia está em equilíbrio estático porque a gravidade o puxa para baixo a 680 kg e a rodovia o empurra para cima a 680 kg. Quando um corpo está em movimento uniforme, ele se encontra em um estado de equilíbrio dinâmico porque se move em uma velocidade uniforme; se o controle de velocidade de um carro estiver estabelecido a 80 quilômetros por hora (km/h), o carro move-se uniformemente na rodovia em um ritmo, ou velocidade, constante. No caso de equilíbrio estático ou dinâmico aqui, a aceleração não está ocorrendo, portanto, a aceleração do carro é zero. Se, contudo, uma força é aplicada ao carro em equilíbrio estático ou dinâmico, o equilíbrio deixa de estar presente, e a aceleração do corpo não é mais zero. Por exemplo, se o carro que se move a 80 km/h é atingido por trás repentinamente por outro veículo a 110 km/h, o carro passa a andar mais rápido do que a 80 km/h, fazendo com que ocorra aceleração porque uma força externa afetou seu movimento uniforme. Vamos dar outro exemplo: um disco de hóquei parado sobre a pista de gelo está em equilíbrio estático porque o peso ou a força do disco atuando para baixo sobre o gelo está equilibrada por uma força igual à do gelo que o empurra para cima. Depois que o disco é atingido (acelerado) por uma força externa, essa força acelera o disco para movê-lo em uma direção lateral. Uma vez que o disco se move, ele está novamente em equilíbrio (desta vez, equilíbrio dinâmico) e move-se em direção e velocidade uniformes até que outras forças lhe sejam impostas. Essas forças externas incluem atrito entre o gelo e o disco para desacelerar a velocidade do disco ou colisão com um taco ou uma parede para mudar a direção e a velocidade do disco.

Em termos simples, a primeira lei de Newton pode ser definida assim: é necessária uma força para iniciar um movimento, mudar sua direção ou velocidade e parar esse movimento. Em termos matemáticos, a lei diz:

$$\Sigma F = 0$$

Nessa fórmula, F é a força e Σ (sigma) é a soma total das forças. Todas essas forças são iguais a zero, portanto, o objeto está em equilíbrio. Pode haver diversas forças atuando sobre um corpo, mas, em nosso exemplo do disco parado sobre o gelo, há apenas duas: a força para baixo, ou o peso do disco sobre o gelo, e a força igual a essa do gelo para cima. Se as forças totais não forem equivalentes, $\Sigma F \neq 0$, então o corpo está acelerando ou desacelerando.

As aplicações translacionais dessa lei podem ser desastrosas quando uma pessoa é transportada em cadeira de rodas, maca ou automóvel e o veículo é parado repentinamente. Se a pessoa não estiver presa ao veículo (p. ex., por um cinto de segurança), o corpo continua adiante até que seja parado por outra força ("se um corpo estiver em movimento uniforme, ele permanecerá em movimento até que uma força externa aja sobre ele"). Cintos de segurança são recomendáveis e, muitas vezes, exigidos para evitar lesões causadas por paradas bruscas de cadeiras de rodas, macas ou automóveis. As lesões em chicote do pescoço causadas por colisões traseiras de automóveis ocorrem porque o assento do automóvel e o corpo da pessoa são impulsionados para a frente como uma unidade, enquanto a cabeça, sem sustentação, permanece em repouso. O estiramento violento das estruturas do pescoço produz uma força para "chicotear" rapidamente a cabeça e o pescoço primeiro em flexão, depois em extensão, causando lesões às estruturas posteriores e anteriores da cabeça e do pescoço.

Segunda lei de Newton: aceleração

As mesmas forças que atuam sobre diferentes corpos fazem com que os corpos se movam de forma diferente. A segunda lei de Newton afirma que: **a aceleração (a) de um corpo é proporcional à magnitude das forças em rede (F) que atuam sobre ele e inversamente proporcional à sua massa (m).** Como equação, é expressa da seguinte forma:

$$a = F/m$$

Em outras palavras, é necessária maior força para mover (ou deter) uma grande massa do que uma pequena. Vamos esclarecer com um exemplo empregado na primeira lei de Newton. De acordo com a segunda lei do movimento, sabemos que, quanto maior for a massa (i. e., quanto maior for o corpo), mais força será necessária para movê-la, se ela estiver parada, ou detê-la, se ela estiver em movimento. Dessa vez, você tem de mover um armário de duas gavetas cheias e um de quatro gavetas cheias. É muito mais fácil mover o armário de duas gavetas pelo chão do que o de quatro gavetas. De acordo com a segunda lei de Newton, para causar aceleração dos armários, é necessária mais força para mover o maior do que o menor.

Essa lei é pertinente em situações clínicas. Por exemplo, suponha que você tem dois pacientes com uma nota 5/5 em força do gastrocnêmio, mas o primeiro é um jogador de futebol americano de 115 kg e o segundo, um dançarino de 45 kg. Embora suas forças sejam normais, não se deve esperar que ambos ergam 115 kg em um exercício de elevação do calcanhar.

Terceira lei de Newton: ação-reação

A terceira lei de Newton diz que **para cada força de ação há uma força de reação igual e oposta**. Isso significa que, sempre que um corpo aplica uma força a outro, este fornece uma força igual na direção oposta exata com magnitude igual à do primeiro corpo; um corpo ou objeto fornece a ação, e o outro, a força de reação. A forma mais fácil de discutir essa lei é apresentar um exemplo: se você segurar seu caderno na mão, há duas forças iguais atuando sobre ele – os músculos do seu braço para manter o caderno na posição desejada e a gravidade puxando-o para o solo. As forças que atuam sobre o caderno são iguais, já que ele não caiu no chão e você não mudou a posição dele. Outro exemplo: se dois atacantes em uma partida de futebol americano se empurram e nenhum deles se move, eles estão obedecendo à lei que diz que, para cada ação há uma reação igual e oposta. O jogador A produz uma força de ação em direção ao jogador B, e este fornece uma força de reação igual em direção ao jogador A. Até que um supere o outro, eles estão obedecendo à terceira lei de Newton. Mais um exemplo demonstra como grandes e pequenas massas interagem. Quando um jogador

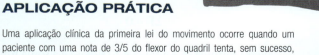

APLICAÇÃO PRÁTICA

Uma aplicação clínica da primeira lei do movimento ocorre quando um paciente com uma nota de 3/5 do flexor do quadril tenta, sem sucesso, erguer o membro inferior a fim de realizar a elevação da perna. O paciente pode ser capaz de completar o movimento se o clínico o iniciar; nesse caso, o clínico supera a inércia e, então, o paciente é capaz de erguer a perna sem ajuda.

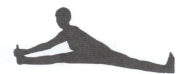

APLICAÇÃO PRÁTICA

Uma aplicação clínica da lei da inércia ocorre com mudanças na massa de um segmento de um indivíduo. Quando a massa de um membro inferior aumenta, como com um gesso na perna, é necessária maior força muscular para iniciar e parar o balanço da perna ao caminhar. Em pacientes com debilidade muscular (incapacidade de desenvolver força muscular adequada), uma das considerações importantes é manter a massa dos aparelhos (como talas e equipamentos adaptados) o mais leve possível para reduzir as exigências de força muscular necessárias para movê-los ou controlá-los.

de basquete pula para um rebote, ele empurra o solo e o solo o empurra de volta. A massa da Terra é tão maior que a do jogador que ele se move para cima no ar quando a Terra o empurra de volta; entretanto, como o jogador é pequeno em comparação à Terra, a massa dele não afeta o movimento da Terra.

Vetores de força e suas considerações

Como as forças aplicadas pelo corpo ou contra ele possuem magnitude e direção (duas dimensões), elas são forças vetoriais. Itens que possuem apenas magnitude, ou uma dimensão, são quantidades escalares, como 2 carros, 5 milhas, 7 vértebras. Como mencionado anteriormente, uma força vetorial é expressa como momento. As forças vetoriais podem ser expressas tanto gráfica como matematicamente (Fig. 2.3). Graficamente, os vetores de força são representados por uma seta, cujo início representa o ponto de inserção da força em um corpo, ou onde ela é aplicada, e cuja ponta indica a direção da força. O corpo é a linha de ação da força, e seu comprimento é traçado em uma escala representando a magnitude da força. O sistema de força é localizado no espaço mediante o posicionamento em um sistema coordenado retangular, com forças direcionadas para cima ou para a direita com um sinal de positivo (+) e forças direcionadas para baixo ou para a esquerda com um sinal de negativo (-). As magnitudes das forças são expressas em libras, Newtons (N) ou dinas (Tab. 2.2).

Diagramas de vetor de força

As forças vetoriais podem ser combinadas quando mais de uma força é aplicada a um corpo ou segmento. A combinação desses vetores resultará em um novo vetor, chamado **vetor resultante**. Ao somar ou subtrair duas ou mais forças, seu efeito combinado cria uma força resultante única, a qual é a força mais simples que resulta quando todas atuam juntas. Se duas ou mais forças atuam ao longo de uma ou mais linhas paralelas, as forças são somadas para se encontrar a força resultante única. Para simplificar e visualizar de forma mais clara a magnitude e a direção dessas forças múltiplas, utiliza-se o processo de **composição de forças**. Observe, na Figura 2.4A, dois vetores, A e B. Para combiná-los, posicionamos um vetor com sua cauda presa à cabeça do primeiro a fim de determinar um vetor resultante na Figura 2.4B. Nesse exemplo, vemos que os vetores estão indo na mesma direção, portanto, suas forças e magnitudes são combinadas para criar o vetor resultante que continua na mesma direção, porém, com uma magnitude de força muito maior. Na Figura 2.5A, vemos três vetores, mas, desta vez, eles não estão na mesma direção. Entretanto, ainda podemos combiná-los, só que, agora, o vetor resul-

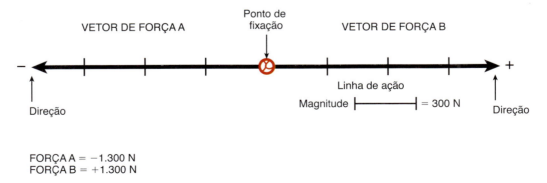

Figura 2.3 As forças possuem magnitude e direção. Esta representação gráfica de um cabo de guerra demonstra que as forças ocorrem como resultado da magnitude, ou quantidade de tração, que cada pessoa fornece e da direção na qual cada pessoa puxa. Enquanto as magnitudes totais forem iguais em direções opostas, não ocorrerá movimento.

Tabela 2.2 | Sistemas comumente usados para expressar pesos e medidas

Sistema	Massa	Força	Distância	Torque	Tempo
EI/EUA	slug	libra	pé	lb-ft	s
SI	kg	Newton	metro	N-m	s
cgs	grama	dina	cm	dina-cm	s

EI = Engenharia Inglesa (pé, libra, s); SI = Sistema Internacional de Unidades; cgs = centímetro, grama, segundo.

tante é a linha entre a primeira cauda e a última cabeça, como visto na Figura 2.5B.

Composição das forças

Em geral, diversas forças atuam sobre o corpo simultaneamente. Se aplicarmos os conceitos do parágrafo anterior ao corpo em uma situação prática, a composição de forças pode passar a ter mais sentido. Na Figura 2.6, vemos algumas forças atuando sobre a perna, que incluem o peso da perna, o peso do calçado e o peso sobre o calçado. Como essas três forças estão na mesma direção, podemos descrever a soma delas em uma escala ou uni-las, já que sabemos que a soma das forças individuais é igual à força total (FR = ΣF). Em ambos os métodos, a força resultante é a mesma. Como a articulação do joelho não está se movendo com essas forças que o tracionam, sabemos que a força resultante é igual em magnitude e oposta em direção às forças dos ligamentos, da fáscia e da cápsula da articulação, que mantêm a articulação no lugar. Se essas estruturas de tecido mole não conseguissem oferecer uma força igual às de distração, a articulação se deslocaria. Quando o segmento do corpo está estável e não ocorre movimento, as forças estão em equilíbrio. Nesse caso, a soma das forças é zero (as forças positivas são iguais às negativas).

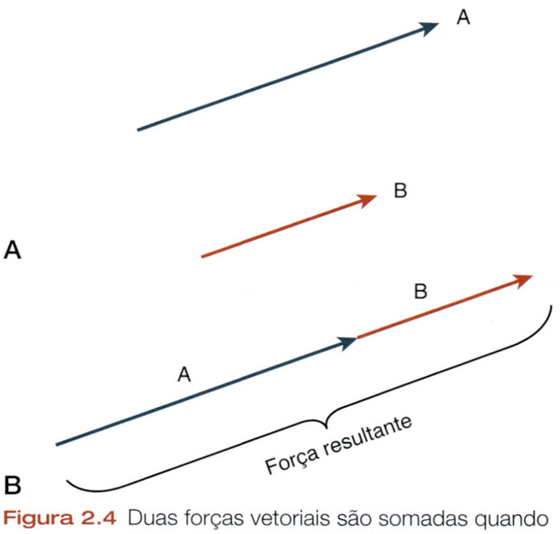

Alavancas

Os músculos aplicam forças que produzem o movimento das alavancas do corpo. Uma máquina simples que consiste em uma barra rígida que gira ao redor de um eixo, ou ponto de apoio, é uma **alavanca**. Em biomecânica, os princípios das alavancas auxiliam

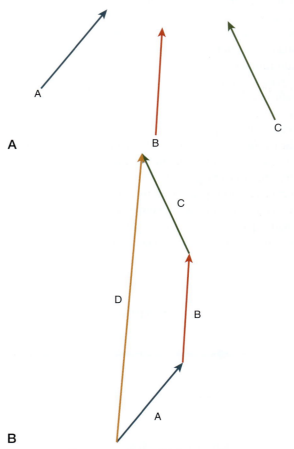

Figura 2.4 Duas forças vetoriais são somadas quando estão na mesma direção. Como em um cabo de guerra, quando as forças ocorrem na mesma direção, suas magnitudes são somadas.

Figura 2.5 Forças vetoriais múltiplas em diferentes direções também podem ser somadas. A cauda (ou início) de um vetor de força é unida à cabeça (ou extremidade da magnitude e direção) de outro até que todos os vetores de força sejam somados.

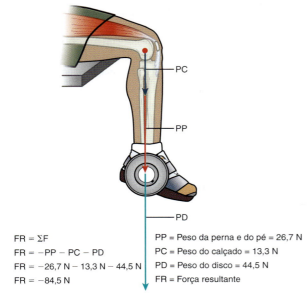

Figura 2.6 Forças atuantes na articulação do joelho quando o indivíduo está sentado com um peso no tornozelo. A composição algébrica da força resultante é dada (sinal negativo indica que a direção da força é para baixo).

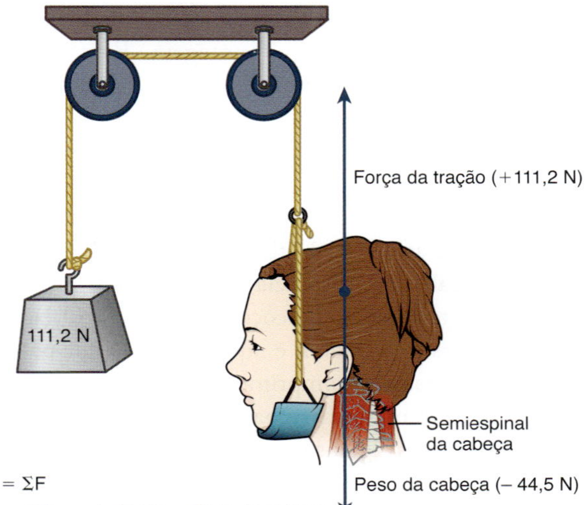

FR = ΣF
FR = −PP − PC − PD
FR = −26,7 N − 13,3 N − 44,5 N
FR = −84,5 N

PP = Peso da perna e do pé = 26,7 N
PC = Peso do calçado = 13,3 N
PD = Peso do disco = 44,5 N
FR = Força resultante

Figura 2.7 Força vetorial resultante quando as forças se opõem. O peso da cabeça produz uma força para baixo enquanto a tração produz uma força para cima. Uma força de contrapeso de 44,5 N da unidade de tração elimina a força para baixo do peso da cabeça, de modo que a força de tração real aplicada à coluna cervical é de 66,7 N.

FR = ΣF
FR = +Força de tração − Peso da cabeça
FR = 111,2 N − 44,5 N
FR = 66,7 N

a visualizar o sistema de forças mais complexo que produzem movimento rotacional no corpo. Converter os segmentos do corpo em alavancas ajuda a compreender os fundamentos para aplicações terapêuticas em tratamentos.

Os três elementos das alavancas mecânicas incluem eixo (E) e duas forças, a de resistência (R) e a de movimento (ou sustentação) (F). A distância perpendicular do eixo até à linha de ação da resistência é o **braço de resistência**. A distância perpendicular da força de movimento até o eixo é o **braço de força**. Os sistemas de alavanca no corpo incluem o segmento do corpo como alavanca e a articulação como eixo. As forças que atuam sobre o segmento do corpo incluem as forças externas como forças de resistência, e as internas, isto é, dos músculos, como de movimento. As posições relativas do eixo, do braço da resistência e do braço da força um em relação ao outro definem as diferentes classes de alavancas. A Figura 2.8 ilustra cada uma das classes das alavancas discutidas na sequência, bem como um exemplo comum e outro no corpo humano.

Alavanca de primeira classe

As alavancas de primeira classe, como uma gangorra ou uma balança (Figs. 2.8A e B), ganham força ou distância dependendo dos comprimentos relativos do braço de força e do braço de resistência. Se duas forças são iguais em ambos os lados de uma alavanca de pri-

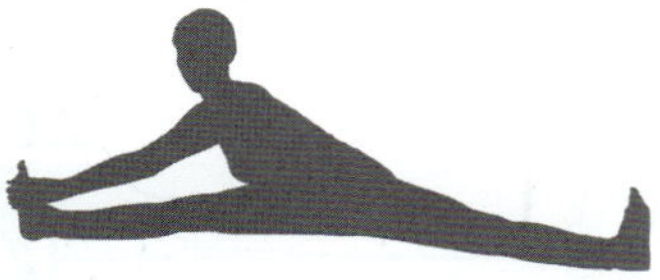

APLICAÇÃO PRÁTICA

Também podemos encontrar a força resultante em um sistema de força linear quando elas atuam em direções opostas. No exemplo clínico da Figura 2.7, vemos um paciente recebendo tração cervical. A força da tração nesse exemplo é de 111,2 N, mas o peso da cabeça e do pescoço (44,5 N) reduz a quantidade da força da tração aplicada de fato. Nesse caso, a força da tração para cima efetiva sobre a coluna cervical é, na verdade, de 66,7 N. Como o peso da cabeça é de cerca de 44,5 N, qualquer peso de tração menor que esse não fornecerá contrapeso suficiente para produzir tração cervical eficaz.

meira classe, a força com o braço mais longo (distância da força até o eixo) possui vantagem. Essa classe de alavanca costuma ser vista em gangorras, em que indivíduos de tamanho desigual conseguem equilibrar um ao outro quando o indivíduo de maior peso se aproxima do eixo para encurtar seu braço da alavanca (Fig. 2.8B). Um exemplo de sistema de alavanca de primeira classe no corpo é a articulação atlantoccipital (eixo), em que o peso da cabeça (resistência) é equilibrado pela força muscular extensora do pescoço (Fig. 2.8C). O lado do eixo que possui vantagem é aquele com maior produto entre força maior e comprimento de braço maior. Se ambos possuírem forças iguais com comprimentos de braço da alavanca iguais ou produto entre força e comprimento de braço do momento igual, o sistema fica em equilíbrio.

Alavanca de segunda classe

Em alavancas de segunda classe, o ponto de aplicação da resistência encontra-se entre a força e o eixo, portanto, o braço da alavanca da resistência é sempre mais curto do que o braço da alavanca da força (Fig. 2.8D). As alavancas de segunda classe, portanto, fornecem uma vantagem de força de forma que grandes pesos podem ser suportados ou movidos por uma pequena força. O carrinho de mão (Fig. 2.8E) é um exemplo desse tipo de alavanca. O próprio formato anterior mais profundo e o posterior mais superficial de um carrinho de mão é projetado de forma que a carga mais pesada (mais espaço para a carga na frente do recipiente) é carregada mais distante das mãos e mais perto do eixo de movimento (roda), de modo que a pessoa que a move

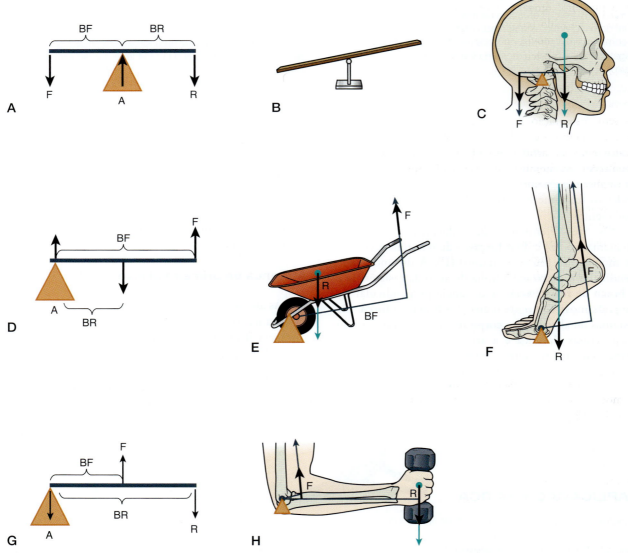

Figura 2.8 As classes de alavancas são representadas em geometria, atividades e ferramentas do cotidiano, e no corpo: A-C = primeira classe; D-F = segunda classe; G-H = terceira classe. F = Força; BF = braço da força; R = resistência; BR = braço de resistência.

possui a vantagem mecânica, mesmo quando a carga é muito pesada. Uma pessoa sobre a parte dianteira dos pés é um exemplo de alavanca de segunda classe no corpo (Fig. 2.8F). Infelizmente, porém, não há muitas alavancas de segunda classe no corpo, já que ele raramente possui vantagem mecânica sobre as forças de resistência que encontra.

Alavanca de terceira classe

As alavancas de terceira classe possuem o ponto de aplicação de força entre a resistência e o eixo (Fig. 2.8G). A alavanca de terceira classe é a mais comum no corpo humano. Nela, o braço da resistência é sempre mais longo que o de força, portanto, a vantagem mecânica fica com a força de resistência. Essa disposição é desenvolvida para produzir velocidade do segmento distal e mover um pequeno peso em longa distância. Dessa forma, no corpo humano, uma pequena quantidade de encurtamento de músculo (como o braquial) faz com que um grande arco de movimento na articulação (o cotovelo, neste exemplo) posicione a extremidade do segmento (a mão) em uma grande variedade de posições. Esse tipo de alavanca acontece na maioria dos **movimentos de cadeia aberta** dos membros, os quais ocorrem durante atividades sem sustentação do peso corporal quando a parte distal do membro está livre para mover-se e os movimentos em uma articulação não influenciam as outras articulações do membro. Exemplos de movimento em cadeia aberta incluem:

- o deltoide atuando sobre a articulação glenoumeral para elevar o braço a partir da lateral;
- o flexor profundo dos dedos fechando as articulações interfalângicas ao redor de uma bola;
- o extensor radial do carpo estendendo o punho durante um aceno;
- o tibial anterior realizando a flexão dorsal da articulação do tornozelo para erguer o pé do solo;
- o bíceps e o braquial flexionando o cotovelo para levar um copo à boca.

Todos esses músculos produzem grandes amplitudes de movimento com relativamente menos movimento muscular (Fig. 2.8G).

Sem exceção, os três tipos de alavancas demonstram que o que se ganha em excursão é perdido em força e, por sua vez, o que se ganha em força é perdido em movimento. Em suma, uma alavanca cria uma vantagem de força ou distância no movimento. A classificação das alavancas como primeira, segunda ou terceira classe depende apenas das posições do eixo, do peso e da força uma em relação às outras. Se o eixo é central, a classe da alavanca é I; se a resistência é central, a classe da alavanca é II; e, se a força é central, a classe da alavanca é III.

Vantagem mecânica

A vantagem mecânica de uma alavanca refere-se à proporção entre o comprimento do braço da força e o comprimento do braço da resistência. Portanto, a equação é:

$$MA = \frac{\text{Comprimento do braço da força}}{\text{Comprimento do braço da resistência}}$$

A proporção para o sistema de uma alavanca com comprimentos do braço iguais entre força e resistência é 1. A proporção para sistemas de alavanca com braço da força mais longo do que o braço da resistência é maior que 1, ao passo que a proporção para os sistemas de alavanca com braço da resistência mais longo do que o braço da força é menor que 1. Quanto mais alto for o quociente da proporção, maior é a vantagem mecânica. Um aumento no comprimento do braço da força ou uma redução no comprimento do braço da resistência resulta em maior vantagem mecânica. Lembre-se de que a vantagem mecânica tem relação apenas com o comprimento do braço, isto é, o comprimento mais longo do braço facilita a tarefa, independentemente da quantidade de força que atue. Por exemplo, se a Força A possui comprimento do braço mais curto do que a Resistência B, ela sempre terá de trabalhar mais contra a Resistência B, independentemente da magnitude de força produzida por esta. Por outro lado, se a Força A possuir o comprimento do braço mais longo, ela nunca terá de trabalhar tanto quanto a Resistência B. Para esclarecer, vamos aplicar números a esses exemplos. Se o comprimento do braço da Força A é de 1 m e o do braço da Resistência B, de 2 m, não importa se a Força A seja de 10 N ou 30 N, pois ela ainda não teria de produzir tanta força para ser igual à Força A. Isso ocorre porque a Força A de 10 N × 1 m produzirá 10 N-m, mas a Resistência B teria de ser de apenas 5 N (5 N × 2 m = 10 N-m) para criar uma força igual à Força A. Se esta fosse de 30 N, ela criaria (30 N × 1 m) 30 N-m de força; entretanto, para igualar à Força A, bastaria que a Resistência B fosse de apenas 15 N (15 N × 2 m).

Supondo-se que as forças sejam iguais em magnitude, a vantagem mecânica é da força com o maior braço da alavanca em alavancas de primeira classe. Nas de segunda classe, a força sempre terá vantagem mecânica maior porque seu braço da alavanca é sempre mais longo do que o braço da resistência. Entretanto, em alavancas de terceira classe, ocorre o contrário; a força de resistência sempre tem a vantagem mecânica, já que seu braço da alavanca é sempre mais longo do que o de força. Na aplicação clínica aos segmentos do corpo, sempre que o braço da força do músculo em funcionamento é mais curto do que o braço da resistência do segmento movido por ele, o músculo deve exercer mais força para erguer o segmento. Por outro lado, quando o braço da força do músculo é mais longo do que o braço da resistência do segmento, os músculos não têm de trabalhar tanto para erguer a parte do corpo. Como mencionado, a maioria dos músculos no corpo trabalha como alavanca de terceira classe, o que significa que os músculos normalmente precisam produzir mais força para mover o segmento do que o peso do membro erguido.

Equilíbrio estático

Na equação básica de Newton F = ma, F representa a soma ou o resultado de **todas as forças** atuantes sobre o corpo ou segmento. Quando esse corpo ou segmento não está se movendo, ele está em estado de equilíbrio estático e a aceleração é zero ($\Sigma F = 0$). Lembre-se de que, como uma força possui duas dimensões, devemos levar em conta sua magnitude e sua direção. Já que a força no sentido horário é positiva e a no anti-horário, negativa, se sabemos que as articulações se movem em arco, sabemos também as direções da força. As equações do equilíbrio estático para as forças nos sistemas de três alavancas na Figura 2.8 podem ser descritas da seguinte maneira (utilizando-se sinais de positivo e negativo para demonstrar a direção):

Equilíbrio estático: $\Sigma F = 0$
Alavanca de primeira classe: $\Sigma F = -F + R = 0$
Alavanca de segunda classe: $\Sigma F = -F + R = 0$
Alavanca de terceira classe: $\Sigma F = -F + R = 0$

(Ver abreviações na Fig. 2.8).

Dessa forma, se duas dessas forças são conhecidas, a terceira força desconhecida pode ser calculada.

Como, em geral, as forças clínicas são dinâmicas e mudam continuamente à medida que um segmento se move em sua amplitude de movimento, elas são muito difíceis de calcular; portanto, o equilíbrio estático costuma ser usado para estimar forças aplicadas ao corpo em uma posição articular específica. Apresentamos algumas fórmulas neste capítulo e explicamos como elas são usadas para ajudá-lo a entender e analisar as forças que ocorrem clinicamente. Essas forças são importantes já que afetam os tratamentos diários de nossos pacientes. Por exemplo, a força entre as superfícies articulares no tornozelo na posição vertical sobre apenas uma perna é maior do que o peso do corpo todo. Esse fato é real porque a linha de gravidade do corpo não cruza a articulação do tornozelo, mas é levemente anterior ao maléolo lateral. Portanto, a pessoa é impedida de cair para a frente pela força de contração dos músculos gastrocnêmio e sóleo, a qual traciona sobre a tíbia. Como se pode ver na Figura 2.9, a tração da gravidade para baixo combinada com a contração do músculo fornece força de compressão sobre o tornozelo. Sem aprofundarmos muito para obter a resposta, isso é o suficiente para notar que um músculo cria uma força de compressão sobre a articulação quando se contrai, de modo que a quantidade total de força sobre a articulação é maior do que apenas o peso do corpo.

Torque

Como já foi dito, torque é a força aplicada ao redor de um eixo; portanto, o torque produz movimento articular. De modo semelhante à fórmula de força, torque (t), ou momento (quando a força é aplicada ao redor de um eixo), é o produto de uma força vezes a distância perpendicular (d) de sua linha de ação até o eixo de movimento (ou seu movimento potencial se o objeto estiver parado no momento):

APLICAÇÃO PRÁTICA

O braço da força e o braço da resistência representam papéis importantes na reabilitação clínica. Se você posicionar um paciente em decúbito lateral e fornecer resistência manual aos abdutores do quadril dele, seu braço da força será mais longo se aplicar sua resistência no tornozelo dele em vez de no joelho. Ao posicionar sua mão no tornozelo, você poderá fornecer força de resistência apropriada sem fazer tanto esforço como seria exigido de você com a mão sobre o joelho do paciente.

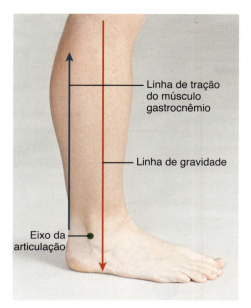

Figura 2.9 Quando um músculo se contrai, ele aumenta as forças aplicadas à articulação. Na posição em pé, os músculos posteriores da panturrilha se contraem para manter o corpo ereto e aumentar as forças compressivas articulares sobre a articulação do tornozelo (talocrural).

$$t = F \times d$$

Como os segmentos do corpo se movem ao redor de articulações e estas são o eixo do movimento, os músculos e as forças que atuam sobre o corpo produzem torque, enquanto os braços de alavanca dessas forças e os músculos são braços de momentos. Portanto, o "d" na fórmula é o comprimento do braço do momento, do ponto em que a força é aplicada sobre o segmento do corpo até a articulação desse segmento. Antes de tratarmos do corpo, vamos usar um exemplo comum para ver como a fórmula de torque se aplica a uma atividade da vida diária. Para ver a aplicação da fórmula de torque e por que a distância é importante, podemos usar como exemplo o ato de abrir uma porta grande e pesada. Se você empurrar a porta no centro, é necessária muito mais força para abri-la do que se a empurrasse em um ponto mais distante das dobradiças (eixo). Menos força é necessária para abrir a porta quando se aplica força mais distante das dobradiças porque seu braço do momento é mais longo. Outro exemplo que demonstra a importância dos comprimentos do braço da força e do torque é uma gangorra: uma criança de 22 kg (215 N) pode equilibrar outra de 45 kg (441 N) se a distância do braço da alavanca da primeira for duas vezes o comprimento da distância do braço da alavanca da segunda (t = F × d). Se a gangorra fosse suficientemente longa na extremidade da criança mais leve, a resistência da criança de 45 kg poderia ser equilibrada pela pressão do dedo mindinho da primeira sobre a sua ponta da gangorra.

Na Figura 2.10, o indivíduo está segurando um haltere na mão com o ombro em três posições de flexão. No ombro, o torque produzido pelo peso varia com a distância perpendicular a partir da linha de ação da força (peso) até o eixo da articulação. A distância perpendicular é o braço da resistência. Dessa forma, o torque produzido pelo peso aumenta à medida que a mão se afasta do corpo (Fig. 2.10A). O torque do peso atinge seu máximo a 90° de flexão do ombro (Fig. 2.10B). O torque do peso volta a diminuir quando a flexão do ombro continua até a amplitude final (Fig. 2.10C). De modo geral, quando a linha de tração de uma força é

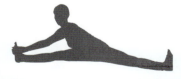

APLICAÇÃO PRÁTICA

Se um paciente em tratamento para artrite do tornozelo apresenta dor quando utiliza o movimento de golfe para resgatar a bola do buraco após uma finalização, pode ser mais fácil explicar por que ele tem dor e como alterar seu movimento se soubermos que ocorrem forças articulares acentuadas durante o apoio unipodal.

Os clínicos geralmente utilizam princípios de torque ao testar a força dos músculos (teste muscular manual) e ao aplicar exercícios de resistência manual. Por exemplo, ao testar a força dos flexores do cotovelo, o clínico aplica resistência no punho em vez de aplicar sobre o antebraço. Em qualquer lugar que o clínico ofereça resistência, o torque produzido pelos flexores do cotovelo do paciente é o mesmo. Entretanto, a resistência exigida do clínico para equiparar-se à força do paciente é aproximadamente menos da metade no punho do que no antebraço em razão do braço da resistência mais longo.

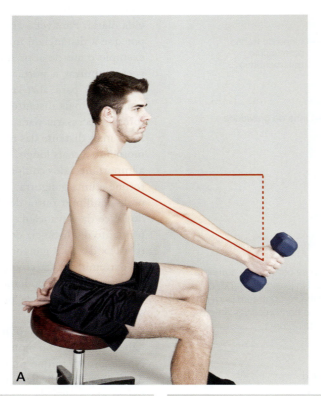
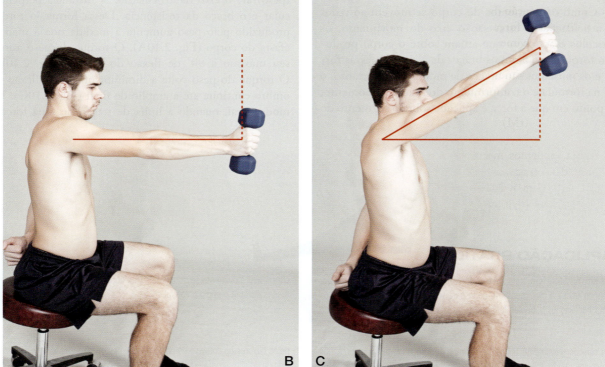

Figura 2.10 Variação do torque de resistência no ombro quando um haltere de 4,5 kg é segurado na mão e o ombro é flexionado a 60°, 90° e 120°.

de 90°, ou perpendicular ao seu braço do momento, ela produz sua maior resistência.

Sistemas de forças paralelas

Um sistema de forças paralelas ocorre quando todas as forças atuantes sobre um segmento são paralelas umas às outras. Elas podem estar na mesma direção ou em direções opostas. Essas forças são somadas. Entretanto, lembre-se de que elas podem ter sinal de positivo ou negativo antes delas, dependendo da direção de aplicação. Por exemplo, se a força A move um objeto para a direita, para cima ou no sentido horário, ela é uma força positiva, mas se move um objeto para a esquerda, para baixo ou no sentido anti-horário, ela é negativa (Fig. 2.11). Já que conhecemos as fórmulas do equilíbrio estático de torque ($\Sigma t = 0$) e de força ($\Sigma F = 0$), podemos usar equações para encontrar forças desconhecidas. Por exemplo, as forças sobre o antebraço no diagrama na Figura 2.12 podem ser usadas para calcular a força muscular. O torque produzido por cada força ($t = F \times d$) é substituído na fórmula do equilíbrio ($\Sigma F = 0$), de modo que ela se torna: $(tM) + (\tau x) + (\tau P) = 0$, em que tM é o torque muscular, τx é o torque do peso do antebraço e da mão, e τP é o torque do peso do objeto na mão. Na sequência, são determinados os sinais de positivo e negativo. **Na equação de torque, esses sinais mostram o efeito de recuperação da força no sistema coordenado, e não a direção da força.** Se um torque produz ou tende a produzir um movimento no sentido horário do sistema coordenado, o sinal é positivo. Se, por outro lado, tende a produzir um movimento anti-horário, é negativo.

Portanto, agora, a fórmula é:

$$- (tM) + (\tau x) + (\tau P) = 0.$$

Agora, podemos inserir os valores numéricos para cada uma das letras:

$$- (0,05 \text{ m} \times M) + (0,15 \text{ m} \times 13 \text{ N}) + (0,30 \text{ m} \times 44 \text{ N}) = 0$$

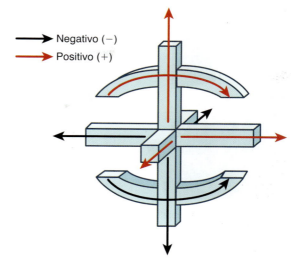

Figura 2.11 Direções positivas e negativas de forças paralelas. As forças que movem o objeto para a direita, para cima ou no sentido horário são positivas, enquanto as forças que movem o objeto para a esquerda, para baixo ou no sentido anti-horário são negativas.

Quando solucionamos cada parêntese, obtemos:

$$- (0,05 \text{ m} \times M) + (1,95 \text{ m-N}) + (13,2 \text{ m-N}) = 0$$

Na sequência, é descoberta a força muscular (M) da equação: ao mover $- (0,05 \text{ m} \times M)$ para o lado direito da equação, ele se torna um número positivo.

Ao combinar os dois parênteses restantes no lado esquerdo e, então, dividir esse total pelos 0,05 m, temos:

A resposta é 303 N.

Portanto, com o antebraço a 90° e a mão segurando um objeto de 4,5 kg (44 N), os flexores do cotovelo devem exercer 303 N de força para manter a posição com o peso.

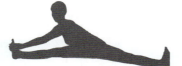

APLICAÇÃO PRÁTICA

Clinicamente, ao deslocar ou carregar uma carga, a redução do torque é importante para evitar estiramento ou lesão à pessoa que realiza a atividade. Por exemplo, quando duas ou três pessoas movem um paciente de uma maca para a cama, as instruções incluem deslizá-lo para perto dos corpos das pessoas que o estão deslocando antes de tentar erguê-lo. A instrução seguinte é erguer e rolar o paciente rapidamente em direção aos tórax das pessoas que o deslocam. Os movimentos de deslizamento e rolagem do paciente aproximam seu centro de gravidade (CG) dos CG daqueles que o deslocam, reduzindo o torque e a probabilidade de lesão devida a estiramento excessivo.

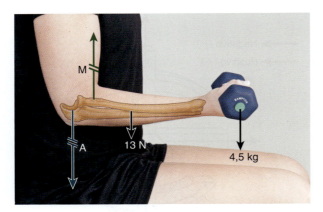

4,5 kg (44 N) = Peso do objeto
13 N = Peso do antebraço e da mão
M = Força muscular (contração dos flexores do cotovelo)
A = Força articular (força de reação do úmero sobre a ulna)

Figura 2.12 Forças sobre o antebraço ao segurar na mão um peso de 4,5 kg.

devem gerar e as articulações, suportar forças muito grandes para manter ou mover uma resistência pequena posicionada distalmente. No diagrama da flexão do ombro na Figura 2.10, podemos ver que o torque da resistência muda quando o ombro passa por sua amplitude de movimento. Essa mudança ocorre porque o comprimento do braço do momento varia quando o ombro se move. O torque de resistência chega ao máximo de 27 N-m quando o membro está na horizontal. Se o ombro para em qualquer ponto na sua amplitude de movimento, o sistema está em equilíbrio; em cada ponto em que o movimento para, os músculos flexores do ombro devem produzir um torque igual ao torque de resistência ($\Sigma t = 0$). O braço do momento dos músculos tem, entretanto, apenas alguns centímetros de comprimento. Portanto, os músculos devem exercer forças significativamente maiores para manter o peso em qualquer ponto no movimento. Por exemplo, com o torque de resistência maior a 90°, isto é, a posição horizontal, o torque dos músculos deve ser de mais de dez vezes o torque de resistência.

Por outro lado, o sistema de alavanca de primeira classe é mais eficaz na produção de energia, portanto, forças musculares menores são capazes de sustentar resistências maiores. Por exemplo, a Figura 2.13 ilustra a sustentação sobre um único pé. Embora o sistema de alavanca seja diferente, as fórmulas utilizadas para determinar as forças atuantes no sistema são as mesmas. Para

Embora esse seja um exemplo teórico, o modelo ajuda a estimar e analisar as forças aplicadas ao corpo que devem ser superadas pelos músculos a fim de manter uma posição ou gerar movimento. Assim como o exemplo que acabamos de estudar, a maioria das alavancas do corpo é de terceira classe. Isso significa que os músculos

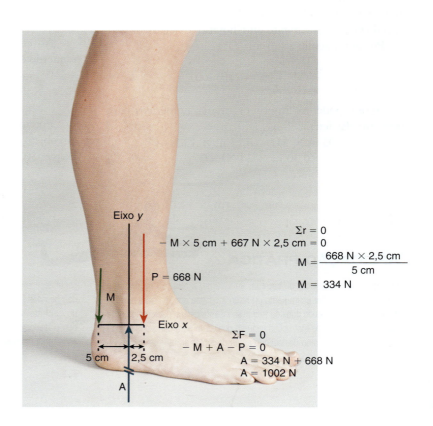

Figura 2.13 Diagrama e equações das forças sobre a tíbia durante apoio unilateral com cálculos aproximados das magnitudes das forças musculares (M) e compressivas articulares (A).

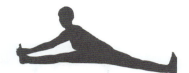

APLICAÇÃO PRÁTICA

A aplicação clínica desse conceito de braços de momentos é importante no desenvolvimento e na fabricação de talas. A Figura 2.14 ilustra as forças aplicadas por uma tala do antebraço desenvolvida para fornecer assistência dinâmica à extensão dos dedos (por meio de um elástico). O encurtamento do braço da alavanca do antebraço (Fig. 2.14B) aumenta as pressões sobre o punho e o antebraço. O desenvolvimento de talas com comprimento adequado é importante na redução das forças de compressão articular.

aqueles que desejam enfrentar o desafio de solucionar o problema, as fórmulas, os valores e os diagramas estão listados na ilustração. Entretanto, para aqueles que desejam apenas analisar os resultados, as próximas frases explicam as forças exigidas dos músculos, as aplicadas à articulação e suas explicações. Para um indivíduo com peso corporal de 668 N (68 kg) – a força de resistência –, uma força contrária de 334 N deve ser produzida a partir dos músculos da panturrilha. Nesse caso, os músculos não estão trabalhando tanto quanto no exemplo do cotovelo porque seu braço do momento é duas vezes o comprimento do braço da resistência. Entretanto, a quantidade de força que comprime a tíbia sobre o tálus é de 1002 N, muito mais do que o peso do corpo.

Se a distância do eixo de movimento do braço da resistência ou do braço do momento do músculo muda, a magnitude das forças também muda. O alongamento de uma braço da alavanca aumenta as forças aplicadas ao corpo e, dessa forma, aumenta a pressão sobre a articulação. Por exemplo, se a pessoa se inclina para a frente levemente de forma que a linha de gravidade cruze a 5 cm em frente ao eixo de movimento do tornozelo, a exigência da força muscular aumenta para 890 N e a força de compressão articular aumenta para 1334 N. Imagine quanto mais essas forças são ampliadas se o indivíduo for mais pesado.

Resolução de forças

Muitas das forças que ocorrem dentro do corpo ou sobre ele são aplicadas em ângulos em relação ao segmento em vez de em um sistema paralelo. A Figura 2.15 mostra um exemplo em que as forças (P é a força do peso, M é a força muscular e A é a força de reação articular) não são paralelas uma à outra, tampouco perpendiculares ao braço do momento. A **resolução de uma força** pode ajudar a entender esses tipos de aplicações, dividindo-a em suas duas forças componentes. Podemos usar essa resolução para (1) visualizar o efeito dessas forças angulares sobre o corpo, (2) determinar o torque produzido por elas, e (3) calcular a magnitude das forças musculares e articulares desconhecidas. Esse processo é baseado no

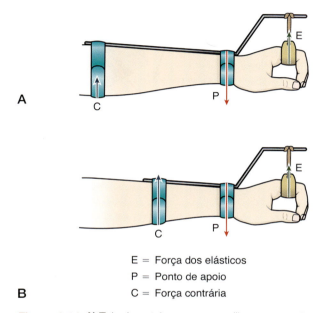

Figura 2.14 A) Tala do antebraço para auxiliar na extensão dos dedos com as forças exercidas sobre o antebraço e a mão pela tala. **B)** Aumento na força contrária C (e, consequentemente, no P) quando o braço de alavanca do antebraço da tala é reduzido em comprimento.

princípio matemático de que qualquer número pode ser representado por dois ou mais números diferentes (p. ex., 7 pode ser representado por 6 + 1 ou 5 + 2). Como um vetor de força é um número, podemos estender esse princípio para dizer que qualquer vetor pode ser representado por dois ou mais vetores. A resolução de um vetor de força, portanto, é a divisão de um vetor em dois ou mais **vetores componentes**, os quais são as forças cujas magnitudes e direções combinadas produzem um único vetor conhecido como vetor resultante.

Forças que atuam em ângulos

As forças resultantes de uma força vetorial no mesmo plano que atuam em ângulos de uma para outra não podem ser encontradas pela simples soma ou subtra-

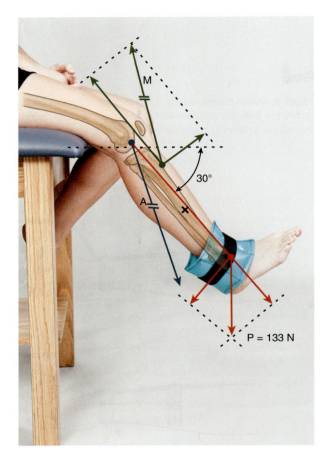 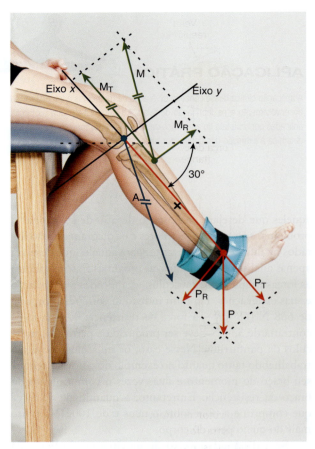

Figura 2.15 As forças que atuam sobre a perna (tíbia) quando o indivíduo sentado tem um peso sobre o pé e o joelho está a 30° de flexão. **A)** Um diagrama da resolução do peso e das forças musculares que atuam sobre o joelho. **B)** As forças musculares (M) e do peso (P) são compostas de uma força tangencial. Nesse caso, a força tangencial do músculo comprime a articulação, ao passo que a força tangencial do peso a distrai. Forças componentes perpendiculares ao segmento sempre produzem rotação desse segmento.

ção; infelizmente, devem ser encontradas utilizando-se gráficos ou trigonometria. Se duas forças estão tracionando a partir do mesmo ponto, a força resultante pode ser encontrada graficamente por meio da construção de um paralelogramo. A força resultante é a diagonal do paralelogramo, não a soma das duas forças. Esse é um **sistema de força concorrente**. Em outras palavras, o resultado das duas forças cria uma força resultante, que consiste na combinação das forças originais com sua origem no mesmo local de ambas. As linhas que cruzam paralelamente às forças originais criam um paralelogramo. Quando os vetores de força aumentam, a linha que cruza o centro do paralelogramo a partir do ponto de partida dos vetores é a magnitude e a direção da força do vetor resultante. Por exemplo, observe a Figura 2.16. Há duas forças atuando em diferentes direções a partir do mesmo ponto. Quando um paralelogramo é traçado com esses vetores de força, a linha que passa pelo seu centro a partir do ponto de aplicação é a força resultante (Fig. 2.17). Se você já utilizou um estilingue ou arco e flecha, já empregou esse conceito.

À medida que o ângulo entre as duas forças aumenta, a força resultante diminui, chegando ao mínimo quando as forças estão alinhadas e atuam em direções diretamente opostas, isto é, quando o ângulo entre elas se torna 180°; esse é um sistema essencialmente paralelo, com uma força positiva e a outra negativa. Por outro lado, quando o ângulo entre as forças se torna menor, a força resultante aumenta. Quando o ângulo se torna zero, as forças estão alinhadas (ou paralelas) e na mesma direção, portanto, a força resultante é a soma das duas.

Como os vetores componentes produzem o vetor resultante e o centro de movimento para os segmentos do corpo é uma articulação, sabemos que os dois vetores existentes que produzem o vetor resultante atuam para girar ou mover o segmento para perto da articulação ou em direção a ela. Vamos imaginar um exemplo e traçar um diagrama para esclarecer esse ponto. O diagrama é visto na Figura 2.22. O joelho é flexionado em um ângulo de 45°. Além do músculo que se contrai para manter a articulação no lugar, há duas forças atuando sobre o joelho: o peso da perna e o da caneleira. Para

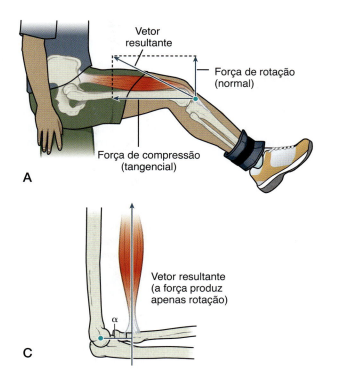
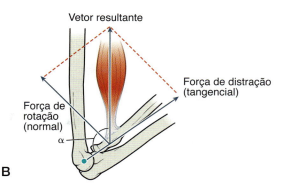

Figura 2.16 Duas forças que atuam em diferentes direções a partir do mesmo ponto criam um vetor resultante. O vetor resultante é formado por uma força de rotação e uma que comprime ou distrai a articulação. **A)** Apresenta um grande vetor de força de compressão e um pequeno vetor de força rotacional. **B)** Apresenta forças rotacionais e de distração que são próximas ou iguais, mas criam uma força resultante maior do que ambas individualmente. **C)** Como o vetor de força aplicado é perpendicular à alavanca, não há força de distração ou compressão, portanto, toda a força do músculo gira o segmento.

cada força, um vetor componente realiza a rotação do segmento. A outra força componente para cada uma das forças aplicadas movimenta o segmento em direção à articulação, como visto pela força tangencial do músculo, ou na direção oposta, como visto pelas forças tangenciais dos pesos da perna e da caneleira na mesma figura. O vetor que produz rotação é o vetor de **força normal**, ao passo que o vetor que produz compressão ou distração é o vetor de **força tangencial**. Se um vetor de força é perpendicular ao segmento do corpo, toda a força criada pelo vetor resultante produz apenas rotação, sem produzir qualquer força tangencial (ver Fig. 2.16C). Basicamente, os vetores componentes são paralelos e na mesma direção quando o vetor de força resultante está

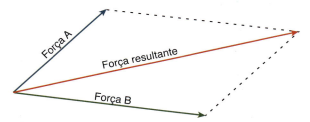

Figura 2.17 Um paralelogramo é formado por duas forças vetoriais cuja resultante demonstra graficamente como dois vetores de força atuando sobre um ponto criam uma força vetorial resultante.

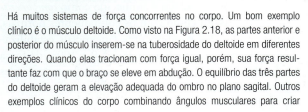

APLICAÇÃO PRÁTICA

Há muitos sistemas de força concorrentes no corpo. Um bom exemplo clínico é o músculo deltoide. Como visto na Figura 2.18, as partes anterior e posterior do músculo inserem-se na tuberosidade do deltoide em diferentes direções. Quando elas tracionam com força igual, porém, sua força resultante faz com que o braço se eleve em abdução. O equilíbrio das três partes do deltoide geram a elevação adequada do ombro no plano sagital. Outros exemplos clínicos do corpo combinando ângulos musculares para criar forças resultantes maiores são encontrados no gastrocnêmio e no trapézio, como demonstrado na Figura 2.19. Embora as seções desses músculos se encontrem em direções diferentes, quando trabalham juntas, são capazes de produzir uma força maior em um novo ângulo que se situa entre as duas cabeças. De certa forma, esse esquema permite que os músculos tenham força maior do que teriam com fibras em apenas uma direção.

APLICAÇÃO PRÁTICA

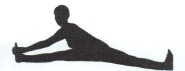

A Figura 2.20 é um bom exemplo de como as forças resultantes aumentam ou diminuem com, respectivamente, a diminuição ou o aumento do ângulo. Se o paciente se move em direção à cabeceira da cama, o ângulo entre as cordas diminui e a força de tração aumenta. Se o paciente move-se em direção ao pé da cama, o ângulo entre as cordas aumenta e a força de tração diminui.

Outro exemplo clínico desse conceito ocorre na articulação femoropatelar. Na posição vertical, o vetor de força do quadríceps e o ligamento patelar estão em direções opostas, portanto, eles anulam um ao outro, não produzindo nenhum vetor resultante. Isso faz diferença na profundidade em que um exercício de agachamento é realizado. Como demonstrado nas Figuras 2.21A e B, quando a profundidade do agachamento e o ângulo de flexão do joelho aumentam, a força resultante torna-se maior, comprimindo a patela com mais e mais força contra o fêmur. Se uma jogadora de voleibol possui a síndrome da dor femoropatelar, pode ser necessário que ela realize um agachamento a 90°, mas, até que se consiga tratar a dor dela, pode ser preciso limitar seus exercícios de agachamento para um movimento livre de dor.

a 90° em relação ao segmento do corpo. A Figura 2.20 demonstra que os vetores de força mudam dependendo da posição do segmento e do ângulo criado na articulação. Esse fator deve ser lembrado ao se determinar onde ocorre a maior resistência gravitacional na amplitude de movimento. Esse tópico sobre a mudança das posições do corpo para alterar a resistência gravitacional será discutido posteriormente.

No exemplo na Figura 2.15, um sistema coordenado está sobre a perna de forma que seu eixo x coincide com o eixo longo da tíbia. A força muscular (M) do quadríceps e a força de resistência (peso) (P) são resolvidos em seus componentes retangulares. Como foi discutido, o **componente perpendicular** (de M ou P) é o **componente rotacional** ou **força normal**. É essa parte da força do músculo ou da resistência que causa o movimento rotacional do segmento em torno do eixo. No exemplo, o músculo quadríceps (M), com sua linha de tração em um ângulo agudo em relação à tíbia, deve produzir uma força relativamente grande para criar um componente rotacional (M_R) suficientemente grande para mover o joelho em extensão. Por outro lado, o peso (P) atuando em um ângulo agudo em relação ao eixo longo do segmento resiste à extensão do joelho, não com a força total de 133 N, mas apenas com seu componente rotacional (P_R) da força P. Apenas quando o peso está em um ângulo de 90° (perpendicular) em relação ao segmento, a força rotacional é toda a magnitude do peso (força do P). Como um componente rotacional é sempre perpendicular ao eixo longo, a medida das distâncias para calcular o torque (t = F × d) é simplificada. Nesse exemplo, o torque da força do peso é encontrado ao multiplicar o componente rotacional (P_R) pela distância real do braço do peso da alavanca. Lembre-se de que o vetor componente tangencial de uma força causa compressão ou distração de uma articulação, dependendo da direção desse componente. No exemplo apresentado na Figura 2.15, grande parte da tensão produzida pelo músculo quadríceps (M) é direcionada para o fêmur causando a compressão da tíbia contra esse osso. Quando esse tipo de componente comprime uma articulação (M_T), certas vezes ele é chamado de *componente estabilizador* da força muscular (M). Por outro lado, o componente tangencial do peso (P_T) causa a distração das superfícies articulares; esse tipo de força também é conhecido como *componente de distração*. Assim como com os componentes normais, as magnitudes dos componentes tangenciais estabilizadores e de distração podem variar de 0 a 100% da força total, dependendo da posição articular. As magnitudes

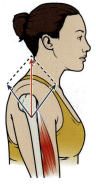

Figura 2.18 Assim como no paralelogramo, os músculos deltoides anterior e posterior trabalham juntos para produzir uma força resultante a fim de abduzir o úmero.

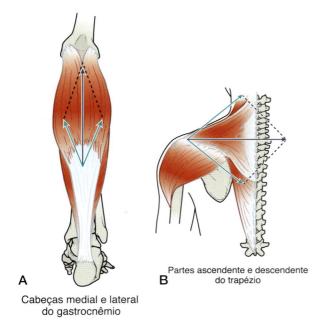

Figura 2.19 Há diversos músculos no corpo que possuem múltiplas direções de inserções e, portanto, são capazes de fornecer força maior em uma nova direção. Dois exemplos incluem as cabeças medial e lateral do gastrocnêmio (**A**) e as partes ascendente e descendente do trapézio (**B**), que apresentam força maior em uma direção alterada que trabalha para a vantagem do corpo.

Leis do triângulo retângulo

Calcular as forças com gráficos nem sempre é prático ou conveniente. As forças vetoriais também podem ser determinadas com trigonometria, já que a trigonometria do triângulo retângulo fornece todas as informações necessárias para determinar os vetores do corpo. Você deve se lembrar desses fatores trigonométricos básicos aprendidos no ensino médio (Figs. 2.23 e 2.24):

- **O teorema de Pitágoras:** A hipotenusa é igual à raiz quadrada da soma dos quadrados dos outros dois lados. Escrito de forma matemática, tendo C como hipotenusa, isto é, o lado oposto ao ângulo reto, e A e B como os outros dois lados do triângulo retângulo, temos:

$$C = \sqrt{A^2 + B^2}$$

- **SOH – CAH – TOA:** Ao longo da descrição dessa mnemônica das leis de seno, cosseno e tangente, observe a Figura 2.24. Uma divisão é a razão entre numerador e denominador, portanto, cada uma dessas relações entre os lados de um triângulo retângulo é, na verdade, uma proporção. Essas abreviações referem-se a um triângulo retângulo, e o ângulo, teta (q), é referente à relação dos lados de um triângulo reto.
- **SOH:** O **seno** do teta é igual ao lado **oposto** ao ângulo reto dividido pelo lado da **hipotenusa** do triângulo.
- **CAH:** O **cosseno** do teta é igual ao lado **adjacente** ao ângulo reto dividido pelo lado da **hipotenusa** do ângulo reto.

dos componentes estabilizadores e de distração estão inversamente relacionadas: enquanto um se aproxima de 0%, o outro se aproxima de 100%.

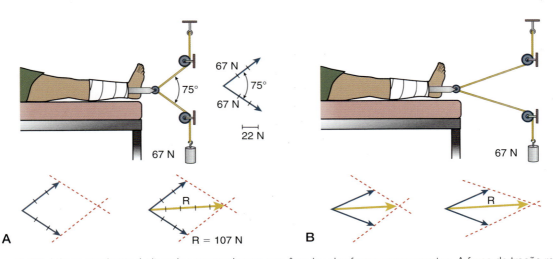

Figura 2.20 A força resultante é alterada com mudanças nos ângulos das forças componentes. A força de tração resultante aplicada ao membro muda com mudanças no paralelogramo formado pela unidade de tração. A força resultante é a diagonal a partir da origem das forças. **A)** O vetor de força resultante é menor quando o ângulo entre as duas linhas de polia é maior. **B)** Por outro lado, quando o ângulo entre as linhas de polia se torna mais agudo, a força vetorial resultante (ou de distração) sobre a perna é maior.

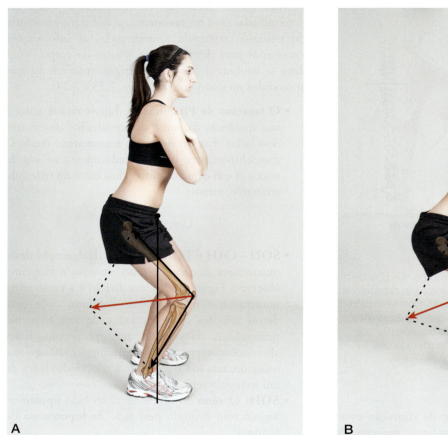
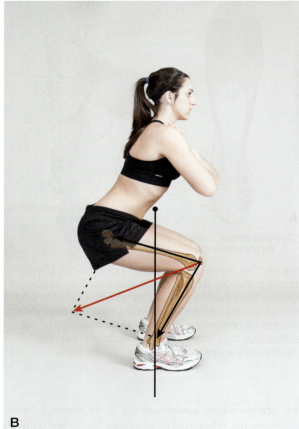

Figura 2.21 Os vetores de força resultantes utilizando paralelogramos também podem ser aplicados à articulação femoropatelar. Quando o ângulo do agachamento muda – **A)** meio-agachamento; **B)** agachamento completo –, a pressão de compressão da patela contra o fêmur aumenta em virtude do vetor resultante produzido pelo músculo quadríceps e pelo ligamento patelar.

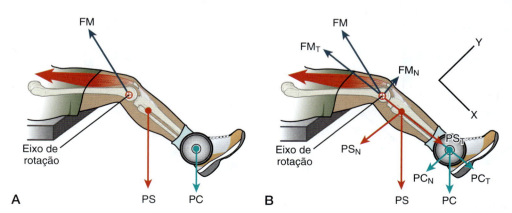

Figura 2.22 Uma força é gerada pelos vetores componentes, os quais giram a articulação e a distraem ou comprimem. Com o diagrama livre do corpo sobreposto à perna, a fórmula utilizada inclui M como o músculo, M_T para força tangencial, M_N para força rotacional, PC para o peso do calçado, N para a força rotacional, T para a força tangencial e PS para o peso do segmento.

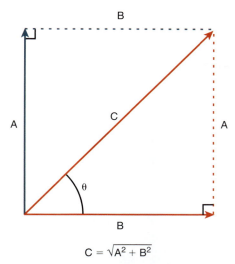

Figura 2.23 Teorema de Pitágoras do triângulo retângulo: o comprimento do lado oposto ao ângulo reto é a raiz quadrada da soma dos quadrados dos dois lados adjacentes do ângulo reto.

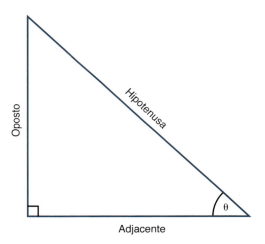

Figura 2.24 SOH-CAH-TOA. Essas três fórmulas são usadas para calcular as magnitudes dos torques e as forças desconhecidas que impactam a atividade muscular e as estruturas articulares. S = seno; C = cosseno; T = tangente; O = oposto; A = adjacente; H = hipotenusa. Em cada caso, a letra do meio é o numerador, e a terceira o denominador na razão.

- **TOA:** A **tangente** do teta é igual ao lado **oposto** ao ângulo reto dividido pelo lado **adjacente** ao ângulo reto.

Em termos matemáticos, essas fórmulas são representadas assim:

$$\text{Sen } \theta = \frac{\text{Lado oposto}}{\text{Lado hipotenusa}} \qquad \text{Cos } \theta = \frac{\text{Lado adjacente}}{\text{Lado hipotenusa}}$$

$$\text{Tan } \theta = \frac{\text{Lado oposto}}{\text{Lado adjacente}}$$

Podemos usar essas leis do triângulo retângulo para calcular as magnitudes dos torques e as forças musculares e articulares desconhecidas, além de analisar o impacto que essas forças têm sobre o tratamento e a reabilitação. Um retângulo pode ser dividido em dois triângulos retângulos. Se criarmos um retângulo utilizando vetores componentes e resultantes, a força resultante é a hipotenusa (Fig. 2.23). As proporções dos lados e da hipotenusa do triângulo retângulo são sempre as mesmas para qualquer ângulo do mesmo tipo. A Tabela 2.3 lista os valores da razão para diversos ângulos. Por exemplo, o valor de 0,5 é o seno de um ângulo de 30°, o que significa que o lado oposto equivale à metade do comprimento (ou magnitude) da hipotenusa. Portanto, se os valores de um lado e de um ângulo ou os valores de dois lados são conhecidos, pode-se encontrar os lados e os ângulos restantes.

Utilizando essas fórmulas, podemos calcular qualquer ângulo ou quantidade de torque aplicado pelos músculos ou outras forças. É importante compreender esses conceitos, já que lidamos com eles sempre que tratamos lesões. Embora a trigonometria tenda a tornar algumas pessoas apreensivas, manteremos esses conceitos simples e os tornaremos clinicamente aplicáveis.

Aplicações de força ao corpo

Clinicamente, diversos métodos são utilizados para reduzir o efeito do peso sobre uma articulação. Se reduzirmos o peso sobre uma articulação, reduziremos as forças aplicadas à articulação ou ao segmento lesionado. Quando uma parte do corpo é posicionada e sustentada para mover-se em um plano paralelo à terra, os efeitos da gravidade são reduzidos de forma que um músculo mais fraco que 3/5 é capaz de mover um segmento. O movimento nesse plano costuma ser chamado de movimento "livre de gravidade", "de gravidade eliminada" ou "de gravidade minimizada". O peso do corpo ou

Tabela 2.3 | Funções trigonométricas úteis e proporções de ângulos comuns (para outros ângulos, o leitor deve consultar tabelas de funções trigonométricas naturais)

Ângulo	sen	cos	tan
0°	0,000	1,000	0,000
10°	0,174	0,985	0,176
20°	0,342	0,940	0,364
30°	0,500	0,866	0,577
45°	0,707	0,707	1,000
60°	0,866	0,500	1,732
70°	0,940	0,342	2,747
80°	0,985	0,174	5,671
90°	1,000	0,000	∞

dos segmentos pode ser suspenso por tipoias e elásticos ou sustentado por baixo, permitindo que os músculos debilitados se exercitem ou que as articulações doloridas fiquem livres de sobrecarga.[2] Outro ambiente livre de peso é a piscina terapêutica, onde se aplica o princípio de impulsão de Arquimedes: **um corpo submerso em líquido é impulsionado para cima por uma força igual ao peso do líquido deslocado**. Como a gravidade é reduzida em exercícios aquáticos, eles costumam ser usados em diversas situações de reabilitação com bons resultados. Os exercícios aquáticos são usados no lugar de exercícios no solo para reduzir a resistência da gravidade com músculos debilitados; articulações muito doloridas e incapazes de atuar em exercícios no solo movem-se com êxito dentro da água; ou segmentos sem sustentação do peso corporal podem ser descarregados do peso para permitir atividades livres de dor, como caminhada, corrida e outros exercícios aquáticos.

Peso e centro de gravidade (centro de massa)

Sabemos que gravidade é uma força que atua sobre todos os corpos. Portanto, devemos compreender a força da gravidade e analisar seu impacto sobre o movimento do corpo e de seus segmentos.

Centro de gravidade e centro de massa

Para determinar como a gravidade afeta um segmento do corpo, devemos localizar o centro a partir do qual sua força atua. O **centro de gravidade (CG)** de um objeto ou corpo é o ponto teórico ao redor do qual a massa do objeto é equilibrada. É ao redor desse centro que a gravidade atua. Esse ponto também é chamado de **centro de massa (CM)** (Fig. 2.25). Se você puder posicionar a ponta do dedo diretamente sob o CG de um objeto, ele permanecerá equilibrado sobre seu dedo. Esse CM é o ponto de origem da força vetorial da gravidade. É mais fácil encontrá-lo em objetos simétricos do que em assimétricos. O CM de objetos simétricos ocorre em seu centro geométrico, mas, em objetos assimétricos, pode ocorre até fora da massa. Por exemplo, se você permanecer sobre uma perna só, com a outra levantada e estendida atrás de você, enquanto flexiona a cintura e fica com os braços acima da cabeça, seu CG estará fora de seu corpo, provavelmente em algum lugar em frente às coxas e abaixo do tronco. A Figura 2.26 apresenta mudanças no CM com mudanças nas posições do corpo e com a adição de aparelhos. CM e o CG são usados intercambiavelmente ao longo deste texto.

O CG do corpo como um todo é a soma dos CG de segmentos individuais. O conhecimento dos locais dos CG e do peso aproximado dos segmentos é clinicamente

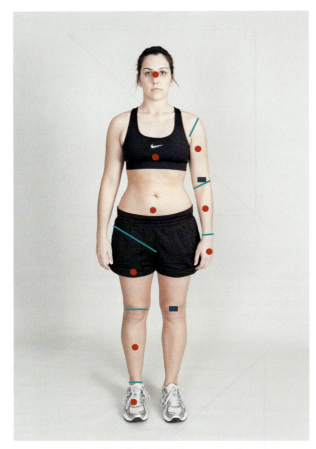

Figura 2.25 Localização do CG do corpo e de seus segmentos. Os círculos vermelhos indicam o CM de cada segmento. Os retângulos indicam o CM de cada membro. O círculo abaixo do umbigo indica o CM do corpo.

útil ao ajustar sobrecargas de exercícios, aplicar tração e equilibrar partes do corpo. A Figura 2.25 indica o CG do corpo e de seus segmentos na posição anatômica. Os parâmetros dos segmentos do corpo foram determinados em cadáveres.[3,4] Para detalhes específicos, consulte os estudos originais ou Drillis et al.[5]

O CG do membro superior estendido fica logo acima da articulação do cotovelo, ao passo que o CG do membro inferior estendido fica logo acima da articulação do joelho. O braço, o antebraço, a coxa e a perna são maiores proximalmente e, por isso, seus CG individuais encontram-se mais perto da extremidade proximal. Esse ponto fica a aproximadamente 4/9 (45%) do comprimento do segmento, medido a partir da extremidade proximal.

O CG do conjunto de cabeça, braços e tronco (CBT) fica localizado anteriormente à borda da 11ª vértebra torácica e logo abaixo do processo xifoide do esterno.[6] O peso do CBT é de aproximadamente 60% do peso do corpo. Na Figura 2.27A e B, observe a distância acentuada da articulação do quadril até a linha do CG do CBT quando a inclinação para a frente aumenta.

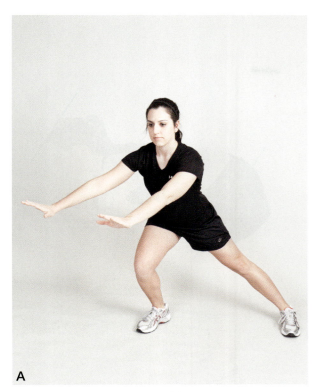 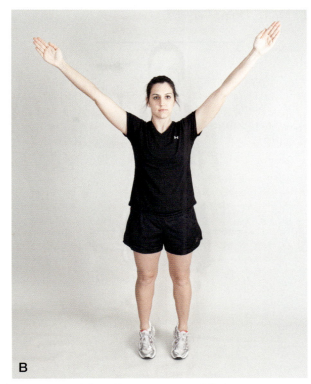

Figura 2.26 As mudanças no CG do corpo ocorrem com as mudanças nas posições. Algumas vezes, o CG do corpo encontra-se no corpo e, outras, fora dele.

Essa posição requer mais força crescente nas costas e nos músculos extensores do quadril para sustentar o peso do tronco.

O **CG do corpo adulto na posição anatômica situa-se anteriormente à segunda vértebra sacral**,[4] a aproximadamente 55% da altura de uma pessoa. A marca do CG geralmente se encontra perto do nível das espinhas ilíacas anterossuperiores. As variações nas proporções do corpo e na distribuição do peso causam alterações na localização desse ponto. Ele é geralmente um pouco mais alto em homens do que em mulheres, pois os homens tendem a ter ombros mais largos, enquanto as mulheres apresentam quadris mais largos.

Mudar a posição dos segmentos individuais causa uma mudança na posição do CG do membro e do corpo como um todo. Quando o membro é flexionado, o CG move-se proximalmente para um ponto sobre uma linha entre os centros dos segmentos individuais (Fig. 2.29). O movimento proposital do CG dos segmentos costuma ser usado em exercícios terapêuticos para alterar o torque de resistência (peso vezes sua distância perpendicular ao eixo de movimento) de um membro. Por exemplo, a flexão do ombro contra gravidade é mais fácil de realizar quando o cotovelo está flexionado do que quando está estendido. Um exercício abdominal é mais fácil de ser realizado quando os braços estão nas laterais e torna-se cada vez mais difícil à medida que

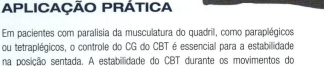

APLICAÇÃO PRÁTICA

Em pacientes com paralisia da musculatura do quadril, como paraplégicos ou tetraplégicos, o controle do CG do CBT é essencial para a estabilidade na posição sentada. A estabilidade do CBT durante os movimentos do membro superior requer uma sustentação externa suplementar. Em uma cadeira de rodas, isso pode ser adquirido ao se segurar em partes da cadeira (Fig. 2.28).

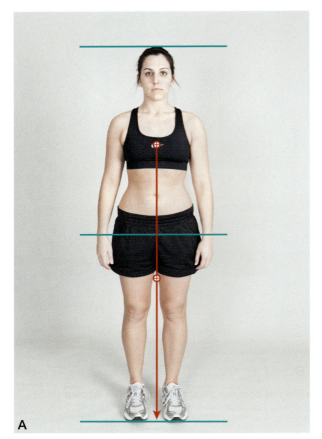 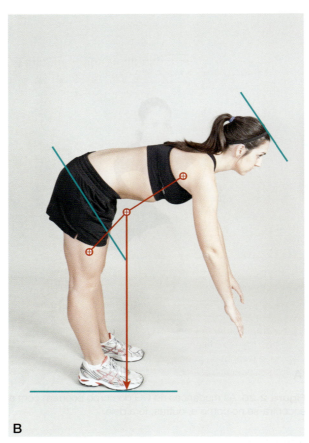

Figura 2.27 À medida que o CG do conjunto formado por cabeça, braços e tronco (CBT) se move à frente dos quadris, o braço da resistência do CBT aumenta, de modo que os músculos extensores das costas e do quadril devem aumentar sua força para sustentar o peso do CBT.

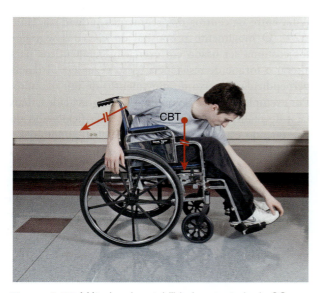

Figura 2.28 Métodos de estabilidade e controle do CG do conjunto formado por cabeça, braços e tronco (CBT) em pessoas com paralisia dos músculos do quadril e do tronco, como lesões da medula espinal. Aqui, a pessoa envolve o braço na barra de direção da cadeira de forma que os flexores do cotovelo possam ser usados para baixar e levantar o tronco.

eles são dobrados sobre o tórax ou quando as mãos são posicionadas sobre o topo da cabeça. A mudança do torque dos membros inferiores fornece um método para alterar a dificuldade dos exercícios musculares abdominais. Na posição de decúbito dorsal, os músculos abdominais contraem-se para estabilizar a pelve quando as pernas estão levantadas. A resistência que os músculos abdominais devem enfrentar diminui ao se flexionarem os membros inferiores antes de erguê-los; a resistência é reduzida ainda mais erguendo-se apenas uma perna. A magnitude da redução do torque é ilustrada na Figura 2.29. Embora o peso do único membro seja o mesmo em ambas as posições, o CG moveu-se de 38 cm a partir do eixo da articulação do quadril para 20 cm; portanto, o torque foi reduzido de 40,6 Nm para 21,7 Nm. Essa redução no torque não reduz apenas a força de estabilização exigida dos músculos abdominais, mas também a força que os músculos flexores do quadril devem gerar para elevar o membro.

O CG de um objeto sólido, como um tijolo ou uma bola, não é difícil de ser visualizado. O corpo humano, por outro lado, possui muitos segmentos com formato irregular, o que dificulta determinar seu CG. Para tornar a questão ainda mais complexa, quando as posições

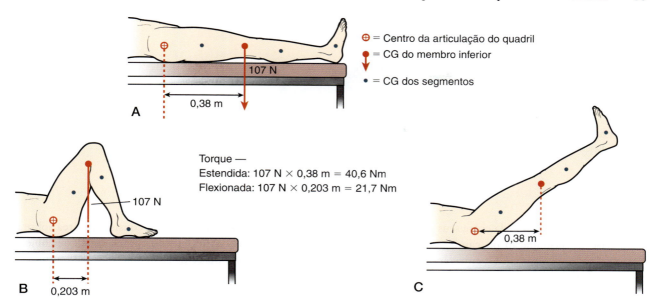

Figura 2.29 Alteração do torque do membro inferior por meio de mudança da posição dos segmentos individuais. **A)** A perna está completamente estendida, então, seu braço da resistência é de 38 cm (0,38 m). **B)** Com o quadril e o joelho flexionados, o CG do membro inferior move-se proximalmente, de modo que o braço de resistência agora é de 20,3 cm (0,203 m). **C)** Se o indivíduo levanta as pernas, a quantidade de força que os abdominais devem produzir para estabilizar o tronco dependerá da posição dos quadris e dos joelhos, bem como da distância a que os CG dos membros inferiores estão do eixo de movimento.

dos segmentos mudam, o CG do corpo como um todo também se altera. Um paciente com debilidade muscular pode sofrer uma queda em uma fração de segundo se a linha da gravidade se mover para fora da base de sustentação. Saber onde e como a força da gravidade atua sobre o corpo (e seus segmentos) é importante clinicamente para facilitar o movimento, modificar sobrecargas de exercícios e equilibrar partes.

Equilíbrio estável, instável e neutro

Se o CG de um corpo é levemente perturbado e o corpo tende a retornar o CG à sua posição anterior, o corpo está em **equilíbrio estável**. Balançar-se em uma cadeira de balanço é um exemplo de equilíbrio estável. Se o CG não retorna, mas procura uma nova posição, o corpo cai. Neste caso, ele está em um estado de **equilíbrio instável**, como pode ocorrer se uma pessoa sentada sobre um banco estreito inclina-se para a frente. Os exemplos de **equilíbrio neutro** incluem uma bola rolando ou uma pessoa empurrada em uma cadeira de rodas. O equilíbrio neutro ocorre quando o CG é deslocado, mas permanece no mesmo nível, ou seja, não cai nem retorna à sua posição anterior.

O grau de estabilidade (resistência a ser empurrado) de um corpo depende de quatro fatores:

1) altura do CG acima da base de sustentação;
2) tamanho da base de sustentação;
3) localização da linha da gravidade na base de sustentação;
4) peso do corpo.

Alterar um ou mais desses fatores aumenta ou reduz a estabilidade. A estabilidade é aprimorada por um CG baixo, uma base de sustentação ampla, linha de gravidade sobre o centro de sustentação e um peso elevado. Por outro lado, a estabilidade é diminuída se o CG for elevado, a base de sustentação for estreita, a linha de gravidade se situar fora do centro de sustentação ou o peso do objeto for reduzido.

Qualquer desvio da posição anatômica faz com que o CG se mova. Se os braços são dobrados sobre o tórax ou elevados sobre a cabeça, o CG sobe. Se o indivíduo flexiona a cabeça, o tronco e os quadris, o CG move-se em direção aos pés. Como o CG do corpo é relativamente alto, uma pessoa ereta está em posição de equilíbrio instável. Basta uma pequena força para causar o deslocamento do corpo, o que pode ser um fator bom ou ruim. É um bom fator por não ser necessária muita força para iniciar uma caminhada. Por outro lado, o corpo pode estar em risco de queda se outros fatores não estiverem presentes. Felizmente, a queda é evitada por um sistema neuromuscular intacto e automático que mantém o CG do corpo na sua base de sustentação. Portanto, a caminhada é, na verdade, uma sequência de perturbação e retomada do CG. A incapacidade de controlar e equilibrar o corpo pode fazer com que o

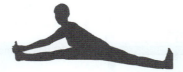

APLICAÇÃO PRÁTICA

O tamanho dos homens de linha do futebol americano e as posições agachadas que assumem com apoio amplo para a frente e para trás promovem estabilidade e resistência ao serem empurrados por um oponente.

A instabilidade, por outro lado, é acentuada por um CG alto, base de sustentação estreita e peso leve, como exemplificado pelas posições e pelos movimentos de *running back* nesse esporte.

---

indivíduo amplie a distância entre seus pés para aumentar a base de sustentação ou caminhe com os joelhos flexionados para baixar o CG; entretanto, essa mudança requer maior energia e pode causar mais perda de equilíbrio. Por exemplo, um esquiador iniciante inclina-se para trás em vez de se inclinar para a frente sobre os esquis. Pessoas que tentam caminhar em um local escuro e desconhecido normalmente tendem a flexionar os quadris e os joelhos ou afastar os pés, assim como pacientes inseguros em relação a seu equilíbrio. O clínico é responsável por oferecer apoio físico e psicológico para ajudar os pacientes a aprender a realizar atividades motoras de forma segura e eficaz.

O CG não muda apenas com os movimentos, mas também com adições ou subtrações de segmentos do corpo. Se o CG muda, a linha de gravidade também se altera. Por exemplo, se um indivíduo está com um gesso na perna direita, o peso adicional da perna deslocará o CG para a direita e, com isso, a linha de gravidade (LG) também se ajustará para esse lado. Um indivíduo que sofreu amputação de uma perna acima do joelho possui um CG elevado e lateralmente ajustado, de modo que, na posição vertical, pode sofrer maior risco de queda até que se ajuste às mudanças nas posições do CG e da LG. Ao carregar uma mala pesada, ela adiciona peso ao lado do corpo em que é carregada, de modo que seu CG é movido para esse lado. Para impedir que você caia para esse lado, você desloca seu tronco para o lado oposto, de forma que o peso combinado do seu corpo e da maleta pesada permaneça na base de sustentação.

Base de sustentação

Como a gravidade é um vetor de força, ela não só deve ter um eixo (centro do movimento) de onde é aplicada, mas também dimensão (magnitude) e direção. A dimensão, ou magnitude, é o peso do corpo ou segmento. A direção da gravidade sempre será uma tração vertical para baixo do CM em direção ao centro da terra. Essa linha de força é chamada **linha de gravidade (LG)**. Um corpo é estável quando a LG passa pelo centro de sua base de sustentação. A **base de sustentação (BS)** de um corpo consiste na área sobre a qual os pontos de contato do corpo e qualquer objeto permanecem em busca de sustentação. Por exemplo, se você fica em pé, com os pés separados na largura dos ombros, sua base de sustentação é a área sob seus pés e a área do solo entre eles, como visto na Figura 2.30. Se o paciente com um gesso na perna do parágrafo anterior utilizar muletas para se locomover, estará mais estável porque sua BS inclui a área entre os pés e se estende até os pontos de contato entre as muletas e o solo. Quanto maior é a base de sustentação, mais estável está um objeto (já que é mais difícil mover o CG para fora da BS) e, por outro lado, quanto menor é a BS, menos estável se torna o objeto. Essa é uma das razões por que é mais difícil permanecer sobre uma perna do que sobre duas. Se o CM sai da BS, o objeto é instável e cai, a menos que a BS se mova sob ele ou uma força supere a gravidade para manter a posição do objeto. Permanecer sobre uma perna é mais difícil não apenas porque a BS é menor, mas também porque é necessário menos movimento para mover o CM para fora da BS.

A estabilidade aumenta com uma base de sustentação maior, a qual diminui as chances de se perder o equilíbrio ou ser derrubado por forças externas. Quando forças externas são transmitidas de uma direção lateral, é mais difícil manter a LG e o CG sobre a BS. Se antecíparmos a força, porém, podemos sustentar uma base mais estável para receber a força sofrida. Por exemplo, se antecipar uma força vindo em sua direção anteroposterior, você posiciona os pés nessa direção com um pé na sua frente e o outro atrás para ficar em melhor posição a fim de manter seu CM dentro da base de sustentação. Da mesma forma, se uma força é direcionada contra você da lateral, você amplia sua BS da esquerda para a direita a fim de manter seu CM e sua LG dentro da BS. Podemos aplicar esse conceito a uma experiência comum: quando fica em pé dentro de um ônibus ou trem lotado em movimento, você posiciona um pé em direção à frente do veículo e o outro em direção à traseira dele, pois essas são as direções das forças de parada e arrancada do veículo.

APLICAÇÃO PRÁTICA

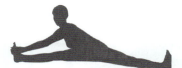

Você pode demonstrar a importância do tamanho da base de sustentação com um parceiro. Peça-lhe para ficar em pé com os pés juntos e veja quanta força é preciso aplicar para desequilibrá-lo. Agora, peça que fique com os pés afastados e repita suas tentativas de desequilibrá-lo. Com os pés afastados, a BS é muito maior e, portanto, o CM não sai da BS tão facilmente quanto com a BS menor. Como um paciente usaria esse conceito se apresentasse dificuldade de equilíbrio e não usasse equipamentos de assistência?

Uma base de sustentação grande às vezes pode ser vantajosa, e outras não. Por exemplo, um levantador de peso que ergue uma grande barra olímpica com muitas placas de peso acima da cabeça deve ter uma ampla base de sustentação para lhe fornecer a estabilidade necessária a fim de manter o peso acima da cabeça e manter seu próprio peso e o da barra dentro da BS. Da mesma forma, um lutador que não quer ser derrubado pelo oponente também criará uma grande base de sustentação (Fig. 2.31A). Por outro lado, um jogador de voleibol que deve mover-se rapidamente para fora de sua base de sustentação não quer uma base ampla da qual tenha de se mover (Fig. 2.31B); o movimento deve ocorrer repentinamente e em qualquer direção, portanto, o jogador deve estar pronto. Uma grande base de sustentação para esse jogador prolonga seu tempo sobre a base estável e retarda sua resposta para atingir a bola.

Alavancas e atividade muscular

Como a maioria das alavancas no corpo é de terceira classe, os músculos devem trabalhar mais do que as forças de resistência para fornecer o movimento desejado. Na verdade, os comprimentos do braço da alavanca, ou braços de momentos, dos músculos são menores do que os do braço da resistência, ou braços de momentos, das forças que trabalham contra o músculo, portanto, os músculos devem produzir mais força do que a força de resistência. Vamos utilizar o bíceps braquial como exemplo. Ele se insere no antebraço, bem próximo à articulação do cotovelo; entretanto, os CM do antebraço e da mão situam-se distalmente em relação ao antebraço médio, muito mais distante do que a inserção do bíceps braquial a partir da articulação do cotovelo. Portanto, o bíceps deve trabalhar muito mais para erguer o peso do antebraço e da mão do que se fosse inserido mais distalmente no antebraço do que o CM do antebraço. Para uma pessoa erguer um peso de 4,5 kg (44 N) em um movimento de rosca direta, o bíceps (desconsiderando-se outros músculos flexores do cotovelo para esse exemplo) deve produzir um total de 369 N (Fig. 2.32).

Como clínicos, podemos utilizar esse conceito a nosso favor. Utilizando um exemplo anterior, se fornecermos resistência manual a um paciente, a aplicação da nossa força à extremidade distal do segmento atuará a

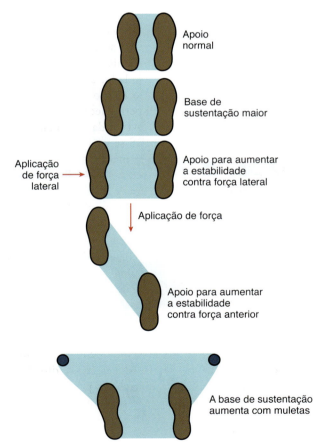

Figura 2.30 Variações na base de sustentação. A base de sustentação inclui a área entre os pés e qualquer objeto que o indivíduo esteja segurando ou sobre o qual esteja se inclinando. Com os pés juntos, a área entre os pés, incluindo estes, é menor se comparada a quando os pés estão separados. Indivíduos que utilizam muletas expandem sua base de sustentação de forma significativa, já que ela passa a se estender à área entre as muletas e o corpo.

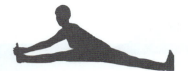

APLICAÇÃO PRÁTICA

Para aplicar esses conceitos de CG e BS, use seu parceiro novamente. Peça-lhe que fique ereto, com os pés afastados na largura dos ombros. Observe quanta força é necessária para empurrá-lo para fora de sua BS aplicando-se força lateralmente. Agora, com os pés na mesma posição e mantendo os joelhos sobre o solo, peça que seu parceiro se agache para abaixar seu CM. Empurre-o novamente e observe que muito mais força é necessária para desequilibrá-lo. Costumamos ver esses conceitos em atividades diárias e esportivas. Por exemplo, um jogador de linha de futebol americano fica em posição encurvada, com os quadris e os joelhos flexionados, para abaixar o CM, os pés são separados em um apoio para a frente e para trás para aumentar a BS, e o jogador alinha-se de acordo com as forças direcionadas anteroposteriormente, de modo que seu oponente tem mais dificuldade para derrubá-lo. Identifique como esse conceito poderia ser usado com um paciente que você está tratando se ele fosse um atacante. E se ele trabalhasse como caixa? Que instruções você daria para melhorar sua estabilidade no trabalho?

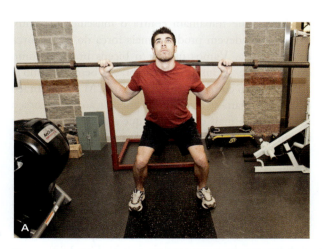

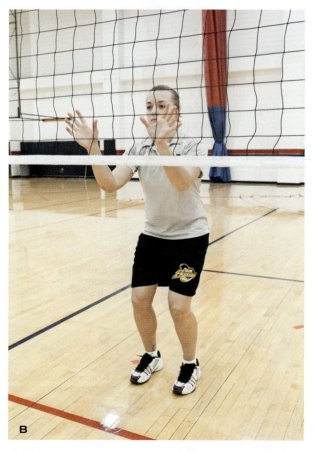

Figura 2.31 Em certas ocasiões, ter uma grande base de sustentação é uma vantagem, ao passo que, em outras, não. **A)** Uma grande base de sustentação fornece estabilidade e é especialmente necessária ao se sustentar um peso elevado. **B)** Se é preciso um movimento rápido, uma pequena base de sustentação permite que o indivíduo saia rapidamente de sua base de sustentação e é uma vantagem durante atividades esportivas que exigem mudanças rápidas de direção e movimento.

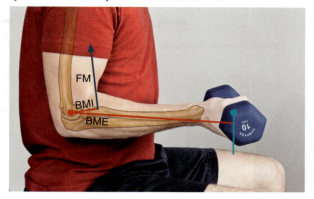

FM × Braço do movimento muscular = Forças externas × Braço do movimento externo

$$FM = \frac{FE \times BME}{BMM}$$

$$\frac{(44\ N \times 0{,}36\ m) + (14{,}6\ N \times 0{,}18\ m)}{0{,}05\ m}$$

$$\frac{15{,}84\ Nm + 2{,}63\ Nm}{0{,}05\ m} = 369{,}4\ N$$

Figura 2.32 A maioria dos músculos enquadra-se na alavanca de terceira classe, portanto, deve produzir mais força para conter uma força externa ou criar movimento. O bíceps braquial é um bom exemplo de como um músculo deve produzir uma força significativamente maior do que a resistência.

nosso favor, uma vez que não trabalharemos tanto quanto o paciente deve trabalhar para fornecer uma quantidade apropriada de resistência durante o exercício. Também podemos usar esse conceito para alterar um exercício sem mudá-lo muito. Por exemplo, se um paciente é incapaz de realizar um levantamento de perna porque seus flexores do quadril não possuem força suficiente, instruir o paciente a flexionar o joelho levemente encurtará o braço da resistência, possibilitando a realização do exercício. Quando a força do paciente aumenta, o joelho pode ser posicionado em extensão completa para oferecer mais resistência.

Embora as alavancas de terceira classe do corpo exijam grandes forças exercidas pelos músculos, elas também fornecem uma grande quantidade de movimento durante a atividade. Embora o bíceps não tenha uma vantagem de força, ele é capaz de fornecer o movimento do cotovelo com pouco movimento próprio. Em outras palavras, o bíceps não precisa se encurtar muito para produzir um grande arco de movimento para a mão. Esse conceito é similar a um grupo de crianças brincado de "estalar o chicote". Todos passam por um trajeto em círculo com o mesmo deslocamento angular e velocidade angular, mas a velocidade e o deslocamento linear deles é muito diferente um do outro. As crianças mais próximas do eixo não se movem tanto do ponto de vista linear, porém, as mais distantes do centro do movimento devem mover-se mais rapidamente para manter o deslocamento angular das crianças mais próximas do centro (Fig. 2.34).

Portanto, as alavancas do corpo parecem ser mais desenvolvidas para velocidade de movimento do que para força. Quando implementos como tacos de golfe, tacos de beisebol, raquetes de tênis ou remos são unidos ao membro superior distal, a velocidade do movimento ganha forças adicionais e maiores resultados para as atividades desejadas. O lançamento de uma bola é outro exemplo de forças do membro superior fornecendo maior movimento e velocidade de movimento. Os atos de chutar uma bola de futebol ou correr envolvem esses mesmos conceitos no membro inferior. Quanto mais longo o segmento, maior é a velocidade angular, portanto, se for utilizado um implemento, como uma raquete de tênis, o objeto (a bola de tênis) cursará um trajeto mais longo e mais rápido em

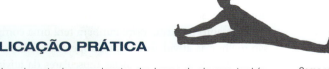

APLICAÇÃO PRÁTICA

Entender o impacto dos comprimentos dos braços de alavanca também é importante ao se realizar a mecânica do corpo apropriada, como em técnicas de exercícios com sobrecarga. O deslocamento de carga apropriado inclui trazer o objeto a ser erguido próximo ao corpo antes de erguê-lo. Essa preparação reduz o braço da alavanca do objeto deslocado, diminuindo, assim, seu braço da resistência. Essa manobra aplica menos estresse aos segmentos do corpo e permite uma mecânica mais segura.

Como visto na Figura 2.33A, o indivíduo que se inclina cria um braço de alavanca longo para o peso da cabeça, dos braços e do tronco, bem como do objeto erguido. O oposto, por sua vez, ocorre na Figura 2.33B, em que há uma redução drástica nas forças aplicadas às costas com a técnica de agachamento mais adequada, a qual encurta o braço da resistência da cabeça, dos braços e do tronco, assim como do objeto erguido.

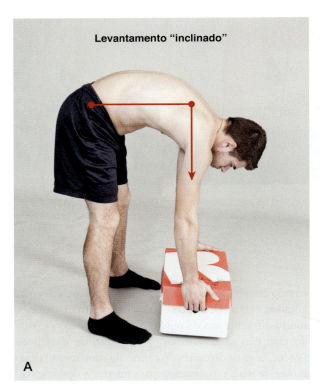

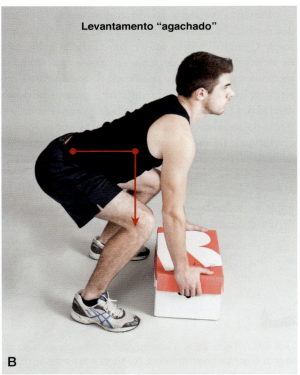

Figura 2.33 A utilização da mecânica corporal adequada inclui mover objetos próximo ao corpo. Na figura **(A)**, o objeto possui um braço de alavanca longo e irá impor uma força muito maior sobre o corpo do que o objeto na figura **(B)**, em que ele é aproximado do corpo, reduzindo, assim, o braço de alavanca.

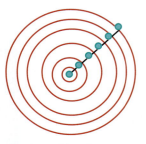

"Estalar o chicote"

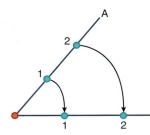

Velocidade angular de um arco de movimento

Figura 2.34 A velocidade angular é a mesma em uma linha que se move em torno de um eixo, mas a velocidade linear dos pontos mais distantes do eixo de movimento é muito maior. Para continuar em um trajeto circular, o ponto mais distante do centro de movimento deve cursar o arco em uma velocidade maior do que os pontos mais próximos do centro de movimento.

razão do comprimento acentuado do braço da alavanca e da velocidade acentuada do movimento angular (Fig. 2.35).

Diagramas livres do corpo

Agora que analisamos as alavancas e as forças um pouco mais, vamos ao próximo passo na compreensão de como essas estruturas afetam nossos movimentos diários. Esta seção lida com aplicações de diversas ciências, incluindo geometria, matemática e cálculo. Antes de entrar em pânico, note que as aplicações utilizadas aqui são básicas e completamente explicadas, sendo, portanto, de fácil entendimento. Esses cálculos são necessários porque é importante observar a quantidade de forças que o corpo deve produzir e suportar durante atividades cotidianas e de reabilitação. Quando houver terminado esta seção, você notará que esses conceitos não são tão difíceis de compreender quanto pensava. Você também terá uma compreensão melhor da atividade e do desempenho humano.

Compreender as exigências musculares da atividade e do desempenho humano torna-se mais fácil se utilizarmos diagramas de engenharia chamados **diagramas espaciais** ou **diagramas livres do corpo**, que consistem em desenhos simplificados do corpo com os vetores de força que atuam sobre ele ou sobre seus segmentos. Já utilizamos esses diagramas em versões simplificadas anteriormente neste capítulo. Quando estudamos forças e torques aplicados ao corpo, devemos lembrar que eles possuem duas dimensões, portan-

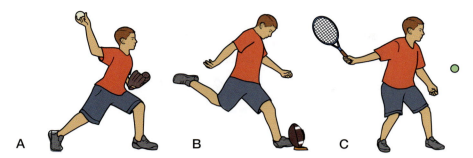

Figura 2.35 Aumento na velocidade de movimento com aumento na velocidade angular nos membros com e sem implementos. **A)** A ação de lançar uma bola utiliza a soma das forças do tronco e do membro superior para aumentar a velocidade angular da bola. **B)** A ação de chutar uma bola utilizando as forças combinadas do tronco e do membro inferior aumenta a velocidade angular da bola. **C)** Uma raquete na mão com o cotovelo próximo da extensão adiciona ainda mais velocidade angular à bola quando atingida pela raquete.

to, é preciso analisar a direção da aplicação e a sua magnitude. Ao desenhar um diagrama livre do corpo, primeiro identificamos o segmento do corpo estudado. Vamos, primeiro, dar um exemplo simples. A Figura 2.36 apresenta um membro inferior. Então, identificamos as forças que atuam sobre o segmento. Nesse exemplo, há forças internas e externas. As internas são as forças musculares que atuam sobre o segmento. Nesse caso, os flexores do quadril. As externas são aquelas que atuam contra os músculos. Na Figura 2.36, as forças externas incluem o peso do membro (gravidade) e o peso da caneleira ao redor do tornozelo. Como o membro não está se movendo, as forças são estáticas, o que significa que as forças internas e externas estão em equilíbrio. Sem movimento, elas são iguais umas às outras para que o membro seja mantido na posição afastada da mesa. Em outras palavras, a força muscular exigida para manter a perna afastada da mesa é igual ao total da tração gravitacional sobre o membro (peso do membro) e sobre a caneleira (peso da caneleira). Nesse exemplo, a gravidade está agindo no sentido horário e os músculos flexores do quadril tracionam no sentido anti-horário sobre ele. Como você deve se lembrar, o torque é o produto da massa por sua distância do eixo de movimento, portanto, a fórmula deve incluir a quantidade de força e a distância do CM em relação ao eixo. A distância entre o ponto onde uma força é aplicada e o eixo de movimento é o braço do momento. O **braço do momento interno** é a distância perpendicular do eixo da articulação até o músculo. Da mesma forma, o **braço do momento externo** é a distância perpendicular do eixo da articulação até a força externa ou o CG do segmento. As forças externas incluem o peso do segmento e qualquer outra força que atue contra o músculo. Como não ocorre movimento na Figura 2.36, todos os torques juntos se igualam a zero. O torque dos músculos para cima deve ser igual à tração para baixo total da gravidade sobre o peso da perna e da caneleira. Como sabemos que o peso da perna de uma pessoa de 68 kg (668 N) é de aproximadamente 11,34 kg (111,2 N) (ver Tab. 2.4) e as distâncias para o CM são fornecidas, podemos determinar a quantidade de torque exigido pelos flexores do quadril para manter a perna afastada da mesa com um peso de 2,27 kg preso à perna.

Agora, veja se consegue determinar a força muscular exigida na Figura 2.37. Nessa figura, determine quais das forças que atuam sobre o antebraço estão com o peso de um haltere na mão. Os vetores são denominados com unidades de força, se conhecidas. Embora o problema esteja solucionado na figura, tente resolvê-lo por conta própria antes de olhar a resposta.

Cálculo das forças musculares e articulares

A força é unidirecional, e o torque bidirecional. Como mencionamos, a força é expressa em libras ou quilogramas. O torque, por outro lado, é expresso como libra-pé ou quilograma-metro. A força e o torque causam impacto nos músculos e nas articulações. Esta seção analisa ambos.

Músculos

Como mencionado, o torque aplicado ao segmento de um corpo inclui torques internos e externos. O torque interno é a soma de todos os torques fornecidos pelos músculos que atuam sobre o segmento. O externo é a soma de todas as resistências externas que atua sobre o segmento. Como o torque é o produto do braço do momento pela massa, devemos ter certas informações antes de determinar todos os torques internos e externos. Podemos orientar as forças de acordo com os eixos x e y. Em um diagrama livre do corpo, o eixo x está alinhado com o comprimento do segmento, ao passo que o y é perpendicular ao segmento do corpo. Quando o segmento está em posição estática, todos os torques e forças são iguais e se compensam. Em linguagem matemática, como $\Sigma F_x = 0$ e $\Sigma F_y = 0$, logo, $\Sigma T = 0$. Nessas fórmulas, ΣF_x é a soma de todas as forças que atuam sobre o eixo x, ΣF_y é a soma de todas as forças que atuam sobre o eixo y e ΣT é a soma de todos os torques que atuam sobre o segmento.

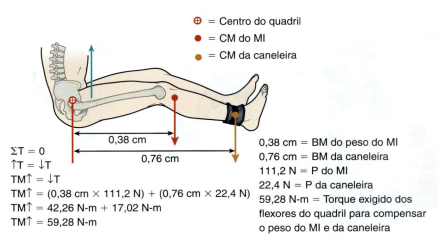

Figura 2.36 Aplicação clínica das forças vetoriais trabalhando uma contra outra. O posicionamento de um peso sobre a extremidade de um membro aumenta a força vetorial da resistência consideravelmente. Se um paciente é capaz de erguer o membro com o peso extra, o encurtamento do braço da resistência ao se aproximar o peso do eixo de movimento pode permitir que o paciente erga a resistência com êxito. MI = membro inferior; BM = braço do momento; TM = torque muscular; T = torque; P = peso.

Tabela 2.4 | Peso médio dos segmentos do corpo e localização anatômica do CG dos segmentos individuais do corpo de um homem de 68 kg (668 N)

Pesos do segmento e percentuais do peso total do corpo	Localização anatômica aproximada dos CG
Cabeça: 4,6 kg ou 45,8 N (6,9%)	*Cabeça.* No seio esfenoide, 4 mm além da margem anteroinferior da sela. (Sobre a superfície lateral, acima da fossa temporal sobre ou perto da linha násio-ínio.)
Cabeça e pescoço: 5,3 kg ou 52,4 N (7,9%)	*Cabeça e pescoço.* Sobre a superfície inferior do osso basioccipital ou no osso a 23 ± 5 mm da crista do dorso da sela. (Sobre a superfície lateral, 10 mm anterior à incisura supratragal acima da cabeça da mandíbula.)
Cabeça, pescoço e tronco: 39,8 kg ou 393,6 N (59%)	*Cabeça, pescoço e tronco.* Anterior à 11ª vértebra torácica
Membro superior **Braço:** 1,8 kg ou 18,2 N (2,7%)	**(Logo acima da articulação do cotovelo)** *Braço.* Na cabeça medial do tríceps, adjacente ao sulco radial; 5 mm proximal à extremidade distal da inserção do deltoide.
Antebraço: 1 kg ou 10, 6 N (1,6%)	*Antebraço.* 11 mm proximal à parte mais distal da inserção do pronador redondo; 9 mm anterior à membrana interóssea.
Mão: 0,4 kg ou 4 N (0,6%)	*Mão* (na posição de repouso). Sobre o eixo do terceiro metacarpo, geralmente 2 mm profundo à superfície da pele volar; 2 mm proximal à ruga palmar transversa, em ângulo entre a ruga transversa proximal e a ruga longitudinal radial.
Membro superior: 3,3 kg ou 32,4 N (4,9%) **Antebraço e mão:** 1,5 kg ou 14,6 N (2,2%)	
Membro inferior **Coxa:** 6,5 kg ou 64,4 N (9,7%)	**(Logo acima da articulação do joelho)** *Coxa.* No músculo adutor curto (ou magno ou vasto medial), 13 mm medial à linha áspera, profundo ao canal adutor, 29 mm abaixo do ápice do triângulo femoral e 18 mm proximal às fibras mais distais do adutor curto.
Perna: 3 kg ou 30,2 N (4,5%)	*Perna.* 35 mm abaixo do poplíteo, na parte posterior do tibial posterior, 16 mm acima da extremidade proximal do tendão do calcâneo, 8 mm posterior à membrana interóssea.
Pé: 0,95 kg ou 9,3 N (1,4%)	*Pé.* Nos ligamentos plantares, ou apenas superficial nos músculos profundos adjacentes do pé; abaixo das metades proximais do 2º e do 3º osso cuneiforme. Em uma linha entre o centro da articulação do tornozelo e a planta do pé no plano do segundo metatarsal.
Membro inferior: 10,6 kg ou 108 N (15,6%) **Perna e pé:** 4 kg ou 40 N (6%)	
Corpo todo	**(Anterior à segunda vértebra sacral)**

FONTE: Williams M e Lissner HR. Biomechanics of Human Motion. Philadelphia: WB Saunders, 1962, p. 15 (com permissão).

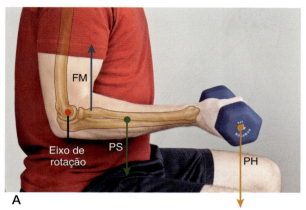

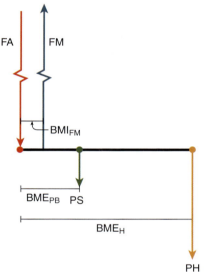

FM = Força muscular = desconhecida
PS = Força do peso do segmento = 32,9 N
PH = Força do haltere = 22,2 N
BMI$_{FM}$ = Braço do momento interno da força muscular (0,1 m)
BME$_{PB}$ = Braço do momento externo do peso do braço (0,25 m)
BME$_H$ = Braço do momento externo do peso do haltere (0,5 m)

Solução

$\Sigma F = 0$
Torque interno = Torque externo
FM × BMI$_{FM}$ = (PS × BME$_{PS}$) + (H × BME$_H$)
FM(0,1 m) = (32,9 N × 0,25 m) + (22,2 N × 0,5 m)
FM(0,1 m) = 8,2 N-m + 11,1 N-m
FM = $\frac{19,3 \text{ N-m}}{0,1 \text{ m}}$
FM = 193 N

B

Figura 2.37 Cálculo de forças utilizando um diagrama livre do corpo. **A)** Manter o cotovelo flexionado com um peso na mão cria força de resistência, puxando o braço e o peso para baixo contra uma força muscular igual que mantém a posição do cotovelo. **B)** Para calcular essas forças, costuma ser útil um diagrama livre do corpo com os valores específicos incluídos no diagrama.

Todas as forças em um segmento estático somam zero, pois não há movimento. Se o segmento se move, uma força deve ser maior do que a outra para produzir esse movimento. Como o segmento está em posição estática, todas as forças e, portanto, todos os torques estão equilibrados. As forças positivas são iguais às negativas, e os torques internos são iguais aos externos.

Os braços de momentos internos e externos podem mudar de comprimento à medida que a articulação se move em sua amplitude de movimento. O eixo longo do braço do segmento é o eixo x e a distância perpendicular ao braço do momento é o eixo y. Se soubermos o ângulo de tração do músculo ou do braço da resistência, podemos determinar seus torques resultantes (torque muscular ou de resistência) utilizando os vetores conhecidos e as regras de seno, cosseno e tangente do triângulo retângulo. Vamos utilizar a Figura 2.38 para observar como essas fórmulas funcionam. Uma vez que desenhamos um diagrama livre do corpo como na Figura 2.38B, além de termos identificado os eixos x e y, podemos ver cada uma das forças que atuam sobre o segmento do corpo. Neste exemplo, o deltoide é a força interna (muscular) que fornece um torque igual à combinação do peso do braço e do haltere. Em uma pessoa com 68 kg, todo o braço e a mão pesam 3,4 kg (32,9 N). Sabemos que o haltere nesse exemplo pesa 2,27 kg (22,2 N). Também sabemos que o CM do membro superior é próximo à articulação do cotovelo, a 0,25 m do eixo articular do ombro. O CM do haltere está na palma da mão, a 0,5 m do eixo articular do ombro. O ponto de inserção do músculo deltoide está na tuberosidade deltoide do úmero, a 0,1 m do eixo articular do ombro. De acordo com o diagrama, o ângulo entre a força da gravidade para baixo sobre o braço e sobre o haltere e o eixo longo do braço é de 45°. Agora, podemos inserir esses números na fórmula de torque estático:

$\Sigma T = 0$; logo, torque interno = torque externo

FM$_R$ × BMI$_{FM}$ = (PB$_R$ × BME$_{PB}$) + (BH$_R$ × BME$_H$)

Inserindo os números, obtemos:

$$FM_R = \frac{[(\cos 45° \times 32,9 \text{ N}) \times (0,25 \text{ m})] + [(\cos 45° \times 22,2 \text{ N}) \times (0,5 \text{ m})]}{0,1 \text{ m}}$$

(cos 45° = 0,707)
Inserindo o cosseno de 45°, podemos resolver a equação:

$$FM_R = \frac{(23,26 \text{ N} \times 0,25 \text{ m}) + (15,70 \text{ N} \times 0,5 \text{ m})}{0,1 \text{ m}}$$

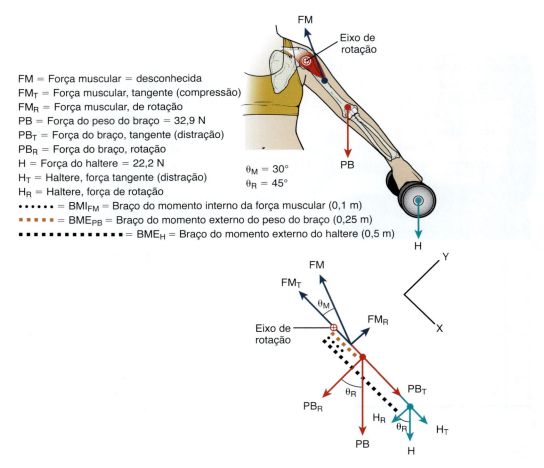

Figura 2.38 Cálculo dos componentes de força utilizando um diagrama livre do corpo. Os cálculos adicionais são necessários quando os ângulos criados pelas forças não são paralelos ou perpendiculares, como costuma ocorrer no corpo humano.

FM_R = Torque rotacional do músculo
BMI_{FM} = Braço do momento interno da força muscular
PB_R = Torque rotacional do peso do antebraço
BME_{PB} = Braço do momento externo do peso do antebraço
BH_R = Torque rotacional do haltere
BME_H = Braço do momento externo do haltere

O torque rotacional do músculo para manter o segmento na sua posição atual é:

$$MF_R = 136{,}65 \text{ N}$$

Agora que conhecemos o torque rotacional do músculo deltoide, podemos calcular as outras forças do músculo deltoide.

A força vetorial resultante do deltoide é:

$$FM = \frac{FM_R}{\text{sen }30°} \to FM = \frac{136{,}65 \text{ N}}{0{,}500} \to FM = 273{,}30 \text{ N}$$

A força vetorial tangencial do deltoide (nesse caso, a força compressiva em direção à articulação) é:

$$FM_T = \frac{FM}{\cos 30°} \to FM_T = \frac{273{,}30 \text{ N}}{0{,}866} \to$$
$$\to FM_T = 315{,}59 \text{ N}$$

Assim, os torques produzidos pelo deltoide são de 315,59 N em FM_T (compressivo), 273,30 N em FM (resultante) e 136,65 N em FM_R (rotacional) quando o braço está em 45° de abdução e erguendo uma carga de 2,27 kg.

Com base nos cálculos que acabamos de fazer, você pode novamente ver que a força exigida dos músculos é maior do que as forças externas. Como mencionado anteriormente, esse é o caso na maioria dos segmentos do corpo porque os músculos que se movem contra essas forças externas geralmente se situam mais perto da articulação do que do ponto onde as forças externas são aplicadas. Essa disposição torna os braços de momentos dos músculos mais curtos do que os braços da força externa; a produção muscular deve ser maior do que as forças externas para compensar essas diferenças.

Como pode ser observado na Figura 2.39, quando uma articulação muda de posição, os ângulos de tração das forças internas e externas também mudam. Não apenas os ângulos de tração se alteram, como também ocorrem mudanças na produção de força vetorial à medida que o segmento se move em sua amplitude de movimento. Na Figura 2.39, vemos o vetor componente rotacional do bíceps mudando quando o cotovelo é colocado em diferentes posições. Da mesma forma, suas forças vetoriais de compressão também mudam. Como mencionado, a força resultante é formada de uma combinação de duas forças, uma que fornece rotação e outra, distração ou compressão à articulação. Quanto mais perpendicular a força resultante estiver do segmento, mais sua força é direcionada à rotação. Quando a força resultante está a 90° do segmento, toda ela gira o segmento e nenhuma de suas parcelas distrai ou comprime a articulação. Como o cálculo de forças é feito com condições estáticas, esses conceitos de mudança dos vetores e forças resultantes aplicam-se às forças internas e externas.

Articulações

Embora não se possam medir com precisão as forças aplicadas diretamente às superfícies articulares, é importante ao menos estimá-las para que os clínicos possam reduzir estresses a articulações lesionadas. As articulações deparam-se com forças aplicadas a elas por contrações musculares, gravidade, resistência externa e atrito. Entender as causas e os resultados dessas forças articulares forma uma base melhor para a análise de exercícios terapêuticos e de reabilitação. As principais forças aplicadas às articulações podem produzir distração articular, como ao se segurar uma maleta (Fig. 2.40A), aplicar tração ou pesos de exercício sobre um membro dependente (Fig. 2.40B). Em casos de distração, os ligamentos e cápsulas articulares sofrem a tensão imposta a eles. A maioria das atividades, entretanto, produz compressão das superfícies articulares. A compressão é facilmente analisada em articulações de sustentação de peso corporal na posição sentada, em pé ou ao caminhar (Fig. 2.40C). O que nem sempre se analisa é a magnitude das forças de compressão articular que ocorrem nessas atividades, bem como essas forças que ocorrem com contração muscular ativa e atividades funcionais. A força articular (A) é a **força de reação articular** das superfícies articulares acopladas. Em disfunções articulares como artrite, a função é perdida porque essas grandes forças compressivas causam forte dor.

Você pode não ter notado, mas já aprendeu como calcular essas forças de reação articular. Essa informação pode ser obtida utilizando-se as fórmulas do equilíbrio ($\Sigma F = 0$ e $\Sigma t = 0$), a composição e a resolução das forças,

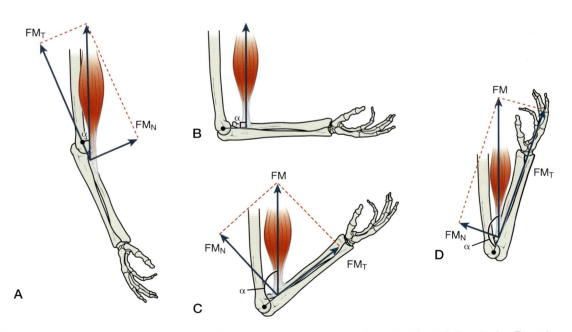

Figura 2.39 Vetores musculares e braços de momento mudam com as alterações de posição articular. Essas imagens demonstram que os comprimentos do braço do momento mudam à medida que a articulação se move em sua amplitude de movimento, resultando em mudanças nas exigências de força muscular durante o movimento.

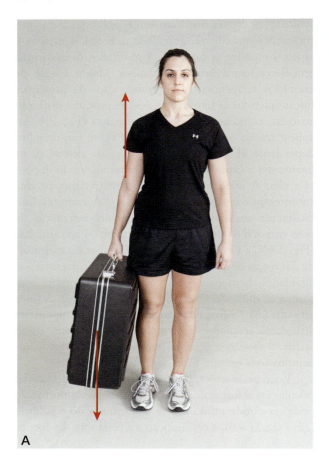
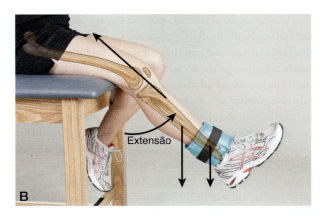
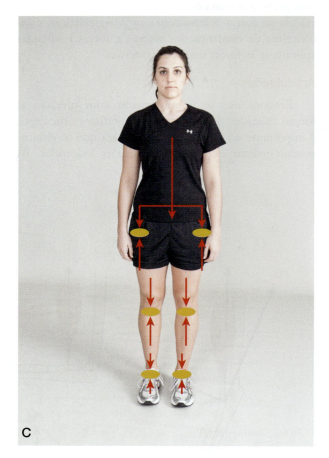

Figura 2.40 As forças de tração e compressão ocorrem em articulações que produzem estresse às articulações e às suas estruturas de sustentação. As forças externas e internas aplicadas a articulações certas vezes produzem tração à articulação e, outras, compressão dos resultados articulares.

bem como as proporções trigonométricas do triângulo retângulo. Um exemplo desse processo é visto na Figura 2.41, que demonstra como encontrar a magnitude das forças de compressão da articulação do joelho e do músculo quadríceps desconhecidas quando o indivíduo está sentado estendendo o joelho com um peso de 13,61 kg (133,44 N) sobre o pé. Na Figura 2.41, esse exemplo foi colocado no sistema coordenado com a origem que coincide com a força articular desconhecida, e cada uma das três forças (P = força de resistência, M = força muscular e A = força de reação articular) foi resolvida em componentes perpendiculares. O diagrama é classificado e indicam--se o peso, os ângulos e as distâncias medidos. As magnitudes aproximadas da força muscular (M = 1689,46 N)

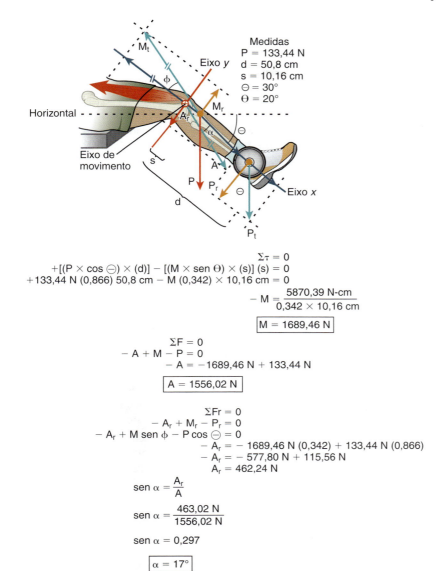

$\Sigma\tau = 0$
$+[(P \times \cos\Theta) \times (d)] - [(M \times \text{sen}\,\Theta) \times (s)](s) = 0$
$+133{,}44\,N\,(0{,}866)\,50{,}8\,cm - M\,(0{,}342) \times 10{,}16\,cm = 0$
$$-M = \frac{5870{,}39\,N\text{-cm}}{0{,}342 \times 10{,}16\,cm}$$
$\boxed{M = 1689{,}46\,N}$

$\Sigma F = 0$
$-A + M - P = 0$
$-A = -1689{,}46\,N + 133{,}44\,N$
$\boxed{A = 1556{,}02\,N}$

$\Sigma Fr = 0$
$-A_r + M_r - P_r = 0$
$-A_r + M\,\text{sen}\,\phi - P\cos\Theta = 0$
$-A_r = -1689{,}46\,N\,(0{,}342) + 133{,}44\,N\,(0{,}866)$
$-A_r = -577{,}80\,N + 115{,}56\,N$
$A_r = 462{,}24\,N$

$\text{sen}\,\alpha = \dfrac{A_r}{A}$

$\text{sen}\,\alpha = \dfrac{463{,}02\,N}{1556{,}02\,N}$

$\text{sen}\,\alpha = 0{,}297$

$\boxed{\alpha = 17°}$

Figura 2.41 Diagrama livre do corpo usado para calcular a força de reação articular. Uma vez determinadas as forças internas e externas, pode-se calcular as forças de reação articular. Embora nem sempre determinadas de forma específica na clínica, o conhecimento de quais posições aliviam as forças de compressão articular é útil quando os clínicos aconselham os pacientes a reduzir as forças articulares nas atividades.

e da força articular (A = 1556,02 N), bem como a direção da força articular (α = 17°) são encontradas utilizando-se as fórmulas do equilíbrio e as proporções trigonométricas que já vimos. As equações a seguir foram disponibilizadas para apresentar uma solução passo a passo para o mesmo problema. Elas ilustram os detalhes das relações e fornecem soluções ou explicações para partes do problema, como a força rotacional do peso, o torque de resistência ou a força muscular.

O componente rotacional (P_r) do peso de 13,61 kg (133,44 N) deve ser encontrado primeiro, então, usamos a fórmula para a resolução das forças:

$P_r = P \times \cos 30°$
$P_r = 133{,}44\,N \times 0{,}866$
$P_r = 115{,}56\,N$

Para encontrar o torque produzido pelo peso (τ_P), utilizamos a fórmula de torque:

$\tau_P = P_r \times d$
$\tau_P = 115{,}56\,N \times 50{,}8\,cm$
$\tau_P = 5870{,}39\,N\text{-cm}$

Para encontrar o torque que o músculo deve produzir (τ_m), utilizamos a fórmula do equilíbrio:

$$\Sigma t = 0 \tau_P - \tau_m = 0$$
$$\tau_m = \tau_P$$
$$\tau_m = 5870{,}39 \text{ N-cm}$$

Antes de encontrarmos a força no músculo (M), devemos conhecer o componente rotacional M_r. Utilizamos a fórmula para torque para encontrar a magnitude do componente rotacional do músculo (M_r):

$$\tau_m = M_r \times s$$
$$\text{ou}$$
$$\tau_m \div s = M_r$$
$$M_r = 5870{,}39 \text{ N-cm} \div 10{,}16 \text{ cm}$$
$$M_r = 577{,}80$$

Tendo o M_r, podemos encontrar a força muscular (M) utilizando fórmulas de proporção trigonométrica de um triângulo retângulo. Sabemos, a partir das tabelas do seno, que o seno de um ângulo de 20° é 0,342:

$$\text{sen } 20° = M_r \div M$$
$$M = M_r \div \text{sen } 20°$$
$$M = 577{,}80 \text{ N} \div 0{,}342$$
$$M = 1689{,}46 \text{ N}$$

Para encontrar a magnitude aproximada da força de reação articular (A), podemos usar a fórmula do equilíbrio e inserir os números que temos agora:

$$\Sigma F = 0$$
$$-A - M + P = 0$$
$$-A = -1689{,}46 \text{ N} + 133{,}44 \text{ N}$$
$$A = 1556{,}02 \text{ N}$$

Para encontrar o ângulo de aplicação para A, devemos encontrar um dos componentes de A. Se, em equilíbrio, a soma das forças é zero, logo, a soma dos componentes retangulares também deve ser zero:

$$\Sigma F_y = 0$$
$$-A_r - M_r + P_r = 0$$

Para encontrar a magnitude de A, podemos utilizar a fórmula do equilíbrio:

$$-A_r = -M_r + P_r$$
$$-A_r = -577{,}80 \text{ N} + 115{,}56 \text{ N}$$
$$\Sigma F_x = 0 \text{ ou } \Sigma F_y = 0$$
$$A_r = 462{,}24 \text{ N}$$

Para encontrar o ângulo da força articular, usamos a fórmula trigonométrica para o seno:

$$\text{sen } \alpha = A_r \div A$$

Então, olhamos na tabela dos senos e cossenos para encontrar o grau do ângulo:

$$\text{sen } \alpha = 462{,}24 \text{ N} \div 1556{,}02 \text{ N}$$
$$\text{sen } \alpha = 0{,}295$$
$$\alpha = 17°$$

Se esse problema fosse calculado com o joelho em extensão total, o componente rotacional do peso (P_r) seria maior, logo, o torque do peso (τ_P), o torque do músculo (τ_m), a força muscular (M) e a força articular (A) também aumentariam. Por outro lado, se o ângulo da articulação do joelho fosse aumentado para 60°, os valores P_r, τ_P, τ_m, M e A seriam menores.

Observe que, para realizar esses cálculos pela primeira vez de forma mais fácil, o peso da perna e do pé foi omitido do problema. Agora que você já está mais habituado com o processo, podemos adicionar esse fator aos cálculos para obter uma resposta mais precisa da força total estimada exigida da perna para erguer a caneleira e a perna, bem como a força subsequente aplicada à articulação do quadril. O peso da perna e do pé (p) é de cerca de 4 kg (40 N) atuando no seu CG, que está a 20,3 cm da origem do sistema coordenado em uma direção vertical. Quando essa força é adicionada, as equações de equilíbrio corrigidas ainda possuem os torques totais em zero, então, como você esperava, a exigência de força muscular é maior e as forças que atuam sobre a articulação também são maiores. Os cálculos a seguir demonstram como isso ocorre:

A. Solucionando primeiro para M: $\Sigma t = 0$
$$[(133{,}44 \text{ N} \times 0{,}866) \times 50{,}8 \text{ cm}] + [(40 \text{ N} \times 0{,}866) \times 20{,}3 \text{ cm}] - [(M \times 0{,}342) \times 10{,}16 \text{ cm}] = 0$$
$$M = 1891{,}83 \text{ N}$$

B. Então, encontrando A: $\Sigma F = 0$
$$-A - 1891{,}83 \text{ N} + 133{,}44 \text{ N} - 40 \text{ N} = 0$$
$$A = 1985{,}27 \text{ N}$$

A equação vetorial $\Sigma F = 0$ foi usada para simplificar as equações a fim de encontrar as forças articulares (A). Entretanto, a utilização dessa fórmula introduz um erro de 2% no problema. Como este é um livro de cinesiologia clínica, acreditamos que é mais importante observar que as forças aplicadas pelos músculos contra uma resistência relativamente moderada transmitem grandes sobrecargas às articulações do que identificar cálculos precisos.

Entretanto, para aqueles que desejam identificar os cálculos exatos, não faremos mais suspense. Para encontrar as forças de compressão articular precisas, é necessário encontrar ambos os componentes de A e, na sequência, solucionar com o Teorema de Pitágoras: $A = \sqrt{Ax^2 + Ay^2}$. Completando esse cálculo, A equivale a 1587,94 N, quando o peso da perna é desprezado, e a 1761,40 N, quando ele é incluído. Para exemplos de cálculos em outras atividades, posições e áreas articulares, e para o cálculo das forças em dinâmica, consulte LeVeau[8] e Soderberg.[9]

Aplicação de resistências ao corpo

Agora que você tem uma ideia de como as forças atuam sobre o corpo e sobre seus segmentos, pode notar facilmente a importância de entender essas informações. Do ponto de vista clínico, as resistências externas encontradas pelo corpo incluem as forças produzidas por gessos, órteses, mochilas, pratos de comida, polias, halteres, muletas, portas, equipamentos de exercício ou resistência manual de um clínico. Embora essas forças possam ser pequenas, elas costumam ser aplicadas sobre a parte distal do membro e, portanto, exercem torques relativamente grandes que os músculos devem igualar, durante atividades isométricas, e superar, para realizar o movimento. O profissional que conhece essas forças será capaz de manipulá-las e adaptá-las para resultados ideais no programa de reabilitação de um paciente. Por exemplo, se o objetivo é oferecer exercício de resistência a determinado músculo, deve-se selecionar um torque de resistência que se equipare ao torque que o músculo é capaz de produzir. Entretanto, se o objetivo é auxiliar o uso funcional de um músculo muito debilitado, o torque de resistência deve ser o menor possível.

Como a gravidade afeta todos os objetos, devemos estar cientes de seus efeitos sobre o posicionamento de um paciente e sobre a aplicação de forças externas em segmentos lesionados. Objetos como halteres ou livros comportam-se da mesma maneira que o peso dos segmentos corporais, já que a gravidade sempre traciona para baixo em direção vertical sobre todos os objetos. O torque de resistência máximo do peso de um membro ocorre quando ele está na horizontal. Nessa posição, a distância perpendicular da linha de ação da gravidade até o eixo de movimento é a mais longa (ver Fig. 2.39). Em todos os outros pontos na amplitude de movimento, o torque de resistência é menor.

Em geral, os pesos aplicados aos membros exercem tração sobre as estruturas articulares, o que pode ou não ser desejável. Se lembrarmos da composição das forças, saberemos que, quando uma força tem direção paralela à gravidade, ou diretamente para baixo, ela toda agirá como uma força de distração sobre a articulação. Dessa forma, com o cotovelo na Figura 2.39 em extensão com o paciente em pé, o peso do braço atua completamente como uma força de distração e não possui um componente rotacional. Os exercícios pendulares de Codman são usados no início da reabilitação do ombro para aperfeiçoar o movimento do ombro e são baseados nesse efeito.[10] Para realizar esses exercícios, o paciente inclina-se para a frente, flexionado os quadris e apoiando-se com o antebraço oposto em uma mesa. Essa posição coloca o ombro em posição de flexão. O membro é movido passivamente como um pêndulo, utilizando-se a transferência de peso do membro esquerdo para o direito, de modo que a mão faça círculos cada vez maiores em uma amplitude livre de dor. O componente de distração do peso do braço gera o movimento para baixo da cabeça do úmero sobre a glenoide de forma que a flexão do ombro e a abdução possam ocorrer. A distração articular com esse movimento passivo também aumenta a circulação sinovial na articulação. Um peso pode ser preso ao punho do paciente para fornecer mais força de tração.

Em algumas condições patológicas, o efeito do componente de distração de um peso é indesejável porque pode causar dor, estresse ou dano às estruturas articulares. Por exemplo, no estiramento do ligamento cruzado anterior de um joelho, os pesos presos ao pé com o objetivo de fortalecer os músculos quadríceps são contraindicados, especialmente no início do programa de reabilitação. Nesses casos, métodos alternativos de fortalecimento devem ser usados, pois não estressam a articulação ou o ligamento.

Por outro lado, a compressão articular também pode ser benéfica ou contraindicada. Pacientes cuja propriocepção articular foi reduzida em virtude de lesão articular ou inchaço intra-articular podem sofrer risco de lesão recorrente se a propriocepção não for recuperada. Atividades de sustentação do peso corporal estão entre os exercícios usados para recuperar a propriocepção articular. Demonstrou-

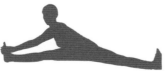

APLICAÇÃO PRÁTICA

Saber que o torque de resistência máxima de gravidade muda ao longo da amplitude de movimento da articulação pode ser importante na reabilitação de um paciente. Por exemplo, se solicitarmos que um paciente erga um haltere em flexão do ombro, primeiro devemos decidir onde, na amplitude de movimento, queremos que a resistência máxima ocorra antes de posicioná-lo para o exercício. Se quisermos que o efeito máximo da gravidade ocorra no início do movimento, o paciente deve ficar em decúbito dorsal. Entretanto, se quisermos a resistência máxima no final do movimento, ele será colocado em decúbito ventral. Por outro lado, se quisermos efeitos máximos da gravidade na metade da amplitude, posicionaremos o paciente em pé ou sentado.

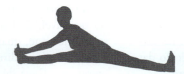

APLICAÇÃO PRÁTICA

A distração articular moderada que não rompe ou estressa as estruturas articulares pode, na verdade, auxiliar no alívio da dor de lesões ligamentares. As mobilizações articulares de níveis I e II fornecem distração moderada em uma amplitude sem estresse que não estira as estruturas de tecido mole da articulação, mas estimula os receptores cutâneos para aliviar a dor.[11]

-se que essas atividades facilitam os receptores.[12] Atividades compressivas articulares para o ombro podem incluir atividades de sustentação do peso corporal, como exercícios com apoio, ou sem sustentação do peso corporal, como exercícios em decúbito lateral de abdução do ombro a 45°.

Aplicação clínica de conceitos

Muitas forças aplicadas externamente, que podem ocorrer com resistência manual, polias de exercícios, caminhada com muletas, propulsão de uma cadeira de rodas ou ao abrir uma porta, não atuam em direção vertical como os pesos presos ao corpo. Em vez disso, as forças exercem efeitos que variam de acordo com o ângulo em que são aplicadas. Assim como outras forças, elas também têm um componente de distração ou de estabilização além do componente rotacional. Em sistemas de polia, o ângulo de aplicação muda quando a parte do corpo se move em sua amplitude de movimento (Fig. 2.42). Cada mudança no ângulo (ou direção) da força causa uma mudança na magnitude do componente rotacional dessa força. Na verdade, o torque de resistência irá variar em diferentes pontos da amplitude de movimento.

É importante lembrar que a maior magnitude de um torque ocorre quando sua direção de aplicação está em um ângulo reto, isto é, a 90°, em relação ao segmento ou membro.

Polias

As polias são usadas em exercícios de força e na tração dos segmentos do corpo para mudar a direção de uma força; essas polias são polias fixas em um ponto. Uma polia também pode ser usada para aumentar ou diminuir a magnitude de uma força; estas polias são sistemas de polias móveis e, por vezes, são chamados de sistemas de roldanas.

Polia fixa

A linha de ação de uma força pode ser modificada por uma polia (Fig. 2.43). Uma força (F) que atua para baixo é utilizada para mover um peso para cima. As polias fixas não fornecem nenhuma vantagem mecânica para a força, mas simplesmente mudam sua direção. Esse princípio é ilustrado pelo exemplo de tração cervical (ver Fig. 2.7). As polias fixas geralmente são usadas em exercícios de fortalecimento, como visto na Figura 2.43B.

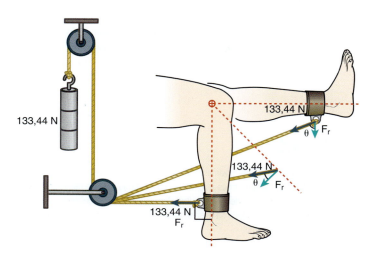

Figura 2.42 Uma polia fornece várias forças de resistência na amplitude de movimento de uma articulação. A maior resistência ocorre quando a linha de tração do sistema de polia forma um ângulo de 90° com o segmento do corpo quando toda a força é aplicada como um componente rotacional.

Polia móvel

Se um peso é preso a uma polia móvel (Fig. 2.44), metade dele é sustentado pela corda presa no gancho fixo, e metade, pela corda do outro lado da polia. Portanto, a vantagem mecânica da força (F) é 2. A corda, entretanto, deve ser movida duas vezes a distância que o peso é levantado, de modo que o que se ganha em força é perdido em distância. Os sistemas de tração da perna na Figura 2.44B são exemplos de como uma polia móvel é utilizada para reduzir pesos e, ainda assim, gerar força

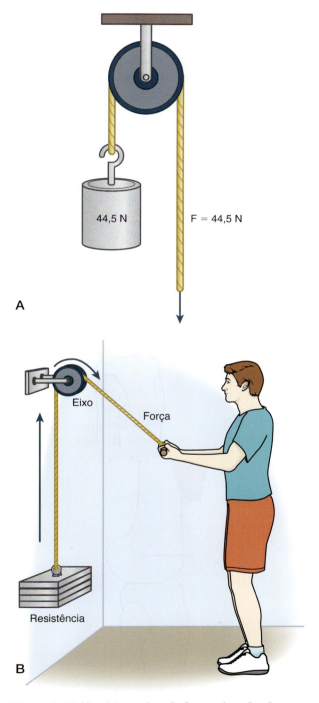

Figura 2.43 Um sistema de polia fixa muda a direção da tração de uma força sem oferecer qualquer vantagem mecânica. Isso pode ser útil clinicamente quando se deseja criar mais ou menos força como uma amplitude de movimento específica.

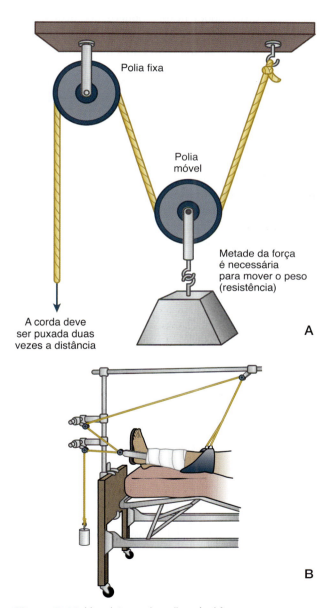

Figura 2.44 Um sistema de polia móvel fornece uma vantagem mecânica para aumentar ou diminuir forças. **A)** Uma polia móvel facilita erguer um objeto pesado. **B)** Também pode ser usada para aumentar a distração articular sem exigir uma sobrecarga pesada para ser eficaz.

adequada. A polia no pé é "móvel", ao passo que as polias nos pés da cama são fixas. Como a polia no pé recebe a força de duas partes da corda, ela exerce mais de 66,72 N de tração na perna. No sistema de exercício na Figura 2.43B, a polia é fixa, portanto, muda apenas a direção da força, e não a magnitude.

Polias anatômicas

Há diversos sistemas de polia única no corpo. Esses sistemas podem mudar o trajeto de um tendão ou melhorar a vantagem mecânica de um músculo aumentando a distância do seu braço da força em relação à articulação. O maléolo medial no tornozelo muda o ângulo de tração dos tendões flexores longos dos dedos e do tendão tibial posterior. O tubérculo fibular no calcâneo lateral e o maléolo lateral fornecem a mesma tarefa para os tendões fibulares longo e curto (Fig. 2.45). Outro sistema de polia envolvendo os tendões dos flexores longos dos dedos é encontrado no lado palmar das falanges. Quando os flexores profundos e superficiais dos dedos se contraem, seus tendões surgem dos eixos articulares. Os tendões são sustentados por sete aros em formato de polia, que também causam desvio dos tendões com o movimento. Embora os ângulos das trações musculares possam mudar em virtude de seu mecanismo de polia, o vetor de força do músculo permanece reto. A linha de ação do músculo geralmente vai do ponto imediato de sua inserção no osso e estende-se espacialmente de acordo com a magnitude da força. O vetor é reto e não segue as direções anatômicas do músculo inteiro.

Um exemplo de polia anatômica que melhora o torque muscular é a patela (Fig. 2.46). O torque do quadríceps aumenta significativamente porque a patela afasta o tendão do músculo da articulação do joelho, aumentando, assim, o comprimento do braço do momento do quadríceps.[13] O quadríceps e os tendões patelares não apenas aperfeiçoam a produção de torque do quadríceps como também mudam a direção da tração do tendão quando o joelho se flexiona. Outras polias que melhoram a força muscular incluem o calcâneo, o colo do fêmur e os côndilos das falanges. O calcâneo fornece uma distância de um braço da alavanca de 5 cm para os músculo gastrocnêmio-sóleo (Fig. 2.47). O colo do fêmur posiciona os músculos abdutores do quadril a alguns centímetros de distância da articulação do quadril. Os

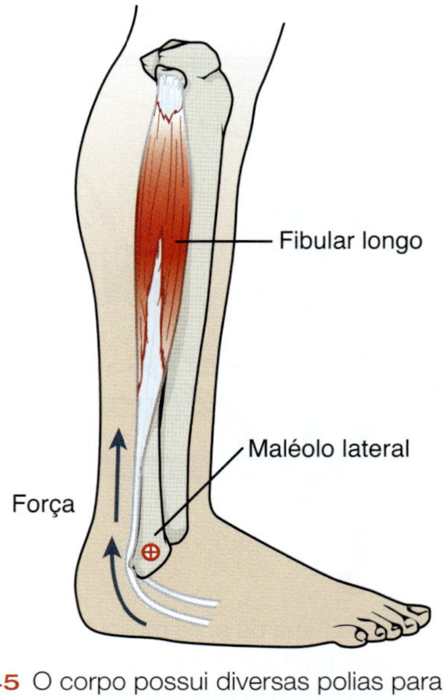

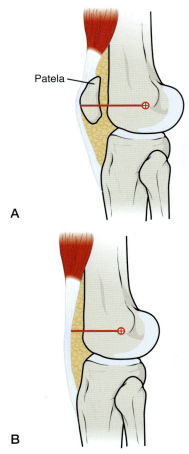

Figura 2.46 As polias anatômicas mudam o ângulo de tração de um músculo e melhoram a produção de torque dos músculos. **A)** A patela afasta o quadríceps do centro de movimento para melhorar o torque do quadríceps e mudar o ângulo de tração do músculo. **B)** Sem a patela, o quadríceps não é capaz de fornecer tanto torque, já que está mais perto do centro de movimento.

Figura 2.45 O corpo possui diversas polias para mudar as direções da tração dos músculos no corpo. Um exemplo é o maléolo lateral e o tubérculo fibular, que geram uma mudança de tração dos tendões fibulares no tornozelo.

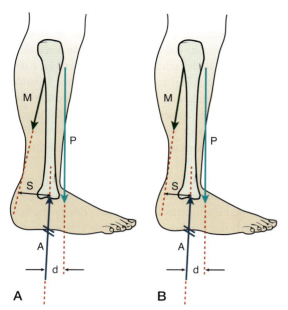

Figura 2.47 O calcâneo muda o ângulo de tração do tendão do calcâneo e aumenta seu torque afastando o tendão de seu centro de movimento. **A)** Um calcâneo normal. **B)** Um calcâneo curto reduz o braço de momento do tendão.

côndilos das falanges aumentam as distâncias do braço da força dos flexores dos dedos. Pequenas mudanças nesses processos, como pode ocorrer em doenças, lesões ou cirurgias, podem causar grandes mudanças no torque que um músculo é capaz de produzir.

Fator de alavancagem

Do ponto de vista mecânico, quanto maior for a distância entre a linha de ação do músculo e o centro da articulação (distância do braço do momento), maior é o componente rotacional produzido pelo músculo nessa articulação. Esse princípio, às vezes, é chamado de **fator de alavancagem** dos músculos. Dessa forma, o processo ósseo possui um papel importante fornecendo distâncias do braço da força em relação aos músculos e aumentando o ângulo de inserção do tendão no osso.

O fator, ou princípio, de alavancagem é um ponto importante em um músculo cuja distância do braço do momento muda quando o movimento ocorre, já que essa produção de torque também muda em diferentes pontos da amplitude de movimento. Podemos observar o bíceps braquial como um bom exemplo dessa mudança no princípio de alavancagem (Fig. 2.39). Quando o cotovelo é estendido, a linha de ação do bíceps braquial está mais próxima do centro articular. Quando se flexiona em direção a 90°, a linha de ação do músculo afasta-se do eixo da articulação até atingir sua distância máxima do eixo de movimento a 90°. Ao continuar após os 90° em mais flexão, a linha de ação do bíceps braquial começa a aproximar-se novamente da articulação quando o cotovelo atinge 120° de flexão. Assim, **para a mesma força de contração muscular, o músculo bíceps braquial produz o maior torque a 90° de flexão do cotovelo**. O músculo é menos eficaz quando o flexor de um cotovelo está em extensão. Embora o fator de alavancagem afete a produção de torque de todos os músculos, o efeito varia com músculos, articulações e movimentos específicos. Os músculos bíceps braquial, braquiorradial e isquiotibiais apresentam esse efeito mais do que outros músculos, como o tríceps braquial, o deltoide ou o gastrocnêmio-sóleo, nos quais a distância perpendicular em relação ao eixo articular apresenta mudanças mínimas ao longo da amplitude de movimento.

Alongamento *versus* mobilização articular

Os exercícios de alongamento passivo para aumentar o movimento articular após fraturas, cirurgia ou disfunções articulares são contraindicados por muitos médicos e fisioterapeutas. Do ponto de vista biomecânico, há boas razões para essa precaução. A força aplicada sobre a extremidade distal de um osso possui um longo braço da alavanca que aplica estresse articular significativo em virtude de sua vantagem mecânica sobre a articulação

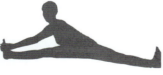

APLICAÇÃO PRÁTICA

Os músculos impactados pelo fator de alavancagem são capazes de deslocar apenas a mesma quantidade de força que são capazes de conter no ponto mais fraco de sua amplitude de movimento. Por exemplo, se o bíceps braquial é capaz de conter uma força máxima de 44,5 N a 90° de flexão do cotovelo, ele não será capaz de conter essa quantidade de força à medida que seu braço do momento diminuir ou aumentar em diferentes amplitudes de movimento do cotovelo. Portanto, a menos que o torque de resistência também mude durante o movimento, a resistência do bíceps terá de ser menor que 44,5 N se o paciente pretende mover o cotovelo em sua amplitude de movimento total contra uma resistência constante. Ao oferecer resistência manual ao bíceps de um paciente, você percebe que deve fornecer mais resistência quando o cotovelo dele atinge 90° do que em movimentos mais próximos de posições de extensão e flexão total.

lesionada. Essa vantagem mecânica amplia a força aplicada à articulação em 10 a 20 vezes. Por exemplo, se um clínico alonga passivamente um joelho ou cotovelo com apenas 44,5 N de força e aplica essa força a 25 cm do centro da articulação, o resultado será o mesmo que se teria se fosse aplicada uma força de 222,4 N a 5 cm do centro da articulação ou uma de 444,8 N a 2,5 cm de distância da articulação.

Por outro lado, as aplicações de mobilização articular após princípios artrocinemáticos costumam ser indicadas em condições patológicas para aliviar a dor e restabelecer os movimentos articulares normais. Algumas semelhanças biomecânicas das técnicas de mobilização básicas são:

- a direção da força aplicada segue a artrocinemática normal da articulação;
- a magnitude da força é cuidadosamente controlada para ser leve e compatível com a disfunção adjacente. "Não deve ser empregado nenhum movimento violento ou anormal."[14]
- movimentos de superfícies articulares são pequenos, sendo pouco perceptíveis e tendo, no máximo, alguns milímetros de distância.

Para desempenhar tamanho controle e precisão, é preciso utilizar braços de força muito curtos. Na maioria dos casos, a força é aplicada muito próximo à articulação.

Pressão

Para simplificar problemas biomecânicos, descreve-se que as forças atuam em seu ponto médio em um corpo. Os tecidos do corpo, porém, não seriam capazes de tolerar as pressões criadas por tais pontos de força. Na maioria dos casos, a aplicação das forças sobre pele, músculos, superfícies articulares e ossos ocorre sobre uma área maior a fim de reduzir a pressão.

Pressão é a função da força aplicada por área de unidade (P = F/A) e é descrita em Newtons por metro quadrado (N/m^2) ou em libras por polegada (LPQ). Dessa forma, se uma força de 44,5 N é aplicada a um corpo sobre uma área de 0,0001 m^2, a pressão é de 445.000 N/m^2, mas, se essa mesma força é aplicada sobre uma área de 0,002 m^2, a pressão é reduzida para 222.500 N/m^2. A pressão em líquidos, como o sangue nas artérias e veias, é registrada em milímetros de mercúrio (mmHg). 0,07 N/m^2 (1 libra por polegada quadrada) é aproximadamente igual a 50 mmHg e é próxima da magnitude da pressão necessária para causar a oclusão das arteríolas (60 a 30 mmHg) e dos capilares (30 a 10 mmHg) na altura do coração. Quando segmentos são dependentes, como os pés quando se está em pé, essas pressões são acentuadas pela pressão hidrostática. Essa pressão pode ser sentida, e os efeitos, notados quando alguém pressiona uma unha e torna brancos (oclui) os leitos capilares.

Pele, músculos, fáscias, ligamentos, cartilagens e ossos respondem a aplicações adequadas de pressão com o crescimento normal e a hipertrofia funcional. Por exemplo, a pele sobre as solas dos pés torna-se mais espessa e mais rígida com a sustentação do peso corporal e a caminhada. As solas dos pés de um bebê são macias e não possuem calosidades, já que ele ainda não sustenta peso e pressão sobre os pés. Por outro lado, a pressão excessiva causa lesão do tecido, incluindo bolhas, calosidades, contusões profundas, úlceras, ferimentos e fraturas por estresse. A extensão de tempo em que uma pressão é aplicada ao tecido também é um fator determinante para lesão. Até mesmo uma pressão leve, como 0,07 N/m^2, aplicada por muitas horas, pode levar à necrose do tecido. Esse tipo de lesão pode ocorrer com situações aparentemente inofensivas, como uma ruga na meia ou um sapato apertado. Pessoas com sistemas neurais comprometidos tornam-se ainda mais suscetíveis a essas lesões, já que são incapazes de detectar desconforto e dor. Pacientes nessa categoria incluem portadores de lesões da medula espinal, lesões do nervo periférico, diabetes ou hanseníase.

A pressão sobre uma área é reduzida por uma destas alterações:

- redução na magnitude da força;
- aumento na área de aplicação;
- redução no tempo de aplicação.

Geralmente, apenas um ou possivelmente dois desses fatores podem ser mudados mantendo-se a função apropriada. Reduzir a magnitude da força ocorre se o comprimento do braço da resistência muda. Por exemplo, aumentar uma órtese do antebraço do comprimento do antebraço médio até abaixo do cotovelo melhora o braço de força da órtese, exigindo menos força no ponto de apli-

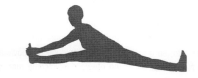

APLICAÇÃO PRÁTICA

Diferenças de pressão também são relevantes durante atividades de resistência manual. Utilizar a mão fechada em vez de separar os dedos fornece um ponto de aplicação de resistência mais confortável para o paciente. Além disso, ao empregar técnicas de massagem, utilizar a superfície plana inteira das mãos em vez de apenas os dedos é muito mais confortável para o paciente.

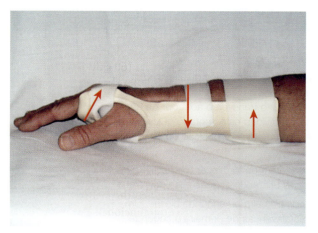

Figura 2.48 A pressão diminui sobre a superfície quando é aplicada sobre uma superfície maior.

Resumo

Neste capítulo, foram apresentadas as forças e sua influência sobre o movimento do corpo. As diferenças entre forças de translação e rotação, as três leis de Newton e os três tipos de alavancas foram discutidos com relação a seu impacto sobre o movimento e a função do corpo. Os braços de momentos e o torque mudam à medida que as articulações se movem ao longo de suas amplitudes de movimento. A gravidade é o ponto principal em todo movimento. Quando o corpo ou segmento se move sobre uma superfície, o atrito também é uma força que impacta o movimento. Este capítulo apresentou diagramas livres do corpo e equações matemáticas utilizadas pela biomecânica para determinar as forças que atuam sobre o corpo e as forças aplicadas por ele. Os cinesiologistas clínicos estão mais preocupados com a análise dessas forças e como influenciá-las em situações clínicas do que em determinar forças precisas.

cação (Fig. 2.48). Um exemplo de distribuição de força sobre áreas maiores é dormir com uma espuma ortopédica sobre o colchão ou em um colchão de água. Um exemplo de redução do tempo em que a força é sentida ocorre quando uma tala noturna é usada apenas metade da noite em vez de a noite toda; os resultados são menos eficazes.

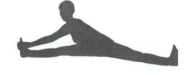

APLICAÇÃO PRÁTICA

Quando uma órtese ou tala é aplicada no paciente, é importante observar se há áreas vermelhas. A vermelhidão indica pressão excessiva sobre essa área; quanto mais tempo ela permanecer, mais pressão o tecido mole terá sofrido. A órtese deve ser alterada para evitar essas áreas. Se não corrigidas, as áreas de vermelhidão podem causar decomposição do tecido mole e desenvolvimento de úlcera.

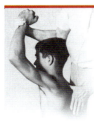

SOLUÇÃO DO CASO CLÍNICO

À medida que a professora Violet explicava a relação entre o trabalho que os músculos do corpo produzem e as forças que eles devem superar, William obteve uma compreensão não apenas do corpo como uma máquina, mas também do modo como a mudança de posições do corpo pode alterar a maneira como as forças se direcionam. William compreendeu a relação entre o ponto em que um músculo se insere no osso e o que ele deve superar para que consiga mover sua parte do corpo. Agora ele entende o verdadeiro valor de compreender como as leis físicas do movimento e o uso dos segmentos do corpo como alavancas diferentes são importantes ao se tomarem decisões clínicas, por exemplo, ao se posicionar o paciente para um exercício ou ao facilitar ou dificultar um movimento para o paciente.

Questões para discussão

1. Liste seis movimentos de rotação e seis de translação que o corpo realiza diariamente. Quais são as principais diferenças na forma como esses movimentos são realizados pelo corpo?

2. Embora os movimentos sejam discutidos em relação aos planos e eixos ao redor dos quais ocorrem, os planos e eixos de um movimento podem mudar se o indivíduo reposiciona um segmento específico. Por exemplo, na posição anatômica, a rotação do quadril ocorre em um plano transverso ao redor de um eixo vertical. O que acontece ao plano e ao eixo de movimento se o indivíduo está sentado? Que outras articulações e movimentos podem mudar seus eixos e planos de movimento se a posição do segmento é alterada?

3. Se você possui apenas uma caneleira de 2,27 Kg (22,4 N) para usar a fim de fortalecer um paciente com lesão do membro inferior, como pode oferecer resistência progressiva utilizando apenas esse peso?

4. Existem muito mais alavancas de terceira classe no corpo do que de primeira ou segunda classe. Um exemplo de uma delas foi dado neste capítulo, mas quantas outras alavancas de primeira e segunda classe você consegue identificar?

5. Como as forças são bidimensionais por terem direção e magnitude, as forças que são aplicadas ao corpo ou pelo corpo também têm essas dimensões. Quando uma força é aplicada perpendicularmente ao braço da alavanca preso a um eixo, toda ela é usada para girar o braço ao redor do eixo. De que modo a força muda quando é aplicada perpendicularmente ao braço da alavanca? Em outras palavras, qual é o efeito da força sobre o eixo e seu braço da alavanca?

6. Se um peso é preso ao punho, o que acontece ao CM do membro? Como isso afeta a forma como os músculos erguem o braço? Você pode dar outro exemplo no corpo onde esse princípio possa ser aplicado?

Atividades de laboratório

1. Para mover objetos ou o corpo no espaço, o movimento angular que ocorre nas articulações deve produzir movimento linear. Observe um indivíduo e descreva o movimento angular que ocorre para realizar o movimento linear descrito.

    A. Empurrar um livro sobre a superfície de uma mesa.
      a. Articulação glenoumeral:
      b. Articulação umeroulnar:
    B. Chutar uma bola.
      a. Articulação do quadril:
      b. Articulação do joelho:
    C. Nadar na modalidade nado de peito.
      a. Articulação glenoumeral:
      b. Articulação do joelho:

2. Em decúbito ventral, contraia isometricamente os isquiotibiais a 0°, 45°, 90° e 120° de flexão do joelho enquanto seu parceiro lhe oferece resistência máxima. Compare a produção de força em cada um desses ângulos. Descreva por que essas diferenças ocorrem.

3. Alavancas e forças: faça um sistema de alavanca de três pontos utilizando uma cartolina de aproximadamente 100 cm de comprimento e 15 cm de largura. Marque o centro da cartolina e intervalos de 15 cm em cada lado. Sustente a cartolina em ambas as extremidades a 45 cm do centro com peças triangulares de madeira sobre uma balança simples e zere a pesagem da balança.

    Posicione um peso redondo ou quadrado de 4,5 kg (44 N) sobre o centro do quadro. Nomeie a força da esquerda de A, a do centro de B, e a da direita de C. Desenhe um diagrama livre do corpo da alavanca (remova as pesagens e o peso e substitua por vetores de força), e nomeie os vetores de força com suas letras e com as forças conhecidas (use números redondos).

    Adicione mais 4,5 kg (44 N) no centro da alavanca. Qual é a relação das forças entre A, B e C? Escreva isso em forma de equação utilizando sinais positivos e negativos e, então, substitua os valores dos quilogramas (ou Newtons) das forças para conferir. Mova o peso B para a direita em 15 cm. Essa relação ainda se mantém? Mova o peso de volta para o centro e mova o peso C por 15 cm. É a mesma relação?

Observe que a mudança na magnitude de força ou a mudança no comprimento do braço da força gera mudanças na magnitude das outras duas forças, mas a soma delas permanece (equação de equilíbrio: $\Sigma F = 0$).

4. Desenhe paralelogramos dos seguintes diagramas de vetores componentes. Insira o vetor resultante. O que você pode dizer para explicar o vetor resultante de cada um dos diagramas?

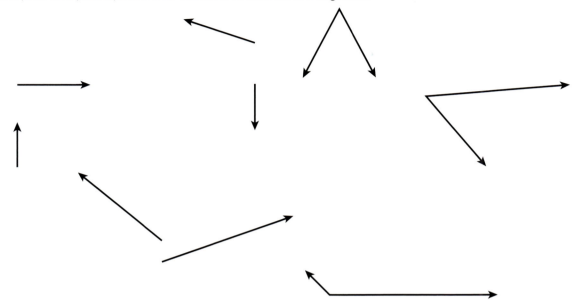

5. Calcule a força exigida pelo músculo para manter o haltere no local de acordo com a figura abaixo.

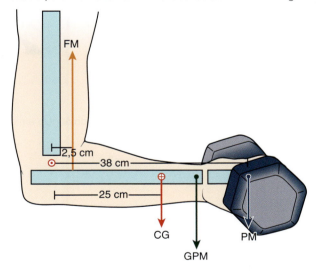

Haltere = 6,8 kg (66,6 N)
CG (antebraço) = 3,6 kg (35,2 N)
PM (punho e mão) = 0,7 kg (6,8 N)

78   Unidade 1   Conceitos básicos

6. Por que é impossível realizar os truques a seguir sem trapacear?

   A. Ficar com as costas e os calcanhares tocando uma parede e inclinar-se adiante, a partir dos quadris, para tocar o solo. Retornar à posição ereta sem cair ou mover os pés.
   B. Permanecer de frente para a beira de uma porta aberta, com o nariz e o abdome tocando-a, os pés segurando a porta, e as mãos nas laterais. Tente erguer um dos dedos dos pés.
   Observe que movimentos do corpo ocorrem para manter o CG dentro da base de sustentação quando essas atividades são realizadas sem impedimentos.

7. Descreva os movimentos do CG do corpo da posição sentada para a em pé.

8. Os exercícios a seguir devem ser realizados na posição sentada com o cotovelo estendido:

   Realize a flexão do ombro a 90° com um peso de 2 kg na mão.

   Realize a flexão do ombro a 90° com um peso de 2 kg posicionado acima o cotovelo.

   Qual movimento é mais fácil de realizar? Por quê?

9. Liste em ordem de dificuldade estas três posições de abdominais. Explique o que torna uma mais difícil do que a outra.

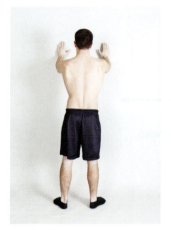
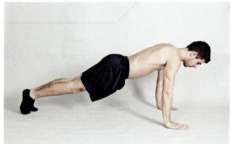
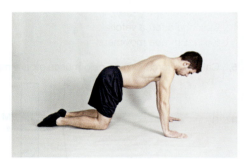

10. Explique por que o saco de boxe não cai, independentemente da força ou do ângulo em que ele é atingido.

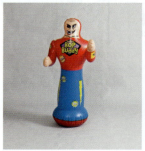
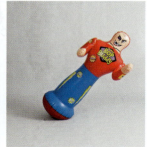

11. Trace um diagrama das forças vetoriais para demonstrar a diferença nas forças compressivas que atuam sobre a patela nas duas posições distintas abaixo. Que implicações clínicas isso tem?

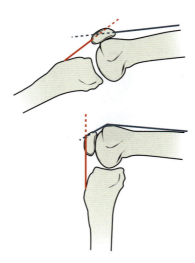

12. Desenhe a força vetorial dos esforços combinados das partes esternal (EPM) e clavicular (CPM) do peitoral maior. Em que movimento do ombro isso resulta?

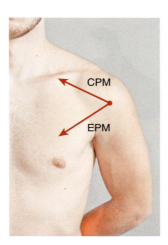

80 Unidade 1 Conceitos básicos

13. Indique em cada uma das figuras abaixo onde você acredita que o CG está.

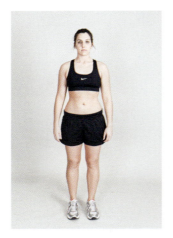
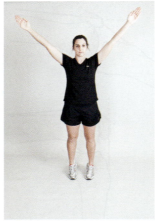
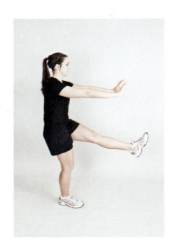

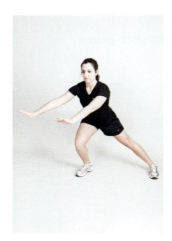
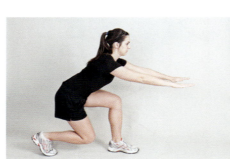
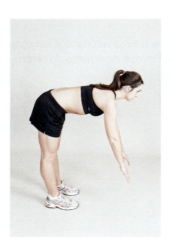

14. Com base nestes dois desenhos do deltoide, em que posição o músculo produziria mais força para elevar o braço? Por quê?

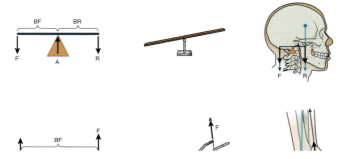

15. Como as forças de torque possuem um componente rotacional e um não rotacional, identifique-os em cada um dos ângulos abaixo.

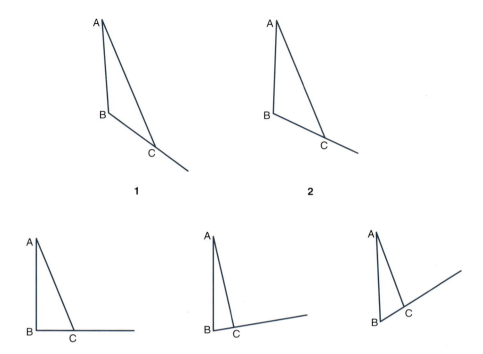

Quais diagramas possuem toda a sua força de torque direcionada para rotação? Quais têm sua força não rotacional tentando deslocar a articulação? E quais têm sua força não rotacional tentando estabilizar a articulação?

Referências bibliográficas

1. Resnick D, Halliday R. *Physics for Students of Science and Engineering*. New York: John Wiley & Sons, 1963.
2. Kelsey DD, Tyson E. A new method of training for the lower extremity using unloading. *Journal of Orthopaedic and Sports Physical Therapy* 19(4):218–223, 1994.
3. Dempster WT. Space requirements of the seated operator. US Department of Commerce, Office of Technical Services: 55–159, 1955.
4. Braune W, Fischer O. *On the Centre of Gravity of the Human Body*. Berlin: Springer-Verlag, 1984.
5. Drillis R, Contini R, Bluestein M. Body segment parameters: A survey of measurement techniques. *Artificial Limbs* 25:44–66, 1964.
6. Elftman H. Knee action and locomotion. *Bulletin of the Hospital for Joint Diseases* 16(2):103–110, 1955.
7. Hellebrandt FA, Tepper RH, Braun GL. Location of the cardinal anatomical orientation planes passing through the center of weight in young adult women. *American Journal of Physiology* 121:465, 1938.
8. LeVeau BF, ed. *William & Lissner's Biomechanics of Human Motion*, 3 ed. Philadelphia: W.B. Saunders, 1992.
9. Soderberg G. Kinesiology: *Application to Pathological Motion*. Baltimore: Williams & Wilkins, 1986.
10. Zohn DA, Mennell J. *Musculoskeletal Pain: Diagnosis and Physical Treatment*. Boston: Little, Brown & Co, 1976.
11. MacDonald CW, Whitman JM, Cleland JA, Smith M, Hoeksma HL. Clinical outcomes following manual physical therapy and exercise for hip osteoarthritis: A case series. *Journal of Orthopaedic and Sports Physical Therapy* 36(8):588–599, 2006.
12. Konradsen L. Factors contributing to chronic ankle instability: Kinesthesia and joint position sense. *Journal of Athletic Training* 37(4):381–385, 2002.
13. Grelsamer RP, Klein JR. The biomechanics of the patellofemoral joint. *Journal of Orthopaedic and Sports Physical Therapy* 28:286–298, 1998.
14. Mennell JM. *Joint Pain: Diagnosis and Treatment Using Manipulative Techniques*. Boston: Little, Brown & Co, 1964.

CAPÍTULO 3

Sistema de movimento: fisiologia dos sistemas nervoso e muscular e controle do movimento humano

"O segredo para o sucesso é a disciplina. Os adolescentes não querem ouvir isso. Eles acham que podem apenas estalar os dedos e pronto! No entanto, com a disciplina, vêm o conhecimento, a coordenação, o equilíbrio, a memória muscular e a confiança – coisas que possibilitam alcançar os objetivos."
– *Carlos Santana, músico, 1947*

CONTEÚDO

- Objetivos de aprendizado
- Caso clínico
- Introdução
- Fisiologia do tecido excitável: nervos e músculos
- Visão geral da anatomia do sistema nervoso
  - *Classificações do sistema nervoso*
  - *Fibras nervosas*
- Sistema muscular
  - *Estrutura do músculo esquelético*
  - *Tipos de fibras musculares*
  - *Unidade motora*
- Receptores articulares, tendinosos e musculares
  - *Receptores articulares*
  - *Órgãos tendinosos de Golgi*
  - *Fusos musculares*
  - *Cinestesia e propriocepção*
- Controle do movimento ou controle "motor"
  - *Abordagem de sistemas dinâmicos para compreensão do controle motor*
  - *Controle motor na região da coluna*
  - *Controle motor no tronco encefálico*
  - *Centros motores cerebrais*

OBJETIVOS DE APRENDIZADO

Este capítulo oferece uma visão geral da interação entre nervos e músculos e do modo como eles atuam juntos. Após a leitura deste capítulo, você estará apto a:

❏ Descrever as propriedades de irritabilidade, excitabilidade e transmissão, que são as habilidades especiais dos tecidos nervosos e musculares.
❏ Fornecer uma visão geral das divisões fisiológicas, anatômicas e funcionais do sistema nervoso e explicar suas funções.
❏ Descrever a estrutura básica do músculo esquelético e como ele se contrai.
❏ Descrever os diversos tipos de fibras musculares e a sua contribuição para o movimento funcional.
❏ Descrever a função dos proprioceptores – órgão tendinoso de Golgi, receptores articulares e fuso muscular – e explicar como eles contribuem para o controle do movimento humano.
❏ Definir e descrever o que significa controle motor.
❏ Descrever as contribuições funcionais para o controle motor realizadas pela região da coluna, pelo tronco cerebral, pelo cerebelo, pelos gânglios da base e pelo córtex motor, além de explicar as consequências funcionais dos danos a essas áreas.
❏ Descrever as seguintes deficiências comuns do sistema de movimento: debilidade, tônus muscular anormal, problemas de coordenação e movimentos involuntários.

Centros de controle intermediário
Integração do controle motor para produzir movimento funcional
Aplicações funcionais e considerações clínicas
Debilidade muscular
Tônus muscular anormal
Problemas de coordenação
Movimentos involuntários
Condições patológicas comuns que afetam a função do sistema de movimento

Lesão de nervo periférico
Paralisia cerebral
Acidente vascular cerebral
Distúrbios dos gânglios da base
Distúrbios do cerebelo
Resumo
Solução do caso clínico
Questões para discussão
Atividades de laboratório
Referências bibliográficas

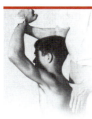

CASO CLÍNICO

Joseph é uma criança de 5 anos de idade com paralisia cerebral diplégica espástica. Ele possui espasticidade em ambos os membros inferiores e debilidade no tronco, mas consegue locomover-se entre a escola e sua casa utilizando um andador. Enquanto brincava no jardim, ele sofreu uma queda e caiu com o cotovelo sobre uma garrafa de vidro quebrada, rompendo parcialmente o nervo ulnar esquerdo no epicôndilo medial. Jay, seu médico, precisa explicar à mãe de Joseph as diferenças entre a debilidade que ele está apresentando na mão esquerda e a debilidade e a espasticidade presentes nas pernas do menino.

Introdução

Como este é um livro de cinesiologia clínica, você pode estar se perguntando o que um capítulo cujas principais informações estão relacionadas à teoria da fisiologia e do movimento faz neste volume. Na qualidade de fisioterapeutas, é importante compreender como o corpo funciona, o que o faz funcionar e quanto podemos influenciar em seu funcionamento durante programas de exercícios e reabilitação que criamos para nossos pacientes. Como a cinesiologia é o estudo do movimento humano, devemos analisar os elementos que produzem esse movimento. O movimento humano ocorre como resultado da relação íntima entre anatomia e fisiologia. Este capítulo apresenta informações relevantes sobre essa relação, de modo que a soma das informações deste capítulo com as dos capítulos subsequentes lhe dará uma compreensão clara do movimento humano.

O objetivo deste capítulo é oferecer uma compreensão básica da fisiologia neural para o desenvolvimento e a avaliação das funções cinesiológicas no desempenho humano. A princípio, identificaremos a fisiologia básica dos tecidos nervosos e musculares especialmente excitáveis. Na sequência, descrevem-se os elementos básicos dos componentes do sistema neuromuscular – neurônios, músculo esquelético e receptores sensoriais – e discutiremos como todo o sistema é dinamicamente organizado para produzir movimento funcional deliberado. Essas informações são seguidas por uma visão geral de todas as áreas do controle motor central, com foco nas contribuições funcionais para o movimento. É apresentada uma discussão sobre as deficiências do movimento e suas consequências funcionais, e concluiremos com uma discussão sobre as considerações clínicas, incluindo um breve resumo de algumas das deficiências mais comuns resultantes de disfunção do controle motor. A deficiência dos sistemas nervosos periférico e central são comparadas e contrastadas. Parte do material neste capítulo pode servir como rápida revisão para aqueles que já estudaram a anatomia e a fisiologia do sistema neuromuscular. Para aqueles que não tiveram o benefício desses cursos, livros sobre anatomia, fisiologia humana e neurociência podem ser consultados para uma explicação mais completa das funções do sistema neuromuscular.

O movimento intencional é uma característica básica do comportamento humano. O movimento humano coordenado é resultado de uma orquestração dos músculos que atuam sobre o esqueleto ósseo, a qual é organizada pelo sistema nervoso e refinada por mecanismos sensoriais múltiplos a fim de produzir respostas mecânicas. O movimento humano requer a ativação e a integração de diversas partes de múltiplos sistemas em uma fração de segundo. O movimento não é o resultado de um único músculo atuando em uma articulação, mas um sistema integrado do cérebro e do corpo que responde, executa, interpreta e se ajusta a um *feedback* contínuo. A utilização do termo "sistema" é apropriada em discussões sobre o movimento do corpo. Um sistema é uma junção ou combinação de partes que formam uma unidade funcional. A visualização do movimento humano como um sistema formado por diversos elementos contribuintes, como os sistemas nervoso, muscular, esquelético e sensorial, permite-nos estudar a estrutura e a função simultaneamente. O que normalmente consideramos como sistemas separados são, na realidade, componentes de um sistema maior que produz resultados desejados e intencionais. Em outras palavras, essas estruturas ou sistemas que contribuem para mais de uma função são, na verdade, parte de mais de um sistema intencional.[1]

Portanto, o **sistema do movimento** humano envolve a interação funcional das estruturas que contribuem para a ação de mover-se.[2] Incluídos nessas estruturas estão os componentes somatossensoriais e retransmissores do sistema nervoso que facilitam os sistemas esquelético e muscular.[3,4] O sistema de movimento do corpo muda ao longo do ciclo da vida em resposta ao crescimento, à maturação, à idade, a doenças ou às exigências ambientais.

O movimento ocorre por meio de respostas biomecânicas a esse impulso neurológico. Tais respostas biomecânicas incluem contrações musculares esqueléticas que movem o sistema de alavancas e polias do corpo, formadas por ossos, tendões e ligamentos. A individualidade de uma pessoa é expressa por seu padrão pessoal de contrações musculares. Essas manifestações individualmente únicas incluem expressões faciais, posturas corporais, desempenho da habilidade motora fina, como ao digitar ou tocar um instrumento musical, e atividades motoras amplas, como caminhar e correr. O indivíduo com um sistema musculoesquelético funcional normal possui uma habilidade extraordinária para desenvolver apenas a quantidade exata de força muscular necessária a fim de realizar uma variedade infinita de tarefas motoras, desde colocar uma lente de contato no olho até carregar uma grande pilha de livros para a sala de aula.

Toda atividade muscular é realizada mediante uma comunicação complexa entre os sistemas musculoesquelético e nervoso. Um sistema nervoso elaborado oferece um controle rigoroso das contrações musculares em uma ampla variedade de extensões, tensões, velocidades e sobrecargas. O sistema nervoso é muito complexo e possui muitas responsabilidades, incluindo uma variedade de funções sensoriais e motoras. O sistema nervoso sensorial oferece informações precisas e oportunas sobre a situação de cada parte do corpo e seu ambiente através de seus receptores **aferentes** (lat. *ad*, perto; *ferre*, trazer). As informações sensoriais recebidas desses receptores aferentes passam por diversas partes do sistema nervoso onde são aceitas, interpretadas e respondidas de acordo com as informações previamente armazenadas no cérebro. Uma vez que o sistema nervoso tenha processado as informações aferentes, seus impulsos do nervo motor **eferente** (lat. *ex*, fora; *ferre*, trazer) enviam uma resposta aos músculos ou grupos musculares selecionados para que produzam os movimentos desejados. Dessa forma, o produto final, isto é, o movimento desejado, é realizado por meio da interação colaborativa e da coordenação, sobretudo, entre os sistemas motor e sensorial.

A capacidade do corpo de produzir uma resposta apropriada depende de diversos fatores, que incluem: a capacidade dos músculos de desenvolver quantidades graduais de tensão ativa; a capacidade dos sistemas cardiovascular, respiratório e digestório de fornecer os ingredientes que complementam o processo contrátil; e a capacidade do sistema nervoso de regular o nível e a quantidade de contração necessária para movimentar certas partes do corpo com precisão, ao mesmo tempo que estabiliza e inibe outras partes. Todo esse processo, desde a estimulação aferente até a resposta motora, ocorre em milésimos de segundos.

Fisiologia do tecido excitável: nervos e músculos

Como você aprendeu em fisiologia, todas as células vivas são cercadas por membranas formadas por uma bicamada fosfolipídica contínua. Embutidas nessas membranas estão proteínas com várias características. Esta seção revisa brevemente a fisiologia celular para relembrarmos os tópicos relevantes à função neuromuscular, já que eles estão relacionados e ajudam na compreensão sobre cinesiologia.

Como nenhuma outra, as membranas dos tecidos nervosos e musculares são excitáveis, ou seja, irritáveis e, portanto, sensíveis a mudanças eletroquímicas. Além disso, essa excitabilidade pode ser comunicada entre os tecidos e de uma região ou sistema para outro. Por causa dessa característica única, as células nervosas e musculares não são apenas excitáveis, mas também capazes de transmitir essas informações eletroquímicas a fim de produzir movimento. Antes de discutirmos o interfuncionamento entre os sistemas nervoso e muscular, precisamos compreender como esses tecidos funcionam.

Existem diferenças de potencial elétrico nas membranas de todas as células vivas. Fluidos banham a parte interna e a parte externa de cada célula. Estes fluidos intracelulares e extracelulares contêm partículas carregadas negativa e positivamente, chamadas íons. Os íons são predominantemente negativos dentro da célula e positivos fora dela. Essa desigualdade de íons de um lado de uma membrana celular para o outro é chamada de **diferença de potencial**. Dois fatores são responsáveis pela habilidade da célula de manter uma diferença de potencial em sua membrana:

- A membrana celular possui permeabilidade seletiva. Isso significa que ela é relativamente impermeável a certos íons e mais permeável (permite que os íons

passem por ela) a outros. Entretanto, a permeabilidade da membrana a um íon pode ser acentuada brevemente por certas substâncias químicas liberadas por terminações nervosas, como é discutido posteriormente.
- A célula pode mover íons ativamente na membrana para manter um potencial de repouso exigido.

O potencial dentro de uma membrana celular é medido em relação ao fluido do lado externo dela (Fig. 3.1). Em condições de repouso, quando não ocorre nenhuma ação, o potencial da membrana, adequadamente chamado de **potencial de repouso**, é negativo. Células nervosas, musculares e receptores sensoriais mantêm um potencial de repouso negativo em uma variação de –60 a –90 mV (média = –85mV) entre a parte interna e a externa de suas membranas.

Um neurônio que inerva o músculo esquelético e o próprio músculo esquelético possuem características de membrana que lhes permitem reagir ao fornecimento de estímulo. Essa capacidade é chamada de **irritabilidade**. Uma vez que os tecidos nervosos e musculares reagem a um estímulo, a membrana da célula muda seu potencial de repouso, que se torna mais positivo. Esse processo é chamado de **despolarização**. Quando as membranas das células nervosas e musculares são despolarizadas, elas se tornam mais *excitáveis* e transmitem o impulso eletromecânico em suas membranas, de modo que a despolarização se propaga, ou se move, na membrana da célula. Quando essa despolarização continua a ser transmitida, o impulso é conhecido como **potencial de ação**. Potenciais de ação são a *linguagem*, ou as mensagens eletroquímicas propagadas através do sistema de movimento. Vamos examinar esse processo passo a passo.

Pense em um interruptor que liga e desliga a lâmpada; quando o interruptor é movido para a posição "ligado", envia-se um sinal através de um fio elétrico até a lâmpada. O corpo reage a estímulos de maneira semelhante. Um estímulo suficiente (elétrico, mecânico, químico ou térmico) aplicado a uma célula nervosa ou muscular faz com que a membrana celular seja mais permeável a certos íons. Essa permeabilidade acentuada resulta em uma rápida troca de íons positivos e negativos previamente separados conforme o estímulo se move pela membrana. Esse rápido movimento iônico faz com que a membrana se torne mais positivamente carregada, ou despolarizada (Fig. 3.1). O fluxo da corrente entre as regiões imediatamente adjacentes serve para excitar a região polarizada antes da corrente, de forma que ela passa a contribuir com um sinal elétrico altamente amplificado. Com a excitação subsequente das regiões vizinhas, o potencial de ação propaga-se, ou espalha-se, ao longo do axônio sem mudanças em sua amplitude (intensidade) conforme se move no axônio. Em outras palavras, a excitação produzida por um estímulo produz uma onda de atividade eletroquímica que se move rapidamente ao longo das fibras nervosas e musculares e é associada a mudanças locais no potencial elétrico de cada uma das fibras. Um potencial de ação transmitido por uma fibra nervosa é um *impulso nervoso*, enquanto um potencial de ação conduzido por uma fibra muscular é um *impulso muscular*. Imediatamente após a despolarização, um processo ativo, chamado repolarização, retorna a membrana a seu potencial de repouso.

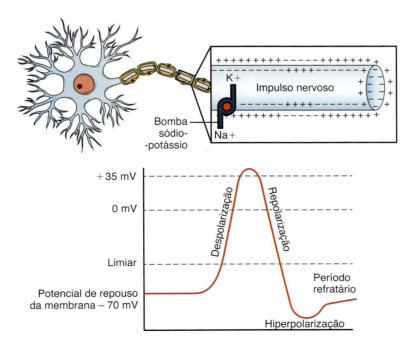

Figura 3.1 Geração de um potencial de ação.

Os neurônios enviam "sinais de controle" para outros neurônios ou para os músculos mediante a liberação de pequenas quantidades de substâncias químicas chamadas de **neurotransmissores**. Cada vez que um impulso nervoso chega à **sinapse** (do grego *synapsis*, conexão), uma junção entre nervos ou entre um neurônio motor e uma fibra muscular, neurotransmissores são liberados na sinapse. A sinapse química entre dois neurônios pode ser excitatória ou inibitória. Sinapses excitatórias causam despolarização da membrana pós-sináptica para produzir um potencial de ação. Por outro lado, as sinapses inibitórias resultam em **hiperpolarização** (potencial mais negativo) da membrana pós-sináptica. Essa inibição aumenta a necessidade de voltagem, dificultando a criação de um potencial de ação.[5]

Visão geral da anatomia do sistema nervoso

Agora que compreendemos como os nervos e os músculos "se comunicam", vamos examinar os componentes anatômicos dos sistemas nervoso e muscular antes de investigar como eles atuam juntos em um sistema de movimento funcional.

Classificações do sistema nervoso

A estrutura mais básica do sistema nervoso é o neurônio. Os neurônios possuem diversos formatos e tamanhos, dependendo de sua localização e de suas funções no sistema nervoso. Um neurônio típico consiste em: corpo celular, que contém o núcleo; diversos processos irradiantes curtos, chamados dendritos; e um processo longo, o axônio, que termina em ramificações similares a pequenos galhos. O axônio também pode ter ramos ou ramificações colaterais que se projetam ao longo de seu trajeto. O axônio e sua cobertura, ou bainha, formam a fibra nervosa.

Além de compreender o neurônio, o sistema nervoso torna-se muito complexo. Para facilitar a compreensão de um sistema tão complexo, a ciência dividiu o sistema nervoso em unidades menores. Como o sistema nervoso realiza muitas funções e é formado por várias estruturas, ele pode ser dividido por diversos métodos. Os métodos mais comuns utilizados para analisá-lo incluem as divisões fisiológica, anatômica e funcional. Do ponto de vista *fisiológico*, o sistema nervoso é dividido nos sistemas nervosos somático e visceral. O sistema somático inclui todos os receptores e nervos que inervam os músculos e a pele. O sistema visceral é o sistema autônomo, subdividido nos sistemas simpático e parassimpático. Discussões mais detalhadas sobre fisiologia estão disponíveis em obras sobre fisiologia humana. Este livro, porém, dá atenção às classificações anatômicas e funcionais do sistema nervoso, já que elas se relacionam com o movimento.

Do ponto de vista *anatômico*, o sistema nervoso é dividido em sistema nervoso central (SNC) e sistema nervoso periférico (SNP). O SNC é composto pelo cérebro e pela medula espinal e inclui todos os nervos que se comunicam entre si nessas áreas. Essas estruturas neurais são envolvidas pela coluna vertebral óssea e pelo crânio. Por outro lado, o SNP inclui os nervos cranianos, os nervos sensoriais aferentes para a medula espinal e os neurônios motores eferentes da medula espinal para os músculos. Uma seção transversa dos segmentos de uma medula espinal torácica e as localizações dos principais tratos motores e sensoriais são ilustradas na Figura 3.2. O termo **trato** descreve um grupo de axônios com origem, função e terminação em comum. O nome de um trato geralmente indica a origem e o destino gerais dos axônios que o formam. Por exemplo, os tratos espinocerebelares transmitem impulsos sensoriais da medula espinal para o cerebelo. Da mesma forma, os axônios no trato corticospinal derivam-se do córtex cerebral e terminam na medula espinal. As características anatômicas gerais das vias neurais que fazem a transmissão do cérebro para as fibras musculares individuais também são ilustradas na Figura 3.2. Os axônios dos **neurônios motores superiores** estão localizados no córtex cerebral e originam-se da medula espinal. Esses neurônios motores superiores formam feixes axonais, como os trajetos ou tratos corticospinais. Os tratos corticospinais estão nas partes lateral e medial da medula espinal (Fig. 3.2) e são chamados de tratos corticospinais lateral e medial, respectivamente. Os axônios dos tratos corticospinais realizam contato sináptico, geralmente através de interneurônios, com os **neurônios motores inferiores**, os quais se encontram na substância cinzenta do corno ventral da medula espinal. Cada neurônio motor inferior inerva um grupo de fibras musculares em um músculo. Essas conexões entre nervo e músculo são ilustradas na Figura 3.2.

Do ponto de vista *funcional*, o sistema nervoso é dividido de forma semelhante ao sistema baseado em termos anatômicos, mas com descrições adicionais. Por exemplo, o sistema nervoso periférico inclui nervos aferentes e eferentes. Em termos funcionais, o sistema aferente inclui todos os nervos associados à transmissão das informações sensoriais ao SNC. Os nervos aferentes incluem os axônios periféricos, geralmente chamados de aferentes principais ou de primeira ordem, que se originam dos receptores e entram no corno dorsal da medula espinal. Uma vez na medula espinal, os sinais aferentes realizam sinapse e continuam a transmissão no sistema nervoso central através de aferentes de segunda ou de terceira ordem em várias regiões neurais entre a medula espinal e o córtex.

O sistema eferente inclui nervos que regulam o movimento e o comportamento motor. Os nervos eferentes iniciais no sistema nervoso central são neurônios motores superiores, já que suas conexões, seus corpos

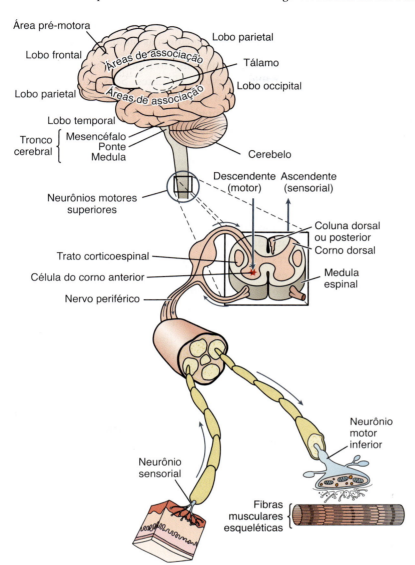

Figura 3.2 Principais estruturas envolvidas na transmissão de impulsos para ativar as fibras musculares esqueléticas; componentes centrais e periféricos dos trajetos descendentes (motores) do córtex cerebral até a medula espinal e os músculos; seção transversa da medula espinal no nível torácico, ilustrando a substância cinzenta central e a substância branca periférica com os tratos ascendentes e descendentes. As fibras nervosas periféricas estão ampliadas para ilustrar os componentes sensoriais e motores. Note que estruturas e tratos existem em ambos os lados, direito e esquerdo, porém, para simplificar, apenas um lado foi ilustrado.

celulares e axônios se encontram no cérebro e na medula espinal. Os **interneurônios** são os neurônios no corno vertebral e nas áreas intermediárias da medula espinal. Os interneurônios transmitem eferentemente para os neurônios motores inferiores alfa e gama, os quais inervam fibras musculares extrafusais e intrafusais, respectivamente; as fibras musculares são discutidas com mais detalhes posteriormente neste capítulo. Os interneurônios funcionam como uma *ponte* neural entre os neurônios motores superiores e inferiores.

Fibras nervosas

Como sabemos, os neurônios são a estrutura funcional do sistema nervoso. Os nervos aferentes e eferentes precisam retransmitir mensagens muito rapidamente para cumprir com suas tarefas com eficácia. Os nervos motores e sensoriais são envolvidos por uma bainha de mielina para gerar essa velocidade de transmissão necessária. A mielina é uma substância branca lipídica que isola o axônio neural. Ao longo dessa bainha de mielina há intervalos regulares na extensão do axônio; estes são os nódulos de Ranvier, assim chamados em homenagem ao histologista francês, Louis Ranvier (1835-1922). A bainha de mielina aumenta a velocidade da transmissão neural ao permitir que a excitação pule sobre o axônio de um nódulo de Ranvier para o próximo em vez de seguir o fluxo, a fim de realizar contato com todo o axônio. As características dos neurônios sensoriais e motores são descritas na Figura 3.3.

Fibras nervosas no sistema nervoso periférico

Um tronco nervoso periférico que sai da medula espinal é composto de muitas fibras nervosas, tanto sen-

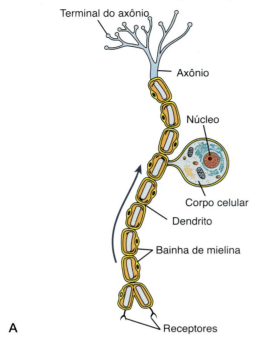
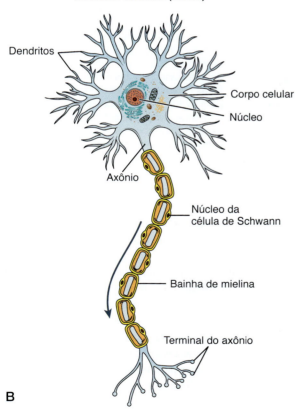

Figura 3.3 Representação diagramática de um neurônio sensorial e de um neurônio motor.

soriais como motoras (Fig. 3.2). Em termos funcionais, os nervos periféricos incluem as seguintes fibras:

- Os nervos sensoriais são funcionalmente chamados de fibras nervosas aferentes. Seus corpos celulares situam-se em **gânglios** especiais. As fibras sensoriais levam impulsos que surgem de diversos receptores na pele, nos músculos e nos órgão sensoriais especiais até o sistema nervoso central, onde os impulsos são interpretados.
- As fibras nervosas motoras são funcionalmente chamadas de fibras nervosas eferentes. Essas fibras motoras conduzem impulsos da medula espinal às fibras musculares esqueléticas para o controle da atividade muscular voluntária. Seus corpos celulares localizam-se na substância cinzenta da medula espinal e do tronco cerebral. Neurônio motor inferior é o termo utilizado para descrever um nervo motor (eferente) cujo corpo celular e cujo axônio se originam no corno ventral da medula espinal e realizam a sinapse diretamente sobre o músculo esquelético. Ele também costuma ser chamado de *via final comum* entre o sistema nervoso e o sistema muscular.
- Os neurônios autônomos estão relacionados com o controle involuntário das atividades glandulares e dos músculos lisos, incluindo os músculos lisos que envolvem arteríolas e vênulas nos músculos. Explicações detalhadas do sistema nervoso autônomo estão além da abrangência deste livro, mas podem ser encontradas em livros de fisiologia e neurociência.

Classificação das fibras nervosas motoras e sensoriais com base no diâmetro axonal no sistema nervoso periférico

Quando histologistas e anatomistas começaram a estudar as características do sistema nervoso, os neurônios que suprem diversas estruturas motoras e sensoriais no corpo foram classificados de acordo com o diâmetro de seus axônios. Esse sistema de classificação permanece em uso hoje (Tab. 3.1). Os maiores axônios são classificados como tipo A, ao passo que as fibras menores foram classificadas como C; as de diâmetro intermediário são chamadas de tipo B. As fibras A e B são mielinizadas, enquanto as fibras C são não mielinizadas. As fibras de tipo A são subdivididas com base em seus diâmetros. As subdivisões do tipo A incluem A-alfa (α), A-beta (β), A-gama (γ) e A-delta (δ).

A razão pela qual a classificação de acordo com o tamanho é importante tem a ver com a velocidade da condução nervosa. A velocidade com que um impulso nervoso cursa um trajeto ao longo de um axônio está relacionada ao diâmetro do axônio e se ele é envolvido

Tabela 3.1 | Tipos de fibras nervosas

Tipo de fibra	Diâmetro da fibra (µm)	Velocidade da condução (m/seg)	Orgão periférico	Função
A-alfa (α) (motora)	12–20	70–120	Músculo esquelético	Motora, eferente musculoesquelética
A-alfa Ia (sensorial)	12–20	70–120	Fuso muscular aferente	Propriocepção
A-alfa Ib (sensorial)	12–20	70–120	Órgãos tendinosos de Golgi aferentes	Propriocepção
A-beta II (sensorial)	5–12	30–70	Fuso muscular e receptores de pressão/toque	Toque, pressão, vibração
A-gama (γ) (motora)	3–6	15–30	Fibras musculares intrafusais do fuso muscular	Motora, eferente musculoesquelética
A-delta (δ) (sensorial)	2–5	12–30	Pele	Aferente de dor e temperatura
Fibras B	1–3	3–15	Autônomo Simpático	Eferente autônomo
Fibras C IV	0,5–1	0,5–2	Pele, pós-ganglionar autônomo	Aferente de dor e temperatura

Fonte: Bertoti, DB. *Functional Neurorehabilitation Across the Life Span.* Philadelphia: F.A. Davis Company, 2004. Reproduzido com permissão de F.A. Davis Company.[1]

por uma bainha de mielina. Os axônios maiores conduzem impulsos em velocidade maior. Isso traz uma sensação intuitiva, e uma simples comparação ajuda a entender esse conceito. Ao se comparar o nervo de maior diâmetro a uma mangueira de jardim e o de menor diâmetro a um canudo, vê-se que é muito mais rápido mover 1 L de água pela mangueira do que pelo canudo. Como discutido, a adição de uma bainha de mielina faz com que o axônio conduza um impulso ainda mais rápido. Os de tipo A-α são os maiores axônios mielinizados (diâmetro = 20 µm) e conduzem um impulso a uma velocidade máxima de cerca de 120 m/s. Os axônios sensoriais e motores mais longos estendem-se dos segmentos lombares da medula espinal até os músculos do pé, uma distância em torno de 1 m em um adulto de altura média. Portanto, um mínimo de 8 ms (0,008 s) é necessário para que o impulso nervoso curse o trajeto do comprimento do axônio do tipo A-α. Como observado na Tabela 3.1, as menores fibras nervosas, de tipo C (0,5 µm de diâmetro), transmitem impulsos nervosos das terminações sensoriais na pele que produzem sensações de dor quando estimuladas. Os impulsos de dor são conduzidos a uma velocidade de cerca de 0,5 m/s.

Classificação das fibras sensoriais com base na origem da fibra no sistema nervoso periférico

As fibras nervosas aferentes no sistema nervoso periférico também podem ser classificadas de acordo com o tipo de receptor sensorial do qual os impulsos são conduzidos. Esse método inclui quatro grupos. O primeiro grupo (grupo I) é dividido em subgrupos Ia e Ib. As fibras do grupo Ia levam impulsos do principal receptor sensorial nos músculos, o **fuso muscular**. As fibras do grupo Ib levam impulsos dos receptores sensoriais localizados nos tendões e são chamadas de órgãos **tendinosos de Golgi (OTG)**. Os órgãos tendinosos de Golgi localizam-se na interface de um músculo com seu tendão. Os diâmetros das fibras dos grupos Ia e Ib são de aproximadamente 12 a 20 mm. Os fusos musculares e os órgãos tendinosos de Golgi são fibras do tipo A-α. As fibras do tipo II são equivalentes ao tipo A-β em relação ao tamanho do diâmetro (4 a 12 µm) e levam impulsos dos receptores secundários no fuso muscular.[6] A estrutura e a função dos fusos musculares e dos OTG são descritas na seção sobre receptores.

Classificação das fibras motoras com base no destino da fibra no sistema nervoso periférico

As fibras nervosas periféricas são classificadas em dois grupos com base em qual fibra muscular elas inervam. Os neurônios motores alfa (α) inervam o músculo esquelético **extrafusal**. Os **neurônios motores gama (γ)** inervam os elementos contráteis chamados de **fibras musculares intrafusais** (dentro do fuso). Como o nome indica, as fibras musculares intrafusais encontram-se dentro do fuso muscular, enquanto as extrafusais são fibras musculares esqueléticas normais.

Fibras nervosas no sistema nervoso central

Assim como nas classificações do sistema nervoso periférico, o SNC também possui diferentes métodos de classificar os nervos que o compõem. No sistema nervoso central, os nervos costumam ser classificados de acordo com suas características físicas, como tamanho ou formato. Por exemplo, o neurônio cortical gigante é assim chamado em razão de seu tamanho, ao passo que o neurônio piramidal é nomeado de acordo com o formato de seu corpo celular.

Outra forma de classificar os neurônios refere-se à sua função. Por exemplo, o neurônio de *associação* encontra-se dentro das áreas corticais de associação do cérebro. Esses nervos comunicam-se entre si dentro do cérebro e literalmente criam associações entre as áreas neurais, de maneira semelhante à função de ponte dos interneurônios na medula espinal; daí, seu nome: **neurônios de associação**.

Como mencionado anteriormente, todos os axônios sensoriais e motores cursam trajetos nos tratos dentro do SNC. Lembre-se que os tratos consistem em feixes de axônios e são nomeados de acordo com sua origem, sua localização e seu destino. Como muitas fibras nervosas são cobertas por uma bainha de mielina, os tratos parecem brancos em seções histológicas sem coloração; portanto, o termo **substância branca** é utilizado para descrever áreas no sistema nervoso central que contêm predominantemente tratos fibrosos. Em várias regiões do sistema nervoso central, as agregações de neurônios relacionados anatômica e funcionalmente (corpos celulares) são distintas umas das outras e são chamadas de **núcleos** ou **gânglios**. As regiões do sistema nervoso central em que os corpos celulares nervosos estão concentrados aparecem na cor cinza, pois não são cobertos por mielina; essas seções são chamadas de **substância cinza**. A região central da medula espinal contém corpos celulares nervosos (substância cinza) envolvidos por tratos de axônios mielinizados (substância branca) (Fig. 3.2). Alguns tratos levam impulsos ascendentes ou sensoriais, enquanto outros levam impulsos motores descendentes. No cérebro, os corpos celulares e as posições do trato invertem-se; o córtex parece cinza porque os corpos celulares dos neurônios corticais se encontram nas camadas superficiais da superfície. O tecido abaixo da substância cinzenta é branco porque é neste local que os axônios mielinizados que conectam neurônios corticais com outras regiões do SNC estão localizados.

Os **neurônios motores superiores** encontram-se no sistema nervoso central e levam impulsos do cérebro para os neurônios motores na medula espinal, enquanto os **neurônios motores inferiores**, do sistema nervoso periférico, transmitem impulsos motores da medula espinal para ativar as fibras musculares esqueléticas. Alguns neurônios, chamados **interneurônios**, residem totalmente na medula espinal e transmitem impulsos de um neurônio aos dendritos ou ao corpo celular de outro neurônio próximo.

A maioria dos neurônios descarrega impulsos nervosos intermitentemente, ou seja, apresenta um nível de ativação até mesmo durante o "repouso". A frequência de descarga é modificada pela influência de outros neurônios. Tanto estímulos facilitatórios como inibitórios são transmitidos continuamente a partir de centros motores no cérebro para os interneurônios através da medula espinal. Os neurônios motores recebem conexões sinápticas de milhares de outros neurônios. O quanto determinado neurônio motor se torna mais ativo ou menos ativo depende do efeito em rede de todos os estímulos facilitatórios e inibitórios que chegam a ele em determinado momento.

Os nervos aferentes também possuem várias conexões possíveis quando entram na medula espinal. Após entrar através do corno dorsal da medula espinal, o axônio sensorial pode desprender-se de uma ramificação que realiza sinapse com interneurônios na medula espinal. Entretanto, a fibra principal geralmente sobe através da medula espinal para realizar sinapse com outros neurônios no sistema nervoso central. Um neurônio periférico com um axônio não interrompido como esse é um **neurônio de primeira ordem**. Os neurônios sensoriais que recebem impulso sináptico de um neurônio sensorial periférico (neurônio de primeira ordem) e, então, levam o impulso para o tronco cerebral e para outros centros inferiores no sistema nervoso central são **neurônios de segunda ordem**, os quais costumam transmitir o impulso para os **neurônios de terceira ordem**, localizados nos centros mais altos do sistema nervoso central.

Sistema muscular

Cientes de que os sistemas nervoso e sensorial constantemente coordenam e aperfeiçoam nossos movimentos, vamos examinar os músculos em relação à sua estrutura e função. Assim como os nervos, os músculos também são excitáveis e respondem dinamicamente; da mesma forma, assim como um potencial de ação ocorre como excitação única e resposta de um nervo, um espasmo muscular resulta como excitação única e resposta de um músculo (Fig. 3.4).

Estrutura do músculo esquelético

Assim como o neurônio é o elemento básico do sistema nervoso, a fibra muscular é o núcleo do sistema muscular. Embora muito diferentes dos neurônios, as fibras musculares também possuem estruturas complexas.

Músculo e estrutura da fibra muscular

Cada segmento do corpo contém diversos músculos esqueléticos (Fig. 3.5A). Um músculo é envolvido por uma fina cobertura de tecido conjuntivo chamada **epimísio**. O epimísio ajuda a manter cada músculo separado dos músculos adjacentes. Ao analisarmos um músculo, podemos notar que outra camada de tecido conjuntivo, chamada **perimísio**, subdivide o músculo em seções ao longo dele. Cada subseção do músculo é um fascículo (Fig. 3.5B). Ao aprofundarmos nos **fascículos** do músculo, notamos que eles são formados por

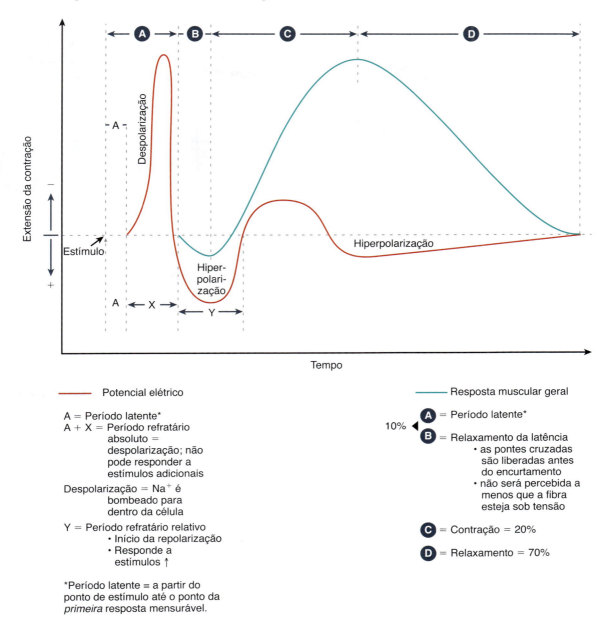

Figura 3.4 Relação temporal das respostas elétricas, químicas e mecânicas em um espasmo muscular simples.

muitas fibras musculares, as quais são a estrutura básica do músculo. As **fibras musculares** são **células musculares** (Fig. 3.5C). Cada fibra muscular é formada por múltiplas miofibrilas em forma de haste que abrangem todo o comprimento da fibra muscular (Fig. 3.5D). As **miofibrilas** são feixes de filamentos dentro de uma fibra muscular e também são chamadas de **miofilamentos**. O comprimento de uma fibra muscular varia de poucos a muitos milímetros. O diâmetro da uma fibra muscular individual varia de 10 a 100 **micrômetros (µm)**. Cada célula muscular possui diversos núcleos. Cada miofibrila possui uma cobertura ou membrana, a **sarcolema**, e é composta por uma substância gelatinosa, o **sarcoplasma** (Fig. 3.5C). Centenas de fibras musculares e outras estruturas vitais, como mitocôndrias e retículo sarcoplasmático, são embutidas no sarcoplasma. As mitocôndrias servem como "pequenas fábricas" onde ocorrem os processos metabólicos.

Uma miofibrila (Fig. 3.5D) é composta por unidades chamadas de **sarcômeros**. Um sarcômero encontra-se entre duas linhas Z. Entre elas, há muitos **miofilamentos**, formados de fios finos de duas moléculas de proteína, **actina** (filamentos finos) e **miosina** (filamentos grossos) (Fig. 3.5E). Esses dois filamentos dão ao mús-

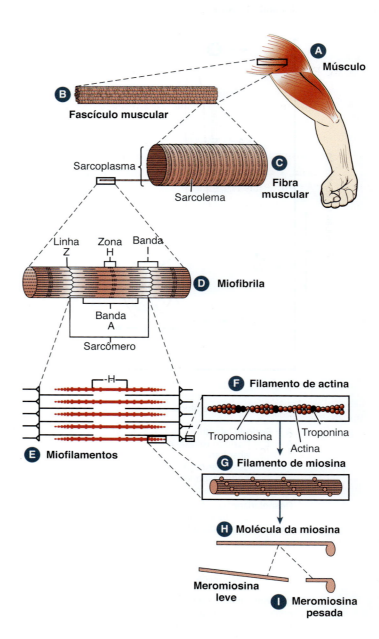

Figura 3.5 Diagrama da organização do músculo esquelético em repouso, do nível **A** geral ao **E** molecular. **F**, **G** e **H** são seções transversas das miofibrilas nos níveis indicados. **I** é um diagrama da composição dos miofilamentos (Adaptado de Bloom, W, e Fawcett, DW: *A Textbook of Histology*, ed. 10. WB Saunders, Philadelphia, 1975, p. 306.)

culo esquelético a aparência de faixas claras e escuras, motivo pelo qual é chamado de músculo "estriado". As estrias são faixas alternadas de materiais que refletem luzes claras e escuras, que, quando visualizadas em microscópio, são vistas como faixas claras e escuras alternadas (Figs. 3.5D).

A faixa mais escura em músculos esqueléticos, chamada de anisotrópica ou banda A, contém filamentos de actina e miosina (Figs. 3.5F a I). Na disposição tridimensional desses filamentos, seis filamentos de actina envolvem cada miosina, e três filamentos de miosina (Fig. 3.5) envolvem cada filamento de actina. As bandas A possuem uma zona média isotrópica, a banda H, que contém apenas filamentos de miosina (Figs. 3.5D e G). A faixa mais clara no músculo esquelético – a faixa isotrópica ou banda I – contém apenas filamentos de actina e é dividida verticalmente por uma linha Z (Figs. 3.5D e F). Uma extremidade de cada miofilamento de actina na banda I é presa à linha Z.

Os finos filamentos de actina das bandas I contêm duas proteínas, troponina e tropomiosina (Fig. 3.5F). A actina é polimerizada (unida) para formar dois filamentos, que são entrelaçados (Fig. 3.5F) a fim de formar parte do filamento de actina. A tropomiosina é uma molécula em forma de haste composta por duas cadeias polipeptídicas separadas e enroladas entre si para formar uma longa corrente rígida e insolúvel. A tropomiosina tem em torno de 40 nm de comprimento. Essas moléculas retas são dispostas ao longo do filamento de actina, portanto, uma tropomiosina é acoplada com aproximadamente seis moléculas de actina (Fig. 3.5F). A troponina é uma proteína regulatória que é unida a uma região específica do filamento de tropomiosina. Essa disposição fornece um glóbulo de troponina a cada 40 nm de filamento de tropomiosina. As proteínas regulatórias, como a troponina, causam impactos nas interações entre um filamento de actina e seus filamentos de miosina adjacentes. Uma função importante de troponina é baseada na sua enorme avidez por íons cálcio (Ca^{++}), uma propriedade importante na ativação do processo contrátil. Essa disposição de actina, tropomiosina e troponina forma os filamentos de actina no sarcômero. Em outras palavras, o objetivo funcional da actina é fornecer um local de transporte para a miosina durante uma contração muscular.

Os filamentos de miosina (Fig. 3.5G) são mais espessos do que os filamentos de actina e compostos de moléculas de miosina (Fig. 3.5H). A miosina consiste em cadeias polipeptídicas, um par de cadeias pesadas e dois pares de cadeias mais leves, espiraladas juntas, formando uma única cadeia (Fig. 3.5G-I). As moléculas de miosina formam uma haste de aproximadamente 1,6 μm de comprimento e 1,5 a 2 nm de diâmetro, em torno de 1/10.000 do diâmetro de um fio de cabelo. A extremidade de cada cadeia pesada possui uma estrutura globular que forma duas "cabeças" de miosina. Essas cabeças globulares assemelham-se à extremidade distal de um bastão de hóquei (Fig. 3.5) e encontram-se na extremidade de um "braço", "articulado" à miosina. Essas "dobradiças" permitem que os braços se projetem lateralmente do filamento de miosina e se movam durante a ativação muscular. Essas cabeças são chamadas de **pontes cruzadas**, uma vez que ligam os filamentos grossos aos finos durante a atividade muscular (Fig. 3.8). As pontes cruzadas não estão presentes na parte central do filamento de miosina, e as pontes cruzadas em cada metade da miosina projetam-se em direções opostas. Essas pontes cruzadas alinham-se em grupos de três, chamados "coroas". Cada coroa consecutiva é posicionada de forma que seja girada sobre a miosina a partir da coroa anterior. Essa disposição fornece pontes cruzadas para cada actina adjacente à miosina. Há em torno de 300 a 400 pontes cruzadas em um filamento de miosina de 1,6 μm de comprimento.[7] A miosina apresenta qualidades de enzimas capazes de dividir trifosfato de adenosina (ATP) em difosfato de adenosina (ADP) e fosfato (PO4) mais energia. A importância dessa reação é discutida na seção que lida com a energética da contração muscular.

Contração e relaxamento muscular

Utilizando microscopia óptica e eletrônica, pesquisadores observaram estados relaxados e contraídos do tecido muscular. O comprimento de cada unidade de sarcômero repetida em série é de aproximadamente 2,5 μm quando o músculo está relaxado (Fig. 3.6A). O comprimento de cada sarcômero diminui para aproximadamente 1,5 μm quando o músculo é totalmente contraído (Fig. 3.6C). Por outro lado, a unidade de sarcômero pode ser aumentada para aproximadamente 3 μm quando ele está estirado (Fig. 3.6D).

Como mencionado, um sarcômero é preso em cada extremidade por uma linha Z (Figs. 3.5D e 3.7). As larguras das bandas A individuais não mudam durante a contração. Entretanto, a banda A, onde apenas filamentos de actina são visualizados, torna-se mais estreita, e a zona H, onde apenas filamentos de miosina são visualizados na banda A, é apagada. Essas observações demonstram que as extremidades livres dos filamentos de actina deslizam uma em direção à outra para dentro da zona H central das bandas A quando os músculos se contraem. Conforme os filamentos de actina se aproximam uns dos outros, as linhas Z são aproximadas de forma que as bandas I se encurtam (Figs. 3.6A a C). Embora a quantidade de encurtamento de cada unidade de sarcômero seja pequena (0,5 a 1 μm), o encurtamento de muitos milhares dessas unidades ligadas em série produz uma redução visível em toda a extensão do músculo. Por exemplo, uma fibra muscular de 10 cm de comprimento, como o músculo bíceps braquial, possui aproximadamente 40.000 unidades de sarcômero alinhados de ponta a ponta.[*] Se cada uma dessas 40.000 unidades encurtasse 1 μm, as extremidades de toda a fibra muscular se aproximariam 40.000 μm (ou 4 cm). Dessa forma, ocorre um encurtamento total de 40% da extensão do músculo.

Esse conceito de filamentos de actina e miosina que deslizam um após o outro para produzir contração muscular é conhecido como **teoria dos filamentos deslizantes** da contração muscular.[8,9] A forma específica na qual os filamentos de actina são delineados após os filamentos de miosina para desenvolver a tensão muscular e o encurtamento muscular é complexa. Resumindo de forma simples, porém, as cabeças da miosina inserem-se na actina e a tracionam, fazendo com que o filamento de actina deslize sobre a miosina em direção à zona H para encurtar o sarcômero durante a contração muscular (Figs. 3.5E e 3.8). Vamos nos aprofundar no modelo de filamento deslizante para compreender mais sobre como os músculos se contraem.

---

[*] 1 cm = 10^4 μm = 10.000 μm; portanto, 10 cm de fibra muscular = 100.000 μm em comprimento; 100.000 μm divididos por 2,5 μm por sarcômero = 40.000 unidades de sarcômero.

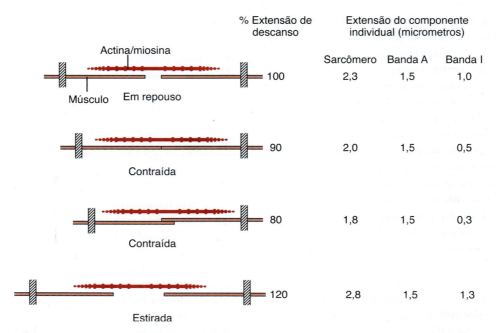

Figura 3.6 A base estrutural das mudanças no comprimento do músculo: **A)** sarcômero em comprimento de repouso apresentando mudanças; **B, C)** em disposição de filamentos em vários graus de contração; e **D)** quando estirado. As mudanças relativas no comprimento do sarcômero são indicadas à esquerda, e os comprimentos aproximados (em micrômetros) do sarcômero, da banda A e da banda I estão listados à direita. Observe a constância do comprimento da banda A. (Adaptado de Schottelius, BA, e Schottelius, DD: *Textbook of Physiology*, ed. 17. St Louis: CV Mosby, 1973, p. 87.)

Junção mioneural: transmissão de impulsos dos nervos para as fibras musculoesqueléticas

O sistema nervoso regula a atividade de fibras musculares mediante o envio de sinais de controle em forma de potenciais de ação. A conversão de um impulso nervoso para um impulso muscular, porém, ocorre mediante um processo complexo. A fibra nervosa ramifica-se em sua extremidade para formar uma placa terminal motora que adere de forma firme à superfície da fibra muscular, mas não penetra em sua membrana (Fig. 3.2). Essa conexão é um tipo de sinapse chamada **junção mioneural** (do grego *mye*, músculo; *neuron*, nervo), normalmente chamada de **junção neuromuscular**. A placa terminal do neurônio motor contém mitocôndrias que sintetizam um neurotransmissor, a acetilcolina, cujas moléculas são armazenadas em pequenas vesículas localizadas na terminação pré-sináptica do neurônio motor. A chegada de um impulso nervoso na junção mioneural causa a liberação de acetilcolina de algumas vesículas. Quando liberada do armazenamento nas vesículas, a acetilcolina difunde-se rapidamente ao longo da curta distância entre a placa terminal motora e a membrana da fibra muscular. Então, a acetilcolina interage com os locais receptores na membrana da fibra muscular. A interação aumenta a permeabilidade da membrana celular do músculo a íons no fluido que banha a junção. O movimento desses íons dentro da célula muscular despolariza a membrana da

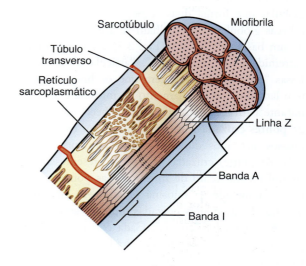

Figura 3.7 Retículo endoplasmático da fibra musculoesquelética. Esboço da estrutura fina de parte de uma fibra muscular com base em uma microfotografia eletrônica. A membrana celular invagina-se no nível de cada linha Z, enviando túbulos transversos pelo interior da fibra. Entre as linhas Z e paralelamente às miofibrilas passa o retículo sarcoplasmático, do qual os alargamentos em formato de bolsa (a cisterna terminal) se juntam aos túbulos transversos.

fibra muscular (pós-juncional) e desencadeia um potencial de ação muscular que se move ao longo da fibra muscular por meio de um mecanismo eletroquímico similar ao de um impulso nervoso (Fig. 3.4).

Após causar permeabilidade acentuada na membrana pós-juncional, a acetilcolina é rapidamente desativada por uma enzima, a colinesterase, a qual está presente no fluido que banha o espaço sináptico e imediatamente separa a acetilcolina quando entra em contato com ela. O curto período em que a acetilcolina permanece em contato com a membrana da fibra muscular, em torno de 2 ms, normalmente é suficiente para excitar as fibras musculares, porém, a rápida desativação da acetilcolina pela colinesterase impede a reexcitação depois que a fibra muscular repolariza.

Condução de impulsos musculares para o interior da fibra muscular: retículo endoplasmático

A mudança no potencial elétrico nas imediações dos filamentos de actina e miosina desencadeia um processo que leva ao encurtamento de cada sarcômero. O interior de uma fibra muscular contém dois sistemas interlaçados de tubos que desempenham um importante papel na excitação e na contração das fibras musculares (Fig. 3.7). Um sistema, o **sistema tubular transverso (sistema T)**, passa perpendicularmente às miofibrilas e acelera a transmissão do potencial de ação de um músculo para todas as partes da fibra muscular. O outro, o **retículo sarcoplasmático (RS)**, é encontrado profundamente ao sarcolema, passando paralela e superficialmente à miofibrila. O retículo sarcoplasmático armazena e libera íons cálcio durante o processo contrátil. Juntos, os dois sistemas, o tubular transverso e o retículo sarcoplasmático, formam o **retículo endoplasmático** (Fig. 3.7).

Acoplamento excitação-contração

É preciso fornecer energia aos miofilamentos para gerar movimento dos filamentos de actina em direção ao centro das bandas A. A energia para esse propósito está disponível a partir de moléculas de trifosfato de adenosina (ATP), que são acopladas às pontes cruzadas de miosina. A energia é fornecida quando a miosina atua como um **catalisador** dividindo as moléculas de ATP em difosfato de adenosina (ADP) e fosfato inorgânico (Pi). O cálcio estimula a miosina a dividir o ATP. Esse processo é chamado de **atividade da miosina ATPase**. A seção a seguir descreve como esse processo ocorre.

Teoria do filamento deslizante da contração muscular

Uma série de eventos explica como os filamentos deslizantes desenvolvem tensão e encurtamento (Fig. 3.8). As projeções das **pontes cruzadas** são localizadas nos miofilamentos de miosina. Durante o repouso, as pontes cruzadas entre os miofilamentos de miosina e

actina estão perpendiculares aos filamentos de miosina e são evitadas por meio de mecanismos regulatórios a partir do contato com os filamentos de actina (Fig. 3.8A). Além disso, em repouso, o cálcio é armazenado no RS, e as moléculas de ATP são acopladas perto da extremidade de cada ponte cruzada (Fig. 3.8A). Possíveis locais reativos nos miofilamentos de actina são cobertos por troponina e, portanto, não são disponíveis para as pontes cruzadas de miosina.

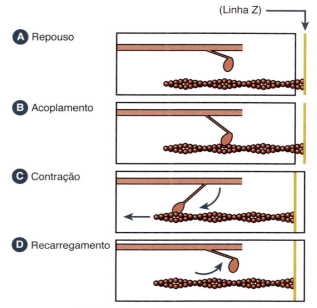

Figura 3.8 Série hipotética de reações entre locais ativos nos filamentos de actina e miosina que tracionam o filamento de actina ao longo do filamento de miosina para produzir o encurtamento do sarcômero. O processo de recuperação também é ilustrado. Muitas repetições do ciclo em uma grande porcentagem dos locais ativos são necessárias para produzir uma contração forte. **A)** Repouso. Pontes cruzadas projetam-se a partir de um miofilamento de miosina, mas não são acopladas com um miofilamento de actina. O trifosfato de adenosina (ATP) é inserido próximo à cabeça da ponte cruzada; a troponina cobre os locais ativos no miofilamento de actina; íons de cálcio são armazenados no retículo sarcoplasmático. **B)** Acoplamento. Chegada do potencial de ação muscular despolariza o sarcolema e os túbulos T; íons de cálcio são liberados e reagem com troponina; a mudança no formato do complexo troponina-cálcio revela os locais ativos na actina; uma ponte cruzada acopla-se com um local ativo adjacente, ligando, dessa forma, os miofilamentos de miosina e actina. **C)** Contração. A ligação de uma ponte cruzada e um local ativo desencadeia atividade da adenosina trifosfatase (ATPase) da miosina. ATP divide-se em adenosina difosfato (ADP) + PO$_4$ + energia; a reação produz uma flexão transitória da ponte cruzada; o miofilamento de actina é tracionado em uma curta distância ao longo do miofilamento de miosina; as linhas Z são aproximadas. **D)** Recarregamento: a ponte cruzada desacopla-se do local ativo e retrai-se; o ATP é substituído na ponte cruzada. Os processos de reacoplamento, flexão, desacoplamento, retração e recarregamento são repetidos centenas de vezes por segundo.

Quando um impulso de despolarização desce os túbulos T, concentrações de cálcio são liberadas dos locais de armazenamento no RS. Alguns dos íons cálcio interagem com a troponina, causando uma deformação no formato da molécula de troponina (Fig. 3.8B). As mudanças no formato causadas pela interação de cálcio com troponina revelam um local ativo no fino filamento de actina que atrai eletrostaticamente a ponte cruzada de miosina. Portanto, na presença de cálcio, a miosina e a actina são atraídas uma à outra e a uma cabeça globular de um filamento de miosina, e um local ativo em um filamento de actina forma uma ponte cruzada de actomiosina. A ponte cruzada de actomiosina, por sua vez, desencadeia a atividade da miosina ATPase para fazer com que o ATP se divida em ADP e fosfato, produzindo energia. Mecanicamente, essa hidrólise de ATP (divisão em ADP e Pi) produz "flexão" transitória da ponte cruzada (Fig. 3.8C), que traciona o filamento de actina por uma pequena distância. Uma vez que esse movimento ocorre, o ADP e o Pi são liberados para permitir a reforma do ATP, que volta a se unir à miosina. Na presença de ATP, a relação da miosina com a actina diminui e a ligação é rompida (Fig. 3.8D). Um ciclo de acoplamento, flexão, desacoplamento, retração, recarregamento e reacoplamento repete-se centenas de vezes a cada segundo enquanto o cálcio e o ATP estão presentes. Se o cálcio é removido do mioplasma ou o suprimento de ATP é encerrado, o ciclo de formação e liberação de ponte cruzada de actomiosina acaba.

Relaxamento muscular

Quando a despolarização da fibra muscular termina (5 a 10 ms), a concentração de cálcio intracelular cai rapidamente e ocorre o relaxamento. A queda rápida de cálcio intracelular resulta de um "bombeamento" ativo de íons cálcio da região dos miofilamentos de volta aos locais de armazenamento do RS. O transporte ativo de cálcio contra um gradiente de concentração continua até que a concentração de cálcio restante no fluido intracelular que banha os miofilamentos atinja um nível muito baixo de repouso. A remoção de íons de cálcio dos arredores dos filamentos de actina resulta no retorno da troponina para seu formato original, cobrindo os locais ativos no filamento de actina; dessa forma, os filamentos de actina e miosina retornam ao "repouso", isto é, ao estado relaxado. Na verdade, uma concentração insuficiente de cálcio intracelular cessa a interação dos miofilamentos de actina e miosina.

Tipos de fibras musculares

Para realizar diversas funções de forma eficaz, existem diferentes tipos de fibras musculoesqueléticas. As primeiras pesquisas sobre fibras musculares classificavam todo o músculo em rápido ou lento com base na velocidade de encurtamento.[10,11] Com pesquisas mais recentes, evoluiu uma extensão na identificação dos principais tipos de fibras, que incluiu dois tipos: tipo I e tipo II, com uma subdivisão deste em tipo IIa e IIb.[10,11] Alguns pesquisadores descrevem uma divisão mais detalhada dos tipos de fibras,[11-14] mas, para o objetivo deste livro, são discutidos apenas os dois tipos principais de fibras musculares. Cada tipo de fibra possui diferentes propriedades. A maioria dos músculos esqueléticos contém um misto de ambos, tendo, proporcionalmente, um mais predominante do que o outro. É importante salientar que a unidade funcional da contração muscular, a **unidade motora**, que inclui o nervo motor α e todas as fibras musculares que ele inerva, pode ser classificada com base na velocidade contrátil, como descrito a seguir.[10,15,16]

A fibra muscular do tipo I tem aparência escura (como a carne escura de um frango doméstico*) porque contém grandes números de mitocôndrias e alta concentração de mioglobina. A mioglobina é uma hemoglobina muscular que armazena oxigênio. As do tipo I também são chamadas fibras de **contração lenta**, **tônicas** ou **oxidativas lentas (OL)**, porque, do ponto de vista biomecânico, elas dependem de metabolismo de energia aeróbica ou oxidativa.[11,12,18]

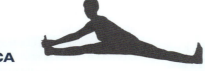

APLICAÇÃO PRÁTICA

Um músculo vivo possui disponibilidade contínua de ATP para atividade muscular. *Rigor mortis* é uma condição causada pela falta de ATP com a interrupção do ciclo da ponte cruzada de actomiosina com uma inserção dos dois miofilamentos na presença de cálcio. Como não há ATP, os filamentos de actina e miosina permanecem inseridos até que o tecido muscular comece a se decompor. *Rigor mortis* é uma condição que ocorre em torno de 3 horas após a morte e permanece, em certo grau, por até 72 horas.

---

* Uma situação diferente existe em pássaros que predominantemente voam.

A fibra muscular do **tipo II** tem aparência clara (como a carne branca de um frango doméstico*) porque contém poucas mitocôndrias e apenas quantidades mínimas de mioglobina. As fibras musculares do tipo II, subdivididas em IIa e IIb, são de contração rápida, mas dependem de processos glicolíticos (anaeróbicos) e de processos metabólicos oxidativos (aeróbicos). As fibras musculares do tipo II, também chamadas de fibras de **contração rápida, fásicas, glicolíticas rápidas (GR)** ou **glicolíticas oxidativas rápidas (GOR)**, têm maiores diâmetro do que as do tipo I. As fibras do tipo IIa são as glicolíticas oxidativas rápidas e as do tipo IIb, as glicolíticas rápidas. As fibras do tipo IIa podem parecer como um tipo de fibra de "transição" entre a fibra do tipo I oxidativa lenta e a do tipo IIb glicolítica rápida, já que possui características de ambas. As fibras do tipo IIb desenvolvem uma força de contração maior e completam uma contração única em um tempo significativamente mais curto do que as do tipo I. As fibras do tipo IIb, porém, cansam-se mais rapidamente do que as do tipo I, as quais são inervadas por axônios de diâmetro pequeno do nervo motor e recrutadas primeiro em contrações musculares. Por outro lado, as fibras do tipo IIb são inervadas por axônios motores de diâmetro maior e recrutadas após as fibras do tipo I e do tipo IIa.[17] A Tabela 3.2 resume as características de cada tipo de fibra.

Todos os músculos humanos contêm proporções variadas desses diferentes tipos de fibras musculares. Músculos posturais, como o sóleo e o eretor da espinha, que são vitais para a estabilização das posições do corpo, como ficar em pé por longos períodos de tempo, são compostos, em grande parte, de fibras do tipo I, enquanto músculos envolvidos em grandes ou rápidas explosões de atividade, como o bíceps braquial, são compostos principalmente de fibras do tipo IIb. Alguns pesquisadores sugerem que as proporções das fibras musculares de contração rápida e contração lenta em determinado músculo podem variar de um indivíduo para outro.[20-23] Apesar da variação entre indivíduos, a proporção das fibras de contração lenta (tipo I) é alta em músculos de controle postural, como o músculo humano sóleo na perna (até 85% das fibras), e baixa em músculos de movimento rápido e refinado, como o orbicular do olho do globo ocular (10%).[18] De modo geral, quanto mais fibras musculares do tipo I há em um músculo, mais ele fornece estabilidade postural e, quanto mais fibras do tipo IIb há nele, mais ele fornece movimentos rápidos em curtos períodos.

O desenvolvimento e a adaptação das fibras musculares são bons exemplos de como o sistema de movimento pode mudar em resposta às exigências impostas a ele. As fibras musculares podem adaptar-se às exigências das mudanças mediante a modificação das proporções dos tipos de fibras nos músculos.[10,19] Por exemplo, as fibras do tipo II são predominantes no nascimento, como demonstrado pelos movimentos caracteristicamente bruscos e rápidos de um recém-nascido. Conforme o bebê desenvolve controle postural, ocorre aumento nas fibras do tipo I. No momento em que a criança atinge 2 anos de idade e possui controle sobre a postura ereta, o equilíbrio e a gravidade, a proporção dos tipos de fibra I e II é similar à vista em adultos.[1,20] O desenvolvimento e a adaptação da fibra muscular também ocorrem em crianças com deficiências de desenvolvimento, como paralisia cerebral, as quais apresentam diferenças nas propriedades do músculo esquelético.[21] Os tipos de fibras voltam a mudar com o envelhecimento, resultando

Tabela 3.2 | Características das fibras musculoesqueléticas baseadas nas propriedades físicas e metabólicas

Tipo de fibra muscular Propriedade	Tipo I contração lenta OL	Tipo IIa intermediária GOR	Tipo IIb contração rápida GR
Diâmetro da fibra muscular	Pequeno	Intermediário	Grande
Cor	Vermelha (escura)	Vermelha	Branca (pálida)
Conteúdo de mioglobina	Alto	Alto	Baixo
Mitocôndrias	Muitas	Muitas	Poucas
Conteúdo de enzimas oxidativas	Alto	Intermediário	Baixo
Conteúdo de enzimas glicolíticas	Baixo	Intermediário	Alto
Conteúdo de glicogênio	Baixo	Intermediário	Alto
Atividade ATPase da miosina	Baixa	Alta	Alta
Principal fonte de ATP	Fosforilação oxidativa	Fosforilação oxidativa	Glicólise
Velocidade de contração	Lenta	Intermediária	Rápida
Nível de fadiga	Lento	Intermediário	Rápido

OL = oxidativa lenta; GR = glicolítica rápida; GOR = glicolítica oxidativa rápida.
Fonte: Burke, RE e Edgerton, VR. Motor unit properties and selective involvement in movement. *Exer Sport Sci Rev* 3:31, 1975.[107] Adaptado com permissão.

em reduções no número total de fibras do tipo I e do tipo II, na atrofia seletiva das fibras do tipo II e na conversão dos tipos de fibras.[10,22-27] Essas mudanças associadas à idade estão correlacionadas a reduções no desempenho motor observado na terceira idade, como controle postural reduzido, problemas de coordenação e destreza, bem como problemas funcionais como **hipocinesia** (atividade reduzida) e quedas frequentes. Há evidências que indicam que os tipos de fibras musculares podem mudar de fibras de contração rápida para lenta com exercícios ou estimulação elétrica.[21,28] Por outro lado, músculos que sofrem desuso demonstram uma transformação na direção oposta, de lenta para rápida.[21,28]

Essa oscilação do tipo de fibra possui implicações na reabilitação, servindo como base fisiológica para diversos programas de intervenção terapêutica e da ciência do exercício. Embora uma especificação do tipo da fibra em indivíduos seja geneticamente determinada, o treinamento e a reabilitação podem alterar as propriedades contráteis e metabólicas das fibras musculares, permitindo melhores respostas às exigências funcionais. Por exemplo, impor uma grande demanda metabólica a um músculo, como em treinamento de resistência, resulta em acentuação da capacidade oxidativa de todos os tipos de fibras musculares e leva à conversão de fibras musculares glicolíticas rápidas a glicolíticas oxidativas rápidas. Em outras palavras, com o treinamento de resistência, a porcentagem de fibras do tipo IIb diminui e a de fibras do tipo IIa aumenta.[12,34,35] Pesquisadores descobriram que as fibras do tipo I se tornam mais rápidas e as do tipo II se transformam em tipos mais lentos e oxidativos com o exercício de resistência. O contrário também ocorre com fibras do tipo I, que se tornam mais abundantes e mais lentas com o descondicionamento.[29-31]

Unidade motora

Os neurônios motores que ativam respostas motoras eferentes localizam-se no tronco cerebral ou na medula espinal. Aqueles no tronco cerebral são para os músculos da face e da cabeça, ao passo que os na medula espinal enviam impulsos para os músculos do pescoço, do tronco e dos membros. Especificamente, os neurônios motores na medula espinal são localizados na substância cinzenta dos cornos ventrais (anteriores) (Fig. 3.2). Existem diversos tipos de neurônios motores. Em sua maioria, se não a totalidade, os neurônios que inervam os músculos esqueléticos são classificados como A, alfa (α), e conhecidos como **neurônios motores alfa (α)**. Os comandos motores cursam um trajeto dos corpos celulares neuronais sobre as fibras nervosas periféricas e, então, através da junção neuromuscular. O número de fibras musculares inervadas por uma única fibra nervosa motora varia de cinco, como em alguns músculos do olho, a mil ou mais, tal qual em grandes músculos como o gastrocnêmio. Quanto mais controle é exigido de um músculo, menor é a proporção de fibras musculares em relação a fibras nervosas que ele possui. Por outro lado, os músculos que produzem grandes forças sem a necessidade do controle fino possuem proporções muito maiores de fibras musculares em relação a fibras nervosas. O número de unidades motoras e o número médio de fibras musculares por unidade motora são resumidos posteriormente na Tabela 3.3.

Como o termo "unidade motora" indica, todas as fibras musculares atuam como uma unidade, contraindo ou relaxando quase simultaneamente. As fibras musculares de uma unidade motora não são adjacentes umas às outras, mas distribuídas ao longo do comprimento do músculo. Além disso, se o nervo da unidade motora ativa suas fibras musculares para se contraírem, elas realizarão contração máxima. Esse princípio é a **lei do tudo ou nada**.

Gradação da força de contração muscular

O aumento da força de uma contração muscular como um todo ocorre de três formas e é baseado em diferentes princípios:

- Princípio do tamanho: as menores unidades motoras são ativadas primeiro.
- Princípio do recrutamento: o maior número de unidades motoras ativadas simultaneamente aumenta a tensão muscular total.

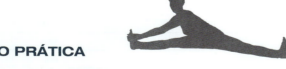

APLICAÇÃO PRÁTICA

Mudanças na composição do tipo de fibra também podem ser, ao menos em parte, responsáveis por algumas das deficiências e incapacidades observadas em pessoas mais velhas. Quando o idoso permanece ativo e sofre lesões, o clínico deve observar que as composições das fibras musculares nessa idade exigem mudanças nas expectativas de reabilitação em áreas como força máxima e capacidades de equilíbrio. Evidências indicam que exercícios de força são benéficos para idosos, os quais terão os mesmos tipos de ganhos que pacientes mais jovens, embora o nível máximo seja menor.[32] Além disso, intervenções de exercícios, especialmente treinamento de resistência, podem afetar os tipos de fibras musculares levando a melhorias no condicionamento, no equilíbrio e no desempenho.[33]

- Princípio do impulso excitatório/frequência de ativação: o aumento da frequência da estimulação das unidades motoras individuais aumenta a porcentagem do tempo em que cada fibra muscular ativa desenvolve a tensão máxima.

O princípio do tamanho descreve o fato de que os menores neurônios motores são os primeiros a serem recrutados e os neurônios motores maiores são recrutados por último. Pequenos neurônios motores participam da maioria das atividades sustentadas porque tendem a inervar as fibras musculares de contração lenta, tipo I, que fatigam lentamente. Quando as funções musculares exigem força maior, as fibras de contração rápida e as unidades motoras que fatigam rapidamente tornam-se ativas. Em relação à ordem do recrutamento, as unidades motoras menores são recrutadas primeiro. Como elas possuem menos fibras musculares por nervo, mais fibras devem ser recrutadas para produzir força de um nível específico. Por exemplo, se uma pequena unidade motora é capaz de produzir 0,05 kg (0,489 N), seriam necessárias cem pequenas unidades motoras para produzir 5 kg (49 N) de força. Por outro lado, as grandes unidades motoras produzem força maior, já que possuem um grande número de fibras musculares. Por exemplo, se uma grande unidade motora é capaz de produzir 0,2 kg (1957 N), cem grandes unidades motoras produziriam 20 kg (196 N) de força. É claro que esses números são exagerados, mas eles servem para explicar o conceito. Em suma, um músculo dispara sucessivamente suas pequenas unidades motoras primeiro. Uma vez que essas unidades são todas recrutadas, as unidades motoras maiores são recrutadas em ordem de tamanho, da menor unidade motora grande para a maior. Em outras palavras, unidades motoras normalmente são recrutadas em um padrão ordenado, com aquelas que produzem força menor primeiro, seguidas por unidades de produção de força maior, já que as necessidades de força aumentam.[39]

O disparo de uma única unidade motora resulta em contração das fibras musculares estimuladas. Com o aumento no nível de disparo, essas contrações são somadas para aumentar e sustentar a produção de força. Um indivíduo aumenta a força muscular com a ampliação do número de unidades motoras ativas e dos níveis de disparo destas.

Receptores articulares, tendinosos e musculares

Receptores especializados estão presentes nas estruturas articulares, nos tendões e nos músculos esqueléticos. Como esses receptores aferentes reúnem informação sobre as articulações e sobre os movimentos articulares de um indivíduo, eles são chamados de **proprioceptores** (do latim *proprio*, de um indivíduo; *captive*, receber). Esses receptores detectam mudanças na tensão e na posição das estruturas em que estão situados. Um padrão de impulsos nervosos é gerado no receptor e transmitido para outras partes do sistema nervoso. Por conseguinte, as mudanças constantes no ângulo articular (posição da articulação), na velocidade do movimento articular, na quantidade de compressão ou na distração articular, bem como as mudanças no comprimento muscular, seu nível de mudança e a força de contração muscular, são transmitidos para os centros na medula espinal e no cérebro. No sistema nervoso central, essas informações são integradas com as derivadas de outros órgãos sensoriais, que incluem a retina do olho e o aparelho vestibular do ouvido, ambos os quais geram informações sobre posição, equilíbrio e movimento. Os sinais sensoriais integrados são utilizados por centros de controle motor no cérebro para ajustarem-se automaticamente ao local, tipo, número e frequência de ativação da unidade motora de forma que se desenvolva a tensão muscular apropriada para a realização dos movimentos desejados.

Receptores articulares

Vários tipos diferentes de receptores sensoriais estão em cápsulas articulares e ligamentos. As principais características anatômicas de diversos receptores sensoriais são ilustradas na Figura 3.9. A maioria desses receptores emite vários potenciais de ação por segundo como um débito em "repouso", de modo que o corpo sempre possui um senso de posicionamento no espaço. O receptor é estimulado quando é deformado. Dependendo da sua localização e da magnitude das forças de deformação atuantes sobre a articulação e sobre o local do receptor, certos receptores são estimulados e descarregam uma explosão

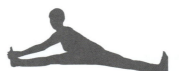

APLICAÇÃO PRÁTICA

As maiores unidades motoras grandes não são recrutadas para atividades normais da vida cotidiana. Há certos indícios de que essas unidades motoras não são recrutadas voluntariamente. Evidências sugerem que elas são recrutadas durante momentos de estresse extremo, durante os quais o sistema autônomo fornece funções extraordinárias, como quando um indivíduo não treinado pula um muro de mais de 2 metros de altura para salvar alguém de um incêndio.

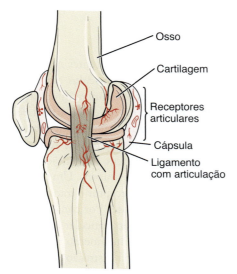

Figura 3.9 Ilustração dos tipos de receptores normalmente distinguidos nas articulações. Diagrama da articulação do joelho demonstrando a distribuição de vários tipos de receptores na cápsula e nos ligamentos da articulação. Os meniscos são livres de fibras nervosas exceto em sua inserção na cápsula fibrosa.

que o sistema nervoso avalie continuamente a posição articular e o nível de movimento articular.

Órgãos tendinosos de Golgi

Os **órgãos tendinosos de Golgi (OTG)** encontram-se nos tendões musculares próximo ao ponto de sua inserção no músculo (Fig. 3.10). Uma média de 10 a 15 fibras musculares são conectadas em linha reta com cada OTG. Por ser orientado em linha (ou em série) com as fibras colágenas do tendão e das fibras musculares, o OTG é adequado para detectar força ou tensão nas fibras colágenas musculares ou tendinosas, mas não as mudanças no comprimento muscular. O OTG é estimulado por uma tensão produzida nas fibras musculares ou nos tendões de colágeno ao qual é inserido. Dados fisiológicos indicam que o OTG responde por meio de descarga neural relacionada à força porque é seletivamente sensível às forças produzidas por fibras musculares em série. Os impulsos nervosos descarregados pelo órgão tendinoso de Golgi são rapidamente transmitidos por grandes axônios aferentes condutores (fibras do grupo Ib) para a medula espinal e para o cerebelo. Em resposta, diversas mensagens eferentes são enviadas ao músculo agonista (que se contrai), para inibi-lo, e a seu antagonista, para facilitá-lo. A inibição do agonista limita a produção de força do músculo a um nível que pode ser tolerado pelos tecidos estressados pela contração. Assim, os OTG mediam a inibição recíproca, ou **inibição autogênica**, referente a esse impulso inibitório ao músculo agonista (motor primário) e uma mensagem excitatória ao antagonista (oposto).

de impulsos nervosos de alta frequência quando a articulação se move. Os receptores normalmente se adaptam, o que significa que a frequência de impulsos diminui depois que o movimento cessa e, então, transmite uma série constante de impulsos nervosos após isso. O movimento adicional da articulação pode fazer com que um grupo de receptores pare de descarregar impulsos e outro grupo se torne ativo. Esse fluxo contínuo de informações permite

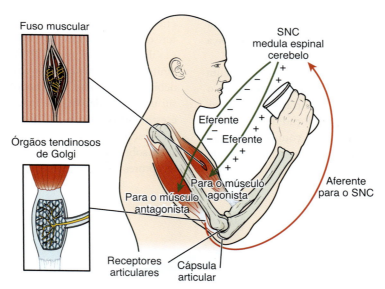

Figura 3.10 Esquema para ilustrar as relações anatômicas entre fibras musculares extrafusais, unidade motora, fuso muscular e órgão tendinoso de Golgi com projeção aferente inserida. A força ou tensão produzida pela contração das fibras musculares extrafusais faz com que a rede de fibra estrutural (colágeno e elastina) entre em colapso em torno do órgão tendinoso de Golgi e o fuso muscular seja ativado. O fuso muscular ativa o agonista e inibe o antagonista, enquanto o órgão tendinoso de Golgi faz o oposto: inibe o agonista e ativa o antagonista.

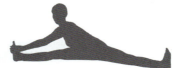

APLICAÇÃO PRÁTICA

A inibição autogênica pode ser aplicada de forma eficaz para técnicas de alongamento terapêutico, especialmente em situações em que o paciente está extremamente receoso em relação ao exercício por causa de dor. Alongue o músculo até o final de sua amplitude e, em seguida, peça ao paciente que o contraia isométrica e ativamente contra a sua resistência. O músculo relaxará por um tempo em virtude do OTG, e o estiramento em amplitudes acentuadas é facilitado. Nessa técnica, chamada de facilitação neuromuscular proprioceptiva, o membro é sustentado pelo clínico no final da amplitude de movimento do músculo (p. ex., os isquiotibiais), e pede-se ao paciente que realize uma contração isométrica, ou "sustentação", naquele ponto do movimento. Após o relaxamento subsequente à sustentação isométrica, o membro é movido de forma mais fácil até a nova amplitude alcançada.[1,41]

Fusos musculares

Os músculos esqueléticos são compostos por **fibras extrafusais** (do latim *extra*, do lado de fora ou em adição; *fusus*, fuso), que são fibras musculares "regulares" ou esqueléticas. Situados nos músculos, paralelamente às fibras extrafusais, estão os exclusivos proprioceptores chamados **fusos musculares**, assim nomeados em razão de seu formato. Esses órgãos pequenos e complexos possuem múltiplas funções, sensoriais e motoras por natureza.

Fibras musculares muito especializadas, chamadas de **fibras musculares intrafusais (FMIF)**, situam-se nos fusos musculares. Cada fuso muscular contém 3 a 10 dessas fibras musculares especializadas. As fibras intrafusais do fuso muscular são encapsuladas dentro de uma bainha de tecido conjuntivo (Fig. 3.11). Há dois tipos de disposições morfológicas dos núcleos das fibras intrafusais: fibras de saco nuclear e fibras de cadeia nuclear. Seus nomes descrevem suas configurações anatômicas específicas.[42,43] A fibra muscular intrafusal de saco nuclear possui seus núcleos agrupados no meio da fibra (lembrando um saco), enquanto a fibra de cadeia nuclear possui seus núcleos espalhados ao longo de sua extensão, em uma disposição em cadeia. Tanto as fibras de saco nuclear como as de cadeia nuclear são envolvidas de forma espiral por ramos de um neurônio aferente Ia (também chamado de terminação sensorial primária). Uma terminação secundária do neurônio é formada por fibras aferentes do grupo II e encontradas principalmente em fibras de cadeia nuclear.[44]

Dois tipos de axônios gama (γ) suprem as fibras nucleares com inervação motora. Os axônios do nervo motor gama estático suprem as fibras de cadeia nuclear, ao passo que os axônios do nervo motor gama dinâmico suprem as fibras de saco nuclear. Esses axônios do nervo gama são mais estreitos do que os axônios motores alfa que suprem as fibras musculares extrafusais, portanto, as fibras musculares intrafusais respondem mais lentamente aos estímulos do que as extrafusais. Entretanto, essa anatomia singular demonstra que os fusos musculares possuem funções sensoriais e motoras.

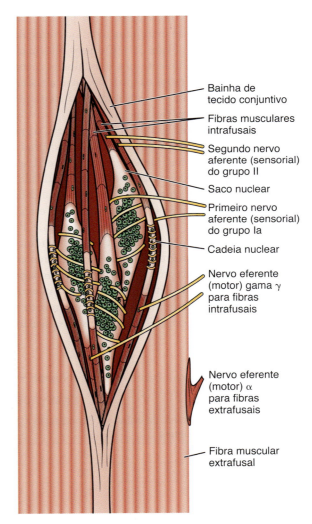

Figura 3.11 O fuso muscular. Este diagrama mostra a relação dinâmica entre os principais componentes de um fuso muscular. Embora a maioria dos músculos contenha de 3 a 10 fibras intrafusais, para simplificar, apenas três são apresentadas aqui. As fibras de saco nuclear e as de cadeia nuclear também são ilustradas, bem como os suprimentos nervosos aferentes e eferentes. As fibras musculares extrafusais ao longo do fuso muscular e um neurônio motor α para a fibra extrafusal também são apresentados.

Foco na função sensorial do fuso muscular

Como parte do sistema aferente ou sensorial, os fusos musculares funcionam como um receptor de estiramento. Os fusos musculares enviam impulsos sensoriais pelos axônios aferentes Ia e II, que "informam" outros neurônios na medula espinal e no cérebro sobre a extensão deles e, portanto, sobre a extensão do músculo extrafusal e o nível em que o estiramento de um músculo ocorre. Essa função de receptor do fuso muscular amplia-se em razão de seu alinhamento paralelo com as fibras musculares extrafusais. Assim, uma mudança no comprimento da fibra intrafusal é associada a uma mudança no comprimento da fibra extrafusal.

Há muitos fusos musculares localizados em diferentes músculos. Os fusos musculares estão presentes no músculo esquelético e são mais numerosos nos músculos dos braços e das pernas (Tab. 3.3). Os fusos musculares são abundantes, especialmente nos músculos pequenos dos olhos, mãos e pés, todos os quais possuem alta densidade de fuso muscular, pois precisam estar constantemente alertas às menores mudanças.

Quando um músculo se alonga ou se encurta, o grau de estiramento ou relaxamento de suas fibras intrafusais altera a atividade nas fibras sensoriais Ia e II que as inervam. A fibra aferente Ia detecta a quantidade e a velocidade do estiramento, demonstrando qualidades de atividade **fásica** (gr. *Phasis*, aparência, fase ou estágio distinto) e **tônica** (gr. *tonikos*, tensão contínua). Por outro lado, o receptor secundário (II) é apenas tônico, respondendo principalmente à quantidade de estiramento. Dessa forma, os receptores primários e secundários comportam-se de forma diferente. Quando o músculo se contrai ou se estira para modificar o comprimento de suas fibras musculares extrafusais, seus fusos musculares detectam essa mudança de comprimento e despolarizam o nervo sensorial aferente Ia envolvido ao redor de cada fuso muscular. Esse nervo também possui um criterioso limiar de velocidade, de modo que detecta uma mudança de comprimento, mas apenas se ela exceder determinado nível ou velocidade. Quando esse nervo sensorial nota um estiramento muscular de velocidade suficiente e se despolariza, ele envia impulsos para o corno dorsal (em que toda a informação sensorial entra na medula espinal), onde se conecta a outros neurônios. Mediante um reflexo monossináptico, ele realiza uma conexão direta com um nervo aferente, um neurônio motor α (na célula do corno anterior), que, então, transmite um sinal de volta às fibras musculares extrafusais no mesmo músculo que o fuso muscular. Esse processo cessa com o fim do estiramento. Outro trajeto que o nervo aferente sensorial de entrada cursa é uma conexão extra através de um interneurônio (dissináptico) até um neurônio motor α eferente distinto que transmite um sinal ao músculo antagonista para que relaxe.

O componente monossináptico desse exemplo também é conhecido como reflexo do tendão profundo, **reflexo de estiramento** ou **reflexo miotático**, um arco reflexo simples mediado na medula espinal. Os nervos aferentes (grupo Ia) do receptor primário realizam uma conexão sináptica imediata com os neurônios motores (neurônios motores A, α) que controlam as fibras musculares extrafusais no mesmo músculo. Portanto, um estiramento brusco de um músculo inicia uma explosão de impulsos do receptor de estiramento primário no fuso muscular, que cursa um trajeto para a medula espinal e excita atividade nas unidades motoras do mesmo músculo (Fig. 3.12). Todos sentem essa conexão de reflexo quando um médico realiza um teste batendo de leve com um martelo de reflexo sobre o tendão de um músculo.

Tabela 3.3 | Número de unidades motoras, fibras motoras e fusos musculares por unidade motora no músculo humano

Músculo	Número de axônios motores	Número de fibras musculares Por músculo × 10³	Média por unidade motora	Número de fusos musculares Por músculo	Por unidade motora
Bíceps braquial	774	580	750	320	0,4
Braquiorradial	330	130	390	65	0,2
Primeiro interósseo dorsal	119	41	340	34	0,3
Primeiro lumbrical	98	10	110	53	0,6
Oponente do polegar	133	79	595	44	0,3
Masseter	1.020	1.000	980	160	0,2
Temporal	1.150	1.500	1.300	217	0,2
Gastrocnêmio médio	580	1.000	1.720	80	0,1
Tibial anterior	445	270	610	284	0,6

Fonte: Adaptado de Buchthal, F, Schmalbruch, H. Motor unit of mammalian muscle. *Physiol Rev* 60:95, 1980.[108]

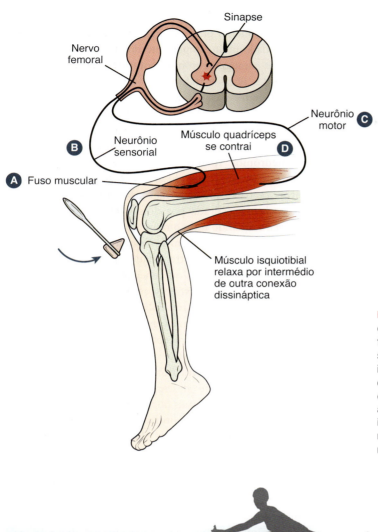

Figura 3.12 O reflexo de estiramento obtido com uma batida no tendão. As quatro partes fundamentais do arco reflexo de estiramento simples são: **A)** um receptor no músculo gera impulsos nervosos de acordo com o grau de deformação; **B)** um neurônio aferente conduz a explosão de impulsos sensoriais do receptor para a medula espinal; **C)** um neurônio eferente conduz impulsos motores da medula espinal para as fibras musculares extrafusais; e **D)** um efetor, o músculo, responde aos impulsos motores.

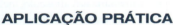

APLICAÇÃO PRÁTICA

Técnicas de alongamento ativo e passivo utilizam as conexões neuroanatômicas descritas anteriormente, as quais fornecem a base lógica do alongamento ativo, em que se pede ao paciente que contraia um músculo de forma ativa para isolar seu músculo oposto a fim de que o estiramento do músculo "isolado" seja mais eficaz. Por exemplo, se um paciente contrai os músculos quadríceps de forma ativa, ocorre um relaxamento induzido dos isquiotibiais, permitindo um estiramento mais eficaz destes músculos. Além dos benefícios do estiramento aperfeiçoado de um músculo da coxa resultante dessa reciprocidade neural está o fato de que essa contração do músculo agonista com o relaxamento concomitante do antagonista fornece importantes ramificações funcionais, o que é conhecido como **inibição recíproca** e permite parte da fluidez que ocorre no movimento. Por exemplo, quando o quadríceps é ativado para realizar um chute forte, os isquiotibiais recebem sinais para relaxar durante a metade da amplitude e voltam a ser ativados no final dela para desacelerar o movimento e evitar uma lesão (Figs. 3.13 e 3.14).

Quando um músculo se encurta, seu estiramento e seus fusos musculares são aliviados, removendo, assim, o estímulo receptor de estiramento.

As estruturas neurais e musculares que participam do reflexo de estiramento são exemplificadas com uma batida leve no tendão patelar na Figura 3.12. A presença de uma contração de reflexo no músculo estirado 100 a 200 ms após a batida no tendão demonstra um circuito intacto. Além disso, a velocidade e a amplitude relativa da contração de reflexo refletem o nível geral de excitabilidade de neurônios motores α que inervam o músculo estirado.

Foco na função motora do fuso muscular

Como mencionado anteriormente, os corpos celulares dos nervos eferentes gama (γ) estão localizados no corno ventral ou anterior da medula espinal. Essas células gama recebem conexões sinápticas e influências de regiões ao longo do sistema nervoso, incluindo o córtex, o cerebelo e o tronco cerebral. A quantidade de encurtamento das porções contráteis do fuso muscular regula a parte receptora de estiramento do fuso muscular. Com o encurtamento extrafusal, o comprimento do fuso é ajustado de maneira corres-

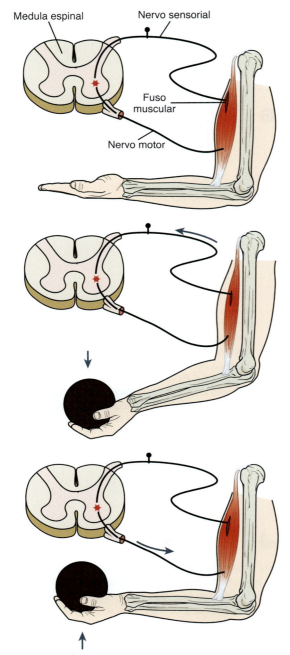

Figura 3.13 Representação esquemática da regulagem do reflexo de estiramento do comprimento muscular. Um músculo está sob a influência do reflexo de estiramento quando se envolve em uma contração estável de natureza voluntária, como quando o cotovelo é firmemente flexionado. Um inesperado aumento repentino na sobrecarga estira o músculo, fazendo com que a terminação sensorial no fuso muscular envie impulsos nervosos para a medula espinal, onde eles entram em contato com uma célula nervosa motora na sinapse e a excitam. Como resultado, os impulsos motores são enviados de volta ao músculo, onde fazem com que este se contraia. Vias nervosas mais complicadas do que as apresentadas podem também estar envolvidas no reflexo de estiramento. Qualquer músculo é suprido por muitas fibras nervosas motoras e fusos. Além disso, são múltiplas as conexões sinápticas para até mesmo um único neurônio motor.

pondente para manter sua sensibilidade a outras mudanças no comprimento ou no estiramento. Essa relação é uma propriedade muito importante dos fusos musculares. Na verdade, como os neurônios motores alfa estimulam a contração das fibras extrafusais, os neurônios motores gama descarregam-se, causando contração das fibras intrafusais (fuso muscular), a qual ajusta a variação da sensibilidade a mudanças nos comprimentos do músculo.

Os neurônios motores gama também são chamados de neurônios **fusimotores** porque suprem impulsos motores às fibras intrafusais do fuso muscular. Dessa forma, a parte média e não contrátil do fuso muscular pode ser estirada por dois mecanismos diferentes. Primeiro, quando todo o músculo esquelético é estirado, o fuso muscular também é. Segundo, quando as partes contráteis em cada extremidade do fuso muscular são ativadas por impulsos que chegam dos nervos motores gama, as partes contráteis se encurtam, estirando o "saco" central do fuso muscular. Em ambas as situações, o estiramento do saco nuclear do fuso muscular ativa um ou ambos os tipos de receptores sensoriais que residem no fuso muscular, ou seja, os receptores de estiramento primários (Ia) e secundários (II) (Fig. 3.11).

Essa constante descarga de impulso regulatório sobre as fibras intrafusais do fuso muscular estabelece um estado constante de prontidão, de forma que, embora o músculo não esteja ativado, ele está em um verdadeiro estado de alerta, pronto para agir quando necessário. Esse estado constante de prontidão é chamado de **tônus muscular**, caracterizado por uma quantidade natural de rigidez muscular e tensão de repouso. O tônus é determinado pelo nível de excitabilidade de todo o acúmulo de neurônios motores que controlam um músculo, pela **rigidez** intrínseca do próprio músculo e pelo nível de sensibilidade de diferentes reflexos. A contribuição do fuso muscular é apenas uma peça do quebra-cabeça que contribui para o fenômeno chamado tônus muscular.

Os músculos normais apresentam firmeza à palpação, o que é considerado um tônus muscular típico ou "normal". A firmeza presente nos músculos é observada durante o repouso, até mesmo em músculo de indivíduos bem relaxados. Entretanto, ela é danificada se o nervo motor que supre o músculo não estiver intacto ou se o músculo estiver atrofiado. Músculos relaxados apresentam pelo menos uma quantidade palpável de tônus muscular, mas pesquisadores não conseguiram detectar nenhum potencial de ação muscular para explicar esse tônus.[45,47] Portanto, tudo indica que o tônus de músculos relaxados em pessoas com sistema neuromusculoesquelético intacto seja o resultado de propriedades físicas básicas do músculo, como elasticidade, viscosidade, plasticidade e rigidez natural do tecido.

Tônus postural é um termo utilizado para descrever o desenvolvimento da tensão muscular em músculos específicos que mantém os segmentos corporais em suas

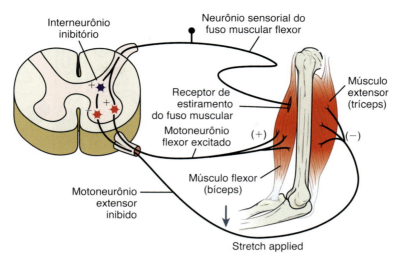

Figura 3.14 Representação da inibição recíproca dos neurônios motores para o músculo oposto. Impulsos de um músculo estirado excitam as unidades motoras no mesmo músculo (a influência sináptica facilitatória é designada com um sinal de mais [+]) e inibem, através de um interneurônio, as unidades motoras no músculo oposto (a influência sináptica inibitória é designada com um sinal de menos [−]).

relações apropriadas para manter a postura. O tônus postural é acompanhado por atividade elétrica registrável das unidades motoras ativas. Os músculos utilizados com mais frequência para manter a posição ereta do corpo são os **músculos antigravidade**. Os músculos do tronco, os flexores dos membros superiores e os extensores dos membros inferiores são considerados músculos antigravidade. Os centros motores suprem os impulsos nervosos que influenciam a excitabilidade dos neurônios motores inferiores nos segmentos da medula espinal, que, por sua vez, suprem os músculos antigravidade. Esses centros motores incluem córtex cerebral, gânglios da base, centros de facilitação e inibição no mesencéfalo, formação reticular do tronco cerebral e cerebelo (Fig. 3.15). O tônus postural é um fenômeno autônomo (reflexivo) influenciado por impulsos aferentes dos receptores sensoriais e por mecanismos eferentes dos neurônios motores γ.

Em termos funcionais, o tônus muscular postural em indivíduos sem distúrbios patológicos é descrito como "alto o bastante para sustentar a cabeça, o tronco e os membros contra a gravidade, mas baixo o suficiente para possibilitar movimento".[48] A quantidade apropriada de tônus muscular garante que o músculo esteja pronto para resistir a qualquer mudança na posição a fim de manter a postura. Em pessoas com sistema neuromusculoesquelético intacto, os tratos motores descendentes do tronco cerebral, particularmente os tratos reticuloespinal e vestibuloespinal, enviam séries de impulsos de baixa frequência para os neurônios motores espinais, seja direta ou indiretamente, através de interneurônios (Fig. 3.16). Embora as despolarizações pós-sinápticas locais possam não ser grandes o bastante para provocar despolarização completa e disparo da célula, elas mantêm o neurônio em um estado levemente oscilante de alta excitabilidade, pronto para responder a mais impulsos pré-sinápticos concentrados. O tônus muscular também assegura que o músculo esteja pronto para contrair ou relaxar quando os sinais de controle apropriados atingem os neurônios motores. O tônus muscular pode ser influenciado por doenças ou lesões que afetam diversos níveis do sistema nervoso, resultando em sintomas de tônus muscular insuficiente (tônus baixo, **hipotonia**) ou tônus muscular excessivo (tônus alto, **hipertonia**), ambos detalhados em seções posteriores deste capítulo.

Resumo das funções do fuso muscular

Basicamente, os fusos musculares funcionam como "termostatos", comparando seu comprimento com o comprimento das fibras musculoesqueléticas que os cercam (Figs. 3.11 e 3.13). Se o comprimento das fibras musculares extrafusais ao redor é menor do que o do fuso muscular, a frequência dos impulsos nervosos descarregados do fuso muscular é reduzida, já que eles não estão sendo facilitados. Entretanto, quando a parte central do fuso muscular é estirada por atividade eferente γ, seus receptores sensoriais descarregam mais impulsos nervosos para excitar os neurônios motores α e ativam as fibras musculares extrafusais para se contraírem. O mecanismo é particularmente importante na regulação e na manutenção do tônus muscular postural.

Cinestesia e propriocepção

Na maioria das circunstâncias, uma pessoa é capaz de saber da posição de diversas partes de seu corpo em relação a todas as outras e se determinada parte está em

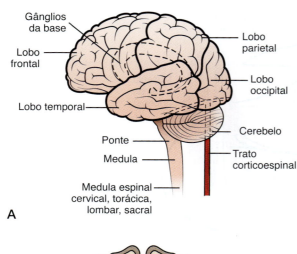

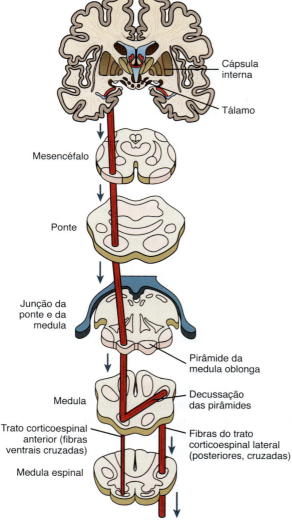

Figura 3.15 A) Áreas do sistema nervoso central (SNC) mais envolvidas no controle do movimento; B) apresenta uma visão da seção transversa da cápsula interna e do tálamo e das estruturas inferiores do mesencéfalo e da medula espinal.

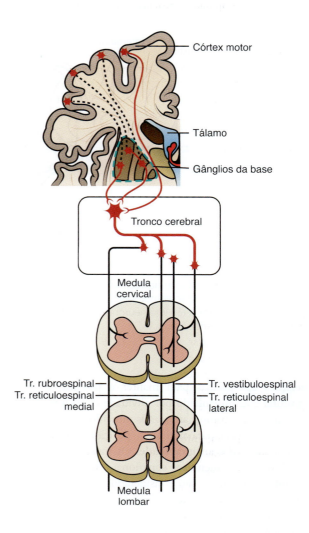

Figura 3.16 Diagrama dos trajetos dos tratos importantes que não cruzam as pirâmides do bulbo, contribuindo para o controle motor supraespinal para a medula espinal. O neurônio com axônio espesso no tronco encefálico simboliza o cruzamento da maioria dessas fibras motoras extrapiramidais para o lado oposto naquele nível e não implica convergência. As vias do córtex motor até os núcleos no tronco encefálico são em parte colaterais do trato corticospinal e em parte eferentes separadas. Os detalhes da conectividade entre as estruturas do tronco encefálico envolvidas na atividade motora são extremamente complexos; esta representação é muito simplificada. Note que as estruturas e os tratos existem em ambos os lados; entretanto, para simplificar, apenas um lado está ilustrado.

movimento ou não. Essa consciência é a **cinestesia** (do grego *kinen*, mover, *aisthesis*, percepção) e o **senso de posição**. Esses dois termos costumam ser considerados sinônimos e, muitas vezes, são utilizados em relação a todos os aspectos dessa consciência, seja estática ou dinâmica. A rigor, porém, o termo *cinestesia* relaciona-se ao movimento articular dinâmico, ao passo que o termo *senso de posição* refere-se à consciência da posição estática. Os sinais cinestésicos são gerados em vários receptores sensoriais que residem nos músculos, tendões e articulações e respondem aos movimentos do corpo e à tensão nos tendões. Os impulsos produzidos nos receptores são transmitidos principalmente através das fibras aferentes do grupo II para a medula espinal, o cerebelo e os núcleos sensoriais. Assim, outros centros sensoriais e motores no sistema nervosos central são "informados" sobre as localizações exatas de diferentes partes do corpo a cada instante para auxiliar no controle da postura e do movimento.

A **propriocepção** (do latim *proprio*, de um indivíduo; *ceptive*, receber) é um termo mais abrangente do que cinestesia e refere-se ao uso do impulso sensorial dos receptores nos fusos musculares, tendões e articulações para discernir a posição e o movimento articulares, incluindo direção, amplitude e velocidade, bem como a tensão relativa nos tendões. Os impulsos proprioceptivos são transmitidos principalmente por fibras aferentes do grupo I e são integrados em vários centros sensório-motores para regular automaticamente os ajustes musculares posturais e manter o equilíbrio postural.

Diversos tipos de impulsos **somatossensoriais** (gr. *soma*, corpo; lat. *sensorius*, relacionado à sensação) também são importantes para se manter o equilíbrio postural. Por exemplo, as sensações de pressão das solas dos pés proporcionam informações sobre a distribuição da carga entre os dois pés e se o peso neles está mais para a frente ou para trás.

O equilíbrio postural é de extrema importância para a posição estática e o movimento dinâmico. Sem ele, o corpo é incapaz de atuar. Sua importância é destacada pelo número de sistemas que o corpo utiliza para atingir o equilíbrio durante atividades estáticas e dinâmicas. Além dos proprioceptores e dos receptores somatossensoriais, o corpo utiliza mais dois mecanismo de impulso para auxiliar no equilíbrio: o sistema vestibular e o sistema visual. Os receptores vestibulares nos ouvidos internos fornecem consciência sobre a orientação e os movimentos da cabeça. Qualquer pessoa que tenha sofrido uma infecção no ouvido médio pode confirmar a importância do sistema vestibular no equilíbrio. A visão de onde o corpo e seus segmentos estão em relação ao ambiente ao redor também auxilia a manter o equilíbrio. Na verdade, certas vezes, o impulso visual serve como o principal meio de manter o equilíbrio quando o sistema de propriocepção está debilitado. A importância do equilíbrio é observada não apenas durante atividades da vida cotidiana, mas também na prática de diversos esportes ou na avaliação de deficiências de equilíbrio e sugestão de soluções para problemas de equilíbrio. Até mesmo o equilíbrio estático é afetado pela visão. Tente permanecer em pé sobre uma perna só com seus olhos abertos e logo após com os olhos fechados – rapidamente, você notará quanto você usa a visão para o equilíbrio.

Controle do movimento ou controle "motor"

Ao analisar o controle do movimento, devemos notar que o movimento e a postura são muito complexos e podem ser afetados por muitos fatores. Por exemplo, diversos sistemas devem estar intactos para a regulação apropriada da postura e do movimento. Os sistemas neuromusculares devem estar intactos, incluindo os músculos que passam por excitação ou inibição, os fusos musculares, os OTG, as junções neuromusculares, os nervos periféricos que inervam os músculos, as vias ascendentes e descendentes da medula espinal, os centros motores corticais e as interconexões desses sistemas. O sistema esquelético, incluindo os ossos, os ligamentos, as articulações, as cápsulas articulares e os receptores articulares também devem estar perfeitos. Além disso, os sistemas respiratório, cardiovascular e digestório devem fornecer fontes de energia para contrações musculares e para a manutenção do sistema musculoesquelético. Como se não bastasse, devem fornecer o impulso sensorial preciso dos ambientes interno e externo.

Para realizar atividades motoras qualificadas, é necessário um conjunto de comandos motores altamente integrados para ativar ou inibir diversos músculos da forma correta e na sequência adequada. *Não* podemos visualizar o movimento simplesmente como a ação de vários sistemas que realizam a tarefa de movimento; em vez disso, há uma organização e uma regulação muito complexa para orquestrar a capacidade de nos movermos. O **controle motor** refere-se à regulação dinâmica da postura e do movimento. A **sinergia** (do grego *synergia*, juntos) muscular é um termo utilizado para descrever a ativação muscular coordenada funcional, como a que ocorre durante o movimento funcional quando os músculos normalmente funcionam em grupo.[49]

O controle motor requer que o indivíduo mantenha e modifique a postura, e que sua resposta de movimento seja baseada em uma interação entre o indivíduo, a tarefa e o ambiente. Essa interação utiliza as contribuições de muitos sistemas para organizar o movimento coordenado. Esses sistemas não são dispostos em uma **hierarquia** (do grego *hierarchia*, domínio ou poder do sumo sacerdote), na qual um é mais importante do que o outro. Em vez disso, eles são uma **heterarquia** (do grego *heteros*, outro; *archos*, domínio), na qual os sistemas contribuintes funcionam paralelos um ao outro.[1]

A heterarquia reconhece que existem diferentes níveis de controle motor e que partes do sistema nervoso interagem umas com as outras. Na heterarquia do controle motor, os centros corticais interagem não apenas uns com os outros, mas também com o tronco cerebral e as regiões da medula espinal do sistema nervoso central, com o sistema nervoso periférico, bem como com as vias ascendentes e descendentes.[50,51] Nessa heterarquia, as informações sobre o ambiente interno e externo do corpo são fornecidas para o sistema nervoso central, especificamente para o córtex cerebral, os gânglios da base e o cerebelo, que planejam, iniciam, executam, coordenam e regulam o movimento e a postura. Esses centros também coordenam a sincronização dos movimentos específicos, sejam simples ou complexos, a sequência e a sincronização dos movimentos, bem como a quantidade de força gerada. A região considerada como a "controladora" varia dependendo da tarefa motora desejada e das informações fornecidas para o sistema nervoso central em dado momento. Portanto, nenhuma área é responsável pelo controle de todo o movimento e de toda a postura.[52] O tronco cerebral e a medula espinal geram padrões de movimento chamados de geradores de padrão, certas vezes também especificados como geradores centrais de padrão motor ou de marcha.[5,49,53] Outros sistemas envolvidos no controle motor incluem as vias ascendentes e descendentes que fornecem informações de retroalimentação e alimentação (*feedback* e *feed-forward*).

As interações dentro das diversas regiões neurais e entre elas produzem a regulação mais efetiva e eficaz da postura e do movimento. Esse modelo de heterarquia, portanto, considera a importância das interações das múltiplas áreas no SNC e o efeito da capacidade de um indivíduo de antecipar movimentos e adaptar-se a mudanças no ambiente. A heterarquia sugere que o fluxo de informações ocorre em mais de uma direção: a interação ocorre dentro dos níveis do sistema nervoso e entre eles, a interação é recíproca, e a informação pode ser modificada como resultado dos sistemas de alimentação e retroalimentação.

Dessa forma, o movimento se faz possível através das contribuições de muitos sistemas. Além disso, nenhum sistema atua isolado de outros para produzir movimento. Em outras palavras, o movimento surge pela interação e pela auto-organização de muitos subsistemas, de modo que o comportamento de um movimento é maior do que a soma de suas partes individuais.[54] O movimento ausente ou desordenado pode resultar de um problema no sistema nervoso (sensorial ou motor), no sistema esquelético ou de uma dificuldade encontrada pelo indivíduo em movimento no ambiente. Em caso de reabilitação, o movimento de um paciente que um fisioterapeuta observa é o resultado final de todas as possibilidades e **limitações** (restrições) oferecidas por todos os sistemas contribuintes. Em um exemplo simples, se o músculo gastrocnêmio é tensionado, o paciente pode permanecer em pé com os joelhos hiperestendidos.

Os movimentos normais, portanto, não são coordenados pelos padrões de ativação muscular prescritos apenas por vias sensoriais e motoras, mas porque as estratégias de movimento surgem da interação dos sistemas que atuam juntos nessa heterarquia funcional. É importante observar que, incluídos nesse complexo de sistemas interativos, estão os subsistemas relacionados ao ambiente e à própria tarefa. Todos esses elementos são extremamente importantes para a execução do movimento. Os nossos movimentos são adequadamente selecionados, executados e modificados como a melhor escolha de movimento para uma tarefa específica no ambiente em que nos movemos. Múltiplos subsistemas interagem para produzir determinado comportamento motor em um contexto apropriado para o ambiente e para a tarefa.[55] As interações entre esses subsistemas no indivíduo, as exigências da tarefa e os aspectos singulares do ambiente afetam o resultado do movimento.

Os comportamentos motores são compreendidos como sinergias funcionais (grupos de músculos que trabalham juntos) em vez de músculos específicos ou grupos musculares individuais. O sistema de movimento humano é visualizado como muito flexível, extremamente dinâmico e capaz de adaptar-se a mudanças no indivíduo, na tarefa e/ou no ambiente com o objetivo de produzir o movimento mais eficaz possível.[1,56]

Abordagem de sistemas dinâmicos para compreensão do controle motor

É importante notar que esses sistemas contribuintes mudam com o passar do tempo, uma vez que são dinâmicos por natureza. Um **sistema de ação dinâmico** é qualquer sistema que apresenta mudança ao longo do tempo.[57] Esse **modelo de sistema de ação dinâmico** não visualiza o movimento como o surgimento de padrões predeterminados ou prescritos no SNC, mas como originários da cooperação dinâmica de muitos subsistemas no contexto de uma tarefa específica.[54] Então, os diversos sistemas se auto-organizam para produzir movimento.[58] O comportamento motor surge da cooperação dinâmica de todos os subsistemas no contexto de uma tarefa específica incluindo o sistema nervoso central, bem como os componentes biomecânicos, psicológicos e socioemocionais.

Dessa forma, o movimento pode ser expresso a partir de uma grande variedade de combinações de movimento, representadas pela soma de todos os graus de liberdade possíveis de todas as articulações envolvidas no movimento. Como se pode lembrar do Capítulo 1, os graus de liberdade representam os possíveis movimentos potenciais em articulações específicas. É por meio de uma grande variedade de combinações de movimento que o movimento humano pode ser tão diversificado. Por exemplo, o ombro pode mover-se em três planos e, portanto, possui três graus de liberdade, ao passo que o cotovelo e o antebraço possuem um cada, e o punho, dois. Isso resulta em sete graus de liberdade no membro superior, excluindo-se os dedos. Se adicionássemos todos os graus de liberdade disponíveis e todas as diferentes direções de tração muscular nas articulações, veríamos que a quantidade total de combinações de movimento possível é extremamente grande.[59] Cada articulação contribui com seu número de graus de liberdade para o movimento, de modo que este surge como a soma de todas as combinações possíveis de ocorrer. Como mencionado, essas sinergias do movimento funcional são auto-organizadas de acordo com a interação entre o indivíduo, a tarefa e o ambiente.

Controle motor na região da coluna

As conexões neurais na medula espinal contribuem muito para o controle autônomo do movimento. Especificamente, a região da coluna é um local de movimentos reflexos, ativações de sinergia muscular e geradores de padrão central. O controle do movimento reflexo inclui o reflexo de estiramento, a inibição recíproca e a inibição autogênica, todos descritos anteriormente neste capítulo. A transmissão nos circuitos espinais locais envolve pouco retardo e garante respostas rápidas. Os interneurônios na medula espinal também ligam os neurônios motores aos grupos funcionais, ou sinergias musculares.

Reflexos

Os reflexos espinais fornecem movimento amplamente gerado como uma resposta às informações recebida dos receptores cutâneos, musculares e articulares. Esses movimentos são estereotipados e previsíveis por natureza, mas podem ser modificados pelo sistema nervoso central. Por exemplo, a estimulação e o estado de alerta mudarão a resposta de uma pessoa ao reflexo de estiramento.

Geradores de padrão

Os complexos padrões de ativação muscular que produzem movimentos propositais por meio de conexões neurais na medula espinal são chamados de **geradores de padrão**. Essas redes flexíveis de interneurônios produzem padrões de passada e de marcha que podem ser modificados por comandos corticais. Redes adaptáveis de interneurônios na medula espinal ativam os neurônios motores inferiores para obter uma ativação alterada dos músculos flexores e extensores nos quadris, joelhos e tornozelos.[60,63] Esse mecanismo permite eficiência de movimento. Tais padrões são sensíveis a mudanças na tarefa e no ambiente, adaptando-se às respostas corporais a essas mudanças. Por exemplo, o ganho de peso aliado ao crescimento na primeira infância modificará o padrão de passada do indivíduo.[49,64]

Controle motor no tronco encefálico

Como você se lembra da anatomia, o tronco cerebral consiste em mesencéfalo, ponte e bulbo (Fig. 3.17). O tronco cerebral contém muitos tratos ascendentes e descendentes, bem como núcleos. Esses elementos do tronco cerebral funcionam como um sistema integrado pré-espinal complexo. Os tratos eferentes do tronco cerebral são, em grande parte, responsáveis pelo controle postural automático. A maior parte do controle postural supraespinal e do movimento proximal é regulada a partir de centros do tronco encefálico.[49] Como esses neurônios estão no sistema nervoso central, eles são neurônios motores superiores. Feixes de axônios que se originam de neurônios na formação reticular do tronco cerebral e terminam na medula espinal formam o *trato reticulospinal*. Da mesma forma, os feixes de axônios que se originam nos núcleos vestibulares e terminam na medula espinal formam o *trato vestibulospinal* (Fig. 3.16). O trato reticuloespinal fornece impulso excitatório para os músculos extensores dos braços, bem como para os músculos flexores das pernas e do tronco. Por outro lado, o trato vestibulospinal transporta impulso excitatório destinado aos músculos flexores dos braços, bem como para os músculos extensores das pernas e do tronco. O movimento requer apoio postural suficiente dos membros e do corpo como um todo. O movimento é o produto final de diversos sistemas de controle que interagem muito em conjunto. Os músculos posturais são altamente responsáveis por esse controle, já que respondem ao impulso eferente do trato reticulospinal.

Centros motores cerebrais

Ao analisar as funções motoras do sistema nervoso, lembre-se de que os centros motores podem funcionar apropriadamente apenas se um fluxo ininterrupto de informações aferentes ou sensoriais sobre a situação do ambiente for recebido de todas as partes do corpo. Para enfatizar o papel dos órgãos sensoriais no controle da postura e do movimento, o termo *sistema sensório-motor* é certas vezes utilizado para denotar os processos combinados aferentes e eferentes necessários para produzir movimento coordenado.

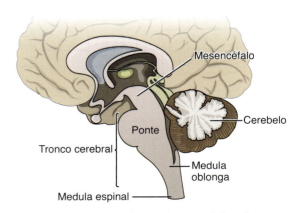

Figura 3.17 Vista sagital ilustrando as posições das principais subdivisões do tronco encefálico.

As fibras nervosas derivadas do córtex motor formam coletivamente o *trato corticospinal* (Figs. 3.2 e 3.15). Como o nome já diz, a maioria dos axônios surge dos corpos celulares na área motora do córtex cerebral e descem a medula espinal, onde é feito o contato sináptico com os neurônios motores na substância cinzenta do corno anterior da medula espinal. O trato corticospinal também é chamado de **trato piramidal** porque muitos dos corpos celulares localizados no córtex motor possuem formato triangular e parecem pequenas pirâmides quando uma seção do córtex é tingida e visualizada em microscópio óptico. A maioria dos axônios do corticospinal atravessa para o lado oposto no tronco cerebral e descem no trato corticospinal lateral da medula espinal (Figs. 3.2, 3.15, 3.18). As fibras que cruzam do córtex motor direito e esquerdo também formam uma pirâmide no tronco cerebral. No nível segmentar da coluna, os axônios do trato corticospinal terminam predominantemente nos interneurônios. Os interneurônios terminam nos neurônios motores α. A organização do trato corticospinal sugere que sua disposição forneça controle preciso dos grupos musculares individuais. Outros neurônios corticais originados nas mesmas áreas do córtex motor possuem axônios mais curtos que realizam sinapse com neurônios motores de segunda ordem situados nos gânglios da base ou no tronco cerebral (Fig. 3.18).

Córtex motor

O lobo frontal é responsável pelo controle voluntário de atividades motoras complexas e funções cognitivas, como lógica, atenção, humor, pensamento abstrato e agressão. O lobo frontal geralmente é chamado de córtex motor e subdividido em córtex motor primário, córtex pré-motor e área motora suplementar. Todas essas três áreas possuem seus próprios mapas somatotópicos do corpo, portanto, se diferentes áreas do córtex são estimuladas, diferentes músculos e partes do corpo são movidas. Entretanto, as três subdivisões oferecem contribuições únicas para o controle cerebral do movimento, destacando, mais uma vez, a beleza da organização heterárquica do controle motor.

O córtex motor primário é responsável pelo controle **contralateral** (lado oposto do corpo) voluntário do membro superior e dos movimentos faciais. O córtex pré-motor controla os músculos do tronco e os músculos usados nos ajustes posturais antecipatórios, como os

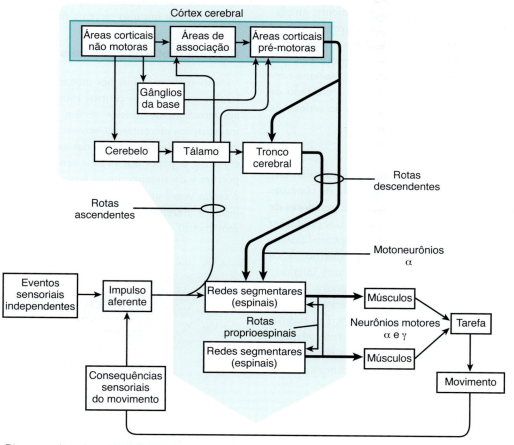

Figura 3.18 Diagrama do trajeto dos tratos corticospinais lateral e medial do córtex motor até a medula espinal. Para simplificar, os colaterais aos gânglios da base, o cerebelo e os centros motores do tronco encefálico foram omitidos. Note que as estruturas e os tratos existem em ambos os lados; entretanto, apenas um lado é ilustrado. Para uma descrição mais detalhada, leia o texto.

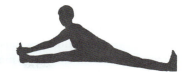

APLICAÇÃO PRÁTICA

As lesões do córtex motor primário (como ocorrem após um acidente vascular cerebral) geralmente dão origem à debilidade contralateral, ou paresia, normalmente tida como um período de flacidez inicial, na qual o tônus muscular está ausente. Do ponto de vista clínico, esse tipo de dano causa redução das reações posturais e dos reflexos de estiramento na fase aguda. Com frequência, esse evento é seguido por uma recuperação lenta e respostas neurais hiperativas, produzindo reflexos de estiramento hiperativos. A recuperação costuma ser gradativa, mas incompleta.

As lesões do córtex motor suplementar resultam em disfunção motora complexa, incluindo **acinesia grave** (ausência de movimento) e dificuldade com tarefas que requerem o uso cooperativo de ambas as mãos. Os pacientes também têm dificuldade em realizar tarefas de iniciativa própria, mas podem ser beneficiados com abordagens terapêuticas que os ensinem a utilizar sinais sensoriais adicionais para iniciar um movimento.

As lesões do córtex pré-motor resultam em distúrbios motores não específicos, ou **apraxia**, em que os movimentos do paciente são lentos e desajeitados, com debilidade proximal leve e perda da coordenação em torno das articulações proximais. Movimentos rítmicos, como digitar ou sapatear, são atrapalhados, e pode ocorrer perseveração (gagueira ou repetição). Ao contrário de pacientes com lesões do córtex motor suplementar, esses pacientes são capazes de realizar tarefas de iniciativa própria, mas possuem dificuldade com tarefas disparadas pelo sistema sensorial. Tarefas sequenciais previamente adquiridas deterioram-se, embora os componentes individuais da tarefa sequenciada possam ser realizados.[1,67]

Lesões do cerebelo causam sintomas motores distintos. A sintomatologia cerebelar normalmente inclui déficits de equilíbrio e coordenação, os quais podem causar **ataxia** (movimentos descoordenados), tremor intencional (tremor que acompanha o movimento intencional) e **dismetria** (incapacidade de avaliar a distância ou medir apropriadamente a força necessária de alcance ou passada).[68] O dano cerebelar pode causar diversos erros nos parâmetros cinemáticos do controle do movimento, incluindo dificuldades com sincronização, precisão, coordenação e regulação de intensidade.[1]

---

exigidos ao se estabelecer o "conjunto postural" correto na preparação para se levantar de uma cadeira.[1] O córtex motor suplementar controla o início do movimento, a orientação da cabeça e dos olhos, bem como os movimentos bilaterais (envolvendo ambos os lados do corpo).[65,66] A área suplementar também controla a sequência de movimento e desempenha um papel na pré-programação das sequências do movimento conhecidas que fazem parte do repertório da memória de um indivíduo.[49]

Centros de controle intermediário

O cerebelo e os gânglios da base cumprem funções diferentes, mas relacionadas, na programação dos padrões de movimento corticalmente iniciados, e ambos atuam como importantes centros de controle motor, contribuindo com funções regulatórias vitais no controle do movimento.

Cerebelo

O cerebelo é interconectado com todos os níveis do sistema nervoso central e funciona como um "coordenador" geral das atividades motoras. O cerebelo é responsável principalmente pela programação de movimentos rápidos, pela correção do trajeto dos movimentos rápidos, e pela correlação entre postura e movimento. Em suma, ele regula o equilíbrio e a coordenação, sendo responsável por regular e ajustar a precisão, a intensidade e a sincronização do movimento conforme exigido pela tarefa de movimento específica. Ele sequencia a ordem do disparo muscular quando um grupo de músculos funciona em conjunto para realizar uma tarefa complexa, como a passada ou o ato de alcançar algo com a mão.[66] As vias cerebelares controlam o equilíbrio, a coordenação e a precisão do movimento no lado **ipsilateral** (mesmo) do corpo, ao contrário da característica de controle **contralateral** associada ao córtex cerebral. O cerebelo costuma ser chamado de o "o grande comparador", pois constantemente monitora e compara o movimento exigido para a produção efetiva, realizando os ajustes quando necessário.[1] O cerebelo possui a capacidade de receber *feedback* sensorial dos receptores sobre o movimento quando o movimento está ocorrendo, uma propriedade chamada **reaferência**.

Gânglios da base

Na base do cérebro (por isso, o nome "basal"), estão diversos núcleos, incluindo os núcleos caudado, putâmen, globo pálido, substância negra e subtalâmico. Embora se desconheçam todas as suas funções, os gânglios da base desempenham papel vital na regulação da postura e do tônus muscular. Os gânglios da base não possuem impulso da medula espinal, mas possuem impulso direto do córtex. Eles representam um papel importante no controle do movimento automático e voluntário, exercendo efeitos sobre as áreas de planejamento motor do córtex motor. Os gânglios da base podem inibir ou facilitar a produção do córtex para alterar o movimento consciente. Seus núcleos são particularmente importantes no início e na execução de movimentos lentos (Fig. 3.18).

Integração do controle motor para produzir movimento funcional

Até o momento, todo o capítulo apresentou informações fisiológicas e anatômicas sobre a integração do sistema nervoso com o sistema musculoesquelético para gerar movimento. Agora, você sabe que o movimento é o resultado de interações complexas de muitos sistemas e subsistemas. Por exemplo, os impulsos sensoriais dos músculos não se restringem a influenciar apenas seus próprios neurônios motores. O impulso aferente também se espalha através de ramificações laterais dos neurônios sensoriais primários e de circuitos de interneurônios para chegar aos neurônios motores dos músculos proximamente relacionados e, em certo grau, àqueles dos músculos mais "distantes". Entretanto, o estiramento ou a contração de um músculo afeta mais seus próprios neurônios motores e, em grau menor, também afeta os neurônios motores dos músculos que realizam uma ação oposta. O efeito sobre os músculos que realizam a ação oposta é inibir a sua atividade (Fig. 3.14). Os neurônios motores de outros músculos que auxiliam no movimento também são afetados, mas em grau ainda menor. O efeito sobre os músculos que auxiliam no movimento é facilitar a ação. Dessa forma, cada alça ou via primária é parte de uma rede de retroalimentação maior que serve um grupo de músculos.

Durante a ocorrência de uma resposta imediata, os mesmos sinais sensoriais são transmitidos para centros mais altos através dos colaterais, dos tratos de projeção e de transmissões secundárias para partes muito separadas do sistema nervoso a fim de que se façam análises mais elaboradas das informações. Os tratos ascendentes permitem a integração das informações sobre a situação do corpo e do ambiente. Muitos tipos de receptores nos tendões, nas articulações e na pele, bem como de receptores visuais, auditivos e vestibulares, simultaneamente também fornecem informações sensoriais sobre o corpo e o ambiente. Na sequência, os sinais motores são transmitidos de volta para diversos níveis segmentares a fim de ajustar a postura e realizar outras ações.

É importante reconhecer que não é apenas o funcionamento preciso dos sistemas musculoesquelético e nervoso que é essencial para o controle motor; a cognição também representa um papel importante. Fatores cognitivos são necessários para assimilar, processar e integrar as informações sensoriais, bem como para determinar movimentos e posturas apropriados a qualquer instante. Além disso, a memória do movimento e a capacidade de recordar as informações do movimento são componentes essenciais para a regulação da postura e do movimento. A execução e a eficácia do movimento são também influenciadas por fatores como a capacidade de concentração; a presença ou ausência de distrações auditivas, mentais ou emocionais; o nível de proficiência do indivíduo; e sua motivação. Da mesma forma, as estratégias cognitivas influenciam o controle motor.[70-74]

Quanto maior a frequência com que um padrão motor é aprendido, menos impulso do nível cortical é necessário, até que o padrão motor se torne subcortical, não exigindo pensamento consciente para produzir precisão. Podemos constatar esse resultado quando caminhamos. Quando bebês, utilizávamos muito o nosso córtex para obter *feedback* a fim de equilibrar nosso peso corporal sobre os pés, posicionar um pé à frente do outro, modificar a posição do centro de massa e nos mover adiante. Ao aperfeiçoarmos nossa marcha, tornamo-nos capazes de caminhar sem correção consciente, contando com nossa inervação nervosa subcortical e com as correções para realizar o movimento com segurança no ambiente. O **aprendizado motor** está relacionado com a forma como as habilidades motoras são adquiridas e como se tornam proficientes, são transferidas e retidas para permitir o movimento consistente, preciso e automático. O leitor pode buscar outras fontes para obter uma análise completa sobre aprendizado motor.[75,76]

Profissionais da área da saúde trabalham para aumentar o controle e o desempenho motor em pacientes, bem como em indivíduos saudáveis envolvidos em atividades esportivas competitivas ou de lazer e programas de bem-estar. Programas de intervenção são desenvolvidos para estirar e fortalecer os músculos, aumentar a resistência, aperfeiçoar o equilíbrio e o tônus muscular, além de aperfeiçoar a habilidade para regular a postura e o movimento. Esses profissionais também sabem da importância da prática para aumentar a habilidade e reconhecem que mais do que apenas o sistema musculoesquelético deve

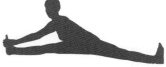

APLICAÇÃO PRÁTICA

A condição clínica mais comum que resulta de disfunção nos gânglios da base é a doença de Parkinson, na qual os pacientes apresentam tremor de repouso, dificuldade de iniciar movimento (**acinesia**), movimento lento (**bradicinesia**), rigidez muscular e postura inclinada. Essa doença progressiva, que inicia em média aos 58 anos de idade, é causada por uma perda gradativa de neurônios produtores de dopamina (um neurotransmissor) nos gânglios da base.[69]

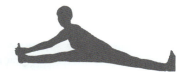

APLICAÇÃO PRÁTICA

Se tomarmos como exemplo uma habilidade motora, todos esses fatores podem ser analisados mais facilmente. Chutar uma bola em direção a um alvo é uma habilidade motora complexa. Muitos componentes cognitivos são assimilados primeiro. O peso da bola, a distância do alvo, a velocidade e a direção do vento são todos fatores que o indivíduo analisa conscientemente antes do chute. No início da aquisição dessa habilidade, o indivíduo precisava confiar em sua coordenação e em seu impulso de equilíbrio para ser capaz de manter-se de forma segura sobre um pé enquanto movia a perna contralateral da extensão do quadril para a flexão do quadril. Além disso, os movimentos de abdução para adução e rotação medial para lateral do quadril foram incluídos no desempenho. Outros movimentos articulares que o sistema nervoso teve de controlar incluíam o joelho e o tornozelo. A cocontração dos músculos do tronco foi necessária para o controle da postura durante o chute. Os impulsos sensoriais em relação ao comprimento muscular, à tensão e às mudanças no comprimento quando o indivíduo se aproximou da bola eram alimentados, recebidos e respondidos continuamente pelo sistema neuromuscular. Uma vez que a bola foi chutada, o sistema neural obteve o *feedback* em relação ao desempenho: a bola foi chutada longe o suficiente? Onde ela aterrissou em relação ao alvo? Que parte do pé entrou em contato com a bola? Onde, em relação ao corpo, estavam o pé e a perna quando esse contato feito? O sistema nervoso coleta todos esses dados; os subsistemas se auto-organizam e alteram a próxima tentativa baseada nesse impulso.

---

ser aperfeiçoado para melhorar o desempenho. É importante estar ciente de que estratégias cognitivas como prática mental, imagem mental e autocrítica positiva são importantes para o sucesso do paciente.[75-77] Os princípios da cognição utilizados para melhorar o desempenho motor podem ser aplicados clinicamente de forma que a atitude do indivíduo diante da reabilitação seja produtiva de modo a facilitar a recuperação.

Aplicações funcionais e considerações clínicas

As deficiências neuromusculares abrangem um grupo diversificado de problemas que constituem uma grande restrição no movimento funcional. As deficiências do controle motor podem resultar de muitas doenças, lesões ou incapacidades de desenvolvimento em qualquer parte do sistema de movimento. As condições patológicas que afetam qualquer parte do sistema neuromuscular, incluindo elementos motores sensoriais, perceptuais e cognitivos, resultarão em sinais, sintomas e deficiências associados.[78] Outros fatores podem estar envolvidos na disfunção do controle motor, incluindo os sistemas esquelético, cognitivo, visual ou vestibular. Como esse capítulo trata do controle do movimento e, principalmente, dos aspectos neuromusculares envolvidos nesse controle, continuaremos a dedicar atenção às deficiências que afetam essas estruturas e contribuem para alterações no movimento.

Deficiências são as consequências típicas de doença ou processo patológico, posteriormente definidas como perda ou anormalidade da função, no nível do tecido, órgão ou sistema, resultando em movimentos restritos. Exemplos de deficiências motoras primárias incluem debilidade, anormalidades no tônus muscular e problemas de coordenação motora.[1,68] Além das deficiências primárias, deficiências secundárias também contribuem para problemas do movimento. Essas deficiências secundárias não resultam da patologia diretamente, mas, em vez disso, desenvolvem-se como resultado das consequências da deficiência primária e podem ser evitáveis. Exemplos de deficiências secundárias incluem a perda da amplitude de movimento ou contratura.[78]

A capacidade de produzir e coordenar uma resposta do movimento apropriada requer a produção de força muscular, a ativação e a sustentação da atividade muscular, além da coordenação e da sincronização dos padrões de ativação muscular. As deficiências do sistema motor primário que interferem no movimento funcional são debilidade muscular, anormalidade do tônus muscular e problemas de coordenação.[68]

Debilidade muscular

A **debilidade muscular** é definida como incapacidade de gerar níveis normais de força muscular e é uma deficiência importante da função motora em pacientes com danos no sistema nervoso e/ou no sistema muscular.[68] Lesões no SNC, no SNP ou no sistema muscular podem causar debilidade muscular. É importante diferenciar a debilidade muscular de acordo com o local em que o dano está localizado no sistema de movimento. Por definição, danos aos sistemas de controle motor descendente no SNC estão associados a lesões que afetam os neurônios motores superiores, em qualquer parte da medula espinal superiormente.[68] Esse dano produzirá sinais de dano do neurônio motor superior (NMS). As lesões do neurônio motor superior estão associadas com hipertonicidade ou hipotonicidade, dependendo do local da lesão e do momento de início (agudo ou crônico). Dependendo da extensão da lesão, a debilidade no paciente com uma lesão do neurônio motor superior pode variar em gravidade desde perda total da atividade muscular (paralisia ou plegia) até perda leve ou parcial da atividade muscular (paresia).[68] A paresia resulta do dano às vias motoras descendentes, o que interfere no trajeto excitatório do cérebro até as unidades motoras, resultando em perda do controle descendente dos neurônios motores inferiores.[79] O resultado final é uma incapacidade de recrutar e modular os neurônios motores, levando à perda de movimento.

As lesões do neurônio motor superior são acompanhadas por tônus muscular anormal secundário e controle motor alterado.[68,80] A variedade de anormalidades do tônus muscular encontradas em pacientes com lesão do NMS abrange um amplo espectro, variando de flacidez completa (perda do tônus) até espasticidade (hipertonicidade).[68] As mudanças no tônus muscular variam de acordo com a lesão específica. Após uma lesão do neurônio motor superior, a debilidade ocorre em razão de perda do recrutamento da unidade motora, mudanças nos padrões de recrutamento e mudanças nos níveis de disparo. Além disso, ocorrem mudanças nas propriedades das unidades motoras e nas propriedades morfológicas e mecânicas do próprio músculo. Essas mudanças secundárias ocorrem como adaptações à perda de inervação, imobilidade e desuso. Em lesões do neurônio motor superior, números reduzidos de unidades motoras e níveis reduzidos de disparo das unidades motoras foram registrados.[14,81] Dentro de dois meses após a lesão, pacientes com hemiparesia resultante de acidente vascular cerebral apresentam até 50% de redução nas unidades motoras no lado afetado. Indivíduos que tiveram um derrame cerebral apresentam atrofia nas unidades motoras no lado hemiparético. As unidades motoras restantes exigem mais tempo para se contraírem e chegam à fadiga mais rapidamente. O recrutamento alterado e o disparo da unidade motora reduzido explicam essa aparente debilidade.[82] O grau de debilidade muscular pode variar em grupos musculares diferentes. Sabendo-se que o trato piramidal é a principal via para o movimento voluntário proposital, sugeriu-se que a interrupção dessa via produza uma deficiência maior nos músculos motores primários.[83] A paresia prolongada, uma deficiência neuromuscular primária, também causa deficiências musculoesqueléticas secundárias. Mudanças no tecido muscular resultantes de danos nos neurônios motores superiores sugerem que o músculo pode não ser tão "forte" graças a mudanças nas propriedades do músculo e à presença de fibras musculares denervadas.[82] Mudanças específicas no neurônio motor após danos no neurônio motor superior podem diminuir a capacidade do paciente de produzir força.

Na maioria das vezes, a debilidade muscular resulta de lesão direta no músculo. Uma grande sequência de lesões, a partir de contusões ou rupturas, causa debilidade muscular, a princípio a partir da própria lesão e, secundariamente, a partir de inatividade e desuso durante a fase de recuperação pós-lesão. A dor, seja em um músculo lesionado ou em uma articulação sobre a qual ele atue, reduz a vontade do indivíduo de mover o músculo. Quando um músculo não é utilizado em seu nível funcional normal, ocorre a debilidade.

Independentemente da etiologia ou da patologia, quando um músculo não é utilizado ou exercitado, ocorrem debilidade e atrofia muscular. Quando um músculo não funciona por longos períodos, a quantidade de miofilamentos de actina e miosina nas fibras do músculo diminui. Essa mudança é refletida na redução dos diâmetros das fibras individuais e na diminuição da área de seção transversa muscular total.[91] A atrofia muscular ocorre, pelo menos em parte, em virtude de uma redução na síntese proteica aliada à degradação proteica acentuada; essas mudanças causam alterações nas propriedades contráteis e resultam em perda na habilidade muscular de desenvolver e manter tensão.[31,92] Em resposta ao uso reduzido, o músculo esquelético também sofre uma remodelagem adaptativa, um processo que inclui uma transição das fibras de miosina do tipo lento para o tipo rápido, troca de combustível por glicose, capacidade reduzida de oxidação de gordura e acúmulo de substrato energético no músculo atrofiado.[93] A perda do pico de força muscular e da força muscular funcional resulta dessas mudanças.[31] **Atrofia por desuso** é um termo utilizado para descrever especificamente essa atrofia que ocorre quando uma pessoa ou membro está imóvel, como durante o repouso absoluto ou quando um membro fica

APLICAÇÃO PRÁTICA

Antigamente, os clínicos acreditavam que a prescrição de treinamento de força muscular não era apropriada para pacientes com disfunção do NMS. Pesquisas demonstram que as melhorias na força contribuem não apenas para um aperfeiçoamento no desempenho funcional, mas que também não há indicação de aumento associado na espasticidade.[79-89] Acredita-se que o treinamento de força não apenas aperfeiçoe o controle motor voluntário, como também previna ou reduza algumas das mudanças mecânicas e de denervação que ocorrem no tecido muscular após dano do NMS.[87,90] A mudança na ênfase à importância funcional da debilidade muscular em pacientes com lesões do SNC tem levado a se dar maior atenção a programas de fortalecimento para adultos e crianças com disfunções do SNC.

restrito por faixa, tala ou gesso.[94-96] Pesquisas recentes demonstram que essa atrofia por desuso começa 4 horas após o início do repouso absoluto![97]

Tônus muscular anormal

Como descrito brevemente, o tônus muscular costuma ser caracterizado como um estado de prontidão do músculo para cumprir as exigências da tarefa impostas a ele. O nível de excitabilidade do grupo de neurônios motores que controlam um músculo, a rigidez muscular intrínseca, a ausência de neuropatologia e o nível de sensibilidade do reflexo determinam esse estado de prontidão. Uma particularidade da disfunção do sistema nervoso central é a presença de tônus muscular anormal. O tônus muscular anormalmente alto (hipertonia) ou baixo (hipotonia) é um sinal clínico de disfunção do sistema nervoso reconhecido universalmente. A flacidez e a hipotonia são estados de hipotonicidade muscular, ao passo que a espasticidade e a rigidez são estados de hipertonicidade. Em geral, as lesões do neurônio motor superior resultam em hipertonia, e as do neurônio motor inferior, em hipotonia. Os termos relacionados ao tônus muscular anormal são encontrados na Tabela 3.4.

Problemas de coordenação

O movimento coordenado envolve múltiplas articulações e músculos ativados no momento apropriado e com a quantidade correta de força para que ocorra o movimento suave, eficaz e preciso.[68] A essência do movimento coordenado, portanto, é a organização sinérgica de diversos músculos para o movimento proposital, não apenas a capacidade de disparar uma contração muscular isolada. A falta de coordenação pode resultar de disfunção em uma ampla variedade de estruturas, incluindo o córtex motor, os gânglios da base e o cerebelo. O movimento descoordenado pode ser apresentado pela manifestação de sinergias anormais, padrões de coativação inapropriados e problemas de sincronização.

Como mencionado anteriormente, **sinergia** é um grupo de músculos que costumam atuar juntos como uma unidade. Nicolai Bernstein[100] utilizou o termo sinergia para descrever apropriadamente os grupos musculares funcionais que produzem comportamento motor. As lesões dos centros corticospinais também podem levar à incapacidade de recrutar apenas um número limitado de músculos para controlar um movimento. O resultado é o surgimento de padrões de movimento em massa, chamados de sinergias anormais, as quais refletem a incapacidade de mover uma única articulação sem gerar movimento simultâneo em outras. As sinergias anormais são padrões estereotipados de movimentos que não mudam, tampouco se adaptam ao ambiente ou às demandas da tarefa.[1,68]

Problemas de coordenação também podem ser manifestados como anormalidades com os padrões de ativação muscular e dificuldades com o sequenciamento muscular. A coativação inapropriada dos músculos é um exemplo de problema de sequenciamento. A coativação, que implica no disparo tanto do agonista como do antagonista, normalmente está presente nos primeiros estágios de aprendizado de um movimento hábil. Ela é comum em crianças que estão aprendendo a se equilibrar e durante os primeiros padrões de marcha. Os adultos também costumam demonstrar coativação ao tentarem aprender uma nova tarefa. Fora isso, porém, a coativação é atípica em adultos neurologicamente intactos. A coativação requer um gasto de energia desnecessário e resulta em movimento ineficaz. A coativação inapropriada ocorre em disfunções do sistema nervoso central em crianças e adultos. Essa coativação inapropriada e descoordenada do agonista e do antagonista contribui para limitações funcionais na geração de força. A coativação foi demonstrada em adultos após acidente vascular cerebral e em crianças com paralisia cerebral durante a marcha e o desempenho de habilidades funcionais comuns.[101,102]

O movimento descoordenado também pode ser manifestado como uma incapacidade de sincronizar apropriadamente a ação dos músculos, ativar os músculos na sequência apropriada ou medir a força necessária. Pode haver muitas facetas para os erros de sincronização, incluindo dificuldades ao se iniciar ou terminar o movimento e lentidão na execução dele. Todos esses erros de sincronização foram observados em indivíduos com danos neurológicos. Dificuldades de coordenação, caracterizadas por problemas na ativação muscular, no

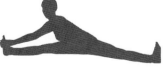

APLICAÇÃO PRÁTICA

É importante reconhecer com que rapidez a atrofia muscular esquelética ocorre em resposta ao desuso. A gravidade da atrofia por desuso pode ser adiada e reduzida mediante contração isométrica do músculo durante qualquer período de imobilização ou inatividade relativa.[98] Exercícios e alimentação adequada resultam em estimulação da síntese proteica nos músculos e tendões, com implicações óbvias para o tratamento de reabilitação.[99] Por outro lado, os profissionais devem estar atentos ao fato de que, se já houver ocorrido atrofia, o exercício intenso do músculo atrofiado pode levar a dano muscular, incluindo ruptura do sarcolema e distorção dos componentes contráteis das miofibrilas.[97] A prevenção com intervenção precoce certamente é a melhor prática.

Tabela 3.4 | Terminologia do tônus muscular anormal

Termo	Origem do termo	Definição	Exemplos clínicos
Flácido	Lat. *flaccidus*, fraco, macio, frouxo	Perda completa do tônus muscular	Com frequência, ocorre flacidez no estágio agudo da lesão, imediatamente após lesão do SNC, mas também pode ocorrer após lesão do neurônio motor inferior. Em pacientes com flacidez, os reflexos tendinosos profundos (RTP) são ausentes.
Hipotonia	Gr. *hypo*, sob, *tonos*, tensão	Redução na rigidez muscular	Caracterizada por tônus muscular baixo, controle debilitado do pescoço e do tronco, cocontração muscular fraca e estabilidade limitada. Pacientes com hipotonia apresentam debilidade muscular, capacidade reduzida de sustentar a ativação muscular, capacidade reduzida de coativar grupos musculares, padrões de mobilidade articular anormais e apresentação tardia ou ineficaz de respostas posturais normais.
Hipertonia	Gr. *hyper*, acima, *tonus*, tensão	Tônus muscular excessivo	Ver espasticidade.
Espasticidade	Gr. *spastikos*, encolher ou retrair	Disfunção motora caracterizada por aumento no reflexo de estiramento dependente de velocidade com reflexos tendinosos exagerados, resultante de hiperexcitabilidade	Normalmente vista como parte da apresentação clínica do neurônio motor superior. Como resultado, há excitabilidade acentuada do neurônio motor α com aumento resultante no tônus muscular e reflexos de estiramento exagerados após esse dano nos sistemas motores descendentes. Na clínica, o termo espasticidade é utilizado para descrever uma grande variedade de comportamentos motores anormais, incluindo: 1) reflexos de estiramento hiperativos, 2) posicionamento anormal dos membros, 3) coativação excessiva dos músculos antagonistas, 4) movimentos associados, 5) clono, e 6) sinergias do movimento estereotipado.
Rigidez	Lat. *rigidus*, inflexível, rígido	Resistência acentuada ao movimento passivo, mas independente da velocidade desse estiramento ou movimento	A rigidez é associada a lesões dos gânglios da base e parece ser o resultado de um *drive* supraespinal excessivo atuando sobre um mecanismo de reflexo espinal normal. A rigidez tende a ser predominante nos músculos flexores do tronco e dos membros e resulta em sérias limitações funcionais. Há dois tipos de rigidez, em cano de chumbo e em roda dentada. Uma resistência constante ao movimento durante a amplitude caracteriza a **rigidez em cano de chumbo**, enquanto a **rigidez em roda dentada** é caracterizada por episódios alternados de resistência e relaxamento. Com frequência, a rigidez é associada a lesões dos gânglios da base que costumam ocorrer na doença de Parkinson.

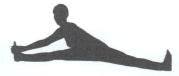

APLICAÇÃO PRÁTICA

Como o reflexo de estiramento depende da velocidade e graças à rigidez muscular acentuada, a espasticidade limita a capacidade do paciente de mover-se rapidamente. Independentemente de sua base neural complexa, é importante lembrar que a espasticidade não passa de um dos diversos sintomas do dano neurológico e deve ser tratada quando interfere na função. As abordagens funcionais de tratamento devem focar principalmente no aperfeiçoamento do controle muscular ativo e na redução do sintoma da espasticidade quando ela limita o movimento.

sequenciamento, na sincronização e no padrão de variação, podem gerar um grande obstáculo para o movimento funcional eficaz.

Como a coordenação requer força e ADM adequadas, o movimento descoordenado costuma ser caracterizado por certo grau de debilidade muscular, fadiga ou instabilidade. Da mesma forma, os segmentos corporais debilitados por lesão ou desuso podem sofrer coordenação ou sequenciamento inadequado. Até mesmo quando um paciente se fatiga durante exercícios de reabilitação, a coordenação é dificultada. Como já mencionado, o recrutamento muscular ocorre em músculos normais, tanto naqueles de apenas uma articulação até os de muitas articulações. O sequenciamento muscular apropriado também é importante em atividades da vida diária, todavia, se o sequenciamento correto não estiver presente, o indivíduo corre risco de lesão em qualquer movimento. Essas consequências adicionam estresse em outros segmentos corporais. Por exemplo, estudos demonstraram que o recrutamento e o sequenciamento muscular variam entre pacientes com dores nas costas e grupos saudáveis.[103,104] É incerto, porém, se as mudanças no recrutamento foram a causa da dor ou o resultado dela. Em ambas as situações, um indivíduo não é capaz de atuar adequadamente se a ativação muscular apropriada e o sequenciamento do recrutamento são disfuncionais.

Movimentos involuntários

Os movimentos involuntários são um sinal motor comum de dano neurológico e podem ter muitas formas. A **distonia** é uma síndrome dominada por contrações musculares sustentadas que frequentemente causam posturas anormais, movimentos de torção e posturas anormais repetitivas. Os movimentos distônicos normalmente resultam de distúrbios dos gânglios da base.[1]

O **tremor** é definido como um movimento rítmico involuntário oscilatório de uma parte do corpo.[106] Um tremor resulta de dano ao SNC. Um **tremor de repouso** é um tremor que ocorre em uma parte do corpo que não é ativada voluntariamente e é sustentada contra a gravidade. O tremor de repouso é um sintoma da doença de Parkinson e ocorre após uma disfunção dos gânglios da base. Um **tremor intencional** ocorre quando o indivíduo tenta realizar um movimento propositado de um membro. Os tremores intencionais geralmente acompanham lesões cerebelares.

Condições patológicas comuns que afetam a função do sistema de movimento

O sistema de movimento pode ser impactado por inúmeras condições patológicas que afetam qualquer componente que contribui para os sistemas nervoso, muscular ou esquelético, surgindo em qualquer fase ao longo da vida. Algumas condições patológicas comumente encontradas com suas deficiências e limitações funcionais associadas são descritas brevemente na seção seguinte. Esta seção identifica apenas algumas condições selecionadas para ilustrar as implicações funcionais associadas com o movimento deficiente.

Lesão de nervo periférico

Os nervos periféricos (Figs. 3.2 e 3.3) podem ser danificados por doença ou trauma. Uma lesão grave inclui lacerações ou outras causas de rompimento parcial ou completo do nervo. Outras lesões graves ou repetitivas podem ocorrer a partir de pressão ou compressão do nervo periférico. Se o dano for completo, ocorrerá paralisia flácida das fibras musculares supridas pelos axônios motores inferiores danificados quando os músculos não receberem mais sinais eferentes.

Uma lesão comum do nervo periférico no membro inferior afeta o nervo mediano. O nervo mediano é suscetível a danos no punho, onde pode ser comprimido no túnel do carpo. Lembre-se, de seus estudos de anatomia, de que os tendões dos flexores mais longos e do nervo mediano passam sob o retináculo flexor (lat. *retinaculum*, corda ou cabo). Em casos de estreitamento substancial do túnel do carpo por meio de restrições anatômicas, aumento das estruturas de tecido mole ou inchaço das estruturas no túnel do carpo, a compressão do nervo

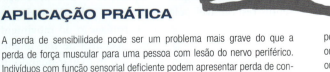

APLICAÇÃO PRÁTICA

A perda de sensibilidade pode ser um problema mais grave do que a perda de força muscular para uma pessoa com lesão do nervo periférico. Indivíduos com função sensorial deficiente podem apresentar perda de consciência da localização ou da posição de certos segmentos corporais, sensação de pressão reduzida, detecção de temperatura deficiente e/ou perda da sensação de dor. Na existência dessas deficiências sensoriais, a pessoa pode não detectar quando o fluxo sanguíneo é ocluído por pressão externa ou quando a parte está em contato com objetos excessivamente quentes ou frios. Várias perdas sensoriais colocam o segmento corporal afetado em risco de lesões traumáticas, isquemia (do grego *ischein*, suprimir; *haima*, sangue), queimaduras, úlceras de pressão e infecções subsequentes.

mediano no túnel do carpo geralmente resulta na síndrome do túnel do carpo. Os sintomas associados com a compressão do nervo mediano incluem diminuição da sensibilidade na área inervada pelo nervo, dor e, se a condição progredir, atrofia com debilidade dos músculos inervados pelo nervo mediano. Os nervos periféricos no membro superior mais proximal também sobrem lesão em decorrência de fraturas. Por exemplo, uma fratura do úmero pode causar lesão do nervo radial, resultando em debilidade muscular ou perda total da função dos extensores do cotovelo e do punho. Nos membros inferiores, o nervo isquiático é um local frequente de disfunção.

As lesões do nervo periférico podem resultar em desiquilíbrio muscular. O desequilíbrio muscular ocorre quando um grupo muscular é oposto por outro deficiente. Essa condição pode levar a deformações secundárias. Por exemplo, após uma lesão do nervo ulnar, o indivíduo fica predisposto a desenvolver a deformação da "mão em garra", na qual, os flexores e extensores longos dos dedos da mão não são afetados pela deficiência do nervo ulnar. A tração deles, porém, é oposta pelos músculos intrínsecos não funcionais na mão, de modo que não há equilíbrio entre os flexores e extensores longos dos dedos. Sem movimento ocasional, podem formar-se adesões entre os tendões e as bainhas que os cercam, bem como entre os feixes de fibras musculares adjacentes. Quando os tecidos que cruzam uma articulação permanecem na mesmo posição por períodos prolongados, forma-se uma contratura, na qual os tecidos se adaptam à posição encurtada e apresentam redução da amplitude do movimento articular normal. Essas complicações podem ser prevenidas com a realização de atividade física passiva para manter a amplitude de movimento total e aumentar o fluxo sanguíneo e linfático pela área. Talas também podem ajudar na prevenção de contraturas.

Paralisia cerebral

A **paralisia cerebral** é um termo geral utilizado para descrever um grupo de disfunções motoras que costumam resultar de dano ao cérebro em desenvolvimento. Como uma das deficiências de desenvolvimento mais comuns, a paralisia cerebral resulta de lesão ao cérebro durante o estágio pré-natal (lat. *prae*, antes; *natal*, nascimento), perinatal ou pós-natal. A lesão cerebral causa dano não progressivo, mas permanente, a uma ou mais áreas do cérebro. Embora a paralisia cerebral seja definida como uma condição neurologicamente estática, sua natureza pode ser considerada ortopedicamente progressiva. Dependendo dos locais da lesão neurológica, um indivíduo com paralisia cerebral pode apresentar uma variedade de deficiências motoras ou de outros tipos. Em virtude da relação próxima das funções motoras com outras funções neurais e da natureza muito difusa da lesão, o indivíduo com paralisia cerebral também pode apresentar deficiências sensoriais, comunicativas, perceptivas e/ou cognitivas.

Acidente vascular cerebral

O sistema nervoso central é muito vulnerável à redução de seu suprimento sanguíneo. Os acidentes vasculares cerebrais (AVC), ou derrames cerebrais, ocorrem quando o suprimento sanguíneo para uma área no SNC é interrompido. Problemas residuais após um AVC variam muito, dependendo de inúmeros fatores, como sua causa, a área do SNC afetada, a extensão do dano e as funções da(s) área(s) danificada(s). Os déficits clínicos podem incluir debilidade ou paralisia dos músculos da face, do tronco e/ou dos membros; deficiência de sensibilidade e propriocepção; déficits visuais; dificuldades cognitivas; deficiências de linguagem; e problemas perceptuais. A deficiência da condução do impulso motor e sensorial pode causar paralisia dos músculos no lado contralateral (oposto) da lesão, causando a apresentação clínica chamada de hemiplegia.

Distúrbios dos gânglios da base

De modo geral, os gânglios da base são responsáveis pela regulação da postura e do tônus muscular. Eles convertem os planos de movimento em programas de movimento, afetando as áreas de planejamento motor do córtex motor, principalmente em relação ao início e à execução dos movimentos. O complexo mais comum de sintomas resultantes de distúrbio das conexões dos gânglios da base é a doença de Parkinson. Pacientes com doença de Parkinson apresentam movimento caracterizado por lentidão do movimento, rigidez das expressões faciais, gestos comunicativos reduzidos ou ausentes, marcha arrastada e hesitante com passos pequenos e tremor de repouso das mãos.

A atetose é outra disfunção do movimento que envolve os gânglios da base. A atetose, porém, resulta em movimentos lentos e retorcidos apresentados especialmente nos membros superiores. As disfunções dos gânglios da base também incluem a coreia, uma disfunção complexa na qual o indivíduo possui movimentos involuntários, repentinos e não propositais.

Distúrbios do cerebelo

O cerebelo regula o equilíbrio e a coordenação, sendo responsável pela regulação e pelo ajuste da precisão, da intensidade e da sincronização do movimento conforme exigido pela tarefa específica de movimento. Ele sequencia a ordem do disparo muscular quando um grupo de músculos funciona em conjunto para realizar uma tarefa complexa como a locomoção ou o ato de alcançar com o braço.[66] As vias cerebelares controlam o equilíbrio, a coordenação e a precisão do movimento no lado ipsilateral do corpo, em oposição à característica de controle contralateral associada ao córtex cerebral. As lesões cerebelares causam diferentes sintomas motores. O dano cerebelar pode causar inúmeros erros nos parâmetros cinemáticos do controle do movimento, incluindo dificuldades de sincronização, precisão, coordenação e regulação de intensidade.

Resumo

Este capítulo apresentou uma visão geral do sistema de movimento humano e de seus principais componentes estruturais. A anatomia e a fisiologia do tecido muscular foram revisadas, e descreveu-se um quadro organizacional para o estudo do sistema nervoso humano. Discutiu-se o controle motor como um sistema dinâmico e heterárquico que controla o movimento humano funcional. As deficiências do movimento e suas consequências funcionais foram definidas e descritas. Foram descritas, também, as principais deficiências comuns que afetam o movimento humano. Com o objetivo de exemplificar, algumas condições patológicas frequentes que causam movimento desordenado foram apresentadas com foco nas consequências funcionais para o movimento.

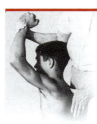

SOLUÇÃO DO CASO CLÍNICO

Joseph possui paralisia cerebral, portanto, a debilidade que ele apresenta em seus membros inferiores é causada por uma falta de controle do movimento secundária à natureza do desenvolvimento dessa incapacidade. A espasticidade é um sintoma de dano cerebral do neurônio motor superior secundário à condição patológica que causou sua paralisia cerebral. A lesão do nervo ulnar sofrida no membro superior esquerdo de Joseph resultará na perda da função motora e sensorial aos músculos supridos pelo nervo ulnar sob a lesão, resultando, do ponto de vista funcional, em perda de inervação para muitos músculos necessários a uma preensão total. Como a lesão do nervo ulnar é no neurônio motor inferior, este se regenera e a função retornará após alguns meses. A natureza temporária da lesão do nervo ulnar diferencia-se da debilidade mais permanente e da espasticidade sobrejacente verificada nos seus membros inferiores devidas à paralisia cerebral.

Questões para discussão

1. Pense nos tipos de fibras musculares ao discutir o seguinte: por que a carne do peito de um frango doméstico é branca, ao contrário da carne do peito de um faisão ou de um pato? Ainda no mesmo contexto, por que a carne da perna da ave doméstica (frangos e perus) é escura?

2. Com base na função primária dos músculos a seguir como majoritariamente tônicos ou fásicos, qual você acha que seria a composição majoritária de fibras em cada um destes músculos: 1) extensores da coluna; 2) bíceps braquial; 3) sóleo; e 4) flexores dos dedos?

3. Qual é a organização geral do sistema nervoso, tanto anatômica como fisiologicamente?

4. Como o sistema nervoso envia sinais, utilizando os processos fisiológicos a seguir para converter e comunicar um sinal: potencial de ação, potencial receptor, limiar, potencial pós-sináptico excitatório e inibitório, somação?

5. O que é controle motor? Qual é a natureza dinâmica dos sistemas envolvidos no controle motor?

Atividades de laboratório

1. **Reflexo de estiramento (materiais necessários – martelo de reflexo):**

    Trabalhando em pares, um parceiro senta-se na extremidade de uma base de modo que o pé não encoste no solo e que o quadril e o joelho estejam confortavelmente flexionados. Esse indivíduo deve estar sentado de forma relaxada, com os olhos fechados. O outro parceiro utiliza o martelo de reflexo para obter o reflexo de estiramento no músculo quadríceps. Explique a Figura 3.12. A parte mais importante dessa lição é que um parceiro consiga explicar ao outro o mecanismo envolvido, incluindo o reflexo de estiramento monossináptico, a inervação recíproca e uma compreensão inicial da base para o tônus muscular normal. Observe o tempo entre a batida e a resposta, a "vivacidade" da resposta e as variações entre diferentes indivíduos.

2. **Propriocepção:**

    Um parceiro é instruído a fechar os olhos. O outro move passivamente o braço do primeiro a uma nova posição e pede-lhe que o mantenha nessa posição momentaneamente. Uma vez que o colega tenha retornado o membro à posição de repouso, o parceiro cujos olhos estavam fechados é instruído a repetir a posição em que o braço havia sido colocado pelo outro. Em seguida, pode-se discutir a importância da propriocepção e da cinestesia intactas.

Referências bibliográficas

1. Bertoti DB. *Functional Neurorehabilitation through the Life Span*. Philadelphia: F. A. Davis Company, 2004.
2. *Stedman's Medical Dictionary for the Health Professions and Nursing,* 6 ed. Baltimore: Lippincott, Williams & Wilkins, 2008.
3. Sahrmann S. The Twenty-ninth Mary McMillan Lecture: Moving Precisely? Or Taking the Path of Least Resistance? *Phys Ther* 78(11):1208–1218, 1998.
4. Sahrmann SA. *Diagnosis and treatment of movement impairment syndromes*. St. Louis: Mosby, 2002.
5. Burt AM. *Textbook of Neuroanatomy*. Philadelphia: WB Saunders, 1993.
6. Adal MN, Barker D. Intramuscular diameters of afferent nerve fibres in the rectus femoris muscle of the cat. In Barker D (ed). *Symposium on Muscle Receptors*. Hong Kong: Hong Kong University Press, 1962, p 249.
7. Berne RM, Levy MN. *Physiology*. St. Louis: Mosby, 1998.
8. Hanson J, Huxley HE. Structural basis of the cross-striations in muscle. *Nature* 172:530, 1953.
9. Huxley HE. The mechanism of muscular contraction. *Science* 164:1356, 1969.
10. Scott W, Stevens J, Binder-Macleod S. Human skeletal muscle fiber type classification. *Physical Therapy* 81(11):1810–1816, 2001.
11. Pette D, Peuker H, Staron RS. The impact of biochemical methods for single fibre analysis. *Acta Physio Scand* 166:261–277, 1999.
12. Burke RE. Motor units: Anatomy, physiology and functional organization. In Brooks VS (ed). *Handbook of Physiology, Section I, The Nervous System (Motor Systems)*. Baltimore: Williams & Wilkins, 1981.
13. Staron RS. Human skeletal muscle fiber types: Delineation, development, and distribution. *Can J Appl Physiol* 22:307–327, 1997.
14. MacIntosh B, Gardiner P, McComas AJ. *Skeletal Muscle: Form and Function*. Champaign, IL: Human Kinetics, 1996.
15. Burke R. Motor unit types of cat triceps surae muscle. *J Physiol* 193:141–160, 1967.
16. Sieck GC, Prakash YS. Morphological adaptations of neuromuscular junctions depending on fiber type. *Can J Appl Physiol* 22:197–230, 1997.
17. Milner-Brown HS, Stein RB, Yemm R. The orderly recruitment of human motor units during voluntary isometric contractions. *J Physiol* 230:359–370, 1973.
18. Johnson MA, Polgar J, Weightman P. Data on the distribution of fibre types in thirty-six human muscles: An autopsy study. *J Neurol Sci* 18:111, 1973.
19. Glenmark B, Hedberg G, Kaijser L, Jansson E. Muscle strength from adolescence to adulthood—relationship to muscle fibre types. *Europ J Appl Physiology & Occup Physioiology* 68:9–19, 1994.
20. Cech DJ, Martin S. *Functional Movement Development across the Life Span*. Philadelphia: WB Saunders, 2002.
21. Ponten E, Friden J, Thronell LE, Lieber R. Spastic wrist flexors are more severely affected than wrist extensors in children with cerebral palsy. *Devel Med Child Neurol* 47:384–389, 2005.
22. Lee WS, Cheung WH, Qin L, Tang N, Leung KS. Age-associated decrease of type IIA/B human skeletal muscle fibers. *Clin Orthop Related Res* 450:231–237, 2006.
23. Roos MR, Rice CL, Vandervoort AA. Age-related changes in motor-unit function. *Muscle Nerve* 20:679–690, 1997.
24. Lexell J, Taylor CC, Sjostrom M. What is the cause of ageing atrophy? Total number, size, and proportion of different fiber types studied in whole vastus lateralis muscle from 15- to 83-year-old men. *J Neurol Sci* 84:275–294, 1988.
25. Perle SM, Mutell D, Romanelli R. Age-related changes in skeletal muscle strength and modifications through exercise: A literature review. *J Sports Chiropract Rehabil* 1193(97–103):131–132, 1997.
26. Pette D, Staren RS. Mammalian skeletal muscle fiber type transitions. *Int rev Cytol* 170:143–223, 1997.
27. Porter MM, Vandervoort AA, Lexell J. Aging of human muscle: Structure, action, and adaptability. *Scand J Med Sci Sports* 5:129–142, 1995.
28. Ito M, Araki A, Tanaka H, Tasaki T, Cho K, Yamazaki R. Muscle histopatholgy in spastic cerebral palsy. *Brain Dev* 18:299–303, 1996.
29. Larsson L, Li XP, Berg HE, Frontera WR. Effects of removal of weight-bearing function on contractility and myosin isoform composition in single human skeletal muscle cells. *Pflugers Arch* 432:320–328, 1996.
30. Widrick JJ, Trappe SW, Blaser CA, et al. Isometric force and maximal shortening velocity of single muscle fibers from elite master runners. *Am J Physiol* 271(2 pt 1):C666–C675, 1996.
31. Thompson LV. Skeletal muscle adaptations with age, inactivity, and therapeutic exercise. *J orthop sports phys ther* 32(2):44–57, 2002.
32. Frontera W. Aging muscle. *Crit rev phys rehabil med* 18(1):63–93, 2006.

33. Holzer N, Menetrey J. Muscle fiber types and sport medicine: An update in 2005. *Switzerland Journal for Sports Medicine & Sports Trauma* 53:40–44, 2005.
34. Edwards RHT. Human Muscle function and fatigue. In Porter R, Whelan J (eds). *CIBA Foundation Symposium #82 Human Muscle Fatigue: Physiological Mechanisms*. London: Wiley, 1981, p 1.
35. Bennett RL, Knowlton GC. Overwork weakness in partially denervated skeletal muscle. *Clin Orthop* 12:22–29, 1958.
36. Hickok RJ. Physical therapy as related to peripheral nerve lesions. *Phys Ther Rev* 41:113, 1961.
37. Johnson EW, Braddom R. Overwork weakness in facioscapulohumeral muscular dystrophy. *Arch Phys Med Rehabil* 52:333, 1971.
38. Henneman E. Recruitment of motoneurones: The size principle. In Desmedt JE (ed). *Progress in Clinical Neurophysiology*, Vol 9. Basel: S Karger, 1981, p 26.
39. Carr R, Shepherd J. *Neurological Rehabilitation: Optimizing Motor Performance*. Oxford: Butterworth Heinemann., 1998.
40. Macefield VG. Physiological characteristics of low-threshold mechanoreceptors in joints, muscle and skin in human subjects. *Clin and Experimental Pharmacol and Physiol* 32:135–144, 2005.
41. Chalmers G. Re-examination of the possible role of Golgi tendon organs and muscle spindle reflexes in proprioceptive neuromuscular facilitation muscle stretching. *Sports Biomechanics* 3(1):159–183, 2004.
42. Taylor A, Prochazka A. *Muscle Receptors and Movement*. New York: Oxford University Press, 1981.
43. Matthews PBC. Proprioceptors and the regulation of movement. In Towe AL, Luschel ES (eds). *Handbook of Behavioral Neurobiology, Vol 5, Motor Coordination*. New York: Plenum Press, 1981, p 93.
44. Palastanga N, Field D, Soames R. *Anatomy and Human Movement*. 4 ed. Boston: Butterworth Heinemann, Elsevier Science, 2004.
45. Clemmesen S. Some studies of muscle tone. *Proc R Soc Med* 44:637–646, 1951.
46. Basmajian JV. Electromyography. *University of Toronto Medical Journal* 30:10–18, 1952.
47. Ralston HJ, Libet B. The question of tonus in skeletal muscle. *Am J Phys Med* 32:85, 1953.
48. DeMauro GJ. Personal Communication, June, 1994.
49. Lundy-Ekman L. *Neuroscience: Fundamentals for Rehabilitation*, 3 ed. St Louis: Saunders Elsevier, 2007.
50. Davis WJ. Organizational concepts in the central motor networks of invertebrates. In Herman RM, Grillner S, Stein PSG, Stuart DG, (eds). *Neural Control of Locomotion: Advances in Behavioral Biology*, Vol 18. New York: Plenum Press, 1976, p 265.
51. Horak FB. Assumptions underlying motor control for neurologic rehabilitation. In Foundation for Physical Therapy: *Contemporary Management of Motor Control Problems: Proceedings of the II STEP Conference*, 1991.
52. Montgomery PC, Connolly BH. *Motor Control and Physical Therapy: Theoretical Framework and Practical Applications*. Hixson, TN: Chattanooga Group, 1991.
53. Grillner S. Control of locomotion in bipeds, tetrapods, and fish. In Brooks VB, (ed). *Handbook of Physiology: The Nervous System*. Bethesda, MD: American Physiological Society, 1981, pp 1179–1236.
54. Thelen E, Kelso S, Fogel A. Self-organizing systems and infant motor development. *Dev Review* 7(1):39–65, 1987.
55. Horak FB. Assumptions underlying motor control for neurologic rehabilitation. Paper presented at Contemporary Management of Motor Control Problems: Proceedings of the II STEP Conference, 1991.
56. Bertoti DB. Functional Neurorehabilitation across the Life Span. Paper presented at Australian Physiotherapy Association, 2007, Cairns, Australia.
57. 57.   Heriza C. Motor development: Traditional and contemporary theories. Paper presented at II Step Conference: Contemporary Management of Motor Control Problems, 1991, Alexandria VA.
58. Heriza C. Implications of a dynamical systems approach to understanding infant kicking behaviors. *Phys Ther* 71(3):222–234, 1991.
59. Janeschild ME. Integrating the dynamical systems theory with the neurodevelopmental approach. *Developmental Disabilities, Special Interest Newsletter* 19(1):1–4, 1996.
60. Butt SJ, Lebret J, M. Organization of left-right coordination in the mammalian locomotor network. *Brain Research Reviews* 40(1–3):107–117, 2002.
61. Edgerton VR, Tillakaratne NJ, Bigbee AJ, de Leon RD, Roy RR. Plasticity of the spinal neural circuitry after injury. *Annu Rev Neurosci* 27:145–167, 2004.
62. Lanuza GM, Gosgnach S, Pierani A, Jessell TM, Goulding M. Genetic identification of spinal interneurons that coordinate left-right locomotor activity necessary for walking movements. *Neuron* 42(3):375–386, 2004.
63. Stecina K, Quevedo J, McCrea DA. Parallel reflex pathways from flexor muscle afferents evoking resetting and flexion enhancement during fictive locomotion and scratch in the cat. *J Physiol* 569(1):275–290, 2005.
64. Thelen E, Fisher DM, Ridley-Johnson R. The relationship between physical growth and a newborn reflex. *Infant Behav Dev* 7:479–493, 1984.

65. Morecraft RJ, Van Hoesen G, W. Cortical motor systems. In Fredericks CM, Saladin LK (eds). *Pathophysiology of the Motor Systems: Principles and Clinical Presentations*. Philadelphia: F A Davis Company, 1996, pp 158–180.
66. Martin S, Kessler M. *Neurological intervention for physical therapist assistants*. Philadelphia: W B Saunders, 2000.
67. Cohen H. *Neuroscience for Rehabilitation*, 2 ed. Philadelphia: Lippincott, Williams & Wilkins, 1999.
68. Shumway-Cook A, Woollacott MH. *Motor Control: Translating Research into Clinical Practice*, 3 ed. Philadelphia: Lippincott, Williams & Wilkins, 2007.
69. Jankovic J. Pathophysiology and clinical assessment of motor symptoms in Parkinson's disease. In Koller W (ed). *Handbook of Parkinson's Disease*. New York: Marcel Dekker, 1987, pp 99–126.
70. Nideffer RM. *Athletes Guide to Mental Training*. Champaign, IL: Human Kinetics Publishers, 1985.
71. Nideffer RM. Concentration and attention control training. In Williams JM (ed). *Applied Sports, Personal Growth and Peak Performance*. Mountain View, CA: Bayfield Publishing, 1993, pp 243–261.
72. Schmidt RA. *Motor Control and Learning: A Behavioral Emphasis*. Champaign, IL: Human Kinetics Publishers, 1988.
73. Green LB. Developing self talk to facilitate the use of imagery among athletes. In Sheikh AA, Korn ER (ed). *Imagery in Sports and Physical Performance*. Amityville, NY: Baywood Publishing, 1994, pp 43–57.
74. Green LB. The use of imagery in the rehabilitation of injured athletes. In Sheikh AA, Korn ER (eds). *Imagery in Sports and Physical Performance*. Amityville, NY: Baywood Publishing, 1994, pp 157–174.
75. Schmidt RA, Lee T, D. *Motor Control and Learning: A Behavioral Emphasis*. 6 ed. Champaign, IL: Human Kinetics, 1999.
76. Utley A, Astill S. *Motor Control, Learning and Development*. New York: Taylor & Francis Group, 2008.
77. Feltz D, Landers D. The effects of mental practice on motor skill learning and performance: A meta-analysis. *J Sports Psychol* 5:25, 1983.
78. American Physical Therapy Association. Guide to physical therapist practice, 2 ed. *Physical Therapy* 81(1): S305–S461, 2001.
79. Ghez C. Voluntary Movement. In Kendel E, Schwartz JH, Jessell TM (eds). *Principles of Neuroscience*. 3 ed. New York: Elsevier, 1991, pp 609–625.
80. Fredericks CM, Saladin LK. *Pathophysiology of the Motor Systems: Principles and Clinical Presentations*. Philadelphia: FA Davis Company, 1996.
81. Rosenfalck A, Andreassen S. Impaired regulation of force and firing pattern of single motor units in patients with spasticity. *Journal of Neurology, Neurosurgery, and Psychiatry* 43:907–916, 1980.
82. Craik RL. Abnormalities of motor behavior. Paper presented at Contemporary Management of Motor Control Problems: II Step Conference, 1991, Alexandria, VA.
83. Burke D. Spasticity as an adaptation to pyramidal tract injury In Waxman, SG (ed). *Advances in Neurology: Functional Recovery from Neurological Disease*, 47 ed. New York: Raven Press, 1988, pp 401–423.
84. Andrews AW, Bohannon RW. Distribution of muscle strength impairments following stroke. *Clin and Rehabil* 14: 79–87, 2000.
85. Bohannon RW, Walsh S. Nature, reliability, and predictive value of muscle performance measures in patients with hemiparesis following stroke. *Arch Phys Med Rehabil* 73:721–725, 1992.
86. Bohannon RW. Is the measurement of muscle strength appropriate in patients with brain lesions? A special communication. *Phys Ther* 69(3):225–236, 1989.
87. Light KE. Clients with spasticity: To strengthen or not to strengthen. *Neurology Report* 15(1):19–20, 1996.
88. Nwaobi OM. Voluntary movement impairment in upper motor neuron lesions: Is spasticity the main cause? *The Occup Jl Res* 3(3):132–140, 1983.
89. Bourbonnais D, Vanden Noven S. Weakness in patients with hemiparesis. *AJOT* 43:313–219, 1989.
90. McCartney N, Moroz D, Garner SH, McComas AJ. The effects of strength training with selected neuromuscular disorders. *Medicine and Science in Sports and Exercise* 20(4):362–368, 1998.
91. Symonds BL, James RS, Franklin CE. Getting the jump on skeletal muscle disuse atrophy: Preservation of contractile performance in aestivating *Cyclorana alboguttata*. *Journal of Experimental Biology* 210(5):825–835, 2007.
92. Jackman RW, Kandarian SC. The molecular basis of skeletal muscle atrophy. *American Journal of Physiology: Cell Physiology* 56(4):C834–C843, 2004.
93. Stein TP, Wade CE. Metabolic consequences of muscle disuse atrophy. *Journal of Nutrition* 135(7):1824–1828, 2005.
94. Gutmann E, Hnik P. *The Effect of Use and Disuse on Neuromuscular Functions*. New York: Elsevier, 1963.
95. Browse NL. *The Physiology and Pathology of Bed Rest*. Springfield, IL: Charles C Thomas, 1965.
96. Berg HE, Eiken O, Miklavcic L, Mekjavic IB. Hip, thigh and calf muscle atrophy and bone loss after 5-week bedrest activity. *Eur J Appl Physiol* 99:283–289, 2007.
97. Kasper CE, Talbot LA, Gaines JM. Skeletal muscle damage and recovery. *AACN Clin Issues Adv Pract Acute Crit Care* 13(2):237–247, 2002.

98. Hislop HJ. Response of immobilized muscle to isometric exercise. *J Am Phys Ther Assoc* 44:339, 1964.
99. Rennie MJ. Exercise- and nutrient-controlled mechanisms involved in maintenance of the musculoskeletal mass. *Biochemical Society Symposia* 035(5):1302–1305, 2007.
100. Bernstein N. *The coordination and regulation of movement*. London: Pergamon, 1967.
101. Bertoti D. Cerebral Palsy: Lifespan Management. In *Orthopaedic Interventions for the Pediatric Patient, Orthopaedic Section Home Study Course*. Alexandria: American Physical Therapy Association, 2000.
102. Knutsson E, Richards C. Different types of disturbed motor control in gait of hemiparetic patients. *Brain* 102:405–430, 1979.
103. van Dieën JH, Cholewicki J, Radebold A. Trunk muscle recruitment patterns in patients with low back pain enhance the stability of the lumbar spine. *Spine* 28(8):834–841, 2003.
104. Ng JKF, Richardson CA, Parnianpour M, Kippers V. EMG activity of trunk muscles and torque output during isometric axial rotation exertion: A comparison between back pain patients and matched controls. *Journal of Orthopaedic & Sports Physical Therapy* 20:112–121, 2002.
105. Laufer Y, Ries JD, Leininger PM, Alon G. Quadriceps femoris muscle torques and fatigue generated by neuromuscular electrical stimulation with three different waveforms. *Phys Ther* 81(7):1307–1316, 2001.
106. Deuschl G, Bain P, Brin M. Consensus statement of the Movement Disorder Society on tremor. *Mov Disord*. 1998;13:2-23.
107. Burke RE, Edgerton VR. Motor unit properties and selective involvement in movement. *Exer Sport Sci Rev* 3(31): 31–81, 1975.
108. Buchthal F, Schmalbruch H. Motor unit of mammalian muscle. *Physiol Rev* 60:90–142, 1980.

CAPÍTULO 4
Atividade e força muscular

"A grandeza não está em ser forte, mas no uso correto da força."
– Henry Ward Beecher, 1813-1887
Congregacionalista, sacerdote, reformador social, abolicionista e orador

CONTEÚDO

Objetivos de aprendizado
Caso clínico
Introdução
Atividade muscular
Registro da atividade muscular
Ativação muscular
Atividade muscular anatômica
Atividade muscular funcional
Características musculares
Viscosidade
Elasticidade e extensibilidade
Tensão-deformação
Arraste
Força muscular
Tamanho muscular
Arquitetura das fibras
Componentes passivos
Relações comprimento-tensão e comprimento fisiológico do músculo
Braço de momento
Velocidade de contração
Tensão ativa
Idade e gênero
Excursão passiva dos músculos
Insuficiência passiva
Ação do tendão do músculo
Excursão ativa dos músculos
Insuficiência ativa
Interações entre alavancagem e comprimento-tensão
Trabalho positivo e negativo
Cadeia cinética aberta versus *cadeia cinética fechada*

OBJETIVOS DE APRENDIZADO

Este capítulo analisa a estrutura e a atividade musculares, bem como os fatores que produzem ou afetam a força muscular. Após a leitura deste capítulo, você estará apto a:

❏ Explicar as diferenças em diversos métodos de ativação muscular.
❏ Identificar as diferenças nos tipos de fibras musculares e a importância delas na função muscular.
❏ Discutir as diferenças entre os tipos de funções musculares.
❏ Explicar a curva tensão-deformação e sua importância para o estiramento do tecido.
❏ Criar dois exemplos de insuficiência muscular ativa e passiva.
❏ Listar e explicar os componentes que determinam a força muscular.
❏ Descrever a importância do comprimento do braço de alavanca e do comprimento muscular em relação à produção de força muscular.
❏ Discutir a força muscular excêntrica e como ela influencia a lesão muscular.

Fatores que afetam a força muscular isométrica máxima
Lesão muscular induzida pelo exercício
Dor muscular tardia
Distensão dos isquiotibiais
Resumo

Solução do caso clínico
Questões para discussão
Atividades de laboratório
Referências bibliográficas

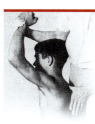

CASO CLÍNICO

Dois talentosos corredores bolsistas na Universidade Estadual de Rochester estão nos Estados Unidos há algumas semanas. Ambos são da Irlanda e nunca passaram por treinamentos tão extensos como os que seu novo treinador lhes vem impondo desde que chegaram ao campus. Os dois atletas, Owain e Xavier, vieram à clínica na manhã de hoje com as mesmas queixas. Eles tinham muita dor nos músculos isquiotibiais e nos músculos da panturrilha após os treinamentos em declives acentuados no dia anterior. Ambos queixaram-se de que foi difícil levantar da cama e que a dor nos isquiotibiais era muito desconfortável. O clínico que os examinou achou curioso que ambos tivessem os mesmos sintomas, mas acreditava saber qual era o problema.

Introdução

No último capítulo, exploramos os elementos microscópicos envolvidos na estrutura muscular e os elementos neurais que geravam atividades e respostas musculares. Este capítulo explora os músculos em nível macroscópico. Agora que você compreende a função fisiológica do sistema neuromuscular, podemos ir em frente e compreender o que acontece quando os fatores aprendidos no capítulo anterior são colocados em uso funcional. Este capítulo ajuda a entender como os músculos movem as articulações e os membros para produzir atividades e funções diárias sem que se pense no esforço. Enquanto o último capítulo tratava da fisiologia, este trata da mecânica.

Para facilitar a compreensão da mecânica muscular, as forças musculares são descritas como atuantes em um único ponto no corpo. Essa simplificação é útil para demonstrar os princípios da biomecânica, mas é importante ter em mente que muitas forças complexas causam impacto sobre a função. Os músculos não são os únicos produtores de força que afetam o movimento. Outros tecidos moles também podem transmitir forças dos músculos por meio de suas inserções na fáscia, nos ligamentos, na cartilagem, nas cápsulas articulares, nos tendões de outros músculos e nos ossos. As estruturas ativas e passivas que afetam o movimento são apresentadas neste capítulo.

Atividade muscular

O Capítulo 3 conduziu a sua compreensão sobre a fisiologia muscular que fornece atividade muscular pelas unidades motoras. A contração muscular ocorre quando diversas unidades motoras disparam de maneira assíncrona, e sua magnitude depende do número de unidades motoras disparando e com que frequência elas disparam. Esses fatores determinam a ativação de um músculo, mas há outros fatores que influenciam quanta força o músculo exerce. Antes de nos dirigirmos ao tópico da força, porém, devemos primeiro identificar os tipos de ações que o músculo desenvolve. Com essa informação, podemos compreender como ele interage com outros músculos e como responde a suas próprias funções. Esta seção trata desses tópicos.

Registro da atividade muscular

O registro da produção e da atividade muscular utilizando superfície, agulha ou eletrodos invasivos é chamado de eletromiografia (EMG) (lat. *elektra*, iluminado, brilhante, relativo à eletricidade; gr. *myos*, músculos; e lat. *graphicus*, escrever). Cada par de eletrodos é conectado a um "canal" do aparelho de registro (Fig. 4.1). A utilização de instrumentos multicanais permite que os padrões de contração e relaxamento de diversos músculos sejam registrados simultaneamente durante um movimento ou posição articular específica. Utilizando EMG, a sequência de ativação e relaxamento, bem como a quantidade de atividade de músculos específicos, pode ser estudada quando eles realizam diversas funções isoladas ou coordenadas. Alguns dos estudos mais recentes de cinesiologia utilizando EMG foram realizados por Inman et al.[1] na análise dos movimentos do ombro. Estudos sobre usos e limitações de EMG cinesiológica incluem os realizados por Clark,[2] Basmajian[3] e Heckathorne et al.[4] Estudos sobre o uso de técnicas EMG para estudos cinesiológicos incluem os

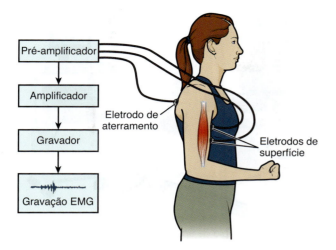

Figura 4.1 Utilização de eletromiografia para registrar atividade muscular. Os eletrodos são posicionados sobre o músculo para detectar mudanças no potencial elétrico associado à ativação da fibra muscular. A atividade elétrica encontrada pelos eletrodos é amplificada por um equipamento eletrônico, registrada e armazenada para análise posterior.

realizados por Ebersole,[5] Smidt[6] e Perry.[7] Uma discussão mais detalhada sobre o uso e as limitações da EMG cinesiológica é apresentada no Capítulo 12.

Ativação muscular

Um músculo é capaz de produzir diferentes tipos de tensão muscular, com ou sem movimento. Há diversos tipos de movimentos que a ativação muscular produz. Esta seção descreve brevemente cada um deles.

Isométrica

Quando um músculo produz força sem mudança aparente no ângulo articular, a ativação é **isométrica** (gr. *isos*, igual; *metron*, medida). As ativações isométricas também são chamadas de contrações estáticas ou sustentação. Durante as atividades funcionais, a ativação isométrica estabiliza as articulações. Por exemplo, para levantar a mão a fim de alcançar algo à frente, a escápula deve estar estabilizada contra o tórax.

Concêntrica

O encurtamento do músculo é uma **atividade concêntrica**. Exemplos incluem o músculo quadríceps quando um indivíduo se levanta de uma cadeira ou os flexores do cotovelo quando o indivíduo leva um copo de água até a boca. O movimento concêntrico ocorre quando o músculo se encurta e os pontos de inserção proximal e distal do músculo se aproximam. A atividade concêntrica produz aceleração dos segmentos do corpo.

Excêntrica

Quando o músculo se alonga durante a ativação, ocorre uma **atividade excêntrica**. Por exemplo, o quadríceps ativa-se excentricamente quando o corpo se move da posição vertical para a sentada, assim como os flexores do cotovelo ao levar um copo de água da boca até a mesa. O movimento excêntrico ocorre quando o músculo se alonga e seus pontos de inserção se distanciam. O movimento excêntrico geralmente ocorre contra a gravidade, já que o músculo controla a velocidade com que ela move a articulação. A atividade excêntrica desacelera os segmentos corporais e oferece amortecimento, como ao aterrissar de um salto ou durante a caminhada.

O movimento concêntrico é, por vezes, chamado de **trabalho positivo**, enquanto o movimento excêntrico é o **trabalho negativo**. Trabalho positivo é a força exercida pelo músculo para produzir movimento de uma articulação; em outras palavras, o movimento é produzido *pelo* músculo. Por outro lado, o trabalho negativo ocorre quando uma força externa produz movimento articular enquanto o músculo controla o nível em que esse movimento ocorre; uma força externa, em geral a gravidade, é responsável pelo movimento realizado *para* o músculo durante o trabalho negativo.

Isotônica

A palavra **isotônica** é derivada das palavras gregas *isos*, igual, e *tonus*, tensão. O termo era originalmente utilizado por fisiologistas musculares para se referir à contração de um músculo destacado do corpo e que desloca uma carga verticalmente contra a gravidade. A ideia era de que o encurtamento do músculo ocorria e a sobrecarga sobre o músculo era constante ao longo da excursão. Na verda-

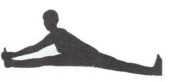

APLICAÇÃO PRÁTICA

A maioria dos profissionais não possui acesso frequente a análises EMG da atividade muscular. Os fisioterapeutas tendem a usar suas habilidades de palpação para identificar quando um músculo está ativo ou relaxado. A palpação muscular é uma habilidade clínica importante baseada em uma compreensão significativa da anatomia da superfície e no conhecimento abrangente da anatomia tridimensional. É melhor palpar um músculo quando ele está se contraindo levemente para evitar a contração dos músculos ao redor.

de, as contrações isotônicas raramente ocorrem, se é que ocorrem, quando os músculos atuam por meio dos sistemas de alavanca do corpo. Ainda assim, o termo é usado com frequência, embora incorretamente, para se referir à contração que faz com que uma articulação se mova em certa amplitude de movimento, como ao flexionar o cotovelo com um peso sustentado na mão. Embora o peso permaneça o mesmo durante os movimentos, as exigências da tensão do músculo mudam continuamente com a mudança do poder de alavanca, e o torque exercido pelo peso é alterado com a mudança dos ângulos articulares.

As atividades isométricas e "isotônicas" certas vezes são chamadas de "contrações". Entretanto, "contração" significa "encurtamento", o que não é necessariamente um termo adequado, já que não ocorre encurtamento na ativação isométrica, tampouco na atividade excêntrica. Apesar disso, o termo "contração" costuma ser utilizado como substantivo, tendo os termos isométrica ou excêntrica como seus adjetivos.

Isocinética

Uma contração **isocinética** (Gr. *isos*, igual; *kinetos*, em movimento) ocorre quando a amplitude de movimento é constante. Na década de 1960, foi desenvolvido um equipamento eletromecânico (dinamômetro isocinético) que limita a amplitude de movimento de um braço de manivela ou de uma polia a uma velocidade angular predeterminada independente da força exercida pelos músculos em contração. Em 1967, Hislop e Perrine descreveram o conceito e os princípios do exercício isocinético.[8] O eixo de rotação do braço da manivela do equipamento isocinético é alinhado com o eixo anatômico da articulação em movimento e a alavanca do equipamento é combinada com a alavanca esquelética (Fig. 4.2). O indivíduo contrai o grupo muscular exercitado ou avaliado, enquanto o equipamento controla a velocidade do movimento do corpo sem permitir que ocorra aceleração. "Durante o exercício isocinético, a resistência acomoda a força externa na alavanca esquelética de forma que o músculo mantenha a produção máxima durante a amplitude de movimento total."[8] O fisioterapeuta pode aplicar uma resistência adaptável durante a amplitude de movimento contendo o movimento manualmente. Essa resistência adaptável aplicada manualmente é uma excelente técnica terapêutica. Com a prática e a experiência, o profissional ajusta a quantidade de resistência oferecida de forma que a velocidade do movimento seja essencialmente constante durante a amplitude, aproximando-se de uma condição isocinética.

Atividade muscular anatômica

Os tipos de fibras musculares e os locais de inserção muscular são apresentados nesta seção. Eles são padrões anatômicos que influenciam na reação muscular à esti-

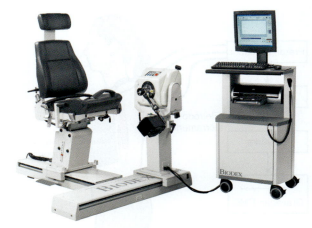

Figura 4.2 Exemplo de aparelho de teste e exercício isocinético. Os dinamômetros isocinéticos podem ser usados para testar e exercitar grupos musculares de maneira isocinética, isométrica, concêntrica ou excêntrica. Dependendo da unidade específica, o torque ou força exercido pelo grupo muscular é registrado, assim como o movimento e os ângulos articulares. O computador gera cálculos de pico médio de torque, trabalho e potência.

mulação, bom como no desempenho muscular durante atividades funcionais.

Inserções musculares

Em anatomia, os músculos são descritos por suas **inserções proximais** (origem), **distais** (inserção) e **ações** na produção de movimentos articulares. Embora o conhecimento das inserções anatômicas e das ações seja essencial para o estudo de cinesiologia, é importante reconhecer que esses fatores podem prever a função muscular quando todas as condições a seguir se fazem presentes:

(1) A inserção proximal está estabilizada.
(2) A inserção distal move-se em direção à inserção proximal (contração concêntrica).
(3) O segmento distal move-se contra a gravidade ou a resistência.
(4) O músculo atua sozinho.

Infelizmente, essas circunstâncias raramente ocorrem em função normal.

Entretanto, as inserções anatômicas e as ações dos músculos são um bom ponto de partida para que profissionais iniciantes comecem a compreender a cinesiologia. Afinal, conhecer onde são as inserções proximal e distal de um músculo e compreender o movimento que um músculo produz é essencial para analisar funções musculares mais complexas. Uma vez que você conheça as inserções e as ações dos músculos, é possível associar outros fatos que afetam as aplicações funcionais da atividade muscular. Por exemplo, se a inserção proximal do bíceps braquial estiver estabilizada, o cotovelo flexionará quando o músculo for ativado; entretanto, quando qualquer músculo realiza contração, ele se encurta em ambas as extremidades; portanto, se nenhuma extremidade do bíceps estiver estabilizada, o ombro flexiona-se e o cotovelo flexiona-se quando o bíceps realiza contração. Podemos ter outro exemplo para melhor entender a função muscular em uma atividade em cadeia fechada: se o segmento distal da inserção de um músculo estiver estabilizado, o segmento proximal é a extremidade em movimento do músculo. Como um músculo pode produzir movimento de encurtamento (concêntrico) ou alongamento (excêntrico), a função do bíceps muda dependendo de que tipo de movimento muscular ocorre. Assim, quando a extremidade proximal está estabilizada e o cotovelo se flexiona, o bíceps ativado produz uma força concêntrica; por outro lado, quando o cotovelo se estende com a gravidade, o bíceps produz uma força excêntrica para orientar a velocidade da tração da gravidade no cotovelo. Na verdade, a gravidade geralmente é a força contra a qual os músculos atuam, portanto, a produção de força excêntrica dos músculos normalmente ocorre durante atividade funcional antigravidade. A maior parte da atividade humana é o resultado de mais de um músculo. Os músculos realizam atividades funcionais em conjunto, seja com o auxílio de outros músculos que atuam como sinergistas ou com outros músculos auxiliando a estabilização articular ou segmentar.

Portanto, em suma, é necessário identificar as inserções proximal e distal de um músculo e suas ações, mas conhecer esses fatores é apenas parte do conjunto; uma análise real de como o corpo produz atividade funcional ocorre com a compreensão de que o movimento resulta da modificação dos seguintes fatores: (1) inserções proximais geralmente se movem em direção a inserções distais fixas (cadeia cinemática fechada); (2) as contrações podem ser concêntricas, excêntricas ou isométricas; (3) o movimento do segmento distal geralmente é auxiliado pela força da gravidade; e (4) os músculos raramente atuam sozinhos – em geral, eles atuam com outros músculos.

Como a gravidade desempenha um papel importante nas atividades funcionais, é interessante reconhecer que os músculos nomeados de acordo com a função que exercem e a articulação que cruzam podem não ser os que realizam a atividade. Por exemplo, quando a mão é posicionada sobre a extremidade de uma mesa com a palma voltada para o solo e o punho levemente flexionado, os flexores do punho estão inativos; o movimento é realizado por uma contração excêntrica dos extensores do punho. Portanto, conhecer a influência da gravidade sobre o movimento é vital para a compreensão da atividade funcional.

Tipos de fibras musculares

O Capítulo 3 descreveu as diferenças nos tipos de fibras musculares. Como você já sabe, há três tipos de fibras musculares esqueléticas. Esses tipos podem ser classificados de diversas formas, de acordo com a função metabólica, a estrutura, a composição química ou as funções mecânicas. Dois desses tipos de fibras são opostos um ao outro na maioria dessas categorias, ao passo que o terceiro é um híbrido dos dois. Como elas podem ser classificadas de diversas formas, são chamadas de maneira diferente dependendo do sistema de classificação utilizado. Verifique a Tabela 3.2 para se lembrar dos diversos sistemas de classificação e das características de cada tipo de fibra. O sistema de classificação principal e usado com mais frequência identifica os três tipos de fibras como I, IIa e IIb. Os tipos I e IIb são opostos um ao outro, ao passo que o IIa é uma mistura dos dois. Deve-se ter em mente que esses tipos de fibras estão em um contínuo que apresenta o tipo I em uma extremidade e o tipo IIb na outra. O tipo IIa é uma mistura desses dois, portanto, algumas das fibras IIa são mais semelhantes às do tipo I enquanto outras são mais similares às do tipo IIb.

Cada indivíduo possui uma combinação desses tipos de fibras no corpo. Alguns músculos podem ter mais um tipo de fibra do que outro e essa disposição varia de um indivíduo a outro.[9,10] Embora todos nasçam com fibras do tipo I e do tipo II, elas podem mudar ao longo da vida de acordo com a atividade e os níveis de hormônio do indivíduo.[10] Ao envelhecermos, as fibras musculares também mudam, com uma redução na quantidade das fibras do tipo II.[11]

Em parte, o tipo de fibras em um músculo é determinado pela função desse músculo.[11] Os músculos que trabalham contra a gravidade quando estamos sentados ou em pé são chamados de músculos antigravitacionais ou posturais. Como podemos permanecer nessas posições por períodos prolongados, esses músculos contêm mais fibras musculares de contração lenta, ou do tipo I. Manter essas posições por períodos prolongados requer pequenos ajustes contínuos na postura, portanto, esses músculos devem possuir fibras que resistam à fadiga e sejam capazes de manter a atividade sustentada. Esses músculos incluem sóleo, peroneais, quadríceps, glúteos, reto do abdome, extensores do membro superior, grupo eretor da espinha e os flexores cervicais curtos. Por outro lado, os músculos utilizados para o movimento rápido durante atividades explosivas são os músculos de mobilidade ou músculos não posturais, que contêm mais fibras musculares do tipo II.[12] Esses músculos de movimento produzem força e potência rapidamente, mas apresentam pouca resistência; portanto, não podem sustentar atividade por períodos prolongados. Eles incluem os gastrocnêmios, os isquiotibiais e os flexores do membro superior.

Atividade muscular funcional

Como mencionado anteriormente, os músculos raramente atuam sozinhos durante atividades funcionais.

Por vezes, um músculo é o principal músculo motor, mas, outras vezes, pode auxiliar ou se opor a uma ação. Embora haja vários termos na literatura que descrevam essas funções, três principais termos são utilizados neste livro. Eles são apresentados a seguir.

Agonista

O principal músculo na produção de um movimento ou que mantém uma postura é o **agonista** (do grego *agon*, competição). Um agonista contrai-se ativamente para produzir uma contração concêntrica, excêntrica ou isométrica. Os agonistas também são chamados de músculos motores primários.

Antagonista

Um **antagonista** (do grego *anti*, contra) é um músculo ou grupo muscular que fornece a ação anatômica oposta do agonista. Durante atividades funcionais, o antagonista normalmente é inativo, portanto, não contribui nem resiste à atividade, mas seu alongamento ou encurtamento passivo permite a ocorrência da atividade desejada. Por exemplo, quando um garfo é levado à boca, o bíceps é o agonista que fornece o movimento, enquanto o tríceps é o antagonista que permanece relaxado, alongando-se passivamente para permitir a realização do movimento.

Sinergista

O músculo que se contrai ao mesmo tempo em que o agonista é um **sinergista** (do grego *syn*, com, junto; *ergon*, trabalho). Ele pode fornecer ação sinérgica de diferentes formas. Uma delas é gerar atividade idêntica ou quase idêntica à atividade do agonista. Um exemplo é o braquiorradial, que trabalha com o braquial durante a flexão do cotovelo.

Outra forma como um sinergista pode atuar é impedindo uma ação indesejada do agonista, por exemplo, quando os extensores do punho evitam a flexão do punho no momento em que os flexores longos dos dedos se contraem para segurar um objeto. Esse tipo de atividade sinérgica é uma característica funcional comum dos músculos que realizam mais de um movimento. Observe a ação de flexão medial do punho como exemplo. O flexor radial do carpo realiza flexão do punho e abdução medial; da mesma forma, o extensor radial longo do carpo realiza extensão do punho e abdução medial. Quando ocorre a abdução medial no plano frontal, ambos os músculos atuam sinergicamente para abduzir o punho medialmente enquanto as ações de extensão e flexão dos músculos são neutralizadas.

Os sinergistas também atuam para estabilizar articulações proximais para o movimento articular distal. Quando os sinergistas atuam dessa forma, agem isometricamente nas articulações que não estão sendo movidas pelos agonistas para estabilizar a articulação proximal, permitindo que ocorra o movimento desejado no segmento mais distal.

Os músculos atuam com mais frequência como sinergistas do que como agonistas ou antagonistas. Quando um agonista se contrai, sua força faz com que suas inserções proximal e distal sejam movidas. Para evitar o movimento do músculo em suas inserções e

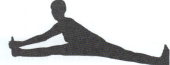

APLICAÇÃO PRÁTICA

Alguns clínicos afirmam que um antagonista se contrai com o agonista para produzir movimento, como um exercício de agachamento; entretanto, constatou-se que a atividade do antagonista é uma fração da força de contração do agonista.[13-15] Nesse exemplo, o antagonista (isquiotibiais) atua mais como um sinergista do quadríceps, não gerando movimento, mas estabilizando a articulação para permitir que ocorra o movimento desejado pelo agonista de flexão do joelho. Essa lógica faz sentido, já que, se um agonista e um antagonista realizassem contração com força equiparável, não poderia ocorrer movimento. Os profissionais que desejam aumentar a força dos isquiotibiais devem criar um exercício que utilize os isquiotibiais como agonistas, em vez de contar com o exercício de agachamento para gerar ganhos de força significativos.

Dois exercícios apontam a importância dos estabilizadores durante movimentos funcionais. Um exercício rápido é fechar a mão com uma preensão firme; é possível palpar tensão não apenas nos flexores dos dedos no antebraço anterior, mas também no antebraço posterior, no bíceps e no tríceps no braço, e até mesmo nos músculos do ombro. Todos esses músculos contraem-se isometricamente para estabilizar o membro superior e permitir que a preensão firme seja realizada. Outro exemplo de exercício é um abdominal. Posicione-se em decúbito dorsal, com os membros inferiores completamente estendidos e as mãos no topo da cabeça. Tente realizar um abdominal e note que seu tronco e suas pernas se levantam da superfície. Os flexores do quadril, assim como outros músculos, contraem-se em ambas as extremidades, portanto, se uma extremidade não estiver estabilizada, ambas se movem. Os fisioterapeutas devem entender como a contração muscular produz movimento proximal e distal para que, quando a estabilização inadequada estiver presente durante atividades de reabilitação, ela seja facilmente reconhecida e corrigida. Eles também devem entender a importância da estabilização durante atividades funcionais e analisar quais músculos precisam atuar e quais são suas exigências de força para gerar essa estabilização.

permitir a realização do movimento desejado, um dos locais de inserção do músculo deve ser estabilizado; qual extremidade – local de inserção proximal ou distal – é estabilizada depende da atividade pretendida. Os estabilizadores são mencionados ao longo deste livro como fatores importantes do movimento articular. A bem da verdade, sem estabilizadores, o movimento agonista é ineficiente e ineficaz.

As relações dos músculos como agonistas, antagonistas e sinergistas não são constantes. Elas variam de acordo com a atividade, a posição do corpo e a direção da resistência que o músculo deve superar. Essas mudanças nas relações são ilustradas nos registros EMG (Fig. 4.3) dos músculos tríceps braquial e bíceps braquial durante os movimentos de flexão e extensão do cotovelo (Fig. 4.3A1). Quando o indivíduo sentado flexiona o cotovelo para erguer uma carga na mão, os flexores do cotovelo contraem-se concentricamente como agonistas (Fig. 4.3A2). Os extensores antagonistas são relaxados para alongar e permitir o movimento de flexão do cotovelo. Quando o cotovelo se estende para baixar a carga para o lado, os flexores realizam uma atividade excêntrica e ainda são classificados como agonistas (Fig. 4.3A3). Os extensores permanecem inativos e ainda são os antagonistas. Entretanto, quando o indivíduo passa para o decúbito dorsal com o ombro a 90° de flexão e realiza os mesmos movimentos de flexão e extensão do cotovelo, as relações entre agonista e antagonista se invertem (Fig. 4.3B1). Aqui, os extensores do cotovelo são os agonistas na flexão do cotovelo (contração excêntrica) (Fig. 4.3B2) e na extensão do cotovelo (contração concêntrica) (Fig. 4.3B3), ao passo que os flexores são os antagonistas e permanecem relaxados em ambos os movimentos.

Uma mudança interessante na classificação agonista-antagonista também ocorre com esses mesmos movimentos de flexão e extensão do cotovelo quando o indivíduo está em decúbito dorsal com o braço do lado (Fig. 4.3C1). Agora, os músculos bíceps braquiais são os agonistas na primeira parte da flexão do cotovelo, mas, quando o cotovelo passa de 90°, a direção da força de resistência muda e o tríceps torna-se o agonista (Fig. 4.3C2). O agonista da extensão do cotovelo nessa posição a 90° é o tríceps, mas, como o cotovelo se move do outro lado a 90°, os flexores do cotovelo (contração excêntrica) controlam seu movimento até a posição de partida (Fig. 4.3C3). Essa mudança em responsabilidade muda com a tração da gravidade sobre o peso e a posição do centro de massa em relação à tração da gravidade. A aplicação de resistência manual durante o movimento de flexão (Fig. 4.3D1) e extensão (Fig. 4.3D2) ilustra o princípio de que os músculos atuam de acordo com a resistência que encontram, e não com o movimento.

Outros exemplos das relações variáveis entre esses músculos são apresentados na Figura 4.4. Como visto nesse exemplo, o bíceps atua como agonista em supinação (aliado ao supinador) e o tríceps atua como sinergista para evitar a flexão do cotovelo. Quando um músculo possui funções múltiplas, como é o caso do bíceps, mas apenas um desses movimentos é desejado, geralmente recruta-se o antagonista do movimento indesejado para servir como sinergista a fim de evitar a realização do movimento indesejado.

Características musculares

Forças aplicadas aos músculos produzem **estresse** a esses músculos, que consiste em uma força ou sobrecarga aplicada a um corpo, segmento ou músculo. Os estresses podem ocorrer como compressão, distração, cisalhamento, torsão, flexão, rotação ou alguma combinação destes. Os músculos e seus tecidos conjuntivos resistem a esses estresses de forma similar. Se forem incapazes de suportar o estresse, ocorre lesão. O músculo e seu tecido conjuntivo ao redor possuem propriedades mecânicas e físicas que oferecem resistência a estresses. Essas características são apresentadas nesta seção. As propriedades mais importantes são descritas com a razão por que são importantes e o modo como podemos usá-las a nosso favor em exercícios e na reabilitação.

Viscosidade

Viscosidade é a resistência a uma força externa que causa deformação permanente. Este é um termo geralmente aplicado a fluidos. Compare piche e óleo. Embora ambos sejam viscosos, o piche é mais do que o óleo. Se o piche for aquecido, torna-se menos viscoso e mais facilmente moldável. O tecido humano também apresenta viscosidade. Os clínicos tiram proveito do fato de que a elevação da temperatura reduz a viscosidade ao aplicar calor no tecido antes de estirá-lo. Baixar a temperatura do tecido, por outro lado, aumenta a sua viscosidade. Se você já saiu sem luvas em um dia muito frio, já sabe disso, pois deve lembrar-se da rigidez de seus dedos e mãos quando retornou a um local com temperatura amena.

Elasticidade e extensibilidade

A extensibilidade e a elasticidade são intimamente ligadas. **Extensibilidade** é a capacidade de estirar, alongar ou expandir-se. **Elasticidade** é a capacidade de ceder a uma força de alongamento e, em seguida, retornar ao comprimento normal quando a força é liberada. A energia potencial liberada pelo tecido quando ele é estirado também é a energia que permite que o tecido retorne a seu comprimento normal após a liberação da força de estiramento. Quanto mais elasticidade um tecido possui, mais extensibilidade, ou alongamento temporário, ele é

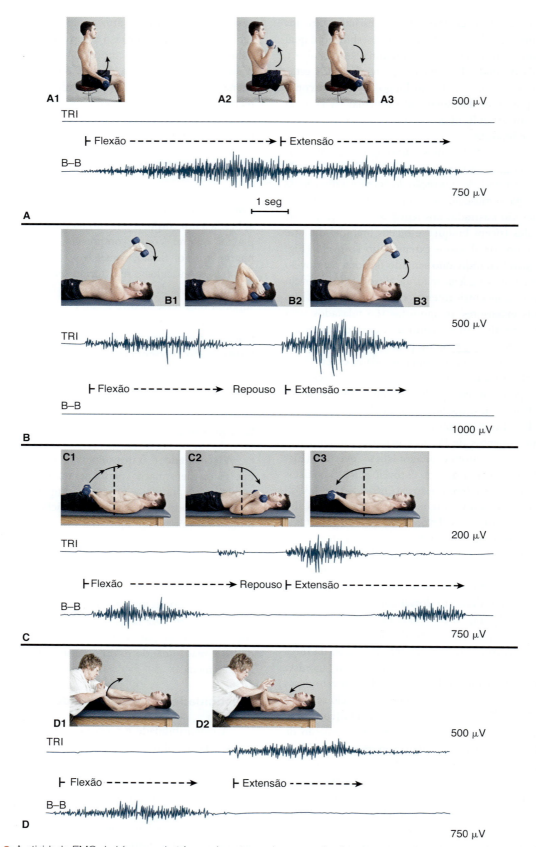

Figura 4.3 A atividade EMG do bíceps e do tríceps durante mudanças na flexão e na extensão do cotovelo com alterações na posição do corpo e na direção da força de resistência. A) Indivíduo sentado com carga na mão. B) Indivíduo em decúbito dorsal com carga na mão. C) Indivíduo em decúbito dorsal trabalhando contra resistência manual durante atividade muscular concêntrica. Observe em A e B como a intensidade da atividade muscular é menor durante esforço excêntrico do que durante contrações concêntricas. TRI = tríceps. B-B = bíceps braquial e braquial.

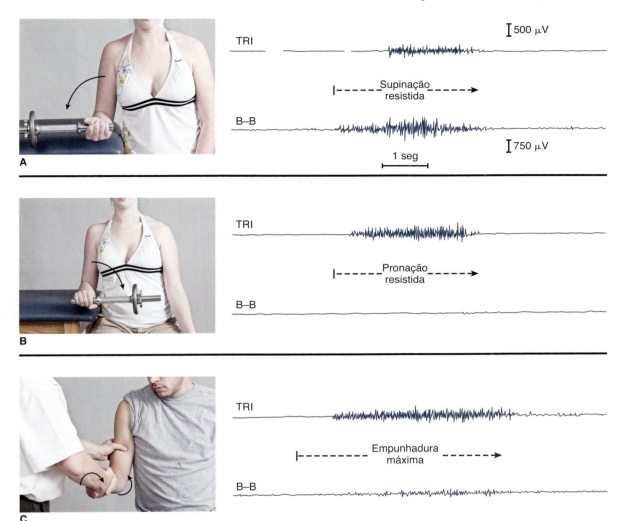

Figura 4.4 Ações sinérgicas do bíceps e do tríceps durante atividades do antebraço. Registros eletromiográficos com o indivíduo sentado, o cotovelo flexionado a 90° e o antebraço apoiado. Uma contração isométrica no início da supinação do antebraço requer atividade sinérgica do tríceps para evitar que o bíceps flexione o cotovelo. TRI = tríceps. B-B = bíceps braquial e braquial.

capaz de demonstrar. Se você pegar dois elásticos, um espesso e um fino, e estirá-los com uma quantidade igual de força, notará que o fino possui mais elasticidade do que o espesso, isto é, ele é capaz de estirar mais e ainda retornar ao seu comprimento normal quando você liberar o estiramento.

Assim como a elasticidade e a extensibilidade estão ligadas uma a outra, a viscosidade está diretamente relacionada a elas. Quando mais extensibilidade um tecido possui, menos viscosidade ele terá, e vice-versa. Os tecidos musculares e conjuntivos possuem propriedades de viscosidade e elasticidade, sendo, portanto, denominados tecidos viscoelásticos. O tecido que possui **viscoelasticidade** tem a capacidade de resistir a mudanças em seu formato quando lhe é aplicada uma força, mas, se a força for suficiente para causar mudança, o tecido é incapaz de retornar a seu formato original. Não são apenas os tecidos musculares e conjuntivos que possuem essa qualidade, mas sim todos os tecidos. Na verdade, todas as estruturas possuem. Estruturas muito rígidas são mais viscosas e menos elásticas, enquanto estruturas muito maleáveis são mais elásticas e menos viscosas. Se você já observou um prédio antigo com janelas originais, deve ter notado que o vidro da janela parece ondulado – ele cedeu à tração contínua da gravidade e é incapaz de retornar à sua estrutura clara e transparente original. Essa propriedade de viscoelasticidade de qualquer estrutura está relacionada ao princípio de tensão-deformação.

Tensão-deformação

Como mencionado, o estresse é uma força ou sobrecarga a que o corpo ou suas partes resistem. A maneira como essas estruturas resistem ao estresse depende de sua capacidade de deformar, a qual é chamada **tensão** de uma estrutura, isto é, a quantidade de deformação que ela é capaz de suportar antes de ceder ao estresse. Todas as estruturas, naturais e artificiais, possuem sua própria relação específica entre estresse e tensão, a qual é chamada de **curva tensão-deformação** ou **princípio de tensão-deformação**. Embora varie de uma estrutura a outra e de um tipo de tecido a outro, a curva de um tecido conjuntivo serve para representar uma curva de tensão-deformação genérica para um tecido humano (Fig. 4.5). A seção inicial da curva de tensão-deformação é a *região inicial*. Em estado de repouso, o tecido possui uma aparência enrugada ou ondulada. Quando o estresse é aplicado ao tecido, essa frouxidão é reduzida na região inicial da curva tensão-deformação. Uma vez que o tecido é alongado a ponto de eliminar a frouxidão da estrutura e ele se torna tenso, o estresse passa o tecido para a *amplitude elástica*, a qual representa o ponto em que as propriedades elásticas do tecido são estressadas. A tensão do tecido e a quantidade de estiramento possuem uma relação linear quando há uma relação direta entre a quantidade de estresse aplicado ao tecido e a sua capacidade de estiramento. Se a força ou sobrecarga for liberada em determinado momento durante uma dessas amplitudes, o tecido retorna a seu comprimento normal. Por outro lado, se ela continuar a aumentar, o tecido sai de sua amplitude elástica e entra em sua *amplitude plástica*, na qual há danos microscópicos à estrutura; parte do tecido sofre rupturas, pois ele é incapaz de suportar essa quantidade de estresse. É nesse ponto que ocorre mudança permanente no comprimento do tecido. Se a força for liberada nessa altura, o tecido é alongado em comparação ao que era antes da aplicação do estresse. Se a quantidade de estresse continuar a aumentar após a amplitude plástica, o tecido passa à *amplitude de declive*, ponto em que ocorrem cada vez mais rupturas até o tecido se tornar macroscopicamente danificado. É nesse momento que a força ou sobrecarga necessária para gerar dano no tecido é menor do que antes, pois o tecido está debilitado. Se o aumento de estresse continuar, imediatamente antes de o tecido se romper por completo, uma flexibilidade na estrutura é sentida e, então, o tecido se rompe, passando para a *amplitude de falha*. A continuidade do tecido é perdida quando ocorre a sua falha.

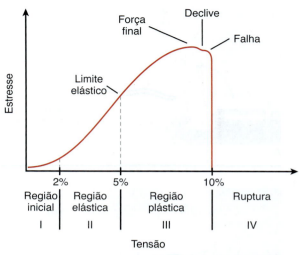

Figura 4.5 Curva tensão-deformação. Enquanto estresse é a quantidade de força aplicada à estrutura, tensão é a deformação que ocorre com a aplicação do estresse. Cada estrutura tem sua própria capacidade de suportar estresses aplicados a ela. Essa capacidade depende do grau de deformação permitido nas regiões inicial, elástica e plástica de sua curva tensão-deformação. Quando o estresse aplicado a uma estrutura passa para a amplitude de declive, a próxima fase é a incapacidade da estrutura de suportar estresse adicional.

Arraste

Arraste é o alongamento do tecido causado pela aplicação de uma sobrecarga leve por um longo período de tempo. O vidro antigo na janela da casa velha descrito anteriormente sofreu deformação por arraste. As mudanças por arraste ocorrem na amplitude plástica dos tecidos ou das estruturas, sendo, portanto, permanentes. Vivenciamos o arraste diariamente. Se você medir a sua altura pela manhã e voltar a medi-la à noite, descobrirá que é mais alto de manhã. O efeito de longo prazo da gravidade sobre nossos tecidos gera essa diferença de altura no final do dia. O arraste pode ser vantajoso ou não. Por exemplo, um indivíduo com tendão do calcâneo tenso achará difícil estirar uma estrutura tão grande e firme utilizando um estiramento de curta duração normal. Entretanto, o uso de um estiramento prolongado de

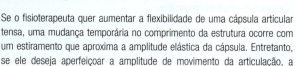

APLICAÇÃO PRÁTICA

Se o fisioterapeuta quer aumentar a flexibilidade de uma cápsula articular tensa, uma mudança temporária no comprimento da estrutura ocorre com um estiramento que aproxima a amplitude elástica da cápsula. Entretanto, se ele deseja aperfeiçoar a amplitude de movimento da articulação, a cápsula deve ser estirada até a amplitude plástica. Uma combinação de técnicas de mobilização articular e exercícios de alongamento deve fornecer esse estresse para produzir um aumento permanente na flexibilidade.

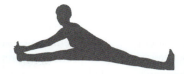

APLICAÇÃO PRÁTICA

O arraste também pode ser perigoso para o corpo. Se uma carga de arraste for mais estressante do que o tecido é capaz de suportar, sequências aplicadas ao longo do tempo podem tornar o tecido estruturalmente fatigado, o que ocorre com um acúmulo de estresse devido a sequências repetidas de aplicação. Nos ossos, isso é chamado de **fraturas por estresse**; nos tendões, é chamado de **tendinopatia**.

---

cerca de 10 minutos pode produzir arraste suficiente para aumentar a flexibilidade do tendão, principalmente se o estiramento prolongado for repetitivo.

Força muscular

Força muscular é um termo geral sem definição exata. Entre as muitas definições de força estão o estado de ser forte, a capacidade de um músculo de produzir força e de gerar tensão ativa. A forma como os músculos produzem força depende de diversos fatores. Além dos fatores neurológicos, metabólicos, endócrinos e psicológicos que afetam a força muscular, muitos outros fatores a determinam.

Enquanto os ossos criam alavancas e articulações, os músculos geram as forças pelas quais ocorre movimento no corpo. O movimento das alavancas do corpo ocorre quando os músculos que cruzam articulações produzem força para mover essas alavancas. A forma como essa força é produzida depende de diversos fatores específicos de cada músculo ou grupo muscular, que incluem:

- o tamanho do músculo;
- a arquitetura das fibras musculares;
- os componentes passivos do músculo;
- o comprimento fisiológico do músculo ou sua relação comprimento-tensão;
- o comprimento do braço de momento do músculo;
- a velocidade da contração muscular;
- a tensão ativa;
- idade e sexo.

Cada um desses tópicos é discutido nesta seção.

Tamanho muscular

O tamanho muscular refere-se a dois parâmetros: comprimento e largura. Se as fibras musculares forem posicionadas lado a lado, isto é, *paralelas* umas às outras, a largura do músculo é maior. Por outro lado, se estiverem posicionadas ponta com ponta, estão em *série*. Em princípio, as fibras musculares paralelas geram maior força, ao passo que as disposições de fibras musculares em série geram maior velocidade de movimento. Se analisarmos dois músculos de mesmo comprimento, aquele com largura maior será mais forte do que o de menor diâmetro ou largura. É importante lembrar que, quando há músculos de comprimentos variados cruzando uma articulação, os músculos mais longos fornecem a mobilidade desse segmento, enquanto os mais curtos fornecem sua estabilidade. Por exemplo, os músculos multífidos curtos que se inserem de um segmento da coluna até as vértebras adjacentes fornecem estabilidade à coluna, enquanto os eretores da espinha, que são mais longos e se inserem em diversos segmentos da coluna, geram seu movimento.

Em relação à seção transversa, sabe-se que os músculos maiores em indivíduos saudáveis são mais fortes do que os menores. Também se sabe que o tamanho muscular pode aumentar (**hipertrofia**) ou diminuir (**atrofia**) com o exercício ou a inatividade, respectivamente. Com frequência, os profissionais precisam medir essas mudanças, embora medir o tamanho real e as mudanças nele seja uma tarefa difícil. Imagens por ressonância magnética (IRM) fornecem uma seção transversa anatômica do músculo, possibilitando que a área do tecido muscular seja medida e que pequenas mudanças de tamanho sejam detectadas.[16-17] As biópsias musculares também podem medir pequenas mudanças de tamanho.[18] Ambas as técnicas, porém, são caras e a biópsia é invasiva. As medidas circunferenciais não são precisas porque também incluem pele, gordura, fluido, vasculatura e osso, além de dependerem de uma análise subjetiva da quantidade de tensão sobre a fita métrica.[19] Entretanto, apesar da falta de precisão, as medidas circunferenciais são muito usadas clinicamente, já que não são caras e são convenientes. Um fator importante na utilização das medidas circunferenciais é ser preciso e consistente no procedimento e em seu registro.

Arquitetura das fibras

Todos os músculos esqueléticos possuem a mesma arquitetura básica. Um músculo pode ser dividido em seções chamadas de fascículos, ou feixes, dentro dos quais há inúmeras fibras musculares. Lembre-se de que o número de fibras musculares é um dos fatores que determinam a capacidade do músculo de produzir força. Quanto mais fibras musculares ele possui, maior é o seu potencial para exercer força.

Uma fibra musculoesquelética é uma célula muscular única que é envolvida por uma membrana plasmática chamada sarcolema. Cada célula muscular contém substâncias, algumas das quais são necessárias para o metabolismo celular, enquanto outras são os elementos contráteis da célula. Essas estruturas contráteis são as miofibrilas, que existem em grandes quantidades em cada célula. As miofibrilas contêm filamentos de proteína: actina e miosina. É no nível da actina e da miosina que ocorre a contração muscular.

Não é apenas o modelo celular básico que é relevante para a força, mas pesquisadores demonstraram haver uma forte correlação entre a área de seção transversa fisiológica de um músculo e a força máxima que ele pode produzir.[20] Uma linha que corta transversalmente cada fascículo em determinado ângulo determina a seção transversa fisiológica do músculo. Portanto, a disposição das fibras de um músculo é fundamental para a sua força. Conhecendo as diversas disposições de fibras musculares, podemos determinar sua área de seção transversa e, então, prever se o potencial de produção de força do músculo é relativamente grande ou pequeno.

A disposição das fibras musculares de um músculo no nível macroscópico é **fusiforme** (em forma de fita) ou **peniforme**. Nos músculos fusiformes, os fascículos são paralelos e longos em toda a sua extensão. O sartório é um exemplo de músculo em forma de fita, ou fusiforme.[21] Esses músculos se destinam a produzir distância de encurtamento maior, ainda que força menor. Os fascículos peniformes, por outro lado, inserem-se em ângulos oblíquos em relação a um tendão central. Há diferentes arranjos de músculos peniformes dependendo do número de disposições de fibras no músculo. Os músculos unipeniformes possuem disposição de fibras paralelas, enquanto os bipeniformes possuem dois grupos de fibras paralelas que correm em direção a um tendão central. A maioria dos músculos no corpo é formada por músculos multipeniformes com mais de dois grupos peniformes inserindo-se em mais de um tendão central. Os fascículos peniformes são mais curtos do que os fusiformes; eles produzem forças maiores em detrimento da velocidade, já que sua seção transversa é maior. Como a força muscular é proporcional à área de seção transversa total do músculo, a força dos músculos peniformes está relacionada ao tamanho da seção transversa combinada do músculo peniforme. Portanto, a força total dos músculos peniformes é a soma das áreas de seção transversa de cada fibra peniforme. A arquitetura da maioria dos músculos no corpo é multipeniforme.[22] A Figura 4.6 demonstra as diversas disposições do fascículo muscular.

Componentes passivos

Como em todas as estruturas do corpo, o músculo é cercado por tecido conjuntivo chamado **fáscia**. Embora esse tecido conjuntivo seja composto por diversas células e substâncias fundamentais, seu tipo de célula predominante é o colágeno, o qual consiste na proteína que forma a maioria das fibras brancas da fáscia. Os níveis estruturais musculares das fibras microscópicas em todo o músculo são envolvidos por uma capa de fáscia; essas camadas de fáscia possuem nomes diferentes para identificar seu nível estrutural. Cada célula ou fibra muscular é envolvida por uma camada fascial chamada **endomísio**. O **perimísio** envolve grupos de fibras musculares ou fascículos. O **epimísio** é a camada fascial que envolve todo o músculo. Essas camadas fasciais são interconectadas umas às outras e à fáscia que cobre os tendões do músculo. Coletivamente, essas camadas fasciais formam um **componente elástico passivo** do músculo. A fáscia é passiva, já que é incapaz de mudar seu comprimento ativamente, mas cumpre com a mudança do músculo em comprimento. Como as fibras fasciais que cercam um músculo são paralelas às fibras musculares, a fáscia mus-

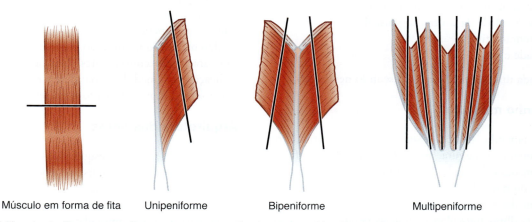

Músculo em forma de fita   Unipeniforme   Bipeniforme   Multipeniforme

Figura 4.6 Músculos fusiformes e peniformes com suas seções transversas identificadas (as linhas pretas através das fibras musculares representam as seções transversas). Os músculos multipeniformes possuem seções transversas maiores que as dos músculos unipeniformes e, quanto mais fibras peniformes um músculo possuir em sua disposição de fibras, maior é a força que ele é capaz de produzir.

cular também é conhecida como o **componente elástico paralelo** do músculo. Quando um músculo se alonga além do ponto em que sua frouxidão é removida, a fáscia torna-se passivamente estirada conforme o músculo continua a se alongar. Esse modelo de componente elástico *paralelo* está em contraste ao tendão e à sua fáscia, os quais estão posicionados em qualquer extremidade do músculo e fornecem seu **componente elástico em série**. Esse nome é dado ao tendão e sua fáscia em virtude de sua disposição em série com o músculo: tendão-músculo-tendão. Essa configuração permite que as fibras musculares de contração transfiram suas forças ao longo do tendão para o osso a fim de produzir movimento.

Como mencionado, o componente elástico paralelo estira-se quando um músculo se alonga e o mesmo ocorre com o componente elástico em série. Quando os componentes elásticos paralelos e em série tornam-se tensos, eles fornecem rigidez ao músculo. Como esse aumento na rigidez muscular ocorre graças ao tendão e à fáscia do músculo, ele é considerado uma **tensão passiva** (Fig. 4.7). Essa tensão passiva é como estirar um elástico: quanto mais o estiramento aumenta, mais tensão é produzida. Quando a tensão passiva é liberada, uma resposta maior de recuperação ou contração é produzida pela tensão maior. Essa é a relação comprimento-tensão descrita na seção a seguir.

Relações comprimento-tensão e comprimento fisiológico do músculo

Há uma relação entre a quantidade de tensão produzida por um músculo e seu comprimento. Como mencionado, o tecido passivo gera parte da tensão quando o músculo se alonga. Estudos investigaram quanto o tecido passivo de um músculo pode ser estirado até que ocorra a falha do tecido: quando um sarcômero é estirado a 200% do seu comprimento de repouso normal, ocorre a falha.[23] O **comprimento de repouso** é a posição do músculo em que não há tensão nele. Embora não se possa determiná-lo precisamente, o comprimento de repouso de um músculo é definido como o compri-

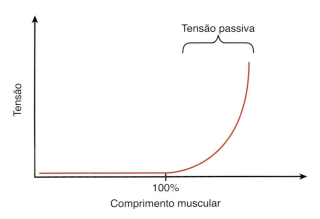

Figura 4.7 Curva da relação de comprimento-tensão total de um músculo. Os componentes elásticos passivos geram tensão maior do que comprimento de repouso normal enquanto o tecido muscular ativo gera tensão menor do que o comprimento de repouso. A tensão passiva ocorre como resultado do estiramento.

mento em que o número máximo de pontes cruzadas de actina e miosina está disponível. Quando um músculo se encurta ou se alonga além dessa posição de repouso, sua capacidade de produzir força diminui, já que o número de pontes cruzadas decai quando as fibras musculares saem de seu comprimento de repouso.

A tensão ativa decai quando o músculo se encurta, porque há menos pontes cruzadas disponíveis entre as fibras de actina e miosina. Quando um sarcômero está nessa posição encurtada, não há pontes cruzadas disponíveis. Da mesma forma, quando o músculo se alonga, as fibras de actina e miosina distanciam-se até que as pontes cruzadas não se conectem entre a actina e a miosina de forma suficiente para produzir tensão. A tensão ativa é responsável pela tensão muscular durante o encurtamento enquanto a tensão passiva eleva a tensão do músculo durante o alongamento. A tensão muscular ativa é apresentada graficamente na Figura 4.8. Juntos, os elementos de tensão ativa e passiva de um músculo produzem a relação comprimento-tensão do músculo, como representado na Figura 4.9.

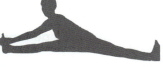

APLICAÇÃO PRÁTICA

Para demonstrar o conceito de tensão passiva e resposta de recuperação, pegue um elástico e segure cada extremidade com o polegar e o indicador. Puxe o elástico para eliminar sua frouxidão e, então, estire-o levemente nesse ponto. Solte uma extremidade do elástico e observe quanta recuperação ele devolve à mão que continua segurando-o. Agora, elimine a frouxidão do elástico e estire-o mais, porém, de forma vigorosa desta vez. Solte uma extremidade e observe a diferença na recuperação do elástico. Por fim, repita o estiramento vigoroso no elástico, mas, desta vez, estire-o rapidamente e solte-o assim que houver estirado. A fáscia passiva ao redor dos músculos funciona da mesma forma: se estirarmos a fáscia levemente, há pouco impacto sobre a produção de força do músculo, mas, se estirarmos mais vigorosamente e liberarmos esse estiramento rapidamente, isso contribui de maneira significativa para uma das teorias básicas que envolvem o uso de pliometria em exercícios de condicionamento e recondicionamento.

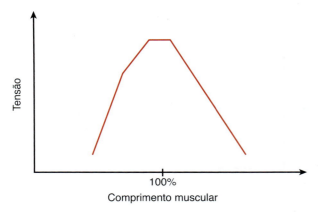

Figura 4.8 Curva de comprimento-tensão ativa. As pontes cruzadas de actina e miosina máximas ocorrem na posição de repouso do músculo. Quando o músculo se encurta ou se alonga, poucas pontes cruzadas estão disponíveis.

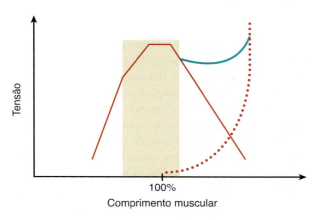

Figura 4.9 Curva da relação de comprimento-tensão total do músculo. Componentes elásticos passivos geram tensão maior do que o comprimento de repouso normal, ao passo que o tecido muscular ativo gera tensão menor do que o comprimento de repouso. — = componente de comprimento-tensão ativo, ... = componente de comprimento-tensão elástico passivo, — = combinação resultante dos componentes passivos e ativos.

É importante saber que as pesquisas sobre sarcômeros que geraram essas informações sobre comprimento-tensão foram realizadas em laboratório com sarcômeros isolados do corpo.[23-25] A resistência isométrica aplicada a essas fibras individuais em laboratório gerou os resultados que estendemos a todo o músculo. Infelizmente, a metodologia dessas pesquisas torna as descobertas questionáveis. Esses estudos investigaram sarcômeros individuais, um tópico que levanta três questões: 1) como os sarcômeros de um músculo não possuem o mesmo comprimento, deve-se esperar uma variação de respostas dos sarcômeros de outros comprimentos? 2) Como cada sarcômero responde de maneira específica, esse fato necessariamente implica que todo o músculo responderá da mesma forma? 3) Mesmo se supormos que todo o músculo responda da mesma maneira como o sarcômero, isso implica que todos os músculos respondam da mesma forma? Embora esses conceitos de comprimento-tensão sejam precisos para os sarcômeros em laboratório, não se sabe seu grau de confiabilidade em se tratando da análise de músculos inteiros no corpo humano. Infelizmente, ainda não se sabem as respostas a essas questões, portanto, até que as pesquisas gerem novos conhecimentos e dados sobre esses tópicos, a maioria supõe que os resultados das pesquisas sobre sarcômero são aplicáveis aos músculos inteiros do corpo.

Embora o comprimento de repouso não possa ser determinado de forma precisa *in vivo* (no corpo), a tensão passiva é analisada com um simples exercício. Alongue passivamente músculos multiarticulares como os flexores dos dedos ao longo de sua amplitude de movimento total: estenda o punho, a articulação metacarpofalângica e as articulações interfalângicas ao longo da amplitude de movimento total para produzir tensão nos músculos flexores superficiais e profundos dos dedos. Você pode sentir o aumento progressivo da tensão nos músculos conforme aumenta o estiramento. Trataremos desse fator posteriormente ao discutirmos a insuficiência passiva dos músculos.

Embora resultados experimentais que demonstram comprimento-tensão isométrica do sarcômero possam ou não ser aplicados aos músculos como um todo, sabe-se que outros experimentos que investigam os músculos geraram resultados funcionais relativos à produção de força. Em um corpo normal, as articulações não permitem o encurtamento ou alongamento extremos de um músculo. Essas proteções evitam que os músculos entrem em amplitudes de movimento prejudiciais. As primeiras pesquisas sobre a atividade de um músculo costumavam ser realizadas em animais. Por exemplo, o músculo gastrocnêmio do sapo era usado para determinar a parte fisiologicamente funcional da curva comprimento-tensão.[26] Essa parte ocorre em cerca de 75 a 105% do comprimento de repouso, uma variação similar à área sombreada na Figura 4.9. Pesquisas mais recentes sobre comprimento-tensão em seres humanos revelam achados semelhantes.[27]

Braço de momento

Como discutido no Capítulo 2, o braço de momento de um músculo é o braço de alavanca que produz rotação em torno de uma articulação. Como também foi discutido, o braço de momento do músculo é o comprimento de uma linha perpendicular do eixo de movimento da articulação até o vetor de força ou a linha de tração do músculo. Você deve se lembrar da informação apresentada anteriormente de que toda a força do músculo gira a articulação (produz torque) quando o músculo está alinhado perpendicularmente ao eixo longo do segmento do corpo. Por exemplo, como vemos na Figura 4.10A, a linha de tração do bíceps é perpendicular ao antebraço onde ele se insere quando o cotovelo está a 90°, o que implica que o bíceps exerce seu maior torque nessa posição. Em outras palavras, toda a sua força é voltada à rotação do cotovelo em flexão. Quando o cotovelo muda a posição, a linha de tração do bíceps também se altera, não estando mais perpendicular ao antebraço; portanto, parte de sua força é voltada à compressão da articulação em posições maiores do que 90° e à distração da articulação quando o cotovelo está a menos de 90°. As forças de compressão e distração, como você deve se lembrar, são a força tangencial do bíceps. É possível observar na Figura 4.10D que, quanto mais o cotovelo se distancia dos 90°, menos força do bíceps é voltada à rotação e uma parte maior dela produz distração e compressão.

Ao utilizar o exemplo do cotovelo, notamos que, conforme a articulação se move em sua amplitude de movimento, os músculos que produzem esse movimento passam por uma mudança em seus braços de momento, comprimentos e posições em relação ao segmento. Isso significa que, em alguns pontos na amplitude de movimento, o músculo gera um grande torque (força rotacional) e, em outros, produz um torque menor, dependendo de quando o braço de momento do músculo é perpendicular a seu segmento corporal. Como discutido anteriormente, o comprimento fisiológico do músculo (comprimento-tensão) também influencia sua força ou, melhor dizendo, sua capacidade de produzir força. Embora seja provável que a influência mecânica seja maior, os fatores fisiológicos e mecânicos influenciam a capacidade do músculo de produzir força *in vivo*. Portanto, devem ser levados em conta ao se determinar a posição adequada de um exercício de reabilitação. Além dessas influências mecânicas e fisiológicas, a velocidade de contração do músculo também influencia sua capacidade de produzir força.

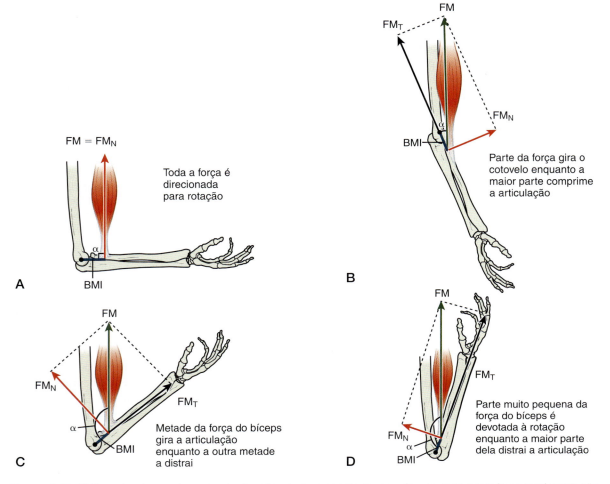

Figura 4.10 A) Quando o braço de momento do músculo é perpendicular ao músculo, toda a sua força produz rotação articular. **B-D)** Quando não é perpendicular, parte de sua força é direcionada para a compressão ou a distração da articulação e o restante para a rotação articular.

Velocidade de contração

Velocidade é a taxa de movimento. Velocidade é uma taxa de movimento em determinada direção. A taxa de encurtamento ou alongamento do músculo afeta de forma substancial a força que um músculo pode desenvolver durante a ativação. A relação entre a força máxima desenvolvida por um músculo humano e sua velocidade de contração é apresentada na Figura 4.11. Conforme a velocidade da contração concêntrica se torna mais lenta, o desenvolvimento da força muscular aumenta.[28-29] Quando não há movimento, esse é o máximo de contração isométrica, ou contração de velocidade zero. A capacidade reduzida de um músculo de produzir força de contração com velocidade de encurtamento crescente é baseada no número de conexões entre os filamentos de actina e miosina que podem ser formadas por unidade de tempo (Fig. 4.12). O número máximo de pontes cruzadas que podem ser formadas ocorre em velocidades lentas. Quanto mais rápido os filamentos de actina e miosina deslizam um após o outro, menor é o número de conexões formadas entre os filamentos em uma unidade de tempo, portanto, menos força é desenvolvida. Há uma relação inversa entre velocidade de contração do músculo e quantidade de força que ele é capaz de produzir concentricamente. É importante lembrar que, do ponto de vista clínico, quanto mais rápido um músculo se move em sua amplitude de movimento, menos peso ele é capaz de suportar ou deslocar.

Por outro lado, quando o músculo se alonga durante atividade, a relação entre velocidade de contração e produção de força é diferente da que ocorre com o encurtamento muscular. Como visto na Figura 4.12, a força muscular aumenta com o aumento da velocidade durante a contração excêntrica até que a velocidade atinja um ponto no qual o músculo é incapaz de controlar a sobrecarga.

Tensão ativa

Tensão ativa é a força produzida por um músculo. A tensão ativa no músculo é criada pela ativação das pontes cruzadas entre os elementos de actina e miosina nas fibras musculares. Supondo um sistema neuromotor que interaja normalmente, a tensão ativa é o fator mais importante na produção de forças musculares utilizadas para atividades funcionais. A quantidade de força ativa que a contração de um músculo é capaz de produzir é determinada pelo número de unidades motoras recrutadas e pelo seu nível de disparo.[30] Além disso, quanto maior o número de fibras musculares ativadas, maior é a tensão ativa produzida. O número de fibras musculares em uma unidade motora varia. Há uma relação inversa entre o tamanho do neurônio motor e sua excitabilidade: quanto maior o axônio, menos excitável ele é.[31]

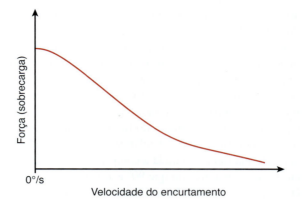

Figura 4.11 Força-velocidade durante atividade concêntrica. Quanto mais rápido um músculo se move concentricamente, menos força ele é capaz de produzir.

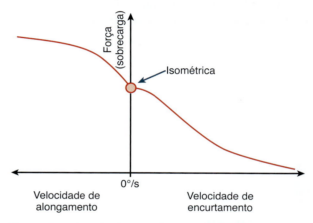

Figura 4.12 A parte de comprimento-tensão passiva de uma curva comprimento-tensão de um músculo esquelético demonstra o efeito da tensão do tecido passivo de um músculo. A tensão passiva ocorre como resultado do estiramento nos componentes elásticos paralelos e em série quando um músculo é alongado. Em certo ponto, quando um músculo se move excentricamente mais rápido, ele produz maior força.

Não é apenas o tamanho do neurônio que inerva a unidade motora que importa, mas o tamanho da fibra muscular inervada também está relacionado ao disparo dos músculos. Elizabeth Henneman et al.[32] encontraram uma relação direta entre o tamanho do neurônio e o tamanho das fibras que ele inerva. Em outras palavras, as unidades motoras maiores contêm o neurônio maior, bem como as fibras musculares maiores. Eles concluíram que é aceitável supor que as fibras musculares menores, por serem inervadas por fibras nervosas menores, são ativadas antes das fibras musculares maiores.

O tipo de fibra muscular recrutada no músculo influencia a quantidade de tensão produzida por ele. As fibras musculares do tipo II são facilitadas quando se precisa de uma resposta rápida ou forte. Entretanto, as fibras musculares do tipo I são ativadas para correções posturais durante o posicionamento prolongado; elas costumam disparar conforme necessário para realizar pequenas correções de forma que a posição seja mantida apesar de fatores externos, como o vento ou o balanço de um barco, ou de fatores internos, como atividades cardíacas ou pulmonares, que causam mudanças de última hora na posição do corpo. Assim que a unidade motora tenha recebido estímulo suficiente para causar ativação, as fibras musculares naquela unidade motora se contraem e relaxam de imediato. Se houver uma sequência de estímulos fornecidos à unidade motora, contrações repetidas das fibras musculares serão produzidas nela. O disparo rápido e repetitivo produzirá contrações repetidas em nível suficiente para causar contração sustentada das fibras musculares. Quanto mais unidades motoras forem recrutadas e se contraírem dessa forma, mais forte será a contração do músculo.

As unidades motoras são recrutadas em uma ordem sistemática.[30,33-34] As unidades motoras menores são recrutadas antes das maiores. Em geral, as unidades motoras menores produzem menos tensão, duram mais tempo e exigem menos energia do que as maiores.[33-34] O recrutamento primeiro das unidades motoras menores e, depois, das maiores, se e quando necessário, garante a conservação de energia e a eficácia do movimento. Se forem necessárias forças maiores ou uma intensidade de atividade mais elevada, recrutam-se as unidades motoras maiores para aperfeiçoar a resposta do músculo a exigências de atividade acentuada ou de curta duração.

Em suma, as unidades motoras são recrutadas em uma ordem de acordo com o tamanho da unidade motora (as menores são recrutadas primeiro), o tamanho das células musculares (as menores são recrutadas antes) e o tipo e a velocidade da condução das fibras musculares (as lentas, de tipo I, são recrutadas antes das rápidas, de tipo II). As unidades motoras menores respondem mais lentamente, porém, duram mais tempo do que as maiores, que respondem rapidamente e com explosões fortes. Portanto, as unidades motoras do tipo I são recrutadas na postura.

Pesquisadores demonstraram que, assim como as unidades motoras, os músculos também são recrutados de maneira sistemática.[34] A maioria das pesquisas sobre esse tópico foi realizada sobre músculos posturais, com resultados contraditórios. Alguns pesquisadores acreditam que não há sequência de disparo fixa,[35-36] enquanto outros revelam a existência de padrões de sequência no disparo muscular.[37-38] Há indícios de que existe um padrão para certas atividades, mas não para outras, bem como para alguns músculos, mas não para outros. Por exemplo, acredita-se que ocorre uma inibição dos músculos eretores da espinha como um ajuste antecipatório quando o indivíduo se prepara para levantar-se da cadeira.[39] Quando um indivíduo está em decúbito ventral, Ana Sakamoto et al.[40] descobriram uma sequência uniforme de disparo muscular iniciada pelo semitendíneo, seguido pelo eretor da espinha contralateral, pelo eretor da espinha ipsilateral e, por fim, pelo glúteo máximo. Alguns pesquisadores encontraram mudanças nas sequências de disparo muscular com mudanças na velocidade da contração muscular e em indivíduos com dor sacroilíaca ou disfunção sacrolombar.[36-38,41-42] Katsuo Fujiwara et al.[35] investigaram padrões de movimento e atividade muscular, descobrindo que, embora os indivíduos possuíssem métodos variáveis de padrões de movimento e recrutamento muscular, cada indivíduo realizava seu próprio padrão de forma uniforme em testes repetidos. Com base nesses achados, acredita-se que, apesar de as unidades motoras serem recrutadas de maneira sistemática, os padrões de movimentos dependem mais do desenvolvimento da estratégia pessoal do indivíduo. São necessárias, porém, mais pesquisas sobre esse tópico de padrões de movimento e recrutamento muscular.

Idade e gênero

Em geral, os homens são mais fortes que as mulheres. Em ambos os sexos, porém, a força muscular aumenta desde o nascimento até a adolescência, chegando ao ponto máximo entre os 20 e os 30 anos de idade, e diminuindo gradativamente após os 30 anos. Para exemplificar, a força de preensão da mão dominante de homens e mulheres entre 3 e 90 anos de idade é representada na Figura 4.13. Como visto nessa figura, a força muscular de meninos é aproximadamente a mesma das meninas até a puberdade, depois da qual os homens apresentam uma força de preensão muito maior do que as mulheres, com as diferenças mais significativas ocorrendo na meia-idade (entre 30 e 50 anos de idade). Conforme os indivíduos envelhecem, o número de unidades motoras decai.[43] A força maior dos homens parece estar relacionada, sobretudo, à maior massa muscular que eles desenvolvem após a puberdade. Até os 16 anos de idade, a proporção de massa corporal magra é similar em ambos os sexos, como indicado por estudos da contagem de excreção de creatinina e potássio. Após a puberdade, porém, a massa muscular dos homens torna-se 50% maior do que a das mulheres e a proporção de massa corporal magra em relação ao corpo todo também se torna maior. Por outro lado, a força muscular por área de seção transversa é similar em ambos os sexos.[44] A proporção de fibras musculares de contração rápida e lenta em músculos específicos também é semelhante nos dois grupos.[44]

Embora a força muscular esteja relacionada à idade e ao gênero na população em geral, muitas exceções à regra geral podem ser encontradas graças a dois fatores: 1) a grande variação no nível em que a maturação biológica

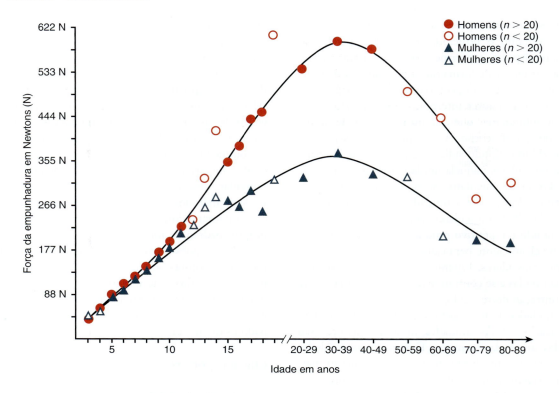

Figura 4.13 Com base nos dados de Komi e Karlsson,[44] a força média de preensão da mão dominante em 537 mulheres e 531 homens saudáveis entre 3 e 90 anos de idade. Antes da puberdade, não há diferença na força de preensão, mas depois dessa etapa, passam a ser aparentes diferenças significativas entre os sexos.

acontece; e 2) a grande variação na genética individual e nos níveis de condicionamento específico adquiridos e mantidos por meio de uma dieta saudável e de exercícios.[45]

Excursão passiva dos músculos

A relação pareada agonista-antagonista dos músculos no corpo exige que cada músculo tenha a capacidade de acomodar-se e mudar o comprimento tanto passiva como ativamente para permitir o movimento articular. Morrison, por exemplo, determinou que os músculos isquiotibiais e quadríceps mudam seu comprimento de 8 a 10 cm durante a marcha normal.[46] A **excursão funcional** de um músculo é a distância que o músculo é capaz de encurtar após ter sido alongado contanto que as articulações sobre as quais ele passa permitam. Weber[47] pesquisou as excursões de diversos músculos e descobriu que eles são capazes de encurtar-se de 34 a 89% do seu comprimento mais longo, com um valor médio geral de encurtamento de 50%. Os músculos que cruzam mais de uma articulação tiveram as maiores medidas de excursão. Kaplan[48] e Boyes[49] identificaram medidas específicas das distâncias de excursão de todos os músculos da mão e do punho. Descobertas realizadas por Boyes[49] demonstraram que o músculo flexor profundo dos dedos tinha uma excursão de 8 cm quando o dedo médio e as articulações do punho eram movidos da flexão total do punho e do dedo para a extensão total. Embora haja uma grande variação de um músculo a outro em relação à capacidade de se encurtar, de um ponto de vista clínico, essas medidas específicas não são tão importantes quanto é a capacidade de função do músculo. Como as medidas precisas do encurtamento não são clinicamente relevantes, os fisioterapeutas utilizam uma estimativa média de 70% do comprimento de repouso de um músculo ao discutirem a capacidade média de um músculo de se encurtar.[50] Em outras palavras, em vez de utilizar resultados de experimentos precisos que variam de um músculo a outro, os clínicos geralmente estimam a capacidade de se encurtar de um músculo como um máximo de 70% de seu comprimento de repouso.

Insuficiência passiva

Quando os músculos se alongam sobre duas ou mais articulações simultaneamente, eles podem chegar ao estado de **insuficiência passiva**. Esse alongamento completo de um músculo evita mais alongamento de seu músculo oposto. Essa insuficiência passiva pode ser demonstrada com a flexão do quadril em um indivíduo saudável. Quando o quadril é flexionado com extensão

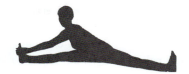

APLICAÇÃO PRÁTICA

A insuficiência passiva pode ocorrer em decorrência de restrições ortopédicas ou restrições neurológicas. Um exemplo de restrição ortopédica é um jogador de basquetebol com isquiotibiais tensos. Normalmente, o quadril pode ser flexionado em 115° a 125° com o joelho também flexionado; porém, por causa da insuficiência passiva normal dos isquiotibiais, a amplitude do movimento de flexão do quadril é limitada a 90° com o joelho estendido. Entretanto, se o jogador de basquetebol estiver com os isquiotibiais tensos, sua elevação de perna pode ser limitada ainda mais do que o normal – talvez até 60° – já que o comprimento de seu isquiotibial chega à insuficiência passiva antes de um isquiotibial saudável (Fig. 4.14).

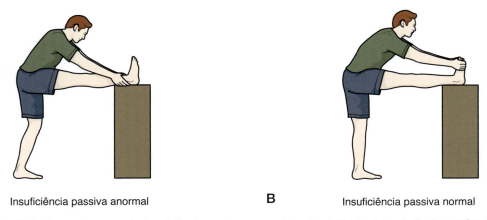

A   Insuficiência passiva anormal   B   Insuficiência passiva normal

Figura 4.14 Insuficiência passiva normal e insuficiência passiva anormal dos isquiotibiais. A insuficiência passiva de um músculo limita a capacidade de seu músculo oposto de se contrair, já que o músculo em alongamento é incapaz de estirar-se mais.

do joelho simultânea, os isquiotibiais são estirados sobre essas duas articulações, alongando-se até seu comprimento máximo; esse estiramento passivo total dos isquiotibiais limita a capacidade dos flexores do quadril de mover o quadril em toda a sua amplitude de flexão, embora eles possuam a força para realizar o movimento total. Em outro exemplo, se o tornozelo realiza dorsiflexão a 15° com o joelho flexionado, esse movimento ocorre livremente, mas, quando o joelho está estendido, a quantidade de dorsiflexão é reduzida em razão da insuficiência passiva do músculo gastrocnêmio, que agora está estirado sobre o joelho e o tornozelo. A insuficiência passiva pode ocorrer naturalmente, como demonstrado nesses exemplos. Todavia, ela também pode ocorrer em condições patológicas. Certas condições patológicas podem fazer com que os músculos e os tendões percam sua amplitude normal de excursões. Exemplos dessas disfunções incluem tensão muscular, espasticidade,

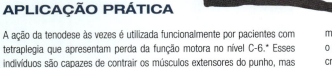

APLICAÇÃO PRÁTICA

A ação da tenodese às vezes é utilizada funcionalmente por pacientes com tetraplegia que apresentam perda da função motora no nível C-6.* Esses indivíduos são capazes de contrair os músculos extensores do punho, mas apresentam paralisia dos músculos dos dedos. Quando o punho se flexiona, os dedos estendem-se por insuficiência passiva dos extensores para que a mão possa ser posicionada sobre um objeto. Conforme o indivíduo estende o punho ativamente, a tensão passiva dos flexores dos dedos produz força crescente sobre o objeto de forma que ele possa ser pego e segurado na mão. Se o encurtamento seletivo dos flexores longos dos dedos ocorrer, podem ser gerados muitos newtons de força de preensão.

---

*A designação do nível de uma lesão da medula espinal é baseada no segmento da raiz nervosa mais baixo em funcionamento normal. Se um paciente apresenta interrupção completa das conexões do neurônio motor inferior até os neurônios motores inferiores no sétimo segmento cervical e abaixo deste, ele é classificado como portador do nível C-6 (completo) de função motora. O nível de função sensorial também pode ser classificado.

encurtamento do tecido causado por cicatrizações de traumas ou cirurgias, e adesão de tendões às suas bainhas. Portanto, embora um agonista possa contrair-se fortemente, o movimento pode ser muito limitado pela insuficiência passiva de seu antagonista.

Ação do tendão do músculo

A tensão passiva dos músculos que cruzam duas ou mais articulações pode produzir movimentos passivos dessas articulações. Esse efeito é chamado de **tenodese** (do grego *tenon*, tendão; *desis*, união). Em indivíduos saudáveis, esse efeito é percebido quando o indivíduo flexiona e estende o punho mantendo a mão relaxada. Quando o punho se flexiona, os dedos flexionam-se passivamente graças à tensão dos músculos flexores superficial e profundo dos dedos (Fig. 4.15).

Excursão ativa dos músculos

O movimento funcional envolve diversos músculos que trabalham simultaneamente para realizar determi-

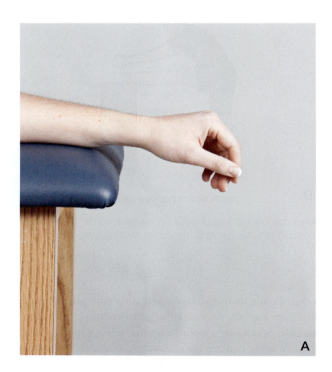
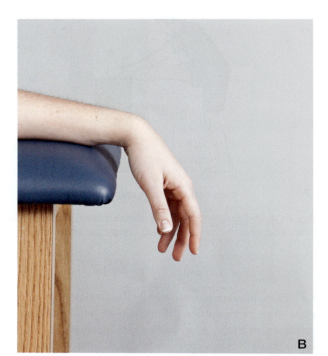
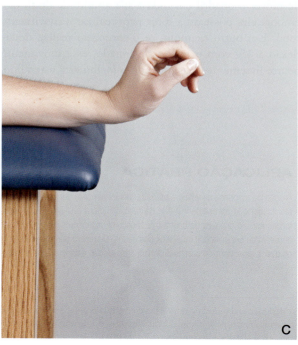

Figura 4.15 A tenodese ocorre nos flexores e extensores longos dos dedos com o movimento do punho. **A)** A mão e o punho em posição de repouso. **B)** Quando o punho se flexiona, a insuficiência passiva dos extensores longos dos dedos faz com que os dedos passem para a extensão. **C)** Quando o punho se estende, a insuficiência passiva dos flexores longos dos dedos move os dedos passivamente em flexão.

nada tarefa. Alguns desses músculos são uniarticulares enquanto outros são multiarticulares. A capacidade e a função dos músculos multiarticulares são influenciadas por todas as articulações que eles cruzam. Seu desempenho em determinada articulação é intensificado ou prejudicado pela posição de suas outras articulações. Tanto em músculos multiarticulares como em uniarticulares, o comprimento fisiológico e o comprimento do braço mecânico também influenciam sua capacidade de produzir força. Esses fatores são discutidos nesta seção.

Insuficiência ativa

A **insuficiência ativa** ocorre em músculos multiarticulares quando o músculo está no seu comprimento mais curto, isto é, quando sua capacidade de produzir força é mínima (Fig. 4.16A). Lembre-se da relação de comprimento-tensão de um músculo, segundo a qual a força máxima de um músculo está em seu comprimento de repouso e, quando o músculo se encurta, ele se torna mais fraco. Felizmente, o corpo é desenvolvido de modo a evitar as posições completamente encurtadas e debilitadas em atividades normais, sobretudo as que exigem grande produção de força. Em geral, as relações comprimento-tensão favoráveis são mantidas mediante combinações de movimentos que fazem com que um músculo se alongue em uma articulação que cruza enquanto se contrai para produzir movimento ou força em outra. Por exemplo, a força máxima da preensão isométrica é maior com o punho em leve extensão (Fig. 4.16B), mas, quando o punho está flexionado, a força de preensão é muito pequena; os flexores dos dedos são alongados com o punho em extensão de forma a poderem gerar a maior força de preensão. Por outro lado, quando o punho se flexiona, os flexores dos dedos se encurtam no punho e nos dedos, gerando uma preensão fraca causada pela insuficiência ativa dos flexores dos dedos (Fig. 4.16A).

Durante a função normal, porém, um grupo muscular antagonista (nesse exemplo, os extensores do punho) atua de forma cooperativa com o músculo ou grupo muscular multiarticular agonista (flexor dos dedos superficial e profundo) para criar uma posição ideal e permitir a atividade funcional desse músculo ou grupo muscular multiarticular em outra articulação. Isso é denominado **suficiência ideal**, isto é, a estabilização pelos antagonistas que permite que o agonista multiarticular desempenhe a função desejada. Se não houver suficiência ideal, ou seja, se os antagonistas não estabilizarem as articulações proximal ou distal do músculo multiarticular que se contrai, o músculo multiarticular move todas as articulações que cruza, tornando-se ineficaz em todas elas. Por exemplo, a preensão ineficaz produzida pelo punho em flexão não possui estabilização da articulação do punho, portanto, os flexores longos dos dedos se encurtam em toda articulação que cruzam; como os extensores do punho não fornecem suficiência ideal, os flexores longos dos dedos tornam-se ativamente insuficientes e são incapazes de fornecer força de preensão adequada. Por outro lado, a suficiência ideal dos estabilizadores do punho, posicionando o punho em extensão, permite que os flexores dos dedos produzam a função desejada de segurar um objeto com firmeza (Fig. 4.16).

Interações entre alavancagem e comprimento-tensão

Outra maneira como o corpo evita a debilidade causada pela insuficiência ativa é mediante mudanças na alavancagem mecânica ao longo da amplitude de movimento da articulação. No exemplo do músculo bíceps braquial (Fig. 4.17), o fator fisiológico de comprimento-tensão é mais favorável quando o cotovelo está em extensão total, e a tensão máxima capaz de ser produzida durante a contração muscular diminui conforme o cotovelo se aproxima e passa de 90° de flexão. Para compensar essa perda de tensão muscular fisiológica, a alavanca-

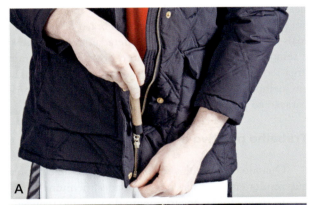

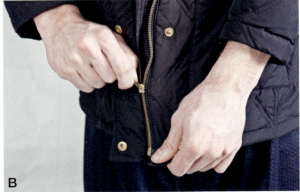

Figura 4.16 Insuficiência ativa. **A)** Quando um músculo está em sua forma mais curta, sua capacidade de produzir tensão é baixa, portanto, os flexores dos dedos são incapazes de gerar uma preensão forte com o punho e os flexores dos dedos flexionados. **B)** Com o alongamento do músculo em outra articulação que ele cruza, a força do músculo é mantida, portanto, se o punho se estende, os flexores dos dedos têm comprimento suficiente para gerar uma preensão forte.

gem do músculo (comprimento do braço de momento) aumenta o máximo possível até 90°. Esse aumento no comprimento do braço de momento fornece o maior torque mecanicamente produzido do músculo em um ponto na amplitude de movimento, o que é importante para segurar objetos pesados. Nesse caso, o torque que o músculo é capaz de produzir, na verdade, aumenta, graças a uma mudança mecânica, embora a tensão muscular fisiológica diminua (Fig. 4.17).

A patela é outro exemplo de aumento da força mecânica assumindo o controle quando a força fisiológica de um músculo decai. Não apenas a patela aumenta mecanicamente a distância do braço de força e, por consequência, o torque do grupo muscular do quadríceps, mas também, com a diminuição da força fisiológica de comprimento-tensão, a distância do braço de força gerada pela patela aumenta. Kaufer[51] mediu um aumento de 40% na distância do braço de força do quadríceps a partir de 120° de flexão do joelho até a extensão completa (o braço de força mudou de 3,9 cm para 5,8 cm). Na ausência da patela, a distância do braço de força inicial e a quantidade de aumento com a extensão foram significativamente menores (o braço de força mudou de 3,5 cm para 4 cm). Com a criação de um braço de momento mais curto, certamente a força é afetada quando a patela é removida. Com efeito, Gibson e Scott[52] descobriram uma redução de 30% na produção da força de extensão em joelhos cujas patelas tinham sido removidas em comparação ao joelho contralateral.

Trabalho positivo e negativo

Quando os músculos se ativam, eles produzem força que resulta em uma das três atividades: nenhum movimento (isométrica), encurtamento do músculo (concêntrica) ou alongamento do músculo (excêntrica). Embora já tenhamos tratado desses tipos de atividade, não discutimos sua importância em atividades funcionais. Esses tipos de contrações influenciam excursões ativas durante todas as funções motoras.

Forças musculares excêntricas

Quando a tensão de um músculo corresponde à sobrecarga ou à resistência contra ele, ocorre atividade isométrica. Entretanto, quando a resistência ou sobrecarga aumenta além da força que pode ser produzida por uma contração isométrica máxima, o músculo não pode mais manter a posição isométrica. A resistência ou sobrecarga é reduzida ou desacelerada com uma contração excêntrica. Quando a velocidade do movimento é lenta, a capacidade do músculo de conter a força aumenta até 50% além do que era ao manter uma contração isométrica máxima (Fig. 4.12). Esse rápido aumento de força ocorre entre ±10% da contração concêntrica máxima de um músculo. (Para a articulação do joelho, p. ex., isso é de uma velocidade de cerca de 30°/s.) A força de um músculo permanece a mesma quando a velocidade aumenta a níveis máximos.[50] Para fins práticos, a força de uma contração excêntrica independe da velocidade.[29,53] Essa capacidade dos músculos de suportar forças maiores excentricamente é importante na desaceleração e nas funções de amortecimento, o que ocorre com movimentos de alta velocidade. Essa é uma função importante dos músculos dos membros superiores e inferiores. Por exemplo, atividades de arremesso em jogos de beisebol ou *softball* requerem a desaceleração do antebraço mediante contração excêntrica dos flexores do cotovelo a fim de evitar lesão da articulação do cotovelo. Durante a corrida, a atividade excêntrica dos isquiotibiais desacelera a perna de balanço, e o quadríceps femo-

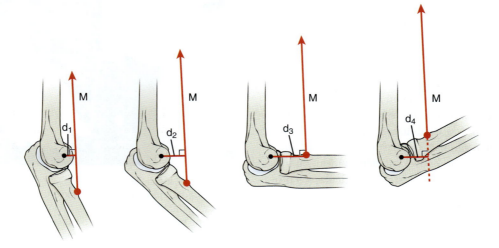

Figura 4.17 Mudanças na distância do braço de força (d) do músculo bíceps braquial em quatro posições de flexão do cotovelo. O torque muscular máximo ocorre na maior distância do braço de momento (quando a inserção do músculo no osso é perpendicular).

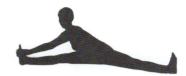

APLICAÇÃO PRÁTICA

Em razão das forças excessivas aplicadas no corpo durante atividades de desaceleração, os clínicos acreditam que é durante essa fase de qualquer atividade que ocorre a maioria das lesões. Por exemplo, um arremessador de beisebol faz um arremesso com velocidade de 7500°/s no ombro.[55] Após o lançamento, o ombro se move um pouco mais de 180° de movimento e utiliza menos de 1 segundo para desacelerar até a posição de repouso; forças excêntricas substanciais colocam grandes estresses sobre os músculos e as articulações. Esses estresses tornam-se ainda mais significativos quando a atividade é realizada de maneira repetida, resultando em lesão por estresse acumulativo.

Como as atividades excêntricas são realizadas com menos exigências de energia e menos unidades motoras recrutadas, se um músculo estiver muito debilitado, o fisioterapeuta pode auxiliar o paciente em uma atividade concêntrica e meramente orientá-lo em uma atividade excêntrica. Por exemplo, o paciente pode solicitar assistência do terapeuta para levantar o membro inferior durante um exercício de elevação das pernas contra a gravidade; entretanto, como baixar o membro até a posição inicial recruta menos unidades motoras durante a atividade muscular excêntrica, o paciente pode ser capaz de baixá-lo sem auxílio. Esse tipo de exercício pode ajudar o paciente a facilitar o desempenho muscular durante reabilitação.

ral contrai-se excentricamente para absorver forças de 6 a 7 vezes o peso corporal no impacto do pé.[54]

Gasto de energia

Maior produção de força máxima e maior tolerância durante atividades excêntricas permitem lidar com sobrecargas mais pesadas (trabalho negativo) do que podem ser deslocadas com uma contração concêntrica máxima (trabalho positivo). Menos unidades motoras são ativadas durante uma atividade excêntrica do que durante uma atividade concêntrica. Esse fenômeno é presenciado em registros EMG do bíceps e do tríceps braquial na Figura 4.3A e B. Portanto, para a mesma produção de força, o gasto de energia (consumo de oxigênio) é menor em uma contração excêntrica do que em uma contração concêntrica. Essa menor exigência de energia ocorre graças às contribuições do tecido passivo do músculo (fáscia e tendões) para a produção de força total do músculo durante atividade excêntrica.

Abbott, Bigland e Ritchie[56] elaboraram um experimento para medir a diferença relativa no custo de energia ao se realizar trabalho positivo (erguer uma carga por certa distância utilizando contração concêntrica) comparado ao custo de realizar trabalho negativo (baixar a carga pela mesma distância mediante contração excêntrica). Os resultados dos testes demonstraram que, com cargas iguais, o custo de energia do trabalho positivo foi de 2,5 a seis vezes maior do que o custo do trabalho negativo, dependendo da velocidade em que o trabalho foi realizado. O custo relativo da atividade excêntrica diminuiu de acordo com o aumento da velocidade do movimento. Em outras palavras, menos energia é necessária para baixar determinada carga rapidamente do que para baixá-la lentamente. A maior parte da energia é utilizada para controlar a taxa em que o objeto desacelera.

Dick e Cavanagh[57] demonstraram que, embora o trabalho negativo (descer correndo um declive) tenha exigido menor consumo de oxigênio do que o trabalho positivo (correr sobre uma superfície plana), houve aumento gradativo no consumo de oxigênio do trabalho negativo com o passar do tempo. O consumo de energia de uma corrida a 3,83 m/s durante 10 minutos foi 33% menor para descer correndo um declive (10% de inclinação) do que para correr sobre uma superfície plana. Houve, porém, um aumento de 10% no consumo de oxigênio ao descer o declive por 40 minutos e um aumento de apenas 1,5% na corrida plana. Os autores também descobriram que a atividade EMG do músculo quadríceps femoral durante a descida da declive aumentou 23% entre 10 e 40 minutos. Os aumentos no consumo de oxigênio e atividade EMG devem-se a danos na fibra muscular e no tecido conjuntivo, o que costuma ser associado a contrações (excêntricas) de alongamento máximo e recrutamento de unidade motora adicional devido a fadiga.

Em suma, o consumo de oxigênio, uma medida das exigências de energia para atividade, é menor durante atividades como deslocamento de peso e outras funções musculares de curta duração. Por outro lado, se a atividade muscular excêntrica é realizada por um período prolongado (mais de 10 e menos de 40 minutos), o oxigênio precisa aumentar. Durante atividades excêntricas de curta duração, os elementos do tecido conjuntivo utilizam sua viscoelasticidade para fornecer parte da exigência de força da atividade para que o músculo trabalhe de forma mais eficaz.[58] Durante atividades de curto prazo, a razão para oxigênio extra é baseada mais em teoria. Algumas teorias sugerem diversas razões para esse aumento na necessidade de oxigênio: (1) atividades mais longas aumentam a temperatura do tecido para exigir consumo de oxigênio suplementar;[59] (2) a fadiga

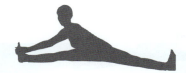

APLICAÇÃO PRÁTICA

Ao erguer pesos livres, é importante instruir os pacientes a realizar o exercício lentamente e de maneira controlada. Se o profissional não incluir esse fator nas instruções, o indivíduo pode baixar o peso rapidamente para a posição inicial. Esse movimento rápido requer menos energia e menos atividade muscular, portanto, se a intenção for adquirir força muscular, o benefício excêntrico do exercício é significativamente reduzido. Além disso, o risco de lesão aumenta, já que o peso deve ser controlado no final do movimento; o músculo deve "colocar freios" no movimento com uma queda muito mais brusca de velocidade do movimento em um grau de movimento muito mais curto.

reduz a eficácia das mitocôndrias;[60] (3) níveis acentuados de lactato exigem mais consumo de oxigênio;[61] ou (4) mais unidades motoras são exigidas porque ocorre fadiga nas fibras recrutadas no momento, e a decomposição química de tecido conjuntivo após atividade excêntrica requer funções reparadoras que necessitam de mais fluxo sanguíneo.[57] Fica claro que ainda é preciso desvendar muitos segredos sobre o desempenho muscular.

Diferenças nos mecanismos de ponte cruzada

Como, independentemente da velocidade, um músculo é capaz de produzir maior força com maior eficácia (i. e., necessitando de menos energia) excentricamente do que com uma contração isométrica ou concêntrica, as pontes cruzadas devem, de alguma forma, fornecer o mecanismo. Desde que os atletas da antiga União Soviética incorporaram exercícios pliométricos em seus programas de condicionamento e foram premiados com um grande número de medalhas de ouro durante as Olimpíadas de 1968, passou a haver um grande interesse sobre a fisiologia excêntrica. Infelizmente, ainda se têm apenas teorias sobre o que produz forças acentuadas com atividade excêntrica repentina. Sabemos que partes maiores do córtex cerebral estão envolvidas na produção excêntrica.[62] Há fortes indícios a favor de que, quando as fibras musculares são alongadas durante atividade excêntrica, em vez dos mecanismos de ATP que fornecem ligações entre actina e miosina durante atividade concêntrica, algum tipo de rompimento mecânico é utilizado na atividade excêntrica.[63] Várias teorias com a intenção de ajudar a entender o que acontece com as pontes cruzadas durante os diferentes tipos de atividade muscular incluem propostas e modelos definidos por pesquisadores como Sugi e Pollack,[64] Lombardi e Piazzesi,[25] Edman[65] e Stauber.[66] De todas as teorias em desenvolvimento sobre o assunto, parece que as que envolvem os comandos neurais são as mais promissoras, visto que o impulso neural influencia um grande número de fatores da unidade motora.[67] O tempo pode desvendar os segredos que faltam revelar na relação entre pontes cruzadas e forças excêntricas; até que isso aconteça, estamos limitados à teoria e à investigação com base no pouco que se sabe atualmente sobre esse tópico. Sabemos que as pontes cruzadas são ativas durante atividades isométricas, concêntricas e excêntricas, mas a relação durante esses diferentes tipos de atividades ainda precisa ser plenamente esclarecida.

Forças elásticas do músculo

Durante atividades como corrida e salto, vem-se observando, desde o tempo de Marey e Demeny,[68] que, por vezes, os músculos se comportam como se fossem capazes de armazenar e transmitir energia elástica. Por exemplo, se um indivíduo dá um salto vertical máximo duas vezes seguidas, o segundo salto é sempre mais alto; da mesma maneira, se um salto com agachamento for precedido de um rápido contra-alongamento dos músculos extensores e flexores plantares do quadril e do joelho em contração, o pulo é mais alto.[69-70]

Esse fenômeno ocorre quando o músculo realiza trabalho negativo (contração excêntrica) e o músculo se contrai enquanto é estirado. Essa atividade produz energia potencial, a qual pode ser armazenada pelo músculo em contração por um breve período, mas costuma ser dissipada como calor. Entretanto, se uma contração concêntrica máxima do músculo ocorrer antes de a energia se dissipar, essa energia armazenada é convertida em energia cinética para aumentar a força, a velocidade e a potência da contração de maneira a ultrapassar uma contração concêntrica isolada máxima.[71] Esse é o fundamento da incorporação dos exercícios pliométricos em programas de condicionamento para atletas altamente competitivos. Atividades como a corrida, nas quais ocorre esse tipo de contração excêntrica-concêntrica, apresentam um aumento surpreendente em eficácia conforme aumenta a velocidade da atividade. Por exemplo, em um canguru saltador, a eficácia aumenta de 0,23 km/h a 10 km/h para 0,62 km/h a 27,5 km/h.[71]

A magnitude de uma contração concêntrica aumenta com a intensidade do pré-estiramento.[72] Além disso, Aura e Komi[72] também descobriram que a atividade EMG da contração excêntrica também aumenta com a intensidade do pré-estiramento, mas que há pouca mudança na EMG da contração concêntrica. Em outras palavras, a força maior produzida durante a contração concêntrica ocorre sem gasto de energia acentuado. Para que isso aconteça, o tempo da contração excêntrica-concêntrica deve ser muito curto. Se o estiramento for mantido por tempo demais (i. e., mais de 1 s) ou o músculo relaxar, a energia elástica se dissipa na forma de calor.

As primeiras teorias sobre intensificação da contração concêntrica eram baseadas na ideia de que a elasticidade dos tecidos conjuntivos era a fonte do aperfeiçoamento do desempenho muscular. Atualmente, acredita-se que a força acentuada se deva a fatores neurais, como fusos musculares, órgãos tendinosos de Golgi e as forças geradas pelas pontes cruzadas de actina e miosina.[70-71,73] Evidências mais recentes indicam mecanismos reflexos adicionais que ocorrem durante exercícios rápidos e são facilitados por receptores sensoriais nos músculos.[74] Esses receptores estimulados encontram-se no principal músculo do exercício, bem como em seus sinergistas e antagonistas. Esses músculos têm suas responsabilidades intensificadas por dois mecanismos reflexos que ocorrem durante exercícios de desempenho rápido, um reflexo de resposta ao comprimento e um reflexo de resposta à força. Um **reflexo de resposta ao comprimento** é ativado por um músculo quando ele é estirado e ocorre ao mesmo tempo em que o reflexo de estiramento; ele não apenas excita autogenicamente (a si mesmo), mas também excita seus sinergistas enquanto inibe os antagonistas.[75] Acredita-se que essa excitação dos sinergistas simultânea à inibição dos antagonistas melhore o desempenho do músculo. Por outro lado, **um reflexo de resposta à força** é um reflexo neural inibitório causado pela atividade muscular e ocorre com a ativação do órgão tendinoso de Golgi; não se sabe muito sobre o impacto desse mecanismo reflexo, mas acredita-se que ele possua um papel na acoplagem dos músculos antigravitacionais que cruzam diferentes articulações durante movimentos repentinos.[76] Sabe-se que esses reflexos dependem do comprimento e da força de sua ativação e que possuem o potencial para aperfeiçoar o controle neuromuscular.[74]

Esse aumento da contração concêntrica máxima é chamado de *ciclo alongamento-encurtamento*.[73,77-79] O ciclo é utilizado para aumentar as contrações concêntricas máximas e, como consequência, o desempenho em muitas atividades esportivas, como caminhada, corrida, salto, arremesso, ginástica, esqui e musculação. O ciclo alongamento-encurtamento também é utilizado em sistemas de exercício como facilitação neuromuscular proprioceptiva[80-81] e pliometria[73,82-84] para obter contrações musculares concêntricas mais fortes. Embora o ciclo alongamento-encurtamento seja o termo apropriado de um alongamento excêntrico repentino seguido de um encurtamento concêntrico rápido de um músculo ou grupo muscular, essa atividade costuma ser chamada de pliométrica.

Em razão do curto período para acoplamento da contração excêntrica-concêntrica, a habilidade e o aprendizado são aspectos importantes para se atingir o desempenho máximo com o ciclo alongamento-encurtamento. A execução precisa das atividades, aliada à prática, permite que o indivíduo alcance resultados ideais do treinamento pliométrico.[85]

Cadeia cinética aberta *versus* cadeia cinética fechada

Os conceitos de cadeias cinéticas aberta e fechada foram apresentados no Capítulo 1. Como você sabe, uma cadeia cinética aberta está presente quando o segmento distal do membro está livre para mover-se, ao passo que, em uma cadeia cinética fechada, ele estaria sustentando o peso corporal na cadeia cinética fechada. Além disso, lembre-se de que, em uma cadeia cinética aberta, cada segmento do membro está livre para se mover, sem influência de outros segmentos ou articulações. Por outro lado, em atividades de cadeia cinética fechada, o movimento de uma articulação causa impacto em todas as articulações do membro. Uma especificação comum para uma condição da cadeia cinética fechada é que, basicamente, ela sustenta o peso corporal. Em contrapartida, uma condição da cadeia cinética aberta é uma posição sem sustentação de peso corporal. Embora tanto a condição em cadeia aberta como em cadeia fechada ocorra em atividades funcionais dos membros superiores e inferiores, o membro superior é mais utilizado em atividades de cadeia cinética aberta e o inferior em atividades de cadeia cinética fechada. É importante lembrar que atividades de cadeia aberta geralmente facilitam movimentos rápidos, enquanto funções em cadeia fechada são utilizadas para desenvolver força e potência. Em atividades funcionais de cadeia aberta do membro superior, como um arremesso, a parte proximal do membro inicia o movimento das articulações distais. Em atividades de cadeia fechada, ocorre a compressão das articulações, gerando estabilização por meio da aproximação articular e da coativação dos grupos musculares opostos.

Entretanto, pensar a partir de outra perspectiva permite compreender melhor os conceitos de cadeia cinética aberta e fechada. Vamos utilizar um exemplo para verificar a importância disso. Na posição vertical, o quadril está em posição de cadeia cinética fechada. Portanto, se o ângulo da articulação do quadril mudar como resultado do movimento do fêmur (p. ex., agachamento), o joelho e o tornozelo também se moverão. Por outro lado, se o quadril se mover a partir de uma extremidade proximal, a pelve gira, movendo o tronco para flexão do quadril. O quadril, portanto, move-se em cadeia cinética aberta. Da mesma forma, se o indivíduo estiver em decúbito ventral sobre uma mesa e mover o ombro, que estava suspenso ao lado da mesa, para sua hiperextensão, ele estará realizando uma atividade de extensão do ombro em cadeia cinética aberta. Por outro lado, se ele estiver em decúbito ventral sobre um trenó e utilizar seus braços para mover-se sobre o solo, a atividade também é a extensão do ombro, mas é de cadeia cinética fechada.

Como fisioterapeutas, muitas vezes precisamos utilizar esse tipo de perspectiva diferente para alterar exercícios a fim de alcançar objetivos específicos a um paciente. Por exemplo, se o objetivo for aumentar a estabilidade articular, utiliza-se uma atividade de cadeia cinética fechada ou, por outro lado, se a sustentação do peso corporal do indivíduo estiver restrita, será necessária uma atividade de cadeia cinética aberta. O ponto importante é identificar os objetivos desejados e compreender como o corpo atua para que esses objetivos possam ser alcançados.

Fatores que afetam a força muscular isométrica máxima

A força isométrica máxima em diferentes pontos na amplitude de movimento era calculada nos primeiros estudos para identificar padrões dos grupos musculares.[86] As Figuras 4.18 a 4.21 apresentam essas informações de maneira simplificada. Esses estudos contribuíram muito para entendermos as características da força muscular. A análise dessas curvas mostra que a força isométrica máxima muda muito na amplitude de movimento (40 a 80%). Como esperado, a maioria dos músculos apresenta força maior quando se contrai de sua posição alongada do que de sua posição encurtada. Os músculos pronadores, por exemplo, apresentam força máxima quando o antebraço está completamente supinado e menor quando o antebraço está pronado (Fig. 4.19). Esse padrão reflete o efeito de comprimento-tensão discutido anteriormente neste capítulo. A redução na força de alguns músculos, como os pronadores e os supinadores do antebraço (Fig. 4.19), é linear, o que indica que o fator predominante na determinação da força do músculo é a curva comprimento-tensão.

Outros músculos, porém, dependem do comprimento do braço de momento para as vantagens de força em outros pontos na amplitude de movimento que não o comprimento máximo do músculo. Por exemplo, a Figura 4.21 mostra o efeito do aumento da força dos músculos flexores do joelho ao se flexionar o quadril para **aumentar o estiramento** nos músculos isquiotibiais. Os picos de força das curvas relativas ao músculo quadríceps femoral (Fig. 4.22) encontram-se na metade da amplitude de movimento. Esse é um exemplo dos músculos em que o fator do poder de alavanca é sobreposto à curva comprimento-tensão para aumentar o torque na metade da amplitude de movimento. Nesse caso, há grandes aumentos no comprimento do braço de alavanca do músculo na metade da amplitude de movimento. Como já mencionado, a patela e o formato do sulco intercondilar do fêmur aumentam o comprimento do braço de momento (braço de alavanca) dos músculos quadríceps femorais na metade da amplitude de flexão do joelho.[87]

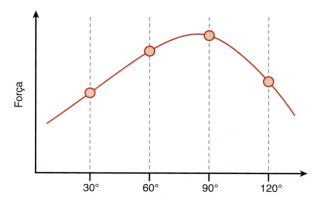

Figura 4.18 Força isométrica máxima dos flexores do cotovelo (braquial, bíceps braquial e braquiorradial) em homens em idade universitária. Os dados desses músculos em homens em idade universitária são baseados em dados de Williams e Stutzman.[86]

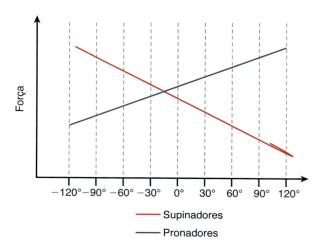

Figura 4.19 Curvas de força isométrica máxima dos pronadores (redondo e quadrado) e supinadores (supinador e bíceps braquial).

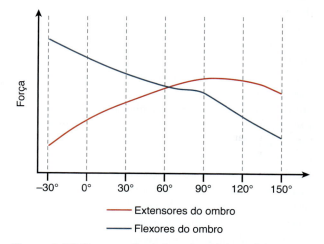

Figura 4.20 Comparação da força isométrica máxima dos músculos flexores do ombro (deltoide anterior, coracobraquial e bíceps braquial) e dos músculos extensores do ombro (deltoide posterior, redondo maior, latíssimo do dorso e tríceps braquial) baseada em dados de Williams e Stutzman.[86]

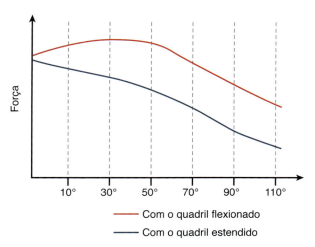

Figura 4.21 Curvas de força isométrica máxima dos músculos flexores do joelho (semimembranáceo, semitendíneo, bíceps femoral e gastrocnêmio). Observe que a posição do quadril muda a quantidade de força disponível para a flexão do joelho.

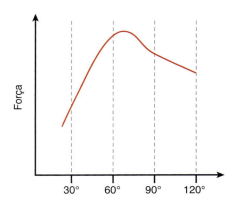

Figura 4.22 Curvas de força isométrica máxima dos músculos extensores do joelho (quadríceps femoral). Baseado em dados de Williams e Stutzman.[86]

Os músculos com essa relação entre ângulo articular e força muscular normalmente devem fornecer grandes forças na metade de sua amplitude de movimento. Por exemplo, a grande força dos flexores do cotovelo deve estar disponível em um ângulo articular de 90° de flexão (Fig. 4.18), já que esse é o ângulo no qual o cotovelo é posicionado para carregar objetos pesados. A exigência de força máxima dos músculos extensores do joelho ocorre a 60° de flexão, a posição em que uma grande força é necessária para elevar o corpo quando se levanta de uma cadeira ou se sobe uma escada.

Nas Figuras 4.19 e 4.20, estão registradas as forças isométricas máximas dos grupos musculares antagonistas. Em uma extremidade da amplitude de movimento, o músculo agonista é mais forte. Em outro ponto, os músculos possuem força igual. Na extremidade oposta da amplitude, o músculo antagonista é o mais forte. Portanto, ao analisar proporções de força, ou que grupo muscular é mais forte, certifique-se de mencionar o ponto específico da amplitude de movimento para tornar sua análise significativa.

Lesão muscular induzida pelo exercício

Os músculos estão entre as estruturas ortopédicas mais lesionadas no corpo. As lesões aos músculos apresentam início gradativo ou agudo. A maioria das lesões musculares, porém, ocorre durante atividades excêntricas e de desaceleração. Duas lesões comuns em exercícios intensos são atribuídas às grandes forças que ocorrem com as contrações musculares excêntricas máximas, porque essas contrações podem produzir até duas vezes a força de uma contração isométrica máxima.

Dor muscular tardia

Uma dessas lesões comuns é a **dor muscular tardia (DMT)**, que começa em torno de 24 horas após a atividade e pode continuar por até 10 dias após o exercício.[88] Outros sinais funcionais de DMT são a redução na amplitude de movimento devida à dor e à redução nas forças musculares concêntricas e excêntricas de +50%, dependendo da intensidade do exercício.[89-91] Sinais biomecânicos de lesão e destruição do músculo contribuem para altos níveis anormais de creatina quinase (uma enzima muscular) e mioglobina no sangue venoso, bem como concentrações plasmáticas acentuadas de fragmentos de miosina de cadeia fechada de fibras musculares de contração lenta.[92,93] Danos estruturais às linhas Z com aparência em ziguezague e, certas vezes, dissolução foram encontrados. (Lembre-se, do Capítulo 3, que as linhas Z contornam as extremidades dos sarcômeros e são uma base de inserção dos miofilamentos de actina.) Essa alteração da linha Z muda o alinhamento dos miofilamentos e, em certos casos, os filamentos de miosinas estão ausentes.[90,94] A recuperação das lesões funcionais ou estruturais da DMT requer de 5 a 30 dias, dependendo da intensidade do exercício inicial. Se, após a recuperação, o exercício ou atividade excêntrico se repetir, descobriu-se que não ocorre dor muscular e que o músculo se adapta ao exercício. Forças excêntricas ainda maiores podem ser produzidas; há sinais mínimos de dano muscular, mas, se a lesão ocorrer, a recuperação é mais rápida.[89,92]

Distensão dos isquiotibiais

O segundo tipo mais comum de lesão muscular induzida por exercício é o estiramento muscular e, dos músculos estirados, o estiramento dos isquiotibiais ocorre com mais frequência, especialmente em atividades como salto e tiro de corrida. Essa é uma lesão repentina e, por vezes, grave, frequentemente fazendo com que o atleta caia pela dor. Em lesões graves, ocorre macrolesão muscular de um isquiotibial com hemorragia no músculo. A ruptura ocorre durante o fim da fase de apoio e o início da fase de corrida. Nesse momento, os isquiotibiais estão desacelerando o movimento da coxa e da perna para a frente com uma contração excêntrica máxima (alongamento) e, então, mudando instantaneamente durante o contato do pé (contato inicial do pé com o solo) para uma contração concêntrica máxima (encurtamento) a fim de acelerar a coxa (extensão do quadril) e evitar a hiperextensão do joelho.

Resumo

Uma compreensão dos diversos fatores envolvidos na capacidade de um músculo de gerar força e realizar um movimento funcional é de extrema importância para todos os profissionais envolvidos na reabilitação ou no desempenho humano. Este capítulo descreveu e resumiu os principais conceitos relacionados à atividade e à força muscular. A força muscular é produzida utilizando atividade muscular isométrica, excêntrica ou concêntrica. Os músculos produzem movimento como agonistas, antagonistas e sinergistas. A seção transversa de um músculo determina seu potencial para criar força. Quanto maior for a seção transversa, maior é a força que o músculo é capaz de produzir. Um músculo multipeniforme possui potencial para produzir mais força do que um músculo unipeniforme. Todo o tecido responde a estresses de acordo com a curva tensão-deformação. Se os estresses do tecido saírem da região inicial, ou elástica, do tecido, o tecido retorna a seu comprimento normal, mas, se o estresse ocorre na amplitude plástica do tecido, ocorre uma deformação permanente. Se o estresse aplicado for maior do que a amplitude plástica, o tecido falha. Arraste é a capacidade do tecido de mudar seu comprimento com a aplicação de uma força menor ao longo de um maior período; nesse caso, a mudança do comprimento do tecido ocorre conforme o tecido se alonga gradativamente. A força muscular é determinada por fatores como o tamanho do músculo, a arquitetura da fibra, os componentes ativos e passivos, sua relação de comprimento-tensão, o braço de momento, a velocidade de sua contração, a idade e o sexo do indivíduo. A insuficiência ativa e a insuficiência passiva podem evitar que um músculo atinja sua força ou seu comprimento máximo. A suficiência ideal ocorre com a contração de um antagonista para permitir o posicionamento adequado de um músculo multiarticular em uma de suas extremidades para maximizar sua função na outra. O trabalho negativo corresponde à atividade excêntrica. Essa atividade requer menos gasto de energia, mas oferece uma produção de força maior do que o trabalho positivo, associado com a atividade concêntrica. A dor muscular tardia e os estiramentos dos isquiotibiais são duas lesões comuns que podem ocorrer como resultado da atividade muscular excêntrica, descritas como exemplos de aplicação dos principais conceitos para exercício e reabilitação.

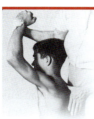

SOLUÇÃO DO CASO CLÍNICO

O profissional avaliou Xavier e Owain corretamente quando diagnosticou dor muscular tardia (DMT) devida ao treino do dia anterior. Como os atletas provavelmente não estavam habituados às atividades excêntricas que ele sabe que o novo técnico emprega, suspeitou que, em poucos dias, eles se sentiriam melhor, mas que deveriam retornar às atividades normais em breve. Nesse meio-tempo, sugeriu exercícios leves e de flexibilidade para reduzir a dor e o desconforto que eles estão sentindo. Ele também explica a eles que os treinamentos subsequentes não causarão tanta dor e tanto desconforto.

Questões para discussão

1. Pense sobre a disposição das fibras destes músculos: bíceps braquial, pronador quadrado, glúteo médio, sartório e gastrocnêmio. Explique como a disposição das fibras está relacionada à função deles.
2. Explique como você identificaria quais músculos são agonistas, antagonistas e sinergistas em uma atividade como levantar da cadeira.
3. Identifique as características do gastrocnêmio que afetam sua capacidade de resistir a um estiramento e como você aplicaria um estiramento para realizar uma mudança permanente em seu comprimento.
4. Como você posicionaria o ombro para obter produção máxima do tríceps? Explique sua resposta.
5. Dê três exemplos de atividades funcionais que incluem atividades de cadeia cinética aberta do membro inferior.
6. Dê três exemplos de atividades funcionais que incluem atividades de cadeia cinética fechada do membro superior.

Atividades de laboratório

1. Pegue três elásticos com aproximadamente o mesmo comprimento e largura e enrole-os nos dois dedos indicadores de forma que fiquem paralelos um ao outro. Separe os indicadores, observando quanta força é necessária para estirá-los e quanto você consegue estirar os elásticos. Então, amarre um elástico no outro e um terceiro no último, de forma que fique com os três presos de ponta a ponta. Em seguida, estire-os e observe quanta força é necessária para estirá-los e quanto você consegue estirá-los. Há uma diferença significativa entre as duas disposições dos elásticos. Agora, identifique o máximo de músculos possível com disposições de fibras paralelas e em série. Qual a diferença entre as funções dos músculos no grupo de fibras paralelas e as funções dos músculos no grupo de fibras em série?

2. Pegue uma fita métrica e meça a circunferência da coxa do seu colega de laboratório nas seguintes alturas: margem da articulação, 5 cm acima da patela superior, 10 cm acima da patela superior e 15 cm acima da patela superior. Compare as medidas da circunferência das coxas direita e esquerda. Qual é a diferença entre as medidas da circunferência direita e esquerda? O que você está medindo ao medir cada nível? Se seu colega apresentasse um inchaço no joelho, quais medidas seriam mais afetadas? Se ele apresentasse atrofia no quadríceps, que medidas seriam mais afetadas?

3. Posicione seu colega em decúbito dorsal com o joelho em 30° de flexão. Peça a ele que realize uma contração isométrica máxima dos isquiotibiais contra um dinamômetro. Em seguida, peça-lhe para se apoiar sobre os cotovelos em cerca de 30° a 45° de flexão do quadril e, na sequência, realizar mais uma contração isométrica máxima dos isquiotibiais. Repita esse procedimento com o quadril a 90° e a 135° de flexão. Registre cada medida isométrica máxima e sua amplitude de movimento em um gráfico. Explique como muda a produção máxima com as mudanças na relação de comprimento-tensão dos músculos.

4. Realize uma contração isométrica máxima contra a resistência manual de seu colega com o joelho posicionado a 135°, 90°, 60° e 0°. Em que posição você sentiu que seu quadríceps produziu mais força? Onde sentiu menos força? Como você explica as mudanças na força com as mudanças no ângulo do seu joelho?

5. Utilizando um dinamômetro de mão, registre a força máxima de preensão de seu colega (dinamômetros registram contrações máximas em 3 a 4 s). Permita 30 a 45 s de repouso, repita duas vezes e registre todas elas. Então, peça a seu colega que realize três contrações máximas de 75% (sem saber dos resultados e com períodos de repouso). Observe que as contrações máximas verdadeiras não são exatamente as mesmas, mas são muito próximas. Essa é uma forma de determinar se uma pessoa realizou uma contração máxima. As contrações de 75% são similares às realizadas por uma pessoa que não está motivada ou que está tentando estimular a debilidade muscular. Há uma grande variabilidade para mostrar que essa não é uma contração máxima verdadeira.

6. Registre a força máxima de preensão do seu colega e, em seguida, repita o procedimento enquanto ele mantém o punho em flexão. Isso requer que você forneça força suficiente para manter o punho do seu colega em flexão enquanto ele segura o dinamômetro ou que você forneça outros meios para estabilizar o punho em flexão. Observe a grande redução na força de preensão quando o punho está flexionado. Explique por que ocorre essa mudança na força.

7. Explique o movimento sinergético que resulta quando o extensor radial do carpo e o flexor radial do carpo se contraem simultaneamente. Identifique dois outros músculos que funcionem juntos dessa maneira.

8. Erga um peso de 4,5 kg em uma flexão do cotovelo e baixe-o lentamente. Qual movimento foi mais fácil? Agora realize os mesmos movimentos de forma rápida em ambas as direções. Qual foi mais fácil? Explique por quê.

9. Realize uma atividade de cadeia cinética aberta com cada músculo: bíceps, flexores do ombro e extensores do joelho. Em seguida, realize atividades de cadeia fechada, uma com cada músculo. Explique como sentiu cada músculo durante os exercícios de cadeia cinética aberta e fechada.

10. Encurte ativamente seus isquiotibiais em uma posição pronada e então em uma posição sentada na extremidade de uma base. Qual posição forneceu mais movimento de flexão do joelho? Explique por quê.

Referências bibliográficas

1. Inman VT, Saunders JB, Abbott LC. Observations on function of the shoulder joint. *Journal of Bone and Joint Surgery Am* 26:1, 1944.
2. Clark DI, Downing N, Mitchell J, Coulson L, Syzpryt EP, Doherty M. Physiotherapy for anterior knee pain: A randomised controlled trial. *Annals of the Rheumatic Diseases* 59(9):700–704, 2000.
3. Basmajian JV. Cyclobenzaprine hydrochloride effect on skeletal muscle spasm in the lumbar region and neck: Two double-blind controlled clinical and laboratory studies. *Archives of Physical Medicine and Rehabilitation* 59:58–63, 1978.
4. Heckathorne CW, Childress DS. Relationships of the surface electromyogram to the force, length, velocity and contraction rate of the cineplastic human biceps. *American Journal of Physical Medicine* 60(1):1–19, 1981.
5. Ebersole KT, O'Connor KM, Wier AP. Mechanomyographic and electromyographic responses to repeated concentric muscle actions of the quadriceps femoris. *Journal of Electromyography and Kinesiology* 16(2):149–157, 2006.
6. Smidt GL. Hip motion and related factors in walking. *Physical Therapy* 51(1):9–22, 1971.
7. Perry J. *Gait Analysis. Normal and Pathological Function*. Thorofare, NJ: Slack, Inc, 1992.
8. Hislop HJ, Perrine JJ. The isokinetic concept of exercise. *Physical Therapy* 47:114, 1967.
9. Pette D, Peuker H, Staron RS. The impact of biomechanical methods for single fibre analysis. *Acta Physiologica Scandinavica* 166:261–277, 1999.
10. Staron RS. Human skeletal muscle fiber types: Delineation, development, and distribution. *Canadian Journal of Applied Physiology* 22(4):302–327, 1997.
11. Thompson LV. Skeletal muscle adaptations with age, inactivity, and therapeutic exercise. *Journal of Orthopaedic and Sports Physical Therapy* 32(2):44–57, 2002.
12. Garrett WE, Califf JC, Bassett FH. Histochemical correlates of hamstring injuries. *American Journal of Sports Medicine* 12(2):98–103, 1984.
13. Gryzlo SM, Patek RM, Pink M, Perry J. Electromyographic analysis of knee rehabilitation exercises. *J orthop sport physther* 20(1):36–43, 1994.
14. Qi Z. Influence of knee joint position on co-contractions of agonist and antagonist muscles during maximal voluntary isometric contractions: Electromyography and Cybex measurement. *Journal of Physical Therapy Sciences* 19:125–130, 2007.
15. Wilk K, Escamilla R, Fleisig G, Barrentine S, Andrews J, Boyd M. A comparison of tibiofemoral joint forces and elec- tromyographic activity during open and closed kinetic chain exercises. *American Journal of Sports Medicine* 24(4):518–527, 1996.
16. Fiatarone MA, Marks EC, Ryan ND, Meredith CN, Lipsitz LA, Evans WJ. High-intensity strength training in nonagenarians. *JAMA* 263(22):3029–3034, 1990.
17. Frontera WR, Meredith CN, O'Reilly KP, Knuttgen HG, Evans WJ. Strength conditioning in older men: Skeletal muscle hypertrophy and improved function. *Journal of Applied Physiology* 64(3):1038–1044, 1988.
18. Leivseth G, Reikerås O. Changes in muscle fiber cross-sectional area and concentrations of Na, K-ATPase in deltoid muscle in patients with impingement syndrome of the shoulder. *Journal of Orthopaedic and Sports Physical Therapy* 19(3):146–149, 1994.
19. Maylia E, Fairclough JA, Nokes LDM, Jones MD. Can thigh girth be measured accurately? *Journal of Sport Rehabilitation* 8(1):43–49, 1999.
20. Folland JP, Williams AG. The adaptations to strength training: Morphological and neurological contributions to increased strength. *Sports Medicine* 37(2):145–168, 2007.
21. Gans C, DeVries F. Functional bases of fiber length and angulation in muscle. *Journal of Morphology* 192(1):63–85, 1987.
22. Lieber R, Fridén J. Clinical significance of skeletal muscle architecture. *Clin Orthop* 383:140–151, 2001.
23. Ramsey RW, Street SF. Isometric length-tension diagram of isolated skeletal muscle fibers of frog. *J Cell Comp Physiol* 15:11, 1940.
24. Bagni MA, Cecchi G, Colomo F, Poggesi C. Tension and stiffness of frog muscle fibres at full filament overlap. *Journal of Muscle Research and Cell Motility* 11(5):371–377, 1990.
25. Lombardi V, Piazzesi G. The contractile response during steady lengthening of stimulated frog muscle fibres. *Journal of Physiology* 431:141–171, 1990.
26. Beck O. Die gesamte kraftkurve des tetanisierten froschgatrocnemius und ihr physiologisch ausgenutzter anteil. *Pfluegers Arch Ges Physiol* 193:495, 1921–1922.
27. Lieber RL, Loren GJ, Fridén J. In vivo measurement of human wrist extensor muscle sarcomere length changes. *Journal of Neurophysiology* 71(3):874–881, 1994.

28. Lord SF, Clark RD, Webster OW. Visual acuity and contrast sensitivity in relation to falls in an elderly population. *Age and Aging* 20:175, 1991.
29. Westring SH, Seger JY, Karlson E, Ekblom B. Eccentric and concentric torque-velocity characteristics of the quadriceps femoris in man. *European Journal of Applied Physiology and Occupational Physiology* 58(1–2):100–104, 1988.
30. Adam A, DeLuca CJ. Recruitment order of motor units in human vastus lateralis muscle is maintained during fatiguing contractions. *Journal of Neurophysiology* 90(5):2919–2927, 2003.
31. Henneman E. Recruitment of motorneurones: The size principle. In Desmedt JE (ed). *Progress in Clinical Neurophysiology.* Vol 9. Basel: S. Karger, 1981, p 26.
32. Henneman E, Somjen G, Carpenter DO. Functional significance of cell size in spinal motoneurons. *Journal of Neurophysiology* 28:560–580, 1965.
33. Henneman E, Somjen G, Carpenter DO. Excitability and inhibitability of motoneurons of different sizes. *Journal of Neurophysiology* 28:599–620, 1965.
34. Milner-Brown HS, Stein RB, Yemm R. The orderly recruitment of human motor units during voluntary isometric contractions. *Journal of Physiology* 230:359–370, 1973.
35. Fujiwara K, Maeda K, Kunita K, Tomita H. Postural movement pattern and muscle action sequence associated with self-paced bilateral arm flexion during standing. *Perceptual and Motor Skills* 104(1):327–334, 2007.
36. Pierce MN, Lee WA. Muscle firing order during active prone hip extension. *Journal of Orthopaedic and Sports Physical Therapy* 12(1):2–9, 1990.
37. Hungerford B, Gilleard W, Hodges P. Evidence of altered lumbopelvic muscle recruitment in the presence of sacroiliac joint pain. *Spine* 28(14):1593–1600, 2003.
38. Rogers MW, Pai YC. Dynamic transitions in stance support accompanying leg flexion movements in man. *Experimental Brain Research* 81(2):398–402, 1990.
39. Cheynel N, Mourey F, Peschaud F, Durand-Fontanier S, Didler JP, Trouilloud P. Standing-up/sitting-down movement: Electromyographic analysis of four muscles of lower limb and the erector spinae muscle: study of anticipatory postural adjustments. *Morphologie* 86:23–26, 2002.
40. Sakamoto ACL, Teixeira-Salmela LF, de Paula-Goulart FR, de Morais Faria CDC, Guimaraes CQ. Muscular activation patterns during active prone hip extension exercises. *Journal of Electromyography and Kinesiology* 19(1):105–112, 2009.
41. Miller JP, Croce RV, Hutchins R. Reciprocal coactivation patterns of the medial and lateral quadriceps and hamstrings during slow, medium and high speed isokinetic movements. *Journal of Electromyography and Kinesiology* 10(4):233–239, 2000.
42. O'Sullivan PB, Beales DJ, Beetham JA, et al. Altered motor control strategies in subjects with sacroiliac joint pain during the active straight-leg-raise test. *Spine* 27(1):E1–8, 2002.
43. McNeil CJ, Doherty TJ, Stashuk DW, Rice CL. Motor unit number estimates in the tibialis anterior muscle of young, old, and very old men. *Muscle & Nerve* 31:461–467, 2005.
44. Komi PV, Karlsson J. Physical performance, skeletal muscle enzyme activities and fibre types in monozygous and dizygous twins of both sexes. *Acta Physiologica Scandinavica. Supplementum* 462:1–28, 1979.
45. Frontera W. Aging muscle. *Crit rev phys rehabil med* 18(1):63–93, 2006.
46. Morrison JB. The mechanics of the knee joint in relation to normal walking. *Journal of Biomechanics* 3(1):51–61, 1970.
47. Weber EF. *Ueber die Langeverhaltnisse der Muskeln im Allgemeinen*. Leipzig: Verh Kgl Sach Ges d Wiss, 1851.
48. Kaplan EB. *Functional and Surgical Anatomy of the Hand*. Philadelphia: JB Lippincott, 1965.
49. Boyes JH. *Bunnell's surgery of the hand*. Philadelphia: Lippincott, 1970.
50. Lieber RL, Bodine-Fowler SC. Skeletal muscle mechanics: Implications for rehabilitation. *Physical Therapy* 73(12):844–856, 1993.
51. Kaufer H. Mechanical function of the patella. *Journal of Bone and Joint Surgery Am* 53(8):1551–1560, 1971.
52. Gibson JNA, Scott M. Long-term effects of patellectomy on quadriceps and hamstring isokinetic function. *Physiotherapy* 77(10):711–714, 1991.
53. Griffin JW, Tooms RE, vander Zwaag RV, Bertorini TE, O'Toole ML. Eccentric muscle performance of elbow and knee muscle groups in untrained men and women. *Medicine & Science in Sports & Exercise* 25(8):936–944, 1993.
54. Stanton P, Purdam C. Hamstring injuries in sprinting: The role of eccentric exercise. *Journal of Orthopaedic and Sports Physical Therapy* 10(9):343–349, 1989.
55. Pappas AM, Zawacki RM, Sullivan TJ. Biomechanics of baseball pitching, a preliminary report. *American Journal of Sports Medicine* 13:216–222, 1985.
56. Abbott BC, Bigland B, Ritchie JM. The physiological cost of negative work. *J Physiol* 117:380–390, 1952.

57. Dick RW, Cavanagh PR. An explanation of the upward drift in oxygen uptake during prolonged sub-maximal downhill running. *Medicine & Science in Sports & Exercise* 19(3):310–317, 1987.
58. Dean E. Physiology and therapeutic implications of negative work: A review. *Physical Therapy* 68:233–237, 1988.
59. Ferguson RA, Ball D, Sargeant AJ. Effect of muscle temperature on rate of oxygen uptake during exercise in humans at different contraction frequencies. *Journal of Experimental Biology* 205:981–987, 2002.
60. Whipp BJ, Rossiter HB, Ward SA. Exertional oxygen uptake kinetics: A stamen of stamina? *Biochemical Society Transactions* 30(2):237–247, 2002.
61. Roston WL, Whipp BJ, Davis JA, Cunningham DA, Effros R, M., Wasserman K. Oxygen uptake kinetics and lactate concentration during exercise in humans. *American Review of Respiratory Disease* 135(5):1080–1084, 1987.
62. Fang Y, Siemionow V, Sahgal V, Xiong F, Yue GH. Distinct brain activation patterns for human maximal voluntary eccentric and concentric muscle actions. *Brain Research* 1023(2):200–212, 2004.
63. Flitney FW, Hirst DG. Crossbridge detachment and sarcomere "give" during stretch of active frog's muscle. *Journal of Physiology* 276:449–465, 1978.
64. Sugi H, Pollack GH. *Mechanism of Myofilament Sliding in Muscle Contraction. Advances in Experimental Medicine and Biology,* Vol 332. New York: Plenum Press, 1993.
65. Edman KA. Mechanism underlying double-hyperbolic force-velocity relation in vertebrate skeletal muscle. *Advances in Experimental Medicine and Biology* 332:667–676, 1993.
66. Stauber WT. Eccentric action of muscles: physiology, injury, and adaptation. *Exercise and Sport Sciences Reviews* 17:157–185, 1989.
67. Enoka RM. Eccentric contractions require unique activation strategies by the nervous system. *Journal of Applied Physiology* 81(6):2339–2346, 1996.
68. Marey EJ, Demeny G. Etude experimentale de la locomotion humaine. *Comptes Rendus Hebdomadoires des Seances de l'Academie des Sciences* 105:544, 1887.
69. Häkkinen K, Komi PV, Kauhanen H. Electromyographic and force characteristics of leg extensor muscles of elite weight lifters during isometric, concentric and various stretch-shortening cycle exercises. *International Journal of Sports Medicine* 7(3):144–151, 1986.
70. Komi PV. Physiological and biomechanical correlates of muscle function: Effects of muscle structure and stretch-shortening cycle on force and speed. *Exercise and Sport Sciences Reviews* 12:81–121, 1984.
71. Cavagna GA. Storage and utilization of elastic energy in skeletal muscle. *Exercise and Sport Sciences Reviews* 5:89–129, 1977.
72. Aura O, Komi PV. Effects of prestretch intensity on mechanical efficiency of positive work and on elastic behavior of skeletal muscle in stretch-shortening cycle exercise. *Int J Sports Med* 7:137–143, 1986.
73. Wilk KE, Voight ML, Keirns MA, Gambetta V, Andrews JR, Dillman CJ. Stretch-shortening drills for the upper extremities: Theory and clinical application. *Journal of Orthopaedic and Sports Physical Therapy* 17(5):225–239, 1993.
74. Chmielewski T, Kauffman D, Myer GD, Tillman SM. Plyometric Exercise in the Rehabilitation of Athletes: Physiological Responses and Clinical Application. *J orthop sport phys ther* 36(5):308–319, 2006.
75. Burkholder TJ, Nichols TR. The mechanical action of proprioceptive length feedback in a model of cat hindlimb. *Motor Control* 4(2):201–220, 2000.
76. Nichols TR. Receptor mechanisms underlying heterogenic reflexes among the triceps surae muscles of the cat. *Journal of Neurophysiology* 81(2):467–478, 1999.
77. Helgeson K, Gajdosik RL. The stretch-shortening cycle of the quadriceps femoris muscle group measured by isokinetic dynamometry. *Journal of Orthopaedic and Sports Physical Therapy* 17(1):17–23, 1993.
78. Koutedakis Y. Muscle elasticity-plyometrics: Some physiological and practical considerations. *J applied res coach athl* 4:35–49, 1989.
79. Witvrouw E, Mahieu N, Roosen P, McNair P. The role of stretching in tendon injuries. *Br J Sport Med* 41(4):224–226, 2007.
80. Lundin P. A review of plyometric training. *Strength Condit* 7:69–74, 1985.
81. Voss DE, Ionta MK, Myers BJ. *Proprioceptive Neuromuscular Facilitation*, 3 ed. Philadelphia: Harper & Row, 1985.
82. Allerheiligen B, Rogers R. Plyometrics program design. *Strength and Conditioning* 17:26–31, 1995.
83. Pretz R. Plyometric exercises for overhead-throwing athletes. *Strength condit* 28(1):36–42, 2006.
84. Wilt F. Plyometrics. What it is—How it works. *Athletic Journal* 55:76–79, 1975.
85. Chu D. *Jumping into plyometrics*, 2nd ed. Champaign, IL: Human Kinetics, 1998.
86. Williams M, Stutzman L. Strength variation through the range of joint motion. *Physical Therapy Review* 39(3):145–152, 1959.

87. Smidt GL. Biomechanical analysis of knee flexion and extension. Journal of Biomechanics 6(1):79–92, 1973.
88. Dutto DJ, Braun WA. DOMS-associated changes in ankle and knee joint dynamics during running. *Medicine & Science in Sport & Exercise* 36(4):560–566, 2004.
89. Clarkson PM, Tremblay I. Exercise-induced muscle damage, repair and adaptation in humans. *Journal of Applied Physiology* 65(1):1–6, 1988.
90. Faulkner JA, Brooks SV, Opiteck JA. Injury to skeletal muscle fibers during contractions: Conditions of occurrence and prevention. *Physical Therapy* 73(12):911–921, 1993.
91. Rodenburg JB, Bär PR, DeBoer RW. Relations between muscle soreness and biochemical and functional outcomes of eccentric exercise. *Journal of Applied Physiology* 74(6):2976–2983, 1993.
92. Golden CL, Dudley GA. Strength after bouts of eccentric or concentric actions. *Medicine & Science in Sports & Exercise* 24(8):926–933, 1992.
93. Mair J, Koller A, Artner-Dworzak E, et al. Effects of exercise on plasma myosin heavy chain fragments and MRI of skeletal muscle. *Journal of Applied Physiology* 72(2):656–663, 1992.
94. Fridén J, Lieber RL. Structural and mechanical basis of exercise-induced muscle injury. *Medicine & Science in Sports & Exercise* 24(5):521–530, 1992.

Unidade 2: Parte superior do corpo

Esta unidade investiga ambos os membros superiores e o segmento corporal do esqueleto axial de uma perspectiva cinesiológica e fisioterápica. A anatomia é resumida em tabelas ao longo do texto de cada capítulo, apresentando informações sobre a articulação específica, a artrocinemática, a osteocinemática e as funções clínicas de cada segmento.

O Capítulo 5 apresenta o complexo do ombro, o qual inclui as articulações escapulotorácica, esternoclavicular, acromioclavicular e do ombro. Discute-se a relação entre essas estruturas e apresentam-se os músculos e suas funções em cada articulação. Além disso, apresenta-se o modo como essas articulações interagem entre si para produzir movimentos suaves e efetivos no ombro.

O Capítulo 6 trata das articulações do cotovelo e do antebraço. A discussão inclui a interação dos músculos que atuam nessas duas articulações e como elas afetam uma a outra. A importância das funções sinérgicas dos grupos musculares do cotovelo e do antebraço é discutida.

O Capítulo 7 apresenta a estrutura complexa do punho e da mão. Discutem-se os vários músculos e articulações que proporcionam o desempenho ideal da mão, além da forma como as funções específicas da mão são realizadas. Os vários tipos de preensão manual, incluindo de potência, são apresentados, assim como as patologias nessas preensões manuais que ocorrem por causa de lesões musculares ou neurais.

O Capítulo 8 investiga o esqueleto axial. A coluna, desde a região cervical até a articulação sacroilíaca, é apresentada, assim como informações sobre a articulação temporomandibular. O esqueleto axial é um complexo segmentar do corpo que muitas vezes determina a qualidade de atividades possíveis nos membros, por isso, apresenta-se a relação entre a coluna e os membros, bem como elementos de estabilização e equilíbrio do tronco.

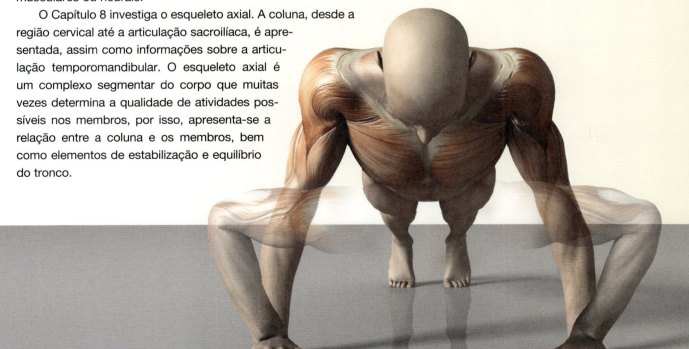

CAPÍTULO 5

Complexo do ombro

"Cada geração fica sobre os ombros da geração anterior. Guardem com cuidado os valores e princípios de nossa herança. Eles não vieram facilmente."
– Ronald Reagan, 1911-2004, 40º presidente dos Estados Unidos

CONTEÚDO

Objetivos de aprendizado
Caso clínico
Introdução
Ossos
Manúbrio
Clavícula
Escápula
Úmero
Articulações
Definição dos movimentos do cíngulo do membro superior
Articulação esternoclavicular
Articulação acromioclavicular
Articulação escapulotorácica
Articulação do ombro
Posições de repouso e de bloqueio das articulações do complexo do ombro
Sulco intertubercular
Ritmo escapuloumeral
Músculos do complexo do ombro
Músculos estabilizadores da escápula
Músculos estabilizadores da articulação do ombro
Grandes músculos motores do ombro
Função dos músculos do complexo do ombro
Estabilização passiva e dinâmica da articulação do ombro
Ações musculares sinérgicas
Forças musculares e comprimentos dos braços de momento (alavanca)
Atividade muscular durante movimentos funcionais
Aplicações para deficiências funcionais
Resumo

OBJETIVOS DE APRENDIZADO

Este capítulo investiga o complexo do ombro. Após a leitura deste capítulo, você estará apto a:

❏ Identificar ossos, articulações e músculos do complexo do ombro.
❏ Discutir a relação entre as articulações que determinam o movimento escapular.
❏ Explicar a relação entre os movimentos das articulações do ombro e escapulotorácica e suas correlações.
❏ Listar os músculos que estabilizam as articulações do ombro e escapulotorácica.
❏ Discutir a influência da gravidade e a posição do corpo na determinação dos músculos que atuam sobre o complexo do ombro durante os movimentos funcionais.
❏ Nomear grupos musculares que são acionados para posicionar e mover o complexo do ombro em atividades funcionais específicas.

| Solução do caso clínico | Atividades de laboratório |
| Questões para discussão | Referências bibliográficas |

CASO CLÍNICO

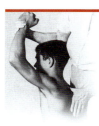

A fisioterapeuta Ella está no meio do exame de Tyler, seu primeiro paciente do dia. Pela anamnese realizada, ela sabe que o ombro direito, dominante, de Tyler foi lesionado enquanto estava trabalhando. Ele é um pintor que passou o último mês pintando os forros do teto de uma mansão gigantesca. Seu ombro direito está dolorido na região superior da articulação do ombro, sobretudo quando ele levanta o braço acima da cabeça. Atualmente, a dor aumentou tanto que o incomoda ao pentear o cabelo ou tirar a carteira do bolso de trás. Ella sabe que deve examinar todos os músculos do ombro dele, em especial aqueles que têm a ação de mover e posicionar o braço sobre a cabeça. Ela sabe, que, para fazer os testes musculares apropriados, deve antes conhecer o que cada um desses músculos faz e a melhor posição para testá-los. Ao iniciar os testes musculares em Tyler, está pensando em cada um desses músculos e nas posições que deve colocar Tyler para obter os resultados mais apurados.

Introdução

A região do ombro é um complexo de 20 músculos, três articulações ósseas e três superfícies móveis de tecidos moles (articulações funcionais) que permitem uma mobilidade maior que qualquer outra estrutura articular do corpo. A principal função do ombro é colocar a mão em posições funcionais. O ombro é capaz de colocar a mão em cerca de 16 mil posições diferentes,[1] permitindo, assim, que ela produza inúmeras funções do dia a dia. O complexo do ombro não apenas proporciona uma grande variedade de posições para a mão, mas também estabiliza o membro superior para os movimentos da mão de levantar e puxar objetos, eleva o corpo, auxilia na inspiração e na expiração forçada, e ainda sustenta o peso na caminhada com muletas ou ao plantar bananeira. A mobilidade, porém, é feita à custa da estabilidade estrutural. A única fixação óssea do membro superior no tronco é na articulação esternoclavicular. Assim, o apoio e a estabilização do ombro dependem, essencialmente, de músculos e ligamentos. Os músculos que atuam nessa estrutura complexa não atuam sozinhos, mas sim em conjunto com outros músculos para promover um funcionamento sem dificuldades. Caso os ligamentos sejam lesionados ou os músculos fiquem incapazes de fornecer sua função normal, o movimento comum no complexo do ombro é perdido e a eficiência do membro superior fica comprometida.

Quando se fala do complexo do ombro, incluem-se todas as estruturas que possibilitam o movimento do membro superior na extremidade mais proximal desse segmento superior. As estruturas ósseas do complexo do ombro incluem o esterno, a clavícula, a escápula e o úmero; as articulações formam as junções entre todos esses ossos; e há a união de tecidos moles entre a escápula e o tórax. Quando se fala de articulação do ombro, refere-se apenas ao úmero e à escápula, que formam a articulação do ombro, e as estruturas de tecidos moles que circundam essa articulação. No entanto, deve-se ter precaução ao uso correto da terminologia, já que a "articulação do ombro" é somente um elemento do complexo do ombro. Cada um dos elementos envolvidos no complexo do ombro é apresentado e discutido neste capítulo.

Ossos

Todo o complexo do ombro se liga ao **esqueleto axial** pela combinação das inserções ósseas entre o esterno (manúbrio) e a clavícula e os músculos originados no esqueleto axial que se inserem nas estruturas ósseas do complexo do ombro. Os ossos que ligam o complexo do ombro ao esqueleto axial são o manúbrio (do esqueleto axial) e a clavícula (do complexo do ombro). O manúbrio, a escápula e as clavículas esquerda e direita formam um cíngulo incompleto (Fig. 5.1). É incompleto porque um cíngulo verdadeiro circunda uma estrutura por completo, e o cíngulo do membro superior não apresenta uma ligação óssea posterior; apesar deste aspecto técnico, porém, a estrutura costuma ser referida como **cíngulo do membro superior.**

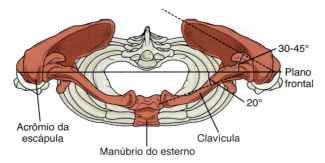

Figura 5.1 Vista superior do cíngulo do membro superior. Observe os ângulos da escápula e da clavícula a partir do plano frontal.

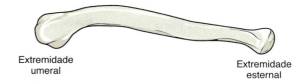

Figura 5.2 Clavícula esquerda com sua extremidade medial esférica e sua extremidade lateral plana.

Manúbrio

O manúbrio (do latim *manubrium*, cabo) é a estrutura mais superior do esterno e o local onde as clavículas esquerda e direita inserem os membros superiores no esqueleto axial. A borda superior do manúbrio contém uma cavidade rasa para as inserções mediais da clavícula. Localizada entre essas duas facetas claviculares está a incisura esternal ou jugular, uma proeminente concavidade facilmente palpável. Na borda lateral do manúbrio, logo abaixo das facetas claviculares, existem facetas ligeiramente côncavas (incisuras costais) para a inserção das primeiras costelas.

Clavícula

De uma vista superior a inferior, a clavícula (do latim, *clavicula*, diminutivo de *clavus*, chave) apresenta um formato em S semelhante a uma manivela e tem a convexidade anterior em sua extremidade esternal, de modo a afastar o plexo braquial e o feixe vascular do membro superior, e a concavidade anterior em sua extremidade umeral. Na posição anatômica, o eixo longitudinal da clavícula fica ligeiramente acima do plano transversal, a 20° do plano frontal. A extremidade medial da clavícula é proeminente onde se articula com o manúbrio. Ela apresenta uma face costal posterior inferiorizada que se articula com a primeira costela.* Logo lateral e posteriormente a essa face costal, encontra-se a tuberosidade costal, o local de inserção do ligamento costoclavicular. A partir de sua extremidade medial, a clavícula pode ser palpada lateralmente ao longo de sua curva em forma de manivela até sua extremidade acromial (Fig. 5.2). A clavícula começa arredondada na sua extremidade esternal e passa, em seus dois terços de comprimento, a ser um osso longo com um amplo espaço e com uma superfície oval no momento em que chega à sua extremidade lateral, onde se articula com o acrômio da escápula. Assim como a extremidade esternal da clavícula, sua extremidade acromial é ampliada e palpada como uma protuberância.

Os animais que andam e correm na posição quadrúpede, como os cavalos e os cães, não possuem clavículas e suas escápulas localizam-se nas superfícies laterais do tórax. Por outro lado, os seres humanos, bípedes, possuem uma clavícula forte e bem desenvolvida que atua como uma viga lateral para a escápula e o úmero. Isso aumenta a mobilidade da articulação do ombro, de modo a permitir maiores movimentos em atividades de alcançar e escalar.[2]

Escápula

A escápula (do latim, *scapula*, lâmina do ombro) é um osso plano de formato triangular, com três lados e três ângulos localizado na superfície posterior do tórax. Na posição anatômica, sua margem vertebral medial fica em torno de 5 a 6 cm, a largura de dois a três dedos, dos processos espinhosos das vértebras torácicas, entre os níveis da 2ª (T2) e da 7ª (T7) vértebra torácica. Apresenta dupla função: proporcionar apoio para os músculos que controlam a articulação do ombro e oferecer uma base estável da qual a articulação do ombro possa se movimentar. A escápula atua em conjunto com a clavícula para proporcionar a mobilidade articular do ombro necessária para que a mão possa ser colocada em mais posições.

O ângulo inferior da escápula, onde se unem a margem medial e lateral, é palpável seguindo a parte distal da margem vertebral distalmente. A margem axilar lateral angula-se superolateralmente do ângulo inferior em direção à cavidade glenoidal. Esta é uma face superolateral da escápula que forma a parte côncava da articulação do ombro. A margem superior é difícil de palpar, mas localiza-se essencialmente paralela à espinha da escápula. A espinha da escápula situa-se na parte posterior das escápulas e divide a escápula em duas fossas, a supraespinal e a infraespinal. A espinha da escápula pode ser palpada de sua origem na margem medial, em T3, até sua extremidade lateral, onde se torna o acrômio (do grego, *acron*, ponta; *omox*, ombro) da escápula. Em seu trajeto lateral e ligeiramente superior ao longo da escápula

---

* N.T.: A clavícula articula-se com a primeira costela através do ligamento costoclavicular.

posterior, a espinha da escápula vai se transformando de uma proeminência plana na margem medial, passa a ser mais proeminente dorsalmente em sua metade e, em seguida, torna-se maior em sua extremidade lateral. A extremidade acromial lateral insere-se um pouco anterossuperiormente na clavícula. O acrômio localiza-se sobre a articulação do ombro para protegê-la de forças aplicadas ao ombro vindas de cima. Em sua margem lateral, o acrômio é largo e se estende com uma prateleira facilmente palpável sobre a articulação do ombro. A estrutura da margem lateral do acrômio pode ser sentida em sua face mais anterior. Sua junção com a clavícula (articulação acromioclavicular) é pouco protegida, pois é coberta pelo ligamento acromioclavicular. Na maioria dos indivíduos, pode-se diferenciar duas saliências ósseas nessa região: uma é o acrômio e a outra a clavícula, entre os quais há uma ligeira depressão. Essa depressão é a articulação acromioclavicular (AC), palpada entre as duas extremidades ósseas (Fig. 5.3).

Anteriormente, a escápula apresenta um processo proeminente: o processo coracoide. Esse processo fica abaixo da clavícula e é medial à cavidade glenoidal. Projeta-se anteriormente a partir da escápula e abriga vários ligamentos e inserções musculares. Seu nome significa "bico de corvo" por causa de sua aparência (Fig. 5.4).

Para palpar as estruturas da escápula, é mais fácil identificar o acrômio e seguir a parte óssea, posteriormente, ao longo da espinha da escápula conforme ela atravessa a escápula transversalmente até a margem vertebral da escápula, onde se achata, formando uma superfície lisa e triangular. A fossa supraespinal, sobre a espinha da escápula, e a fossa infraespinal, abaixo dela, podem ser facilmente identificadas; como ambas são preenchidas por músculos, suas cavidades não podem ser totalmente palpadas, em particular a da fossa supraespinal. As margens medial e lateral da escápula são facilmente palpáveis quando os músculos da escápula estão relaxados. Como mencionado anteriormente, o ângulo inferior da escápula é a parte mais inferior da escápula, onde se unem as margens medial e lateral. Como também mencionado previamente, o ângulo superior da escápula é mais difícil de ser palpado, pois é coberto por músculos. Anteriormente, exatamente medial ao ventre anterior do deltoide anterior sobre a articulação do ombro e cerca de um polegar abaixo da clavícula, o processo coracoide é uma pequena protuberância arredondada localizável com palpação profunda. Mesmo em indivíduos saudáveis, a palpação profunda do processo coracoide costuma ser dolorosa.

A cavidade glenoidal (do grego, *glene*, soquete) da escápula é a superfície mais lateral da escápula. É a superfície côncava da articulação do ombro, que recebe sua superfície convexa, a cabeça do úmero. A cavidade glenoidal é uma soquete rasa com dois tubérculos.

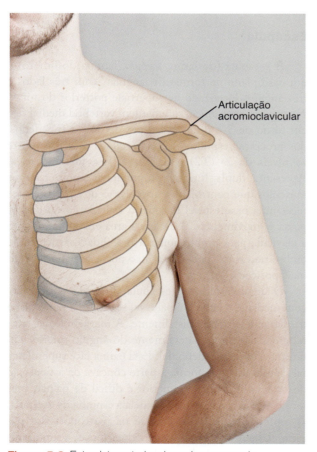

Figura 5.3 Esta vista anterior do ombro esquerdo apresenta a extremidade distal da clavícula como a saliência mais proximal, no topo do ombro, a qual se separa de uma saliência mais lateral (o acrômio) por uma pequena depressão onde fica a articulação acromioclavicular.

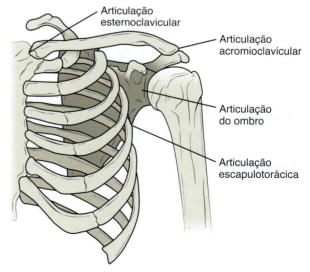

Figura 5.4 Articulações do complexo do ombro. Note que a extremidade distal do acrômio forma um "bico" na projeção anterior da escápula.

O tubérculo supraglenoidal, na margem superior da cavidade, serve de ponto de inserção para a cabeça longa do bíceps. O outro tubérculo, infraglenoidal, na margem inferior, é o ponto de inserção da cabeça longa do tríceps. A cavidade glenoidal e seus tubérculos não podem ser palpados por causa dos ligamentos, cápsulas e músculos que os recobrem. O lábio glenoidal, um anel de tecido fibroso denso que circunda a cavidade glenoidal,[3,4] aumenta a profundidade da cavidade glenoidal, de modo a aumentar a congruência articular, e ajuda na redução das tensões com o aumento na área de contato da superfície articular. O lábio glenoidal aumenta em cerca de 50% a área de superfície da profundidade e da curva da cavidade glenoidal. O lábio se insere com firmeza na superfície inferior da cavidade, mas se insere de modo mais livre na superfície superior, onde o tendão da cabeça longa do bíceps se fixa a ela. O alinhamento da cavidade glenoidal apresenta uma inclinação de 5° para cima em relação à margem medial da escápula (Fig. 5.5A). A cavidade é mais estreita em sua margem superior e se amplia um pouco em direção à margem inferior, assumindo uma aparência piriforme (Fig. 5.5B). A importância dessa configuração ficará evidente na discussão sobre os movimentos da articulação do ombro.

As escápulas se localizam na face posterior das costelas ajustadas à parte superior do tórax em sua posição de repouso; por esse motivo, não se encontram somente no plano frontal. Em vez disso, está rodada sobre o seu eixo transversal em cerca de 30° a 45° de maneira que a cavidade glenoidal é inclinada anteriormente ao plano frontal. Essa posição é o **plano da escápula**, ou plano escapular. Por causa da posição na parte superior do tórax e das costelas, a escápula apresenta uma inclinação no plano sagital em torno de 10° a 20°, de modo que a margem superior da escápula encontra-se mais anterior que seu ângulo inferior (Fig. 5.1).

Úmero

A cabeça do úmero é o segmento convexo que se liga com a superfície côncava da cavidade glenoidal para formar a articulação do ombro. A cabeça é de um terço a metade de uma esfera e fica em posição medial e superior no plano frontal, rodada posteriormente no plano transversal para encontrar a cavidade glenoidal, que, em geral, apresenta uma direção um tanto lateral, superior e anterior. A cabeça do úmero localiza-se próximo ao colo do úmero, que a liga ao corpo do úmero. No plano frontal, a cabeça do úmero apresenta um ângulo de 135° em relação ao eixo longitudinal do corpo do úmero. Esse ângulo é chamado de **ângulo de inclinação**. A cabeça do úmero também apresenta um **ângulo de torção** em relação ao corpo do úmero. A posição de repouso da cabeça do úmero, de rotação

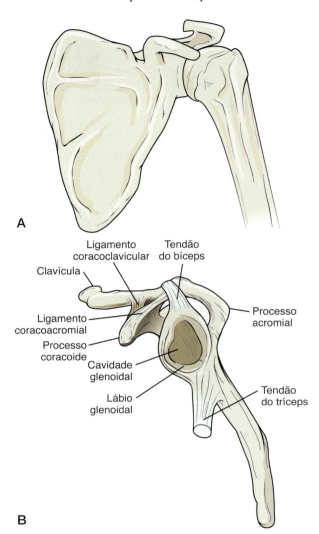

Figura 5.5 Cavidade glenoidal. **A)** Essa cavidade apresenta uma inclinação de cerca de 5° em relação à margem medial da escápula. **B)** A cavidade glenoidal apresenta um formato piriforme com uma parte superior mais estreita e uma inferior mais larga.

posterior em relação aos epicôndilos do úmero, permite que a cabeça possa ser alinhada no plano escapular, mantendo o alinhamento correto com a articulação do cotovelo; essa posição relativa de rotação posterior é chamada de **retroversão** (do latim *retro*, para trás; *verto*, virar) e, em geral, é de 30°. A Figura 5.6 mostra o ângulo de inclinação e o ângulo de torção da cabeça do úmero em relação ao corpo do úmero.

Os tubérculos maior e menor estão localizados no colo do úmero, adjacentes à cabeça do úmero. O tubérculo maior situa-se lateralmente ao tubérculo menor e é uma grande protuberância arredondada. O tubérculo menor é de menor tamanho e mais fino, e de localização mais medial. Separando os dois tubérculos, há uma cavidade, o sulco intertubercular, através do qual segue a cabeça longa do bíceps desde sua inserção proximal no

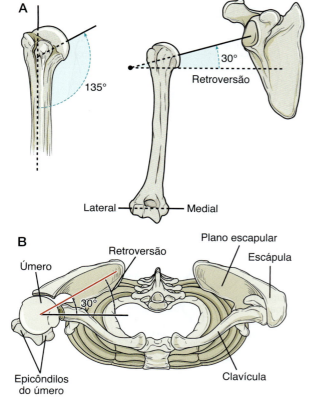

Figura 5.6 Posição do úmero. **A)** No plano frontal, a cabeça do úmero apresenta um ângulo em relação ao eixo longitudinal do corpo do úmero, criando um ângulo de inclinação. **B)** No plano transversal, a cabeça do úmero fica em ligeira rotação posterior em relação aos côndilos distais do úmero. Esse é o ângulo de torção, ou retroversão, e permite que a cabeça do úmero se alinhe à cavidade glenoidal, ao mesmo tempo que mantém o cotovelo e a mão em uma posição funcional.

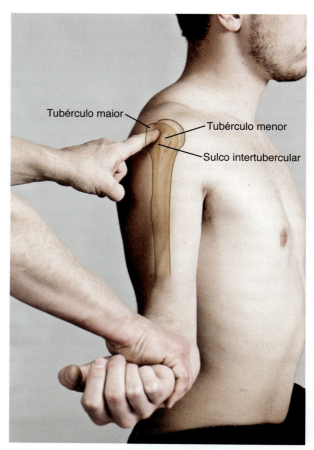

Figura 5.7 Palpação do sulco intertubercular e dos tubérculos maior e menor. Essas estruturas localizam-se diretamente inferiores e ligeiramente posteriores ao acrômio quando o ombro está em rotação lateral.

tubérculo supraglenoidal. O colo cirúrgico do úmero é uma área circular na extremidade proximal do úmero. Essa região é distal ao sulco intertubercular e é chamada de "colo cirúrgico" por ser um local comum de fraturas do úmero, especialmente na terceira idade, quando ocorre queda e o indivíduo se apoia com o braço estendido.

Se o úmero for rodado lateralmente enquanto o braço está ao longo do corpo, o tubérculo maior do úmero pode ser palpado um pouco posterior e imediatamente inferior ao acrômio (Fig. 5.7). Em rotação medial completa, esse tubérculo não é mais palpável porque desaparece sob o músculo deltoide. O tubérculo maior apresenta três facetas, que servem de pontos para inserções musculares, mas elas não podem ser distinguidas por palpação. Com o úmero em rotação lateral completa, o tubérculo menor é localizado lateralmente ao maior. O chanfro do sulco intertubercular fica entre os dois tubérculos, o que justifica seu nome. Em rotação lateral completa do ombro, o sulco intertubercular fica alinhado ao acrômio. Essas três estruturas podem ser palpadas na maioria das pessoas.

Articulações

Os ossos do complexo do ombro formam três articulações sinoviais: (1) a clavícula se articula com o manúbrio do esterno na articulação esternoclavicular (EC), (2) a clavícula e a escápula formam a articulação acromioclavicular (AC), e (3) o úmero se articula com a escápula na articulação do ombro. Durante os movimentos do complexo do ombro, a escápula também desliza no tórax; essa ligação é a articulação escapulotorácica (ET), embora não seja uma articulação no sentido técnico da palavra.

Definição dos movimentos do cíngulo do membro superior

Antes de discutirmos todas as articulações do complexo do ombro em detalhes, é preciso identificar os movimentos dessas articulações. Alguns deles são exclusivos do cíngulo do membro superior e, portanto, precisam ser definidos. Como mencionado, o cíngulo do membro superior é um termo que se refere à escápula, à clavícula e ao manúbrio (Fig. 5.1). Os movimentos específicos da escápula que ocorrem como resultado dos movimentos das articulações escapulotorácica, acromioclavicular e esternoclavicular são ilustrados na Figura 5.8. Os movimentos da escapulotorácica resultam dos movimentos das articulações esternoclavicular e acromioclavicular. Em essência, há uma junção dos movimentos da clavícula e da escápula. Em outras palavras, os movimentos das articulações AC e EC produzem os movimentos da escápula no tórax. Portanto, se existirem deficiências que restrinjam o movimento de qualquer uma dessas três articulações, as outras duas também são afetadas. Das duas articulações claviculares, a esternoclavicular é a responsável pela maioria dos movimentos da escápula, enquanto a acromioclavicular proporciona o mínimo de movimento e atua mais no ajuste fino dos movimentos da escápula que como um gerador de movimentos.[5,6] Pense na articulação EC como a principal movimentadora da escápula e na articulação AC como uma modificadora da posição da escápula em função de cada movimento escapular específico (Fig. 5.8). Os termos desta seção

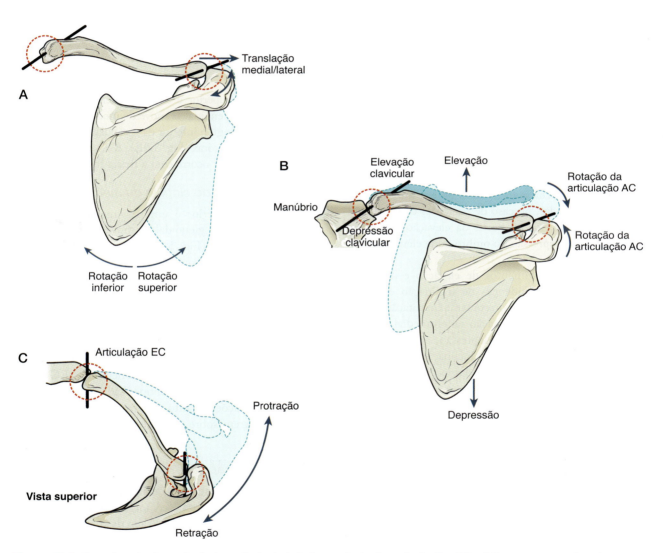

Figura 5.8 O movimento da escápula é resultado do trabalho conjunto das articulações EC e AC para gerar movimento escapulotorácico. A articulação EC move a escápula para a posição e a articulação AC fornece o ajuste para alcançar a posição final desejada. O primeiro e o segundo movimentos identificados de uma articulação se correlacionam com o primeiro e o segundo movimentos correspondentes da outra, respectivamente. Os primeiros movimentos correspondentes de cada articulação estão em destaque. **A)** O eixo anteroposterior (AP) de movimento de **elevação** ou depressão na articulação EC e de **rotação superior** ou inferior de ajuste na articulação AC produz **rotação superior** ou rotação inferior da escápula no tórax. **B)** O eixo AP de movimento de **elevação** ou depressão na articulação EC e rotação inferior ou superior de ajuste da articulação AC produz **elevação** ou depressão da escápula no tórax. **C)** O eixo vertical de movimento de **protração** ou retração na EC e **rotação anterior** ou posterior de ajuste no plano horizontal na AC produz **protração** ou retração da escápula no tórax.

identificam e descrevem os movimentos exclusivos da escápula e dessas articulações.

Elevação do cíngulo do membro superior

A elevação é um movimento usado sobretudo na descrição da escápula. Na elevação, a escápula desliza superiormente sobre o tórax em relação à sua posição de repouso (Fig. 5.9A). Encolher os ombros gera esse movimento. Para que ocorra a elevação escapular, deve haver também a elevação da clavícula na articulação esternoclavicular. Por causa desse movimento EC, a extremidade distal da clavícula e acrômio se movem cerca de 60° para cima (em direção à orelha).[7]

Depressão do cíngulo do membro superior

Assim como elevação, a depressão é usada sobretudo para descrever o movimento escapular. É o movimento inverso da elevação. Nele, a escápula desliza para baixo no tórax em relação à sua posição de repouso (Fig. 5.9B). Em uma posição sentada em repouso, ocorrem apenas 5° a 10° de depressão. No entanto, a importância do movimento está na estabilização da escápula e na elevação do corpo durante a sustentação do peso com os membros superiores, como nos movimentos de ginástica em barras paralelas, na marcha com muletas ou em transferências de cadeira de rodas, no caso de pacientes com deficiências como paraplegia. A partir da elevação máxima, o movimento de depressão do ombro pode elevar o tronco de 10 a 15 cm.

Durante os movimentos de elevação e depressão, ocorrem pequenas mudanças de inclinação e rotação escapular. Na elevação, ocorrem também rotação inferior da escápula e ligeira inclinação anteromedial da parte superior da escápula, e, na depressão, ocorrem rotação superior da escápula e ligeira inclinação posterolateral da parte superior da escápula. Esses pequenos ajustes permitem que a escápula permaneça em contato com o tórax ao longo de cada movimento.

Protração do cíngulo do membro superior

Embora, em geral, a escápula seja considerada como a referência do movimento durante a protração, tanto ela como a clavícula desempenham papéis importantes na produção desse movimento. Durante a protração, a extremidade lateral da clavícula e a escápula movem-se anteriormente em torno da caixa torácica, de modo que a borda medial da escápula se afasta da linha média de 13 a 15 cm. Esse movimento também é chamado de abdução da escápula (Fig. 5.9C).

Retração do cíngulo do membro superior

A retração é o movimento oposto à protração. Na retração, a extremidade lateral da clavícula e a escápula movem-se posteriormente, e a borda medial da escápula aproxima-se da linha média (Fig. 5.9D). Esse movimento também é chamado de adução da escápula. Na articulação esternoclavicular, a amplitude total de protração e retração é de cerca de 25°.[7]

Os movimentos de protração e retração das escápulas também devem incluir os movimentos simultâneos de protração e retração da clavícula da articulação EC, e rotação medial e lateral da articulação AC. Esses movimentos das articulações EC e AC permitem que a escápula mantenha contato ao longo das costelas torácicas superiores durante a protração e a retração. Com a protração, a articulação AC faz um ligeiro ajuste para rodar a escápula medialmente e, durante a retração, o ajuste AC inclui uma rotação lateral da escápula no tórax.

Rotação superior do cíngulo do membro superior

A rotação superior é um movimento escapular em que a cavidade glenoidal se move de modo a ficar voltada para cima, e o ângulo inferior da escápula desliza lateral e anteriormente no tórax (Fig. 5.9E). A amplitude máxima de rotação superior ocorre com a flexão total do ombro.

Rotação inferior do cíngulo do membro superior

A rotação inferior é um movimento da escápula em que a cavidade glenoidal se move de modo a ficar voltada para baixo (Fig. 5.9F). A amplitude completa de rotação inferior ocorre quando a mão é colocada na região lombar das costas ou quando o ombro está em extensão máxima.

A rotação superior e a rotação inferior da escápula são denominadas em relação ao movimento da cavidade glenoidal. A amplitude total de rotação superior e inferior é em torno de 60°. A rotação superior da escápula é acompanhada de elevação das articulações EC e AC, e a rotação inferior é acompanhada pela depressão dessas articulações. Tanto a rotação superior como a inferior ocorrem sobre um eixo anteroposterior através da escápula.

Inclinação escapular

A inclinação escapular acompanha os movimentos da articulação do ombro.[8,9] A inclinação também é chamada de báscula ou rotação. Além da rotação superior e inferior da escápula, a escápula também sofre inclinação anteroposterior e medial-lateral. Foram observadas diferenças na inclinação escapular em condições patológicas, desequilíbrios musculares e má postura em comparação a indivíduos saudáveis.[8,9]

Inclinação anteroposterior da escápula

A inclinação anterior e posterior é a rotação da escápula ao longo de um eixo medial-lateral próxi-

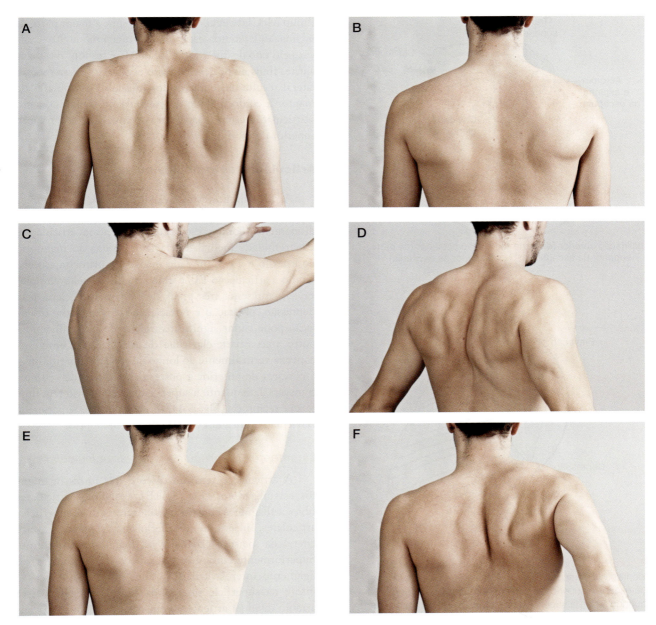

Figura 5.9 Movimentos da escápula. **A)** Elevação. **B)** Depressão. **C)** Protração. **D)** Retração. **E)** Rotação superior. **F)** Rotação inferior.

mo.[10-13] A direção da inclinação anteroposterior da escápula é identificada conforme a direção do movimento da parte superior da escápula. A inclinação anterior ocorre quando a borda superior da escápula inclina-se para a frente, de modo que seu ângulo inferior se afasta do tórax. A inclinação anterior da escápula ocorre quando o úmero é posicionado atrás das costas e a mão é afastada das costas (Fig. 5.10). A inclinação posterior ocorre quando a escápula retorna à posição de repouso a partir de uma posição de inclinação anterior. De uma posição de repouso ou da posição anatômica, a escápula pode inclinar-se posteriormente enquanto o úmero é elevado durante a flexão e a abdução do ombro. A inclinação posterior é acompanhada de rotação posterior da clavícula nas articulações EC e AC.[14]

Inclinação medial-lateral da escápula

A inclinação medial e a inclinação lateral são rotações em torno de um eixo vertical. A inclinação em torno do eixo vertical ocorre na articulação acromioclavicular.[15] A inclinação medial faz com que a cavidade glenoidal da escápula fique voltada mais para a frente, enquanto a inclinação lateral faz com que ela fique voltada mais para o lado. As inclinações medial e lateral são, por vezes,

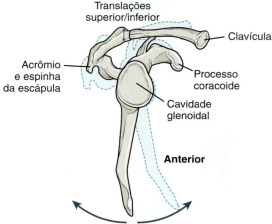

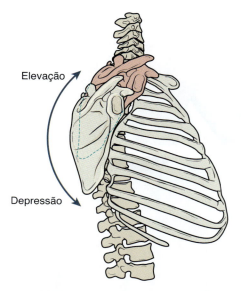

Figura 5.10 A inclinação anterior e posterior da escápula é identificada de acordo com a direção em que a parte superior da escápula superior se move. A inclinação anterior ocorre quando a borda superior da escápula se inclina para a frente com seu ângulo inferior se afastando do tórax, e a inclinação posterior ocorre quando a borda superior se inclina para trás. Como demonstrado na imagem, quando a escápula se eleva sobre as costelas, ela também se inclina anteriormente.

denominadas rotação interna ou medial e rotação externa ou lateral, respectivamente. À medida que o braço é elevado no plano escapular, ocorre uma combinação de rotação superior, inclinação posterior e inclinação lateral.[13] No entanto, Rachael Teece et al.[15] verificaram que a escápula se inclina medialmente nos graus mais baixos de elevação. Se considerarmos a forma da escápula e seu deslocamento para a frente sobre o tórax durante a elevação da articulação do ombro, intuitivamente faz sentido que a escápula rode medialmente durante a primeira metade da elevação do ombro. Por outro lado, como Philip McClure et al.[13] descobriram que a maior parte da inclinação lateral da escápula ocorre acima de 90° – talvez pelo fato de que a articulação AC é responsável pelos ajustes finos no posicionamento escapular –, essa rotação lateral resulta da tentativa dos músculos escapulares de manter a conformidade da escápula no tórax enquanto a articulação esternoclavicular continua a fazer a rotação superior da escápula.

Articulação esternoclavicular

A articulação esternoclavicular (EC) é a única que atua como suporte para ligar o membro superior diretamente com o esqueleto axial; nessa articulação, a extremidade medial da clavícula se liga ao manúbrio do esterno e à extremidade medial da primeira costela. Como a articulação EC é uma articulação selar complexa, ela apresenta três graus de movimento: elevação e depressão, protração e retração, e rotação. Essa articulação pode variar significativamente de um indivíduo a outro, mas a parte clavicular da articulação é, em geral, convexa verticalmente ao longo de seu eixo longitudinal, e côncava de anterior a posterior ao longo de seu eixo transversal, enquanto a superfície do manúbrio tem uma forma recíproca (Fig. 5.11A). A superfície superior da clavícula não fica em contato com o manúbrio.

Ligamentos da articulação esternoclavicular

A articulação tem um disco e três fortes ligamentos estabilizadores (Fig. 5.11B). Os discos articulares fibrocartilagíneos encontram-se entre as duas superfícies articulares, inserindo-se inferiormente perto da face lateral da incisura clavicular no manúbrio do esterno. Superiormente, insere-se na cabeça da clavícula e no ligamento interclavicular. O anel externo do disco se insere na superfície interna da cápsula articular. Esse arranjo divide a articulação em duas cavidades sinoviais distintas, permitindo o movimento entre a clavícula e o disco, bem como entre o disco e o esterno. O disco serve como uma dobradiça para o movimento. A inserção do disco aumenta a estabilidade da articulação e reduz o risco de a clavícula deslizar no manúbrio. O disco também aumenta a estabilidade com o aumento da congruência entre as superfícies articulares, e reduz as tensões articulares com a melhora da absorção de choques.

Os ligamentos que cobrem e reforçam a articulação incluem os ligamentos esternoclavicular anterior e posterior, que se unem à cápsula articular para se proteger contra tensões articulares anteriores e posteriores. O terceiro ligamento, superior ao esternoclavicular, atravessa toda a superfície do manúbrio para formar o ligamento interclavicular; ele impede o deslocamento superior da clavícula na articulação EC. Embora as articulações ósseas pareçam menores, juntos, esses ligamentos são tão fortes que,

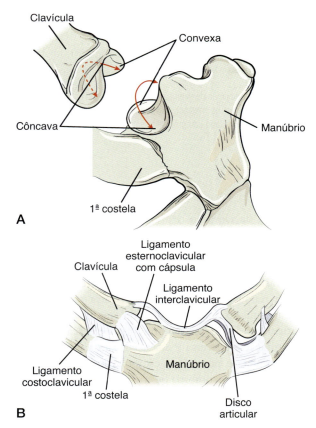

Figura 5.11 Articulação esternoclavicular. **A)** A porção da clavícula é convexa verticalmente ao longo de seu eixo longitudinal e côncava no sentido anteroposterior ao longo de seu eixo transversal, enquanto a superfície do manúbrio tem formato recíproco. **B)** Um disco fica entre as duas superfícies articulares.

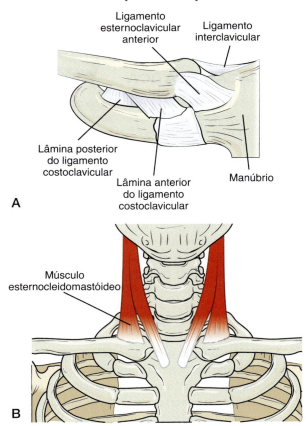

Figura 5.12 Articulação EC anterior. **A)** Os ligamentos costoclaviculares restringem o movimento da clavícula na elevação, rotação medial e lateral. **B)** Os tendões do músculo esternocleidomastóideo também oferecem reforço à articulação esternoclavicular.

na aplicação de tensões, a clavícula geralmente fratura antes de a articulação luxar. O ligamento que insere a clavícula na primeira costela é o ligamento costoclavicular. Esse ligamento fica fora da cápsula articular e tem duas cabeças que se entrecruzam, de modo que as fibras anteriores da primeira costela vão em uma direção superior e lateral, enquanto as fibras posteriores atravessam e cruzam a primeira costela em direção à clavícula, em uma direção superior e medial (Fig. 5.12A). O ligamento costoclavicular restringe os movimentos de elevação, rotação medial e lateral da clavícula. A cápsula articular e os ligamentos são reforçados pela inserção proximal dos músculos esternocleidomastóideo (Fig. 5.12B).

O cíngulo do membro superior e o membro superior como um todo estão ligados ao esqueleto axial por músculos, ligamentos e fáscia. A posição dessa estrutura suspensa é determinada, em parte, pela ação da gravidade e, em parte, pela clavícula, que restringe os movimentos do cíngulo do membro superior em todas as direções, sobretudo na direção anterior.

Cinemática da articulação esternoclavicular

Embora os eixos de movimento da clavícula se situem ligeiramente oblíquos aos planos cardinais de movimento, os movimentos da esternoclavicular são próximos a esses planos, tanto que são classificados e discutidos em termos de planos cardinais (Fig. 5.13). Como mencionado, os movimentos osteocinemáticos da articulação esternoclavicular ocorrem em três graus de liberdade: elevação e depressão, retração (adução) e protração (abdução), e rotação.

A elevação e a depressão da esternoclavicular ocorrem no plano frontal, em torno do eixo anteroposterior (AP). O eixo AP atravessa a extremidade esternal da clavícula e se direciona para trás e para baixo (Fig. 5.13). Os movimentos em torno desse eixo acontecem entre a extremidade esternal da clavícula e o disco articular. Por causa da leve inclinação do eixo, a elevação do cíngulo do membro superior ocorre para cima e para trás, e a depressão ocorre para a frente e para baixo. A elevação

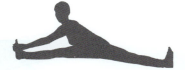

APLICAÇÃO PRÁTICA

Casos de ausência de clavícula foram relatados na literatura médica: esses pacientes são capazes de mover os ombros tanto para a frente que as laterais dos ombros quase se juntam em frente ao corpo. Com a remoção cirúrgica da clavícula, Michael Lewis et al.[16] identificaram os mesmos movimentos articulares do ombro que do lado não comprometido. Os torques isocinéticos máximos de extensão do ombro, rotação medial e rotação lateral também foram os mesmos. No entanto, os flexores, abdutores e adutores de ombro do lado comprometido sofreram uma perda de 50% do torque isocinético.

da articulação esternoclavicular é de 30° a 45°,[4,17] e a maior parte do movimento ocorre nos primeiros 90° de elevação dos ombros. A elevação da articulação EC é limitada pelo ligamento costoclavicular e pelo músculo subclávio. Da posição em repouso, a articulação EC pode ser deprimida de 5° a 10°, até que a clavícula seja detida pelo ligamento interclavicular, pela cápsula superior e pela primeira costela.

A articulação entre o disco articular e o esterno se ocupa, sobretudo, da retração-protração do cíngulo do membro superior. Esses movimentos acontecem em um plano paralelo ao transversal, em torno de um eixo quase vertical, o qual atravessa o manúbrio perto da articulação EC (Fig. 5.13). A partir da posição em repouso, a protração da articulação EC é de 15° a 30° e a retração de 15° a 30°.[4,18] Os ligamentos posteriores esternoclavicular e costoclavicular limitam a protração, enquanto o ligamento esternoclavicular, anterior, limita a retração.[19] Retração e protração escapulares acompanham a retração e a protração da clavícula, respectivamente. Como esses movimentos claviculares ocorrem em uma direção anteroposterior ao longo de um eixo vertical, a superfície em movimento é a superfície côncava da articulação clavicular.

Além da elevação-depressão e da protração-retração, a clavícula também roda posteriormente na articulação EC em cerca de 40° a 50° em torno de seu longo eixo.[17,20] Esse movimento é uma rotação para cima ou para trás. A rotação anterior se limita ao retorno à posição de repouso. Essa rotação transversa ocorre depois de a articulação do ombro ter sido elevada 90°, quando a articulação EC começa a atingir sua elevação máxima. Essa rotação transversa é essencial para a rotação superior completa e normal da escápula, bem como para a elevação total do ombro. Se a rotação da clavícula for impedida, a elevação dos braços se limita a 110°.[17]

Essa rotação posterior ocorre ao longo de um eixo medial-lateral que segue entre as articulações esternoclavicular e acromioclavicular. A rotação posterior é um movimento passivo da clavícula causado pela tensão dos ligamentos acromioclavicular – trapezoide e conoide (Fig. 5.14) – que se inserem na superfície inferior da clavícula em ângulos retos entre si. À medida que o ligamento conoide se tensiona, sua inserção na clavícula se torna um eixo para a rotação para cima que está ocorrendo na articulação esternoclavicular. Por causa do formato em S da clavícula, a extremidade acromial se torna mais alta. O formato peculiar da clavícula possibilita maior elevação e rotação para cima da escápula que seria possível se o osso fosse reto (Fig. 5.15). Os ligamentos trapezoide e conoide também atuam como limitadores e separam a clavícula da escápula.

Artrocinemática da articulação esternoclavicular

O movimento artrocinemático durante a elevação inclui um rolamento superior da clavícula e um deslizamento inferior simultâneo da clavícula, convexa, no esterno, que é côncavo (Fig. 5.16A). Durante a depressão, a clavícula rola inferiormente e desliza superiormente no esterno (Fig. 5.16B). Durante a protração e a retração, a superfície da clavícula que se move é a côncava; portanto em termos artrocinemáticos, quando a clavícula rola anteriormente em protração, ela também desliza anteriormente; do mesmo modo, quando se move em retração, ela rola e desliza posteriormente (Fig. 5.16C). Durante a rotação o eixo de movimento é o eixo

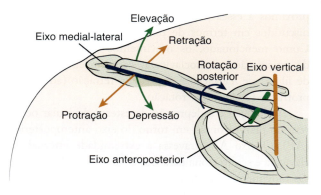

Figura 5.13 Os três movimentos da clavícula incluem elevação e depressão em um eixo anteroposterior, protração e retração em um eixo vertical, e rotação em um eixo medial-lateral.

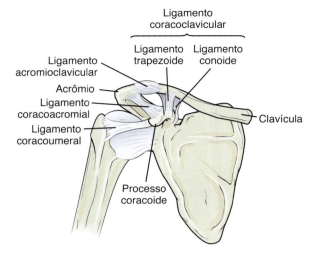

Figura 5.14 A articulação acromioclavicular e seus ligamentos. Os ligamentos trapezoide e conoide, no aspecto inferior, proporcionam grande estabilidade para essa articulação.

medial-lateral; nesse caso, o giro da cabeça da clavícula ocorre sobre o disco articular.

Articulação acromioclavicular

A articulação acromioclavicular (AC) é uma articulação plana sinovial com três graus de liberdade envolvendo a margem medial do acrômio e a extremidade lateral da clavícula (Fig. 5.17). A extremidade acromial é voltada medial e um tanto superiormente, enquanto a extremidade clavicular é voltada lateral e um pouco inferiormente, de modo a formar uma superfície cuneiforme. Em um estudo de dissecação de cadáveres, apenas 10% dos ombros examinados apresentaram o disco articular completo, ao passo que a maioria apresentava apenas discos parciais.[21] Concluiu-se que a incompletude dos discos se devia ao desgaste e à fragmentação. Embora haja uma variação considerável na concavidade e na convexidade das superfícies articulares, elas costumam

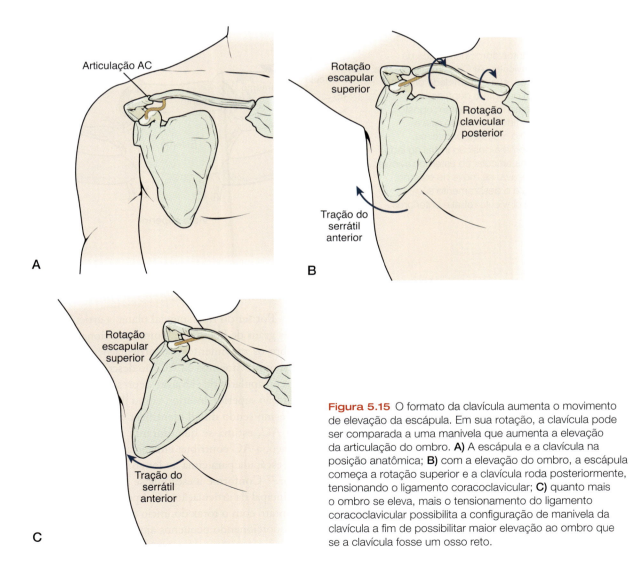

Figura 5.15 O formato da clavícula aumenta o movimento de elevação da escápula. Em sua rotação, a clavícula pode ser comparada a uma manivela que aumenta a elevação da articulação do ombro. **A)** A escápula e a clavícula na posição anatômica; **B)** com a elevação do ombro, a escápula começa a rotação superior e a clavícula roda posteriormente, tensionando o ligamento coracoclavicular; **C)** quanto mais o ombro se eleva, mais o tensionamento do ligamento coracoclavicular possibilita a configuração de manivela da clavícula a fim de possibilitar maior elevação ao ombro que se a clavícula fosse um osso reto.

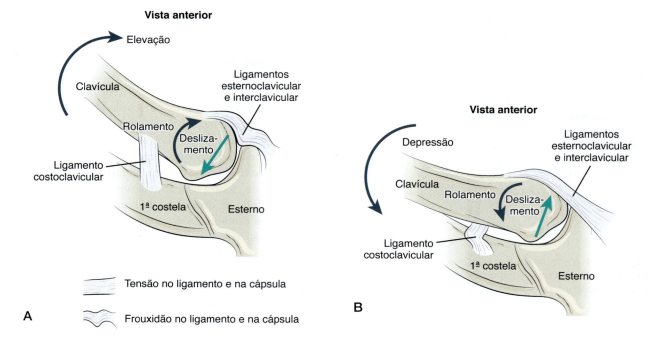

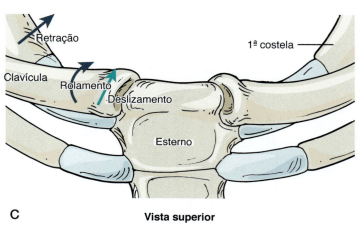

Figura 5.16 Movimentos artrocinemáticos da articulação esternoclavicular. **A)** Conforme o eixo da clavícula rola para cima, sua extremidade proximal desliza para baixo; **B)** durante a depressão, o rolamento e o deslizamento se mantêm opostos entre si, mas são invertidos, de modo que a clavícula rola para baixo e desliza para cima enquanto o braço retorna à posição inicial ao lado do corpo. **C)** Como, na articulação esternoclavicular, a clavícula, que é côncava, se move no esterno, convexo, o rolamento e o deslizamento são posteriores quando a clavícula retrai e anteriores quando ela protrai.

ser achatadas, de modo que não ocorre rolamento ou deslizamento artrocinemático nessas articulações. As superfícies articulares dessas articulações têm a peculiaridade de serem revestidas por fibrocartilagem, e não por cartilagem articular, como é o caso da maioria das articulações sinoviais.

Ligamentos da articulação acromioclavicular

Os ligamentos acromioclaviculares superior e inferior reforçam a cápsula da articulação (Fig. 5.14). Essa articulação liga a escápula à clavícula para que ambas as estruturas tenham movimentos similares; ao mesmo tempo, ocorre a acomodação individual de cada osso, de modo que podem transparecer movimentos sutis de cada um deles.

Cinemática da articulação acromioclavicular

Por ser do tipo sinovial plana, a articulação AC tem três graus de liberdade. Como mencionado na discussão sobre os movimentos das articulações esternoclaviculares, os movimentos da AC são descritos como movimentos escapulares de elevação-depressão, adução-abdução e rotação superior-inferior, como ilustrado na Figura 5.13. Mesmo sendo difícil identificar os movimentos isolados da AC, estima-se que, durante a elevação completa do braço, a AC contribua em cerca de 20° a 30° da rotação da escápula para cima ao longo de seu eixo anteroposterior.[17] Conforme a escápula se move no tórax, a função principal da articulação AC é permitir que ela mantenha contato com o tórax do início ao fim de seu movimento, proporcionando pequenos ajustes nos movimentos escapulares produzidos pela articulação esternoclavicular. Os movimentos da articulação AC são limitados por dois pares de ligamentos fortes: os ligamentos posterior e anterior da articulação, e os ligamentos coracoclaviculares, de localização mais medial, conoide e trapezoide (Fig. 5.14).

Enquanto a articulação esternoclavicular possibilita o movimento clavicular amplo e guia o caminho para a escápula, os movimentos da AC são mais sutis e geram pequenos ajustes fundamentais da escápula de modo a permitir a continuidade entre ela e o tórax durante os movimentos escapulares (Fig. 5.8). Pequenos movimentos de rotação da AC no eixo vertical do plano horizontal facilitam os pequenos ajustes na extremidade medial da escápula para que esta se mova na direção face posterior das costelas torácicas ou na direção oposta a elas. Ao longo de um eixo medial-lateral, pequenos movimentos da AC no plano sagital fazem com que a borda superior da escápula se incline para baixo e a borda inferior se incline na direção oposta à face posterior das costelas. Movimentos da articulação acromioclavicular também mantêm a cavidade glenoidal alinhada com a cabeça do úmero durante a elevação do ombro.

Articulação escapulotorácica

Como mencionado anteriormente, esta não é uma articulação verdadeira. Como não há articulações ósseas, as superfícies em movimento são chamadas de falsa articulação, pseudoarticulação ou articulação funcional. Separando a escápula do tórax, estão estruturas de tecidos suaves, incluindo uma grande bolsa subescapular. O músculo serrátil anterior se insere na borda medial da escápula e passa sob a escápula para se inserir na borda anterolateral das primeiras nove costelas. Ocorre uma grande variedade de movimentos entre a fáscia do músculo e a fáscia do tórax.

Função da articulação escapulotorácica

A função normal da articulação escapulotorácica é essencial para a mobilidade e a estabilidade do membro superior. O movimento da articulação escapulotorácica propicia uma base motora para o úmero e, assim, fornece diversas funções importantes. Essas funções escapulotorácicas incluem:

- aumento da amplitude de movimento do ombro de modo a gerar maior alcance;
- manutenção da relação favorável de comprimento--tensão para que o músculo deltoide gere mais de 90° de elevação do ombro a fim de permitir melhor estabilidade articular para o ombro durante um movimento maior;
- estabilidade do ombro, mantendo as cabeças da glenoidal e do úmero alinhadas para trabalhar na posição acima da cabeça;

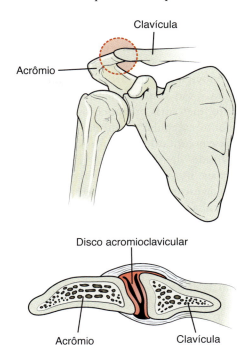

Figura 5.17 Articulação acromioclavicular. A extremidade acromial dessa articulação é voltada medial e um pouco superiormente, enquanto a extremidade clavicular é voltada lateral e um pouco inferiormente, formando uma superfície cuneiforme com interfaces relativamente planas entre si.

- proteção contra lesões pela absorção de choque aplicado ao braço estendido;
- elevação do corpo em atividades como caminhar com muletas ou no ato de levantar durante transferências realizadas por pessoas com deficiências como paraplegia.

Cinemática da articulação escapulotorácica

Existe uma relação íntima entre a quantidade e a qualidade de movimento possível na articulação escapulotorácica e nas articulações esternoclavicular e acromioclavicular. Como mencionado anteriormente, o movimento da escapulotorácica é resultado direto do movimento entre as articulações acromioclavicular e esternoclavicular. O efeito combinado dos movimentos das articulações AC e EC gera o movimento escapulotorácico para que a cavidade glenoidal possa se voltar para cima, para a frente ou para baixo, conforme a necessidade, enquanto sua superfície anterior permanece perto do tórax. Na elevação total do braço (flexão ou abdução), a escápula gira 60° para cima. Por causa da inserção profunda da escápula com a clavícula, o movimento escapular é resultado direto dos movimentos das articulações em cada uma das extremidades da clavícula. Por isso, a soma das amplitudes de movimento nas articulações esternoclavicular e acromioclavicular equivale à amplitude de movimento da escápula.

Elevação e depressão escapular

A elevação escapular resulta de um grande movimento de elevação na articulação EC e de um pequeno movimento na articulação AC. As articulações ECs são responsáveis pela maior parte do movimento, mas sutis movimentos das ACs durante o movimento escapular permitem que a escápula se mantenha em contato com o tórax ao longo de toda sua amplitude de movimento (Fig. 5.8B). Além disso, o suave movimento para baixo da AC durante a elevação da escápula no tórax permite que a escápula se mantenha em uma posição quase vertical durante toda a elevação. Sem esse delicado movimento da AC, a escápula tomaria um caminho superior e lateral, movendo seu ângulo inferior lateralmente no tórax, enquanto a extremidade distal da clavícula se elevaria mais alto que seu aspecto medial. A depressão escapular envolve os movimentos articulares inversos. Estima-se que as amplitudes desses movimentos escapulares seja de até 10 cm na elevação e 2 cm na depressão.[7,22]

Protração e retração escapular

Durante a protração escapular, as articulações AC e EC trabalham juntas para mover a escápula ao redor da caixa torácica ao longo de um eixo vertical em um plano horizontal (Fig. 5.8C). As articulações EC e AC também compensam uma a outra se a perda de movimento de uma delas restringir o montante da protração escapular no tórax; assim, o alcance à frente é afetado o mínimo possível. Na função normal, o movimento da escápula adiante ocorre na articulação EC e o ajuste para manter a escápula sobre as costelas ocorre na articulação AC. A retração escapular envolve os movimentos articulares inversos da EC e da AC. Relatou-se que as amplitudes de movimentos escapular são de até 10 cm na protração e 5 cm na retração.

Rotação escapular superior e inferior

A rotação superior da articulação escapulotorácica ocorre no eixo anteroposterior e propicia 60° de elevação total do ombro ou úmero. Por isso, esse importante movimento escapulotorácico aumenta significativamente a capacidade da articulação do ombro de posicionar a mão para as funções em mais variadas posições, sobretudo em atividades acima da cabeça. Como em outros movimentos escapulotorácicos, esse movimento escapular exige a ação combinada das articulações EC e AC. Enquanto a EC eleva a clavícula para levantar a escápula, a AC roda a escápula para cima a fim de completar a rotação superior e, ao mesmo tempo, manter a escápula no tórax. Os movimentos da EC e da AC são inversos no caso da rotação inferior e vão desde a posição rodada para cima até o retorno dos braços à posição anatômica. O plano desses movimentos durante a elevação funcional é, em geral, o plano escapular, mas eles podem acontecer no plano frontal.

Articulação do ombro

Em geral, é à articulação do ombro que nos referimos quando falamos em "ombro". Entretanto, ela é apenas uma das articulações de todo o complexo do ombro. Ao se tratar somente dessa articulação, é mais adequado referir-se à "articulação do ombro" que simplesmente ao "ombro", uma vez que "ombro" não é um termo definitivo e pode incluir também as articulações esternoclavicular, acromioclavicular e escapulotorácica, além da articulação do ombro propriamente dita.

Tipo de articulação

A articulação do ombro, uma bola e soquete, esferoidea ou articulação universal, tem três graus de liberdade, mas pouca estabilidade óssea. A cabeça convexa do úmero se localiza na concavidade rasa e inclinada da cavidade glenoidal (Fig. 5.4). A cabeça do úmero é duas

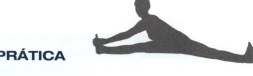

APLICAÇÃO PRÁTICA

A elevação completa do braço é de 180°. Como 60° desse movimento são proporcionados pela articulação escapulotorácica, 120° ocorrem na própria articulação do ombro. Isso representa que o movimento da articulação do ombro tem uma proporção de 2:1 em relação ao da articulação escapulotorácica. Entretanto essa proporção não é mantida durante todo o movimento do início ao fim, mas varia ao longo do movimento. Pesquisadores descobriram que o movimento escapular ocorre mais prontamente durante as amplitudes médias de elevação.[13,23] Especula-se que os músculos escapulares atuem para "preparar" a escápula conforme a articulação do ombro começa seus movimentos. Os fisioterapeutas devem lembrar-se desse conceito durante a reabilitação de pacientes com lesões no ombro. É importante começar os exercícios de reabilitação com menos de um terço da elevação completa do ombro antes de permitir que o paciente mova os braços em elevações mais altas; esse procedimento permite que os músculos escapulares ganhem força suficiente para estabilizar a escápula antes que maiores tensões sejam aplicadas a eles nas posições mais altas do ombro.

vezes maior que a cavidade e apenas parte de sua superfície fica em contato com ela. Na posição em repouso, a glenoidal encontra-se no plano escapular em uma posição anterior e lateral (Figs. 5.1 e 5.4). Embora haja uma variabilidade considerável, a glenoidal costuma estar em ligeira rotação superior. De modo correspondente, a cabeça do úmero fica voltada em direção posterior, medial e superior no plano escapular. Cercando a borda da glenoidal, fica um lábio cartilagíneo. Uma cápsula frouxa e fina recobre a articulação desde o colo da glenoidal até o colo anatômico do úmero (Fig. 5.18A). A parede interna da cápsula é revestida por uma membrana sinovial. Essa cápsula possui uma área de superfície que é duas vezes maior que a cabeça do úmero e, em indivíduos saudáveis, permite a injeção de 10 a 15 mililitros de fluido.[2] Existe uma área de superfluidade no interior da cápsula para permitir a mobilidade da cabeça do úmero durante a elevação dos ombros. Essa superfluidade é a bolsa axilar, cuja importância será discutida mais adiante, ao se tratar da cinemática do ombro.

Reforço capsular

Como há uma grande disparidade entre o tamanho da cabeça do úmero e o da cavidade glenoidal, o ajuste dos ossos não consegue proporcionar estabilidade articular; portanto, a estabilidade da articulação depende, necessariamente, da sustentação dos tecidos moles circundantes. Ligamentos e tendões se combinam com a cápsula da articulação do ombro e a reforçam a fim de aumentar sua estabilidade. O ligamento coracoumeral segue desde o processo coracoide da escápula até os tubérculos maior e menor do úmero, onde forma um túnel para o tendão da cabeça longa do bíceps braquial (Fig. 5.18B). Os ligamentos superior, médio e inferior do ombro (chamados de ligamentos capsulares na Fig. 5.18B) originam-se da glenoidal e de seu lábio, formam espessamentos capsulares e se inserem no colo e tubérculo menor do úmero. Existe uma fragilidade na cápsula entre os ligamentos superior e médio do ombro. Essa região frágil é o forame de Weitbrecht, local de luxações anteriores frequentes da articulação (Fig. 5.18B). Os ligamentos coracoumeral, e superior e médio do ombro sustentam o braço pendente e limitam a rotação lateral nas amplitudes de abdução mais baixas.[24] O ligamento inferior do ombro forma uma rede semelhante a um estilingue, com faixas anterior e posterior em torno da porção inferior da cabeça do úmero, além de fazer parte da bolsa axilar.

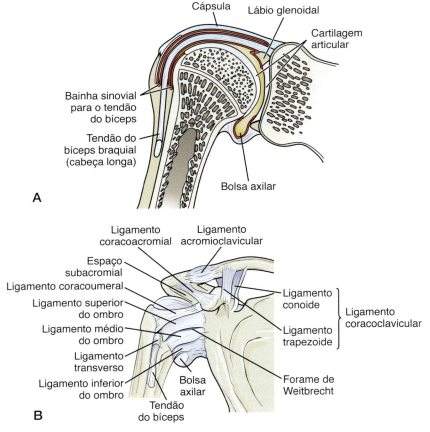

Figura 5.18 Ligamentos e cápsulas da articulação do ombro. **A)** Cápsula do ombro. **B)** Ligamentos do ombro. O forame de Weitbrecht se localiza entre os ligamentos superior e médio anterior do ombro e é um local de frequentes luxações anteriores dessa articulação.

O'Brien et al.[2] consideram que esse ligamento seja o principal estabilizador do ombro abduzido. Nessa posição abduzida, diferentes partes do ligamento se tensionam para limitar a rotação medial e lateral. A Tabela 5.1 apresenta os locais de origem e inserção, bem como as proteções que cada um desses ligamentos oferece à articulação do ombro.

Acredita-se que a função mais importante do ligamento coracoumeral seja servir como principal força antigravitacional para a articulação na posição de repouso.[25-27] Existem algumas indicações de que o ligamento também possa atuar na proteção contra a translação superior da cabeça do úmero quando o manguito rotador não consegue oferecer essa proteção.[28] O ligamento também limita a rotação lateral quando o braço está em repouso ao lado do corpo.

Os músculos profundos do ombro também proporcionam grande reforço da cápsula articular através de seus tendões de inserção. Anteriormente, o tendão da cabeça longa do bíceps do braço se origina na tuberosidade supraglenoidal e no lábio glenoidal. O tendão arqueia-se sobre a cabeça do úmero por baixo da cápsula articular, e desce saindo no sulco intertubercular do úmero (Fig. 5.18). Embora o tendão bicipital esteja dentro da cápsula articular, ele é recoberto pelo reflexo da membrana sinovial e, assim, não fica exposto ao líquido sinovial da cavidade articular. Por isso, o tendão é considerado intra-articular, mas extrassinovial. A forte contração do músculo bíceps braquial, como quando o cotovelo é flexionado enquanto a mão segura um peso, produz uma força de depressão na cabeça do úmero.[29] As forças que causam esse efeito têm ação semelhante à das forças que restringem à tração quando se amarra uma corda em um poste ou árvore. Essa depressão da cabeça do úmero evita a elevação da cabeça, que poderia causar lesões de impacto aos tecidos moles supraumerais posicionados entre a cabeça do úmero e as rígidas estruturas acromiais.

Posteriormente, a longa cabeça do tríceps braquial tem uma larga inserção proximal no tubérculo infraglenoidal da escápula. Esse tendão funde-se à cápsula posterior, tornando-se parte dela.

Tabela 5.1 | Ligamentos da articulação do ombro

Ligamento	Inserção proximal	Inserção distal	Posição de maior proteção articular	Proteções articulares oferecidas
Ligamento superior do ombro	Próximo ao tubérculo supraglenoidal, anterior ao local de inserção do tendão da cabeça longa do bíceps	Colo anatômico, acima do tubérculo menor	Com o braço ao lado do corpo	Protege contra luxações inferiores e anteriores com o braço ao lado do corpo
Ligamento médio do ombro	Borda glenoidal anterior em seus aspectos superior e médio	Ampla inserção no aspecto anterior do colo anatômico	Com o braço ao lado do corpo e níveis baixos (até 45°) de abdução	Proporciona estabilidade anterior de 0° a 45° de abdução. Limita a translação anterior e a rotação lateral da cabeça do úmero
Ligamento inferior do ombro	Forma uma rede na cápsula inferior a partir das faces anteroinferior e posteroinferior da glenoidal	As faixas anterior, inferior e posterior se inserem nas áreas correspondentes do colo anatômico	Altos níveis de abdução (acima de 45°), com ou sem rotação	Todos limitam a translação inferior da cabeça do úmero. As fibras anteriores limitam a translação anterior da cabeça do úmero durante a abdução e a rotação lateral. As fibras posteriores limitam a translação posterior da cabeça do úmero durante a abdução e a rotação medial. A bolsa inferior limita a abdução a 90° e proporciona estabilidade AP na abdução
Ligamento coracoumeral	Borda lateral do processo coracoide	Duas faixas (túneis do tendão da cabeça longa do bíceps sob): o aspecto anterior do tubérculo maior e a borda do tendão supraespinal; a segunda faixa se insere no tubérculo menor e no subescapular	Com o braço ao lado do corpo	Protege contra a rotação lateral com o braço aduzido. Protege contra a translação inferior do braço pendente e protege da translação superior do ombro com um manguito rotador fraco

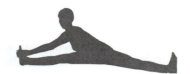

APLICAÇÃO PRÁTICA

Quando os braços estão elevados, ocorre maior rotação lateral da articulação do ombro que quando eles estão em repouso ao lado do corpo. A razão para isso é que, quando os braços estão ao lado, os ligamentos coracoumeral e anterior do ombro estão tensos e limitam a rotação lateral. Quando os braços estão elevados a 90°, porém, esses dois ligamentos estão relaxados e permitem uma rotação lateral maior da articulação do ombro. Ao examinar um paciente, o fisioterapeuta deve lembrar-se da posição em que a rotação lateral é medida, uma vez que é provável que essas duas posições diferentes gerem resultados distintos.

Os tendões de quatro músculos escapuloumerais curtos que produzem rotação medial e lateral da articulação do ombro fundem-se com a cápsula e formam suas inserções distais nos tubérculos do úmero. Anteriormente, o subescapular se insere no tubérculo menor do úmero por um tendão largo, o qual recobre a cabeça do úmero quando abaixo de 90° de abdução e é considerado por Jobe[30] como um estabilizador passivo que impede a subluxação anterior do úmero. A parte inferior da cápsula e o subescapular são as principais estruturas que limitam a rotação lateral.[31] Superiormente, o músculo supraespinal se insere no tubérculo menor do úmero e, posteriormente, o infraespinal e o redondo menor fundem-se com a cápsula para se inserir mais abaixo no tubérculo maior. Ovesen e Nielsen[31] verificaram que esses tendões são as principais estruturas que limitam a rotação medial na primeira metade da abdução. As estruturas do manguito rotador podem ser lesadas quando entram em contato ou se chocam contra o acrômio, o processo coracoide ou contra o forte ligamento coracoacromial sob o arco coracoacromial (Fig. 5.14). Essas lesões acontecem com frequência em atividades que exigem elevação do braço, como ações acima da cabeça e esportes de arremesso.

Arco coracoacromial

O ligamento coracoacromial parte do acrômio anterior e do processo coracoide lateral para formar o arco coracoacromial. Esse arco osteoligamentar é a cobertura da articulação do ombro. A área entre o arco e a cabeça superior do úmero é chamada de espaço subacromial, o qual contém importantes estruturas de tecido mole do ombro. Essas estruturas incluem o músculo e tendão supraespinal, a cabeça longa do tendão do bíceps, a bolsa subacromial e a cápsula superior. O arco coracoacromial protege as estruturas de tecidos moles de golpes vindos de cima e protege a articulação do ombro de luxações superiores.

O espaço subacromial tem em torno de 1 cm de largura, a largura de um lápis. Estreito, ele limita o espaço disponível para estruturas de tecidos moles durante o movimento do ombro e em pacientes com condições patológicas. O espaço se estreita a cerca de metade de sua largura normal quando os braços são elevados.[32] Na existência de patologias de tecido mole, de estruturas ósseas ou na biomecânica do ombro, esse espaço pode se tornar ainda mais estreito, podendo causar lesões aos tecidos moles. A cinemática e os movimentos patológicos do ombro são discutidos mais adiante neste capítulo.

Os movimentos da articulação do ombro impactam a relação posicional entre a cabeça do úmero e o arco formado pelo colo da escápula, pelo acrômio, pelo rígido ligamento coracoacromial e pelo processo coracoide. Neer e Poppen[33] batizaram essa área de **túnel do supraespinal**. Essa região é, basicamente, a área sob o arco coracoacromial. Sua importância clínica é a propensão a compressões e lesões dos tecidos moles localizados entre as duas estruturas rígidas: o manguito rotador (em particular, o supraespinal), o tendão da cabeça longa do bíceps braquial, a cápsula, os ligamentos capsulares e as bolsas subdeltóidea e subacromial. Durante a elevação normal do ombro, a linha de tração do manguito rotador, aliada à depressão da cabeça do úmero realizada pelos tendões supraespinal e da cabeça longa do bíceps braquial, deprime a cabeça do úmero quando os braços são elevados pelo supraespinal e pelo deltoide. Em casos de impacto no ombro, a linha de tração do deltoide para a elevação do úmero fica exatamente superior ao eixo de movimento da articulação e não é devidamente oposta pelo manguito rotador ou pelo bíceps; assim, o úmero se move verticalmente, atingindo o acrômio. Infelizmente, não há espaço para erro no túnel do supraespinal, e lesões por impacto ocorrem quando o espaço subacromial diminui. Esse espaço pode ser estreitado por razões estruturais ou biomecânicas. Causas estruturais incluem uma redução do espaço disponível por um tendão maior, um acrômio curvo ou angular, ou outro objeto que possa infringir o espaço.[34] As causas biomecânicas incluem mudanças na posição da articulação do ombro durante o movimento como resultado de desequilíbrio muscular,[35] sequências inadequadas de ativação muscular,[36] fadiga muscular,[37] postura inadequada[9] e forças incontroláveis.[38] Microtraumas e lesões por esforço repetitivo são comuns; por exemplo, 50 a 60% de todos os problemas em atletas da natação são de microtraumas em estruturas de tecidos moles.[39] Pacientes com poliomielite e paraplegia que realizam atividades repetitivas, como andar muletas, propelir a cadeira de rodas manual ou impulsionar-se a partir da posição sentada para transferir o corpo, têm uma incidência extraordinariamente alta de dores no ombro e rupturas do manguito rotador.[40,41] Bayley et al.[40], Smith[42] e Neer[29] consideram que a causa mais frequente de lesões é o estreitamento do túnel do supraespinal, que pode ser congênita ou causada por inflamação, retração cicatricial ou desenvolvimento de esporões ósseos. O atrito (desgaste) das estruturas capsulares aparece muito nas dissecções de cadáveres e foi relacionado ao envelhecimento por Brewer[43] e Ferrari.[44]

Bolsas

Existem diversas bolsas na área da articulação do ombro. A bolsa reduz o atrito entre duas estruturas, portanto, não é surpreendente que, com a proximidade de tantos tecidos moles e estruturas ósseas no complexo do ombro, também existam diversas bolsas na área. Embora existam oito bolsas na área do ombro, algumas, na verdade, são prolongamentos do revestimento sinovial da cápsula ou continuações umas das outras. As duas mais importantes são a bolsa subacromial e a subdeltóidea. A subacromial localiza-se entre o tendão supraespinal e o arco coracoacromial; ela serve de proteção para o tendão supraespinal e permite suavizar o movimento do tendão durante o movimento do ombro.[45] A bolsa subdeltóidea é contínua com a subacromial e se localiza entre o músculo deltoide, o tendão supraespinal e a cabeça do úmero (Fig. 5.19) para reduzir o atrito entre essas estruturas.

Normalmente, as bolsas têm pouca quantidade de fluido dentro delas. Entretanto, se ficarem irritadas ou inflamadas, a quantidade de fluido aumenta. Na região subacromial, esse aumento de volume pode ser problemático, uma vez que o espaço é limitado. A inflamação das bolsas do ombro não costuma ser uma patologia primária, mas sim secundária a outras lesões preexistentes. Por exemplo, a lesão inicial no espaço subacromial normalmente afeta os tendões, em particular o supraespinal; se o problema persistir, ocorre inflamação secundária da bolsa, com estreitamento do espaço e impacto sobre as estruturas de tecidos moles.

Cinemática da articulação do ombro

Os três graus de movimento da articulação do ombro incluem flexão-extensão, abdução-adução e rotação medial-lateral. Aqui, são apresentados os movimentos da articulação do ombro sem os movimentos escapulares.

A abdução e a adução ocorrem em um plano frontal ao redor de um eixo anteroposterior. Conforme o úmero se move em abdução, a cabeça umeral desliza inferiormente na face profunda da cavidade glenoidal. A estabilidade dinâmica da articulação do ombro é fundamental para que esse movimento ocorra. A estabilidade dinâmica durante o movimento resulta do esforço bem coordenado e cadenciado dos músculos deltoide e do manguito rotador. Esse tema é discutido em mais detalhes mais adiante neste capítulo.

A quantidade de abdução possível depende da rotação na articulação do ombro. Quando a articulação está em rotação medial completa, a abdução ativa é limitada a cerca de 60° uma vez que o tubérculo maior está alinhado ao acrômio e ao ligamento acromioclavicular, e colide contra eles. Com 90° de rotação lateral, o tubérculo maior gira para trás e para baixo do acrômio, aumentando a abdução ativa a cerca de 90°, quando começa a ser limitada pela insuficiência do músculo deltoide. A abdução pode continuar passivamente até 120°, quando então é limitada pela tensão do ligamento inferior do ombro. Na abdução completa do ombro, Murray[46] mediu uma escala de 124° de movimento do ombro (Tab. 5.2).

As rotações medial e lateral do ombro realizam-se em torno de um eixo vertical através da cabeça e do corpo do úmero no plano horizontal. A rotação na articulação do ombro é isolada da supinação e da pronação do antebraço pela flexão do cotovelo a 90°. Se o braço estiver ao lado do corpo, a rotação lateral faz com que o epicôndilo do úmero se mova anteriormente, enquanto a rotação medial faz com que ele se mova posteriormente. A quantidade de rotação é alterada com a elevação do braço. Há cerca de 160° de rotação total quando o braço está abduzido a 90°,[47] o que é reduzido a cerca de 90° quando o braço está completamente elevado, em virtude da torção e do estiramento dos ligamentos coracoumeral e do ombro. Quando a articulação do ombro é posicionada em 90° de abdução do ombro com 90° de flexão do cotovelo,[48] a amplitude de movimento normal da rotação medial gira em torno de 70° (Tab. 5.2). Brown et al.[49] encontraram 136° de rotação lateral em lançadores de beisebol da Major League, e Chang, Buschbacher e Edlich[50] encontraram 78°, em levantadores de peso básico.

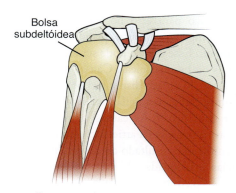

Figura 5.19 Por causa da proximidade de tantos tecidos moles e estruturas ósseas no complexo do ombro, existem diversas bolsas na área.

A elevação da articulação do ombro inclui flexão ou abdução. Flexão e extensão ocorrem no plano sagital em torno do eixo medial-lateral. O movimento de flexão da articulação do ombro está acima de 120°.[51] A flexão completa de 180° é possibilitada pelo movimento gerado pela articulação escapulotorácica. À medida que o ombro alcança seus graus finais de flexão, a cápsula inferior do ombro tensiona-se posteriormente.[52] Esse tensionamento posterior da cápsula pode causar uma leve translação medial para a frente, quase imperceptível, do úmero na glenoidal. Quando o braço está ao lado do corpo e depois passa para trás do corpo, o movimento de extensão final é, por vezes, chamado de hiperextensão. A amplitude da hiperextensão é de 40° a 60° e é limitada pelos ligamentos superior e médio do ombro.[51] Conforme a articulação do ombro atinge o movimento de extensão final, a cápsula anterior se torna mais tensa para causar uma inclinação anterior da escápula. Essa inclinação escapular pode aumentar a extensão de alcance do braço. Assim como o tensionamento da cápsula provoca rotação medial no final da flexão, o tensionamento da cápsula produz leve rotação lateral no final da extensão do ombro.

A amplitude normal de flexão ou abdução do ombro é convencionalmente citada como 180°, mas, quando se mede com atenção para eliminar movimentos do tronco, o ângulo médio é perto de 170°[53-55] (ver Tab. 1.2). Essa quantidade de elevação é uma compilação de movimentos das articulações escapulotorácica e do ombro, e os movimentos escapulares são acompanhados por movimentos das articulações esternoclavicular e acromioclavicular. Na articulação do ombro, ocorrem 90° a 110° de movimento, enquanto, na esternoclavicular e na acromioclavicular, ocorrem mais 60° a 70°. Embora tecnicamente não faça parte do movimento de elevação do ombro, um alcance suplementar sobre a cabeça resulta do movimento do tronco com flexão lateral na abdução do ombro ou com extensão do tronco na flexão do ombro. A realização da elevação máxima do ombro requer rotação lateral da articulação do ombro em abdução; no caso da flexão, são necessárias rotação medial e inclinação posterior da escápula.[10,13] Além disso, é preciso rotação superior da escápula para a elevação total do braço, seja na flexão, seja na abdução.

Ocorrem dois outros movimentos planares na articulação do ombro. São eles a abdução horizontal (extensão

Tabela 5.2 | Amplitude de movimento média do ombro em indivíduos saudáveis (graus)

Autor	Boone & Azen[53]		Murray et al.[46]		Brown et al.[49]	Chang, Buschbacher & Edlich[50]	
Indivíduos	109 H		20 H	20 M	41 H*	10 H	10 H†
Idade (anos)	2-19	19-54	25-66		27 ± 4,2	21-35	
Flexão	168	165	167	171	163	171	157
Abdução	185	183	178	179	168	—	—
Extensão	67	57	56	59	76	55	42
Rotação lateral	108	100	88	97	136	82	78
Rotação medial	71	67	54‡	54‡	84	83	56
Abdução do ombro	—	—	122	126	99	—	—

Nota: Observe a tendência a maior flexibilidade nos homens mais jovens (Boone e Azen) e nas mulheres em comparação aos homens (Murray et al.), a menor flexibilidade dos levantadores de peso em comparação aos controles saudáveis (Chang, Buschbacher e Edlich) e a quantidade significativa de rotação lateral nos jogadores de beisebol (Brown et al.).
*Jogadores de beisebol da Major League.
†Levantadores de peso comparados a não levantadores de peso.
‡As posições goniométricas foram descritas como o padrão, exceto pelo fato de a escápula ter sido estabilizada.

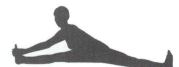

APLICAÇÃO PRÁTICA

Ao serem testadas, as pessoas costumam querer dar o melhor de si. Quando examinam a amplitude de movimento de um indivíduo, os fisioterapeutas devem estar atentos a substituições que o paciente possa fazer involuntariamente para apresentar um melhor resultado. Por exemplo, se o fisioterapeuta solicitar que o paciente faça uma rotação lateral da articulação do ombro, este pode, inadvertidamente, retrair a escápula para demonstrar o máximo de rotação possível. Da mesma forma, a protração escapular pode ocorrer com movimentos no fim da amplitude de rotação medial. Os fisioterapeutas devem estar atentos a essas possíveis substituições e evitar sua ocorrência para obter mensurações precisas.

horizontal) e a adução horizontal (flexão horizontal). Esses movimentos ocorrem a partir de uma posição inicial de 90° de abdução. A abdução horizontal é um movimento posterior a partir dessa posição, enquanto a adução horizontal é um movimento anterior dos braços que cruza o corpo. Esses movimentos ocorrem em torno de um eixo vertical no plano horizontal com o braço elevado a 90°.

Todas as limitações normais de movimento da articulação do ombro são devidos ao tensionamento ligamentar e muscular passivo. Por isso, as sensações finais são todas firmes. Mesmo quando o tubérculo maior do úmero colide com o processo acromial, a sensação final é firme por causa dos tecidos moles intervenientes.

Movimentos artrocinemáticos do ombro

Os movimentos artrocinemáticos da articulação do ombro durante a flexão e a extensão consistem no giro da cabeça do úmero na cavidade glenoidal. Não ocorre nem deslizamento nem rolamento na articulação durante esses movimentos. Entretanto, quando o ombro atinge os níveis mais altos da elevação, ocorre um deslizamento anterior da cabeça do úmero na glenoidal e, durante as fases finais da hiperextensão, ocorre um deslizamento posterior da cabeça do úmero. Durante a abdução, a cabeça do úmero rola superiormente e desliza inferiormente (Fig. 5.20A). Como a cabeça do úmero é muito maior que a cavidade glenoidal, seu deslizamento na direção oposta do movimento lhe permite ficar no interior da soquete com o mínimo de translação. Se o deslizamento não acompanhasse o rolamento como acontece, a cabeça do úmero iria se transladar ou mover-se para fora da borda superior da glenoidal quando o braço fosse levantado. O deslizamento inferior também impede a cabeça do úmero de se chocar na parte superior da articulação do ombro, evitando, assim, impactos da cabeça do úmero contra as estruturas de tecidos moles sob o arco coracoacromial. Durante a adução, a cabeça do úmero realiza movimentos opostos para produzir um rolamento inferior e um deslizamento superior. A artrocinemática da rotação lateral faz com que a cabeça do úmero role posteriormente e deslize anteriormente na cavidade glenoidal (Fig. 5.20B). O rolamento e o deslizamento da cabeça do úmero são o inverso da rotação medial da articulação do ombro: o rolamento é anterior e o deslizamento, posterior.

Abdução do ombro no plano da escápula

A abdução do ombro no plano escapular ocorre de 30° a 40° anteriores ao plano frontal. Perry[56] cunhou em inglês o termo *scaption* para definir esse plano de movimento. Essa posição é recomendada para o exame da elevação do ombro, pois a cápsula fica em uma posição de repouso articular e há menos probabilidade de impacto com as estruturas coracoacromiais.[56] Por isso, é importante especificar o plano de abdução usado durante o exame, uma vez que as amplitudes de movimento apresentam leve variação e o torque dos rotadores laterais é maior no plano escapular que no plano frontal.[57] Na verdade, a maior parte dos movimentos funcionais do ombro em atividades diárias e esportivas ocorre no plano escapular, e não no frontal.

Posições de repouso e de bloqueio das articulações do complexo do ombro

Como a cápsula da articulação do ombro é duas vezes maior que a articulação, há uma frouxidão considerável na cápsula normal. A cápsula frouxa permite, normalmente, 1 a 2 cm de movimentos de jogo articular na distração lateral e distal da cabeça do úmero na glenoidal, bem como deslizamentos translativos anteriores e posteriores.[58] A posição de repouso da articulação do ombro é de 20° a 30° de abdução horizontal e 55° de flexão.[58] A posição de bloqueio da articulação do ombro

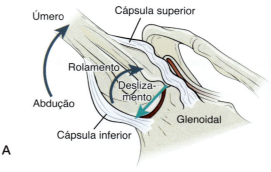

Vista anterior da articulação do ombro direito

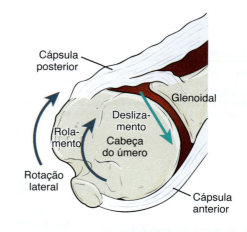

Vista superior da articulação do ombro esquerdo

Figura 5.20 A artrocinética da articulação do ombro durante **A)** abdução e **B)** rotação lateral ocorre com o rolamento na direção oposta do deslizamento, uma vez que a convexa cabeça do úmero se move dentro da côncava cavidade glenoidal.

ocorre na abdução completa com rotação lateral completa; nessa posição, as estruturas capsulares se torcem com firmeza em torno da articulação e as superfícies articulares ficam o mais congruentes. Essa é uma posição comum do ombro em pessoas que dormem de bruços, e é uma fonte de dor e lesão do ombro frequente. A posição de bloqueio da articulação esternoclavicular ocorre quando os braços estão completamente elevados, enquanto a posição de bloqueio da acromioclavicular ocorre quando o braço é abduzido em 90°.[58]

Sulco intertubercular

O tendão da cabeça longa do bíceps braquial se insere no tubérculo supraglenoidal da escápula e arqueia-se sobre a cabeça do úmero para descer no sulco intertubercular do úmero (Fig. 5.18). O tendão é mantido no sulco pelo ligamento coracoumeral e pelo ligamento transverso do úmero, que recobre o sulco do tubérculo menor ao maior. Durante os movimentos do ombro, a cabeça do úmero desliza sobre a superfície inferior do tendão, de modo que o osso se move sob o tendão. Um ponto fixo no sulco move-se ao longo de 3,8 cm do tendão durante a elevação completa do braço.[59] Quando a articulação do ombro está em rotação lateral completa, as inserções proximal e distal do tendão estão alinhadas, mas, em todas as outras posições de rotação, o tendão bicipital está dobrado em torno da parede medial do sulco.[56] Assim, o tendão bicipital está sujeito não só ao desgaste e a lesões com o passar do tempo, mas também a lesões por impacto.

Ritmo escapuloumeral

É raro as articulações do ombro trabalharem sozinhas. Em geral, movem-se juntas para produzir um movimento do ombro maior que nenhuma delas poderia proporcionar sozinha. Para cada movimento do ombro, existem importantes movimentos complementares do cíngulo do membro superior, que garantem que a escápula fique perfeitamente posicionada no tórax, com a cavidade glenoidal associada à cabeça do úmero, para que a função do membro superior seja ideal. A Tabela 5.3 lista esses movimentos complementares. A elevação do ombro ocorre em razão de uma série de movimentos simultâneos, coordenados com precisão, chamada de **ritmo escapuloumeral.** O trabalho clássico de Inman et al.[17] demonstrou que tanto o segmento escapular como o umeral participam do início ao fim do movimento. Eles descobriram que a fase inicial da abdução apresentava variações individuais. Esse primeiro estágio de movimento foi denominado "fase de preparação". Após cerca de 30° de abdução, passava a ocorrer uma proporção de 2:1, isto é, cada 2° de movimento do ombro, ocorria 1° na articulação escapulotorácica. Outras pesquisas demonstraram que os movimentos não são tão lineares como essa proporção implica, mas que existe uma variedade de padrões. O padrão mais comum, encontrado por Bagg e Forrest,[60] mostrou maior movimento do ombro no começo e no fim da amplitude e maior movimento escapular entre 80° e 140° de abdução. A proporção média entre os movimentos da articulação do ombro e da escapulotorácica foi de 1,25:1, o mesmo valor obtido por Poppen e Walker.[61] Estas duas investigações usaram o plano da escápula para o movimento da abdução, enquanto Inman usou o plano frontal. Embora o sequenciamento dos movimentos escapulotorácicos e do ombro possa ser variável de acordo com essas pesquisas recentes, permanece o referencial de que são atribuídos 60° de elevação à articulação escapulotorácica e 120° à articulação do ombro. Se ocorrer rotação escapular do início ao fim da elevação, quando o braço está em elevação máxima, o ângulo inferior da escápula fica diretamente inferior à axila e alinhado à linha axilar média.

Com a rotação da escápula no movimento escapuloumeral, o eixo de rotação da escápula migra da raiz medial da espinha da escápula para a região da articulação acromioclavicular durante a elevação.[60] Esse grande movimento do eixo causa alterações significativas nos braços de força do trapézio e do serrátil anterior, que serão tratadas mais adiante na discussão sobre os fatores determinantes da rotação escapular.

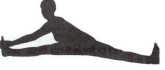

APLICAÇÃO PRÁTICA

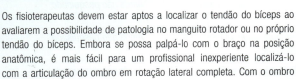

Os fisioterapeutas devem estar aptos a localizar o tendão do bíceps ao avaliarem a possibilidade de patologia no manguito rotador ou no próprio tendão do bíceps. Embora se possa palpá-lo com o braço na posição anatômica, é mais fácil para um profissional inexperiente localizá-lo com a articulação do ombro em rotação lateral completa. Com o ombro nessa posição, o fisioterapeuta identifica e palpa a extremidade lateral do acrômio. O sulco intertubercular fica imediatamente inferior à ponta do acrômio. O fisioterapeuta deve ser capaz de palpar o tendão do bíceps dentro do sulco, bem como o tubérculo maior e menor em cada lado do sulco intertubercular, uma vez que formam as paredes lateral e medial do sulco, respectivamente.

É preciso mencionar que as primeiras pesquisas sobre o complexo do ombro usavam uma visão bidimensional dos movimentos, porém, pesquisas mais recentes têm em mãos uma tecnologia que os primeiros pesquisadores não tinham. O uso de ferramentas tridimensionais oferece novos graus de precisão e novas informações que permitem aos resultados a identificação de movimentos antes impossíveis de mensurar. Por exemplo, a identificação da inclinação da escápula ocorreu apenas há alguns anos, e sua importância é agora reconhecida não somente para identificar o funcionamento cinesiológico saudável, mas também para descobrir as causas de patologias funcionais do complexo do ombro.[6,15,62,63] Em virtude dessas novas perspectivas que estamos ganhando a respeito da compreensão do movimento do cíngulo do membro superior, as informações da Tabela 5.3 foram divididas em movimentos tradicionais (bidimensionais) e triplanares. Pesquisas mais recentes com análises tridimensionais nos proporcionaram uma compreensão mais detalhada de todos os movimentos que ocorrem nessas estruturas complexas e inter-relacionadas.

Músculos do complexo do ombro

Uma das peculiaridades do ombro é o fato de que, durante o movimento, sua estabilidade provém não apenas dos ligamentos que restringem os movimentos finais, mas também dos músculos que, simultaneamente, produzem movimento para essas mesmas articulações que estão estabilizando. Embora outras articulações também dependam de músculos para sua estabilização, muito poucas usam os mesmos músculos que as estabili-

Tabela 5.3 | Movimentos associados às articulações do cíngulo do membro superior e do ombro

Movimento do ombro	Movimento escapulotorácico	Movimento esternoclavicular	Movimento acromioclavicular
Flexão	**Visão tradicional** Rotação superior, elevação e protração **Movimento triplanar** Rotação superior, inclinação posterior Inclinação medial inicialmente seguida por inclinação lateral em altas amplitudes de flexão	Elevação Rotação posterior Protração	Rotação superior Ajustes rotacionais nos planos horizontal e sagital
Extensão	**Visão tradicional** Rotação inferior, depressão e retração **Movimento triplanar** Rotação inferior, inclinação anterior O movimento inverso destes ocorre na flexão	Depressão Rotação anterior Retração	Rotação inferior Ajustes rotacionais nos planos horizontal e sagital
Abdução	**Visão tradicional** Rotação superior, elevação e protração **Movimento triplanar** Rotação superior, inclinação posterior Inclinação medial inicialmente seguida por inclinação lateral em altas amplitudes de abdução	Depressão Rotação anterior Retração	Rotação superior Ajustes rotacionais nos planos horizontal e sagital
Adução	**Visão tradicional** Rotação inferior, depressão e retração **Movimento triplanar** Rotação inferior, inclinação anterior Inclinação lateral inicialmente seguida por inclinação medial no retorno à posição anatômica	Depressão Rotação anterior Protração	Rotação inferior Ajustes rotacionais nos planos horizontal e sagital
Rotação lateral	Retração	*Retração (especula-se até o momento)*	*Ainda não pesquisado*
Rotação medial	Protração	*Protração (especula-se até o momento)*	*Ainda não pesquisado*
Abdução horizontal	Retração	*Retração (especula-se até o momento)*	*Ainda não pesquisado*
Adução horizontal	Protração	*Protração (especula-se até o momento)*	*Ainda não pesquisado*

zam como motores simultâneos. Os músculos da região do ombro também participam de maneira significativa em movimentos de habilidade dos membros superiores, como a escrita, e são essenciais em atividades como empurrar, puxar e arremessar, apenas algumas das muitas atividades importantes do membro superior.

Os músculos da região do ombro dão divididos, didaticamente, em três grupos: 1) estabilizadores da escápula, 2) estabilizadores da articulação do ombro e 3) grandes motores do ombro. Veja nas Tabelas 5.3 a 5.5 esses grupos musculares, bem como as descrições e os métodos de palpação de seus músculos. Outros destaques e características peculiares de cada músculo são mostrados a seguir.

Músculos estabilizadores da escápula

Esses músculos são responsáveis, sobretudo, pelo movimento e pela estabilização da escápula durante os movimentos da articulação do ombro. Todos eles se originam no tórax e se inserem na escápula (Tab. 5.4).

Serrátil anterior

O serrátil anterior (do latim *serra*, em serra) é um dos músculos mais importantes do cíngulo do membro superior. Como ele é o principal protrador da escápula, sem ele o braço não pode ser elevado acima da cabeça. É chamado de "músculo em serra" por causa de suas inserções de aparência serrada sobre as costelas e tórax. As 4 ou 5 tiras inferiores desse músculo interdigitam-se com o músculo oblíquo externo do abdome. Ele se localiza junto ao tórax e passa embaixo da escápula e até sua inserção distal. As cinco digitações inferiores são a porção mais forte do músculo.

Em indivíduos musculosos, as digitações inferiores podem ser vistas e palpadas perto de sua inserção proximal nas costelas quando o braço está acima da cabeça (Fig. 5.21). Quando o serrátil anterior está fraco ou paralisado e o paciente tenta estender o braço à frente (Fig. 5.22), vê-se uma "vibração" típica da borda medial da escápula, uma vez que a escápula não consegue protrair ou deslizar para a frente sobre a caixa torácica, tampouco permanecer em contato com ela.[64]

Trapézio

O trapézio é um músculo superficial do pescoço e da parte superior das costas, e é possível observá-lo e palpá-lo em toda a sua extensão (Fig. 5.23). Por causa de seu formato, já denominado músculo "xale". Os primeiros anatomistas o chamavam de *musculus cucullaris* (em forma de capelo de monge). O nome atual refere-se à sua forma geométrica. A partir de sua origem extensa, as fibras musculares convergem em suas inserções distais. A rotação superior e a protração da escápula ocorrem juntas durante a flexão do ombro. Conforme o eixo de rotação escapular se move da raiz da espinha escapular para o processo acromial durante a rotação superior, o braço de força da parte ascendente do trapézio aumenta para realizar a rotação para cima.[60]

Na abdução completa com retração escapular, todas as partes do trapézio são recrutadas: a retração do cíngulo do membro superior é efetuada pelo músculo inteiro, enquanto a rotação superior da escápula é realizada pelas porções inferior e superior do músculo. Embora essas porções trabalhem juntas para realizar a rotação superior da escápula, a posição de suas fibras lhes permite realizar movimentos contraditórios; a porção superior do trapézio produz a elevação escapular, enquanto a inferior gera a depressão escapular.

Disfunções do músculo resultam na incapacidade de realizar a rotação escapular superior completa. Na paralisia completa do trapézio, a elevação é limitada a 120°, uma vez que ela é resultado apenas do movimento da articulação do ombro.

Romboides maior e menor

Os romboides (do grego, *rhombos*, em forma de paralelogramo), que ligam a escápula à coluna vertebral, ficam embaixo do trapézio. A porção mais cranial é conhecida como romboide menor; a porção maior e mais caudal é o romboide maior (Fig. 5.24). Os romboides são compostos por fibras paralelas cuja direção é quase perpendicular à das fibras da parte ascendente do trapézio.

A fraqueza ou perda de função dos romboides faz com que a escápula assuma uma posição protraída no tórax. A vista posterior desses pacientes revela uma escápula posicionada mais lateralmente em relação aos processos espinhosos torácicos que os 6 cm normais.

Peitoral menor

O peitoral menor (do latim, *pectus*, osso do peito, tórax) localiza-se anteriormente no tórax superior, inteiramente coberto pelo peitoral maior (Fig. 5.25). Da inserção proximal à distal, o músculo tem uma forma triangular. A fraqueza desse músculo resulta em redução da força durante a depressão escapular e rotação inferior da escápula contra resistência.

Levantador da escápula

O levantador da escápula, como o nome indica, eleva a escápula, uma ação que compartilha com a parte descendente do trapézio e com os romboides. O levantador da escápula é difícil de palpar, uma vez que é coberto pela parte descendente do trapézio e que sua porção superior é coberta também pelo músculo esternocleidomastóideo (Fig. 5.26). Repare que a linha de ação da parte descendente do trapézio efetua elevação e

(O texto continua na p. 190.)

Tabela 5.4 | Músculos do membro superior que estabilizam a escápula

Músculos escapulares

Grupo	Músculo	Inserção proximal	Inserção distal	Inervação	Ação	Palpação/inspeção
Músculos do tronco e do cíngulo do membro superior	Serrátil anterior	Aspectos anteriores e superiores das costelas 1-9	Superfície anterior da borda vertebral da escápula	Nervo torácico longo	Protração e rotação superior da escápula	Embora as porções superiores dos músculos sejam cobertas pelo músculo peitoral, suas digitações inferiores podem ser palpadas distalmente à axila, perto das costelas e posteriormente ao peitoral maior. Com o braço em cerca de 135° no plano escapular, podem-se palpar essas digitações inferiores conforme o indivíduo protrai a escápula.
	Trapézio	Osso occipital, ligamento nucal e processos espinhosos de C7-T12	Na extremidade acromial da clavícula, no acrômio e na espinha da escápula. As fibras da porção superior seguem inferior e lateralmente, as da porção média seguem mais horizontalmente e as da porção inferior ficam oblíquas para cima.	Nervo acessório espinal (C3-C4 e porção espinal do nervo craniano XI)	**A parte descendente do trapézio** realiza elevação e rotação superior da escápula, e extensão, flexão lateral e rotação contralateral do pescoço; a **parte ascendente do trapézio** realiza rotação superior, adução e depressão da escápula; a **parte transversa do trapézio** realiza rotação superior e adução da escápula.	Todo o músculo pode ser observado durante a abdução do ombro com retração do cíngulo do membro superior. Se o tronco for inclinado simultaneamente para a frente ou o indivíduo ficar em decúbito ventral, o músculo age contra a gravidade para segurar os ombros para trás e a intensidade da contração aumenta.

(continua)

Tabela 5.4 | Músculos do cíngulo do membro superior que estabilizam a escápula *(continuação)*

Músculos escapulares

Grupo	Músculo	Inserção proximal	Inserção distal	Inervação	Ação	Palpação/inspeção
Músculos do tronco ao cíngulo do membro superior	Romboides maior e menor	Ligamento nucal e processos espinhosos das duas vértebras cervicais inferiores e das quatro torácicas superiores	Borda medial da escápula	Nervo escapular dorsal ("o nervo para os romboides, C4-C5)	A direção oblíqua dos músculos indica que eles servem para elevar e retrair a escápula. O romboide maior também tem a importante função de rotação inferior da escápula, uma vez que se insere no ângulo inferior da escápula. Rotação inferior, adução e elevação da escápula.	Como os romboides são cobertos pelo trapézio, eles são mais bem palpados quando o trapézio está relaxado. O indivíduo coloca a mão no fundo da cintura. O examinador coloca os dedos embaixo da borda medial da escápula, o que pode ser feito sem causar desconforto ao paciente desde que os músculos dessa região estejam relaxados (Fig. 5.24). Se o paciente levantar a mão a partir do fundo da cintura, o romboide maior contrai-se vigorosamente como um rotador da escápula e empurra os dedos de palpação para fora da borda medial da escápula. Se a parte ascendente do trapézio não for muito volumosa, a direção da contração das fibras do romboide pode ser vista sob a pele. No caso de paralisia do trapézio, é mais fácil observar o percurso dos romboides.

(continua)

Tabela 5.4 | Músculos do cíngulo do membro superior que estabilizam a escápula *(continuação)*

Músculos escapulares

Grupo	Músculo	Inserção proximal	Inserção distal	Inervação	Ação	Palpação/inspeção
Músculos do tronco ao cíngulo do membro superior	Peitoral menor	Por 4 tiras musculotendíneas, das costelas 2-5	As tiras musculares convergem no processo coracoide da escápula	Nervo peitoral medial (C7-T1)	Depressão e inclinação anterior da escápula, bem como elevação das costelas 2-5.	O antebraço é colocado no fundo da cintura. Nessa posição, o peitoral maior está relaxado, um pré-requisito para a palpação do peitoral menor. O examinador coloca um dedo imediatamente abaixo do processo coracoide da escápula, conforme visto na Figura 5.25, pressionando para baixo delicadamente para afundar o dedo tanto quanto possível. Nessa posição, o dedo fica transversal ao tendão do peitoral menor, cujo músculo fica relaxado enquanto o antebraço repousar no fundo da cintura. Quando o paciente tira o antebraço dessa posição, o peitoral menor contrai-se e seu tendão torna-se tenso sob os dedos de palpação. O músculo também pode ser palpado em sua importante função de depressão do ombro (elevação do tronco). Os dedos devem ser colocados distais ao processo coracoide e deve-se pedir ao paciente (sentado em uma maca) que empurre a maca para baixo, como se fosse elevar o corpo (a elevação real do tronco ou elevação sentada fará com que outros músculos se contraiam, ocultando a palpação destes).

(continua)

Tabela 5.4 | Músculos do cíngulo do membro superior que estabilizam a escápula *(continuação)*

Músculos escapulares

Grupo	Músculo	Inserção proximal	Inserção distal	Inervação	Ação	Palpação/inspeção
Músculos do tronco ao cíngulo do membro superior	Levantador da escápula	Processos transversos das vértebras cervicais superiores	Borda medial da escápula, acima da espinha, perto do ângulo superior	Nervo escapular dorsal (C3-C5)	Elevação e rotação inferior da escápula, bem como flexão lateral e rotação ipsilateral da coluna cervical.	É difícil isolar e palpar o levantador. Para trazer à tona o levantador com um mínimo de participação do trapézio, o paciente deve colocar o antebraço no fundo da cintura e, em seguida, encolher os ombros. O levantador pode, então, ser palpado na região do pescoço, anterior ao trapézio, mas posterior ao músculo esternocleidomastóideo. Uma ação comparativamente isolada do levantador pode ser obtida se o encolhimento dos ombros for breve, rápido e em curta amplitude. Se muito esforço for gerado para a elevação do ombro e se a posição elevada for mantida, o trapézio irá se contrair, apesar das precauções mencionadas anteriormente.

Capítulo 5 Complexo do ombro

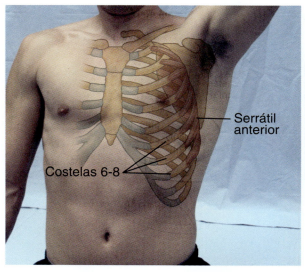

Figura 5.21 Digitações inferiores do serrátil anterior perto de sua origem nas costelas. A porção superior do músculo fica coberta pelo peitoral maior.

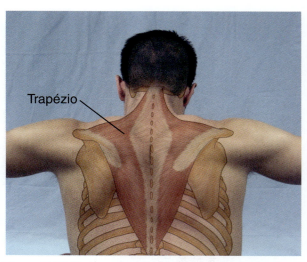

Figura 5.23 Todas as porções do trapézio em contração. Para uma ação forte do músculo, o indivíduo inclina o tronco para a frente. Note também a contração da parte espinal do deltoide, do infraespinal e do redondo menor.

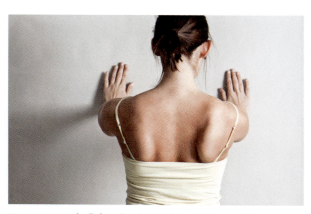

Figura 5.22 A disfunção do serrátil anterior produz uma protrusão da borda medial da escápula.

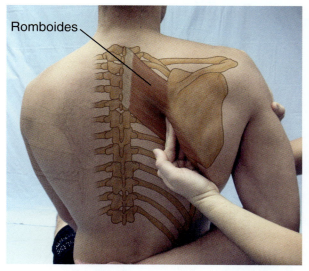

Figura 5.24 Romboides. Palpação dos romboides. Quando o trapézio e os romboides estão relaxados, o dedo do examinador pode ser colocado sob a borda medial da escápula. Quando o paciente tira a mão das costas, a contração do romboide é mais bem observada. Note, também, a contração do redondo maior.

rotação superior da escápula, enquanto o levantador – ao menos em certa amplitude – tem uma ação de rotação inferior sobre a escápula. Portanto, é mais provável que ele seja usado para elevar a escápula quando ocorre elevação com a escápula em posição de rotação inferior, como quando encolhemos o ombro com a mão atrás do corpo. Deficiências nesse músculo acarretam uma menor capacidade de elevar e rodar a escápula para baixo.

Músculos estabilizadores da articulação do ombro

Esses músculos incluem o grupo do manguito rotador (Tab. 5.5), que propicia estabilidade e movimento do ombro. A fraqueza ou disfunção de qualquer um desses músculos resulta em redução do movimento específico produzido pelo músculo, bem como em decréscimo significativo na estabilidade da articulação do ombro durante atividades. Por proporcionarem estabilidade para a articulação do ombro, o bíceps e o tríceps também são incluídos nesse grupo de estabilizadores do ombro.

Os quatro músculos do manguito podem ser lembrados pelo acrônimo SIRS (supraespinal, infraespinal, redondo menor e subescapular), que se refere à ordem

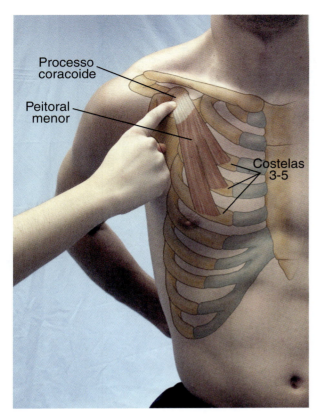

Figura 5.25 Palpação do peitoral menor. Com a mão do paciente repousando na região lombar, os peitorais maior e menor ficam relaxados. O tendão do peitoral menor é palpado no aspecto inferior do processo coracoide quando o paciente tira a mão das costas.

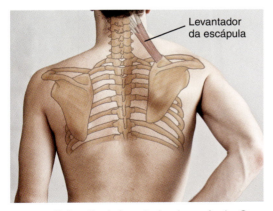

Figura 5.26 Palpação do levantador da escápula. Com o antebraço na região lombar, o paciente encolhe ligeiramente os ombros enquanto o examinador palpa o músculo no pescoço.

em que se inserem no úmero e à sua organização ao redor da articulação do ombro. A Figura 5.27 demonstra como se dispõem no úmero formando o manguito rotator.

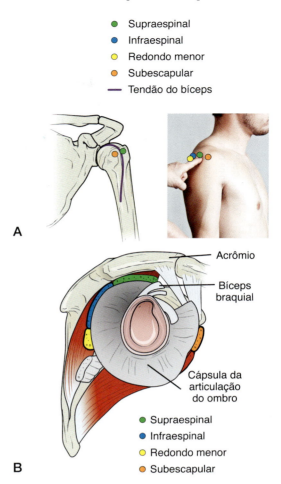

Figura 5.27 Disposição dos tendões SIRS no úmero. **A)** Desenho de ombro esquerdo e foto de ombro direito. De anterior a posterior, as inserções do manguito rotator no tubérculo maior, incluindo supraespinal, infraespinal e redondo menor. O tendão do manguito rotator inserido no tubérculo menor é o subescapular. **B)** Desenho de um ombro direito com úmero removido. Com o úmero removido, a disposição dos músculos do manguito rotator em torno da cavidade glenoidal aparece como um manguito rodeando a articulação do ombro.

Supraespinal

Como seu nome indica, o músculo supraespinal localiza-se acima da espinha da escápula. Ele é escondido pelo trapézio e pelo deltoide; aquele cobre sua porção muscular e este fica sobre seu tendão. Nota-se que a porção mais profunda do supraespinal fica tão profunda na fossa supraespinal que não se pode palpá-la; contudo, suas fibras mais superficiais podem ser sentidas através do trapézio. Além do método de palpação apresentado na Tabela 5.5, o músculo também pode ser palpado com o paciente sentado. Nessa posição, primeiro identifique a espinha da escápula e posicione os dedos de palpação sobre o músculo imediatamente cranial à espinha da escápula (eles devem se mover ao longo da espinha da

(O texto continua na p. 195.)

Tabela 5.5 | Músculos do cíngulo do membro superior que estabilizam a articulação do ombro

Grupo	Músculo	Inserção proximal	Inserção distal	Inervação	Ação	Palpação
Estabilizadores da articulação do ombro: manguito rotador	Supraespinal	Fossa supraespinal da escápula, que ele ocupa por inteiro	As fibras musculares convergem no sentido da ponta do ombro para formar um tendão curto que se insere na faceta mais superior do tubérculo maior do úmero	Nervo supraescapular (C5-C6)	Abdução da articulação do ombro	Com o paciente em decúbito ventral e o braço pendendo na beira da mesa, a escápula move-se anteriormente em torno da caixa torácica pelo peso do braço e já está em rotação superior parcial. Quando a abdução é realizada nessa posição, pode-se sentir a contração do supraespinal na fossa, com pouca ou nenhuma interferência do trapézio. O supraespinal também pode ser palpado quando o paciente levanta um objeto pesado quando o tronco inclinado para a frente. Como o objeto exerce tração para baixo, o supraespinal se tensiona, aparentemente com o propósito de evitar a separação excessiva da articulação do ombro.
Estabilizadores da articulação do ombro: manguito rotador	Infraespinal	Fossa infraespinal	Tubérculo maior do úmero em sua faceta média	Nervo supraescapular (C5-C6)	Rotação lateral e adução da articulação do ombro	Para se obter a maior parte possível do músculo para palpação, o braço deve estar afastado do corpo e o deltoide posterior deve estar relaxado. Consegue-se essa posição com o paciente em decúbito ventral ou em pé, com o tronco inclinado para a frente e os braços pendendo na vertical. A margem do deltoide posterior é identificada primeiro. Os dedos de palpação são colocados sob o deltoide na escápula, perto de sua margem lateral. Enquanto mantém o braço em posição vertical, o paciente faz a rotação lateral do ombro, virando a palma da mão para a frente. O infraespinal e o redondo menor são, então, elevados sob os dedos de palpação. A rotação lateral nessa posição requer apenas uma leve contração desses músculos e, portanto, eles não aparecem sob a pele na ilustração.

(continua)

Tabela 5.5 | Músculos do cíngulo do membro superior que estabilizam a articulação do ombro *(continuação)*

Grupo	Músculo	Inserção proximal	Inserção distal	Inervação	Ação	Palpação
Estabilizadores da articulação do ombro: manguito rotador	Redondo menor	Aspecto cefálico da borda lateral da escápula	Tubérculo maior do úmero em sua faceta inferior (posterior)	Nervo axilar (C5-C6)	Rotação lateral e adução da articulação do ombro.	O mesmo procedimento para a palpação do infraespinal irá localizar o redondo menor, mas este é palpado lateralmente ao infraespinal e à espinha da escápula.
Estabilizadores da articulação do ombro: manguito rotador	Subescapular	Superfície costal da escápula	Ampla inserção tendínea no tubérculo menor do úmero e corpo distal ao tubérculo	Nervos subescapulares (C5-C6)	Rotação medial da articulação do ombro.	Uma porção desse músculo pode ser palpada com o tronco inclinado para a frente, de modo que a escápula deslize adiante sobre a caixa torácica por causa do peso do braço pendente. Os dedos são colocados na axila, anteriormente ao latíssimo do dorso e, com uma leve pressão, são movidos na direção da superfície costal da escápula. Com o braço pendente na vertical, o paciente faz a rotação medial do ombro, virando a palma da mão para trás. Pode-se sentir o ventre firme e arredondado do subescapular erguendo-se sob os dedos de palpação. Se a pessoa quiser sentir o músculo em si mesma, deve usar o polegar para a palpação. Tanto quanto se pode apurar por palpação, o tamanho do músculo varia muito de pessoa a pessoa.

(continua)

Tabela 5.5 | Músculos do cíngulo do membro superior que estabilizam a articulação do ombro *(continuação)*

Grupo	Músculo	Inserção proximal	Inserção distal	Inervação	Ação	Palpação
Músculos da escápula que movem a articulação do ombro	Redondo maior	Ângulo inferior da escápula	Forte e ampla inserção tendínea na crista do tubérculo menor do úmero	Nervos subescapulares (C5-C6).	Rotação medial, adução e extensão da articulação do ombro.	O ventre do músculo pode ser palpado no aspecto inferior da borda axilar da escápula com o paciente em decúbito ventral sobre a maca, com o braço pendendo ao lado dela. Se o paciente relaxado fizer a rotação medial da articulação do ombro, o redondo maior eleva-se entre os dedos de palpação. Se, ao mesmo tempo, outros dedos forem colocados mais acima na borda axilar e o paciente fizer a rotação lateral, como solicitado, pode-se sentir o redondo menor contraindo-se e o redondo maior relaxando.
	Coracobraquial	Processo coracoide da escápula	Superfície medial do úmero, na metade inferior do corpo do úmero	Nervo musculocutâneo (C6-C7).	Flexão e adução da articulação do ombro.	O coracobraquial pode ser palpado em sua porção distal da região axilar com o braço elevado acima da horizontal, como visto na Figura 5.31. Ele surge de baixo da borda inferior do peitoral maior, onde fica medial e paralelo ao tendão da cabeça curta do bíceps. Primeiro, identifica-se o bíceps com a supinação do antebraço; na sequência, os dedos de palpação seguem a cabeça curta do bíceps proximalmente até onde o músculo se afila, e esse é o melhor local para palpar o coracobraquial. Na ilustração o paciente está trazendo o braço na direção da cabeça.

escápula até encontrar o melhor ponto de palpação). Um movimento rápido de abdução em curta amplitude é efetuado pelo paciente quando o fisioterapeuta palpa uma contração momentânea do músculo. Em amplitudes maiores de abdução, o supraespinal é mais difícil de palpar porque o trapézio torna-se cada vez mais tenso e, então, não é fácil distinguir um músculo do outro.

O supraespinal é capaz de realizar o movimento total de abdução sem o auxílio do deltoide. Isso foi demonstrado em pacientes com paralisia do músculo deltoide em casos de poliomielite e de bloqueio do nervo axilar. Howell et al.[65] verificaram que o supraespinal é capaz de abduzir o úmero contra a resistência e de contribuir em cerca de 50% com o torque isocinético normal máximo. Além disso, porém, Howell et al.[65] propuseram que o supraespinal pode contribuir em 12% do torque de abdução a partir dos 120° de movimento.

Infraespinal e redondo menor

Embora o infraespinal e o redondo menor sejam inervados por dois nervos diferentes, eles são descritos juntos por serem intimamente relacionados em termos de ação e localização (Fig. 5.28). O infraespinal se localiza mais perto da espinha da escápula e ocupa a maior parte da fossa infraespinal. O redondo menor se insere na borda lateral da escápula. Os tendões de ambos os músculos se aderem e se fundem à cápsula.

As partes maiores do infraespinal e do redondo menor são superficiais e podem ser palpadas; entretanto, algumas porções são cobertas pelo trapézio e pelo deltoide posterior.

As inserções distais desses músculos podem ser palpadas no tubérculo maior da cabeça do úmero, imediatamente distais e anteriores ao acrômio se a articulação do ombro estiver em hiperextensão passiva e o músculo deltoide estiver relaxado. Na presença de patologia, a palpação dessas estruturas pode ocasionar queixas de dor e desconforto.

Subescapular

O subescapular localiza-se sob a escápula (Fig. 5.29). O tendão do músculo passa sobre o aspecto anterior da cápsula da articulação do ombro. Dependendo da posição do braço, o subescapular pode flexionar, estender, aduzir ou abduzir a articulação do ombro, além de realizar sua função primária de rotação medial. Outras funções escapulares dependem da posição em que os braços se encontram e, por isso, relacionam-se com a posição do ombro. Quando o braço está acima da cabeça, o subescapular pode contribuir com a extensão. Também há evidências de que ele possa atuar como adutor, quando o ombro está em rotação medial, e abdutor, quando o ombro está em rotação lateral.[66,67] O subescapular tem uma seção transversal quase igual ao do deltoide

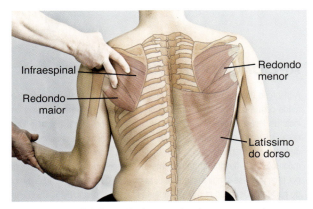

Figura 5.28 O infraespinal e o redondo menor podem ser localizados perto da margem lateral da escápula com o ombro em rotação lateral. A posição vertical do braço permite a ativação desses dois músculos de forma bem isolada.

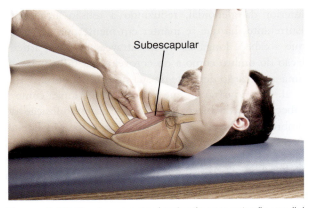

Figura 5.29 O subescapular é palpado com rotação medial do ombro. Os dedos são colocados na axila e movidos em direção à superfície costal da escápula.

médio, o que indica que ele é um músculo de tamanho considerável.[68]

Bíceps braquial e tríceps braquial

Os músculos bíceps e tríceps não fazem parte do manguito rotador; entretanto, as duas cabeças do bíceps e a cabeça longa do tríceps cruzam a articulação do ombro e, por isso, atuam sobre ela. A cabeça curta e a cabeça longa do bíceps se inserem no tubérculo supraglenoidal e no processo coracoide, respectivamente, enquanto o tríceps se insere no tubérculo infraglenoidal. No ombro, o bíceps age como flexor e abdutor da articulação do ombro, enquanto o tríceps age extensor e adutor da mesma articulação. Esses dois músculos são descritos em detalhes no Capítulo 6.

A cabeça longa do bíceps também é importante na estabilização da cabeça do úmero na cavidade glenoidal durante o movimento do úmero. Quando estimulado,

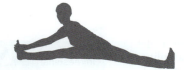

APLICAÇÃO PRÁTICA

A inserção distal do supraespinal, do infraespinal e do redondo menor se funde com a cápsula da articulação do ombro e é frequente que seja um local de lesões e causa de dor no ombro. Para localizar e palpar o local dessa inserção, o fisioterapeuta deve, antes, hiperestender passivamente o ombro e se assegurar de que o deltoide esteja relaxado. Colocando-se as mãos no fundo da cintura do paciente e enganchando o braço do paciente por trás, pode-se atingir facilmente essa posição de hiperextensão do braço do paciente. Depois que o fisioterapeuta identificar o sulco intertubercular, o tubérculo maior é localizado logo adjacente e lateral ao sulco. O tubérculo maior é o local de inserção do supraespinal, do infraespinal e do redondo menor, que ali formam uma crista lateral do sulco, enquanto o tubérculo menor, onde se insere o tendão do subescapular, a crista medial do sulco. Embora os fisioterapeutas não possam diferenciar os tendões uns dos outros, os localizados no tubérculo maior são organizados em sequência, sendo o do supraespinal mais adjacente ao sulco bicipital e o do redondo menor mais distante do sulco; assim, localizar a queixa do paciente de dor à palpação, bem como outros componentes do exame clínico, dá condições ao profissional de identificar a estrutura específica da lesão ou dor.

o tendão do bíceps leva a cabeça do úmero à porção inferior da glenoidal, reduzindo a tensão articular.[69] Entretanto, há que se manter em mente que, uma vez que a cabeça longa do bíceps atravessa tanto a articulação do ombro como a do cotovelo, sua influência em uma articulação depende de sua posição na outra.[70] Itoi et al.[71] demonstraram que tanto a cabeça longa como a cabeça curta do bíceps contribuem na estabilização do ombro quando ele está em abdução e rotação lateral. A partir de suas investigações, eles também concluíram que, com a redução da estabilidade articular proporcionada por outras estruturas, como em uma laceração na cápsula anterior, o papel do bíceps aumenta. Diversos pesquisadores concordam que o bíceps é uma estrutura de estabilização importante para a articulação do ombro durante a elevação, especialmente se houver lesões nas outras estruturas estabilizadoras.[71-73]

Quando o deltoide e o supraespinal estão paralisados, a cabeça longa do bíceps é capaz de substituí-los na elevação do braço. O bíceps consegue produzir esse movimento quando a articulação do ombro está em rotação lateral, levemente anterior no plano frontal e sem resistência ou ferramentas nas mãos. Esse movimento é útil para colocar as mãos acima da cabeça, mas a cabeça longa do bíceps não é forte o bastante para levantar objetos ou realizar trabalhos nessa posição.

A cabeça longa do tríceps também proporciona estabilidade à articulação do ombro em atividades de elevação. À medida que o úmero se move em abdução, a cabeça longa do tríceps ajuda a estabilizar a cabeça do úmero na glenoidal.[74] Durante atividades de sustentação do peso, o tríceps também proporciona estabilização para a articulação do ombro; Marisa Pontillo et al.[75] verificaram que, quando as atividades de sustentação do peso com os membros superiores se tornam mais difíceis, o tríceps se torna mais ativo como estabilizador do ombro.

Grandes músculos motores do ombro

Esses músculos têm suas inserções proximais no tronco e suas inserções distais no úmero, tendo pouca ou nenhuma inserção na escápula (Tab. 5.6). Eles atuam no úmero como motores primários, mas, através de sua ligação com o úmero, também podem afetar indiretamente a posição de todo o cíngulo do membro superior. Por causa de suas inserções, esses músculos realizam múltiplas funções na articulação do ombro.

Deltoide

O deltoide (do grego, *delta*, a letra Δ; *eidos*, semelhança) é um grande músculo superficial que consiste em três partes: anterior (clavicular), média (acromial) e posterior (espinal). O músculo cobre a articulação do ombro em todos os lados, exceto na região axilar inferior, e compõe 40% da massa dos músculos escapuloumerais.[2] Ele é coberto apenas por pele, motivo pelo qual é fácil observá-lo e palpá-lo em sua totalidade. O arredondamento característico do ombro normal se deve ao músculo deltoide (Fig. 5.30). Todas as partes do deltoide são descritas na Tabela 5.6.

As três porções do deltoide devem poder ser observadas em ação durante a realização de abdução e adução horizontal em atividades de puxar e empurrar. Embora todas as três cabeças do deltoide trabalhem juntas para produzir abdução como um movimento em comum, do mesmo modo como as porções superior e inferior do trapézio, as porções anterior e posterior do deltoide também apresentam ações antagônicas entre si; a porção anterior produz flexão horizontal (adução horizontal), enquanto a posterior produz extensão horizontal (abdução horizontal). Do mesmo modo, a porção anterior do deltoide contribui para a rotação medial, enquanto a posterior contribui para a rotação lateral do úmero.

Na abdução normal o supraespinal inicia o movimento. Entretanto, em pacientes com paralisia do supraespinal ou lesão debilitante, o deltoide é capaz de abduzir o úmero por toda a amplitude de movimento se os outros músculos do manguito rotador atuantes forem capazes de compensar a força translativa do deltoide. Apesar de ser possível que a abdução do deltoide ocorra sozinha, ela é gerada com força menor que a normal. Howell et al.[65] verificaram uma redução de cerca de 50% no torque de abdução isocinética máxima com bloqueios nervosos ao nervo supraescapular. Depois da recuperação de cirurgias de remoção do músculo deltoide (por causa de tumores nos tecidos moles), Markhede, Monastyrski e Stener[76] documentaram uma perda de 5° a 15° de abdução ativa e uma diminuição nos torques isométricos máximos de apenas 30% a 40%. Na posição de repouso com os braços ao longo do corpo, o ângulo de tração do deltoide tende a, sobretudo, elevar a cabeça do úmero em direção ao arco coracoacromial quase sem braço de alavanca de rotação. À medida que a abdução do braço segue em graus mais elevados, porém, a força translativa do deltoide médio diminui e seu braço de momento rotatório aumenta a partir de cerca de 50° e se torna maior que o do supraespinal acima de 50°.[77] Essa mudança de torque permite ao deltoide trabalhar sinergicamente com o manguito rotador para ser o motor primário na elevação do ombro depois das amplitudes de movimento iniciais. Em suma, o deltoide não gira a articulação do ombro em abdução até níveis mais altos do movimento de abdução a menos que o supraespinal não possa realizar essa tarefa; nesses casos, o deltoide pode conseguir iniciar a abdução desde que os outros músculos do manguito rotador estejam intactos para contrapor a grande força translativa inicial do deltoide.

Latíssimo do dorso

O nome latíssimo do dorso é derivado da palavra latina *latus*, que significa largo. Trata-se do mais largo músculo da região lombar e da região torácica lateral. Sua localização é superficial, exceto por um pequeno segmento coberto pela parte ascendente do trapézio.

A maior parte desse músculo é fina e plana, localizada na região posterior do tórax, o que dificulta distingui-lo da fáscia e dos músculos profundos das costas. O latíssimo forma a prega posterior da axila. Suas funções no ombro estão relacionadas às do redondo maior e da cabeça longa do tríceps (Fig. 5.28).

Se os braços estiverem estabilizados, como ao se impulsionar com muletas ou no exercício de *press down* na posição sentada, a inserção distal ajuda a levantar a pelve. Na marcha com muletas, a atividade do latíssimo do dorso permite que o pé se afaste do solo e, durante o *press down* na posição sentada, os quadris levantam-se da superfície. Essa função ganha particular importância no caso de um paciente com paraplegia cujos músculos dos membros inferiores, incluindo o quadrado do lombo e os abdominais laterais, estejam paralisados por causa de lesão na medula espinal. Colocando as mãos nos braços da cadeira de rodas, a pessoa pode se impulsionar a partir da posição sentada e aliviar a pressão nas nádegas, minimizando a probabilidade de desenvolver escaras na região. Além disso, esse músculo exerce uma função primordial para ginastas, mergulhadores, lutadores e outros atletas que precisam sustentar o peso do corpo com os membros superiores.

Redondo maior

O redondo maior é distal ao redondo menor na borda lateral da escápula (Fig. 5.28). Como o nome indica, é arredondado como o menor, mas é de maior tamanho. A porção muscular do redondo maior é bem acessível à palpação, mas o tendão de sua inserção distal não. O redondo maior atua na maioria das atividades de tração quando o ombro é estendido ou abduzido contra resistência. Sua função é muito parecida com a do latíssimo do dorso.

Peitoral maior

O seu nome (do latim, *pectus*, osso do peito, tórax) indica que o peitoral maior é um grande músculo do tórax. Ele tem uma origem extensa, mas não cobre uma área tão grande como o latíssimo do dorso. O músculo é descrito como consistindo em duas partes: a clavicular e a esternocostal. Essa descrição em dois segmentos é baseada nas direções e nas funções de suas fibras musculares. O arranjo de suas fibras e os locais de inserção proximal permitem que essas duas cabeças trabalhem de maneira independente uma da outra durante a flexão e a extensão do ombro.[74] Por causa de sua larga origem e da convergência de suas fibras em direção à axila, o músculo assume a forma de leque. Deve-se notar a maneira como as fibras musculares se aproximam de sua inserção distal: o tendão parece se torcer em torno de si mesmo, de modo que suas fibras superiores se insiram mais inferiormente na crista e as inferiores se insiram mais proximalmente.

Coracobraquial

O nome desse músculo identifica suas inserções proximal e distal. Em partes, é coberto pelo deltoide, pelo peitoral maior e pelo bíceps braquial (Fig. 5.31). Ele é considerado mais um motor da articulação do ombro que um estabilizador, uma vez que sua linha de tração é suficientemente distal do eixo de movimento da articulação.

Tabela 5.6 | Grandes músculos motores do ombro

Grupo	Músculo	Inserção proximal	Inserção distal	Inervação	Ação	Palpação
Grandes músculos motores do ombro	Deltoide (Parte clavicular, Parte acromial, Parte espinal, Tuberosidade deltóidea)	Extremidade acromial da clavícula, processo do acrômio e espinha da escápula	As três porções do músculo convergem na tuberosidade deltóidea, uma área bem rugosa na metade inferior do eixo do úmero	Nervo axilar (C5-C6)	Abdução da articulação do ombro. A porção anterior do deltoide realiza flexão e adução horizontal da articulação do ombro. A porção posterior do deltoide efetua extensão e abdução horizontal da articulação do ombro.	A **porção anterior do deltoide** pode ser observada e palpada com o braço na posição horizontal. Note que sua margem inferior fica próxima à porção superior do peitoral maior. A porção anterior do deltoide contrai-se vigorosamente quando a adução horizontal é resistida. A **porção média do deltoide** possui a melhor posição anatômica para abdução e é vista contraindo-se sempre que esse movimento é executado ou quando se mantém a abdução. A **porção posterior do deltoide** contrai-se vigorosamente quando o ombro é hiperestendido contra resistência ou quando se oferece resistência à abdução horizontal. A margem inferior da porção posterior do deltoide possui uma relação estreita com a cabeça longa do tríceps e com os músculos redondos. O paciente (pós-poliomielite) teve paralisia extensa dos músculos do ombro, incluindo as porções média e anterior do deltoide, ao passo que a porção posterior estava relativamente preservada.

(continua)

Capítulo 5 Complexo do ombro 199

Tabela 5.6 | Grandes músculos motores do ombro *(continuação)*

Grupo	Músculo	Inserção proximal	Inserção distal	Inervação	Ação	Palpação
Grandes músculos motores do ombro	Latíssimo do dorso	Processos espinhosos das vértebras torácicas de T6 para baixo, fáscia dorsolombar, crista ilíaca (porção posterior) e costelas inferiores, aqui interdigitando-se com o músculo oblíquo externo do abdome. As fibras convergem no sentido da axila, algumas passam sobre o ângulo inferior da escápula ou perto dele, muitas vezes aderindo a ela.	O tendão segue na axila e se insere na crista do tubérculo menor do úmero, proximalmente à do redondo maior.	Nervo toracodorsal (C6-C8).	Rotação medial, extensão e adução da articulação do ombro; depressão escapular; e elevação da pelve.	Lateralmente, na linha axilar e onde as fibras convergem, o músculo possui um volume considerável e, nessa região, é fácil observá-lo e palpá-lo. O latíssimo do dorso e o redondo maior contraem-se quando se opõe a resistência à adução ou à extensão do ombro, como visto na ilustração, em que o paciente está pressionando para baixo no ombro do examinador.
	Peitoral maior	Clavícula inferior e medial, costocartilagens das costelas 2-6 e corpo do esterno.	Crista do tubérculo maior do úmero	Nervos peitorais medial e lateral (C5-T1).	Adução, adução horizontal e rotação medial da articulação do ombro. A cabeça clavicular flexiona a articulação do ombro. A cabeça esternocostal estende a articulação do ombro a partir da posição de flexão completa.	Por ser superficial e de volume considerável, o músculo é fácil de observar e palpar ao longo de sua origem no esterno ou distalmente à clavícula. Todo o músculo contrai-se quando a adução horizontal é resistida, como ao se pressionarem as palmas juntas na frente do corpo.

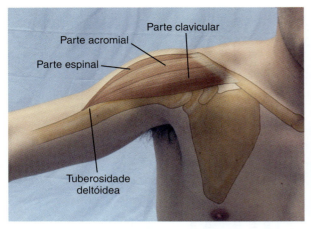

Figura 5.30 Deltoide. O fisioterapeuta segura em torno da parte clavicular do deltoide, separando-a da parte acromial e do peitoral maior.

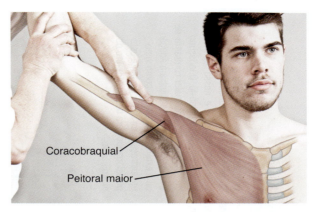

Figura 5.31 Identificação do coracobraquial. Esse músculo emerge de baixo da margem inferior do peitoral maior, onde se localiza perto do tendão curto da cabeça do bíceps.

Função dos músculos do complexo do ombro

Como mencionado, cada articulação no complexo do ombro fornece contribuições importantes para o movimento global do membro superior. Os fisioterapeutas devem entender como esses segmentos interagem para gerar uma função suave no complexo do ombro e em todo o membro superior para que possam examinar e avaliar o paciente de maneira adequada antes de oferecer o tratamento corretivo que resolva as patologias presentes. Esta seção do capítulo apresenta informações relevantes sobre as funções desses segmentos. Alguns movimentos sinérgicos também são descritos. Por outro lado, a última unidade do livro apresenta informações sobre movimentos integrados para a execução apropriada de várias atividades, incluindo atividades esportivas e recreativas, atividades da vida diária, atividades profissionais e marcha. As informações desta seção propiciam uma compreensão básica de como o complexo do ombro trabalha para que, no estudo dos últimos capítulos, as informações neles sejam compreendidas de maneira mais completa.

Estabilização passiva e dinâmica da articulação do ombro

Como em qualquer articulação sinovial, a estabilização das articulações do complexo do ombro depende de uma combinação de elementos passivos e dinâmicos. Os elementos passivos incluem a cápsula e os ligamentos, enquanto os músculos representam os elementos dinâmicos. As articulações esternoclavicular e acromioclavicular dependem, sobretudo, de restrições passivas, enquanto as articulações escapulotorácica e do ombro contam com seus músculos para estabilidade. Algumas obras referem-se aos estabilizadores passivos como estabilizadores "estáticos"; contudo, o termo estático implica que essas estruturas não sofrem alterações, apesar de que, na verdade, elas se alteram sim com o movimento da articulação. Por exemplo, conforme a clavícula roda para cima, o ligamento coracoclavicular se tensiona cada vez mais até atingir um nível de tensão que impede a rotação clavicular adicional. Por esse motivo, em vez de denominar essas estruturas como "estáticas", preferimos identificá-las como "passivas", uma vez que seus movimentos ocorrem de maneira passiva.

Estabilização passiva

Movimentos nas articulações esternoclavicular e acromioclavicular são limitados por fortes inserções ligamentares e, em menor grau, pela configuração óssea. Por outro lado, as articulações escapulotorácica e do ombro têm pouca estabilidade devida a ligamentos ou ossos. Como mencionado, estas duas últimas se inserem no corpo através de músculos, e a articulação do ombro tem a vantagem da sustentação adicional de uma cápsula articular frouxa reforçada por ligamentos.

Normalmente, não há contração dos músculos do cíngulo do membro superior nas posições relaxadas sentada ou em pé, o que levanta a questão de quais estruturas impedem que o ombro sofra subluxações quando a pessoa está ereta. A clavícula e a escápula ficam no tórax. A cabeça do úmero é mantida na cavidade glenoidal pelos ligamentos coracoumeral horizontal e glenoumeral superior, bem como pela pressão atmosférica negativa dentro da cápsula. Em cadáveres recentes, Kumar e Balasubramaniam[78] verificaram que a subluxação da cabeça do úmero ocorria apenas depois da punção da cápsula, quando a variante da pressão atmosférica era eliminada.

Estabilização dinâmica

Com frequência, ocorrem atividades contínuas de baixo nível na parte superior do trapézio nas posições sentada e em pé, porém, quando se chama a atenção a essa atividade, a maioria dos indivíduos consegue relaxar o músculo sem dificuldade. É provável que a atividade do trapézio esteja relacionada à postura da cabeça, já que as fibras superiores são extensoras do pescoço, além de levantadores da escápula; a atividade contínua desses músculos do pescoço é uma causa comum de tensão e dor em pessoas com má postura ou que trabalham sentadas em frente ao computador. Patologias na parte descendente do trapézio também afetam o complexo do ombro; há muito tempo se observou que a paralisia do trapézio é acompanhada de queda e rotação inferior da escápula.[64] Essa evidência leva à conclusão de que a manutenção da posição normal de repouso da escápula pode decorrer de forças passivas da fáscia produzidas pelos 15 músculos que têm inserções na escápula, bem como da sustentação da caixa torácica.

Estabilização do manguito rotador

Antigamente se acreditava que, quando uma pessoa carrega uma carga pesada, como uma maleta nas mãos, a contração dos músculos deltoide, bíceps ou tríceps braquial, com suas linhas de ação verticais, mantinha a cabeça do úmero firme na cavidade glenoidal. No entanto, verificou-se que esses músculos ficam mudos eletromiograficamente, mesmo com cargas de 11 quilogramas nas mãos.[79,80] Por outro lado, encontrou-se atividade EMG nos músculos do manguito rotador de direção horizontal – supraespinal, infraespinal e redondo menor. A contração desses músculos mantém a cabeça do úmero firme contra a glenoidal, de modo a evitar a subluxação enquanto se carrega um peso nas mãos. Embora esses músculos do manguito rotador produzam movimento na articulação do ombro, sua função primária e mais importante é propiciar estabilidade para a articulação pressionando a cabeça do úmero para dentro da cavidade glenoidal. Durante a elevação da articulação do ombro, esses músculos do manguito rotador criam uma estabilização dinâmica da articulação conforme o úmero se move em flexão ou abdução. Durante a elevação, o manguito rotador segura e protege a articulação e os tecidos moles circundantes, não apenas puxando o úmero para a glenoidal, mas também movendo sua cabeça para a porção inferior da cavidade glenoidal, onde ela pode ficar com mais firmeza contra a ampla superfície da glenoidal, permitindo, assim, espaço suficiente sob o arco coracoacromial para os tecidos moles posicionados entre o arco e a articulação do ombro.

Bíceps braquial

O tendão da cabeça longa do bíceps braquial passa sobre a cabeça do úmero e desce para o sulco intertubercular. No tendão, a tensão é produzida quando o músculo se contrai e comprime a cabeça do úmero contra a cavidade glenoidal. Essa força é semelhante à gerada quando se puxa uma corda presa em torno de um poste. Assim, o bíceps auxilia a evitar a subluxação da articulação do ombro quando o cotovelo se flexiona com um peso nas mãos.

Deltoide e manguito rotador

Na evolução dos primatas e no desenvolvimento humano, a posição ereta fez que o tamanho relativo do músculo deltoide aumentasse de maneira acentuada.[2] Nos seres humanos, o músculo é proeminente e rodeia a articulação do ombro em três lados. No deltoide, a atenção foi focada em sua função como abdutor da articulação do ombro. No entanto, esse músculo apresenta um pequeno componente rotatório em relação a seu vetor de força muscular (Fig. 5.32A). No início da elevação, a maior parte da força do deltoide é direcionada verticalmente, produzindo um cisalhamento da cabeça do úmero na glenoidal, o que faria com que ela se movesse para cima e colidisse com o arco coracoacromial. Entretanto esse movimento é impedido pelas trações horizontal e vertical para baixo dos músculos do manguito rotador (Fig. 5.32B). Como mencionado, a superfície glenoidal inferior é maior que a superior. Quando o braço é elevado, o manguito rotador traciona o úmero a essa área inferior e maior. Essa ação cumpre dois fatores importantes: 1) a superfície de contato entre a glenoidal e a cabeça do úmero é maior, gerando mais estabilidade articular; e 2) com a cabeça do úmero deprimida na soquete, os tecidos moles subacromiais ganham um espaço ideal e apresentam menos risco de impacto. As Figuras 5.33A e B mostram uma visualização da diferença entre quando o manguito rotador não oferece a pressão para baixo da cabeça do úmero na cavidade glenoidal durante a elevação (Fig. 5.33B) e quando os músculos realizam essa tarefa de maneira adequada (Fig. 5.33A). Alguns consideram a porção posterior do deltoide como adutora ou compressora da articulação na fase inicial do movimento, e chegaram a encontrar linhas de força inferiores ou muito próximas ao eixo de movimento.[81,82] Conforme a elevação continua, o braço de alavanca de abdução aumenta, mas a maior parte da força gerada pelo deltoide é direcionada para o componente de estabilização, que comprime a cabeça do úmero contra a glenoidal. Quando o braço está completamente elevado, o deltoide e as forças horizontais do manguito rotador proporcionam estabilidade para a articulação do ombro. Na elevação completa desse complexo, como no exercício de desenvolvimento (cadeia aberta) ou ao plantar bananeira

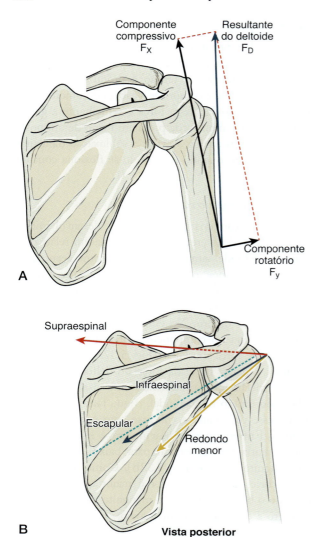

Figura 5.32 Forças rotatórias na abdução da articulação do ombro. A) Vetores de força do deltoide. O deltoide tem um componente rotatório bem pequeno quando o braço está ao lado do corpo. B) A tração horizontal e para baixo dos músculos do manguito rotador evita que o deltoide traga o úmero para dentro do arco coracoacromial.

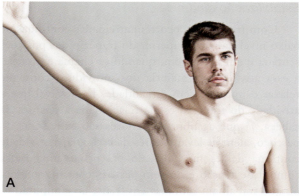

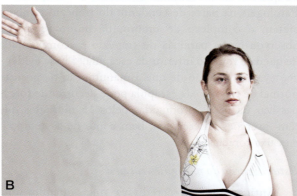

Figura 5.33 Elevação do ombro no plano escapular. A) Elevação normal com músculos em função saudável. B) A elevação com força inadequada do manguito rotador para manter o úmero na parte inferior da cavidade glenoidal é revelada pela incapacidade da cabeça do úmero de manter a posição certa na porção inferior da cavidade glenoidal, de modo que o ombro parece ter um leve encolhimento quando o braço se eleva.

(cadeia fechada), a escápula, em prostração e rotação superior, se posiciona de modo a formar uma plataforma para a cabeça do úmero. Por sua vez, o serrátil anterior e o músculo trapézio estabilizam a escápula nessa posição. Assim, a estabilidade escapular, gerada pelos seus rotadores superiores, permite que a glenoidal fique estável em movimentos acima da cabeça. Ao mesmo tempo, o manguito rotador mantém a cabeça do úmero em uma posição segura na articulação do ombro durante atividades acima da cabeça (Fig. 5.34). Se os rotadores escapulares ou o manguito rotador não cumprirem seu dever de proporcionar estabilidade para a escápula e para o ombro, respectivamente, as estruturas do ombro sofrerão lesões.

Uma combinação patológica funesta, mas comum, é a combinação do desequilíbrio dos músculos rotadores da escápula (p. ex., quando a parte superior do trapézio é mais forte que a inferior) com fraqueza dos músculos do manguito rotador, causa um efeito previsível. Estas duas deficiências – individualmente ou combinadas – resultam em impacto subacromial durante a elevação: 1) o deltoide obriga o manguito rotador a tracionar a cabeça do úmero para o aspecto superior da soquete glenoidal e/ou 2) a escápula encolhe os ombros para cima em vez de rodá-los para cima (Fig. 5.35).

Ações musculares sinérgicas

Cada músculo individual e partes do mesmo músculo no cíngulo do membro superior têm múltiplas ações anatômicas por causa das várias articulações, das grandes amplitudes de movimentos e da ausência de estabilidade estrutural. Pelo mesmo motivo, é raro apenas um músculo do complexo do ombro realizar determinada ação. Em

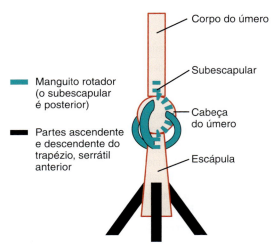

Figura 5.34 Esquema da estabilização, em atividades acima da cabeça, proporcionada pelos rotadores superiores da escápula e pelo manguito rotador. Os rotadores da escápula estabilizam a escápula para que ela sirva como uma plataforma estável a partir da qual os músculos do manguito rotador atuam durante o movimento da articulação do ombro.

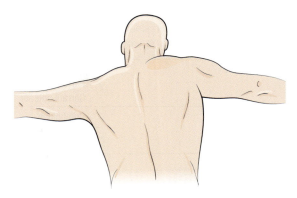

Figura 5.35 Com a fraqueza da parte ascendente do trapézio e do serrátil anterior, a parte descendente do trapézio torna-se mais forte que esses rotadores superiores da escápula e faz com que esta se eleve em vez de rodar, causando impacto na articulação do ombro.

vez disso, muitos músculos trabalham durante um único movimento qualquer do ombro. Por exemplo, a elevação do braço pode ativar 11 dos 17 músculos principais do cíngulo do membro superior. Algumas vezes, os músculos atuam sinergicamente para produzir o movimento desejado, enquanto, outras vezes, são antagonistas um do outro. Por exemplo, a elevação da escápula ocorre com a atividade do levantador da escápula e da parte superior do trapézio, ao passo que o movimento oposto, depressão, resulta da contração da parte inferior do trapézio e do peitoral menor. Por outro lado, a rotação superior é resultado dos esforços cooperativos do serrátil anterior e das partes superior e inferior do trapézio, enquanto o peitoral menor, o levantador da escápula e os romboides produzem rotação inferior. A Tabela 5.7 mostra como os movimentos dos músculos que movem a escápula passam de sinergistas a antagonistas, às vezes trabalhando com um músculo e, outras, contra o mesmo músculo, dependendo do movimento produzido.

Quando os músculos sinergistas produzem rotação, isso é chamado par de forças. **Par de forças** é definido, em termos mecânicos, como duas forças cujos pontos de aplicação ocorrem em lados opostos de um eixo e em sentidos opostos com o objetivo de produzir a rotação do corpo. Por estarem em lados opostos do eixo, quando atuam sozinhos, produzem um movimento que é oposto ao sinérgico. Entretanto, ao trabalharem juntos, produzem rotação. Existem diversos pares de força no complexo do ombro. Essa sinergia acontece durante a elevação do braço, por exemplo, quando há dois pares de força principais em atuação no complexo do ombro: um age na articulação do ombro e o outro na escapulotorácica.

O par de forças da escapulotorácica inclui a combinação de forças das partes superior e inferior do trapézio e da parte anterior do serrátil para produzir a rotação superior da escápula (Fig. 5.36). O par de forças da articulação do ombro consiste no deltoide e no manguito rotador: o deltoide e o supraespinal contraem-se juntos para produzir a elevação (abdução e flexão) na articulação do ombro, ao passo que o infraespinal, o redondo menor e o subescapular atuam para puxar a cabeça do úmero para baixo, em direção à parte inferior da soquete, conforme o deltoide eleva o úmero, produzindo, assim, a rotação da articulação. Outro par de forças da escapulotorácica inclui os romboides, o levantador da escápula e o peitoral menor, que produzem rotação inferior da escápula sobre o tórax (Fig. 5.37).

Forças musculares e comprimentos dos braços de momento (alavanca)

Grandes forças são geradas pelo ombro quando a mão segura um complemento ou ferramenta como uma raquete de tênis ou um machado. Esses implementos estendem o comprimento do braço de resistência; contudo, os comprimentos do braço de força do músculo não mudam. Embora os braços de resistência possam ser medidos em metros, os braços de força do músculo são medidos em frações de centímetro. Por isso, para superar a grande resistência, os músculos devem produzir uma força muito maior para realizar a atividade desejada. Essa questão ficará mais clara quando você realizar as atividades de laboratório no final do capítulo.

As medições de torque isométrico máximo no ombro demonstram que a força máxima ocorre quando os músculos se contraem na posição alongada e que o torque diminui à medida que os músculos se encurtam.[46,83] (Esse tema foi tratado no Capítulo 2.) A Tabela 5.8 mos-

Tabela 5.7 | Antagonistas e sinergistas da escápula e do úmero

Movimento escapular	Sinergistas	Antagonistas
Rotação superior	Parte descendente do trapézio Parte ascendente do trapézio Serrátil anterior	Romboides Peitoral menor Levantador da escápula
Rotação inferior	Romboides Peitoral menor Levantador da escápula	Parte descendente do trapézio Parte ascendente do trapézio Serrátil anterior
Retração	Romboides Trapézio	Peitoral menor Serrátil anterior
Protração	Peitoral menor Serrátil anterior	Romboides Trapézio
Elevação	Parte descendente do trapézio Romboides Levantador da escápula	Peitoral menor Parte ascendente do trapézio Serrátil anterior inferior
Depressão	Peitoral menor Parte ascendente do trapézio Serrátil anterior inferior	Parte descendente do trapézio Romboides Levantador da escápula
Movimento da articulação do ombro	**Sinergistas**	**Antagonistas**
Flexão	Peitoral maior (cabeça clavicular) Coracobraquial Bíceps braquial	Latíssimo do dorso Redondo maior Tríceps braquial (cabeça longa) Peitoral maior (cabeça costoesternal)
Extensão	Latíssimo do dorso Redondo maior Tríceps braquial (cabeça longa) Peitoral maior (cabeça costoesternal)	Peitoral maior (cabeça clavicular) Coracobraquial Bíceps braquial
Abdução	Deltoide Supraespinal Bíceps braquial (cabeça longa)	Peitoral maior Latíssimo do dorso Redondo maior Tríceps braquial (cabeça longa)
Adução	Peitoral maior Latíssimo do dorso Redondo maior Tríceps braquial (cabeça longa)	Deltoide Supraespinal Bíceps braquial (cabeça longa)
Rotação lateral	Infraespinal Redondo menor Deltoide posterior	Subescapular Redondo maior Peitoral maior Latíssimo do dorso Deltoide anterior
Rotação medial	Subescapular Redondo maior Peitoral maior Latíssimo do dorso Porção anterior do deltoide	Infraespinal Redondo menor Porção posterior do deltoide

tra os resultados de pesquisas sobre torques isométricos máximos em pacientes saudáveis.[46,83] Quando se testa mais de uma posição, os torques resultantes são mais altos quando o músculo é contraído na posição alongada. Se nos lembramos dos conceitos apresentados no Capítulo 4, fica fácil compreender por que o troque isométrico máximo é produzido na posição alongada. Tem a ver com a relação fisiológica de comprimento-tensão. As fibras musculares estão em uma posição ideal para gerar sua maior força na posição de repouso máximo. Uma peculiaridade do ombro é o fato de que o manguito rotador consegue manter um longo braço de força por um extenso movimento de elevação por causa da rotação escapular. Com a elevação da articulação do ombro, a

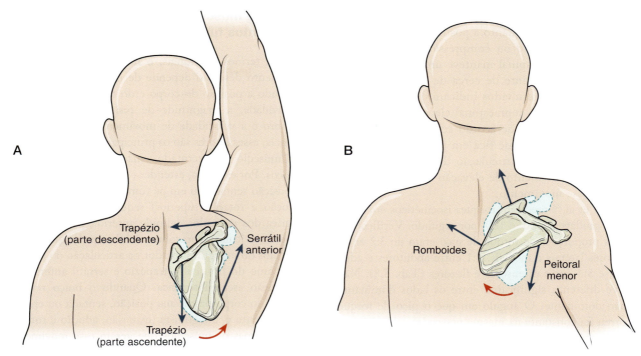

Figura 5.36 Par de forças da articulação escapulotorácica. **A)** Os rotadores superiores incluem as partes descendente e ascendente do trapézio e o serrátil anterior. **B)** Os rotadores inferiores incluem o levantador da escápula, os romboides e o peitoral menor.

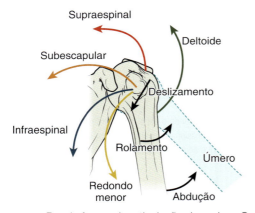

Figura 5.37 Par de forças da articulação do ombro. O manguito rotador e o deltoide trabalham juntos para realizar a rotação do úmero na glenoide.

rotação superior da escápula mantém o manguito rotador uma posição relativamente firme no úmero, de modo que a relação de comprimento-tensão não muda muito em uma grande amplitude de elevação. Esse movimento escapular permite que o manguito rotador mantenha um alto nível de exigência de produção de força ao longo de uma grande amplitude de elevação do ombro.[77] Nos primeiros 30° a 60° de abdução a alavanca do supraespinal é maior que a do deltoide, o que indica que o supraespinal produz uma força significativa no início da abdução do ombro.

Os comprimentos do braço de momento do deltoide aumentam com o movimento de abdução. Poppen e Walker[82] descobriram que a parte média do deltoide quase dobrava seu braço de momento de 17

APLICAÇÃO PRÁTICA

Pacientes com impacto na articulação do ombro costumam sofrer de fraqueza ou desequilíbrio dos rotadores da escápula. Nesses pacientes, a parte superior do trapézio costuma ser mais forte que a inferior e inicia o movimento, de modo que a elevação escapular passa a ser o principal movimento escapular no lugar da rotação superior. Esse movimento eleva a cabeça do úmero em direção ao arco coracoacromial, causando impacto nos tendões do manguito rotador e em outros tecidos moles entre o arco e a cabeça do úmero (Fig. 5.35). Os fisioterapeutas devem conseguir identificar quando isso ocorre, fortalecer os rotadores escapulares e corrigir o sequenciamento temporal para aliviar os sintomas do impacto.

para 30 mm, a parte anterior do deltoide aumentava de 5 para 40 mm, enquanto a posterior aumentava de −5 mm (uma adução ou compressão articular) para +20 mm. O supraespinal manteve um braço de força relativamente constante de cerca de 20 mm durante a abdução. Esses resultados indicam que, a partir do momento em que o supraespinal eleva o braço a uma altura suficiente (60° de acordo com Liu[77]), o braço de momento do deltoide fica em posição de oferecer rotação adicional da articulação do ombro a fim de continuar o movimento de elevação e ajudar o supraespinal nesse movimento.

Ivey et al.[84] mediram torques isocinéticos em indivíduos saudáveis a 60° e 180° por segundo. Verificou-se que as proporções de torque de pico eram de 3:2 entre rotadores laterais e mediais, 2:1 entre abdutores e adutores, e 5:4 entre extensores e flexores (Tab. 5.8). Não houve diferença significante entre os lados dominante e não dominante. O ângulo em que o pico de torque ocorreu foi constante na mesma pessoa, mas houve uma grande variação entre os indivíduos. Estudos isocinéticos em atletas de esportes de arremesso mostram proporções ligeiramente diferentes, sobretudo em altas velocidades, além de algumas diferenças significativas entre os lados dominante e não dominante.[49,85]

Atividade muscular durante movimentos funcionais

Em termos funcionais, o músculo que realizará o movimento desejado depende de uma série de fatores, incluindo a posição do corpo e do membro em relação à gravidade, a magnitude de resistência aplicada ao membro e a velocidade de movimento necessária. Em essência, esses fatores são os principais determinantes de qual músculo será recrutado, e não os movimentos anatômicos. Por exemplo, estender o braço acima da cabeça na posição sentada ou em pé (um movimento de flexão, abdução e rotação superior) requer a contração concêntrica dos músculos deltoide anterior, peitoral maior (cabeça clavicular), coracobraquial, bíceps braquial e dos músculos do manguito rotador na articulação do ombro, bem como dos músculos trapézio e serrátil anterior na articulação escapulotorácica. Quando o braço retorna ao lado do corpo na mesma posição, sentada ou em pé, o movimento é antagonista (extensão, adução e rotação inferior), mas os músculos que geram esse movimento não são os antagonistas. Nesse exemplo, os músculos que moveram o braço acima da cabeça agora abaixam o braço contra a gravidade com atividade excêntrica. Por outro lado, se oferecermos resistência manual contra o movi-

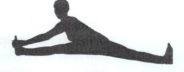

APLICAÇÃO PRÁTICA

Outra causa de impacto na articulação do ombro é a fraqueza do manguito rotador, especialmente do supraespinal. Nesses casos, o deltoide inicia a elevação do ombro e empurra a cabeça do úmero na direção do arco coracoacromial, estreitando o espaço subacromial. Se o manguito rotador estiver fraco, os profissionais devem identificar essa deficiência e melhorar sua força antes que se permita ao paciente a elevação acima de 60°.

Tabela 5.8 | Torque isométrico máximo em indivíduos saudáveis*

	Abdução do ombro			Flexão do ombro		
Posição articular	0°	45°	90°	0°	45°	90°
Pacientes e idade						
36 homens† (média = 25,8 anos)	53	43°	42°	69°	59°	55°
20 homens‡ (média = 31 anos)	-	45°	-	76°	41°	-
20 homens‡ (média = 62 anos)	-	31°	-	62°	35°	-
20 mulheres‡ (média = 29 anos)	-	20°	-	37°	24°	-
20 mulheres‡ (média = 62 anos)	-	16°	-	28°	16°	-

Os torques máximos isométricos de dois estudos que usaram métodos similares foram convertidos de newtons-metros e quilogramas-centímetros para pés-libras. Um pé-libra de resistência é a aplicação de 1 libra-força logo acima do cotovelo.
† Otis et al. (1990).
‡ Murray et al. (1985).

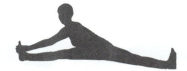

APLICAÇÃO PRÁTICA

Há uma grande diferença se o profissional estiver tratando um atleta de arremesso, uma atleta que não seja de arremesso ou um não atleta. Espera-se que populações não atletas e pacientes não envolvidos em esportes de arremesso tenham uma força comparável nos membros direito e esquerdo, ao passo que atletas de arremesso devem ter mais força no membro dominante. Diferenças em relação a essas expectativas influenciam diretamente os objetivos e planos de tratamento.

mento de retorno a partir da posição acima da cabeça, desta vez, os músculos antagonistas – parte posterior do deltoide, peitoral maior (cabeça esternal), tríceps braquial (cabeça longa), latíssimo do dorso, redondo maior, levantador da escápula e romboides – tracionam contra a força para trazer o braço de volta ao lado do corpo. Se posicionarmos o corpo em decúbito dorsal e pedirmos ao indivíduo que mova o braço sobre a cabeça, a primeira metade do movimento é gerada pelo movimento concêntrico dos flexores, abdutores e rotadores superiores, mas, depois que o braço passa dos 90° de elevação, os músculos antagonistas realizam uma ação excêntrica para controlar a segunda metade do movimento. No movimento de retorno em decúbito dorsal, a recíproca é verdadeira: os músculos antagonistas realizam o movimento concêntrico até os 90°, ponto em que os flexores, abdutores e rotadores superiores retornam o braço para o lado usando atividade excêntrica. Portanto, o conhecimento da relação entre as ações musculares e as posições do corpo em relação à gravidade é essencial na análise das demandas musculares durante as atividades funcionais. A melhor maneira de começar a entender a função muscular durante as atividades funcionais é conhecer, antes, a anatomia do músculo e, depois, avançar para os efeitos de outros determinantes que influenciam o recrutamento muscular. Uma classificação resumida dos músculos de acordo com suas ações anatômicas nas articulações do ombro está na Tabela 5.7.

Em movimentos vigorosos, todos os músculos do membro superior podem se contrair, o que dificulta a análise da atividade muscular. Eles podem se contrair para produzir ou restringir movimento, para manter a posição desejada, para contrabalançar um movimento indesejado de outro músculo ativo, ou para estabilizar a escápula ou a articulação do ombro. Os músculos do manguito rotador estão quase sempre ativos nos movimentos do ombro a fim de estabilizar a articulação do ombro, mesmo se não forem recrutados para movê-la. Do mesmo modo, os rotadores escapulares se ativam para estabilizar a escápula no tórax durante a atividade da articulação do ombro, de modo a proporcionar uma base estável para ela. Nas próximas análises de atividade musculares, pode ser útil ter um indivíduo realizando as atividades com um mínimo de resistência; desse modo, os motores primários podem ser identificados visualmente e à palpação com mais facilidade.

Colocar a mão atrás da cabeça

Colocar a mão atrás da cabeça, como ao pentear o próprio cabelo, exige os seguintes movimentos do complexo do ombro: elevação da articulação esternoclavicular em torno de 18°, retração de 38° e rotação posterior de cerca de 40°; elevação, rotação superior e protração escapular; e elevação da articulação do ombro em cerca de 100° a 120°, além de rotação lateral completa.[86] Os músculos do complexo do ombro que produzem esses movimentos na posição em pé são: o trapézio e o serrátil anterior, atuando como um par de forças na escápula; o deltoide e o supraespinal, gerando o par de forças na articulação do ombro; e o infraespinal e o redondo menor, gerando rotação lateral. As contrações dos músculos são concêntricas, exceto pelas contrações excêntricas do trapézio durante a protração escapular e pelas partes posteriores do deltoide, que se alongam durante o movimento de 0° a 60° e, então, encurtam-se à medida que a elevação continua. Quando o membro retorna ao lado do corpo, os movimentos invertem, passando a incluir: depressão, protração e rotação anterior da esternoclavicular; depressão, rotação inferior e retração da escápula; e adução, extensão e rotação medial da articulação do ombro. Entretanto, os principais músculos que controlam esse movimento são os mesmos da elevação. O tipo de contração desses músculos passa a ser excêntrico a fim de controlar a descida do braço contra a gravidade.

Puxar

Ao examinarmos outro movimento funcional, como puxar, a atividade muscular muda. Quando se puxa um objeto, o movimento do ombro é de abdução-extensão, semelhante ao de baixar o braço após pentear o cabelo, mas, nesse caso, o movimento ocorre contra uma resistência externa. Exemplos dessa situação incluem o ato de fechar uma janela ou exercícios que usem uma barra acima da cabeça. Com as mãos colocadas na barra onde se prende a polia, o movimento de puxar é de cadeia aberta e inclui movimentos articulares semelhantes aos

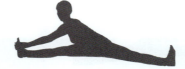

APLICAÇÃO PRÁTICA

Quando o clínico deseja isolar um músculo ou tendão de outras estruturas ao redor, ele deve, primeiro, colocar os dedos de palpação sobre o músculo ou tendão a ser palpado e, só então, instruir o paciente a fazer uma leve contração do músculo. Essa leve contração permite atividade mínima suficiente para a palpação do músculo sem estimular as estruturas dinâmicas ao redor.

apresentados na descida do braço depois de pentear o cabelo. Esses movimentos articulares incluem: flexão do cotovelo; depressão e rotação posterior da esternoclavicular; retração, rotação inferior e depressão escapular; e abdução, extensão e rotação da articulação do ombro. Entretanto, a rotação da articulação do ombro, nesse exemplo, muda dependendo de como as mãos são posicionadas; se elas estiverem posicionadas perto uma da outra, ocorre rotação medial, mas se estiverem bem separadas, o movimento é de rotação lateral. Nessa atividade, os músculos que atuam são os adutores e extensores da articulação do ombro (latíssimo do dorso, peitoral maior, cabeça longa do tríceps braquial e deltoide posterior) e os rotadores inferiores e depressores da escápula (peitoral menor e romboides). Todos eles atuam concentricamente para superar a resistência.

Quando a barra é fixa acima da cabeça e a pessoa realiza um *chin-up* (elevação na barra fixa) para levantar o corpo, ocorre movimento de cadeia fechada. Os movimentos articulares que ocorrem durante essa atividade incluem adução, extensão e rotação medial da articulação do ombro, e retração, rotação inferior e depressão escapular. A atividade muscular concêntrica possibilita que esses movimentos articulares aconteçam quando se puxa a barra acima da cabeça para elevar o corpo. Esse exemplo é semelhante à atividade de puxar do parágrafo anterior. Em ambos os movimentos, a atividade muscular é a mesma, exceto pelo fato de que, no primeiro caso, a barra se move para baixo enquanto o corpo fica estacionário, enquanto, no segundo, o corpo se move para cima enquanto a barra fica estacionária. Quando a pessoa abaixa o corpo a partir da posição de *chin-up*, ocorrem contrações excêntricas dos mesmos grupos musculares que levantaram o corpo (extensores e adutores da articulação, e rotadores inferiores e depressores escapulares). Quando trabalham excentricamente, esses músculos controlam a velocidade e o movimento de abaixamento do corpo por meio da flexão e da abdução da articulação do ombro, bem como pela rotação superior, pela protração e pela elevação da escápula. Em movimentos funcionais diários e em atividades esportivas, a atividade muscular em um *chin-up* é semelhante à do ginasta em anéis paralelos que vai de uma posição em cruz para a do braço suspenso. Os músculos usados também são semelhantes aos necessários para o paciente se agarrar no trapézio sobre a cama para levantar o corpo e se transferir ou usar o urinol.

Aplicações para deficiências funcionais

Na articulação do ombro, existem 3 a 5 músculos que podem realizar cada movimento (Tab. 5.7). Assim, uma perda de força devida à lesão ou paralisia de músculos individuais causa déficits funcionais por perda de força, mas, muitas vezes, o braço e a mão podem ainda ser colocados nas posições desejadas por meio da substituição por outros músculos, que podem realizar o movimento.

Por outro lado, é comum os músculos escapulares realizarem ações muito específicas; por isso, a deficiência de um músculo individual pode comprometer gravemente o uso da mão e do braço. Embora existam mais de um músculo escapular realizando cada movimento escapular, eles precisam trabalhar juntos, em harmonia, para produzir o movimento corretamente; se um deles estiver deficiente, o movimento não ocorre como deveria. Kibler[87] foi o primeiro a denominar esse princípio como "discinesia escapular" para definir a posição e o padrão de movimento anormais da escápula. Embora haja muitos fatores que possam causar a discinesia escapular, Kibler indicou que ela pode levar a diversas patologias, como impacto subacromial, instabilidade da articulação do ombro e lesão labral superior anterior posterior (SLAP, do inglês, *superior labrum anterior and posterior*).

Em indivíduos saudáveis na posição ereta em pé com os braços ao lado do corpo, a borda medial da escápula é quase paralela à coluna vertebral. Quando o braço é levantado acima da cabeça, a escápula roda para cima e, ao mesmo tempo, protrai sobre a caixa torácica, fazendo com que a borda medial da escápula assuma uma posição oblíqua e que seu ângulo inferior fique quase alinhando à axila, permanecendo, ainda, em contato com o tórax. O serrátil anterior e as partes superior e inferior do trapézio trabalham juntos para produzir esse movimento e, simultaneamente, fixar a escápula em qualquer posição de rotação superior parcial. Com disfunção no serrátil anterior, a escápula não é mantida contra a caixa torácica e a borda medial é ferida (Fig. 5.22). O ritmo escapuloumeral é anormal na presença de disfunção do serrátil anterior e, por isso, o paciente é incapaz de elevar o braço de maneira normal. Para compensar, algumas pessoas com paralisia do serrátil anterior irão combinar a atividade do trapézio com um desvio lateral do tronco para posicionar a mão acima da cabeça. Além da incapacidade de elevar o ombro para posicionar a mão, o paciente com paralisia do serrátil é incapaz de fechar portas ou gavetas, pois, sem a estabilização da escápula feita pelo serrátil anterior, a pressão sobre a mão estendida faz a escápula mover-se posteriormente. Esse é um exemplo de discinesia escapular.

Paralisias isoladas do trapézio podem ocorrer se o nervo acessório da espinha for seccionado durante uma cirurgia de dissecção radial para remoção completa de nódulos linfáticos em pacientes com câncer da cabeça e pescoço. Embora o trapézio esteja eletromiograficamente inativo na postura ereta, fisioterapeutas notaram, há muito tempo, que a postura de repouso da escápula na presença de paralisia do trapézio é de rotação inferior, protração e depressão.[64,88] Essa posição caída se atribui, com mais razão, à perda de tensão passiva do trapézio. A posição de rotação inferior da escápula, por sua vez, coloca a articulação do ombro em posição de abdução, e forças sobre a cabeça do úmero promovem subluxação e dor na articulação esternoclavicular (Fig. 5.38). Em termos funcionais, os pacientes com fraqueza excessiva do trapézio têm dificuldade de retrair a escápula, mas, em geral, são capazes de elevar parcialmente o braço usando o levantador da escápula, o serrátil anterior, o deltoide e o peitoral maior.

A paralisia simultânea do trapézio e do serrátil destrói a estabilidade escapular e sua capacidade de rotação superior; como a rotação escapular superior é responsável por 60° da elevação total da articulação do ombro, o braço não pode ser elevado a mais de 120°. Se a escápula não puder ser estabilizada no tórax, o braço de momento do manguito rotador não pode ser mantido, o que diminui sua força. Se isso acontecer, o deltoide não consegue atingir uma posição apropriada que lhe permita elevar o braço.

Como mencionado, a estabilidade escapular é crucial para a atividade eficiente da articulação do ombro. A estabilização escapular mais importante ocorre durante a elevação da articulação do ombro, quando a escápula também está, ao mesmo tempo, rodando para cima e movendo-se anterior e lateralmente no tórax para propiciar a estabilidade da articulação do ombro. Esses movimentos escapulares são a principal responsabilidade do serrátil anterior, e das partes superior e inferior do trapézio. Como discutido, a fraqueza ou paralisia desses músculos compromete, em muito, o movimento da articulação do ombro, mas o desequilíbrio de forças

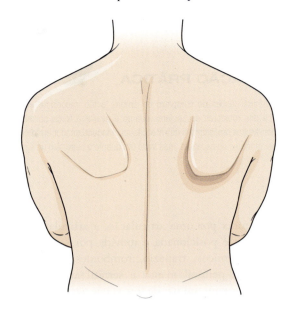

Figura 5.38 Fraqueza no trapézio causa instabilidade da escápula com posicionamento em rotação inferior e protração.

musculares também pode causar lesão na articulação do ombro. Por exemplo, em um ombro com a parte superior do trapézio forte e a inferior do trapézio e/ou o serrátil anterior proporcionalmente fracos, a escápula desliza superiormente antes de rodar para cima na elevação da articulação do ombro. Essa atividade faz com que a cabeça do úmero se mova para a porção superior da cavidade glenoidal. Se houver fraqueza do manguito rotador além desse desequilíbrio muscular, essa migração da cabeça do úmero torna-se ainda mais significativa. Como mencionado, o resultado é o impacto das estruturas de tecidos moles sob o arco subacromial.

Resumo

O complexo do ombro é composto por quatro articulações: três articulações verdadeiras e uma pseudoarticulação. A articulação do ombro é capaz de mover-se em grandes amplitudes de movimento em virtude de sua constituição e das contribuições das outras articulações do complexo do ombro. Embora a articulação acromioclavicular não seja atingida com frequência por lesões por causa de sua estabilidade, ela não é tão segura quanto a esternoclavicular, que raramente sofre lesões, por causa de sua forte sustentação ligamentar. A boa notícia é que a articulação do ombro tem mais movimento possível que qualquer outra articulação do corpo; a má notícia é que sua mobilidade e sua fraca sustentação ligamentar a torna suscetível a lesões. O manguito rotador proporciona sustentação ativa para estabilizar o úmero na cavidade glenoidal. Embora a escápula não esteja diretamente

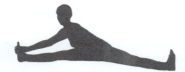

APLICAÇÃO PRÁTICA

Ao examinar lesões do complexo do ombro, é tão importante examinar a força dos rotadores escapulares quanto é avaliar a força do manguito rotador. Muitos profissionais dão atenção ao manguito rotador em detrimento dos rotadores da escápula, mas tanto um quanto o outro têm uma relação profunda com a saúde e a estabilidade da articulação do ombro. Portanto, os fisioterapeutas devem examinar a capacidade, a função e o desempenho dos rotadores escapulares durante atividades isoladas e funcionais.

---

presa ao tórax por uma articulação, a articulação escapulotorácica é posicionada e movida por seus estabilizadores dinâmicos: trapézio, romboides, levantadores da escápula, peitoral menor e serrátil anterior. Esses músculos formam um par de forças que gera a rotação da escápula, assim como o manguito rotador gera um par de forças com o deltoide para rodar o úmero na glenoidal durante a elevação do braço. Por meio desses músculos escapulares, a escápula proporciona uma base estável a partir da qual o úmero se move e realiza atividades funcionais. Assim como os estabilizadores da escápula mantêm a escápula em posição para a articulação do ombro, o manguito rotador mantém o úmero em posição para permitir a realização de funções dos membros superiores. Quando a articulação do ombro se move em flexão ou abdução, a escápula e o úmero movem-se durante toda a elevação para possibilitar o alcance máximo. Essa relação entre o movimento da escápula e do úmero é chamada de ritmo escapuloumeral, uma proporção importante de movimento entre os dois segmentos que é, em geral, de 1:2 entre os movimentos da escápula e do úmero. Músculos maiores, como o deltoide, o peitoral maior, o latíssimo do dorso e o redondo maior são considerados os motores da articulação do ombro e geram força para movimentos vigorosos. Se qualquer um desses músculos não atuar como deveria, é provável que ocorra lesão no ombro. A questão de quais músculos atuam durante os movimentos do complexo do ombro depende da posição do ombro em relação à gravidade, bem como da presença de forças externas e de como elas são aplicadas.

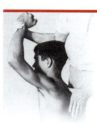

SOLUÇÃO DO CASO CLÍNICO

Como esperava, Ella encontrou uma leve fraqueza no manguito rotador e ainda mais fraqueza nos estabilizadores da escápula durante seu exame no complexo do ombro do Tyler. Felizmente, ele tem amplitude de movimento completa na região, mas ela sabe que foi a fraqueza desses músculos cruciais que causou as atuais queixas de Tyler de dor no ombro. Ela lhe explica como a fraqueza desses dois grupos está causando a dor e o impacto que ele tem sofrido na articulação do ombro, e lhe assegura que, com o programa de reabilitação apropriado, ele ficará apto a retomar plenamente suas funções no trabalho.

Questões para discussão

1. Explique os movimentos da articulação esternoclavicular e da articulação acromioclavicular, e identifique o papel de cada uma no movimento escapular.
2. Defina ritmo escapuloumeral e explique sua importância.
3. Exemplifique como a fraqueza dos músculos estabilizadores da escápula pode resultar em impacto da articulação do ombro.
4. Descreva os papéis do deltoide e do manguito rotador durante a elevação do ombro.
5. Identifique os músculos do complexo do ombro que realizam uma atividade como o exercício de flexão, movendo o ombro a uma posição estendida, e explique suas ações; depois identifique os músculos necessários para retornar à posição inicial com os cotovelos flexionados.
6. Explique como você pode diferenciar a palpação entre a parte descendente do trapézio e o levantador da escápula, e saber com segurança qual músculo está palpando.

Atividades de laboratório

1. Nos ossos, identifique as seguintes partes e os seguintes acidentes ósseos de referência. Determine quais são palpáveis e identifique-os em um colega de classe. (Use roupa apropriada para essa unidade que permita a exposição do ombro e do cíngulo do membro superior.)

Escápula	**Úmero**	**Esterno**	**Clavícula**
acrômio	cabeça	corpo do manúbrio	linha trapezoide
espinha	colo	processo xifoide	tubérculo conoide
processo coracoide	tubérculo maior	incisura jugular (esternal)	superfícies articulares das extremidades esternal e acromial
fossa supraespinal	tubérculo menor	faceta para a clavícula	
fossa infraespinal	sulco intertubercular		
cavidade glenoidal	tuberosidade para o deltoide		
ângulo superior			
ângulo inferior			
borda medial			
borda axilar			
tubérculo supraglenoidal			
tubérculo infraglenoidal			

2. Localize as articulações esternoclavicular, acromioclavicular e do ombro nos ossos ou no esqueleto, e efetue todos os movimentos possíveis nessas articulações. Identifique os eixos em torno dos quais ocorrem esses movimentos.

3. Mova passivamente o ombro de seu colega através de sua amplitude de flexão e hiperextensão; realize a rotação lateral e medial (com o ombro abduzido a 90° e o cotovelo flexionado a 90° para excluir supinação e pronação); e abdução (rode o ombro lateralmente em 90° de abdução) para atingir a amplitude máxima de movimento. Determine a amplitude de movimento aproximada e as sensações finais de cada movimento.

4. Com seu colega em decúbito ventral, mova passivamente a escápula através de suas amplitudes normal de elevação e depressão, protração e retração, e rotação superior e inferior.

5. Com uma caneta dermográfica, marque os seguintes pontos de referência em seu colega (em posição sentada):
    a. os dois ângulos da escápula;
    b. as três bordas da escápula;
    c. a espinha, o processo acromial e a cavidade glenoidal;
    d. processos espinhosos de C7 a T12;
    e. contorno da clavícula

6. Use o lado marcado para referência e peça para seu colega executar movimentos de abdução, flexão, rotação medial (colocar a mão atrás das costas) e rotação lateral (colocar a mão atrás do pescoço). Observe os movimentos por trás e pela frente e palpe os movimentos da escápula e do úmero quando o ombro está ao lado (0°) e quando está em 45°, 90°, 135° e 180° de abdução.

7. Nos ossos, identifique os músculos e as inserções desses músculos que ligam:
    a. o cíngulo do membro superior ao tronco;
    b. a escápula ao úmero;
    c. o tronco ao úmero.

    Observar em particular:
    a. a linha de ação;
    b. os músculos com inserções proximais extensas e, portanto, múltiplas ações;
    c. os movimentos que esses músculos podem realizar.

8. Identifique os músculos que realizam:
    a. flexão do ombro;
    b. extensão do ombro;
    c. abdução do ombro;
    d. adução do ombro;
    e. rotação medial e lateral do ombro;

212 Unidade 2 Parte superior do corpo

    f. elevação do cíngulo do membro superior;

    g. depressão do cíngulo do membro superior;

    h. protração do cíngulo do membro superior;

    i. retração do cíngulo do membro superior;

    j. rotação superior da escápula;

    k. rotação inferior da escápula.

9. Palpe e obtenha contrações isoladas dos músculos conforme descrito ao longo do texto e nas Tabelas 5.4, 5.5 e 5.6.

10. Coloque sua mão firmemente na borda lateral da escápula de seu colega; estabilize-a para que ela não se mova. Instrua o colega a lentamente abduzir o braço enquanto você continua a estabilizar a escápula. Note a quantidade de movimento de elevação presente. Agora, peça a seu parceiro para flexionar o ombro para a frente enquanto você continua estabilizando a escápula e note o movimento em sua amplitude final. Por fim, repita ambos os movimentos permitindo que a escápula se mova livremente. Compare a quantidade e a qualidade de ambos os movimentos em ambas as condições. Explique seus achados.

11. Com seu colega em decúbito dorsal, posicione os dedos de palpação no bíceps e no tríceps; peça a seu colega para levantar o braço acima da cabeça e, em seguida, retorná-lo à posição inicial ao lado do corpo. Note quais músculos ficaram ativos e quando estiveram ativos durante o movimento. Agora, coloque os dedos de palpação nas cabeças costoesternal e clavicular do peitoral maior e peça a seu colega para repetir os movimentos enquanto você observa quais músculos estão ativos e quando estão durante o movimento. Explique o que você palpou durante esses dois movimentos.

12. Repita a palpação e os movimentos da atividade 11, mas, desta vez, ofereça resistência aos movimentos de elevação e retorno. Explique as diferenças em sua palpação entre essa atividade e o que você palpou na atividade 11.

13. Analise funcionalmente o complexo do ombro em qualquer uma das três atividades listadas a seguir. Realize a análise palpando os músculos em repouso e durante a atividade, e observe os movimentos e músculos em um de seus colegas. A análise deve incluir:

    1) o nome do movimento em cada área articular;

    2) o principal músculo responsável pelo movimento ou por manter a posição;

    3) o tipo de contração que ocorre (excêntrica, concêntrica ou isométrica).

    Atividades difíceis devem ser modificadas para que não ocorram lesões ou exaustão com as repetições necessárias. Por exemplo, os exercícios de flexão devem ser feitos com apoio nos joelhos (modificada) em vez de nos dedos dos pés (normal), e *chin-ups* devem ser feitas com suporte parcial dos pés no solo (modificada).

    a. Elevação do corpo a partir de uma cadeira de rodas (ou cadeira de braços) ou flexão em pé em barras paralelas.

    b. Peça para a pessoa executar uma flexão sentada ou em pé; na posição mais alta, mantenha os cotovelos retos e baixe o corpo permitindo que a escápula se eleve. Meça quantos centímetros o corpo pode ser elevado apenas pela elevação e pela depressão escapular.

    c. Flexões modificadas. Como as atividades musculares nessas flexões diferem das flexões em posição sentada ou em pé?

    d. Chin-up na posição ereta (modificada).

    e. Flexão em decúbito dorsal (como em uma cama com uma barra de trapézio acima da cabeça).

    f. Empurrar um objeto, como uma mesa ou uma porta, para a frente.

    g. Puxar um objeto, como uma mesa ou uma porta, para trás.

    h. Estender a mão acima da cabeça para pegar uma polia ou uma janela aberta; em seguida, puxá-la para baixo.

    i. Levantar uma mochila ou bolsa do chão; em seguida, colocá-la no chão novamente.

    j. Caminhar com muletas, com uma perna sem sustentar peso.

    k. Impulsionar uma cadeira de rodas manual.

    Atividades esportivas, como natação, arremesso ou tênis, ou tocar instrumentos musicais, como violino, violoncelo, flauta, e assim por diante.

14. Compare a capacidade de seu colega em oferecer resistência contra a sua flexão do cotovelo com o ombro elevado a 90° no plano sagital à capacidade dele de oferecer resistência na flexão do cotovelo com seu ombro hiperestendido em 10° a 20°. Qual posição gerou a maior produção de força do seu colega? Explique por que isso ocorre.

Referências bibliográficas

1. Perry J. Normal upper extremity kinesiology. *Physical Therapy* 58:265–278, 1978.
2. O'Brien SJ, Arnoczky SP, Warren RF, et al. Developmental anatomy of the shoulder and anatomy of the glenohumeral joint. In Rockwood CA, Matsen FA (eds): *The Shoulder, Vol I*. Philadelphia: WB Saunders, 1990.
3. Moseley HF. Recurrent dislocation of the shoulder. *Postgraduate Medicine* 31:23–29, 1962..
4. Moseley HF. The clavicle: Its anatomy and function. *Clinical Orthopaedics Related Research* 58:17–27, 1968.
5. Goldstein B. Shoulder anatomy and biomechanics. *Physical Medicine and Rehabilitation Clinics of North America* 15(2):313–349, 2004.
6. Ludewig PM, Behrens SA, Meyer SM, Spoden SM, Wilson LA. Three-dimensional clavicular motion during arm elevation: Reliability and descriptive data. *Journal of Orthopaedic and Sports Physical Therapy* 43(3):140–149, 2004.
7. Kapandji IA. *The Physiology of the Joints, Vol 1, Upper Limb*, ed 5. Edinburgh: Churchill Livingstone, 1982.
8. Finley MA, Lee RY. Effect of sitting posture on three-dimensional scapular kinematics measured by skin-mounted electromagnetic tracking sensors. *Archives of Physical Medicine and Rehabilitation* 84(4):563–568, 2003.
9. Lewis JS, Green A, Wright C. Subacromial impingement syndrome: The role of posture and muscle imbalance. *Journal of Shoulder and Elbow Surgery* 14(4):385–392, 2005.
10. Blakely RL, Palmer ML. Analysis of rotation accompanying shoulder flexion. *Physical Therapy* 64(8):1214–1216, 1984.
11. Ludewig PM, Cook TM, Nawoczenski DA. Three-dimensional scapular orientation and muscle activity at selected positions of humeral elevation. *Journal of Orthopaedic and Sports Physical Therapy* 24(2):57–65, 1996.
12. Lukasiewicz AC, Michener LA, Pratt N, Sennett BJ, McClure PW. Comparison of three-dimensional scapular position and orientation between subjects with and without shoulder impingement. *Journal of Orthopaedic and Sports Physical Therapy* 29(10):574–586, 1999.
13. McClure PW, Michener LA, Sennett BJ, Karduna AR. Direct three-dimensional measurement of scapular kinematics during dynamic movements in vivo. *Journal of Shoulder and Elbow Surgery* 10(3):269–277, 2001.
14. Ludewig PM, Phadke V, Braman JP, Hassett DR, Cieminski CJ, LaPrade RF. Motion of the shoulder complex during multiplanar humeral elevation. *Journal of Bone and Joint Surgery* 91A(2):378–389, 2009.
15. Teece RM, Lunden JB, Lloyd AS, Kaiser AP, Cieminski CJ, Ludewig PM. Three-dimensional acromioclavicular joint motions during elevation of the arm. *Journal of Orthopaedic and Sports Physical Therapy* 38(4):181–190, 2008.
16. Lewis MM, Ballet FL, Kroll PG, Bloom N. En bloc clavicular resection: Operative procedure and postoperative testing of function. Case reports. *Clinical Orthopaedics and Related Research* 193:214–220, 1985.
17. Inman VT, Saunders JB, Abbott LC. Observations on the function of the shoulder joint. *Journal of Bone and Joint Surgery Am* 26:1–30, 1944.
18. Conway A, Malone TR, Conway P. Patellar alignment/tracking alteration: Effect on force output and perceived pain. *Isokinetics and Exercise Science* 2:9–17, 1992.
19. Peat M. Functional anatomy of the shoulder complex. *Physical Therapy* 66(12):1855–1865, 1986.
20. Van der Helm FC, Pronk GM. Three-dimensional recording and description of motions of the shoulder mechanism. *Journal of Biomechanical Engineering* 117(1):27–40, 1995.
21. DePalma AF. Degenerative changes in sternoclavicular and acromioclavicular joints in various decades. Springfield, IL: C.C. Thomas, 1957.
22. Kelley MJ. Anatomic and biomechanical rationale for rehabilitation of the athlete's shoulder. *Journal of Sport Rehabilitation* 4:122–154, 1995.
23. Scibek JS, Mell AG, Downie BK, Carpenter JE, Hughes RE. Shoulder kinematics in patients with full-thickness rotator cuff tears after a subacromial injection. *Journal of Shoulder and Elbow Surgery* 17(1):172–181, 2008.
24. Ferrari DA. Capsular ligaments of the shoulder. *American Journal of Sports Medicine* 18(1):20–24, 1990.
25. Curl LA, Warren RF. Glenohumeral joint stability: Selective cutting studies on the static capsular restraints. *Clinical Orthopaedics and Related Research* 333:54–65, 1996.
26. Hawkins RJ, Schutte JP, Janda DH, Huckell GH. Translation of the glenohumeral joint with the patient under anesthesia. *Journal of Shoulder and Elbow Surgery* 5(4):286–292, 1996.

27. Itoi E, Berglund LJ, Grabowski JJ, Naggar L, Morrey BF, An KN. Superior-inferior stability of the shoulder: Role of the coracohumeral ligament and the rotator interval capsule. *Mayo Clinic Proceedings* 73(6):508–515, 1998.
28. Soslowsky LJ, Carpenter JE, Bucchieri JS, Flatow EL. Biomechanics of the rotator cuff. *Orthopedic Clinics of North America* 28(1):17–30, 1997.
29. Neer CS. *Shoulder Reconstruction*. Philadelphia: WB Saunders, 1990.
30. Jobe CM. Gross anatomy of the shoulder. In Rockwood CA, Matsen FA (eds): *The Shoulder, Vol 1*. Philadelphia: WB Saunders, 1990.
31. Ovesen J, Nielsen S. Stability of the shoulder joint: Cadaver study of stabilizing structures. *Acta Orthopaedica Scandinavica* 56(2):149–151, 1985.
32. Flatow EL, Duralde XA, Nicholson GP, Pollock RG, Bigliani LU. Arthroscopic resection of the distal clavicle with a superior approach. *Journal of Shoulder and Elbow Surgery* 4(1 Pt 1):41–50, 1995.
33. Neer CS, Poppen NK. Supraspinatus outlet. *Orthopaedic Trans* 11:234, 1987.
34. Woodward TW, Best TM. The painful shoulder: Part II. Acute and chronic disorders. *American Family Physician* 61(11):3291–3300, 2000.
35. Cools A, Witvrouw E, Mahieu N, Danneels L. Isokinetic scapular muscle performance in overhead athletes with and without impingement symptoms. *Journal of Athletic Training* 40(2):104–110, 2005.
36. Cools AM, Witvrouw EE, De Clercq GA, et al. Scapular muscle recruitment pattern: Electromyographic response of the trapezius muscle to sudden shoulder movement before and after a fatiguing exercise. *Journal of Orthopaedic and Sports Physical Therapy* 32(5):221–229, 2004.
37. Ebaugh DD, Karduna AR, McClure PW. Scapulothoracic and glenohumeral kinematics following an external rotation fatigue protocol. *Journal of Orthopaedic and Sports Physical Therapy* 36(8):557–571, 2006.
38. Bradley JP, Laudner KG, Lephart SM, Myers JB, Pasquale MR. Scapular dysfunction in throwers with pathologic internal impingement. *Journal of Orthopaedic and Sports Physical Therapy* 36(7):485–494, 2006.
39. Reid DC, Saboe L, Burham R. Current research in selected shoulder problems. In Donatelli R (ed): *Physical Therapy of the Shoulder*, New York: Churchill Livingstone, 1987.
40. Bayley JC, Cochran TP, Sledge CG. The weight-bearing shoulder: The impingement syndrome in paraplegics. *Journal of Bone and Joint Surgery Am* 69(5):676–678, 1987.
41. Davis JL, Growney ES. Three-dimensional kinematics of the shoulder complex during wheelchair propulsion: a technical report. *Journal of Rehabilitation Research and Development* 35(1):61–72, 1998.
42. Smith LK. Poliomyelitis and the post--polio syndrome. In Umphred DA (ed): *Neurological Rehabilitation*, ed 2, St Louis: CV Mosby, 1990.
43. Brewer BJ. Aging of the rotator cuff. *American Journal of Sports Medicine* 7(2):102–110, 1979.
44. Ferrari DA. Capsular ligaments of the shoulder:: Anatomical and functional study of the anterior superior capsule. *American Journal of Sports Medicine* 18(1):20–24, 1990.
45. Birnbaum K, Prescher A, Heller KD. Anatomic and functional aspects of the kinetics of the shoulder joint capsule and the subacromial bursa. *Surgical and Radiologic Anatomy* 21(1):41–45, 1998.
46. Murray MP, Gore DR, Gardner GM, Mollinger LA. Shoulder motion and muscle strength of normal men and women in two age groups. *Clinical Orthopaedics and Related Research* 192:268–273, 1985.
47. Bechtol CO. Biomechanics of the shoulder. *Clinical Orthopaedics and Related Research* 146:37–41, 1980.
48. Norkin C, White D. *Measurement of Joint Motion: A Guide to Goniometry*, ed 2. Philadelphia: FA Davis, 1995.
49. Brown LP, Niehues SL, Harrah A, Yavorsky P, Hirshman HP. Upper extremity range of motion and isokinetic strength of the internal and external shoulder rotators in major league baseball players. *American Journal of Sports Medicine* 16(6):577–585, 1988.
50. Chang DE, Buschbacher LP, Edlich RF. Limited joint mobility in power lifters. *American Journal of Sports Medicine* 16:280–284, 1988.
51. Hislop HJ, Montgomery P. *Daniels and Worthingham's Muscle Testing: Techniques of manual examination*, ed 7. Philadelphia: WB Saunders, 2002.
52. Morrey BF, An K. Biomechanics of the shoulder. In Rockwood CA, Matsen FA (eds): *The Shoulder, Vol 1*. Philadelphia: WB Saunders, 1990.
53. Boone DC, Azen SP. Normal range of motion of joints in male subjects. *Journal of Bone and Joint Surgery Am* 61(5):756–759, 1979.
54. Doody SG, Freedman L, Waterland JC. Shoulder movements during abduction in the scapular plane. *Archives of Physical Medicine and Rehabilitation* 51(10):595–604, 1970.
55. Freedman L, Munro RR. Abduction of the arm in the scapular plane: Scapular and glenohumeral movements. A roentgenographic study. *Journal of Bone and Joint Surgery Am* 48(8):1503–1510, 1966.

56. Perry J. Biomechanics of the shoulder. In Rowe C (ed): *The Shoulder*. New York: Churchill Livingstone, 1988.
57. Greenfield B, Donatelli R, Wooden MJ, Wilkes J. Isokinetic evaluation of shoulder rotational strength between the plane of the scapula and the frontal plane. *American Journal of Sports Medicine* 18(2):124–128, 1990.
58. Kaltenborn FM. *Mobilization of the Extremity Joints*. Oslo: Olaf Norlis Bokhandel, 1980.
59. Burkhead WZ. The biceps tendon. In Rockwood CA, Matsen FA (eds): *The Shoulder, Vol 2*. Philadelphia: WB Saunders, 1990.
60. Bagg SD, Forrest WJ. A biomechanical analysis of scapular rotation during arm abduction in the scapular plane. *American Journal of Physical Medicine* 67:238–245, 1988.
61. Poppen NK, Walker PS. Normal and abnormal motion of the shoulder. *Journal of Bone and Joint Surgery Am* 58(2):195–201, 1976.
62. Ludewig PM, Reynolds JF. The association of scapular kinematics and glenohumeral joint pathologies. *Journal of Orthopaedic and Sports Physical Therapy* 39(2):90–104, 2009.
63. Meyer KE, Saether EE, Soiney EK, Shebeck MS, Paddock KL, Ludewig PM. Three-dimensional scapular kinematics during the throwing motion. *Journal of Applied Biomechanics* 24(1):24–34, 2008.
64. Brunnstrom S. Muscle testing around the shoulder girdle. *Journal of Bone and Joint Surgery Am* 23:263–272, 1941.
65. Howell SM, Imobersteg AM, Seger DH, Marone PJ. Clarification of the role of the supraspinatus in shoulder function. *Journal of Bone and Joint Surgery Am* 68(3):398–404, 1986.
66. Hughes RE, Niebur G, Liu J, An KN. Comparison of two methods for computing abduction moment arms of the rotator cuff. *Journal of Biomechanics* 31(2):157–160, 1998.
67. Kuechle DK, Newman SR, Itoi E, Morrey BF, An KN. Shoulder muscle moment arms during horizontal flexion and elevation. *Journal of Shoulder Elbow Surgery* 6(5):429–439, 1997.
68. Lehmkuhl LD, Smith LK. *Brunnstrom's Clinical Kinesiology*, ed 4. Philadelphia: FA Davis, 1983.
69. Andrews JR, Carson WGJ, McLeod WD. Glenoid labrum tears related to the long head of the biceps. *American Journal of Sports Medicine* 13(5):337–341, 1985.
70. Furlani J. Electromyographic study of the m. biceps brachii in movements at the glenohumeral joint. *Acta Anatomica* 96(2):270–284, 1976.
71. Itoi E, Kuechle DK, Newman SR, Morrey BF, An KN. Stabilising function of the biceps in stable and unstable shoulders. *Journal of Bone and Joint Surgery Br* 75(4):546–550, 1993.
72. Karistinos A, Paulos LE. Anatomy and function of the tendon of the long head of the biceps muscle. *Operative Techniques in Sports Medicine* 15(1):2–6, 2007.
73. Schultz JS. Clinical evaluation of the shoulder. *Physician Medicine and Rehabilitation Clinics of North America* 15(2):351–371, 2004.
74. Moore K. *Clinically Oriented Anatomy*. Baltimore: Williams & Wilkins, 2004.
75. Pontillo M, Orishimo KF, Kremenic IJ, McHugh MP, Mullaney MJ, Tyler T. Shoulder musculature activity and stabilization during upper extremity weight-bearing activities. *North American Journal of Sports Physical Therapy* 2(2):90–96, 2007.
76. Markhede G, Monastyrski J, Stener B. Shoulder function after deltoid muscle removal. *Acta Orthopaedica Scandinavica* 56(3):242–244, 1985.
77. Liu J, Hughes RE, Smutz WP, Niebur G, Nan-An K. Roles of deltoid and rotator cuff muscles in shoulder elevation. *Clinical Biomechanics* 12(1):32–38, 1997.
78. Kumar VP, Balasubramaniam P. The role of atmospheric pressure in stabilising the shoulder:: An experimental study. *Journal of Bone and Joint Surgery Br* 67(5):719–721, 1985.
79. Basmajian JV. *Muscles Alive: Their Function Revealed by Electromyography*, ed 4. Baltimore: Williams & Wilkins, 1978.
80. Berne RM, Levy MN. *Physiology*. St. Louis: Mosby, 1998.
81. Duca CJ, Forrest W. Force analysis of individual muscles acting simultaneously on the shoulder joint during isometric abduction. *Journal of Biomechanics* 6:385–393, 1973.
82. Poppen NK, Walker PS. Forces at the glenohumeral joint in abduction. *Clinical Orthopaedics and Related Research* 135:165–170, 1978.
83. Otis JC, Warren RF, Backus SI, Santer TJ, Mabrey JD. Torque production in the shoulder of the normal young adult male. *American Journal of Sports Medicine* 18(2):119–123, 1990.
84. Ivey FM, Jr., Calhoun JH, Rusche K, Bierschenk J. Isokinetic testing of shoulder strength: Normal values. *Archives of Physical Medicine and Rehabilitation* 66(6):384–386, 1985.
85. Hinton RY. Isokinetic evaluation of shoulder rotational strength in high school baseball pitchers. *American Journal of Sports Medicine* 16(3):274–279, 1988.

86. Veeger HE, Magermans DJ, Nagels J, Chadwick EK, Van der Helm FC. A kinematical analysis of the shoulder after arthroplasty during a hair combing task. *Clinical Biomechanics* 21(Suppl 1):S39–44, 2006.
87. Kibler W, McMullen J. Scapular dyskinesis and its relation to shoulder pain. *Journal of the American Academy of Orthopaedic Surgeons* 11(2):142–151, 2003.
88. Herring D, King Al, Connelly M. New rehabilitation concepts in management of radical neck dissection syndrome: A clinical report. Physical Therapy 67(7):1095–1099, 1987.

CAPÍTULO 6

Complexo do cotovelo e do antebraço

CONTEÚDO

Objetivos de aprendizado
Caso clínico
Introdução
Ossos
Úmero
Ulna
Rádio
Articulações
Articulações umeroulnar e umerorradial
Articulações radiulnares
Músculos
Flexores do cotovelo
Extensores do cotovelo
Supinadores do antebraço
Pronadores do antebraço
Movimento funcional e músculos da região do cotovelo/antebraço
Músculos como agonistas, antagonistas e/ou sinergistas
Seleção de músculos no movimento funcional: contrações sinérgicas
Músculos monoarticulares e multiarticulares do cotovelo e do antebraço
Função muscular típica do cotovelo e do antebraço: síntese e comparações
Movimentos em cadeia cinética fechada do complexo do cotovelo
Análise da atividade muscular durante movimentos funcionais comuns
Colocar a mão atrás da cabeça
Puxar

OBJETIVOS DE APRENDIZADO

Este capítulo investiga o complexo do cotovelo e do antebraço. Após a leitura deste capítulo, você estará apto a:

❑ Identificar os ossos, articulações, tecidos moles e músculos do complexo do cotovelo/antebraço.
❑ Discutir a relação entre as articulações radiulnar e do cotovelo, e suas contribuições para o movimento funcional.
❑ Listar os músculos motores primários na flexão do cotovelo, na extensão do cotovelo, na pronação e na supinação do antebraço.
❑ Discutir a influência da gravidade e da posição corporal na determinação dos músculos que atuam sobre o complexo do cotovelo/antebraço durante movimentos funcionais.
❑ Citar os grupos musculares que atuam para posicionar e mover o cotovelo e o antebraço em atividades funcionais específicas.
❑ Descrever os distúrbios de movimento encontrados com frequência no complexo do cotovelo e suas consequências funcionais.

Resumo
Solução do caso clínico
Questões para discussão

Atividades de laboratório
Referências bibliográficas

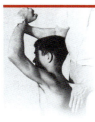

CASO CLÍNICO

Bethany acaba de conhecer seu novo paciente, Chris. Ele é gerente de uma loja bem-sucedida de sapatos e apresenta preensão enfraquecida, dor e inchaço sobre a superfície medial do cotovelo, especialmente quando flexiona o punho. No entanto, sua principal queixa e preocupação não é a dor no cotovelo, mas sua preensão enfraquecida, que está interferindo em sua capacidade de cuidar do estoque em constante modificação. Ele reclama bastante de incidências frequentes do que chama de "deixar cair as coisas". Bethany sabe que deve examinar tanto a região do cotovelo como a do punho para identificar a fonte da dor e da fraqueza. Ela precisa identificar a área sensível e fazer algumas recomendações para controlar a dor e o inchaço. Também precisa testar todos os músculos envolvidos na área dolorida e, sobretudo, os envolvidos na preensão. Ao começar a avaliação e os testes manuais em Chris, Bethany pensa em cada um desses músculos e em suas funções, e está preocupada em como pode convencer esse enérgico paciente viciado em trabalho a limitar suas atividades para poder repousar a área.

Introdução

A região do cotovelo é uma estrutura complexa que inclui três articulações individuais cercadas por apenas uma cápsula articular. As duas primeiras articulações são a umeroulnar e a umerorradial; essas articulações são o que geralmente chamamos de "cotovelo". Outra articulação, a radiulnar proximal, é a terceira articulação do complexo do cotovelo. Embora essa articulação fique dentro da cápsula do cotovelo, ela não é tecnicamente parte da articulação do cotovelo; é nela que ocorre a rotação do antebraço, e ela não está envolvida no movimento do cotovelo. Embora o movimento ocorra na articulação existente entre o úmero e o rádio, a maior parte do contato e do movimento osteocinemático do cotovelo vem da umeroulnar, e não da umerorradial. Essas duas articulações atuam em conjunto, criando uma articulação uniaxial modificada com um grau de liberdade. Esses movimentos articulares uniaxiais incluem flexão e extensão de cotovelo no plano sagital em torno de um eixo medial-lateral. Como as articulações uniaxiais do cotovelo se movem apenas no plano sagital, a articulação uniaxial radiulnar proximal também oferece apenas um grau de liberdade, mas seu movimento ocorre no plano transverso, em torno de um eixo vertical. A articulação radiulnar gera a supinação e a pronação do antebraço. As articulações radiulnar e do cotovelo são uniaxiais, mas, por trabalharem juntas em diferentes planos, oferecem juntas uma variedade de movimentos funcionais.

Esses dois graus de liberdade oferecidos, em conjunto, pelas articulações do cotovelo e do antebraço proporcionam várias possibilidades de posicionamento da mão pela rotação do antebraço, e pelo alongamento ou encurtamento da distância entre a mão e o ombro. Embora essa mobilidade seja crucial para o posicionamento e a função da mão em cadeia aberta, de igual importância é a capacidade do cotovelo de oferecer estabilidade durante atividades de cadeia fechada, como exercícios de flexão e barra, e uso de acessórios de deambulação. A anatomia do cotovelo proporciona essa estabilidade significativa em razão de sua congruência óssea.

Além dessa congruência óssea, diversos músculos que atravessam o complexo do cotovelo também proporcionam estabilidade e mobilidade funcional. Existem cinco músculos principais do complexo do cotovelo, dois extensores e três flexores. Além deles, o movimento da articulação radiulnar é gerado com a contribuição de quatro músculos principais, um par de supinadores e um par de pronadores.

Outras estruturas também são importantes para a estabilidade e a função do complexo do cotovelo. Os ligamentos proporcionam uma estabilidade fundamental para as articulações. Ramos do plexo braquial inervam os músculos do cotovelo e do antebraço; esses ramos incluem, predominantemente, os nervos musculocutâneo, radial e mediano, originados de C5 a C7.

Condições patológicas que afetam as regiões do cotovelo e do antebraço são comuns e levam a diferentes graus de comprometimento funcional. Como em qualquer outra região do corpo, condições patológicas específicas afetam diversos tecidos e podem incluir lesões agudas, como fraturas ósseas, luxações musculares, entorses ligamentares, lesões por compensações ósseas ou lesões crônicas, incluindo uso excessivo ou microtraumas repetitivos. Por causa de sua localização como elo médio do membro superior, o complexo do cotovelo é propenso a lesões de compensação a toda uma série de processos agudos e crônicos envolvendo seus músculos, tendões, ligamentos e nervos periféricos.[1,2]

Ossos

O complexo do cotovelo possui um dos modelos articulares mais congruentes do corpo. Os ossos na região do cotovelo possuem fendas, sulcos e incisuras que se encaixam como peças de um quebra-cabeça, possibilitando estabilidade e função (Fig. 6.1).

Úmero

O osso proximal à articulação do cotovelo é o úmero, um osso longo, com diversos acidentes ósseos em sua extremidade distal, sendo alguns deles palpáveis. Os acidentes ósseos de referência mais distintos e palpáveis são os epicôndilos. Epicôndilos são proeminências imediatamente proximais aos côndilos distais do úmero. São os acidentes ósseos mais facilmente identificáveis na região. Quando o ombro executa rotação lateral, o **epicôndilo medial** fica próximo ao tronco; o **epicôndilo lateral**, menos proeminente, fica na região lateral do úmero, mais distante do tronco. No entanto, quando o úmero efetua rotação medial, o epicôndilo medial aponta para trás e o epicôndilo lateral para a frente. Na posição anatômica, é fácil localizar o grande e proeminente epicôndilo medial, que serve como local de inserção proximal do principal pronador do antebraço (pronador redondo), de um importante ligamento estabilizador (o ligamento colateral ulnar) e da maior parte dos músculos flexores do punho e dos dedos. O epicôndilo lateral, embora menos importante, é facilmente localizado ao se posicionar o cotovelo em 90° de flexão, com o antebraço em posição média, como para apertar a mão de alguém; ou, quando o corpo se inclina lateralmente em direção a uma parede adjacente (para o lado do cotovelo flexionado), a protuberância óssea que faz contato com a parede é o epicôndilo lateral. O epicôndilo lateral atua como inserção para muitos músculos extensores do punho e dos dedos, bem como para o supinador do antebraço. Superior ao epicôndilo lateral fica a **crista supracondilar lateral**, uma estrutura palpável entre a cabeça lateral do tríceps posterior e o músculo braquiorradial, anteriormente.

O úmero distal, que forma a porção proximal da articulação do cotovelo, possui duas proeminências, a **tróclea**, medial, e o **capítulo**, lateral. A tróclea se articula com a ulna e o capítulo com o rádio (Fig. 6.1). A grande tróclea possui uma forma de ampulheta e é constituída por duas porções, separadas pela **incisura troclear**. O capítulo possui uma forma quase esferoide. Entre o capítulo, lateral e de forma esferoide, e a tróclea, medial e em forma de ampulheta, fica o **sulco capítulo-troclear**, para dentro do qual desliza a cabeça do rádio durante a flexão do cotovelo. Superior à tróclea e anterior ao úmero, fica a **fossa coronóidea**; quando o cotovelo se flexiona por completo, o processo coronoide da ulna entra nessa

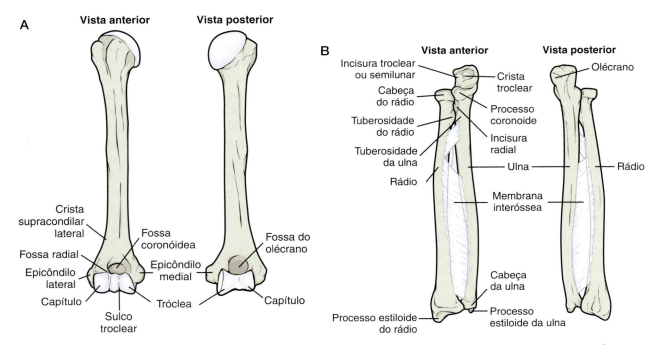

Figura 6.1 Vistas anterior e posterior do úmero, do rádio e da ulna, com destaque para suas características ósseas. **A)** Úmero: vistas anterior e posterior. **B)** Ulna e rádio: vistas anterior e posterior.

APLICAÇÃO PRÁTICA

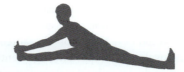

Em virtude das várias inserções tendíneas para o epicôndilo medial e lateral, estes são locais frequentes de dor por qualquer lesão aguda ou uso excessivo crônico. Como mencionado, muitos dos extensores do punho têm suas inserções proximais no epicôndilo lateral, enquanto os flexores do punho se inserem no epicôndilo medial. Com o uso excessivo crônico, alterações degenerativas do tecido podem ocorrer no tendão em sua inserção no epicôndilo, levando a uma patologia conhecida como epicondilite. A epicondilite lateral é comumente chamada de "cotovelo de tenista", em razão da prevalência em praticantes de esportes com raquete. Com a chegada das profissões que exigem longos períodos de trabalho no computador, essa patologia agora é comum nesses grupos profissionais. Do ponto de vista clínico, a epicondilite lateral é caracterizada por dor geralmente agravada com a resistência à extensão do punho. A epicondilite medial, também chamada de "cotovelo de golfista", resulta também de uma patomecânica de uso excessivo de estruturas ligadas ao epicôndilo medial. Em pré-adolescentes, vemos uma patologia do epicôndilo medial conhecida, em inglês, como "*Little League elbow*". Essa patologia é um conjunto de sintomas sofridos pelo esqueleto imaturo, resultantes de trauma por sobrecarga repetitiva e/ou patomecânica anormal, forças compressivas ou em valgo excessivas. O *Little League elbow* começa como uma tensão da **placa apofisária** e pode progredir para apofisite,[3] alterações secundárias na ossificação, disfunções vasculares ou irritação de qualquer uma das estruturas de sustentação.[1,4] Dor, inchaço e perda do movimento de extensão total do cotovelo são sinais e sintomas dessa síndrome. Independentemente da faixa etária que tratem, os profissionais devem lembrar-se de que um dos nossos papéis mais importantes como profissionais da saúde em qualquer uma dessas condições é o papel primordial de avaliar a patomecânica do paciente e ensinar maneiras efetivas de mudança de hábitos de movimentos deletérios, a fim de ajudar a prevenir a recorrência.

---

fossa. Do mesmo modo, superior ao capítulo, fica a **fossa radial**, que abriga a cabeça do rádio ao fim da flexão do cotovelo. O aspecto posterior do úmero distal é chamado de **fossa do olécrano** e proporciona uma superfície articular profunda e estável para a ulna superior quando o cotovelo está em extensão completa (Fig. 6.1).

Acidentes ósseos de referência do úmero distal

- Epicôndilo medial.
- Epicôndilo lateral.
- Fossa supracondilar lateral.
- Tróclea.
- Sulco troclear.
- Capítulo.
- Sulco capítulo-troclear.
- Fossa coronoide.
- Fossa radial.
- Fossa do olécrano.

Ulna

A ulna é a estrutura óssea que mais se articula com o úmero no cotovelo, formando a articulação umeroulnar. Localizada no antebraço medial na posição anatômica, a ulna desempenha um papel muito importante no cotovelo, mas produz função mínima no punho. O **olécrano** é uma proeminência distinta posterior na parte superior da ulna e é a porção mais posterior do cotovelo quando a articulação é flexionada. A margem dorsal da ulna pode ser palpada ao longo de todo o seu comprimento, do olécrano até o processo estiloide da ulna no punho. Medial ao olécrano, fica um sulco entre ele e o epicôndilo medial; esse sulco abriga o nervo ulnar, palpado como um cordão arredondado dentro do sulco.

A côncava **incisura troclear** da ulna se articula com a tróclea mais proximal do úmero para formar a articulação do cotovelo, que é medial. Com o formato de uma meia-lua, essa articulação ulnar é também conhecida como **incisura semilunar**. Essa grande superfície ulnar é dividida no centro por uma proeminente **crista troclear ou longitudinal**, que se articula com o sulco troclear do úmero. Durante a flexão e a extensão do cotovelo, a crista troclear da ulna desliza para dentro do sulco troclear do úmero. A face anterior da ulna é definida por um distintivo e aquilino processo superior medial chamado **processo coronoide**. Quando o cotovelo se flexiona, esse processo ulnar se move para ajustar-se confortavelmente na **fossa coronoide** do úmero, proporcionando estabilidade nessa posição. Inferior ao processo coronoide, fica a **tuberosidade ulnar**, local de inserção de um dos principais músculos flexores do cotovelo, o braquial. No aspecto lateral da ulna proximal, distal à incisura troclear, fica a **incisura radial**, ligeiramente côncava, que se articula com o rádio para formar a articulação radiulnar proximal (Fig. 6.1).

Acidentes ósseos de referência da ulna proximal

- Olécrano.
- Processo coronoide.
- Incisura semilunar ou troclear.
- Crista troclear ou longitudinal.
- Tuberosidade da ulna.
- Incisura radial.

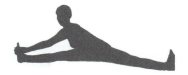

APLICAÇÃO PRÁTICA

Por ser tão superficial ao passar pelo epicôndilo medial, o nervo ulnar é suscetível a lesões. A lesão do nervo ulnar produz dor no cotovelo medial com formigamento ou dor irradiando do antebraço até o dedo mínimo. O atrito entre o nervo dentro do sulco ulnar produz uma sensação de formigamento no dedo mínimo.

Rádio

Embora o rádio contribua para a função do antebraço proximal, ele desempenha um papel mais importante na articulação radiulnar distal e no punho. Na extremidade proximal, a **cabeça do rádio** localiza-se distalmente ao côndilo lateral do úmero. A superfície superior da cabeça do rádio tem uma **fóvea** profunda e côncava que se articula com a cabeça convexa e arredondada do capítulo do úmero para formar a articulação umerorradial. Com o cotovelo em extensão completa, o arredondamento da cabeça do rádio, que forma a porção convexa da articulação radiulnar proximal, pode ser palpado distalmente ao epicôndilo lateral quando o rádio desliza sob a pele durante a pronação e a supinação. Durante a flexão do cotovelo, a cabeça do rádio encaixa-se no interior do sulco capítulo-troclear até se alinhar no interior da fossa radial do úmero no final da flexão. Imediatamente distal à cabeça do rádio na região anterior do **colo do rádio**, fica a **tuberosidade radial**, ponto de inserção do bíceps braquial (Fig. 6.1).

Acidentes ósseos de referência do rádio proximal
■ Cabeça do rádio.
■ Fóvea do rádio.
■ Colo do rádio.
■ Tuberosidade do rádio.

Articulações

Três articulações estão dentro da cápsula da articulação do cotovelo. Essas articulações incluem as do cotovelo e do antebraço proximal. As articulações do cotovelo incluem a umeroulnar e a umerorradial, enquanto a do antebraço proximal é a radiulnar proximal.

Articulações umeroulnar e umerorradial

Os principais segmentos articulares ligados na articulação do cotovelo são o úmero e a ulna. Embora, ao se mover sobre a ulna, o rádio proporcione um importante movimento conjugado, ele não contribui de maneira substancial para a função da articulação do cotovelo. Como mencionado, o cotovelo é uma articulação uniaxial em dobradiça (do tipo gínglimo), permitindo um grau de liberdade de movimento: flexão e extensão no plano sagital em torno do eixo frontal (Fig. 6.2). A articulação tem componentes ulnotrocleares e radiocapitulares que agem em harmonia na flexão e na extensão. A forte estabilidade estrutural da articulação se deve à configuração óssea e aos fortes ligamentos colaterais (Fig. 6.3). Embora a cápsula que cerca todas as articulações seja reforçada por esses ligamentos colaterais, ela é fina e frouxa, sobretudo posteriormente, com muitas dobras que permitem um movimento significativo da articulação. Uma grande bolsa do olécrano se localiza na fossa do olécrano, amortecendo o bloqueio do cotovelo conforme ele se move em total extensão.

Osteocinemática

O eixo de flexão-extensão do cotovelo é medial-lateral e segue pelos centros da tróclea e do capítulo e, depois, perto do epicôndilo lateral (Fig. 6.2A). Como a tróclea é mais distal que o capítulo, a linha traçada através deles não é horizontal, criando um ângulo de carregamento no cotovelo. Esse ângulo é discutido com mais profundidade adiante neste capítulo. A localização aproximada desse eixo pode ser identificada colocando-se um dedo um pouco distal ao epicôndilo lateral e o outro um pouco distal ao epicôndilo medial, no cotovelo, e imaginar uma linha que ligue os dois dedos. Se a linha fosse horizontal, a função do cotovelo seria parecida à de uma dobradiça rígida, como a de uma porta. Pelo fato de o eixo de movimento do cotovelo ser alguns graus fora da horizontal, o cotovelo tem excursão variável; esse alinhamento oferece uma melhor articulação e o cotovelo é mais adequadamente referido como uma articulação em "dobradiça frouxa". Esse formato permite a flexão suave e instantânea do cotovelo em múltiplas posições do antebraço para a fácil realização de movimentos funcionais.[5] Ocorrem alguns graus de rotação medial e lateral nos extremos de flexão e extensão nessa articulação em "dobradiça frouxa".[6] Além disso, a extremidade distal do úmero fica em 30° de rotação anterior em relação ao corpo do úmero, e a ulna proximal é rodada em 30° posteriormente em relação

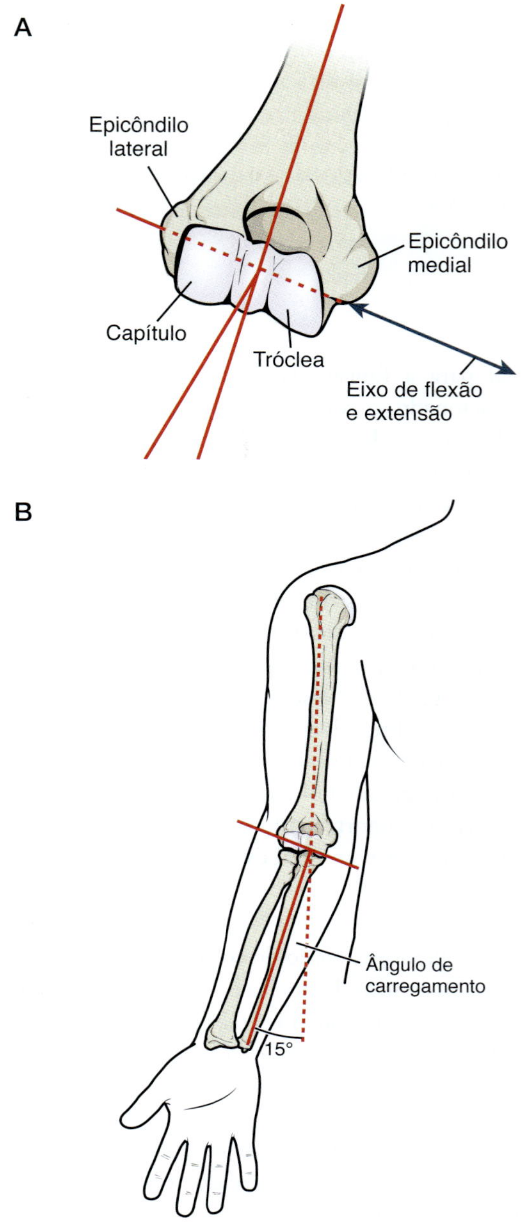

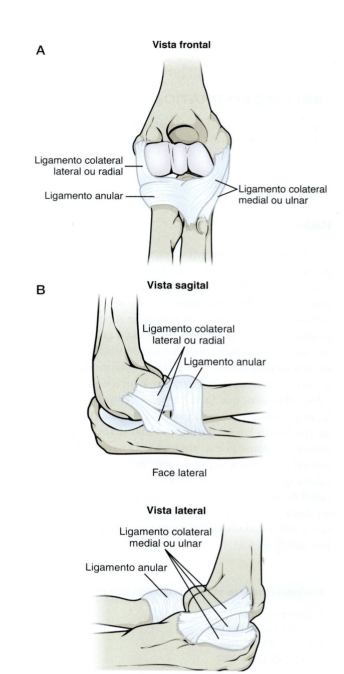

Figura 6.2 A) O eixo de flexão e extensão do cotovelo passa através da tróclea e do capítulo (um grau de liberdade de movimento). **B)** Ângulo de carregamento do cotovelo com o membro em posição anatômica.

Figura 6.3 A) Vista do cotovelo no plano frontal e **B)** no plano sagital, ilustrando a força óssea e a estabilidade ligamentar da articulação. Observe os seguintes ligamentos: colateral medial, colateral lateral e anular.

ao corpo da ulna. Essa relação complementar oferece a amplitude de 145° de flexão, bem como a estabilidade da articulação em extensão total.[7,8]

A amplitude de movimento da articulação do cotovelo é variável. Embora a amplitude passiva típica do movimento de flexão do cotovelo tenha uma média de 145°, a amplitude normal varia de 120° a 160°.[7,9,10] A amplitude de movimento na flexão ativa é menor quando o antebraço não está em supinação máxima.[11] O movimento de flexão costuma ser detido pelo contato entre o antebraço e os músculos do braço, com uma sensação final mole. Em pessoas muito musculosas ou obesas, a amplitude de flexão pode ser reduzida a tal ponto que o indivíduo pode não ser capaz de colocar os dedos no ombro. No outro extremo, pessoas com pouco tecido mole podem ter uma sensação final dura com contato ósseo do processo coronoide da ulna na fossa coronóidea. É raro usarmos nossa amplitude total de movimento do cotovelo; pesquisas indicam que a maioria das atividades diárias ocorre em um arco de movimento do cotovelo entre 30° e 130°.[6]

A extensão do cotovelo tem uma sensação final dura com contato entre o olécrano da ulna e a fossa do olécrano do úmero. A média do movimento de extensão é de 0°, com apenas alguns graus de variação normal. Fora do espectro normal, podem existir pessoas com músculos avantajados ou ligamentos tensionados, a quem faltam alguns graus na extensão do cotovelo, e outras com uma estrutura leve ou articulações frouxas com 5° ou mais de hiperextensão normal.

Artrocinemática

Movimentos acessórios ou componentes do cotovelo são pequenos em comparação aos movimentos possíveis do ombro, do punho e dos dedos. A boa estabilidade articular é proporcionada pelo ajuste ondulado da tróclea e do capítulo do úmero nas superfícies correspondentes da ulna e do rádio, bem como pelos fortes ligamentos colaterais medial e lateral (Fig.6.3). Ocorre um leve desvio de flexão do cotovelo se o úmero distal for estabilizado e uma força de tração for aplicada ao antebraço proximal. Ocorre certo jogo articular anteroposterior com o ombro posicionado em flexão e uma força posterior aplicada à superfície anterior do antebraço proximal. Também estão presentes movimentos mínimos de jogo articular medial-lateral. Como mencionado no Capítulo 1, movimentos acessórios normais demandam relaxamento muscular, visto que qualquer contração muscular causa compressão articular e restringe os movimentos acessórios. A posição de estabilidade máxima da articulação umeroulnar é em total extensão, enquanto a da articulação umerorradial é de 90° de flexão e 5° de supinação, e a da articulação radiulnar é de supinação ou pronação total. Assim como as posições de máxima estabilidade, as posições de repouso do complexo do cotovelo são diferentes em cada articulação específica: a posição de repouso da articulação umeroulnar é de 70° de flexão do cotovelo com 10° de supinação do antebraço; a posição de repouso da articulação umerorradial é em extensão total do cotovelo com supinação total do antebraço; e a posição de repouso da articulação radiulnar é de 70° de flexão com 35° de supinação do antebraço.[12]

Artrocinemática umeroulnar

O movimento umeroulnar ocorre entre a côncava incisura troclear da ulna e a convexa tróclea do úmero. Durante a flexão, a cavidade troclear da ulna rola e desliza na mesma direção, anteriormente, sobre o sulco troclear do úmero até o fim da flexão, quando o processo coronoide da ulna alcança a fossa coronoide do úmero. Durante a extensão, a cavidade troclear rola e desliza na mesma direção, posteriormente, sobre a tróclea. Conseguem-se a mobilidade suave e a estabilidade máxima pela relação côncavo-convexa recíproca entre a tróclea e a ulna, orientando o movimento entre flexão e extensão, assim como um trem se mantém no trilho.[12]

O movimento de flexão total requer o comprimento normal da cápsula posterior e da pele, dos músculos extensores do cotovelo, do nervo ulnar e das fibras posteriores do ligamento colateral medial. Por outro lado, o movimento de total extensão requer o comprimento normal da cápsula anterior e da pele, dos músculos flexores do cotovelo e das fibras anteriores do ligamento colateral medial.

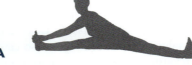

APLICAÇÃO PRÁTICA

Embora o cotovelo seja classificado como uma articulação gínglimo uniaxial, na verdade, ele é descrito mais precisamente como uma **articulação em dobradiça modificada**, pois o eixo do movimento fica fora do plano sagital. A leve rotação ou o movimento "extrassagital" que ocorre no cotovelo é um fator importante que os bioengenheiros devem considerar em seus modelos protéticos de articulação mecânica. Embora os avanços continuem, a articulação mecânica usada nos projetos de próteses ou em substituições totais da articulação do cotovelo ainda não reproduzem a sofisticação do modelo anatômico natural.

Alguns graus de hiperextensão do cotovelo podem ter grande utilidade funcional para pacientes com lesão na medula espinal que sofreram paralisia no músculo tríceps braquial. Esses indivíduos não podem estender ativamente seus cotovelos para abrir uma porta ou se impulsionar na posição sentada para aliviar a pressão ou para se transferir de uma cadeira. Com alguns graus de hiperextensão do cotovelo, eles podem usar a gravidade e a alavanca para bloquear, mecanicamente, os cotovelos a fim de empurrar objetos leves ou impulsionar-se na posição sentada a fim de levantar as nádegas da cadeira para aliviar a pressão ou se transferir.

Artrocinemática umerorradial

O movimento funcional da principal articulação umeroulnar, como descrito anteriormente, é complementado pelos movimentos entre o úmero e o rádio. A superfície proximal côncava do rádio rola e desliza sobre o capítulo, arredondado e convexo, da parte distal e lateral do úmero na mesma direção; assim, o rádio move-se anteriormente durante a flexão e posteriormente durante a extensão.

Na extensão total, não existe contato entre o rádio e o úmero, mas, durante a flexão, a profunda fóvea sobre a cabeça do rádio é puxada contra o arredondado capítulo do úmero, e a cabeça do rádio desliza no sulco capítulo-troclear até que ocorra a flexão total, quando se acomoda dentro da fossa radial do úmero.

Ângulo de carregamento

Como o eixo da articulação não é perpendicular ao corpo do úmero, o alinhamento do antebraço angula-se lateralmente em relação ao corpo do úmero na posição anatômica. Essa angulação cria o **ângulo cubital**, comumente chamado de **ângulo de carregamento** (Fig. 6.2B). O termo biomecânico para essa angulação é **valgo cubital** (do latim, *valgus*, voltado para fora). Esse ângulo é de cerca de 15°, mas varia, de modo que, em mulheres, costuma ser maior que em homens.[13] Estudos que mensuraram o ângulo de carregamento citam valores médios de 5° a 19°, sendo, nos homens, de 11° a 14°,[10,11] e, nas mulheres, de 13° a 16°; as diferenças médias entre homens e mulheres giram em torno de 0° a 6°.[14-16] As variações nesses valores é atribuída a diferentes métodos de medidas e diferenças nas características populacionais, como idade, sexo, peso corporal e constituição morfológica.[17]

Embora ângulos de valgo cubital de até 15° sejam normais, pode haver valgo cubital excessivo em decorrência de lesão ou patomecânica anormal. O desvio anormal, **varo cubital** (do latim, *varus*, voltado para dentro), é considerado patológico; essa mudança biomecânica costuma ser consequência de uma fratura distal do úmero mantida durante a infância. Varo cubital, ou ângulo de carregamento, menor que os 5° a 15° de valgo normais é, por vezes, chamado de **deformidade em varo do cotovelo**.[3]

Em termos funcionais, o ângulo de carregamento resulta de uma combinação da rotação lateral da articulação do ombro, da extensão do cotovelo e da supinação do antebraço; todas essas posições estão presentes na posição anatômica.[17] O ângulo de carregamento tem esse nome porque acredita-se que mantenha os objetos carregados na mão afastados do corpo. Entretanto, o caminho normal e natural de transportar objetos com a mão é com o antebraço em alguns graus de pronação, posição em que o ângulo de carregamento é suprimido. Até o momento, nenhuma função clara desse ângulo chegou a ser descrita, embora tenha se proposto que ele torne o movimento de levar alimentos da mão à boca mais eficiente e efetivo em termos biomecânicos. Estudos cinemáticos em cadáveres demonstraram que a flexão e a extensão no cotovelo executadas com o antebraço em supinação seguem um caminho de movimento consistente e que ocorre uma diminuição gradual no ângulo de carregamento durante a flexão progressiva.[18] Esses resultados poderiam apoiar a noção de que o ângulo de carregamento e a articulação umeroulnar atuam melhor como uma dobradiça "frouxa" que serve a movimentos funcionais intencionais.

Tecidos moles das articulações umeroulnar e umerorradial

Como mencionado, a cápsula contém muitas dobras. Pode-se imaginar a importância delas durante os movimentos do cotovelo, especialmente durante sua flexão, quando a cápsula posterior se desdobra enquanto a articulação se move mais em flexão. A cápsula insere-se posteriormente no úmero, acima da fossa do olécrano, e na tróclea. Na frente, a cápsula insere-se acima da fossa radial e coronoide, e, distalmente, insere-se medial ao processo coronoide da ulna e lateral ao ligamento anular. Embora ela seja capaz de se desdobrar para permitir o movimento articular, a força da cápsula é aumentada pelos ligamentos. Ela insere-se nos ligamentos colateral medial e anular, e se funde a eles para proporcionar maior estabilidade ao complexo do cotovelo. Veja na Tabela 6.1 a lista de todos os ligamentos, inserções e descrições funcionais.

Como os principais movimentos da articulação umeroulnar são flexão e extensão, os principais ligamentos de reforço são engrossamentos especializados da cápsula: os ligamentos colaterais medial (ulnar) e lateral (radial). Esses dois ligamentos estabilizam a cápsula medial e lateralmente, respectivamente, para oferecer estabilidade no plano frontal. Medialmente, o **ligamento colateral medial (ulnar) (LCM)** é muito grande e formado por três partes distintas: anterior, posterior e transversa. O LCM estende-se do epicôndilo medial do úmero ao processo coronoide da ulna, anteriormente, e ao olécrano, posteriormente (Fig. 6.3). Ele estabiliza o cotovelo contra forças em valgo excessivas para restringir o antebraço contra o deslocamento lateral excessivo do braço. O LCM é o principal estabilizador do cotovelo; lesões contra ele podem resultar em uma articulação instável do cotovelo.

O **ligamento colateral lateral (radial) (LCL)** na lateral do cotovelo é uma estrutura em forma de leque. Assim como o LCM, o LCL também tem três partes, as quais se estendem do epicôndilo lateral do úmero ao ligamento anular, cercando a cabeça do rádio, e ao olécrano da ulna (Fig. 6.3). Esses ligamentos estabilizam o cotovelo contra forças em varo excessivas, previnem

(O texto continua na p. 228.)

Tabela 6.1 Ligamentos do cotovelo e do antebraço

Articulação	Ligamento	Inserção proximal	Inserção distal	Movimento limitado
Articulação do cotovelo: articulação radial umeroulnar	Ligamento colateral medial (ulnar) (LCM)	Epicôndilo medial do úmero	Processo coronoide e olécrano da ulna	Tensão em valgo excessiva que forçaria o antebraço lateralmente; as fibras anteriores também limitam a extensão, ao passo que as fibras posteriores limitam a flexão; impede a subluxação da articulação umeroulnar.

Vista frontal
- Ligamento colateral medial ou ulnar
- Ligamento colateral lateral ou radial
- Ligamento anular

Vista lateral
- Ligamento colateral medial ou ulnar
- Ligamento anular
- Face medial

(continua)

Tabela 6.1 | Ligamentos do cotovelo e do antebraço *(continuação)*

Articulação	Ligamento	Inserção proximal	Inserção distal	Movimento limitado
Articulação do cotovelo: articulação umerorradial	Ligamento colateral lateral (radial) (LCL)	Epicôndilo lateral do úmero	Funde-se ao ligamento anular e se insere no olécrano da ulna	Tensão em valgo excessiva que forçaria o antebraço medialmente; por se inserir na ulna, impede a subluxação da articulação umeroulnar mantendo o úmero seguro na ulna; estabiliza a cabeça do rádio e a articulação umerorradial.
Articulação radiulnar proximal	Ligamento anular (ver imagem de vista frontal na página anterior)	Aspectos anterior e posterior da incisura radial da ulna; circunda a cabeça do rádio	Aspectos anterior e posterior da incisura radial da ulna; circunda a cabeça do rádio	Mantém a integridade da articulação radiulnar; evita a luxação radiulnar proximal; impede o desvio radial excessivo.
Articulação radiulnar proximal	Corda oblíqua	No antebraço ventral, aspecto inferior da incisura radial da ulna	Abaixo da tuberosidade do rádio	As fibras seguem perpendiculares à membrana interóssea para oferecer forte estabilização à conexão radiulnar proximal.
Articulação radiulnar proximal	Ligamento quadrado	Inferior à incisura radial da ulna	Superfície medial do colo do rádio	Limita o giro da cabeça do rádio; mantém a cabeça do rádio contra a incisura radial da ulna; reforça a cápsula articular.

Vista sagital

Ligamento colateral lateral ou radial
Ligamento anular
Face lateral

Corda oblíqua
Membrana interóssea
Ligamento quadrado

(continua)

Tabela 6.1 | Ligamentos do cotovelo e do antebraço *(continuação)*

Articulação	Ligamento	Inserção proximal	Inserção distal	Movimento limitado
Articulação radiulnar distal	Ligamento radiulnar dorsal	Continua ao aspecto posterior do disco articular que prende a ulna à incisura ulnar do rádio		Estabiliza a conexão radiulnar distal; reforça a cápsula articular.
Articulação radiulnar distal	Ligamento radiulnar palmar	Continua ao aspecto anterior do disco articular que prende a ulna à incisura ulnar do rádio		Estabiliza a conexão radiulnar distal; reforça a cápsula articular.

subluxação umeroulnar, estabilizam a articulação umerorradial e ajudam o ligamento anular a estabilizar a cabeça do rádio na ulna (Fig. 6.3).

O complexo do antebraço contém sete bolsas. Três bolsas estão ligadas ao tríceps e uma grande bolsa se localiza entre o olécrano e a fossa do olécrano (bolsa do olécrano). A bolsa do olécrano é de importância vital na absorção de forças e na redução do impacto que ocorre quando o cotovelo é forçado a se estender, comprimindo o olécrano para dentro da fossa do olécrano do úmero.

Articulações radiulnares

As articulações radiulnares incluem um componente proximal, ou superior, localizado dentro da cápsula da articulação do cotovelo, e um componente distal, ou inferior, imediatamente proximal ao punho. Os movimentos dessas articulações incluem supinação e pronação. Durante esses movimentos do antebraço, o rádio gira em volta da ulna estacionária. Essas duas articulações atuam juntas para produzir um grau de liberdade: pronação e supinação do antebraço no plano transverso em torno de um eixo vertical na posição anatômica. Na supinação, a ulna e o rádio ficam paralelos, enquanto, na pronação, o rádio cruza sobre a ulna (Fig. 6.4). Durante o movimento radiulnar, o rádio gira em torno da ulna estacionária; esse é um ponto importante para ter em mente no estudo dos motores primários dessa articulação, pois, se um músculo insere-se somente na ulna, ele não poderá efetuar supinação ou pronação. Esse conceito é ilustrado pela palpação do olécrano durante a supinação e a pronação, em que se nota que o olécrano (uma proeminência da ulna) não se move. Como veremos no estudo do punho, a mão se insere no rádio pela articulação radiocarpal e segue o movimento do rádio, de modo que a palma da mão se volta para cima durante a supinação e para baixo durante a pronação. Esse é um ponto relevante para memorizar: a mão e o punho inserem-se apenas no rádio e a ulna fica parada. Uma ulna estável é de importância vital, pois forma uma base rígida, ou alavanca óssea, sobre a qual o antebraço e o punho podem funcionar.

Cinemática da articulação radiulnar

O eixo de movimento da articulação radiulnar apresenta-se como uma linha que vai do centro da cabeça do rádio e passa pelo centro do processo estiloide da ulna, como mostra a Figura 6.5. O eixo proximal de rotação fica na cabeça do rádio.[12,18,21] O processo estiloide ulnar é o eixo distal de rotação.

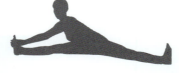

APLICAÇÃO PRÁTICA

Por ser um dos principais estabilizadores contra tensões em valgo, o LCM corre risco de lesão por forças em valgo traumáticas súbitas ou por forças em valgo repetitivas, como as vistas em algumas atividades esportivas, como arremesso no beisebol, lançamento de dardo e bloqueio do voleibol. Isso é particularmente verdadeiro quando se usa o lançamento de *sidearm* ou quando técnicas patomecânicas no ombro aumentam o estresse em valgo no cotovelo.

Pode ocorrer luxação do cotovelo quando forças excessivas são sofridas com o cotovelo "descarregado", como em leve flexão, fazendo com que a ulna proximal se desloque posteriormente ao úmero distal. Como a artéria braquial se localiza na fossa cubital, ela também é suscetível a trauma durante as luxações. A lesão da artéria braquial durante luxações pode resultar em um quadro clínico conhecido como isquemia de Volkmann, que resulta em perda de suprimento sanguíneo nos músculos do antebraço. Se esse caso clínico persistir, uma contratura isquêmica de Volkmann resulta em virtude de necrose dos músculos do antebraço, que dependem da artéria braquial para seu suprimento sanguíneo.[19]

A bursite do olécrano pode resultar de uso excessivo crônico, como quando o cotovelo se estende vigorosamente ou ocorre uma queda sobre a margem do olécrano, causando inchaço ou sangramento no espaço da bolsa. Normalmente indolor, a bursite é vista com frequência em jogadores de futebol americano e lutadores, por causa da combinação de atrito repetitivo e trauma direto.[3] A bursite do olécrano pode se apresentar, também, como parte de um quadro clínico associado com epicondilite lateral ou medial concomitante.[2,20] Inchaço considerável é logo aparente. Depois de descartar fratura no olécrano, a bursite responde a medicamentos anti-inflamatórios, compressões, descanso e modalidades de tratamento.

A amplitude de movimento combinada das duas articulações radiulnares é de 150° a 180°.[9,11,12] Com o antebraço em posição neutra com o polegar apontado para o teto, pode haver até 90° de supinação e 90° de pronação; no entanto, a maioria das pessoas tem apenas cerca de 80° de pronação. Na supinação, a sensação final da articulação radiulnar proximal é firme em virtude da tensão dos ligamentos alongados, da membrana interóssea e de ambos os músculos pronadores. Em pronação, a sensação final na articulação radiulnar proximal pode ser dura, se o rádio e a ulna entrarem em contato entre si, ou firme, em razão do estiramento das cápsulas de tecido mole da articulação radiulnar e da membrana interóssea entre os dois ossos.[22] Ao examinar a amplitude do movimento de prono-supinação, o cotovelo deve estar flexionado a 90° e em contato com a lateral do corpo. Essa posição impede que o ombro substitua o movimento do antebraço. Toda a amplitude do movimento de pronação, a partir da posição em supinação máxima, é ligeiramente menor que 180° (a média é de 170°). Se ocorrer pronação ou supinação com o cotovelo estendido, também ocorre, simultaneamente, rotação medial ou lateral do ombro; nesse caso, a palma da mão pode ser girada quase por um círculo completo, ou cerca de 360°.

Artrocinemática da articulação radiulnar proximal

A articulação radiulnar proximal é classificada como trocoidea ou pivô. As superfícies articulares incluem a convexa cabeça do rádio e a ligeiramente côncava incisura radial da ulna. O ligamento anular envolve a cabeça do rádio. Durante a supinação e a pronação, a convexa cabeça do rádio gira dentro de uma superfície articular fibrocartilagínea contígua formada pelo ligamento anular e pela côncava incisura radial da ulna. O **ligamento anular** (do latim, *annulus*, anel) forma a maior parte do anel articular em torno da cabeça do rádio, e a incisura radial da ulna, menor, completa a formação do anel articular. O movimento da cabeça do rádio é restringido apenas à rotação por esse anel firme (Fig. 6.3).

Artrocinemática da articulação radiulnar distal

Sempre que ocorre pronação e supinação na articulação radiulnar proximal, a articulação radiulnar distal, ou inferior, também se movimenta. As superfícies articulares da articulação distal incluem a incisura ulnar do rádio distal, a arredondada cabeça da ulna e um disco articular. Como a superfície articular (incisura ulnar)

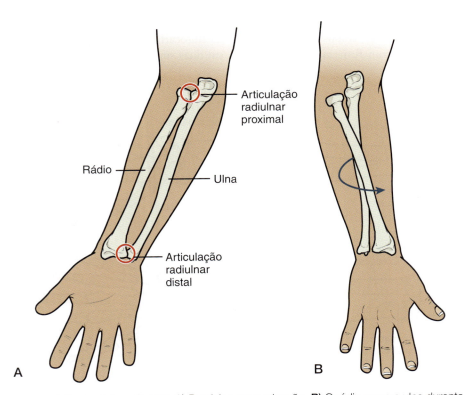

Figura 6.4 Observe a posição do rádio e da ulna. **A)** Paralelos em supinação. **B)** O rádio cruza a ulna durante a pronação.

do rádio distal é côncava, o rádio desliza em torno da convexa cabeça da ulna e rola na mesma direção em que desliza. Por exemplo, quando o antebraço se prona (a partir da posição de supinação máxima), o rádio cruza a ulna e rola anteriormente, ao mesmo tempo que desliza anteriormente; o movimento e o deslizamento são revertidos durante o movimento de supinação (Fig. 6.4). Um disco articular, interposto entre a ulna distal e os ossos adjacentes do carpo, permite o movimento radial.

Tecido mole do complexo articular radiulnar

Diferentemente da articulação umerorradial, cuja estabilidade deriva, em grande parte, de sua estrutura óssea, a estabilidade das articulações radiulnares é dependente dos tecidos moles. A estabilidade dos tecidos moles na articulação radiulnar proximal é proporcionada pelo ligamento anular e reforçada pelo LCL, pela corda oblíqua e pelo ligamento quadrado. A estabilidade distal da articulação radiulnar depende do disco articular e dos ligamentos radiulnares palmar e dorsal. A íntima relação anatômica entre o rádio e a ulna é acentuada pela presença da **membrana interóssea**, localizada entre os dois ossos. Essa espessa membrana reforça ambas as articulações radiulnares sem restringir os movimentos de pronação ou supinação (Fig. 6.5). Além de servir de ponto de inserção muscular, a membrana interóssea também absorve impactos e transmite forças ao longo da cadeia cinética a fim de proteger os ossos do antebraço contra lesões durante momentos de aplicação de força excessiva, como quando a pessoa cai sobre o braço estendido.

O ligamento anular tem fortes conexões fibrosas com a ulna, inserindo-se nela em ambos os lados da incisura radial, ancorando-se com firmeza ao redor da cabeça e do colo do rádio. Com inserções nos aspectos anterior e posterior da incisura radial da ulna, esse anel circunda a cabeça do rádio, formando um círculo dentro do qual a cabeça do rádio pode rodar. A parte inferior do ligamento anular, adjacente à cabeça do rádio, alinha-se à cartilagem para reduzir o atrito e possibilitar um suave giro da cabeça do rádio durante o movimento do antebraço. Como discutido, o LCL se funde ao ligamento anular e oferece estabilidade suplementar para a articulação radiulnar proximal. O **ligamento quadrado** é muito curto, mas forte, originando-se na ulna, imediatamente inferior à incisura radial, e inserindo-se na superfície medial do colo do rádio. O ligamento quadrado reforça a cápsula articular e mantém uma aproximação estreita da cabeça do rádio contra a incisura radial da ulna, limitando, assim, o giro da cabeça do rádio (Fig. 6.5). A forte porção anterior do ligamento quadrado é um dos principais estabilizadores da articulação radiulnar proximal durante a supinação completa, ao passo que a fraca porção posterior estabiliza a pronação completa.[20,23] A **corda oblíqua** é um feixe plano de fáscia no antebraço ventral que segue da parte inferior da incisura radial da ulna até um pouco abaixo da tuberosidade radial da ulna. Suas fibras seguem perpendiculares às da membrana interóssea e se tensionam na supinação completa, proporcionando estabilidade suplementar à conexão radiulnar[20] (Fig. 6.5).

Como mencionado, a ulna distal se insere em um disco articular conhecido como **fibrocartilagem triangular** por causa de seu formato e de sua forte estrutura fibrosa. A fibrocartilagem triangular é parte do complexo da fibrocartilagem triangular (CFCT) do punho e possui duas superfícies articulares: a proximal e a distal. A

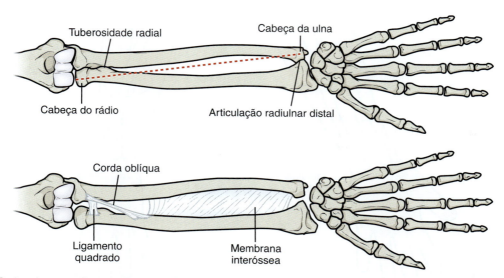

Figura 6.5 O eixo de pronação e supinação do antebraço segue pela cabeça do rádio, proximalmente, e pela cabeça da ulna, distalmente (um grau de liberdade de movimento). Observe, também, os ligamentos da articulação radiulnar proximal – ligamento quadrado e corda oblíqua –, bem como a membrana interóssea.

superfície proximal articula-se com a cabeça da ulna na articulação radiulnar distal, e a superfície distal articula-se com os ossos do carpo, como parte da articulação radiocarpal. As superfícies inferiores e superiores do disco são côncavas, mas a superfície proximal é ainda mais côncava para melhor acomodar a arredondada cabeça da ulna. O CFCT proporciona certa estabilidade à articulação radiulnar distal e é descrito com mais detalhes no Capítulo 7. Contínuos às porções anterior e posterior do disco, estão os **ligamentos radiulnar anterior (palmar)** e **posterior (dorsal)**; eles se fundem à cápsula articular e fixam a ulna contra a incisura ulnar do rádio (ver Fig. 7.5).

Músculos

Os músculos do complexo do cotovelo e do antebraço incluem músculos flexores e extensores das articulações umeroulnar e umerorradial, além de músculos supinadores e pronadores do antebraço. Alguns músculos têm funções duplicadas, enquanto outros agem em apenas uma articulação. Ao estudar as ações e funções dos músculos nessa região, é preciso lembrar-se de que um músculo só pode atuar em uma articulação se ele a cruza e só pode movimentar um osso em que esteja inserido. Por exemplo, o bíceps braquial cruza o ombro e a articulação umeroulnar e se insere no rádio; por cruzar três articulações, é capaz de flexionar o ombro, flexionar o cotovelo e supinar o rádio. Por outro lado, o braquial tem sua inserção proximal no úmero e sua inserção distal na ulna, cruzando apenas o cotovelo; por isso, pode apenas efetuar a flexão do cotovelo. Esta seção trata das *principais* ações dos músculos do complexo do cotovelo e do antebraço. Veja a Tabela 6.2 para informações detalhadas sobre esses músculos. Para uma visão geral, veja a Tabela 6.3, a qual apresenta a lista dos principais músculos responsáveis pelas ações musculares *típicas* do complexo do cotovelo e do antebraço. Os músculos estão organizados de acordo com suas ações anatômicas.

Flexores do cotovelo

Os principais músculos que flexionam o cotovelo incluem o braquial, o bíceps braquial e o braquiorradial. O pronador redondo auxilia em um grau limitado; como sua principal responsabilidade é na pronação do antebraço, ele será descrito com esse grupo de músculos. Dos flexores primários do cotovelo, tanto o braquiorradial como o bíceps braquial também influenciam no movimento do antebraço. Outros músculos cruzam a articulação umeroulnar, mas têm fraco poder de alavanca no cotovelo e são mais ativos em suas inserções distais no punho e na mão. Eles incluem o flexor radial longo do carpo, o flexor ulnar do carpo, o flexor superficial dos dedos e o palmar longo. Esses músculos são discutidos no próximo capítulo.

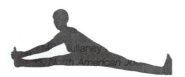

A estrutura anatômica da membrana interóssea é um exemplo interessante de como somos projetados para minimizar o risco de lesão. Como você tem visto nesta discussão sobre o complexo do cotovelo e do antebraço, a ulna é a maior e mais dominante das duas extremidades proximais, servindo de conexão primária com o úmero, enquanto o rádio é o osso maior e dominante no punho, servindo como o principal osso de conexão. As fortes fibras colágenas da membrana interóssea seguem em uma direção diagonal, de medial para distal, do rádio à ulna; essa estrutura cria uma ponte anatômica pela qual algumas das forças podem ser transmitidas com eficiência do rádio para a ulna e, então, para o grande úmero, acima do cotovelo, onde se dissipam. Por isso, quando se cai e se apoia sobre a mão, algumas das forças são transmitidas da parte distal do rádio para a membrana interóssea, em vez de arriscar certas lesões por serem absorvidas ao longo do rádio. Do mesmo modo, é mais fácil para os garçons carregarem bandejas pesadas com o cotovelo flexionado e a bandeja acima da cabeça, pois o peso da bandeja pode ser transmitido do rádio à ulna, distribuindo a força sobre uma grande área do membro.

Como um elo médio na cadeia do membro superior, o cotovelo e o antebraço às vezes correm o risco de lesões por distração causadas por forças de tração em excesso. Isso é especialmente verdadeiro no caso de crianças e adolescentes, por causa da frouxidão normal dos ligamentos e do grande número de pontos de ossificação na região do cotovelo. Uma lesão por distração comum, identificada há mais de 100 anos como "pronação dolorosa", é uma condição em que a cabeça do rádio é empurrada para fora ou até mesmo subluxada dentro do ligamento anular.[24] Essa síndrome, descrita com precisão como "subluxação da cabeça do rádio", ocorre em crianças pequenas, de até 5 anos de idade, quando são levantadas pelas mãos ou pelos antebraços, como ao tirá-las do chão ou balançá-las pelos braços em uma brincadeira. Os pais devem ser advertidos a não puxar as crianças dessa maneira.

Braquial

O braquial (Fig. 6.6), localizado profundamente em relação ao proeminente bíceps braquial, insere-se somente na ulna, atuando através da articulação umeroulnar e, portanto, sempre é recrutado na flexão do cotovelo, independentemente da posição do antebraço. É o único músculo flexor do cotovelo monoarticular não afetado pela posição do ombro ou do antebraço. O braquial tem uma grande capacidade de trabalho em razão de sua grande área de seção transversal. É o maior de todos os flexores do cotovelo e cruza apenas a articulação umeroulnar. É recrutado em todas as tarefas que demandam a flexão do cotovelo. Esse músculo é também muito eficiente na mobilidade da articulação umeroulnar, pois sua inserção é próxima do eixo articular, exercendo seu maior braço de momento de força em torno de 90° a 100° de flexão do cotovelo.[12,25,26] O ventre muscular do braquial se localiza na metade distal do braço e é, em grande parte, coberto pelo bíceps.

Bíceps braquial

Como o nome indica, o bíceps braquial (Fig. 6.7) é um músculo com formato fusiforme e duas cabeças localizadas na parte anterior do braço. O bíceps braquial se origina na escápula e insere-se abaixo da articulação do cotovelo; por isso, não tem nenhuma conexão direta com o úmero e pode ser movido passivamente com facilidade. Em seu percurso na cápsula da articulação do ombro sob o arco subacromial e, então, por dentro do sulco intertubercular do úmero, o tendão longo do bíceps corre risco de compressão e subsequente patologia. A cabeça curta se insere no processo coracoide da escápula. As duas cabeças apresentam ventres separados na parte proximal do braço, mas se fundem para formar um ventre no meio do braço. As fibras musculares da cabeça curta compõem a porção medial do ventre muscular, enquanto as fibras da cabeça longa compõem a porção lateral.

Em termos funcionais, o bíceps é especificamente recrutado quando a tarefa demanda flexão do cotovelo com supinação do antebraço, como ao segurar uma bandeja pesada ou levar uma colher à boca. O músculo tem grande seção transversal e apresenta seu maior braço de momento entre 90° e 110° de flexão.[12,25,26] Acima dos 100° de flexão, ou quando o cotovelo se aproxima da extensão total, as forças contráteis se tornam mais de translação. Essa força de translação oferece compressão articular e aumenta a estabilidade do cotovelo.

Braquiorradial

O braquiorradial (Fig. 6.8) é o mais longo dos flexores do cotovelo e é o único flexor primário do cotovelo cujo ventre se localiza no antebraço. Esse músculo é um importante agonista na flexão do cotovelo e tem papel limitado na pronação e na supinação do antebraço. Por seu local de inserção no rádio, ele pode contribuir na pronação e na supinação. Embora tenha uma seção transversal relativamente pequena, exerce forças de pico em 100° a 120° de flexão do cotovelo.[12,25,26] Apesar de ter inserção distal longe do eixo da articulação umeroulnar, parte de suas forças comprime a articulação de modo a lhe proporcionar mais estabilidade. A Figura 6.8 mostra o contorno desse músculo. Quando o músculo se contrai, sua porção superior se eleva das estruturas subjacentes e, assim, aumenta a distância perpendicular ao cotovelo, aumentando também seu braço de momento de modo a melhorar a alavanca para sua função.

Pronador redondo

O pronador redondo (Fig. 6.9) é um fraco flexor do cotovelo cuja principal contribuição para a flexão se dá com o antebraço pronado. Como sua principal função é a de pronação do antebraço, esse músculo será descrito em mais detalhes com os músculos do antebraço.

Extensores do cotovelo

O principal extensor do cotovelo é o tríceps braquial. O pequeno ancôneo adiciona somente o mínimo na força total na extensão do cotovelo.

Tríceps braquial

O tríceps braquial, assim denominado por apresentar três cabeças, compõe toda a massa muscular do aspecto posterior do braço (Fig. 6.10). A cabeça lateral é

(O texto continua na p. 239.)

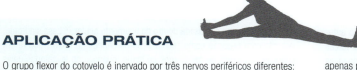

APLICAÇÃO PRÁTICA

O grupo flexor do cotovelo é inervado por três nervos periféricos diferentes: o nervo musculocutâneo (C5-C6) inerva o bíceps braquial e o braquial, o nervo radial (C5-C6) inerva o braquiorradial, e o nervo mediano (C6-C7) inerva o pronador redondo. Essa estrutura de inervação é muito diferente daquela do principal extensor do cotovelo, o tríceps braquial, inervado apenas pelo nervo radial. Esse arranjo de inervação permite a realização de atividades funcionais, como aproximar objetos do tronco ou efetuar funções de levar alimentos da mão à boca, mesmo se o indivíduo tiver sofrido lesão no nervo periférico ou na medula espinal.

Tabela 6.2 | Músculos do complexo do cotovelo e do ombro

Grupo	Músculo	Inserção proximal	Inserção distal	Nervo	Ação	Palpação
Flexores do cotovelo	Braquial	No ponto médio do aspecto anterior do corpo do úmero	Processo coronoide da ulna e tuberosidade da ulna	Musculocutâneo (C5-C6)	Flexão da articulação umeroulnar	Os dedos de palpação são posicionados lateral e medialmente ao bíceps braquial, 2 a 5 cm acima da preensão vista na Figura 6.6. O antebraço do indivíduo está pronado, o que assegura o relaxamento do bíceps. O cotovelo está flexionado, com o mínimo de esforço possível, podendo-se sentir a contração do braquial. Nessas condições, o braquial flexiona o cotovelo com pouca ou nenhuma participação do bíceps. Depois que os dedos de palpação são posicionados adequadamente, pode-se realizar uma pequena flexão em curta amplitude, a qual resulta em forte contração do braquial.
	Bíceps braquial	Duas cabeças se originam acima da articulação do ombro. Cabeça longa: tubérculo supraglenoidal da escápula, com um tendão que segue dentro da cápsula da articulação do ombro e do sulco intertubercular (bicipital) do úmero. Cabeça curta: processo coracoide da escápula.	Tuberosidade do rádio, expandindo-se de modo a formar parte da aponeurose bicipital.	Musculocutâneo (C5-C6)	Flexão da articulação do ombro, flexão da articulação do cotovelo, supinação da articulação radiulnar	O bíceps braquial e seus tendões são palpados com o músculo relaxado, por exemplo, com o antebraço repousando sobre uma mesa ou no colo do indivíduo. Assim, é possível segurar o músculo, separá-lo das estruturas subjacentes e movê-lo de um lado a outro, uma manobra útil para separá-lo do músculo braquial, de localização profunda. O contorno do bíceps é facilmente identificado resistindo-se à flexão do cotovelo. O tendão do bíceps é mais bem identificado na "dobra" do cotovelo quando o antebraço está supinado. O dedo do examinador indica a localização da parte do tendão que entra na fossa antecubital em seu trajeto para a tuberosidade do rádio.

(continua)

Tabela 6.2 | Músculos do complexo do cotovelo e do ombro (continuação)

Grupo	Músculo	Inserção proximal	Inserção distal	Nervo	Ação	Palpação
Flexores do cotovelo	Braquiorradial	Crista supracondilar lateral do úmero	Processo estiloide do rádio	Nervo radial (C5-C6)	Flexão da articulação do cotovelo, supinação e pronação da articulação radiulnar a partir da posição média. O braquiorradial prona ou supina o antebraço na posição neutra contra resistência pesada.[33]	O braquiorradial é mais bem observado e palpado quando se oferece resistência à flexão do cotovelo com seu ângulo em cerca de 90° e o antebraço em posição média entre supinação e pronação. Observe que o tendão do braquiorradial segue através do cotovelo e que o ventre se torna mais proeminente no antebraço. A Figura 6.8 mostra o contorno desse músculo e pode-se deduzir sua relação com os extensores radiais longo e curto do carpo. O braquiorradial é superficial e facilmente palpado ao longo da maior parte de seu trajeto. Acima do cotovelo, o braquiorradial localiza-se entre o tríceps e o braquial. No cotovelo e abaixo dele, ele forma a margem lateral da fossa antecubital. Sua porção muscular pode ser seguida até o meio do antebraço, mas sua ponta de inserção distal é palpada com menos facilidade, pois seu tendão de inserção é rente e parcialmente coberto pelos tendões dos músculos que passam sobre o punho até a mão. Esses tendões são mantidos pelas estruturas ligamentares que atravessam, obliquamente, do lado ulnar ao lado radial do punho. Quando o músculo se contrai, sua porção superior se eleva das estruturas subjacentes, aumentando sua distância perpendicular em relação à articulação do cotovelo e, assim, aumentando o braço de momento, o que aprimora sua função.

(continua)

Tabela 6.2 | Músculos do complexo do cotovelo e do ombro *(continuação)*

Grupo	Músculo	Inserção proximal	Inserção distal	Nervo	Ação	Palpação
	Pronador redondo	Cabeça do úmero: epicôndilo medial do úmero. Cabeça da ulna: processo coronoide da ulna. As fibras musculares atravessam obliquamente, de medial para lateral, sobre o aspecto anterior do antebraço.	Face lateral do rádio, em torno do meio do antebraço	Nervo mediano (C6-C7)	Pronação na articulação radiulnar e fraca flexão do cotovelo	O músculo é superficial e pode ser palpado na dobra do cotovelo e abaixo dela, formando a margem medial da fossa antecubital. Suas fibras são facilmente identificadas nessa região quando o antebraço é pronado ao mesmo tempo que o cotovelo é flexionado ou semiflexionado contra resistência. O polegar do indivíduo faz uma preensão em torno da margem do pronador redondo. Caso, a partir da posição mostrada, o antebraço seja mais pronado ou seja oferecida resistência à pronação ou à flexão, o músculo se contrai notadamente. O pronador redondo localiza-se próximo ao flexor radial do carpo, e esses dois músculos são cobertos pela aponeurose bicipital. Mais distalmente, onde atravessa para o lado radial, o pronador redondo é coberto pelo braquiorradial e, quando se tenta palpar o pronador redondo perto de sua inserção distal, o braquiorradial deve estar relaxado, repousando-se o antebraço no colo ou sobre a mesa. O antebraço é, então, pronado, o que ativa o pronador enquanto o braquiorradial permanece essencialmente relaxado. O movimento de pronação deve ser realizado com pouco esforço, ou outros músculos da região serão tensionados.

(continua)

Tabela 6.2 | Músculos do complexo do cotovelo e do ombro *(continuação)*

Grupo	Músculo	Inserção proximal	Inserção distal	Nervo	Ação	Palpação
Extensores do cotovelo	Tríceps braquial	Por três cabeças. Cabeça longa: tubérculo infraglenoidal da escápula por meio de um amplo tendão intimamente relacionado à cápsula articular do ombro. Cabeça medial: porção distal do úmero posterior (carnosa). Cabeça lateral: aspecto posterolateral do úmero, inferior ao tubérculo maior.	As três cabeças se unem para formar um forte tendão, que se insere no olécrano e também envia uma expansão que se estende sobre o músculo ancôneo até a fáscia dorsal do antebraço.	Nervo radial (C7-C8)	Extensão na articulação do ombro e extensão na articulação umeroulnar	A cabeça longa é identificada proximalmente e é proveniente das fibras inferiores da região posterior do deltoide (Fig. 6.10A). Pode continuar distalmente até o meio do braço. A porção muscular da cabeça lateral, a mais forte das três cabeças, é palpada distalmente à região posterior do deltoide. As cabeças longa e lateral se fundem ao tendão comum de inserção dos lados opostos, de maneira muito similar a como as duas cabeças do gastrocnêmio se inserem no tendão do calcâneo. Observe, na imagem, a área plana entre as cabeças lateral e longa (Fig. 6.10B). Trata-se da larga porção superficial do tendão do tríceps, em que as duas cabeças se inserem, em parte inferiormente e em parte lateralmente. A cabeça medial é coberta, também em parte, pela cabeça longa e mais bem palpada em sua porção distal, próxima ao epicôndilo medial. Para palpar a cabeça medial, sugere-se que o dorso do punho seja posicionado na beirada de uma mesa e que se aplique pressão para baixo, enquanto a mesa oferece resistência à extensão do cotovelo. Pode-se, assim, sentir a contração da cabeça medial.

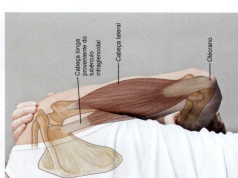

(continua)

Tabela 6.2 | Músculos do complexo do cotovelo e do ombro *(continuação)*

Grupo	Músculo	Inserção proximal	Inserção distal	Nervo	Ação	Palpação
Extensores do cotovelo	Ancôneo	Região do epicôndilo lateral do úmero	Ulna proximal, dentro do olécrano e inferior a ele	Nervo radial (C7-C8)	Extensão na articulação umeroulnar	Se a ponta de um dedo for posicionada no epicôndilo lateral e a ponta de outro no olécrano, a porção muscular do ancôneo será palpada distalmente na ponta que forma um triângulo com os outros dois pontos. Embora se localize próximo ao extensor ulnar do carpo, cada músculo pode ser facilmente diferenciado tendo-se em mente que a direção dos dois músculos é distinta, e que o ancôneo se localiza mais proximalmente e é mais curto, ao passo que o extensor ulnar do carpo tem um trajeto que segue pelo antebraço.
Supinação do antebraço	Supinador	Epicôndilo lateral do úmero e áreas adjacentes da ulna	Superfícies anterior e lateral da parte proximal do rádio	Nervo radial (C5-C6)	Supinação na articulação radiulnar	Esse músculo relativamente curto, plano e triangular estende-se em torno da porção proximal do rádio, perto do osso. A área em que o supinador, ainda que localizado profundamente, pode ser palpado é mostrada na Figura 6.11. As pontas dos dedos empurram os músculos do grupo radial em uma direção radial para que não haja interferência na palpação. A melhor posição para a palpação é a posição sentada, com o antebraço pronado repousando no colo, enquanto se segura o grupo muscular radial do lado radial, afastando-o o máximo possível. Conforme o antebraço é pronado lentamente por uma curta amplitude para evitar a ativação do bíceps braquial, o supinador pode ser sentido sob os dedos de palpação.

(continua)

Tabela 6.2 | Músculos do complexo do cotovelo e do ombro *(continuação)*

Grupo	Músculo	Inserção proximal	Inserção distal	Nervo	Ação	Palpação
Pronação do antebraço	Pronador quadrado	Um quarto distal da ulna; superfície anterior	Um quarto distal do rádio; superfície anterior	Nervo mediano (C8-T1)	Pronação na articulação radiulnar	O pronador quadrado atravessa diagonalmente a ulna e o rádio, próximo ao punho, localizando-se sobre os ossos e contra a membrana interóssea. Palpação: impossível, pois o músculo é coberto pelos tendões do punho e dos dedos. O comprimento e a direção aproximada das fibras musculares são indicados na Figura 6.12.

Tabela 6.3 | Motores primários do complexo do cotovelo (organizados de acordo com as ações anatômicas)

Articulação umeroulnar	
Flexão	Braquial
	Bíceps braquial: especialmente em supinação do antebraço
	Braquiorradial: especialmente com o antebraço em posição intermediária
Extensão	Tríceps braquial

Articulação radiulnar	
Supinação	Supinador: especialmente em extensão do cotovelo
	Bíceps braquial: especialmente em flexão do cotovelo
Pronação	Pronador redondo
	Pronador quadrado

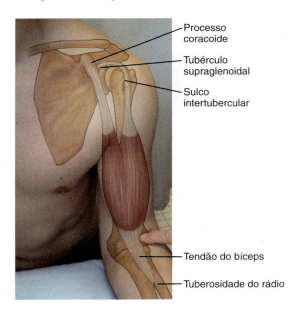

Figura 6.7 Bíceps braquial. O contorno característico do bíceps torna-se visível com a flexão do cotovelo e com o movimento de supinação do antebraço. O examinador coloca a ponta do dedo no proeminente tendão do bíceps, na "dobra" do cotovelo. O modelo demonstra a localização do músculo bíceps braquial e a ilustração sobreposta destaca as inserções e a linha de tração muscular.

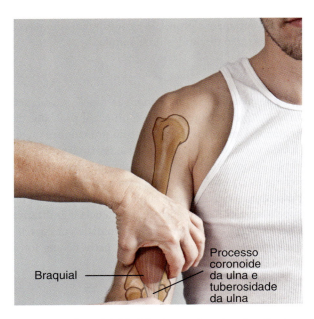

Figura 6.6 Braquial. Modelo demonstra a localização do músculo braquial e a ilustração sobreposta destaca as inserções e a linha de tração muscular.

membro superior durante qualquer atividade funcional de cadeia fechada.

Ancôneo

O ancôneo é um pequeno músculo de localização profunda e adjacente à articulação, fundindo-se perto das fibras da cápsula da articulação umeroulnar (Fig. 6.10C). Contrai-se durante a extensão do cotovelo para tensionar a frouxa cápsula posterior do cotovelo, talvez ajudando a evitar a compressão das dobras da cápsula quando o olécrano se trava dentro de sua fossa. É um músculo acessório na extensão do cotovelo. Gera apenas de 10 a 15% da força extensora necessária, embora seja importante para iniciar o movimento de extensão do cotovelo com cargas baixas.[30,31]

Supinadores do antebraço

Os supinadores do antebraço incluem, sobretudo, o bíceps braquial e o supinador. O braquiorradial pode ajudar em um grau limitado. O supinador é capaz de gerar a força adequada quando a supinação ocorre devagar, quando a resistência é leve ou quando o cotovelo está estendido. Como supinador, o bíceps é um agonista potente, mas atua melhor quando o cotovelo está flexionado. Por esse motivo, o bíceps supina quando o cotovelo está em posição de flexão ou quando o movimento

a parte muscular mais forte das três cabeças; é facilmente identificada, distal ao deltoide posterior (Fig. 6.10B). Como o tríceps se insere apenas na ulna, ele estende o cotovelo independentemente da posição do antebraço. Sua maior força de extensão é exercida em uma amplitude média de 70° a 90° de flexão de cotovelo.[27-29] O tríceps atua concentricamente para a extensão do cotovelo, excentricamente como um grande estabilizador do cotovelo durante sua flexão e como um forte estabilizador do

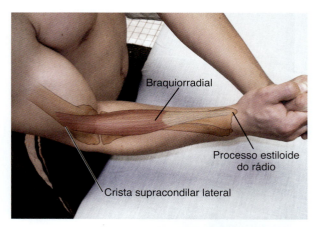

Figura 6.8 Braquiorradial. A contração do braquiorradial é demonstrada pela resistência à flexão do cotovelo com o antebraço em posição intermediária entre pronação e supinação.

ocorre contra uma resistência pesada. O braquiorradial auxilia na supinação a partir da pronação até a posição média com o cotovelo em flexão, mas sua ação é muito fraca.[32] Vários músculos do complexo do punho e da mão – incluindo o abdutor longo do polegar, o extensor curto do polegar e o extensor do dedo mínimo – também podem atuar como acessórios na supinação, mas, por seu papel aqui ser mínimo, eles não são incluídos nesta discussão, mas são apresentados no próximo capítulo, já que suas funções primárias são no punho e na mão.

De nome apropriado, o **supinador** é o único músculo cuja ação é unicamente a supinação do antebraço. Como tal, é sempre recrutado na supinação do antebraço, independentemente da velocidade ou do peso. O supinador é um músculo profundo localizado na membrana interóssea dorsal, entre os dois ossos do antebraço.

É coberto pelo ancôneo, pelo extensor radial longo do carpo e pelo braquiorradial (Fig. 6.11). O supinador atua sozinho durante a supinação lenta ou quando o cotovelo está estendido.

Pronadores do antebraço

Os músculos cuja ação principal é a pronação do antebraço são denominados de acordo ela, e incluem o pronador redondo e o pronador quadrado. Os pronadores se originam na ulna, estável, e se inserem no rádio, tracionando o rádio sobre a ulna estacionária. Durante a pronação do antebraço, os pronadores redondo e quadrado atuam como sinergistas para pronar o rádio sobre a ulna nas articulações radiulnar distal e proximal, respectivamente. O braquiorradial prona o antebraço da posição de supinação até a posição média diante de resistência pesada, especialmente com o cotovelo flexionado.[33] O flexor radial do carpo, o palmar longo e o extensor radial longo do carpo são músculos do cotovelo e da mão com capacidade de pronar, mas apresentam pouca alavanca para a pronação e contribuem com pouca força. Eles serão discutidos no Capítulo 7.

Pronador redondo

Denominado de acordo com sua função e com seu formato, o pronador redondo é o principal pronador do antebraço. A maior parte do músculo pronador redondo se localiza abaixo do cotovelo. Segue próximo ao eixo da articulação do cotovelo, motivo pelo qual apresenta um braço de momento insuficiente para a flexão do cotovelo; esse músculo gera forças suplementares na flexão do cotovelo apenas na presença de resistência significativa ou de carga pesada.[12] Por sua proximidade com a articulação, o pronador redondo exerce parte de sua força

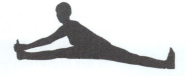

APLICAÇÃO PRÁTICA

Por passar entre o arco coracoacromial e o tubérculo maior do úmero, a cabeça longa do bíceps corre risco de impacto, sendo um local frequente de patologia e comprometimento funcional. A irritação crônica causada por impacto resulta em dor que se irradia ao aspecto médio do braço, sensibilidade no sulco intertubercular e fraqueza na flexão do cotovelo.

Pelo fato de o nervo musculocutâneo inervar tanto o músculo braquial como o bíceps braquial, a lesão desse nervo causa dano nesses músculos flexores. Se o bíceps braquial e o braquial estiverem paralisados, realiza-se fraca flexão do cotovelo com a ação do braquiorradial e a assistência do pronador redondo, do extensor radial longo do carpo e do extensor radial curto do carpo. Embora a influência desses músculos na flexão do cotovelo seja insignificante com o cotovelo em extensão, em casos de comprometimento, todo o membro superior balança a fim de utilizar o momento para iniciar o movimento de flexão do cotovelo. A partir do momento em que o cotovelo balança a 90°, os músculos do antebraço estão em melhor posição de alavanca para proporcionar o movimento funcional do cotovelo, de modo que a mão possa ser posicionada para a função e objetos leves possam ser levantados.

Capítulo 6   Complexo do cotovelo e do antebraço   241

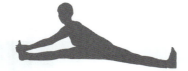

APLICAÇÃO PRÁTICA

A paralisia do tríceps braquial ocorre em casos de lesão no nervo radial ou lesão na medula espinal que afete C7. Como todo o compartimento posterior do cotovelo e do antebraço é inervado pelo nervo radial, uma lesão nesse nervo pode acarretar consequências devastadoras. Um indivíduo sentado com lesão da medula espinal em C7 realiza a flexão e a extensão do cotovelo por meio de contrações excêntricas e concêntricas dos músculos bíceps braquial e braquial. Essa é uma função empregada com frequência e necessária em atividades como cortar comida, realizar exercícios de flexão ou abrir portas.

para estabilizar a articulação radiulnar proximal e atua sinergicamente com o pronador quadrado para rodar ou girar o rádio em torno da ulna durante a pronação. O músculo é superficial e suas fibras seguem um percurso oblíquo, de medial para lateral, na porção anterior do antebraço (Fig. 6.9).

Pronador quadrado

Por sua localização próxima ao punho na articulação radiulnar distal, ou inferior, o pronador quadrado (assim denominado de acordo com sua função e seu formato), de localização profunda, cruza a ulna e o rádio transversalmente na parte distal e anterior do antebraço (Fig. 6.12). Esse músculo monoarticular realiza a pronação do antebraço independentemente da posição do cotovelo. Por se localizar próximo à articulação, esse músculo também age como estabilizador dinâmico da articulação radiulnar distal.[27,34]

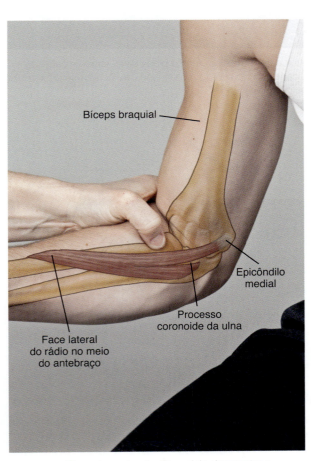

Figura 6.9 Pronador redondo. O modelo demonstra a localização do músculo pronador redondo e a ilustração sobreposta destaca as inserções e a linha de tração muscular.

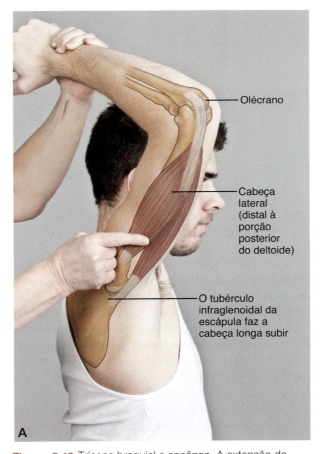

Figura 6.10 Tríceps braquial e ancôneo. A extensão do cotovelo é resistida. **A)** O tríceps braquial é demonstrado pela resistência do examinador à extensão do cotovelo. A cabeça longa do tríceps é responsável pelo contorno da margem inferior do braço. Observe a relação com o pronador redondo e com o latíssimo perto da axila.

(continua)

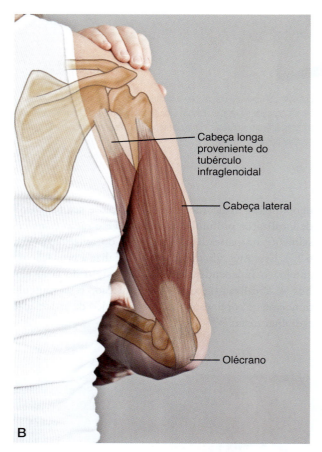
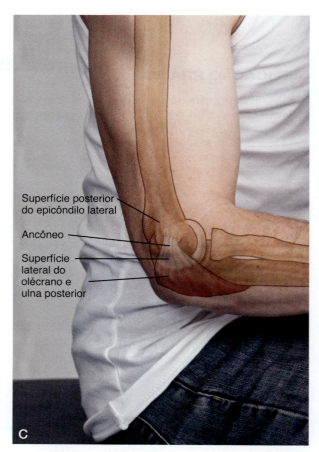

Figura 6.10 *(continuação)* **B)** A cabeça lateral aparece separada do deltoide por um sulco. A área plana distal entre as cabeças lateral e longa identifica o amplo tendão comum da inserção. **C)** O ancôneo, curto e de formato triangular, localiza-se próximo à ponta do cotovelo e perto da porção superior do extensor ulnar do carpo.

Movimento funcional e músculos da região do cotovelo/antebraço

Como agora você conhece as principais ações anatômicas dos músculos dessa região, pode identificar como eles atuam juntos na realização de atividades funcionais. Lembre-se das informações do Capítulo 4 de que determinado músculo pode contribuir para o movimento de diversas maneiras: como agonista, antagonista, sinergista, estabilizador ou neutralizador a fim de proporcionar a ação funcional desejada. Esta seção apresenta exemplos da maneira como os músculos do cotovelo e do antebraço agem em sincronia, a fim de gerar uma grande variedade de movimentos para a realização de tarefas funcionais.

Músculos como agonistas, antagonistas e/ou sinergistas

Compreende-se função muscular estudando-se, primeiro, o movimento principal dos músculos quando atuam

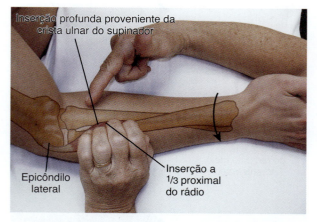

Figura 6.11 Supinador. O examinador aponta a identificação da localização do músculo supinador, mais bem identificado se o antebraço for supinado lentamente a partir da pronação com o cotovelo estendido, a fim de reduzir a ativação do bíceps. A ilustração sobreposta destaca as inserções e a linha de tração muscular.

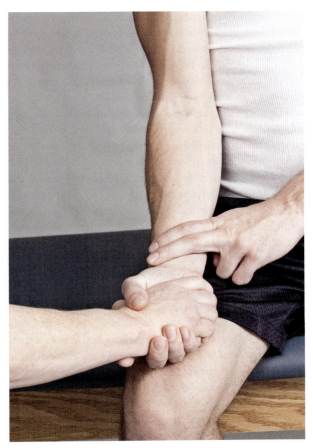

Figura 6.12 Pronador quadrado. O modelo demonstra a linha de ação do pronador quadrado, de localização profunda.

como agonistas em uma contração concêntrica. Durante essas atividades, a inserção proximal de um músculo é estabilizada por outros músculos ou pelo peso corporal, enquanto a inserção distal se move em cadeia cinética aberta (ver Fig. 4.3). Como discutido no Capítulo 4, o movimento funcional ocorre porque vários músculos atuam em sinergia para realizar determinada tarefa. É muito raro os músculos atuarem em total isolamento. Por vezes, a tarefa requer o recrutamento ativo de vários músculos que executam a mesma ação, como o recrutamento de todos os flexores do cotovelo para levantar uma carga pesada. No entanto, uma carga mais pesada também exige a ativação sinérgica de outros músculos, incluindo os músculos do antebraço, do punho e do ombro durante o movimento resistido do cotovelo e do antebraço.

Seleção de músculos no movimento funcional: contrações sinérgicas

Alguns pares musculares, como o tríceps e o ancôneo na extensão de cotovelo, são coativados independentemente da demanda, mas, normalmente, a ativação de sinergistas depende das necessidades específicas de um movimento funcional. A ativação sinérgica dos músculos é afetada pelas exigências da tarefa, pela força necessária, pela direção da carga ou da tensão, e pelo tipo de contração muscular (excêntrica, concêntrica ou isométrica).[35] Por exemplo, embora o bíceps e o tríceps possam agir de forma antagônica em flexão ou extensão, eles tendem a agir mais como sinergistas, como ao se fazer uma preensão vigorosa (ver Fig. 4.4C). Esses músculos se cocontraem para estabilizar o cotovelo durante o movimento do punho e dos dedos. Abrir uma maçaneta é outro exemplo de ação sinérgica do bíceps e do tríceps. Durante essas atividades, o tríceps estabiliza o cotovelo e evita a flexão do cotovelo pelo bíceps, enquanto o antebraço supina (ver Fig. 4.4A).

Como discutido no Capítulo 4, o número de músculos envolvidos no movimento sincrônico é, em grande parte, determinado pelo esforço necessário para executar a tarefa específica; se for encontrada uma grande resistência, mais músculos são recrutados, não só da articulação ou articulações em que ocorrem os movimentos, mas também em articulações longe da ação real. A importância desse conceito no cotovelo e no antebraço aparece quando cerramos o punho: tanto os flexores como os extensores do cotovelo se contraem para estabilizar o cotovelo. Essas contrações sinérgicas são automáticas e não podem ser inibidas voluntariamente. Ao estabilizar o cotovelo, esses músculos proporcionam uma base firme para as inserções proximais dos músculos dos dedos e do punho, a partir da qual eles podem, então, atuar para produzir a atividade desejada. Sem essa estabilização, parte significativa da força dos músculos dos dedos e

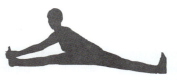

APLICAÇÃO PRÁTICA

A lesão do nervo mediano acima do cotovelo causa paralisia dos pronadores redondo e quadrado, resultando em grande perda de força de pronação. Um exemplo da consequência funcional dessa lesão é a incapacidade de produzir força suficiente para girar uma chave no sentido anti-horário ou segurar um copo sem derrubá-lo.

do punho deve ser desviada para controlar sua posição proximal, o que reduz sua capacidade de gerar a função distal adequada. A palpação do ombro durante uma forte atividade de preensão também mostra a necessidade de manter a estabilização de segmentos mais proximais ao longo da cadeia cinética. Em atividades muito exigentes de mão e punho, como abrir uma tampa travada de um recipiente, os músculos do tronco, dos membros inferiores e até mesmo da face podem participar em ação sinérgica enquanto o indivíduo realiza um esforço intenso para abrir o recipiente.

Músculos monoarticulares e multiarticulares do cotovelo e do antebraço

Como mencionado no Capítulo 4, os músculos monoarticulares são recrutados antes dos multiarticulares. Uma vez que o braquial é um músculo monoarticular, ele obedece a essa lei da natureza e é o músculo escolhido para a flexão do cotovelo se nem a supinação nem a pronação forem desejadas. Com efeito, o braquial é recrutado em todas as tarefas que demandam a flexão do cotovelo.[31] O corpo anseia por eficiência em estrutura e função; é ineficiente usar o bíceps braquial se a tarefa requer a simples flexão do cotovelo ou uma contração isométrica com carga baixa, pois a supinação teria de ser neutralizada pelos pronadores, de modo que outros músculos teriam de ser recrutados para uma simples flexão de cotovelo.

Muitos músculos do cotovelo e do antebraço atuam em mais de uma articulação, e são eles os músculos que costumam ser selecionados para uma tarefa que envolva essas articulações simultaneamente. Por exemplo, o bíceps braquial é a escolha natural quando a flexão do cotovelo e a supinação do antebraço ocorrem ao mesmo tempo. Normalmente, para tarefas leves, o sistema nervoso costuma recrutar um músculo para executar o trabalho de dois quando tal músculo está disponível e é forte o bastante. Nos casos em que uma lesão impede um músculo multiarticular de atuar como deveria, músculos monoarticulares são recrutados em seu lugar. Por exemplo, se uma lesão do nervo musculocutâneo impedir o funcionamento do bíceps, o braquiorradial e o supinador são recrutados para realizar a flexão do cotovelo e a supinação do antebraço simultâneas.

Quando um músculo atravessa mais de uma articulação, ele tem um efeito sobre cada uma delas e, do mesmo modo, também é influenciado pela posição dessas articulações. Como mencionado, o bíceps braquial é um músculo de três articulações, ao passo que a cabeça longa do tríceps braquial e o pronador redondo são músculos biarticulares. Conforme discutido no Capítulo 4, quando um músculo se contrai a seu menor comprimento, está em um comprimento enfraquecido, uma vez que se encontra em seu mínimo na curva de comprimento-tensão; quando isso ocorre nos músculos multiarticulares, é chamado de insuficiência ativa. Portanto, o bíceps está em seu ponto de insuficiência ativa com a flexão completa do ombro, a flexão do cotovelo, e a supinação com a palma da mão tocando a parte de trás do ombro. Testar a força máxima de supinação nessa posição, comparada a quando o braço está ao lado do corpo com o cotovelo em 90° de flexão, demonstra a perda acentuada de força do bíceps. A insuficiência ativa da cabeça longa do tríceps ocorre na amplitude final de extensão do ombro e do cotovelo. O pronador redondo apresenta insuficiência ativa com o cotovelo em flexão e pronação.

A maioria dos movimentos funcionais evita a insuficiência ativa e propicia o comprimento ideal do músculo para a suficiência ideal. Por exemplo, o bíceps alonga-se quando o ombro é estendido ou hiperestendido, de modo que mantém uma tensão favorável quando o cotovelo se flexiona por uma grande amplitude de movimento com o braço ao lado do corpo. Essa combinação de flexão do cotovelo com extensão de ombro ocorre naturalmente nas atividades de "puxar". Por outro lado, a cabeça longa do tríceps se alonga quando o ombro é

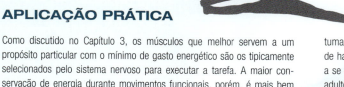

APLICAÇÃO PRÁTICA

Como discutido no Capítulo 3, os músculos que melhor servem a um propósito particular com o mínimo de gasto energético são os tipicamente selecionados pelo sistema nervoso para executar a tarefa. A maior conservação de energia durante movimentos funcionais, porém, é mais bem alcançada por indivíduos altamente treinados. Os movimentos de indivíduos não treinados desperdiçam energia porque músculos não necessariamente exigidos para o movimento são coativados e fazem a contração ao mesmo tempo que aqueles que são necessários. A coativação desnecessária costuma estar presente nos estágios iniciais de aprendizado de um movimento de habilidade. Essa ativação é comum em crianças pequenas aprendendo a se equilibrar e em seus padrões iniciais de caminhada, assim como em adultos que estão aprendendo uma nova tarefa. Com o desenvolvimento da habilidade, a seleção melhora e a graduação de contração torna-se mais apurada, resultando em movimentos suaves, menos fatigantes e, do ponto de vista estético, mais agradáveis de ver.

flexionado, de modo que a extensão do cotovelo combina-se com a flexão de ombro para manter as forças do tríceps eficazes. Esse mecanismo é usado com vantagens em atividades de "empurrar". As combinações de flexão e extensão são usadas alternadamente na realização de diversas atividades funcionais, como lixar, polir, aspirar pó, serrar madeira, arremessar uma bola e em esportes como arco e flecha e boliche.

Função muscular típica do cotovelo e do antebraço: síntese e comparações

Estudos recentes de EMG indicam que, como era de se esperar, existem variações consideráveis de ação muscular entre os indivíduos, tanto na seleção dos músculos como na sequência de recrutamento dos músculos do cotovelo e do antebraço. Com base na literatura atual, os padrões funcionais aqui apresentados são os mais típicos da função do cotovelo e do antebraço.

Flexão do cotovelo

Ao longo dos movimentos do cotovelo e do antebraço, o braço de momento e o comprimento dos músculos atuantes mudam, tornando alguns músculos mais eficazes que os outros em pontos específicos da amplitude de movimento. Sabemos que a força do cotovelo tem pico em torno do ponto médio da flexão do cotovelo, entre 90° e 120°.[12,25,26] Como discutido anteriormene, o bíceps braquial e o braquial são mais adequados para gerar grandes quantidades de força no cotovelo, enquanto o braquiorradial é mais ativo em certas condições e o pronador redondo é um flexor relativamente fraco. Como o bíceps e o braquial têm os maiores braços de momento, geram força e potência para o cotovelo. Por outro lado, o braquiorradial tem um braço de momento curto e gera grande força de compressão para propiciar estabilidade ao cotovelo.

O braquial é o menos controverso dos flexores de cotovelo. Como mencionado, ele não é influenciado pela posição do antebraço. Estudos antigos e ainda incontestados feitos por Basmajian e Latif[36] mostram que o braquial está sempre ativo como flexor do cotovelo, com ou sem carga e independentemente se o movimento é rápido ou lento.

Embora o braquiorradial seja um flexor do cotovelo, seu papel como supinador e pronador do antebraço é mais controverso. Os primeiros anatomistas o chamavam de *supinador longo*. Fick[37] afirma que, do ponto de vista mecânico, o braquiorradial é capaz de executar uma amplitude limitada de supinação a partir da posição completamente pronada. Beevor foi o primeiro a considerar que o braquiorradial era um flexor puro do cotovelo; suas observações iniciais foram comprovadas por estudos posteriores com EMG.[36,38] Pacientes com paralisia do bíceps, do supinador e dos pronadores, mesmo que com um forte braquiorradial, não conseguem gerar força de pronação ou supinação. Em termos funcionais, esses pacientes têm dificuldades em manter um copo de água na posição vertical sem derramar. Com base nesses resultados, o braquiorradial pode ser considerado um flexor puro do cotovelo, quando o antebraço está na posição média.

Uma contração isolada e sem oposição do bíceps produz flexão do ombro, flexão do cotovelo e supinação do antebraço simultâneas. Durante o movimento funcional, os movimentos indesejados do bíceps são impedidos pela contração sinérgica de outros músculos ou pela gravidade. Os estudos com EMG citados anteriormente mostraram que o bíceps realiza pouca ou nenhuma flexão lenta do cotovelo quando o antebraço está pronado, mesmo levantando-se ou abaixando-se um peso de quase 1 kg. Com o antebraço supinado, porém, o bíceps atua na flexão do cotovelo, com ou sem uma carga, em movimentos rápidos ou lentos, seja o movimento concêntrico ou excêntrico. Com o aumento da velocidade e da carga, o bíceps também atua quando o antebraço está pronado. Estudos indicam que quando uma carga significativa é levantada, o bíceps é sempre recrutado, qualquer que seja a posição do antebraço.[39]

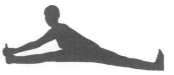

APLICAÇÃO PRÁTICA

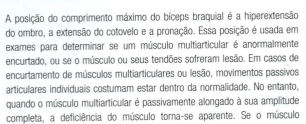

A posição do comprimento máximo do bíceps braquial é a hiperextensão do ombro, a extensão do cotovelo e a pronação. Essa posição é usada em exames para determinar se um músculo multiarticular é anormalmente encurtado, ou se o músculo ou seus tendões sofreram lesão. Em casos de encurtamento de músculos multiarticulares ou lesão, movimentos passivos articulares individuais costumam estar dentro da normalidade. No entanto, quando o músculo multiarticular é passivamente alongado à sua amplitude completa, a deficiência do músculo torna-se aparente. Se o músculo for restringido, a última tentativa de movimento pode ser anormalmente limitada com uma sensação final firme. Se o músculo estiver lesado, a dor ocorre antes do último movimento da articulação ser completada e a sensação final é chamada de "vazia", já que não se chega a uma sensação final. Como a cabeça longa do tríceps e o pronador redondo também são músculos multiarticulares, esse mesmo tipo de teste pode ser usado para identificar movimento limitado ou lesão nesses músculos.

Supinação e pronação

Supinação e pronação são movimentos do antebraço empregados com frequência. Cada um deles apresenta músculos monoaxiais e multiaxiais. Considerações específicas sobre supinação são tratadas primeiro, seguidas por aquelas a respeito da pronação.

Comparação entre as ações do bíceps braquial e do supinador na supinação

Como mencionado anteriormente neste capítulo, o bíceps braquial age de forma mais efetiva como supinador quando o cotovelo está em cerca de 90° de flexão. Nessa posição, o tendão do músculo está em um ângulo reto ao longo do corpo do rádio e, portanto, é onde seu maior braço de momento para supinação ocorre. À medida que o cotovelo se estende e o momento do braço diminui, a eficácia do bíceps como supinador diminui. Lembre-se de que a eficácia do músculo supinador não é influenciada pelo ângulo do cotovelo. Em 90°, o bíceps é quase quatro vezes mais eficaz que o supinador na realização de supinação.[37] Quando o cotovelo está estendido e supinado, porém, a efetividade dos bíceps é apenas duas vezes a do supinador.[37]

A capacidade do supinador de realizar a supinação sem o auxílio do bíceps foi confirmada por Basmajian e Latif.[36] Na maioria dos indivíduos, nenhuma atividade eletromiográfica foi registrada em qualquer cabeça do bíceps durante a supinação do antebraço com o cotovelo em extensão. No entanto, quando era aplicada resistência à supinação, o bíceps tornou-se ativo. Concluiu-se, assim, que o supinador trabalha sozinho durante a maior parte do tempo ao longo das tarefas funcionais de baixa potência.

Comparação entre as ações dos pronadores redondo e quadrado na pronação

O pronador redondo é o mais forte dos dois pronadores. Por ser superficial, sua contração pode ser palpada. Por outro lado, a função do pronador quadrado é difícil de avaliar, pois ele não pode ser palpado, embora esteja constantemente ativo em todos os movimentos de pronação, quaisquer que sejam as exigências de potência ou a posição do cotovelo.[40] Como o pronador redondo é flexor do cotovelo, sua capacidade de pronação é determinada, em parte, pela posição do cotovelo. A seção transversal do pronador quadrado é cerca de dois terços daquela do pronador redondo e é mais favorável que a do supinador. No entanto, a distância do encurtamento do pronador quadrado é menor. Com base em seu tamanho e sua posição, pode-se concluir que o pronador quadrado prona o antebraço sem a ajuda de outros músculos durante a pronação lenta não resistida sem atividade de flexão do cotovelo.

Extensão: comparação entre as ações do tríceps e do ancôneo

O tríceps apresenta uma seção transversal cerca de cinco vezes maior que a do ancôneo e uma distância de encurtamento cerca de duas vezes maior que a desse músculo.[37,41] A fáscia sobre o tendão do tríceps também se estende sobre o ancôneo, ilustrando a proximidade da relação sinérgica entre esses dois músculos. Além disso, o ancôneo tem uma relação próxima com a articulação do cotovelo e com a articulação radiulnar proximal. Ambos os músculos contribuem para a proteção dessas articulações, além de gerar a extensão do cotovelo. Por se tratar de um músculo monoarticular, não é surpresa que o ancôneo costume ser o primeiro músculo recrutado para iniciar a extensão do cotovelo; o ancôneo também pode ter força suficiente para manter os níveis de força baixos. Com o aumento da demanda de força, a cabeça medial do tríceps é a primeira a ser recrutada. A forte cabeça medial costuma ser suficiente para lidar com as demandas normais.[42] Com maiores demandas de força, a cabeça lateral e, em seguida, a longa são recrutadas.[43]

Movimentos em cadeia cinética fechada do complexo do cotovelo

Embora a maioria dos movimentos funcionais de habilidade dos membros superiores seja em cadeia cinética aberta (CCA), é importante reconhecer a importância da estabilidade desse elo médio do membro superior quando este trabalha em cadeia cinética fechada (CCF). Embora a configuração óssea e os ligamentos das articulações gerem a maior parte da estabilidade do cotovelo na extensão total, a demanda de estabilidade se transfere para os músculos flexores e extensores da articulação quando o cotovelo está até mesmo um pouco flexionado; esses grupos musculares se cocontraem para fornecer essa estabilidade em atividades em CCF.

Análise da atividade muscular durante movimentos funcionais comuns

O objetivo do cotovelo, assim como o do ombro, é posicionar a mão para as atividades funcionais. No entanto, ao contrário do ombro, o cotovelo também determina a posição da mão em relação ao corpo, aproximando-a ou afastando-a dele. Além disso, o antebraço move a mão em graus de pronação e supinação, de modo que ela possa ser posicionada para funções específicas, como supinação para levar uma colher à boca, neutro para segurar um copo de líquido sem derramar ou pronação para usar uma escova de dente. No Capítulo 5, a atividade muscular durante movimentos funcionais observados com frequência, como colocar a mão atrás da cabeça e puxar, foi analisada em termos cinemáticos de forma breve. Agora que adicionamos o outro elo na cadeia do membro superior, a seção seguinte descreve a análise cinemática dessas mesmas atividades funcionais com o foco nas contribuições musculares do complexo do cotovelo e do antebraço. Um fator chave a se considerar sobre o cotovelo e o antebraço é quanto o membro superior precisa se afastar do corpo para produzir a função desejada. Como elo médio da cadeia, o complexo do cotovelo gera a quantidade necessária de afastamento ou aproximação em relação ao corpo para que o membro superior realize sua tarefa.

Não se esqueça de que a gravidade é um fator na determinação de quais músculos atuam. Por exemplo, a extensão do cotovelo a favor da gravidade é realizada pelos flexores do cotovelo, que atuam como desaceleradores para controlar a velocidade de extensão dessa articulação; o tríceps não está envolvido. Por outro lado, quando a extensão do cotovelo ocorre contra a gravidade, é o tríceps que realiza o movimento, atuando como acelerador para estender o cotovelo concentricamente.

Colocar a mão atrás da cabeça

No Capítulo 5, o primeiro exemplo do movimento funcional discutido foi colocar a mão atrás da cabeça, como ao pentear o cabelo. Além dos movimentos do ombro que você já conhece, ocorrem flexão do cotovelo e pronação do antebraço. Como existe a resistência do cabelo contra o movimento do pente, os músculos do cotovelo e do antebraço que geram essas ações incluem o bíceps braquial e o braquial, que se contraem para flexionar o cotovelo contra essa resistência à medida a mão que segura o pente desce atrás da cabeça. O pronador redondo e o pronador quadrado cocontraem-se para manter o antebraço em pronação completa e o pente na posição desejada. Antes do movimento do pente pelo cabelo, o cotovelo se flexiona para posicioná-lo na cabeça após o ombro ser elevado; à medida que o cotovelo se flexiona para descer o pente, o tríceps contrai-se excentricamente para posicioná-lo.

Puxar

O movimento de puxar pode ocorrer tanto em CCA como em CCF. A atividade e as demandas musculares se alteram de acordo com essas condições. Vamos estudar primeiro o movimento de cadeia fechada, pois, como você deve se lembrar do Capítulo 1, os movimentos em cadeia fechada são um pouco mais uniformes e, portanto, mais fáceis de visualizar. Como no exemplo do Capítulo 5, o movimento em cadeia fechada ocorre durante um *chin-up*, ou exercício de barra fixa. Durante o *chin-up*, ocorrem flexão do ombro e supinação do antebraço. O braquial e o bíceps braquial geram a maior parte da força muscular do cotovelo, flexionando-o concentricamente para levantar o peso do corpo. O supinador e o bíceps geram a força de

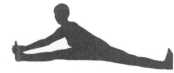

APLICAÇÃO PRÁTICA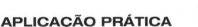

Por se tratar de um músculo monoarticular cuja única ação é a supinação, parece lógico concluir que o supinador é convocado a se contrair quando há supinação sem flexão de cotovelo e quando ocorrem movimentos lentos e sem resistência. No ambiente clínico, essas suposições podem ser confirmadas da seguinte maneira: peça a seu colega para se sentar com o antebraço repousando no próprio colo. Coloque seus dedos de palpação sobre o tendão do bíceps no cotovelo. Se a supinação for realizada devagar e o antebraço permanecer no colo, o tendão do bíceps permanece relaxado desde que o movimento seja executado pelo supinador.[32] Com o aumento da velocidade, o bíceps braquial é recrutado; é fácil palpar a atuação do tendão do bíceps imediatamente quando se realiza uma supinação rápida. Esse teste é útil ao se tratar pacientes com lesões do nervo radial para determinar quando a regeneração do nervo progrediu para o supinador. Enquanto o supinador estiver denervado, a supinação lenta do antebraço recruta o tendão do bíceps no lugar do supinador. Quando o supinador volta a ser inervado, a ordem do recrutamento preferencial saudável é restaurada. Em outros casos, esse procedimento de teste pode ser útil para isolar o supinador, embora não se obtenha nenhuma informação sobre a força do supinador em pacientes sem patologias.

Embora o peitoral maior não cruze o cotovelo, esse músculo é capaz de causar uma extensão do cotovelo em movimentos de cadeia fechada ao aduzir o ombro. Essa função é de grande utilidade para pacientes com lesões na medula espinal com paralisia do tríceps braquial (C7-C8), mas que mantém a inervação do peitoral maior (C5-C7). Com a mão fixada, o peitoral maior puxa o ombro contra o corpo. Com esse movimento medial do ombro, o antebraço rola em supinação e o cotovelo se trava em extensão. Tarefas funcionais, como mover o corpo em transferência sobre uma superfície de deslizamento, são realizadas com a fixação da mão nessa superfície, seguida pela contração do peitoral maior para puxar o úmero adiante a fim de estender o cotovelo; manter a superfície anterior do cotovelo alinhada ao punho e ao ombro posiciona a linha de força do membro posteriormente à articulação do cotovelo, travando-a, assim, em extensão passiva.

supinação contínua do antebraço. No retorno da posição com o queixo acima da barra, o bíceps e o braquial continuam atuando, agora excentricamente para controlar a velocidade em que a gravidade exerce sua força para baixo. Esse é um bom exemplo da mudança de força muscular concêntrica para excêntrica em virtude da influência da gravidade sobre o corpo.

Em cadeia aberta, a situação pode se tornar mais complexa, pois o braço e o antebraço ficam mais livres para se mover no espaço, de modo que há a possibilidade de mais variações em movimento e função. Vejamos o exemplo no Capítulo 5 de um equipamento de polia usado em um exercício de puxada. Há várias maneiras como esse aparelho de exercícios pode ser manipulado: 1) ele pode ser puxado em sua direção com as palmas voltadas para cima, de modo que as mãos se movam para baixo do queixo (Fig. 6.13A); 2) pode ser puxado para baixo, atrás do pescoço, com as palmas voltadas para baixo (Fig. 6.13B); ou 3) pode ser puxado para baixo na frente do corpo, até que as mãos fiquem na altura dos quadris (Fig. 6.13C2). Em todos esses exemplos, o cotovelo começa em extensão, gerando sobrecarga para a barra, e, nos dois primeiros, o cotovelo termina em flexão. No terceiro exemplo, o cotovelo se move em flexão durante a primeira metade da atividade (Fig. 6.13C1), mas, em seguida, move-se para trás, em extensão, até o final do movimento (Fig. 6.13C2). O braquial, o braquiorradial e o bíceps braquial produzem a força de flexão do cotovelo, e o bíceps também atua com o supinador para proporcionar a supinação do antebraço no primeiro exemplo. No segundo caso, os flexores do cotovelo tem a mesma função de flexionar o cotovelo, mas o bíceps não contribui tanto com o antebraço em pronação. Além disso, os pronadores agora atuam para manter a posição do antebraço por meio da atividade de levar a barra por trás da cabeça. No último exemplo, o antebraço permanece pronado, posição que os pronadores redondo e quadrado atuam para manter, enquanto os flexores e extensores do cotovelo envolvem-se em momentos diferentes da atividade. Os flexores do cotovelo estão envolvidos, assim como no segundo exemplo, para flexionar o cotovelo conforme a barra desce em direção ao peito, porém, depois que a barra é movida para o ponto em que o cotovelo chega a 90° de flexão e, em seguida, continua seu movimento em extensão, o tríceps assume o movimento, que se converte de um de um puxar para um empurrar; com a assistência do ancôneo, o tríceps estende o cotovelo contra a força externa até que a posição final seja alcançada (Fig. 6.13C2).

Resumo

Este capítulo descreve os princípios cinesiológicos relacionados ao movimento funcional no complexo do cotovelo. O complexo do cotovelo inclui as articulações umeroulnar, umerorradial e radiulnar proximal. Uma revisão anatômica e guias de palpação são descritos e apresentados em formato de tabela com fatores especiais de cada segmento apresentado no texto. O foco do capítulo são as relações funcionais entre as diferentes articulações e os músculos principais que propiciam os movimentos do cotovelo e do antebraço. O movimento funcional dessa região é aperfeiçoado por uma relação sinérgica de apoio entre as articulações e os músculos do cotovelo e do antebraço. Discutem-se as contribuições para a função muscular dos principais músculos dessa região. Movimentos funcionais comuns são descritos e analisados do ponto de vista cinemático. São incluídas condições patológicas como exemplos das consequências funcionais enfrentadas quando a mecânica dessa área é comprometida.

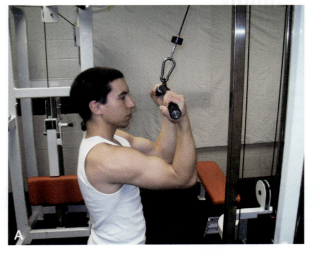 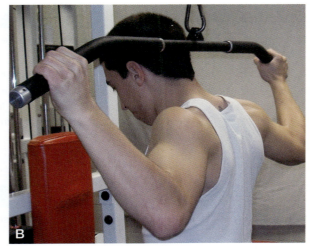
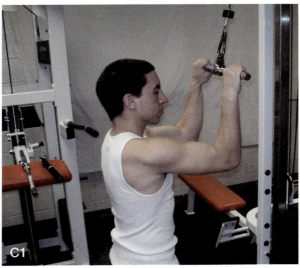 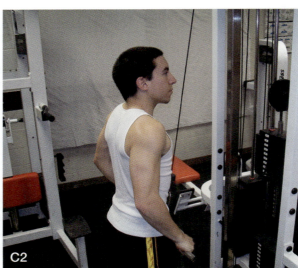

Figura 6.13 O modelo demonstra a execução da ação de puxar uma barra acima da cabeça. **A)** O modelo puxa a barra para baixo na frente do queixo com flexão do cotovelo e supinação do antebraço. **B)** O modelo puxa a barra com o antebraço pronado enquanto a barra desce atrás da cabeça. **C)** O modelo puxa a barra para baixo em frente ao corpo, recrutando o bíceps na primeira metade do movimento (**C1**). Quando o cotovelo se estende além de 90°, observe a ativação do tríceps contraindo para puxar a barra para baixo (**C2**).

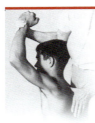

SOLUÇÃO DO CASO CLÍNICO

Por meio do histórico de Chris e da palpação de seu cotovelo, Bethany pôde identificar que a dor de seu paciente estava no epicôndilo medial, ponto de inserção de muitos dos flexores do punho e dos dedos. Isso explica por que a dor no cotovelo resultou em comprometimento funcional da mão: preensão debilitada e, portanto, a queixa de Chris de "deixar cair as coisas". Ao longo do exame, Bethany observou dor e sensibilidade no epicôndilo medial, e essa dor não foi exacerbada pelo movimento da articulação do cotovelo, mas pela flexão do punho contra resistência. A intervenção se concentrou, primeiramente, no repouso da área e no tratamento dos sintomas agudos no epicôndilo medial. O punho de Chris foi colocado em uma tala de repouso, em posição neutra, para que ele não agravasse a lesão usando os flexores do punho. Mais importante: Bethany deu a Chris algumas instruções sobre a patomecânica de sua lesão e ofereceu sugestões de movimento que poderiam evitar a recorrência dessa lesão. Após a redução dos sintomas, a intervenção incluiu o fortalecimento do punho e dos músculos flexores dos dedos.

Questões para discussão

1. Como a anatomia estrutural das articulações umeroulnar e umerorradial contribui para a estabilidade e para a mobilidade dessa região?
2. Qual *você* pensa ser o propósito funcional do ângulo de carregamento?
3. Quais são as contribuições variadas dos cinco principais músculos dessa região para a realização das seguintes atividades comuns: colocar um chapéu, abrir e fechar uma janela, empurrar um carrinho de compras e jogar *frisbee*? Como é a ação dos músculos: agonista, antagonista ou sinergista? Que tipos de contrações (concêntrica, excêntrica e isométrica) estão envolvidas?

Atividades de laboratório

1. Em ossos desarticulados ou no esqueleto, identifique os seguintes ossos e acidentes ósseos de referência.

Úmero	Ulna	Rádio
diáfise	diáfise	diáfise
epicôndilo medial	olécrano	cabeça
epicôndilo lateral	processo coronoide	fóvea
crista supraepicondilar lateral	incisura troclear ou semilunar	colo
tróclea	crista troclear (longitudinal)	tuberosidade do rádio
capítulo	tuberosidade ulnar	processo estiloide
sulco troclear	cabeça	
sulco capítulo-troclear	incisura radial	
fossa do olécrano	processo estiloide	
fossa radial		
fossa coronoide		

2. Quais desses acidentes ósseos podem ser palpados? Localize-os em si mesmo e, depois, em um colega.
3. Execute os seguintes movimentos no esqueleto ou modelo ósseo desarticulado e em você mesmo. Identifique e examine as superfícies articulares onde ocorrem os movimentos de flexão e extensão de cotovelo, pronação e supinação. Mova o rádio sobre a ulna, girando a palma da mão em supinação e, em seguida, em pronação. Note que, quando a palma se transforma em supinação, o rádio e a ulna estão paralelos; quando a palma se volta para baixo, em pronação, esses ossos são cruzados, isto é, o rádio gira e atravessa a ulna.
4. Execute os seguintes movimentos do cotovelo e do antebraço em si mesmo e, então, observe enquanto um parceiro os executa:
   a. Primeiro, flexione e estenda o cotovelo com o antebraço supinado e, em seguida, com o antebraço pronado.
   b. Prone e supine o antebraço enquanto palpa a cabeça do rádio. Enquanto faz isso, mantenha o braço ao lado do corpo, com o punho em determinada posição e o cotovelo flexionado em ângulo reto. Observe que o movimento do antebraço isolado ocorre por cerca de 180° do movimento total.
   c. Como descrito, prone ambos os antebraços. Agora estenda os cotovelos, levante os braços até a altura do ombro e continue a virar as palmas das mãos na direção de pronação e, em seguida, supinação, o máximo possível. Observe o movimento crescente que resulta da rotação do ombro (cerca de 360°). Em seguida, isole o movimento do antebraço voltando a fazer a flexão do cotovelo e segurando o braço contra a lateral do corpo. Que movimentos do antebraço e do ombro ocorrem em sincronia?
5. No esqueleto, em si mesmo e em um colega, identifique e visualize os eixos de flexão e extensão do cotovelo, e pronação e supinação do antebraço. Identifique e palpe acidentes ósseos de referência para localizar esses eixos.
6. Usando um goniômetro universal, meça o ângulo de movimento articular de vários membros da classe na posição anatômica. Anote todas as informações relacionadas à composição corporal ou ao gênero e discuta.
7. Com um livro de anatomia, este livro, um esqueleto, um colega e a Tabela 6.2, palpe os seguintes músculos e determine seus pontos de inserção:
   a. bíceps braquial
   b. braquiorradial

c. braquial

   d. pronador redondo

   e. tríceps braquial

   f. ancôneo

   g. supinador

   h. pronador quadrado

   Observe, em particular, a linha de ação de cada músculo e os eixos que cada um cruza; a partir dessas observações, determine os movimentos que cada um deles pode executar. Um método útil para facilitar essas observações é cortar tiras de fita adesiva ou faixas elásticas para ligar um ponto de inserção do músculo ao outro. Fixe essas tiras no esqueleto do ponto de inserção proximal ao ponto de inserção distal.

8. Liste os músculos que:

   a. flexionam o cotovelo;

   b. estendem o cotovelo;

   c. pronam o antebraço;

   d. supinam o antebraço.

9. Realize a flexão do cotovelo com o antebraço em pronação, supinação e posição média. Palpe os músculos que participam em cada movimento e discuta com um colega de classe as contribuições variadas de cada músculo.

10. Execute a mesma ação anterior e, para integrar os conhecimentos adquiridos no capítulo anterior sobre a região do ombro, palpe e cite os músculos necessários à estabilização da escápula e da articulação do ombro para a execução dessa função de movimento.

11. Sensações finais: em um colega, realize o movimento passivo e lento até a amplitude final de flexão, extensão, pronação e supinação do cotovelo. Descreva as sensações finais e os tecidos que limitam o movimento.

12. Faça uma análise cinemática do cotovelo e do ombro nas seguintes atividades funcionais:

    a. abrir uma porta girando a maçaneta;

    b. estender o braço acima para segurar e fechar uma persiana;

    c. saque no vôlei;

    d. estender uma massa de torta ou de biscoito;

    e. polichinelos

13. Insuficiência ativa do bíceps braquial: teste a força de seu colega na supinação com o braço ao lado do corpo e o cotovelo a 90° de flexão e, em seguida, com o bíceps braquial na posição mais encurtada, com flexão do ombro, flexão do cotovelo e supinação.

14. Excursão do músculo: mensure a excursão do bíceps braquial a partir de seu comprimento mais encurtado (flexão completa do ombro, flexão do cotovelo e supinação) até seu comprimento mais alongado (hiperextensão do ombro, extensão do cotovelo e pronação) em um esqueleto articulado ou em seu colega. Mensure a excursão do braquial a partir de seu comprimento mais encurtado (flexão completa) até seu comprimento mais alongado (extensão completa). Compare os dois músculos e discuta as implicações funcionais.

Referências bibliográficas

1. Andrews JR, Whiteside JR. Common elbow problems in the athlete. *Journal of Orthopaedic and Sports Physical Therapy* 17:289–295, 1993.

2. Noteboom T, Cruver R, Keller J, Kellogg B, Nitz AJ. Tennis elbow: A review. *Journal of Orthopaedic and Sports Physical Therapy* 19:357–366, 1994.

3. Schultz SJ, Houglum PA, Perrin DH. *Examination of Musculoskeletal Injuries*, ed 3. Champaign, IL: Human Kinetics, 2010.

4. Shaughnessy WJ. Osteochonditis dissecans. In Morrey BF (ed): *The Elbow and its Disorders*, 3 ed. Philadelphia: WB Saunders Company, 2000, pp 255–260.

5. Ericson A, Arndt A, Stark A, et al. Variation in the position and orientation of the elbow flexion axis. *Journal of Bone and Joint Surgery Br* 85:538, 2003.

6. Morrey BF, Askew L, J, An K, N, Chao EY. A biomechanical study of normal elbow motion. *Journal of Bone and Joint Surgery* 63A:872–877, 1981.

7. Kapandji IA. *The Physiology of the Joints,* Vol 1, Upper Limb, ed.5. Edinburgh: Churchill Livingstone, 1982.
8. Stroyan M, Wilk KE. The functional anatomy of the elbow complex. *Journal of Orthopaedic and Sports Physical Therapy* 17:279–288, 1993.
9. American Academy of Orthopaedic Surgeons. *Joint Motion: Method of Measuring and Recording.* Chicago: American Academy of Orthopaedic Surgeons, 1965.
10. Greene WB, Heckman JDE. *The Clinical Measurement of Joint Motion.* Rosemont, IL: American Academy of Orthopaedic Surgeons, 1994.
11. Levangie PK, Norton CC. *Joint Structure & Function: A Comprehensive Analysis*, ed 4. Philadelphia: FA Davis, 2005.
12. Oatis CA. *Kinesiology: The Mechanics & Pathomechanics of Human Movement*, ed 2. Philadelphia: Lippincott, Williams & Wilkins, 2008.
13. Stokdijk M, Meskers C, G, M, Veeger H, E, J, deBoer Y, Rozing P. Determination of the optimal elbow axis for evaluation of placement of prosthesis. *Clinical Biomechanics* 14:177–184, 1999.
14. Atkinson WB, Elftman H. The carrying angle of the human arm as a secondary sex character. *Anatomical Record* 91:49–52, 1945.
15. Steel FL, Tomlinson JD. The 'carrying angle' in man. *Journal of Anatomy* 92:315, 1958.
16. Beals RD. The normal carrying angle of the elbow: A radiographic study of 422 patients. *Clinical Orthopaedics* 119:194–196, 1976.
17. VanRoy P, Baeyans D, Fauvart R, Lanssiers R, Clarijs JP. Arthrokinematics of the elbow: Study of the carrying angle. *Ergonomics* 48:1645–1656, 2005.
18. Chao EY, Morrey BF. Three-dimensional rotation of the elbow. *Journal of Biomechanics* 11:57–73, 1978.
19. Lippert L. *Clinical Kinesiology and Anatomy*, ed 4. Philadelphia: FA Davis, 2006.
20. Morrey BF. *The Elbow and its Disorders*, ed 3. Philadelphia: FA Davis, 2000.
21. Youm Y, Dryer RF, Thambyrajah K, Flatt A, Sprague B. Biomechanical analysis of forearm pronation-supination and elbow flexion-extension. *Journal of Biomechanics* 12:245–255, 1979.
22. Starkey C, Ryan J. *Orthopedic & Athletic Injury Evaluation Handbook*. Philadelphia: F A Davis, 2003.
23. Spinner M, Kaplan E, B. The quadrate ligament of the elbow: Its relationship to the stability of the proximal radio-ulnar joint. *Acta Orthopaedica Scandinavica* 41(6):632–647, 1970.
24. Letts RM. Dislocations of the child's elbow. In Morrey BF, editor: *The Elbow and its Disorders*. Philadelphia: WB Saunders Company, 2000, pp 261–286.
25. Pigeon P, Yahia L, Feldman AJ. Moment arm and lengths of human upper limb muscles as functions of joint angles. *Journal of Biomechanics* 29:1365–1370, 1996.
26. Murray WM, Delp SL, Buchanan TS. Variation of muscle moment arms with elbow and forearm position. *Journal of Biomechanics* 28:513–525, 1995.
27. Askew LJ, An KN, Morrey BF, Chao EYS. Isometric elbow strength in normal individuals. *Clinical Orthopaedics* 222:261–266, 1987.
28. Currier DP. Maximal isometric tension of the elbow extensors at varied positions. Part I: Assessment by cable tensiometer. *Physical Therapy* 52:1043–1049, 1972.
29. Knapik JJ, Wright JE, Mawdsley RH, Braun J. Isometric, isotonic, and isokinetic torque variations in four muscle groups through a range of joint motion. *Physical Therapy* 63:938–947, 1983.
30. LeBozec S, Maton B, Cnockaert JC. The synergy of elbow extensor muscles during static work in man. *European Journal of Applied Physiology* 43:57–68, 1980.
31. Zhang LQ, Nuber GW. Moment distribution among human elbow extensor muscles during isometric and submaximal extension. *Journal of Biomechanics* 33:145, 2000.
32. Naito A, Sun YJ, Yajiima M. Electromyographic study of the flexors and extensors in a motion of forearm pronation/supination while maintaining elbow flexion in humans. *Tohoku Journal of Experimental Medicine* 186:267, 1998.
33. Basmajian JV, DeLuca CJ. *Muscles Alive: Their Functions Revealed by Electromyography,* ed 5. Baltimore: Williams & Wilkins, 1985.
34. Stuart PR. Pronator quadratus revisited. *Journal of Hand Surgery* 21B:714–722, 1996.
35. Prodoehl J, Gottlieb GL, Corocs DM. The neural control of single degree of freedom elbow movement: Effect of starting position. *Experimental Brain Research* 153(1):7–15, 2003.
36. Basmajian JV, Latif A. Integrated actions and functions of the chief flexors of the elbow: A detailed electromyographic analysis. *Journal of Bone and Joint Surgery* 39:1106–1118, 1957.
37. Fick R. *Anatomie und Mechanik der Gelenke: Teil III, Spezielle Gelenk und Muskel Mechanik*. Jena, Germany: Fisher, 1911.

38. Beevor C. *Croonian Lectures on Muscular Movement: Guarantors of Brain*. New York: MacMillan, 1903.
39. Kasprisin JE, Grabiner MD. Joint angle-dependence of elbow flexor activation levels during isometric and isokinetic maximum voluntary contractions. *Clinical Biomechanics (Bristol, Avon)* 15:743, 2000.
40. Basmajian JV, Travill A. Electromyography of the pronator muscles of the forearm. *Anatomical Record* 139:45–49, 1961.
41. Lehmkuhl LD, Smith LK. *Brunnstrom's Clinical Kinesiology*, ed 4. Philadelphia: FA Davis, 1983.
42. Travill AA. Electromyographic study of the extensor apparatus. *Anatomical Record* 144:373–376, 1962.
43. Neumann DA. *Kinesiology of the Musculoskeletal System: Foundations for Physical Rehabilitation*. St. Louis: Mosby, 2002.

CAPÍTULO 7

Punho e mão

Ingrid Provident, EdD, OTR/L, e Peggy A. Houglum, Ph.D, PT, ATC

"Tome sua vida com suas próprias mãos e o que acontece? Uma coisa terrível: ninguém para culpar."
– *Erika Jong, escritora e educadora*

CONTEÚDO

Objetivos de aprendizado
Caso clínico
Introdução
Ossos
  Punho
  Mão
  Falanges
Articulações
  Punho
  Mão
  Dedos
  Estruturas de tecidos moles de sustentação
Músculos
  Músculos que atuam no punho
  Músculos que atuam nos dedos
  Mecanismo de extensão
Movimentos
  Movimentos do punho
  Movimentos dos dedos
Movimentos funcionais do punho e da mão
  Tipos de preensão
  Força de preensão
  Preensão
  Posições intrínseco-plus e intrínseco-minus
  Abdução e adução dos dedos 2 a 5
Equilíbrio de forças
  Dedos
  Polegar
Ação sinérgica dos músculos do punho em movimentos do polegar e do dedo mínimo

OBJETIVOS DE APRENDIZADO

Este capítulo estuda o punho e a mão. Após a leitura deste capítulo, você estará apto a:

❑ Identificar os ossos, articulações, tecidos moles e músculos do punho e da mão.
❑ Listar os músculos que são motores primários na flexão, na extensão, no desvio radial e no desvio ulnar do punho, bem como nos complexos movimentos da mão.
❑ Citar os grupos musculares com a função de posicionar e mover o punho e a mão em movimentos funcionais específicos.
❑ Identificar os nervos que inervam os principais músculos do punho e da mão.
❑ Descrever distúrbios de movimento encontrados com frequência no punho e na mão, bem como suas consequências funcionais.
❑ Identificar padrões normais de preensão da mão e sua importância em atividades funcionais.

Nervos periféricos do punho e da mão
Inervações de nervos periféricos
Lesões dos nervos periféricos
Resumo

Solução do caso clínico
Questões para discussão
Atividades de laboratório
Referências bibliográficas

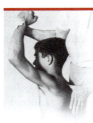

CASO CLÍNICO

Lori é uma cabeleireira que vem tentando desenvolver seu negócio e aumentar sua clientela. Recentemente, tem sentido dormência nas mãos, e é comum deixar cair os pentes e as escovas que usa. À noite, sente dor e formigamento que irradiam até as pontas dos dedos, o que a faz acordar várias vezes durante a noite. Lori adora seu trabalho e está orgulhosa de sua nova loja. Ela está com medo de que, se for ao médico, tenha de sofrer cirurgia e seja obrigada a se afastar do trabalho.

Introdução

Diversos ossos, articulações, músculos, tendões, nervos e vasos sanguíneos formam a mão. A mão é uma parte importante do corpo que serve a muitos propósitos. Como tal, é um segmento corporal muito versátil, que se adapta às muitas demandas impostas a ela. Assim como o ombro e o cotovelo, o punho posiciona a mão e propicia uma plataforma estável a partir da qual ela atua, mas, diferentemente do ombro e do cotovelo, o punho é responsável tanto pelo posicionamento fino da mão como pelo posicionamento mais global. A mão contém a palma e os dedos, estruturas que são resistentes e móveis. Os dedos recebem seus nomes individuais de acordo a posição ou a função:

- Polegar vem da palavra em latim *pollex*. É nosso primeiro dedo ou dedo número um.
- O segundo dedo também é chamado de indicador. É provável que o segundo dedo tenha recebido esse nome por ser o dedo usado para apontar e *indicar*.
- O terceiro dedo é também o dedo médio. Em geral, é o maior dedo da mão.
- O quarto dedo costuma ser denominado anular. Por volta do século V, acreditava-se que esse dedo continha a "veia do amor", que correria diretamente para o coração, motivo pelo qual as pessoas começaram a usar alianças de casamento nesse dedo.
- O quinto dedo é o menor dos dedos. Por esse motivo, costuma ser chamado de dedo "mindinho" ou "mínimo".

Enquanto os dois primeiros dedos são usados para manipulações hábeis e delicadas de objetos, os três últimos possibilitam à mão manipulações amplas e fortes.

A mão é um órgão complexo e multifuncional. Como órgão preênsil (do latim, *prehensus*, apreender), a mão pode agarrar com forças que excedem 445 N, bem como segurar e manipular um fio delicado. Sua estrutura complexa lhe permite envolver objetos de todos os tamanhos e formas; por exemplo, ela é capaz de segurar um ovo cru com força sem quebrá-lo, de tão bem distribuída que é a pressão graças à sua capacidade de acomodação. Além dessas funções, a mão pode ser usada para empurrar e puxar, e pode até mesmo promover locomoção no uso de muletas ou cadeiras de rodas. Como órgão sensorial do tato, a mão é uma extensão do cérebro no fornecimento de informações sobre o ambiente. A mão também é um importante órgão para a expressão e a comunicação não verbal. A grande importância da mão para os seres humanos é demonstrada pelo simples fato de que o motivo de termos ombro, cotovelo e punho é posicioná-la de modo a possibilitar o desempenho de suas funções.

O posicionamento e a estabilização da mão dependem do tronco, do ombro, do cotovelo e do punho. Com os múltiplos graus de liberdade permitidos pelo membro superior, a versatilidade de posicionamento da mão é muito alta.

Ossos

Na estrutura compacta do punho e da mão, existem 29 ossos e ainda mais ligamentos e tendões. Esta seção apresenta os ossos do punho e da mão; as seções seguintes discutem os ligamentos e músculos.

Punho

Enquanto o principal osso do antebraço para a articulação do cotovelo é a ulna, o principal osso do antebraço para a articulação do punho é o rádio. Há dois ossos proximais do carpo que interagem com o rádio para formar a articulação do punho.

Ulna distal

Ao contrário do rádio, a ulna não está em contato direto com os ossos do carpo. Um disco fibrocartilagíneo separa a ulna dos ossos do carpo. Apesar dessa separação, a extremidade distal da ulna é parte importante do punho. A ulna distal se divide em três partes: o **processo estiloide da ulna**, a **fóvea** e a **cabeça**. O processo estiloide da ulna é uma projeção do osso, facilmente palpável com o antebraço pronado no lado ulnar do punho. A fóvea é a depressão da base desse processo estiloide e serve de inserção para o disco fibrocartilagíneo. A cabeça é uma superfície articular côncava que permite a articulação da ulna com o disco fibrocartilagíneo.

Rádio distal

A extremidade distal do rádio tem várias superfícies importantes para o funcionamento adequado do punho. A superfície dorsal tem um tubérculo palpável conhecido como **tubérculo do rádio**, **tubérculo de Lister** ou **tubérculo dorsal**. Apresenta cerca de um terço da largura do punho a partir do processo estiloide do rádio e apresenta sulcos em cada lado que atuam como polias para o tendão do músculo extensor longo do polegar, no lado ulnar, e para os tendões dos extensores dos dedos e extensor do indicador, no lado radial, no ponto em que passam próximos ao tubérculo. A função de polia do tubérculo dorsal serve para redirecionar a força do extensor longo do polegar. Na superfície radial do rádio, localiza-se uma projeção distal chamada de **processo estiloide do rádio**. Esse processo estende-se um pouco mais distalmente que o processo estiloide da ulna correspondente. Esses processos servem como pontos de inserção para os ligamentos colaterais ulnar e radial do carpo, respectivamente.

Na parte ulnar (lateral) da extremidade distal do rádio, localiza-se a superfície articular da articulação radiulnar distal, normalmente chamada de **incisura ulnar** ou **incisura sigmoide**. A superfície distal do rádio compõe a superfície articular proximal do punho e se articula com os ossos escafoide e semilunar do carpo.

Ossos do carpo

Há oito ossos do carpo no punho, os quais apresentam um formato relativamente cuboide. Apresentam superfícies articulares nos aspectos proximal, distal, medial e lateral, com superfícies rugosas em suas faces palmar e dorsal que servem de pontos de inserção para os ligamentos do punho. A única exceção é o osso pisiforme, que apresenta apenas uma superfície articular. Esses oito ossos do carpo se dispõem em duas fileiras: a fileira proximal é constituída, de lateral para medial, por escafoide, semilunar, piramidal e pisiforme; a fileira distal contém, de lateral para medial, trapézio, trapezoide, capitato e hamato (Fig. 7.1B).

Ocupando uma posição central no punho (alinhado ao dedo médio), o **osso capitato** (ou grande osso) é mais bem identificado pelo dorso, onde uma ligeira depressão indica sua localização (Fig. 7.2A). O eixo de movimento do desvio radial e ulnar passa por esse osso em uma direção dorsopalmar (Fig. 7.2B).

O osso escafoide (conhecido antigamente como navicular) é palpado distalmente ao processo estiloide do rádio (Fig. 7.1B). O desvio ulnar do punho faz com que o osso se torne proeminente à palpação dos dedos, enquanto o desvio radial faz com que ele se retraia. O osso escafoide e o trapézio constituem o fundo da "tabaqueira anatômica" (fóvea radial), a depressão vista entre os tendões dos músculos extensores do polegar (extensores curto e longo do polegar) quando esses músculos são tensionados (Fig. 7.3). Por sua aparência, o escafoide parece estender-se em ambas as fileiras de ossos do carpo, dando a impressão de que a linha proximal realiza uma curva ao redor do capitato. No entanto, deve-se lembrar de que o escafoide pertence à fileira proximal, e o trapézio à fileira distal dos ossos do carpo, entre o escafoide e o primeiro metacarpo.

O trapézio (antigamente chamado de grande multiangular) é palpado proximalmente à primeira articulação carpometacarpal (CMC) do polegar e distalmente ao escafoide com a flexão e a extensão passiva do polegar para identificar a margem da articulação (Fig. 7.3).

O semilunar é palpado mais facilmente se o osso capitato tiver sido localizado primeiro. O capitato é palpado como o osso proximal, que forma a articulação com o terceiro metacarpal. Uma vez identificado o capi-

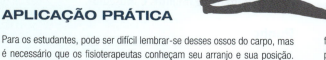

APLICAÇÃO PRÁTICA

Para os estudantes, pode ser difícil lembrar-se desses ossos do carpo, mas é necessário que os fisioterapeutas conheçam seu arranjo e sua posição. Uma mnemônica simples é usada com frequência para lembrar-se mais facilmente dos ossos do carpo. Mnemônica é um sistema ou fórmula usado para facilitar a memória. No caso dos ossos do carpo, a mnemônica é: "Estudante Superior Pode Passar Tendo Trabalhado Com Honestidade".

Capítulo 7 Punho e mão 257

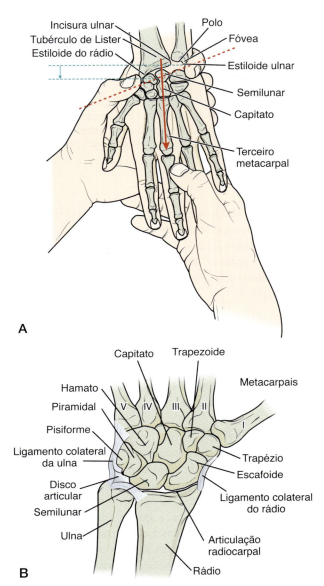

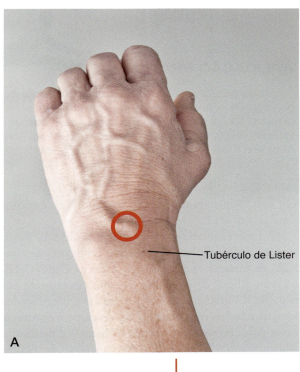

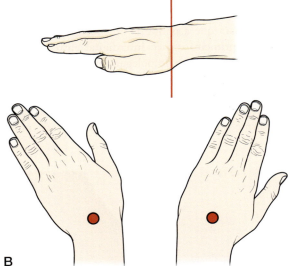

Figura 7.1 Acidentes ósseos de referência no punho. **A)** Vista dorsal do punho e da mão. A localização aproximada do eixo de flexão e extensão da radiocarpal é uma linha que liga as pontas do polegar e do indicador da mão de palpação com uma linha horizontal entre a extremidade distal do rádio e o processo estiloide da ulna. **B)** Vista ventral do punho e da mão mostrando as superfícies articulares e alguns dos ligamentos do punho e da mão. A articulação mediocarpal é formada pelas superfícies articulares distais da fileira proximal dos ossos do carpo e pelas superfícies articulares proximais da fileira distal. A fileira proximal dos ossos do carpo, de lateral para medial, é formada pelos ossos escafoide, semilunar, piramidal e pisiforme; a fileira distal, de lateral para medial, é formada pelos ossos trapézio, trapezoide, capitato e hamato.

Figura 7.2 A) Imagem fotográfica da depressão, sobreposta ao osso capitato do punho. **B)** O eixo de movimento de desvio ulnar e radial passa através do capitato em uma direção dorsal para palmar.

tato, localiza-se o semilunar imediatamente proximal a ele, alinhado e distal ao tubérculo dorsal (Fig. 7.2). Em indivíduos saudáveis, o semilunar torna-se proeminente sob os dedos de palpação quando o punho é flexionado passivamente, e recua quando o punho é estendido passivamente. O semilunar é o osso do punho luxado com mais frequência.[1]

O osso arredondado palpável na superfície palmar do punho perto da margem ulnar é o osso pisiforme. Esse osso pode ser pego e movido de um lado a outro. Servindo como ponto de inserção para o tendão do mús-

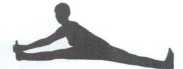

APLICAÇÃO PRÁTICA

O escafoide é o osso do punho que mais sofre fraturas. O mecanismo mais comum de lesão é a queda apoiando-se com o braço estendido e o antebraço pronado. Como esse osso tem pouco suprimento vascular, é comum a fratura nele não cicatrizar, tornando-se uma fratura não consolidada. Como muitas vezes é difícil diagnosticar a fratura do escafoide, é prudente tratar qualquer lesão nessa região como uma fratura até que esse diagnóstico seja descartado. O tratamento conservador não terá sucesso caso se trate de uma fratura não consolidada. Dores persistentes na tabaqueira anatômica são a principal queixa no caso dessas fraturas.

culo flexor ulnar do carpo, esse osso móvel se qualifica como sesamoide.[1]

O osso trapezoide (antigamente conhecido como pequeno multiangular), o piramidal (antigamente chamado de triangular) e o hamato, vistos na Figura 7.1B, são mais difíceis de serem distinguidos diretamente por palpação. Contudo, podem ser palpados e identificados por suas relações com outros ossos do carpo e estruturas ósseas palpadas mais facilmente. O hamato é localizado palpando-se seu "gancho". Essa protuberância se localiza em um ângulo de 45° na palma em relação ao pisiforme; coloque a base da falange distal do polegar sobre o pisiforme para que a ponta de seu polegar se volte em direção ao primeiro espaço interdigital entre o polegar e o indicador. A ponta do polegar deve estar no hâmulo do osso hamato. Com palpação profunda, você consegue identificar a protuberância em forma de gancho, a qual pode ser sensível a palpação. O piramidal localiza-se sob o pisiforme e é mais bem palpado no dorso do punho com este em abdução radial. É palpado como uma proeminência óssea exatamente distal ao processo estiloide da ulna. O trapezoide é o osso do carpo mais difícil de palpar. Encontra-se distal ao escafoide, medial ao trapézio e lateral ao capitato.

Mão

Distais aos ossos do carpo ficam os metacarpos e as falanges. Esses ossos formam a mão. As falanges compõem os dedos. Os metacarpos e os dedos são identificados numericamente de lateral para medial (a partir da posição anatômica), de 1 a 5.

Metacarpos

Cada um dos cinco metacarpos é formado por uma base, que se articula proximalmente com um ou mais ossos do carpo e com seus metacarpos adjacentes (Fig. 7.1B), um corpo, que é ligeiramente curvo com a concavidade palmar, e uma cabeça, que se articula com a base da falange proximal. Cada metacarpo pode ser palpado ao longo de seu comprimento no dorso da mão. O tubérculo na base medial do quinto metacarpo serve como local de inserção distal para o extensor ulnar do carpo; ele pode ser palpado na superfície dorsolateral da mão, distalmente ao hamato. Na base do segundo osso do metacarpo (dorsalmente), pode-se sentir uma proeminência que serve de ponto de inserção distal para o extensor radial longo do carpo. A superfície palmar da base do segundo metacarpo também tem uma área rugosa que serve como ponto de inserção para o flexor radial do carpo, mas este se encontra em uma posição profunda demais para ser palpado. A cabeça de cada osso do metacarpo é uma superfície articular biconvexa que faz parte de uma articulação metacarpofalângica (MCF) que pode ser palpada, em parte, quando a articulação está flexionada.

Falanges

As duas falanges do polegar e as três falanges de cada um dos outros dedos podem ser palpadas sem dificuldades. Para diferenciar as falanges do polegar, utilizam-se os termos proximal e distal; no caso dos outros dedos,

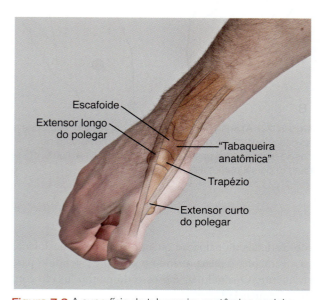

Figura 7.3 A superfície da tabaqueira anatômica engloba o escafoide, proximalmente, e o trapézio, distalmente. A tabaqueira anatômica é limitada, medialmente, pelo extensor longo do polegar e, lateralmente, pelo extensor curto do polegar e pelo abdutor longo do polegar.

usam-se os termos proximal, média e distal. A base de cada falange proximal é bicôncava e tem uma superfície articular menor que a cabeça do metacarpo. As cabeças falângicas distais são bicondilares com uma depressão intercondilar. Essas superfícies podem ser palpadas na extremidade distal das falanges quando as articulações interfalângicas (IF) proximais são flexionadas. As falanges médias e as bases das falanges distais têm superfícies articulares semelhantes às falanges proximais.

Articulações

Com tantos ossos no complexo do punho e da mão, existem também várias articulações formadas por ossos adjacentes. Por se tratarem de articulações sinoviais, os ligamentos e cápsulas protegem e estabilizam esses ossos. Como em quase todos os outros segmentos do corpo, os ligamentos da mão e do punho são, em geral, denominados de acordo com os ossos que eles ligam.

Punho

A articulação do punho possibilita ampla mobilidade da mão e excelente estabilidade estrutural no punho, o que permite um grau extenso de função. Embora o punho costume ser classificado coletivamente como uma articulação condilar, com dois graus de liberdade, na realidade ele apresenta uma área muito complexa de 15 ossos, 17 articulações e um extenso sistema ligamentar.

Articulação radiocarpal

A articulação radiocarpal é formada pela extremidade distal bicôncava do rádio e pelas superfícies articulares proximais biconvexas dos ossos escafoide e semilunar (Fig. 7.4). Um disco fibrocartilagíneo triangular se insere na extremidade distal do rádio e no processo estiloide da ulna proximalmente, enquanto o ápice do disco se insere no piramidal distalmente (Fig. 7.5). O disco une o rádio à ulna, ao mesmo tempo que separa a articulação radiulnar distal e a ulna da articulação radiocarpal. Parte dos movimentos de flexão (flexão palmar), extensão (hiperextensão), desvio radial e desvio ulnar do punho ocorre na articulação radiocarpal.

Articulação mediocarpal

A articulação mediocarpal é formada pelos ossos das fileiras proximal e distal do carpo. O escafoide articula-se com o trapézio, o trapezoide e o capitato; o semilunar articula-se com o capitato; e o piramidal articula-se com o hamato (Fig. 7.4). Os movimentos de flexão, extensão, e desvio radial e ulnar do punho também ocorrem nessa articulação.

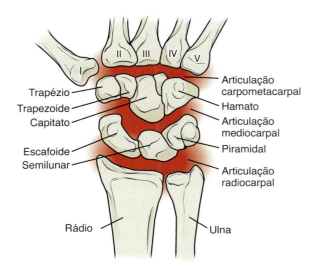

Figura 7.4 Superfícies articulares radiocarpal, intercarpal e carpometacarpal.

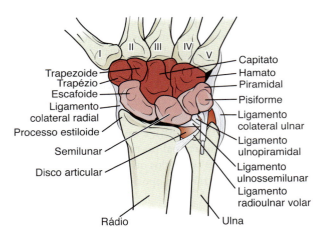

Figura 7.5 Um disco fibrocartilagíneo triangular se insere na extremidade distal do rádio e do processo estiloide da ulna, e seu ápice se insere no piramidal.

Mão

A mão é composta por cinco dedos, cada qual inclui uma articulação CMC e uma articulação MCF. O polegar tem uma articulação IF, enquanto os demais dedos apresentam duas. Os dedos das mãos costumam ser numerados de 1, o polegar, a 5, o dedo mínimo. Como mencionado, há um total de 19 ossos distais aos ossos do carpo que formam a mão: cinco ossos metacarpais, cinco falanges proximais, quatro falanges médias e cinco falanges distais. A palma da mão tem uma aparência côncava mesmo quando totalmente aberta em razão dos arcos produzidos pelos ligamentos e ossos do carpo.

Articulações carpometacarpais

As bases do 2º ao 4º metacarpo se articulam com seus metacarpos adjacentes. Eles também se articulam com a fileira distal de ossos do carpo, formando a articulação CMC. Uma cavidade articular comum existe entre esses quatro ossos do carpo, as articulações CMC e as articulação intermetacarpais. O movimento na segunda articulação CMC é mínimo e até menor que na terceira articulação CMC, ao passo que a quarta articulação CMC tem 10° a 15° de movimento dorsovolar e a quinta articulação CMC é a mais flexível, com 25° a 30° de mobilidade.[2] Por ser a menos móvel, a terceira articulação CMC é o pilar central da mão, em torno do qual o restante da mão roda. Embora os movimentos de cada articulação individual sejam pequenos, eles são importantes para a função da mão e são o motivo pelo qual a mão é capaz de mudanças tão extensas como de uma posição fechada ao outro extremo de uma mão totalmente aberta (Fig. 7.6).

A articulação CMC do polegar é formada pelo trapézio e pela base do primeiro metacarpal; as superfícies desses dois ossos são tanto convexas como côncavas e formam uma articulação selar (Fig. 7.7). A cápsula articular é grossa, mas frouxa, e o metacarpal pode ser afastado até 3 mm do trapézio. A movimentação do polegar inclui abdução e adução (em um plano perpendicular à palma) (Fig. 7.8A); flexão e extensão (em um plano paralelo à palma) (Fig. 7.8B); e **oposição**, ou seja, rotação do primeiro metacarpal no trapézio para aproximar a polpa do polegar à polpa dos outros dedos (Fig. 7.8C). **Reposição** é o contrário da oposição.

Dedos

As articulações dos dedos incluem a articulação MCF e as articulações IF dos cinco dedos. Cada uma delas tem uma superfície convexa proximal que se articula com uma superfície côncava distal (Fig. 7.9).

Articulações metacarpofalângicas

As articulações MCF dos dedos são do tipo condilar com dois graus de liberdade. Os movimentos de flexão, extensão, abdução e adução ocorrem nas articulações MCF dos dedos. As superfícies arredondadas das cabeças dos metacarpais articulam-se com as superfícies mais rasas das bases das falanges proximais. Cerca de três quartos da circunferência das cabeças dos metacarpais são cobertos por cartilagem articular, que se estende para a superfície volar. As superfícies articulares da base das falanges se estendem pelas cápsulas volares fibrocartilagíneas (Fig. 7.10). Quando a articulação se flexiona, a cápsula volar desliza proximalmente sob o metacarpal com a dobra de sua parte membranácea. Esse mecanismo oferece uma grande amplitude de movimento para uma pequena superfície falângica articular.

Articulações interfalângicas

Cada um dos dedos do 2º ao 5º apresenta duas articulações IF, chamadas de interfalângicas proximais (IFP) e interfalângicas distais (IFD). O polegar tem apenas duas falanges e, portanto, apenas uma articulação IF. Todas as articulações IF são gínglimos com um grau de liberdade. As articulações IF possuem um mecanismo de disco palmar semelhante à articulação MCF com a adição de ligamentos-rédeas que previnem a hiperextensão (Fig. 7.11). Esses ligamentos cruzam a articulação na superfície palmar em qualquer lado da bainha do tendão flexor.

Estruturas de tecidos moles de sustentação

Os ligamentos presentes em toda a parte no punho e na mão oferecem sustentação às articulações. A função

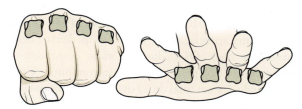

Figura 7.6 O flexível arco transverso da mão mostra a posição das cabeças dos metacarpos quando **A)** fechamos e **B)** abrimos a mão. A terceira articulação carpometacarpal é estável, ao passo que a segunda, a quarta e a quinta propiciam maior mobilidade. Assim, quando a mão estendida é aberta, o alcance dos dedos aumenta para envolver objetos e, quando ela é fechada, os dedos se aproximam para aumentar a força da preensão.

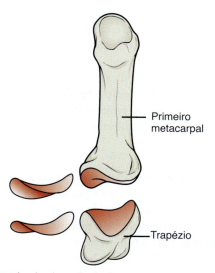

Figura 7.7 A primeira articulação carpometacarpal é formada pelo piramidal e pelo primeiro metacarpal. Todas as superfícies ósseas são convexas e côncavas, formando a articulação em sela.

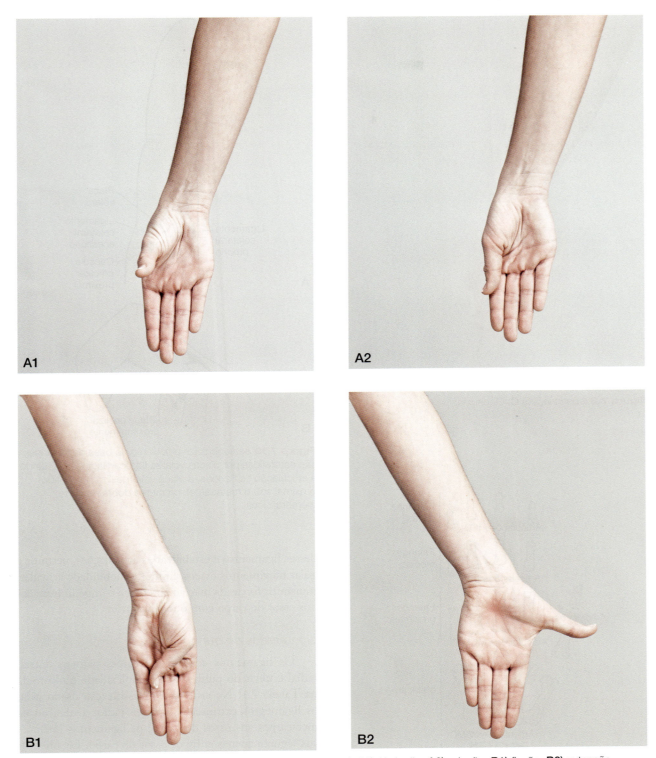

Figura 7.8 Movimentos do polegar na articulação carpometacarpal. **A1)** Abdução; **A2)** adução; **B1)** flexão; **B2)** extensão.

(continua)

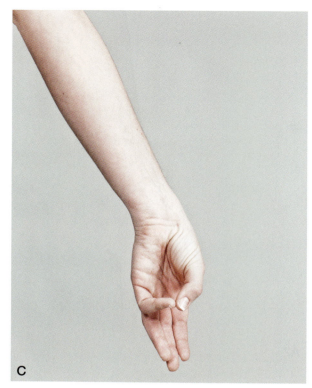

Figura 7.8 *(continuação)* **C)** Oposição.

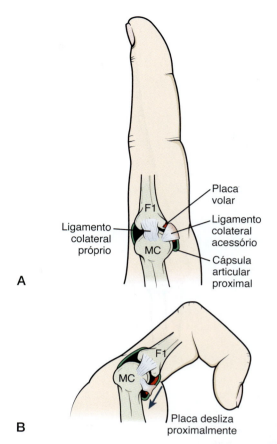

Figura 7.10 As superfícies articulares da base das falanges são estendidas por placas volares fibrocartilagíneas. Quando a articulação se flexiona, a placa volar desliza no sentido proximal sob o metacarpal, com uma dobra na parte membranácea.

desses ligamentos é estabilizar as articulações, permitir e guiar movimentos ósseos, limitar a mobilidade articular, transmitir forças da mão ao antebraço e impedir luxações dos ossos do carpo com o movimento.

Ligamentos do punho

Os ligamentos cobrem as regiões palmar, dorsal, radial e ulnar do punho. Sua complexidade é mostrada na Tabela 7.1. No sistema de classificação usado nela, os ligamentos extrínsecos ligam o rádio, a ulna ou os metacarpos aos ossos do carpo; os ligamentos intrínsecos seguem apenas entre os ossos do carpo. Ligamentos curtos e fortes ligam os ossos da fileira distal do carpo entre si (intrínseco, curto, interósseo) e às bases dos metacarpais (extrínseco, distal, CMC) (Fig. 7.12). A fileira distal dos ossos do carpo e o 2º ao 4º metacarpais formam uma unidade fixa, ou bloco, sem movimento visível. Ligamentos intrínsecos e de tamanho intermediário que permitem maior movimento ligam os ossos do carpo onde a maioria dos movimentos individuais do carpo ocorre: piramidal, semilunar, escafoide e trapézio.

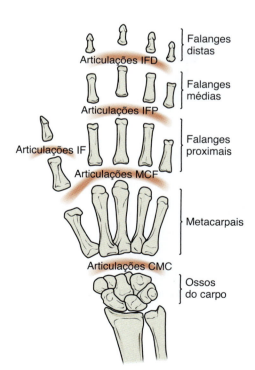

Figura 7.9 Cada uma das superfícies das articulações metacarpofalângicas e interfalângicas tem uma superfície proximal convexa que se articula com uma superfície distal côncava.

APLICAÇÃO PRÁTICA

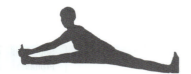

As entorses de dedo ocorrem com mais frequência na articulação IFP que na IFD. Comumente chamada como uma "topada no dedo", uma entorse grave pode causar disfunção na mão. Entorses de ligamentos colaterais e cápsulas articulares podem gerar um processo degenerativo na articulação caso não sejam tratadas adequadamente. Além disso, as faixas laterais adjacentes do tendão do extensor ou o ligamento retinacular oblíquo podem iniciar uma aderência em qualquer entorse no ligamento colateral se, após a lesão, houver edema ou imobilização prolongada. Se as faixas laterais começarem a se aderir, o ligamento retinacular oblíquo deve ser alongado para recuperar a mobilidade. Para alongá-lo, aplique alongamento máximo segurando a articulação IFP em extensão completa e peça ao paciente para fazer a flexão ativa da articulação IFD. Se o movimento ativo não for possível, a articulação IFD deve ser flexionada de maneira delicada. Esse movimento deve ser executado devagar, sem ultrapassar o ponto de dor.

As duas fileiras do carpo se articulam uma com a outra, com o rádio e com o disco fibrocartilagíneo ulnar pelos ligamentos colaterais medial e lateral, e por fortes ligamentos oblíquos em "V". Os ligamentos extrínsecos se estendem do rádio e da ulna para convergir no capitato e no semilunar (Fig. 7.4). O ligamento intrínseco em "V" se insere no piramidal e no escafoide, e converge no capitato. Não há conexões ligamentares entre o capitato e o semilunar. Por isso, são possíveis movimentos consideráveis, incluindo 2 a 3 mm de desvio.

Incluídos na estrutura ligamentar extra-articular do punho estão os retináculos dos flexores e dos extensores (do latim *retinacula*, cabrestos), que contêm tendões dirigindo-se para os dedos. Parte do retináculo do flexor inclui os ligamentos transversos do carpo, com 1 a 2 mm de comprimento e 2 a 3 cm de largura, que se insere no gancho dos ossos hamato e pisiforme, medialmente, e segue para o lado radial, onde se insere no trapézio e no escafoide. Essas inserções criam o arco transverso do carpo e formam um túnel através do qual o nervo mediano e os tendões do flexor longo do polegar, do flexor superficial dos dedos e do flexor profundo dos dedos passam para as mãos (Fig. 7.13). Traumas repetitivos ou agudos, inchaço ou outros fatores que desencadeiem ou acarretem a diminuição do espaço nessa área podem causar a síndrome do túnel do carpo, gerando compressão do nervo mediano, o que pode resultar em dor, perda de sensação e fraqueza nos músculos tênares.

Ligamentos da mão e dos dedos

Os ligamentos colaterais da mão e dos dedos são fortes e seguem ao longo das laterais das articulações. Os ligamentos colaterais acessórios controlam o movimento da placa volar; a polia do metacarpo dos tendões dos flexores longos se funde a essas estruturas.

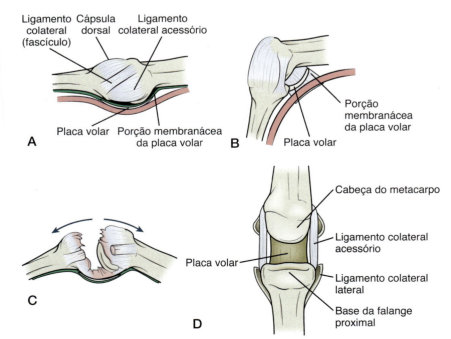

Figura 7.11 Vistas laterais das estruturas capsulares e ligamentares da articulação metacarpofalângica são mostradas em **A)** e **B)**. Observe a relação entre a placa volar, as superfícies articulares, a cápsula e os ligamentos colaterais em extensão **A)** e em flexão **B)**. Em **C)** e **D)**, as cápsulas e os ligamentos foram removidos para se mostrar a placa volar.

Tabela 7.1 | Classificação dos ligamentos do punho*

Ligamentos extrínsecos	Proximal (radiocarpal)	Colateral radial		
			Superficial	Rádio-escafoide-capitato / Rádio-semilunar
			Profundo	Rádio-escafoide-semilunar
	Distal (carpometacarpal)	Radiocarpal volar / Complexo ligamentar ulnocarpal / Dorsal radiocarpal		Menisco (radiopiramidal) / Fibrocartilagem triangular / Ligamento ulnossemilunar / Ligamento colateral medial
Ligamentos intrínsecos	Curto	Volar / Dorsal / Interósseo		
	Intermediário	Semilunar-piramidal / Escafoide-semilunar / Escafoide-piramidal		
	Longo	Intercarpal volar (deltoide, V, radiado ou arqueado) / Intercarpal dorsal		

*Os ligamentos extrínsecos são aqueles que ligam os ossos do carpo ao rádio, à ulna ou aos metacarpos. Os ligamentos intrínsecos se inserem apenas nos ossos do carpo.
Fonte: Adaptado com permissão de Taleisnik, J: Ligaments of the carpus. In Razemon, JP e Fisk, GR (eds): *The Wrist*. Edinburgh: Churchill Livingstone, 1988, p. 17.

Os ligamentos colaterais medial e lateral se inserem da cabeça dos metacarpos para as bases das falanges (Fig. 7.14). Existe uma distância maior entre os pontos de inserção desses ligamentos quando eles estão flexionados que quando estão estendidos. Esse é o motivo por que podem ocorrer abdução e adução quando as articulações estão estendidas. Quando as articulações MCF são flexionadas a 90°, os ligamentos colaterais são tensionados, de modo que a abdução não pode ser efetuada. Isso é importante do ponto de vista funcional porque, em flexão, as articulações MCF ficam estabilizadas mecanicamente para a preensão.

O profundo ligamento metacarpal transverso se insere na placa volar e segue entre as cabeças dos metacarpos para se inserir nos espaços adjacentes do 2º ao 5º metacarpal. Os ligamentos permitem uma flexibilidade do arco metacarpal e limitam o afastamento desses ossos.

No polegar, dois ossos sesamoides se inserem na placa volar em sua superfície palmar. Um localiza-se medialmente na inserção tendínea do adutor do polegar e no

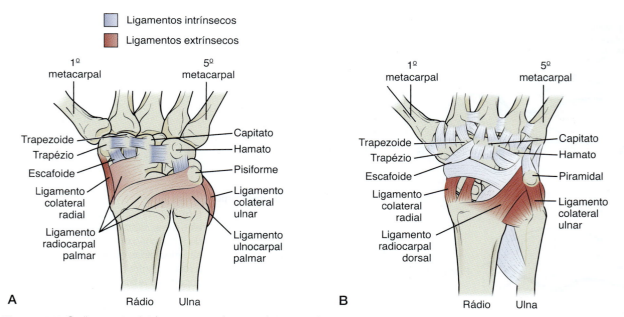

Figura 7.12 Os ligamentos intrínsecos e extrínsecos do carpo oferecem sustentação, estabilidade e transmissão de forças através da mão. **A)** Vista anterior, mão esquerda. **B)** Vista posterior, mão direita.

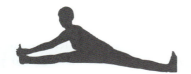

APLICAÇÃO PRÁTICA

O disco fibrocartilagíneo é parte do complexo de fibrocartilagem triangular do carpo (CFTC). Ele se localiza entre a linha medial proximal do carpo e a ulna distal, e tem a função de amortecer o punho contra forças compressivas e avolumar sua articulação. Quando um garçom carrega uma bandeja acima da altura da cabeça com o cotovelo flexionado e a mão plana, o CFTC ajuda a transmitir a força peso da carga ao antebraço. Esse complexo costuma ser lesado em caso de queda quando se apoia no braço estendido com o antebraço em supinação ou em caso de aplicação de força repentina de hiperextensão contra o punho. A dor é localizada acima do punho ulnar, e ocorre com amplitudes de movimento do punho e do antebraço, especialmente em movimentos do antebraço. A preensão é dolorosa. Uma crepitação ou um estalo doloroso do punho durante o movimento também é comum.

---

primeiro interósseo dorsal, enquanto o outro se localiza lateralmente nas inserções do flexor curto do polegar e do abdutor curto do polegar. Os ossos sesamoides apresentam ligamentos laterais e mediais nos metacarpais, além de vários ligamentos que unem a estrutura à base das falanges.[3] O mecanismo do sesamoide produz uma rotação dinâmica do polegar para a precisão do pinçamento.

Músculos

A função da mão é complexa e difícil de entender por várias razões:

- A mão é um órgão compacto e multifuncional com interdependência de estruturas, de modo que uma lesão em uma pode afetar muitas outras.
- A mão possui excelente mobilidade e estabilidade, e pode passar de uma para a outra em uma fração de segundo.
- Quase todos os músculos são multiarticulares e, portanto, pode haver um efeito em cada articulação cruzada. Alguns cruzam até sete articulações e, por isso, para evitar o movimento indesejado de determinado músculo, outros músculos devem se contrair.
- A mão tem muitas sinergias neurofisiológicas automáticas tão fortemente ligadas que uma pessoa não consegue separá-las voluntariamente. Por exemplo, quando se fecha a mão, os extensores do punho se contraem com força e não podem ser inibidos voluntariamente.
- A mão é um excelente órgão sensorial que nos proporciona muitas informações sobre o ambiente. Por exemplo, cada ponta dos dedos contém cerca de 100 terminações sensoriais, e as pontas dos dedos e as mãos estão entre as partes mais sensíveis do corpo.

Conhecer a função anatômica de cada músculo é fundamental para se compreender a função muscular. Essas informações são usadas para determinar o que acontece se um músculo se encurta por completo ou se alonga passivamente, bem como para isolar músculos para o exame ou para a avaliação de sua força individual. Como é o caso em qualquer segmento do corpo, os músculos do punho e da mão precisam ser estudados no esqueleto, em cadáver e em pessoas vivas, considerando-se: (1) em que articulações cada músculo passa, (2) a linha de ação do músculo e de seu tendão, (3) a distância do músculo em relação ao eixo de movimento articular em várias posições da articulação e (4) o comprimento relativo do músculo.

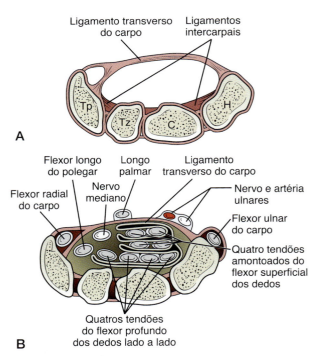

Figura 7.13 Os ligamentos intercarpais formam o assoalho do túnel do carpo. O ligamento transverso do carpo tem 1 a 2 mm de espessura e 2 a 3 cm de largura, inserindo-se no hâmulo dos ossos hamato e pisiforme, e seguindo para o lado radial, onde se insere no trapézio e no escafoide. Essas inserções mantêm o arco transverso do carpo e formam o túnel do carpo. **A)** O túnel do carpo sem seu conteúdo. **B)** O túnel do carpo com o nervo mediano e os tendões do flexor longo do polegar, do flexor superficial dos dedos e do flexor profundo dos dedos em seus trajetos até a mão.

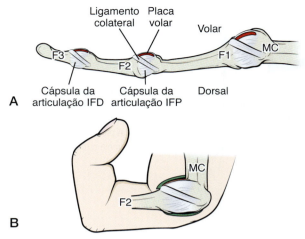

Figura 7.14 Ligamentos que sustentam as articulações IF. **A)** Em extensão total, a distância entre os pontos de inserção ligamentar é menor que quando a articulação está **B)** em flexão.

Músculos que atuam no punho

A maioria dos músculos do punho tem mais de uma função. Dependendo de sua localização, irão flexionar ou estender o punho, assim como realizar o desvio radial ou ulnar. Esses músculos também servem como importantes estabilizadores do punho durante o movimento dos dedos e das mãos. Informações anatômicas específicas sobre os músculos extrínsecos do punho e da mão estão na Tabela 7.2.

Extensores do punho

As inserções proximais dos extensores do punho apresentam uma inserção tendínea comum no epicôndilo lateral do úmero, e o extensor radial longo do carpo também se insere mais acima no sulco supracondilar lateral. Com o cotovelo estendido, a linha de ação desse músculo cruza sobre o eixo do cotovelo ou ligeiramente posterior a ele. Depois de 15° de flexão do cotovelo, sua linha de tração move-se anteriormente ao eixo e, assim, os extensores do punho também se tornam flexores do cotovelo. A inserção mais alta do extensor radial longo do carpo gera um bom comprimento de braço de alavanca do eixo do cotovelo quando este é flexionado a 90°. Esse músculo é muitas vezes usado para flexionar o cotovelo se o braquial e o bíceps estiverem paralisados.

Os principais músculos que estendem o punho são o extensor radial longo do carpo, o extensor radial curto do carpo e o extensor ulnar do carpo. Se o punho for estendido quando estiver fechado, o tendão do extensor radial longo do carpo torna-se proeminente e fácil de ser observado (Fig. 7.15A). O tendão do extensor do indicador cruza sobre o extensor radial curto do carpo, dificultando um pouco a identificação do músculo por palpação.

O tendão do extensor ulnar do carpo torna-se proeminente se o punho for estendido e ainda mais proeminente se o punho realizar um desvio ulnar simultâneo (Fig. 7.15B). A porção muscular do extensor ulnar do carpo é mais bem palpada cerca de 5 cm abaixo do epicôndilo lateral do úmero, onde se localiza entre o ancôneo e o extensor dos dedos. A partir desse ponto, ele pode ser seguido distalmente ao longo da superfície posteromedial do antebraço em direção à cabeça da ulna.

O extensor dos dedos participa da extensão do punho somente quando os dedos são estendidos simultaneamente; de fato, os extensores dos dedos, então, surgem para assumir, juntos, a tarefa de extensão do punho. O extensor dos dedos é descrito na seção sobre os músculos dos dedos deste capítulo.

Flexores do punho

Parte da inserção proximal dos flexores do punho é o tendão flexor comum no epicôndilo medial do úmero. Com o cotovelo em posição anatômica e flexão, esses músculos se localizam no lado anterior do eixo do cotovelo. Seu sistema de alavancas para a flexão do cotovelo não é tão bom como o dos extensores do cotovelo, mas seu alongamento máximo ocorre quando o punho e o cotovelo são estendidos.

Os principais músculos envolvidos na flexão do punho são: o flexor radial do carpo, o flexor ulnar do carpo, o palmar longo, o flexor superficial dos dedos, o flexor profundo dos dedos, o flexor longo do polegar e o abdutor longo do polegar. Os três tendões dos flexores do punho tornam-se proeminentes quando se oferece resistência à flexão do punho (Fig. 7.17). O tendão de localização mais central é o do palmar longo, cujo tamanho pode variar entre diferentes indivíduos ou até mesmo estar ausente. Lateral a ele, identifica-se o forte tendão do flexor radial do carpo. Esse tendão encontra-se em uma posição superficial no antebraço distal, é mantido no punho pelo ligamento transverso do carpo e desaparece em um sulco no osso trapézio. O tendão do flexor ulnar do carpo fica perto da margem ulnar do antebraço (Fig. 7.18). Os ventres musculares dos flexores do punho podem ser palpados como indicado na Figura 7.19.

Se o punho estiver fechado e, ao mesmo tempo, se oferecer resistência à flexão do punho, um ou mais tendões do flexor superficial dos dedos tornam-se proeminentes no espaço entre o palmar longo e o flexor ulnar do carpo (Fig. 7.20). O tendão do quarto dedo parece subir à superfície. Em indivíduos sem o palmar longo, pode-se ter uma visão mais completa dos tendões do flexor longo dos dedos se a flexão do punho for resistida e o indivíduo flexionar um dedo após o outro ou todos simultaneamente.

(O texto continua na p. 274.)

Tabela 7.2 | Músculos extrínsecos do punho e da mão

Grupo muscular	Músculo	Inserção proximal	Inserção distal	Inervação	Ação	Palpação
Extensores do punho	Extensor radial longo do carpo	Crista supracondilar lateral do úmero distal	Base do segundo metacarpal	Nervo radial C6-C7	Extensão e desvio radial do punho	O tendão se localiza no lado radial do osso capitato, mas no lado ulnar do tubérculo do rádio e segue em direção à base do osso metacarpal no dedo indicador, no qual se insere.
Extensores do punho	Extensor radial curto do carpo	Epicôndilo lateral do úmero	Base do terceiro metacarpal	Nervo radial, ramo profundo C7-C8	Extensão do punho	Em geral, seu tendão pode ser palpado elevando-se a partir do polegar e movendo-se em uma direção palmar perpendicular à palma da mão.

(continua)

Tabela 7.2 | Músculos extrínsecos do punho e da mão *(continuação)*

Grupo muscular	Músculo	Inserção proximal	Inserção distal	Inervação	Ação	Palpação
Extensores do punho	Extensor ulnar do carpo	Tendão do extensor comum e três quartos proximais da ulna dorsal	Base do quinto metacarpal	Interósseo posterior (radial profundo) C7-C8	Extensão e desvio ulnar do punho	A porção muscular é palpada 5 cm distal ao epicôndilo lateral do úmero, onde o músculo se localiza entre o ancôneo e o extensor dos dedos. Pode ser seguido distalmente até sua inserção e abduzido.
Flexores do punho	Palmar longo	Tendão do flexor comum	Aponeurose palmar	Nervo mediano C7-C8	Flexão do punho	O tendão é facilmente identificado tocando-se a ponta do polegar à do dedo mínimo e flexionando-se o punho. O tendão médio proeminente no punho é o do palmar longo.

(continua)

Tabela 7.2 | Músculos extrínsecos do punho e da mão *(continuação)*

Grupo muscular	Músculo	Inserção proximal	Inserção distal	Inervação	Ação	Palpação
Flexores do punho	Flexor radial do carpo	Epicôndilo medial do úmero	Base do segundo metacarpal	Nervo mediano C6-C7	Flexão e desvio radial do punho	Com o punho flexionado e as pontas do primeiro e do quinto dedo se tocando, o tendão é localizado lateralmente ao do palmar longo no punho. Não pode ser seguido até sua inserção distal na base do segundo osso metacarpal.
Flexores do punho	Flexor ulnar do carpo	Tendão do flexor comum	Osso pisiforme	Nervo ulnar C7-C8	Flexão e desvio ulnar do punho	Este tendão encontra-se medial ao palmar longo e pode ser palpado entre o processo estiloide da ulna e o osso pisiforme, no qual se insere.

(continua)

Tabela 7.2 | Músculos extrínsecos do punho e da mão (continuação)

Grupo muscular	Músculo	Inserção proximal	Inserção distal	Inervação	Ação	Palpação
Extensores extrínsecos dos dedos	Extensor dos dedos	Epicôndilo lateral do úmero	Base de cada falange dos dedos 2 a 5	Nervo interósseo posterior (ramificação radial profunda) C7-C8	Extensão dos dedos 2 a 5 nas articulações metacarpofalângicas e assistência na extensão das articulações interfalângicas e do punho	Os quatro tendões são palpados entre os carpos e as articulações metacarpofalângicas quando estas e as interfalângicas são movidas em extensão ativa.
Extensores extrínsecos dos dedos	Extensor do indicador	Parte proximal do terço inferior da ulna e membrana interóssea	Base da falange proximal do 2º dedo	Nervo interósseo posterior C7-C8	Extensão do dedo indicador (dedo 2). Assistência na extensão do punho	Com os dedos em extensão, palpe o tendão do extensor do indicador. Imediatamente adjacente a esse tendão, o extensor do dedo indicador é palpado apenas quando o dedo 2 é flexionado e estendido ativamente.

(continua)

Tabela 7.2 | Músculos extrínsecos do punho e da mão *(continuação)*

Grupo muscular	Músculo	Inserção proximal	Inserção distal	Inervação	Ação	Palpação
Extensores extrínsecos dos dedos	Extensor do dedo mínimo	Epicôndilo lateral do úmero	Base da falange proximal e expansão dorsal do dedo 5	Nervo interósseo posterior C7-C8	Extensão das articulações metacarpofalângica e interfalângica do 5º dedo	Com a mão pressionando uma mesa muito suavemente a fim de evitar a facilitação dos extensores dos dedos, levante apenas o dedo mínimo em extensão. O tendão é palpado imediatamente lateral e distal ao processo estiloide da ulna.
Músculos flexores extrínsecos	Flexor superficial dos dedos	1. Tendão do flexor comum no epicôndilo medial do úmero. 2. Lado medial do processo coronoide da ulna. 3. Linha oblíqua do rádio.	Aspectos medial e lateral da falange média dos dedos 2 a 5.	Nervo mediano C7-C8, T1	Flexão das articulações metacarpofalângica e interfalângica proximal dos dedos 2 a 5	Se o punho estiver bem fechado ao mesmo tempo que se resiste a uma flexão do punho, um ou mais tendões do flexor superficial dos dedos se tornam proeminentes no espaço entre o palmar longo e o flexor ulnar do carpo.

(continua)

272 Unidade 2 Parte superior do corpo

Tabela 7.2 | Músculos extrínsecos do punho e da mão *(continuação)*

Grupo muscular	Músculo	Inserção proximal	Inserção distal	Inervação	Ação	Palpação
Músculos flexores extrínsecos	Flexor profundo dos dedos	Dois terços proximais da superfície anterior da ulna e membrana interóssea adjacente	Bases das falanges distais dos dedos 2 a 5	Ramo mediano do nervo ulnar para o flexor profundo dos dedos medial e ramo radial do nervo mediano para o flexor profundo dos dedos lateral	Flexão das articulações interfalângicas distais dos dedos 2 a 5 e assistência na flexão da interfalângica proximal, da metacarpofalângica e do punho	Como este músculo é profundo, ele é difícil de ser palpado. Se a interfalângica proximal for estabilizada com um dedo de palpação na superfície distal da falange média, o flexor profundo dos dedos pode ser palpado quando a falange distal for flexionada ativamente.
Músculos extrínsecos do polegar	Extensor longo do polegar	Terço médio e posterior da ulna e membrana interóssea	Base da falange distal do 1º dedo	Nervo interósseo posterior C7-C8	Extensão da falange distal do dedo 1 e assistência na extensão da interfalângica e da metacarpofalângica do dedo 1	Este tendão forma o limite ulnar da tabaqueira anatômica e pode ser palpado quando o polegar é estendido ativamente.

(continua)

Tabela 7.2 | Músculos extrínsecos do punho e da mão (continuação)

Grupo muscular	Músculo	Inserção proximal	Inserção distal	Inervação	Ação	Palpação
Músculos extrínsecos do polegar	Extensor curto do polegar	Superfície posterior do rádio e membrana interóssea	Base da falange proximal do 1º dedo	Nervo interósseo posterior C7-C8	Extensão da articulação metacarpofalângica e da falange proximal do 1º dedo	Ao lado do tendão do abdutor longo do polegar, esse tendão forma o limite radial da tabaqueira anatômica. Se o polegar for estendido sem abdução, o tendão pode ser diferenciado do abdutor longo do polegar.
Músculos extrínsecos do polegar	Flexor longo do polegar	Terço médio da superfície anterior do rádio e membrana interóssea	Falange distal do 1º dedo	Aspecto anterior do nervo interósseo do nervo mediano C7-C8	Flexão da falange e das articulações metacarpofalângica e carpometacarpal do 1º dedo	O tendão pode ser palpado na seção média anterior da falange proximal, quando o polegar é flexionado ativamente.

Capítulo 7 Punho e mão

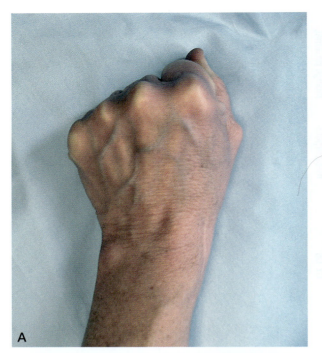

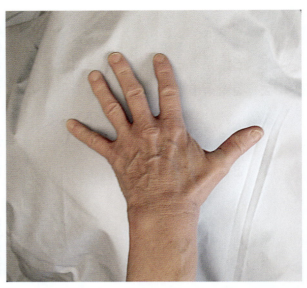

Figura 7.16 Quando os dedos estão estendidos, o extensor dos dedos assume o papel de estender o punho e o tendão do extensor radial longo do carpo torna-se menos proeminente.

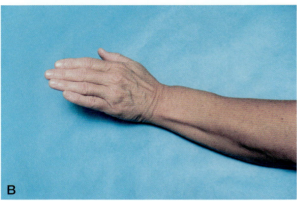

Figura 7.15 A) O tendão do extensor radial longo do carpo é evidente na base do segundo metacarpal quando o punho está fechado. **B)** O tendão do extensor ulnar do carpo se torna proeminente no punho durante a extensão deste com desvio ulnar simultâneo.

Movimentos radiais e ulnares

O palmar longo e o extensor radial curto do carpo apresentam localização central no punho. Diferentemente desses dois músculos, os outros flexores e extensores do punho são situados perto do lado ulnar ou radial do punho; com essa disposição, eles são capazes de gerar movimentos no punho de um lado a outro, assim como movimentos de flexão e extensão. Na posição anatômica, esses movimentos de um lado a outro do punho ocorrem no plano frontal em um eixo anteroposterior. O movimento do punho que o afasta do corpo é chamado de desvio ou abdução radial. O movimento do punho que o aproxima do corpo é chamado de desvio ou abdução ulnar.

Quando dois músculos que normalmente se opõem um ao outro durante os movimentos de flexão e extensão atuam juntos, ocorre desvio radial ou ulnar. Por exemplo, o desvio ulnar do punho ocorre quando o extensor

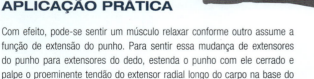

APLICAÇÃO PRÁTICA

Com efeito, pode-se sentir um músculo relaxar conforme outro assume a função de extensão do punho. Para sentir essa mudança de extensores do punho para extensores do dedo, estenda o punho com ele cerrado e palpe o proeminente tendão do extensor radial longo do carpo na base do segundo metacarpal (Fig. 7.15A). Enquanto mantém o punho nessa posição, os dedos são estendidos. Nota-se que o tendão, antes proeminente à palpação, "desaparece", sinal de que a contração do músculo diminuiu. Ao mesmo tempo, o tendão do extensor dos dedos pode ser visto e palpado no dorso da mão (Fig. 7.16). Essa mudança na função do tendão é regulada automaticamente.

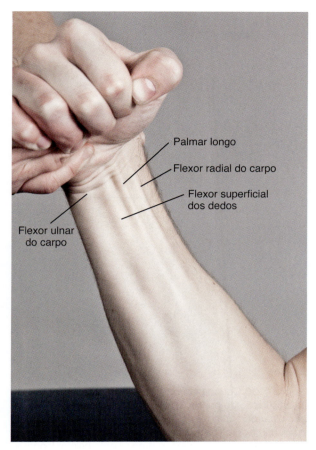

Figura 7.17 Resistência à flexão do punho aplicada na palma da mão realça os tendões dos flexores do punho.

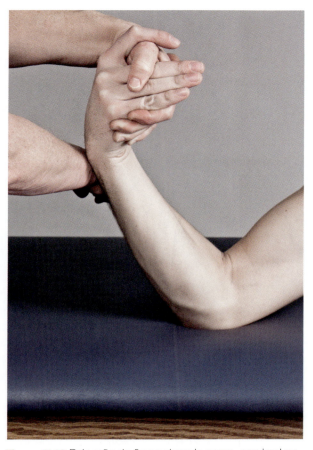

Figura 7.18 Palpação do flexor ulnar do carpo, proximal ao osso pisiforme quando se resiste ao desvio ulnar.

ulnar do carpo e o flexor ulnar do carpo se contraem juntos. Do mesmo modo, o extensor radial longo do carpo e o flexor radial do carpo produzem desvio radial. Quando mais força é necessária para o desvio radial, o adutor longo do polegar e o extensor curto do polegar podem auxiliar. Como esses dois músculos apresentam uma linha de ação favorável à realização do desvio radial, eles conseguem auxiliar independentemente da posição do polegar, esteja ele flexionado, estendido, abduzido ou aduzido.

A esta altura, você deve ter compreendido que os músculos do punho podem atuar como sinergistas ou antagonistas. Por exemplo, na flexão e na extensão do punho, o flexor ulnar do carpo e o extensor ulnar do carpo são antagonistas, porém, no desvio ulnar do punho, atuam como sinergistas.

Músculos que atuam nos dedos

A função normal da mão depende do trabalho em conjunto dos vários músculos dos dedos e do polegar. Esses músculos são divididos em dois grupos básicos:

(1) músculos extrínsecos com inserção proximal no antebraço ou úmero e inserção distal na mão, e (2) músculos intrínsecos com inserção proximal e distal dentro da mão. Os músculos de cada grupo incluem:

Músculos extrínsecos	Músculos intrínsecos
Músculos dorsais	**Músculos da palma média**
Extensor dos dedos	Quatro lumbricais
Extensor do indicador	Três interósseos palmares
Extensor do dedo mínimo	Quatro interósseos dorsais
Extensor longo do polegar	**Músculos tênares**
Extensor curto do polegar	Oponente do polegar
Abdutor longo do polegar	Abdutor curto do polegar
Músculos ventrais	Adutor do polegar
Flexor superficial dos dedos	Flexor curto do polegar
Flexor profundo dos dedos	**Músculos hipotênares**
Flexor longo do polegar	Oponente do dedo mínimo
	Abdutor do dedo mínimo
	Flexor curto do dedo mínimo

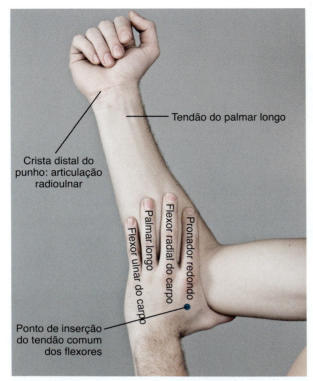

Figura 7.19 Os músculos flexores do punho podem ser localizados com a mão de palpação no antebraço de maneira que coloque o primeiro espaço interdigital em torno do epicôndilo medial. Na sequência, os ventres musculares são identificados no antebraço na ordem de sua disposição conforme mostrado.

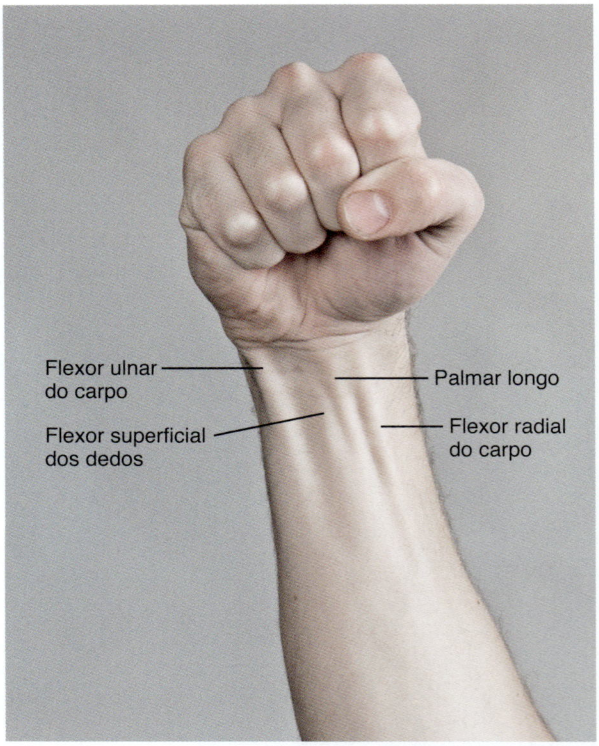

Figura 7.20 Com o punho cerrado e resistindo-se à flexão da articulação do punho, quatro tendões são visíveis. Do lado ulnar para o radial do punho, a sequência de tendões inclui, primeiro, o flexor ulnar do carpo; depois, o flexor superficial dos dedos; então, o proeminente palmar longo; e o flexor radial do carpo, na superfície radial mais distante.

Músculos extrínsecos

Como os músculos extrínsecos dos dedos apresentam suas inserções proximais no antebraço ou no úmero, eles também exercem um efeito sobre o punho quando se contraem. A principal função dos músculos extrínsecos é proporcionar força e controle motor global na função da mão. Veja detalhes sobre esses músculos na Tabela 7.2. Por terem longos tendões, esses músculos são chamados, coletivamente, de extensores longos dos dedos e flexores longos dos dedos.

Extensor longo dos dedos

O retináculo do extensor no punho mantém os tendões dos extensores no lugar e evita o arqueamento dos tendões durante os movimentos do punho e dos dedos. O retináculo forma seis túneis osteofibrosos pelos quais passam os nove tendões extensores da mão. Em seu trajeto sob o retináculo, esses tendões são envolvidos por suas próprias bainhas sinoviais, que terminam na região das articulações CMC. Os túneis osteofibrosos, pelos quais passam esses tendões, são numerados de 1 a 6, de lateral para medial no punho, e servem para dividir, anatomicamente, os tendões dos extensores em grupos funcionais. O túnel 1 inclui os tendões do abdutor longo do polegar e do extensor curto do polegar; o túnel 2 contém os do extensor longo radial do carpo e do extensor curto radial do carpo; o túnel 3 contém apenas o do extensor longo do polegar; o túnel 4 abriga os tendões do extensor dos dedos e do extensor do indicador; o túnel 5 contém o do extensor do dedo mínimo; e o túnel 6 inclui o do extensor ulnar do carpo (Fig. 7.21).

O músculo extensor dos dedos se localiza no antebraço posterior e insere-se distalmente nos dedos 2 a 5, sendo o único músculo que estende todos esses quatro dedos. O extensor do dedo mínimo é um longo músculo estreito localizado no antebraço posterior cuja função é estender todas as articulações do dedo mínimo. O extensor do indicador é um músculo relativamente pequeno e estreito localizado no antebraço posterior que age como principal extensor do indicador na articulação MCF.

Flexor longo dos dedos

Diferentemente do extensor extrínseco dos dedos, existem dois flexores extrínsecos no antebraço anterior para os dedos 2 a 5: o flexor superficial dos dedos e o flexor profundo dos dedos. O músculo flexor superficial dos dedos tem um grande ventre muscular proximalmente que se divide em superficial e profundo mais distalmente no antebraço; seus dois tendões superficiais ligam-se ao 3º e ao 4º dedo, enquanto os dois tendões profundos se inserem no 2º e no 5º dedo. Antes desses tendões se inserirem, suas extremidades se separam para inserir-se em cada lado das falanges médias de seus respectivos dedos. O flexor profundo dos dedos se localiza na superfície ulnar do antebraço anterior e apresenta um ventre muscular que se divide em quatro tendões, cada qual se encontra sob seu respectivo tendão superficial na mão e nos dedos até se tornarem mais superficiais quando aparecem pela divisão do flexor superficial dos dedos de seu dedo específico a fim de se inserir nas falanges distais dos dedos. O tendão do flexor profundo dos dedos que se insere no segundo dedo muitas vezes se separa do ventre muscular antes dos outros tendões na parte distal do antebraço.[4] O nervo mediano inerva a superfície lateral do músculo, cujos tendões flexionam o 2º e o 3º dedo, ao passo que o nervo ulnar propicia a inervação da superfície medial do músculo cujos tendões se inserem no 4º e no 5º dedo. O flexor profundo dos dedos atua de maneira sinérgica com o flexor superficial dos dedos para flexioná-los.

Músculos do polegar

Assim como com os outros dedos, o polegar contém músculos intrínsecos e extrínsecos. Os músculos extrínsecos do polegar incluem o flexor longo do polegar, o extensor longo e curto do polegar, e o adutor longo do polegar. Os músculos intrínsecos são o adutor do polegar, o flexor curto do polegar, o abdutor curto do polegar e o oponente do polegar. Além disso, a cabeça lateral do primeiro interósseo dorsal se insere no corpo do primeiro metacarpal. Assim como a maioria dos músculos, os do polegar são nomeados de acordo com os movimentos que produzem. Por causa da grande amplitude de movimento do polegar e das múltiplas inserções de seus músculos intrínsecos, há a ocorrência de movimentos suplementares, o que pode gerar confusão algumas vezes, já que o nome do músculo pode não refletir esses movimentos. Visualizar a anatomia do músculo em relação a um eixo de movimento pode diminuir essa confusão.

Flexores do polegar

O flexor longo do polegar é um músculo pequeno localizado no antebraço anterior. O músculo é o principal flexor do polegar e é o único flexor da articulação IF. Também contribui para a flexão das articulações MCF, CMC e do punho, bem como para a adução a partir da posição abduzida.

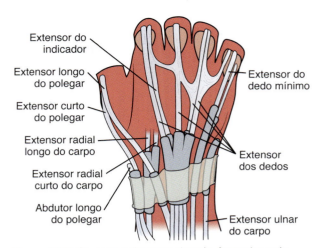

Figura 7.21 Os compartimentos dorsais, formados pelo retináculo extensor, criam seis túneis, através dos quais os tendões dos extensores longos seguem até o punho e a mão. Observe as interligações tendíneas entre os tendões do extensor comum dos dedos.

Extensores do polegar

Os dois principais músculos que estendem o polegar são o extensor longo do polegar e o extensor curto do polegar. Esses músculos atuam juntos como os principais extensores do polegar: o extensor longo se insere na falange distal do polegar e o extensor curto, na base da falange proximal (Fig. 7.3). O abdutor e o flexor curto se inserem no capuz dorsal e também podem estender a articulação IF.

Abdutores do polegar

O abdutor longo do polegar é um pequeno músculo localizado na face posterior do antebraço e da mão (Fig. 7.24A). É o principal agonista na abdução do polegar.

Músculos intrínsecos

Enquanto os músculos extrínsecos são os que geram força para o movimento da mão, os músculos intrínsecos são responsáveis pelos movimentos motores finos dessa estrutura. Os movimentos coordenados dos flexores e extensores longos dos dedos que atuam com os músculos intrínsecos são parte integrante da complexidade e da função da mão humana. Os músculos intrínsecos são relativamente pequenos e agrupados de acordo com sua posição na mão. O grupo muscular *tênar* se localiza na base do polegar, o grupo *hipotênar* se localiza na base do quinto dedo, e o grupo muscular profundo se localiza na palma da mão. Esses músculos intrínsecos são listados na Tabela 7.3.

278　Unidade 2　Parte superior do corpo

Tabela 7.3 | Músculos intrínsecos do punho e da mão

Grupo muscular	Músculo	Inserção proximal	Inserção distal	Inervação	Ação	Palpação
Músculos tênares	Abdutor curto do polegar	Retináculo do flexor, e tubérculos do escafoide e do trapézio	Base da 1ª falange proximal, face lateral	Nervo mediano C8, T1	Abdução do 1º dedo. Assistência na oposição	Posicione um dedo de palpação sobre a parte anterolateral do 1º metacarpal e instrua o indivíduo a abduzir ativamente o polegar, o que permite que o músculo seja facilmente palpado.
Músculos tênares	Oponente do polegar	Retináculo do flexor, e tubérculos do escafoide e do trapézio	Ao longo de toda a face lateral do 1º metacarpal	Nervo mediano C8, T1	Flexão, abdução e rotação medial do 1º metacarpal de modo a voltá-lo para a face palmar e tocar o 5º dedo	O oponente do polegar localiza-se profundamente ao abdutor curto do polegar e ao flexor curto do polegar. Como todos os três músculos tênares são ativados durante o movimento de oposição, ele é difícil de ser palpado.

(continua)

Tabela 7.3 | Músculos intrínsecos do punho e da mão *(continuação)*

Grupo muscular	Músculo	Inserção proximal	Inserção distal	Inervação	Ação	Palpação
Músculos tênares	Flexor curto do polegar	Retináculo do flexor, e tubérculos do escafoide e do trapézio	Base da falange proximal do 1º dedo, face lateral	Nervo mediano C8, T1	Flexão do 1º dedo	Localiza-se sobre o oponente do polegar e pode ser palpado durante a leve flexão da 1ª articulação metacarpofalângica.
Músculos hipotênares	Abdutor do dedo mínimo	Pisiforme	Face medial da 5ª falange proximal	Nervo ulnar, ramo profundo C8, T1	Abdução do 5º dedo	Com leve palpação da face medial do 5º metacarpal, o músculo é palpado com a abdução ativa.
Músculos hipotênares	Flexor do dedo mínimo	Hamato e retináculo do flexor	Face medial da 5ª falange proximal	Nervo ulnar, ramo profundo C8, T1	Flexão da articulação metacarpofalângica e da interfalângica proximal do 5º dedo	O FDM é palpado na eminência hipotênar exatamente na parte lateral do abdutor do dedo mínimo contra leve resistência à flexão do 5º dedo.
Músculos hipotênares	Oponente do dedo mínimo	Hamato e retináculo do flexor	Borda medial do 5º metacarpal	Nervo ulnar, ramo profundo C8, T1	Flexão, abdução e rotação medial do 5º metacarpal de modo a voltá-lo para o 1º e o tocar.	Localiza-se profundamente ao flexor do dedo mínimo, imediatamente ulnar ao abdutor curto do polegar. Depois de

(continua)

Tabela 7.3 | Músculos intrínsecos do punho e da mão (continuação)

Grupo muscular	Músculo	Inserção proximal	Inserção distal	Inervação	Ação	Palpação
Músculos intrínsecos e profundos (mediopalma)	Adutor do polegar	Cabeça transversa: face anterior do 3º metacarpal. Cabeça oblíqua: bases do 2º e do 3º metacarpais, capitatos	Base anteromedial da 1ª falange proximal	Nervo ulnar, ramo profundo C8, T1	Adução do 1º dedo em direção à palma	localizar o abdutor curto do polegar, mova o dedo de palpação imediatamente medial a ele e peça ao indivíduo que mova o polegar em oposição. Este músculo não está na eminência tênar. Ele é palpado no espaço interdigital entre o 1º e o 2º dedo durante a adução do 1º contra leve resistência.
Músculos intrínsecos e profundos (mediopalma)	Lumbricais	1-2: dois tendões laterais do FPD 3-4: três tendões mediais do FPD	Superfícies laterais das expansões de extensão do 2º ao 5º dedo	1-2: Nervo mediano C8, T1	Flexão das articulações metacarpofalângicas e extensão das articulações interfalângicas	Os ventres musculares se localizam na face radial dos tendões dos flexores longos dos dedos. A identificação dos lumbricais é difícil porque esses músculos são pequenos e cobertos por fáscia e pele.

(continua)

Tabela 7.3 | Músculos intrínsecos do punho e da mão (continuação)

Grupo muscular	Músculo	Inserção proximal	Inserção distal	Inervação	Ação	Palpação
Músculos intrínsecos e profundos (mediopalma)	Interósseos	Dorsais (1-4): lados adjacentes ao MC 2 a 5	Ambos: expansões de extensão. Dorsais (1-4): bases das falanges proximais do 2º ao 4º dedo.	Nervo ulnar, ramo profundo C8, T1	Dorsais: abdução dos dedos em direção à linha média da mão.	A porção muscular do 1º dedo é palpada no espaço interdigital entre o 1º e o 2º dedo com resistência à abdução do 2º dedo; os interósseos dorsais 2 a 4 são difíceis de palpar entre os ossos metacarpais. A resistência com um elástico em torno dos dedos em várias combinações na abdução dos dedos permite a palpação. Pode ser mais fácil palpar os interósseos com os dedos em extensão metacarpofalângica e interfalângica: palpe entre os ossos metacarpais enquanto os dedos são abduzidos e aduzidos ativamente.
Músculos intrínsecos e profundos (mediopalma)		Palmares (1-3): superfície anterior dos metacarpos 2 a 5	Palmares (1-3): bases das falanges proximais dos dedos 2 a 5		Palmares: abdução dos dedos em direção à linha média da mão. Ambos: flexão das articulações e extensão dos dedos 2 a 4. Sua força disponível para a flexão metacarpofalângica é maior que a dos lumbricais, porém, de menor amplitude; principalmente em 90° para uma preensão forte.	

APLICAÇÃO PRÁTICA

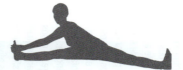

Pode ser difícil determinar se o flexor profundo dos dedos está atuante ou se sua falta de função é mascarada pela função do flexor superficial dos dedos. O isolamento do flexor profundo dos dedos pode ser realizado mantendo-se as articulações metacarpofalângica e interfalângica proximal em extensão passiva, e pedindo-se ao paciente que realize a flexão ativa da falange distal, como visto na Figura 7.22.

Por outro lado, o isolamento clínico do flexor superficial dos dedos pode ser feito com uma de duas técnicas simples: uma delas é uma técnica ativa e a outra usa assistência passiva. O método ativo usa a flexão ativa da articulação IF proximal, enquanto a articulação IF distal é mantida em extensão (Fig. 7.23A). O outro método de isolamento do FSD é manter todas as articulações MCF e IF em extensão passiva, exceto por um dedo; nessa posição, o paciente faz a flexão ativa dos dedos, como mostrado na Figura 7.23B. O dedo flexiona a articulação IFP, ao passo que esta fica completamente relaxada, já que o flexor profundo dos dedos é passivamente impedido de flexionar os dedos. Essa técnica funciona porque o flexor profundo dos dedos tem apenas um ventre muscular e quatro tendões: se um ou mais de seus tendões forem impedidos de atuar, os outros tendões também serão incapazes de agir.

Grupo muscular tênar

O grupo muscular tênar atua no polegar. Três músculos compõem a massa tênar da mão: o flexor curto do polegar, o abdutor curto do polegar e o oponente do polegar. O abdutor curto do polegar é o mais superficial dos três e se insere na parte anterolateral da falange proximal e abduz o polegar (Fig. 7.24B). O flexor curto do polegar se insere na falange proximal do polegar e flexiona as articulações CMC e MCF (Fig. 7.24C). Por fim, o oponente do polegar se insere na superfície lateral e palmar do primeiro metacarpal e atua para realizar a oposição do polegar. O músculo oponente do polegar se localiza na eminência tênar, imediatamente medial ao abdutor curto do polegar. Depois de localizar o abdutor curto do polegar, mova o dedo de palpação em direção

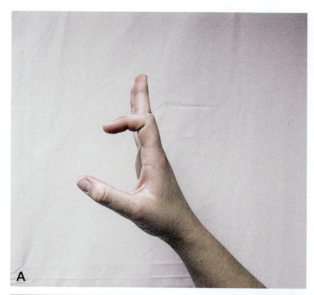

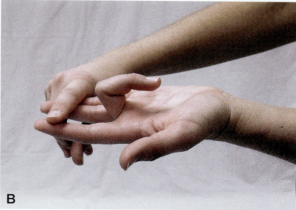

Figura 7.23 Isolamento do flexor superficial dos dedos (FSD). **A)** Ação isolada do FSD no dedo indicador pela flexão somente da articulação IFP. **B)** Método para avaliar o músculo FSD individualmente, mantendo-se todos os outros dedos em extensão. Nessa posição, uma leve pressão na superfície distal do dedo flexionado poderá impedir a função de seu FSD.

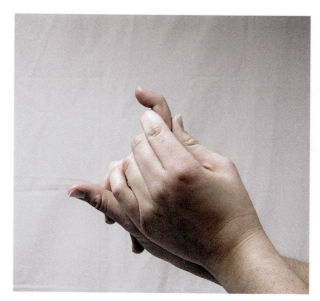

Figura 7.22 O flexor profundo dos dedos pode ser isolado quando as articulações MCF e IF são mantidas em extensão e o indivíduo flexiona somente a articulação IFD.

medial e peça ao indivíduo que movimente o polegar em oposição (Fig. 7.25). O flexor curto do polegar, o abdutor curto do polegar e o oponente do polegar participam nos movimentos de oposição sem resistência, flexão da MCF e abdução da CMC.

Grupo muscular hipotênar

O grupo muscular hipotênar consiste em três músculos localizados na parte lateral da palma, entre o punho e a base do dedo mínimo. Esses músculos são o flexor do dedo mínimo, o abdutor do dedo mínimo e o oponente do dedo mínimo (Tab. 7.3). Todos esses músculos atuam no dedo mínimo. O alinhamento das inserções proximal e distal do flexor do dedo mínimo permite que você flexione a quinta articulação MCF. O oponente do dedo mínimo é o mais profundo dos três músculos hipotênares. Como seu nome indica, ele opõe o quinto dedo; é capaz de fazer isso em virtude de seu alinhamento ligeiramente angular e de sua inserção medial.

Grupo muscular profundo (palma média)

Esse grupo muscular se situa entre as eminências tênar e hipotênar e, como o nome indica, localiza-se na palma da mão. Os músculos dessa região incluem os interósseos, os lumbricais e o adutor do polegar. Os músculos interósseos são um grupo de três músculos palmares e quatro músculos dorsais originados na região metacarpal da mão com inserção na base das falanges proximais. Os músculos interósseos palmares são responsáveis pela adução das articulações MCF do 2º ao 5º dedo (Fig. 7.26A), enquanto os dorsais abduzem os dedos (Fig. 7.26B).

Os lumbricais são os únicos músculos sem inserção óssea. Suas inserções proximais e distais são nos tendões de outros músculos: suas inserções proximais localizam-se nos tendões do flexor profundo e suas inserções distais nos tendões do extensor dos dedos. Em virtude dessa disposição peculiar, esses músculos intrínsecos flexionam as articulações MCF e estendem as articulações IF do 2º ao 5º dedo (Fig. 7.27).

O último músculo da palma média da mão é o adutor do polegar. Esse músculo é responsável pela adução do polegar e tem uma origem ampla que vai do capitato ao segundo e ao terceiro metacarpal (Fig. 7.28).

Mecanismo extensor

O mecanismo extensor da mão é uma complexa interação dos três grupos de movimentos vitais da mão: os músculos intrínsecos, os extensores longos dos dedos e, indiretamente por meio de sua ligação com os intrínsecos, os flexores longos dos dedos. Para que a mão atue como deveria, todos os três elementos devem oferecer suas contribuições específicas. O mecanismo de extensão também é conhecido como mecanismo de capuz extensor, expansão extensora, aparato, aponeurose, retináculo, capuz dorsal ou, simplesmente, capuz.

Como mostra a Figura 7.29, os tendões digitais dos músculos extensores extrínsecos e de quase todos os músculos extrínsecos terminam no mecanismo de extensão. (As exceções são os músculos palmar curto,

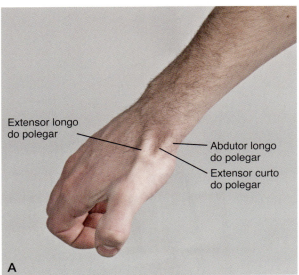

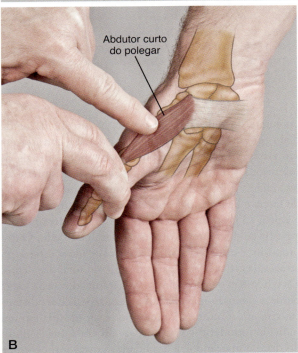

Figura 7.24 A) O extensor longo do polegar, na parte ulnar, e o abdutor longo do polegar, com o extensor curto do polegar, na parte radial, formam os limites tendíneos da tabaqueira anatômica. **B)** O abdutor curto do polegar se localiza na parte anterolateral do primeiro metacarpal. Com um dedo, palpe a região e, em seguida, instrua o indivíduo a realizar a abdução ativa do polegar, o que permite que o músculo seja facilmente palpado.

(continua)

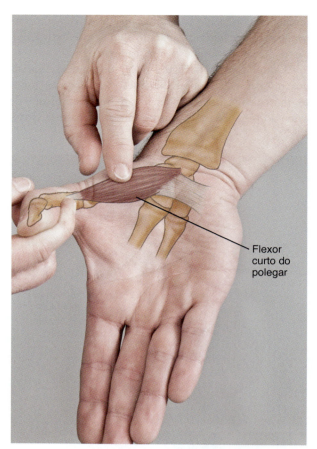

Figura 7.24 (*continuação*) **C)** O flexor curto do polegar é ligeiramente ulnar ao abdutor curto do polegar e pode ser palpado quando se resiste à flexão desse dedo.

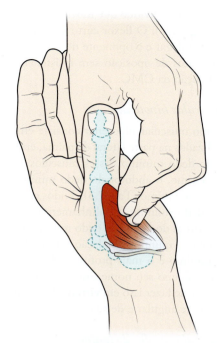

Figura 7.25 O músculo oponente do polegar se localiza na eminência tênar, imediatamente ulnar ao abdutor curto do polegar. Depois de localizar o abdutor curto do polegar, mova o dedo de palpação em direção medial e peça ao indivíduo que movimente o polegar em oposição.

oponente do polegar, e oponente, abdutor e flexor do dedo mínimo.) O mecanismo de extensão consiste em um sistema tendíneo composto por tendões distais de inserção dos músculos extensores, lumbricais, interósseos, tênares e hipotênares, e por um sistema retinacular de fáscia e ligamentos para reter e estabilizar os tendões e a pele. O propósito desse conjunto é estender os dedos a partir de diferentes posições de flexão do dedo. Outro propósito é oferecer "atalhos" para os tendões extensores através da articulação e permitir a flexão total dos dedos. Os tendões extensores devem cobrir uma distância longa desde a extensão máxima até a flexão total. Essa distância gira em torno de 25 mm e pode ser medida em um indivíduo saudável colocando-se um fio sobre o dorso do dedo e marcando-se a mudança no comprimento da extensão total para a flexão final.

Sistema tendíneo

Proximais às articulações MCF, os tendões dos extensores dos dedos se inserem em três bandas fasciais de disposição oblíqua. Os tendões do extensor longo dos dedos cruzam suas respectivas articulações MCF e, de sob a superfície, estendem um tendão frouxo, o qual se insere dentro da cápsula articular do tendão MCF e da base da falange proximal.[5] Sobre a falange proximal, o tendão do extensor se divide em três feixes tendíneos planos: um feixe central que se insere dentro da base da falange média, e dois feixes laterais que seguem em cada lado da articulação IFP, continua ao longo da falange média e, por fim, insere-se na base da falange distal. Esses feixes formam as expansões extensoras ou capas extensoras (capas dorsais) dos dedos. Uma aponeurose é formada a partir de cada um desses feixes e recobre os lados dorsal, medial e lateral do metacarpal e da falange proximal de cada dedo. A expansão extensora inclui um feixe médio, que se insere na base da falange média, e dois feixes laterais, que se inserem na base da falange distal.

Os músculos interósseos têm vários tendões terminais nas laterais de cada dedo (Figs. 7.26 e 7.27), os quais incluem inserções na base da falange proximal, nas placas volares e na expansão dos feixes laterais, bem como tendões na base da falange média. As inserções terminais dos lubricais passam radiais às articulações MCF e volares aos tendões dos interósseos. Os tendões distais dos lumbricais se inserem nos feixes laterais de cada dedo, ajudando a formá-los. Por isso, para cada dedo, o input motor dos feixes laterais, os quais estendem as articulações IFP e IFD, é proporcionado pelo menos

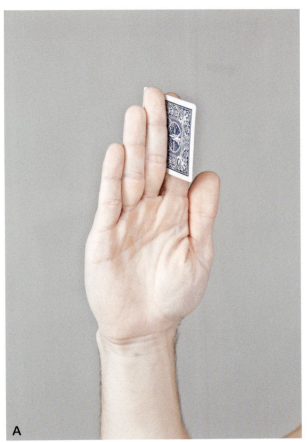
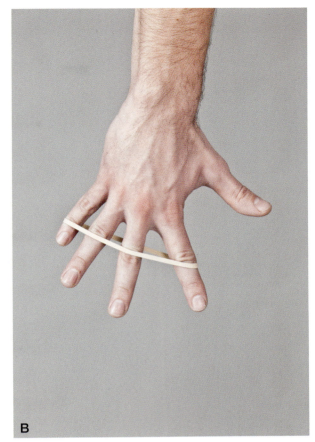

Figura 7.26 A) Os interósseos palmares realizam a adução dos dedos. **B)** Os interósseos dorsais realizam a abdução dos dedos. Com as MCF em flexão e as IF em extensão, palpe entre os ossos MC conforme os dedos são abduzidos e aduzidos ativamente.

por quatro músculos: o extensor longo, dois interósseos e um lumbrical.

O tendão do extensor do indicador fica paralelo ao extensor dos dedos na superfície medial do dedo. O extensor do indicador apresenta um ventre muscular separado do antebraço que gera movimentos independentes do dedo indicador mesmo quando os outros dedos estão flexionados. Portanto, o extensor do indicador nos permite apontar com esse dedo enquanto os outros estão flexionados. Normalmente, o extensor do dedo mínimo se divide em dois tendões na área do capuz dorsal e é o principal extensor longo do dedo mínimo. De acordo com Brand,[6] o tendão do extensor dos dedos do quinto dedo costuma ser pequeno e inadequado para estendê-lo. O abdutor do dedo mínimo se insere no capuz dorsal e nos feixes laterais do mecanismo de extensão, assim como o interósseo.

O polegar tem um mecanismo de extensão semelhante ao dos outros dedos. O mecanismo de extensão do polegar inclui o extensor longo do polegar e as inserções tendíneas intrínsecas do adutor do polegar, do flexor curto do polegar e do abdutor curto do polegar.

Sistema retinacular

O sistema retinacular influencia tanto os flexores como os extensores dos dedos. As complexas partes fasciais e ligamentares do sistema retinacular compartimentalizam e restringem as articulações e os tendões, assim como os nervos, os vasos sanguíneos e a pele.

Capuz extensor

Na superfície extensora, o sistema retinacular inclui os feixes fibrosos, que ligam a falange proximal à bainha distal, a qual recobre as articulações IFD distais e a falange média. Ele continua na falange distal, onde se funde com a expansão extensora. Esse capuz fibroso, ou expansão dorsal, rodeia as articulações MCF e restringe a ação dos tendões que cruzam a articulação.

As inserções no capuz dorsal ficam nos lados palmares na junção da placa volar com o ligamento intermetacarpal transverso. Do ponto de vista distal, o capuz extensor e os tendões são difíceis de distinguir. Quando os dedos são flexionados, o capuz extensor é tracionado distalmente, de forma que fica sobre a falange proximal,

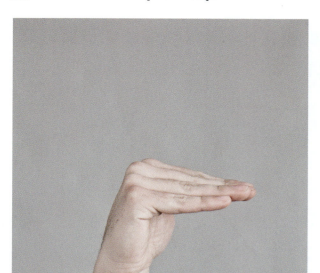

Figura 7.27 As porções musculares dos lumbricais se localizam no lado radial dos tendões do flexor longo dos dedos e, por vezes, podem ser palpadas quando as MCF se movem em flexão com as IF em extensão; palpe entre os ossos MC conforme os dedos são abduzidos e aduzidos ativamente.

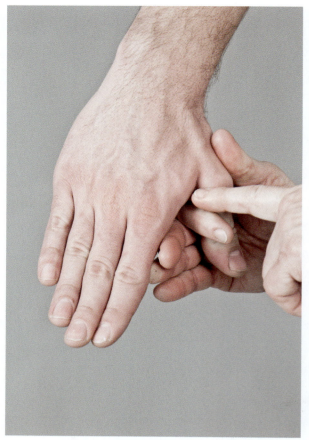

Figura 7.28 O adutor do polegar é visto no primeiro espaço interdigital quando se oferece resistência à adução do polegar. Esse músculo não é considerado parte da eminência tênar, embora seja um músculo intrínseco desse dedo. Apresenta localização profunda ao grupo muscular tênar.

e não sobre a articulação MCF. No nível da articulação IFP, o sistema retinacular se une ao sistema tendíneo, às estruturas capsulares e à pele, restringindo-os. Durante a flexão do dedo, por exemplo, a faixa lateral deve mover-se volarmente sobre a articulação IFP a fim de permitir o movimento, mas, para efetivamente estender as articulações IF, os tendões devem mover-se dorsalmente. O propósito da fáscia e dos ligamentos do sistema retinacular é controlar e limitar esses movimentos.

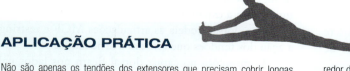

APLICAÇÃO PRÁTICA

Não são apenas os tendões dos extensores que precisam cobrir longas distâncias quando os dedos se movem em extensão total, mas também é preciso que outras estruturas do dorso da mão se adaptem às mudanças de comprimento. Por exemplo, a pele deve esticar cerca de 3 cm quando se cerra o punho. Parte dessa expansão é possibilitada pelas dobras ao redor das articulações MCF e IF na porção posterior, que vemos quando os dedos estão em extensão total. Se uma lesão, como uma laceração ou uma queimadura grave, ocorrer no dorso da mão, o fisioterapeuta deve restabelecer a flexibilidade da pele e de outros tecidos moles dorsais afetados para restaurar a função de flexão total dos dedos.

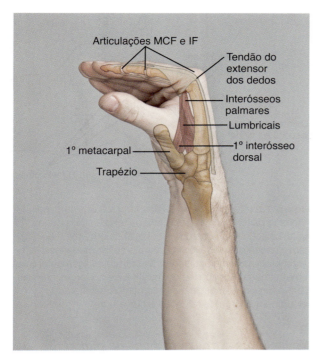

Figura 7.29 Mecanismo extensor da mão. O mecanismo extensor da mão é composto por várias estruturas, incluindo as inserções tendíneas distais dos músculos extensores; a inserção de músculos intrínsecos, como lumbricais, interósseos, tênares e hipotênares; e um sistema retinacular de fáscias e ligamentos.

Polias flexoras

O sistema retinacular também se liga ao compartimento flexor. O flexor superficial dos dedos e tendões profundos ficam envolvidos em túneis revestidos por sinovial que se mantêm contra a superfície palmar da falange por polias. As polias anulares (do latim, anel) se inserem nas diáfises das falanges proximais e distais e ao lado das placas volares das articulações MCF, IFP e IFD nas junções com o capuz extensor e com o retináculo. Polias cruzadas se inserem nas diáfises das falanges e se cruzam de modo a formar as inserções distais nas placas volares das articulações IFP e IFD.[7] De modo muito semelhante às voltas de uma linha de vara de pesca, essas polias evitam o estrangulamento do tendão longo durante atividades de flexão. O rompimento de uma polia causa a perda de movimento dos dedos.[8] Essas polias são ilustradas na Figura 7.30, em que se demonstra sua função de sustentação do tendão do flexor profundo dos dedos.

Movimentos

O punho e as articulações MCF movem-se em dois planos, ao passo que as articulações IF movem-se em um plano. Embora alguns se refiram a um movimento de circundução do punho, esse movimento costuma ser uma combinação de seu movimento nos planos sagital e frontal.

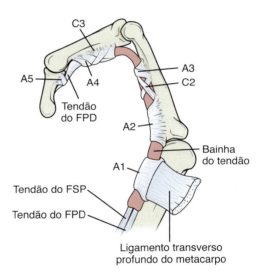

Figura 7.30 Os anéis e as polias anelares dos tendões dos flexores dos dedos mantêm esses tendões em suas posições adjacentes aos dedos durante o movimento de flexão.

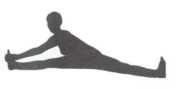

APLICAÇÃO PRÁTICA

Durante atividades esportivas como basquetebol e voleibol, os extensores dos dedos são por vezes lesionados quando a bola atinge a extremidade de um dedo. A força de compressão da bola na ponta do dedo causa uma flexão súbita da articulação IFD, resultando em ruptura da inserção do tendão do extensor na falange distal. Por causa da incapacidade da falange distal de estender com o restante do dedo, este assume uma aparência em martelo, motivo pelo qual essa lesão costuma ser denominada "dedo em martelo". Em geral, essa lesão não é reparada cirurgicamente a não ser que haja uma fratura associada com avulsão do tendão. O tratamento comum é a aplicação da tala de extensão dorsal da IFD para permitir formação de tecido cicatricial e, em consequência, a cicatrização do tendão. A tala é usada continuamente por seis semanas.

Movimentos do punho

Assim como outras articulações, o punho tem movimentos osteocinemáticos e artrocinemáticos. Esses dois tipos de movimento devem estar presentes para se ter a função completa do punho e da mão.

Movimentos osteocinemáticos do punho

Os movimentos do punho ocorrem nas articulações radiocarpal e mediocarpal. De acordo com Kapandji,[3] a articulação mediocarpal é responsável por metade do movimento de desvio radial e por um terço da amplitude de desvio ulnar, enquanto o restante ocorre na articulação radiocarpal. Esses movimentos se dão em torno de um eixo através da cabeça do capitato (Fig. 7.32). A sensação final normal do desvio radial costuma ser dura, por causa do contato do escafoide com o processo estiloide do rádio. O desvio ulnar gera mais movimento e tem uma sensação final firme, causada pela tensão no ligamento colateral radial.

Quando o punho se move em flexão, Kapandji[3] afirma que há 50° de movimento na articulação radiocarpal e 35° na articulação mediocarpal. Quando o punho se move em flexão completa, esses valores se invertem, ocorrendo 50° na articulação mediocarpal e 35° na radiocarpal. No total, a flexão e a extensão total do punho ocorrem por conta de contribuições equivalentes das articulações radiocarpal e mediocarpal. Tanto os eixos de movimento de flexão-extensão como os de desvio radial-ulnar passam pelo capitato. Contudo, o eixo de flexão-extensão migra distalmente da flexão completa para a extensão (Fig. 7.33). A migração é causada por complexos movimentos do semilunar e do escafoide, que incluem movimentos de rotação e translação, com alterações em suas alturas efetivas. Esses movimentos complexos são compensatórios a fim de manter a tensão nos ligamentos o tempo todo.[9]

A extensão completa do punho requer um leve afastamento do rádio distal e da ulna. Se esses ossos forem segurados e mantidos juntos com firmeza, o indivíduo será incapaz de estender o punho por completo.

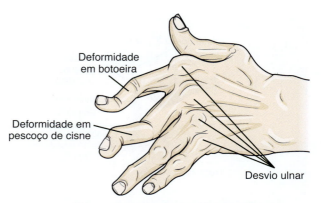

Figura 7.31 Estrangulamento dos tendões dos flexores. A tensão passiva criada pelos longos tendões dos dedos na articulação MCF costuma ser resistida em uma mão com ligamentos saudáveis. Se a mão sofrer mudanças degenerativas nas articulações, as estruturas ligamentares se tornam fracas e incapazes de resistir a essas forças normais. Com o tempo, a cápsula e os ligamentos deteriorados sucumbem à força de retenção e curvatura.

Movimentos artrocinemáticos do punho

Em termos artrocinemáticos, as articulações radiocarpal e ulnocarpal consistem em um rádio e uma ulna côncavos e em uma fileira carpal convexa (Fig. 7.4). Portanto, mantendo a posição do segmento proximal, o rolamento e o deslizamento do segmento distal ocorrem em oposição um ao outro; com o rolamento dorsal, o deslizamento é anterior ou palmar e, com o rolamento anterior ou palmar, o deslizamento é dorsal. O mesmo é válido para a articulação mediocarpal.

Quando o antebraço e a mão estão relaxados com o punho em posição normal, o punho fica instável e permite uma amplitude considerável de movimento passivo de jogo articular. Se o fisioterapeuta estabilizar o rádio distal e a ulna do paciente com uma mão e colocar a outra em torno da fileira proximal do carpo, o carpo do paciente pode ser movido com facilidade em deslizamentos de translação dorsal, volar, medial e lateral, bem como em desvios de alguns milímetros. Movimentos semelhantes, mas menores, ocorrem quando a mão se posiciona em

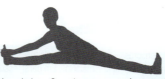

APLICAÇÃO PRÁTICA

O sistema retinacular auxilia nos movimentos dos dedos. Quando as articulações interfalângicas proximais se estendem, as articulações interfalângicas distais também se movem em extensão. Quando as articulações interfalângicas distais iniciam a flexão dos dedos, as articulações interfalângicas proximais também se flexionam, conforme o ligamento retinacular se tensiona. Essa disposição anatômica propicia certo grau de auxílio biomecânico no movimento do dedo quando ocorrem lesões isoladas nos músculos extensor ou flexor longo dos dedos.

Capítulo 7 Punho e mão 289

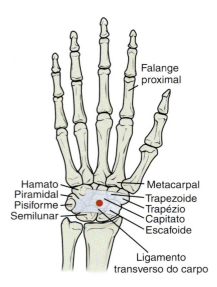

Figura 7.32 O eixo de flexão radial-ulnar percorre a cabeça do capitato.

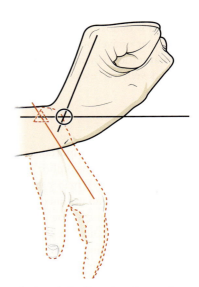

Figura 7.33 O eixo de flexão-extensão se altera nas posições de flexão e extensão por causa dos movimentos complexos do semilunar e do escafoide nessa movimentação.

ambos os lados da articulação mediocarpal. Além disso, cada osso metacarpal pode ser movido passivamente em relação a seus vizinhos. Por exemplo, o capitato pode ser estabilizado em suas superfícies dorsal e volar pelo polegar e pelo indicador esquerdos do examinador; um osso do carpo individual, como o trapezoide, o escafoide, o semilunar ou o hamato, pode ser pego entre o polegar e o indicador direitos do examinador e movido sobre o capitato; entretanto, o rolamento e o deslizamento são variáveis em cada uma das articulações individuais que esses ossos formam com o capitato. A posição mais estável (*posição de bloqueio*) do punho é em extensão completa.

Movimentos dos dedos

As articulações MCF dos dedos diferem umas das outras. Também são diferentes das articulações IF. As articulações MCF têm dois graus de movimento enquanto as articulações IF têm um grau de movimento.

Movimentos osteocinemáticos dos dedos

As articulações MCF têm cerca de 90° de flexão, de modo que o dedo indicador tem um pouco menos, enquanto os dedos médio, anular e mínimo têm sucessivamente mais amplitude. A sensação final pode ser dura, por causa do contato da falange com o metacarpo, ou firme, pela limitação da cápsula. A hiperextensão é variável dependendo da estrutura ligamentar. Algumas pessoas podem ser capazes de estender a articulação MCF apenas 0° enquanto outras com uma frouxidão ligamentar podem ser capazes de estender até 45°. Passivamente, algumas podem hiperestender até 90°. A sensação final normal é firme em virtude da limitação da placa volar e da cápsula.

Quando a articulação MCF é estendida, seus ligamentos colaterais ficam frouxos e permitem cerca de 20° de abdução e, se os dedos adjacentes se afastarem, cerca de 20° de adução. Em 90° de flexão, os ligamentos colaterais ficam tensos, e a abdução e a adução são limitadas no máximo em alguns graus. Essa é a posição mais estável da articulação.

A articulação MCF do polegar costuma ser descrita como uma articulação em dobradiça. Ela tem menos

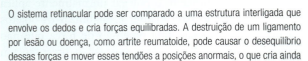

APLICAÇÃO PRÁTICA

O sistema retinacular pode ser comparado a uma estrutura interligada que envolve os dedos e cria forças equilibradas. A destruição de um ligamento por lesão ou doença, como artrite reumatoide, pode causar o desequilíbrio dessas forças e mover esses tendões a posições anormais, o que cria ainda mais forças de deformação. Por exemplo, a destruição da cápsula e dos ligamentos colaterais da MCF (Fig. 7.31) pode causar o estrangulamento dos tendões dos flexores.

movimento que a articulação MCF dos dedos. O movimento de flexão vai de 45° a 60° e, em geral, a hiperextensão vai de 0° a 20°. Em flexão e extensão total, os ligamentos se tensionam e há pouca abdução e adução. Na semiextensão, podem ocorrer 5° a 10° de movimento de um lado a outro, além de rotação dinâmica da falange produzida por contração dos músculos em direção ao osso sesamoide medial ou lateral. Esses pequenos movimentos propiciam um ajuste preciso do polegar na preensão dos objetos.

As articulações IF distais e proximais são articulações em dobradiça com um grau de liberdade. As cabeças bicondilares das falanges e a maior tensão do ligamento colateral impossibilitam os movimentos de abdução e adução dessas articulações. A flexão da articulação IFP é de cerca de 120°. As IFD têm pouco menos de 90° de flexão. A extensão das articulações IFP e IFD é de 0°, exceto em pacientes com frouxidão ligamentar, nos quais se veem certo grau de hiperextensão. A hiperextensão da articulação IF do polegar pode ser de 5° a 10°, podendo ser consideravelmente maior quando realizada passivamente aplicando-se um peso à superfície palmar da articulação (Fig. 7.34).

Movimentos artrocinemáticos dos dedos

Durante a flexão e a extensão das articulações IF e MCF, o rolamento e o deslizamento artrocinemáticos ocorrem na mesma direção, já que os aspectos proximais dessas articulações são convexos e os distais, côncavos. Por exemplo, quando a falange rola em direção palmar durante a flexão, o deslizamento na articulação também ocorre em direção palmar. O movimento artrocinemático em abdução e adução das articulações MCF também têm rolamento e deslizamento na mesma direção. A posição de repouso de todas as articulações MCF e IF é a mesma: 20° de flexão. A posição mais estável das articulações MCF e IF do dedo polegar é em extensão total, e das articulações dos dedos 2 a 5 é em flexão total.

Grandes movimentos de jogo articular são possíveis quando a pessoa está relaxada, as cápsulas das articulações MCF estão frouxas e as articulações estão nas posições de repouso. Quando o examinador estabiliza o metacarpo com uma mão e segura a falange proximal com a outra, podem-se fazer movimentos acessórios de deslizamento anteroposterior, deslizamento lateral, rotação e desvio entre a cabeça do metacarpo e a base da falange. Movimentos acessórios semelhantes, mas com menor excursão, são encontrados nas articulações IF.

Movimentos funcionais do punho e da mão

A função do punho e da mão depende da íntima interação entre os flexores intrínsecos, os extensores

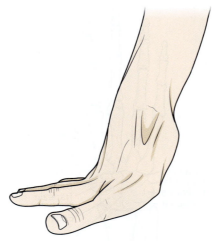

Figura 7.34 Com a frouxidão da cápsula e dos ligamentos que envolvem as articulações, ocorre a hiperextensão das articulações MCF e IF.

extrínsecos e os músculos intrínsecos. Se algum desses três grupos não for capaz de atuar normalmente, a função saudável da mão é perdida. Um equilíbrio apurado dessas três estruturas é necessário para as atividades diárias da mão e dos dedos. Além disso, assim como a escápula precisa estar estável no tórax para que a articulação do ombro atue de maneira adequada, do mesmo modo o punho deve estar estável para que os dedos atuem como devem.

Tipos de preensão

A mão é o motivo da importância do membro superior. A principal função do ombro e do cotovelo é posicioná-la para a função. A mão é usada tanto para transmitir forças quanto como um mecanismo de mobilidade. Na qualidade de transmissor de forças, é usada como palma, punho ou gancho. Na qualidade de mecanismo de mobilidade, sua função mais comum, é usada para manipular objetos, sentir o ambiente ou expressar pensamentos e emoções individuais. A mão é usada em uma grande variedade de posturas e movimentos que, em muitos casos, envolvem todos os cinco dedos. Dentre todas as posições e funções em que a mão é empregada, a mais frequente é para pegar objetos. Napier[10] descreve dois tipos de preensão na mão humana: a preensão de força (Fig. 7.35A) e a preensão de precisão (Fig. 7.35B). A preensão de força envolve a mão inteira e é usada para atividades globais a fim de segurar objetos em vez de manipulá-los. A preensão de força envolve segurar um objeto entre os dedos parcialmente flexionados e a palma da mão, enquanto o polegar normalmente aplica uma contrapressão para manter e estabilizar os objetos na mão; existe apenas uma preensão de força que não requer a participação do dedo polegar: a preensão em gancho (Fig. 7.36A1). A Tabela 7.4 descreve cada tipo

APLICAÇÃO PRÁTICA

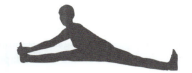

Indivíduos com lesão medular na coluna sem função nos flexores dos dedos ainda conseguem segurar objetos como copos e outros itens para uso funcional. A **tenodese** é utilizada para oferecer um mecanismo de preensão (Fig. 4.15). Ela consiste no movimento da articulação que ocorre em virtude da aplicação de tensão passiva em um tendão. Por exemplo, uma pessoa com tetraplegia em C6 não tem inervação para os músculos flexor e extensor longos dos dedos para fechar o punho, mas tem inervação capaz de realizar a extensão do punho. Quando o punho é estendido ativamente, tensão passiva é imposta aos tendões dos flexores dos dedos por causa da relação comprimento-tensão. Estender o punho encurta os tendões dos flexores, de maneira a produzir a flexão dos dedos. Do mesmo modo, permitir que a gravidade flexione o punho encurtará o extensor dos dedos, possibilitando a extensão destes. Isso é facilmente observável em nós mesmos quando mantemos os dedos relaxados ao mesmo tempo que estendemos e flexionamos o punho ativamente. Os fisioterapeutas que tratam pacientes com tetraplegia empregam essa técnica de preensão de objetos e estimulam os músculos extrínsecos dos dedos do paciente a se encurtar para que a tensão desses músculos possa ocorrer durante o movimento do punho, possibilitando que o paciente tenha um mecanismo de preensão e liberação com a mão.

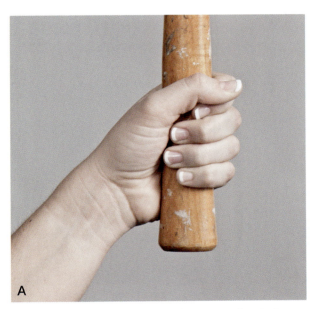
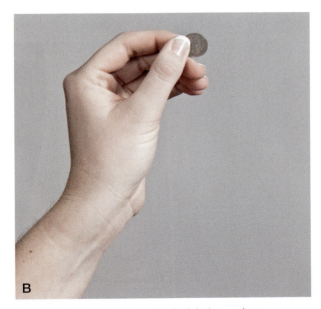

Figura 7.35 Tipos de preensão. **A)** As preensões de força normalmente envolvem todos os dedos, incluindo o polegar, e geram a força para as atividades de preensão. **B)** As preensões de precisão normalmente envolvem o polegar e o indicador ou o indicador e o dedo médio, e são usadas quando é necessária uma preensão fina para manipular pequenos objetos.

de preensão de força (ver Fig. 7.36A, 1-3). Na preensão de precisão, o objeto é pinçado entre a superfície flexora de um ou mais dedos e do polegar em oposição. A preensão de precisão é usada quando são necessários precisão e refinamento para manipular ou usar um objeto (Fig. 7.36B, 1-3). A Tabela 7.5 descreve cada preensão de precisão e a Figura 7.37 é um mapa conceitual das preensões de força e de precisão. As posturas do polegar diferem entre os dois tipos de preensão. Na preensão de força, o polegar está em adução ou oposição e fortalece a pressão dos outros dedos com o objetivo de estabilizar o objeto nas mãos. Na preensão de precisão, o polegar está abduzido e, normalmente, posicionado de modo a se opor às polpas dos outros dedos. Napier[10] afirma que a natureza da tarefa a ser executada determina a preensão usada e esses dois tipos de preensão abrangem todo o conjunto de atividades preênseis da mão humana.

Os nomes usados para identificar os tipos de preensão implicam que a postura da mão é condicionada pela forma do objeto a ser segurado. Esses termos costumam ser usados em reabilitação, embora os termos gerais, preensão de força e de precisão, são universalmente aceitos.

Schlesinger,[11] ao investigar modelos de dispositivos terminais para braços artificiais, estudou a versatilidade da mão humana na preensão de objetos de formas e tamanhos variados. Ele distinguiu 12 tipos diferentes de compressão, sete dos quais são divididos entre preensão de força e de precisão, e são descritos nas Tabelas 7.4 e 7.5, respectivamente. Schlesinger também aponta que alguns desses tipos de preensão podem ser comparados a ferramentas simples, como ganchos (preensão em gancho), pinças (preensão ponta com ponta) e alicates (preensão palmar). A preensão palmar não é mais usada nos termos apresentados por Schlesinger; essa preensão, em que a polpa do polegar se opõe às dos dedos indicador e médio, agora é chamada de "preensão com três dedos".

Keller, Taylor e Zahm, conforme citados por Taylor e Schwarz,[12] investigaram a frequência dos três tipos comuns de padrões de preensão ao pegar objetos e segurá-los para o uso. Suas descobertas foram as seguintes:

	Palmar (preensão com três dedos)	Ponta	Lateral
Pegar	50%	17%	33%
Segurar para o uso	88%	2%	10%

Esse estudo demonstrou que a preensão palmar, ou preensão com três dedos, é, de longe, o tipo mais usado para pegar e segurar pequenos objetos. Na sequência, foi usada uma adaptação dessa preensão no projeto de dispositivos terminais para braços artificiais.

Tanto a preensão com três dedos como a de ponta com ponta requerem que o polegar se oponha aos demais dedos. A informação de que essas preensões são usadas com frequência nas atividades diárias demonstra a importância da oposição do polegar na mão humana. Pacientes que perderam a capacidade de opor o polegar mas conseguem aduzi-lo podem usar a preensão lateral para pegar e segurar pequenos objetos. A preensão lateral faz uso da pressão do polegar contra o lado radial do indicador, o qual é mantido em posição semiflexionada. Esse é o padrão de preensão escolhido por pacientes com lesões neuromotoras superiores, para quem o contato da

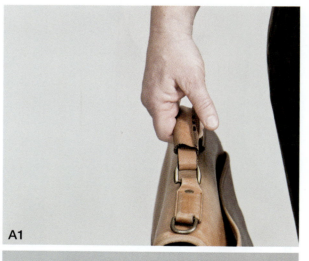

A1

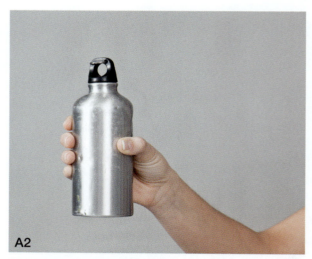

A2

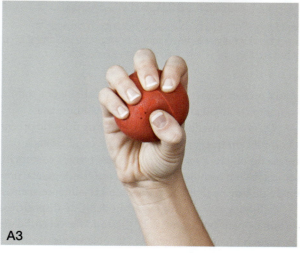

A3

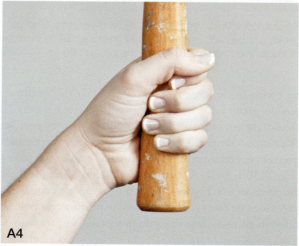

A4

Figura 7.36 A) Preensões de força: **A1)** a preensão de gancho é a única que não exige o uso do polegar; **A2)** a preensão cilíndrica é empregada para segurar objetos cilíndricos com firmeza, como uma garrafa ou lata; **A3)** a preensão esférica é usada para se ajustar a objetos esféricos, como uma bola ou outros objetos esferoides; **A4)** a preensão palmar é semelhante à preensão cilíndrica, mas nesta, a mão segura com firmeza todo o diâmetro do objeto, de modo que o polegar fica em contato com outros dedos, como ao se segurar um martelo, pá ou vassoura.

(continua)

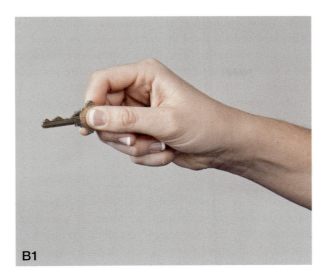
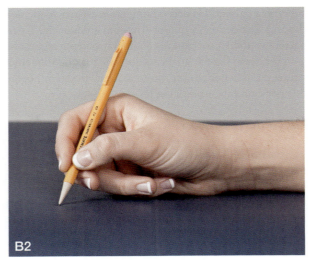
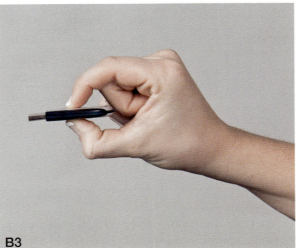

Figura 7.36 (*continuação*) Preensões de precisão: **B1)** a pinça lateral é usada, por exemplo, para se segurar uma chave, e coloca a polpa do polegar contra o aspecto lateral do indicador; **B2)** a preensão com três dedos gira o polegar para que ele possa ser usado com os dedos 2 e 3; **B3)** a pinça de ponta com ponta posiciona as polpas do polegar e do indicador de frente uma à outra.

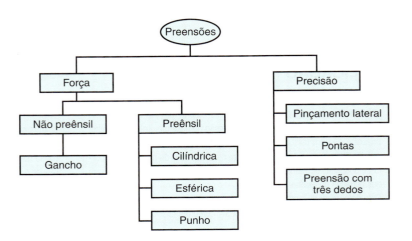

Figura 7.37 Mapa conceitual das várias preensões manuais.

superfície palmar dos dedos aumenta a espasticidade dos flexores dos dedos, o que ocorre com frequência. Esses pacientes podem ser capazes de liberar objetos segurados com preensão lateral, ao passo que objetos que toquem a palma da mão podem ser muito difíceis de serem liberados por causa da espasticidade.

Força de preensão

Swanson, Matev e deGroot[13] estudaram a força normal de preensão e pinçamento para definir uma linha de base para a avaliação da mão debilitada. Medidas de força foram feitas em 50 homens e 50 mulheres saudáveis, cujas idades variavam entre 17 e 60 anos. Alguns desses valores médios (expressos em Newtons) são os seguintes:

	Idade	Homens	Mulheres
Preensão (mão dominante)	20	444 N	235 N
	20-30	475 N	240 N
	30-40	484 N	302 N
	40-50	480 N	231 N
	50-60	449 N	217 N
Preensão com três dedos (mão dominante)	17-60	75 N	48 N
Pinça lateral (mão dominante)	17-60	75 N	48 N

Além de dar alguns valores normais úteis para que possamos efetuar comparações, esse estudo verificou apenas 4% a 9% de redução entre a mão dominante e a mão não dominante, o que confirma os 6% de diferença encontrado por Toews.[14] Outros consideraram que a diferença entre a força de preensão dominante e a não dominante fica em torno de 10%, sendo a mão dominante a que gera preensão mais forte.[15,16] Essa diferença de forças é chamada por alguns de "regra dos 10%".[17] Outros pesquisadores discordaram da regra dos 10%. Alfred Swanson et al.[13] verificaram que 29% dos indivíduos tinham força de preensão igual ou maior na mão não dominante. Além disso, outros investigadores não encontraram diferenças conflitantes entre preensão dominante e não dominante em seus estudos.[18,19] As amplas diferenças nesses e em outros estudos podem refletir as diferenças das populações estudadas e nos métodos de teste empregados por eles.

Preensão

Quando se cerra o punho, os dedos se dobram na palma da mão ou se fecham em torno de um objeto pela ação dos flexores longos do dedo (profundo e superficial). É provável que a ação desse tendão longo seja auxiliada por alguns músculos intrínsecos da mão. Como esses flexores longos dos dedos têm inserções proximais no antebraço e seus tendões passam pelo lado flexor do punho, esses músculos, se não houvesse resistência, fariam o punho se flexionar durante a preensão. Esse movimento é evitado pela ação estabilizadora dos extensores do punho. A força de contração exercida pelo extensor do punho é diretamente proporcional ao esforço da preensão: quanto mais firme for a preensão, mais forte será a contração dos extensores do punho.

Papel dos extensores do punho na preensão

Se o punho se flexionar durante a flexão do dedo, a preensão é muito enfraquecida (Fig. 7.38), a tal ponto que se torna quase impossível fechar o punho por completo (Fig. 7.39A). Essa dificuldade surge, em parte, porque o aparato de extensão do dedo pode não permitir alongamentos adicionais (insuficiência passiva) e, em parte, por causa do encurtamento significativo que ocorre nos flexores dos dedos, o que enfraquece sua capacidade de gerar tensão efetiva (insuficiência ativa).

Observe que os movimentos normais do punho são em sentido oposto aos movimentos dos dedos, de modo que se obtém um alongamento alternado dos extensores

(*O texto continua na p. 298.*)

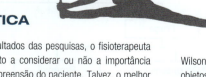

APLICAÇÃO PRÁTICA

Com tamanha controvérsia nos resultados das pesquisas, o fisioterapeuta pode facilmente se confundir quanto a considerar ou não a importância dos achados do exame de força de preensão do paciente. Talvez, o melhor conselho que um clínico deve seguir é: se existir uma *diferença funcional significativa* na força de preensão entre as duas mãos do paciente é importante suspeitar de patologia e oferecer a reabilitação apropriada com base nos achados do exame.

Para determinar as forças de preensão e pinçamento que devem ser proporcionadas por mãos artificiais, Keller et al., conforme citados por Klopsteg e Wilson,[20] mediram a preensão mínima necessária para a manipulação de objetos comuns e para outras atividades da vida diária. Eles verificaram, por exemplo, que vestir uma meia requer 3,5 quilogramas de força, ao passo que manipular uma rosca, como a da tampa de uma pasta de dente, requer 1,1 quilograma de força e segurar uma colher de sopa requer 0,7 libra de força. As forças de preensão disponíveis em uma mão natural, como mostrado pelo estudo de Swanson,[13] são consideravelmente maiores que as forças normalmente necessárias na maioria das atividades diárias.

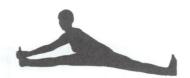

APLICAÇÃO PRÁTICA

Assim como os extensores do punho influenciam as atividades de preensão, a flexão do punho influencia a extensão dos dedos. Os longos extensores dos dedos começam na parte dorsal do antebraço e passam sobre o punho e sobre as articulações MCF. Se esses músculos se contraíssem de maneira isolada, estenderiam não apenas as articulações dos dedos, mas também o punho. Para evitar que movam o punho, os flexores do punho contraem-se sinergicamente, mantendo o punho em posição neutra ou flexionando-o. A associação entre extensores dos dedos e flexores do punho é forte, e é preciso um grande esforço para interromper essa ligação. Se o movimento de extensão completa dos dedos for alternado com o movimento de flexão completa dos dedos em rápida sucessão, pode-se ver que o punho e os dedos estão ambos em movimento constante: a flexão do punho acompanha a extensão dos dedos; a extensão do punho ocorre quando o punho se fecha por completo. Essas combinações são automáticas em mãos saudáveis e, quanto menos atenção o paciente prestar nos detalhes do movimento, mais óbvios eles se tornam. O punho lesionado e engessado em flexão costuma perder essa relação, de modo que, quando o gesso é removido, os extensores do punho e os flexores dos dedos não trabalham em harmonia entre si para gerar uma preensão ideal. É tarefa dos fisioterapeutas corrigir essa assincronia a fim de restaurar a preensão adequada.

Tabela 7.4 | Preensões de força

Preensão	Descrição	Contribuição dos dedos 2 a 5	Contribuição do polegar	Exemplos de uso
Preensão em gancho	Os dedos 2 a 5 produzem esta preensão. Usada, sobretudo, para sustentar ou carregar objetos.	Os dedos e a palma da mão são os principais contribuintes. A função principal é a do flexor superficial dos dedos, seguida pela do flexor profundo dos dedos, com as articulações interfalângicas em flexão, especialmente as interfalângicas proximais.	O polegar não contribui para este tipo de preensão. Em geral, é mantido em extensão, afastado da mão.	Carregar uma maleta ou pasta pela alça. Levantadores de peso podem usar uma preensão em gancho para levantar a barra do chão.
Preensão cilíndrica	Pegar objetos cilíndricos em forma e diâmetro grande o bastante que o polegar não toque os outros dedos. Os dedos e a palma da mão ficam de um lado do objeto e o polegar fica posicionado do outro para manter o objeto contra a palma da mão	Sobretudo flexão das articulações interfalângicas e metacarpofalângicas, com atividade do flexor profundo dos dedos. O flexor superficial dos dedos auxilia quando mais força é necessária. Os músculos interósseos flexionam as articulações metacarpofalângicas em direção ulnar. Esse desvio ulnar é neutralizado pelos ligamentos colaterais radiais das articulações metacarpofalângicas. Em geral, os dedos ficam adjacentes e paralelos entre si, e em contato com os dedos adjacentes.	A posição do polegar varia. Com mais frequência, ele se flexiona e se aduz, atuando como um coadjuvante para segurar o objeto contra os dedos e a palma. Pode haver rotação para gerar oposição na articulação carpometacarpal, mas isso dependerá do diâmetro da preensão.	Segurar um recipiente de bebidas ou um telefone fixo incorpora a preensão cilíndrica.

(continua)

Tabela 7.4 | Preensões de força *(continuação)*

Preensão	Descrição	Contribuição dos dedos 2 a 5	Contribuição do polegar	Exemplos de uso
Preensão esférica	Segurar objetos redondos. Os dedos ficam mais afastados que na preensão cilíndrica, por isso, os músculos interósseos trabalham mais nesta preensão. A preensão é ajustada ao tamanho e à forma do objeto esférico.	As articulações metacarpofalângicas estão abduzidas e parcialmente flexionadas. O abdutor e os interósseos adutores se cocontraem para estabilizar as articulações metacarpofalângicas. Ambos os músculos flexores extrínsecos atuam para flexionar os dedos. O extensor dos dedos se contrai para compensar a força flexora e controlar a soltura do objeto.	A posição do polegar varia de acordo com o tamanho e o peso do objeto. O polegar se opõe aos outros dedos e está flexionado na articulação metacarpofalângica e pode estar flexionado na articulação interfalângica. O adutor do polegar e outros músculos tênares estão ativos.	Segurar uma bola ou maçã.
Preensão palmar	Na preensão palmar, a palma e os dedos se flexionam em torno do objeto e o polegar envolve o objeto pelo outro lado. Os objetos segurados com esse tipo de preensão não costumam ser grandes, pois o polegar envolve o objeto e, em geral, está em contato com os outros dedos, fazendo com que a mão envolva o objeto.	Todas as três articulações dos dedos estão flexionadas. Os dedos costumam estar paralelos entre si, de modo semelhante à preensão cilíndrica. Uma preensão firme é gerada pelo flexor profundo dos dedos e pelo flexor superficial dos dedos.	O polegar é mantido em adução contra o objeto ou em oposição aos dedos flexionados em torno do objeto. Assim como na preensão cilíndrica, o polegar é usado para gerar resistência contra os flexores dos dedos a fim de manter o objeto na mão.	Esta preensão é usada para segurar objetos com força. Segurar ou manusear uma vassoura, um bastão de beisebol, um machado ou um rodo são exemplos.

Tabela 7.5 | Preensões de precisão

Preensão	Descrição	Contribuição dos dedos 2 a 5	Contribuição do polegar	Exemplos de uso
Pinça lateral	Também chamada de preensão de chave. É a menos precisa do grupo de precisão. Um objeto pequeno é segurado entre o indicador e o polegar para que possa ser manipulado.	O dedo indicador é abduzido na articulação metacarpofalângica, e parcialmente flexionado nas articulações metacarpofalângica e interfalângica. Os músculos usados incluem o flexor profundo dos dedos, o flexor superficial dos dedos e os primeiros interósseos dorsais.	O polegar é aduzido e sua articulação interfalângica é flexionada. Os músculos que realizam essas tarefas incluem o flexor profundo dos dedos, o flexor superficial dos dedos e o adutor do polegar.	Colocar a chave na ignição ou segurar um papel.

(continua)

Tabela 7.5 | Preensões de precisão *(continuação)*

Preensão	Descrição	Contribuição dos dedos 2 a 5	Contribuição do polegar	Exemplos de uso
Preensão com três dedos	Também conhecida por preensão polpa a polpa, era originalmente identificada como preensão palmar. As polpas dos dedos 2 e 3 se encontram com a do polegar, distal, a fim de pegar ou segurar objetos.	Os dedos estão flexionados nas articulações metacarpofalângica e interfalângica. Também pode haver flexão das articulações interfalângicas distais. O flexor superficial dos dedos realiza a tarefa se a interfalângica distal estiver estendida, mas, se esta estiver parcialmente flexionada, o flexor profundo dos dedos também é ativado. Durante a manipulação do objeto, os interósseos atuam para gerar abdução e adução da articulação metacarpofalângica. Outros dedos não envolvidos na preensão costumam ficar em graus variados de flexão para não obstruir a atividade desejada.	O polegar é posicionado em oposição, flexionado nas articulações interfalângica e metacarpofalângica, e em adução na articulação carpometacarpal do polegar. Os músculos que propiciam essas posições incluem o adutor do polegar, que atua com o flexor curto do polegar para estabilizar o primeiro metacarpal, enquanto o flexor longo do polegar flexiona as articulações desse dedo.	Pegar uma moeda, utilizar uma caneta ou um lápis.
Pinça de ponta com ponta	Este tipo de preensão é também chamado de preensão de pontas. Em geral, o polegar está voltado para um dos outros dedos. Com mais frequência, o dedo indicador é usado nessa preensão. Esta preensão é usada para pegar ou manipular objetos pequenos.	O dedo usado é posicionado em flexão em suas três articulações. Ocorre certo movimento lateral da articulação metacarpofalângica em direção ulnar para permitir que a ponta do dedo fique voltada para a ponta do polegar, em direção radial. A atividade dos músculos do dedo é semelhante à vista na preensão com três dedos, mas o flexor profundo dos dedos realiza um papel mais significativo, uma vez que a flexão da interfalângica distal é a mesma desta preensão, embora isso não ocorra na preensão com três dedos.	O polegar está posicionado em oposição e flexão nas articulações metacarpofalângicas e interfalângicas. O polegar também é aduzido para que sua ponta fique alinhada à ponta do dedo em oposição. Além dos músculos usados na preensão com três dedos, o flexor longo do polegar realiza um papel mais importante neste tipo de preensão.	Pegar pequenos objetos, como um alfinete, um grampo ou uma conta de colar.

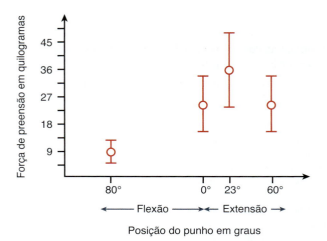

Figura 7.38 Força de preensão isométrica máxima em quatro diferentes posições do punho.

e flexores dos dedos no punho (Fig. 7.39B). Esse alongamento melhora a eficiência desses músculos na extensão e na flexão dos dedos, promovendo a suficiência ideal.

Quando os dedos seguram um objeto, os músculos flexores e extensores do punho se cocontraem.[21] Essa cocontração estabiliza o punho, permitindo precisão na função dos dedos e do punho.[22] A posição ideal dos dedos durante as atividades de preensão é de 20° a 35° de extensão com leve desvio ulnar;[3] isso é conhecido como posição funcional do punho, uma vez que, nessa posição, todos os músculos sofrem certa tensão e os flexores dos dedos são colocados em um grau de estiramento no punho para melhorar sua potência na preensão. Nessa posição funcional, as articulações dos dedos estão todas em leve flexão e o polegar está em leve flexão e oposição.

Portanto, para se ter uma forte preensão, é preciso ter também uma boa força de estabilização do punho. Os tendões longos dos dedos também ajudam na estabilização do punho.[22] O movimento preciso do punho depende da atividade cooperativa dos estabilizadores do punho, dos músculos dos dedos e do *feedback* sensorial dos receptores cutâneos.[23]

Papel dos flexores longos dos dedos na preensão

Os flexores profundos e superficiais dos dedos flexionam as articulações IF do 2º ao 5º dedo. Como os tendões desses músculos passam no lado palmar do punho e na articulação MCF, eles também tendem a flexionar essas articulações. Ao usar a mão para a preensão, a flexão das articulações MCF é necessária para que a mão assuma a forma do objeto segurado ou se molde de maneira adequada para o uso desejado. Embora, como discutido, a capacidade dos flexores longos dos dedos em flexionar o punho seja neutralizada pela atividade sinérgica dos extensores do punho, os flexores longos dos dedos são vitais para nossa capacidade de preensão. Uma breve revisão da anatomia desses tendões ajudará a compreender melhor suas funções.

Inserido nas laterais da falange média, o flexor superficial dos dedos flexiona a articulação IF proximal. Depois de perfurar o tendão superficial, o tendão do flexor profundo dos dedos se insere na base da falange distal e flexiona as articulações IF distal e proximal. O profundo é o único músculo capaz de flexionar a articulação distal.

No movimento de fechar a mão funcionalmente saudável, a flexão é quase simultânea em todas as articulações dos dedos. As articulações IF iniciam o movimento e as IFP têm a maior amplitude de movimento.

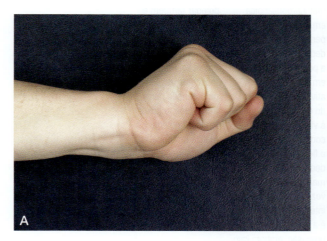 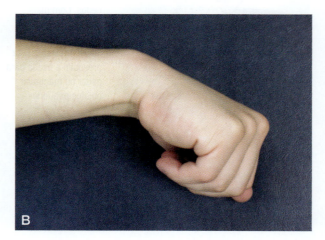

Figura 7.39 Força do punho em relação à sua posição. **A)** Com os dedos e o punho flexionados, a força de preensão é reduzida por causa da insuficiência passiva dos extensores dos dedos. **B)** Quando o punho está estendido, a força completa de preensão pode ser alcançada, pois os flexores longos dos dedos têm o comprimento adequado para permitir a completa flexão dos dedos.

Esse mecanismo permite que as polpas dos dedos entrem em contato com o objeto a ser pego e o sintam. O único músculo que apresenta atividade em EMG durante o movimento fácil e sem resistência é o flexor profundo dos dedos.[24,25] A flexão da MCF é atribuída a uma tensão passiva das faixas laterais e dos tendões dos músculos intrínsecos.[5,26,27] A contração do flexor profundo dos dedos exerce tração na inserção proximal do lumbrical e a flexão simultânea das articulações IF estira os músculos intrínsecos distalmente, produzindo, assim, a flexão da MCF. A existência de tensão passiva pode ser vista na posição semiflexionada dos dedos na mão em repouso. Essa mesma posição é vista em astronautas dormindo no espaço, onde não há força gravitacional atuante na mão.

Quando o punho se estende, a relação de comprimento-tensão do flexor profundo dos dedos permite o desenvolvimento de tensão suficiente no músculo para fechar o punho. Com a flexão progressiva do punho, porém, a relação de comprimento-tensão do profundo diminui, de modo que o flexor superficial dos dedos é recrutado para ajudar no fechamento do punho. O fechamento vigoroso da mão ou a preensão de força exigem altos níveis de atividade do flexor superficial dos dedos, do interósseo e do flexor profundo dos dedos.

Papel dos músculos intrínsecos na preensão

A localização dos músculos interósseos dorsais, com as articulações MCF estendidas, posiciona esses músculos em um ponto neutro com respeito à flexão e à extensão das articulações MCF. Em outras palavras, eles não poderiam afetar o movimento de flexão e extensão das MCF. Entretanto o caminho do interósseo palmar e dos músculos lumbricais é no lado palmar do eixo de flexão-extensão da articulação MCF, de modo que eles ficam mecanicamente alinhados para flexionar essas articulações. A mecânica de alavanca do músculo lumbrical para flexão é mais favorável que a do interósseo palmar, uma vez que o trajeto dos lumbricais é no aspecto palmar e dos interósseos palmares no lado dorsal do ligamento transverso do metacarpo. Como mencionado, nenhum dos músculos intrínsecos mostram atividades em EMG no fechamento dos dedos facilitado ou contra resistência leve. Acredita-se que seu papel na flexão MCF seja devido ao alongamento passivo.

Quando um lumbrical é estimulado por uma corrente elétrica de alta intensidade, o resultado é a forte extensão da articulação IF e a flexão de cerca de 80° da articulação MCF. No entanto, quando se usa uma corrente baixa (a mínima para produzir resposta), a articulação IF se estende, mas a articulação MCF se flexiona muito pouco ou absolutamente nada.[24] Isso sugere que o sistema de alavanca de um músculo lumbrical para a extensão da articulação IF é, de longe, muito melhor que sua alavanca para a flexão da articulação MCF.

A flexão dos dedos traciona distalmente o capuz extensor sobre a falange proximal e os tendões do interósseo cruzam a articulação MCF no lado volar a uma distância considerável do centro da articulação. No pinçamento, na preensão e na preensão de força, os interósseos apresentam altos níveis de atividade. Essa contração muscular serve para rodar os dedos de modo que se ajustem à superfície do objeto, fortalecer a preensão, estabilizar as falanges proximais contra a cabeça do metacarpo e estabilizar os tendões dos extensores no dorso da articulação MCF por meio das inserções no capuz extensor.

Embora os lumbricais cruzem a articulação MCF em uma distância maior em relação ao centro articular que ao interósseo, os lumbricais são eletricamente silenciosos na flexão MCF, a não ser que articulação IF esteja estendida. Os lumbricais não participam da preensão e raramente se contraem de maneira sincronizada com o flexor profundo dos dedos.

Posições intrínseco-*plus* e intrínseco-*minus*

O movimento de flexão MCF com extensão IF produz mais atividade eletromiográfica nos músculos intrínsecos e leve atividade variável nos músculos extrínsecos (Fig. 7.40A). Essa posição dos dedos é chamada de posição "intrínseco-*plus*" da mão. É também a posição em que os interósseos e os lumbricais assumem seus comprimentos mais curtos. A mão assume essa posição com uma contratura dos músculos intrínsecos, como se pode ver na artrite reumatoide. O comprimento normal dos músculos intrínsecos permite a flexão passiva completa das IFD e IFP, seguida pela hiperextensão das articulações MCF. Essa posição da mão é conhecida

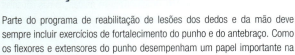

APLICAÇÃO PRÁTICA

Parte do programa de reabilitação de lesões dos dedos e da mão deve sempre incluir exercícios de fortalecimento do punho e do antebraço. Como os flexores e extensores do punho desempenham um papel importante na estabilização do punho, essa estabilização oferece uma base estável a partir da qual os dedos e a mão atuam. Sem a estabilidade do punho, a função dos dedos se torna ineficaz e deficiente.

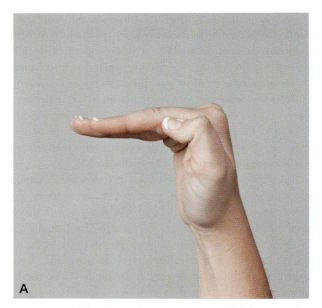 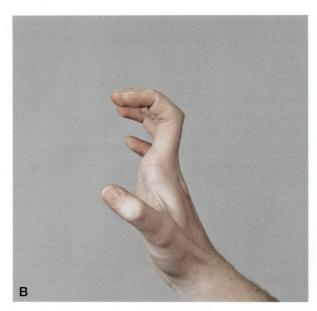

Figura 7.40 A) A flexão das articulações MCF e a extensão das articulações IF formam a posição intrínseco-*plus* da mão. **B)** A flexão das articulações IF e a hiperextensão das articulações MCF formam a posição intrínseco-*minus* da mão.

como "intrínseco-*minus*" (Fig. 7.40B). Uma mão em intrínseco-*minus* tem paralisia dos músculos interósseos e lumbricais. A postura em repouso dessa mão é chamada de "mão em garra", com as articulações MCF em leve hiperextensão e as articulações IF em flexão parcial. Como mencionado, nenhum músculo intrínseco apresenta atividade eletromiográfica no fechamento dos dedos facilitado ou contra leve resistência, pois supõe-se que seu papel na flexão MCF resulte do alongamento passivo.

Abdução e adução dos dedos 2 a 5

Os movimentos em sentido oposto à linha média da mão são chamados de abdução, ao passo que os movimentos em direção à linha média da mão são chamados de adução. A linha média é uma linha longitudinal que passa pelo centro do antebraço e da mão, e pelo dedo médio; portanto, quando os dedos se separam, eles são abduzidos e, quando se aproximam, são aduzidos. Por estar na linha média, o terceiro dedo abduz em ambas as direções e não aduz.

Relação entre abdução e adução e flexão e extensão das MCF

Os movimentos de abdução e adução são irrestritos quando as articulações MCF são estendidas, pois os ligamentos colaterais estão frouxos; quando as articulações MCF se flexionam, os dedos automaticamente aduzem e a distância de abdução se torna extremamente limitada ou ausente, pois os ligamentos colaterais se enrijecem. A tendência natural é abduzir os dedos conforme se estendem; pode-se dizer que a abdução e a extensão caminham juntas, assim como a flexão e a adução. Se o punho se fechar e se abrir em rápida sucessão, esse padrão se torna óbvio: os dedos abduzem-se quando se estendem e aduzem-se quando se flexionam. Em movimentos lentos e com certa concentração, é inteiramente possível

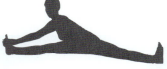

APLICAÇÃO PRÁTICA

Pacientes com paralisia prolongada dos músculos intrínsecos, mesmo com os flexores profundo e superficial dos dedos intactos, apresentam preensão ineficaz. Esses pacientes ainda conseguem fechar o punho, mas as articulações IF flexionam-se primeiro e as MCF se flexionam uma grande fração de segundo depois. Sem a função dos músculos intrínsecos, surge certa dificuldade quando o indivíduo tenta uma atividade que exija o rápido fechamento da mão, como ao agarrar uma bola. A perturbação no equilíbrio normal dos músculos intrínsecos e extrínsecos resulta em uma postura de "garra" das mãos. Com o tempo, desenvolvem-se mudanças nas cápsulas e nos ligamentos, bem como atrofia e perda de elasticidade dos músculos intrínsecos nesses pacientes.

manter a adução dos dedos quando eles se estendem. A combinação de extensão-abdução parece ser parte de um movimento maciço que é muito mais fácil de executar que outras combinações.

Quando os dedos são flexionados de uma só vez, eles apontam para a base do polegar (Fig. 7.41). Muitas vezes, a literatura afirma que o ponto de convergência é no escafoide. Fess,[29] porém, encontrou mais variabilidade entre as mãos e ainda algumas variações entre a mão dominante e a não dominante. Conhecer esses movimentos é de particular importância para a aplicação de técnicas de alongamento em dedos com amplitude de movimento limitada.

Músculos que atuam na abdução dos dedos

Os quatro interósseos dorsais são responsáveis pela abdução do segundo e do quarto dedo, e pela abdução do terceiro. O quinto dedo tem seu próprio abdutor, o abdutor do dedo mínimo, localizado na borda ulnar da mão; ele faz parte do grupo muscular hipotênar.

O extensor do dedo mínimo, com sua origem proximal ao punho, tem inserção distal na base da falange proximal, de maneira que consegue tanto estender como abduzir o dedo mínimo. Esse músculo recebe inervação do nervo radial. Sua capacidade de abduzir o dedo mínimo (em uma amplitude pequena) é claramente vista em casos de paralisia do nervo ulnar, quando o grupo muscular hipotênar está paralisado. Nesse caso, o dedo mínimo tende a manter uma posição relativamente abduzida e o paciente é incapaz de aduzi-lo.

Músculos que atuam na adução dos dedos

Os interósseos palmares são responsáveis pela adução dos dedos indicador, anular e mínimo. Esses músculos, ao contrário dos interósseos dorsais, têm apenas uma inserção proximal no osso metacarpal dos dedos em que atuam. Os interósseos palmares podem ser testados com resistência manual à adução de cada dedo em separado ou apertando-se três objetos pequenos entre os dedos. Se um papel for colocado entre dois dedos adjacentes e se pedir ao paciente que o segure, testam-se, simultaneamente, um músculo palmar e um interósseo dorsal (Fig. 7.26A).

Alguns anatomistas identificam a porção profunda do flexor curto do polegar (inervado pelo nervo ulnar) ou a divisão do adutor do polegar como o primeiro músculo interósseo palmar. Nesse caso, o dedo indicador é movido pelo segundo, o anular pelo terceiro dedo, e o dedo mínimo pelo quarto palmar interósseo.

Oposição do dedo mínimo

O oponente do dedo mínimo, com a ajuda do flexor do dedo mínimo, é responsável pelo movimento conhecido como oposição do quinto dedo. Embora o músculo esteja bem alinhado para realizar a ação, o movimento não é, nem de perto, tão desenvolvido como a oposição do polegar. Quando o polegar e o dedo mínimo se movem em direção um ao outro em oposição, a mão assume uma forma em "concha", estreitando-se consideravelmente de um lado a outro.

Equilíbrio de forças

A função normal da mão depende não apenas de uma mecânica equilibrada, mas também do equilíbrio de forças na mão. Esse equilíbrio deve existir entre os músculos que atuam na mão e no punho, bem como entre os músculos e as forças externas. O simples número de músculos que atuam no punho e na mão (Tab. 7.6) revela a complexidade envolvida no equilíbrio de forças para a função da mão. O desequilíbrio de qualquer um desses grupos resulta em função reduzida, ineficaz ou deformidade.

Dedos

Uma maneira de entender a vasta complexidade da função muscular da mão é imaginar a aplicação de uma força de 2 quilogramas sobre a ponta do dedo indicador, como pode ocorrer quando pressionamos a ponta do dedo na mesa. Se o torque criado pela força aplicada não for equilibrado por um torque muscular igual nas articulações IFD, IFP, MCF e do punho, todas as articulações irão se hiperestender.

Do ponto de vista fisioterápico, basta entender que as aplicações de força dos dedos são complexas e requerem equilíbrio das forças dos músculos intrínsecos, e dos flexores extrínsecos e extensores extrínsecos, acompanhado por um controle adequado do punho para a função ideal. Além desse nível de compreensão, outros detalhes são complexos e envolvem aplicações biomecânicas específicas. Como o foco deste livro são as aplicações em fisioterapia, esses detalhes não são tratados aqui. Recomenda-se aos interessados nesses cálculos específicos que pesquisem livros sobre biomecânica.

Polegar

A mobilidade do polegar lhe dá uma responsabilidade particular que o torna primordial para a função da mão. Sua posição em relação aos outros dedos, sua mobilidade, seu comprimento e suas terminações nervosas sensoriais o tornam importantíssimo para o desempenho global da mão. Os receptores sensoriais dos dedos polegar, indicador e médio permitem que a mão atue como um órgão sensorial. De fato, muitas das funções da mão, como determinar o tipo de preensão de força e o tamanho da preensão a ser usada, são baseadas no input sensorial. O polegar é usado em todas as preensões de precisão e em todas as preensões de força, com exceção de uma. Verificou-se que o polegar é responsável por 50% da função da mão,[30] por isso, se

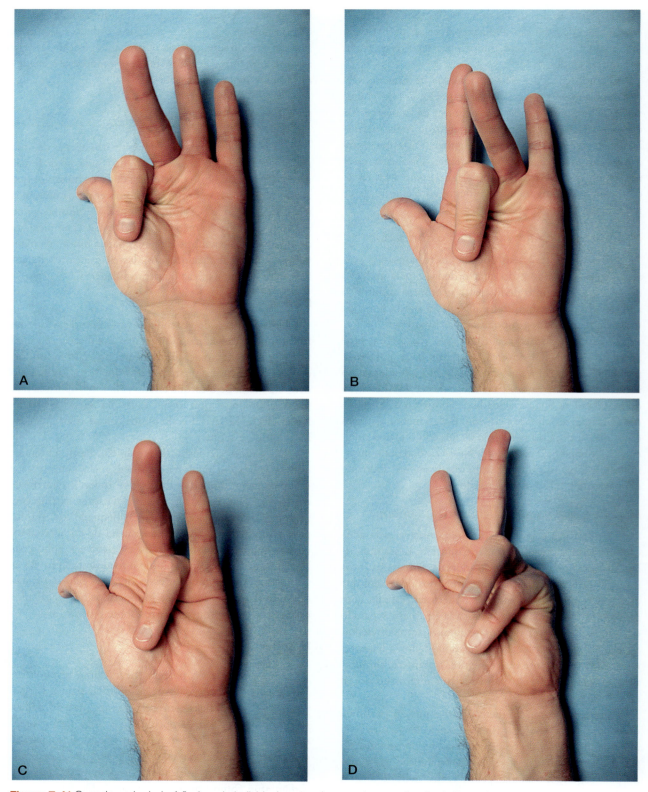

Figura 7.41 Quando cada dedo é flexionado individualmente, eles apontam na direção da base do polegar.

Tabela 7.6 | Músculos envolvidos no movimento do punho e da mão

Movimento	Principais músculos	Movimento	Principais músculos
Flexão do punho	Flexor radial do carpo Flexor ulnar do carpo Palmar longo Flexor superficial dos dedos Flexor profundo dos dedos Flexor longo do polegar Abdutor longo do polegar	Extensores dos dedos	Extensor dos dedos Interósseos Lumbricais Extensor do dedo mínimo Extensor do indicador
Extensão do punho	Extensor radial longo do carpo Extensor radial curto do carpo Extensor ulnar do carpo Extensor do dedo mínimo Extensor dos dedos	Flexão do polegar	Flexor longo do polegar Flexor curto do polegar Adutor do polegar Abdutor curto do polegar Oponente do polegar Interósseos dorsais
Desvio radial do punho	Flexor radial do carpo Extensor radial longo do carpo Abdutor longo do polegar Extensor curto do polegar Extensor longo do polegar	Extensão do polegar	Abdutor longo do polegar Extensor longo do polegar Extensor curto do polegar
Desvio ulnar do punho	Flexor ulnar do carpo Extensor ulnar do carpo Extensor do indicador	Abdução dos dedos	Abdutor do dedo mínimo Interósseos dorsais Extensor do dedo mínimo
Flexão dos dedos	Flexor profundo dos dedos Interósseos Flexor curto do dedo mínimo Abdutor do dedo mínimo Flexor superficial dos dedos Flexor longo do polegar Abdutor do polegar Flexor curto do polegar Abdutor curto do polegar	Adução dos dedos	Oponente do dedo mínimo Extensor do indicador Interósseos palmares
		Abdução do polegar	Abdutor curto do polegar Abdutor longo do polegar Oponente do polegar
		Adução do polegar	Flexor curto do polegar Adutor do polegar Extensor longo do polegar Flexor longo do polegar

a função do polegar for perdida, metade da capacidade da mão de realizar funções normais também é perdida.

Mobilidade

A ampla mobilidade do polegar, em comparação com os outros dedos, é possibilitada por um grande número de fatores, entre os quais se incluem:

- A articulação CMC do polegar, em forma de sela, tem dois graus de liberdade de movimento e uma cápsula solta, que permite a rotação em um terceiro grau de liberdade.
- O osso metacarpal do polegar não está ligado aos outros metacarpos por ligamentos, de modo que pode ocorrer um grande afastamento entre o polegar e o indicador.

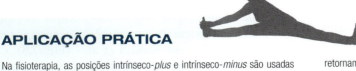

APLICAÇÃO PRÁTICA

Na fisioterapia, as posições intrínseco-*plus* e intrínseco-*minus* são usadas em exercícios para reduzir a aderência tendínea em mãos que sofreram lesão nos tendões e estão imobilizadas para proteger os tendões restaurados. A posição intrínseco-*plus* das mãos é usada para minimizar a aderência entre os músculos intrínsecos da mão e o tendão do extensor longo: as mãos são movidas da extensão MCF e IF para a flexão MCF e extensão IF, e retornam à posição inicial. A posição intrínseco-*minus* da mão é usada para minimizar a aderência entre o flexor superficial dos dedos e o flexor profundo dos dedos: os dedos partem da extensão completa nas articulações MCF e IF, e, mantendo a extensão ou hiperextensão MCF, movem as IF em flexão completa antes de retornar à posição inicial.

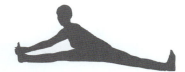

APLICAÇÃO PRÁTICA

Se o equilíbrio nos dedos for perdido, a deformidade se torna visível. Duas deformidades comuns incluem a deformidade em botoeira e a deformidade em pescoço de cisne. Ambas podem ocorrer ao longo do tempo, com alterações progressivas no alinhamento de tecidos moles, ou subitamente, em função de um trauma agudo. A **deformidade em botoeira** (Fig. 7.42A) ocorre quando o feixe central do extensor dos dedos é lesionado em sua inserção na falange média. As faixas laterais perdem sua inserção na faixa central, de modo que passam a seguir mais anteriormente em direção à articulação IFP, fazendo com que ela se flexione. As posições das faixas laterais na falange distal se mantêm intactas, mas, em virtude da posição flexionada da IFP, as faixas laterais se tornam, agora, mais posteriores ao eixo de movimento da articulação IFD, de modo que aquela articulação se torna hiperestendida. A **deformidade em pescoço de cisne** (Fig. 7.42B) ocorre sobretudo em casos de artrite; com a consequente fraqueza nos músculos intrínsecos, a articulação IFP se deforma em hiperextensão. A posição de hiperextensão da IFP movimenta o feixe lateral do tendão do extensor dorsalmente em relação à articulação, o que aumenta a tensão no flexor profundo dos dedos mantém a posição flexionada da articulação IFD.

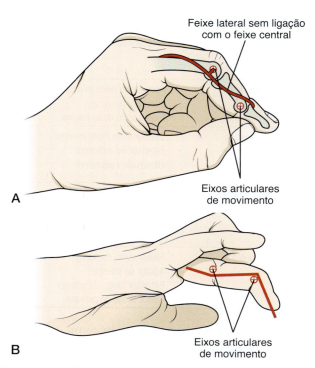

Figura 7.42 Deformidades dos dedos. Quando não existir um equilíbrio de forças entre os três grupos musculares da mão ou outra força superar a dos grupos musculares, desenvolve-se uma deformidade.

- Os movimentos nas articulações MCF e IF do polegar aumentam muito a versatilidade de movimentos do polegar.
- Os nove músculos que movem o polegar podem combinar suas ações de várias maneiras, de modo a gerar inúmeras combinações de movimentos detalhadamente graduados.

A quantidade de movimentos nas articulações do polegar é apresentada em seguida a uma breve explicação da terminologia empregada para descrever os movimentos do polegar.

Nomenclatura

Pode haver confusão ao se descrever os movimentos do polegar em virtude das variações na terminologia desses movimentos, em especial dos movimentos da articulação CMC. Os movimentos nessa articulação foram denominados, de maneiras variadas, como flexão, extensão, abdução, adução, abdução palmar, oposição, reposição, pronação e supinação, e já se descreveu que ocorrem no plano da palma da mão ou em um plano perpendicular a ela. Para aumentar a confusão, os movimentos às vezes são definidos como relacionados a todo o polegar, em vez de movimentos em suas articulações separadas. Em termos fisioterápicos, por exemplo, oposição do polegar significa a capacidade de fazer com que a superfície palmar da ponta do polegar entre em contato com a superfície palmar dos outros dedos. Do ponto de vista funcional, isso é justificável, mas, anatomicamente, cada articulação do polegar tem seu próprio movimento para que ocorra a oposição.

A articulação CMC do polegar é uma articulação em sela (ver Fig. 1.6C) com dois graus de liberdade de movimento. Se esse conceito for seguido, os movimentos dessa articulação são definidos como **oposição-reposição** e **abdução-adução** (que ocorre em um plano perpendicular à palma da mão). O termo **flexão-extensão** é reservado para as duas articulações distais do polegar; contudo, flexão-extensão é muito usado em referência ao movimento da articulação CMC.

Movimento e função

É importante reconhecer que existe uma ampla variedade terminológica para os movimentos do polegar. Neste livro, segue-se a terminologia empregada no *Grays Anatomy*[31] e por Kendall et al.[32] (Fig. 7.8). Os movimentos do polegar causam confusão porque, apesar de muitos deles serem os mesmos que dos outros dedos, seus nomes são diferentes. Por exemplo, a direção da flexão do polegar e da flexão do segundo dedo (indicador) é diferente. Para lembrar e identificar as direções dos movimentos do polegar, pode ser mais fácil se, primeiro, você visualizar o polegar rodado, de modo que você o "veja" localizado no mesmo plano que os outros dedos. Depois de ter imaginado o polegar no plano frontal, visualize-o em flexão e, depois de flexionado, visualize-o voltando ao plano normal. Repita essa mesma imagem mental de mover o polegar e, desta vez, abduza-o e aduza-o mentalmente no plano frontal; depois de ter realizado esse exercício mental, pode-se entender que a flexão-extensão e a abdução-adução dos movimentos do polegar são semelhantes às dos outros dedos.

Os eixos da articulação CMC são determinados pela forma em "sela" do trapézio; o "cavaleiro" na "sela" é o osso metacarpo. Um eixo passa longitudinalmente e outro, transversalmente através da sela, de modo que o "cavaleiro" pode deslizar para os lados ou inclinar-se para a frente e para trás na "sela".

A articulação MCF do polegar é mais estável que as articulações MCF dos outros dedos. Podem ocorrer em torno de 50° a 60° de flexão, ao passo que a hiperextensão e a abdução-adução nessa articulação são insignificantes.

O polegar contém apenas duas falanges e, portanto, apenas uma articulação IF. A flexão da articulação IF é de 90° ou menos. A hiperextensão passiva, como ao se pressionar a polpa do polegar para baixo, pode ter uma amplitude maior.

O polegar raramente atua sozinho, exceto para pressionar um objeto pequeno ou tocar instrumentos musicais. O polegar é usado sobretudo contra os dedos para beliscar, segurar ou manipular objetos com precisão. A função muscular pode ser caracterizada como de posicionamento ou estabilização do polegar. No posicionamento, os extensores extrínsecos e o abdutor longo do polegar posicionam o polegar em torno de objetos, e os músculos tênares intrínsecos opõem o objeto (oponente, e flexor e abdutor curto do polegar). Os músculos usados sobretudo para aplicar força são o flexor longo do polegar, o adutor do polegar e os primeiros interósseos dorsais. Na maioria dos movimentos funcionais do polegar, todos os músculos do polegar participam em graus variados. Todos os músculos do polegar têm um efeito sobre os movimentos da primeira articulação CMC e proporcionam forte estabilização da articulação durante a oposição e a preensão vigorosa. Todos os músculos, com exceção do oponente e do adutor longo do polegar, também cruzam a articulação MCF.

Ação sinérgica dos músculos do punho em movimentos do polegar e do dedo mínimo

Podem-se observar as ações sinérgicas dos músculos do punho nos seguintes movimentos:

1) Quando o dedo mínimo é abduzido (pelo abdutor do dedo mínimo), o flexor ulnar do carpo se contrai para gerar a contratração no osso pisiforme (Fig. 7.43A). Durante a abdução do dedo mínimo, o abdutor longo do polegar contrai-se para evitar o desvio ulnar do punho quando o flexor ulnar do carpo se contrai para estabilizar o pisiforme durante o movimento do quinto dedo. Esses tendões podem ser palpados como indicado na ilustração.

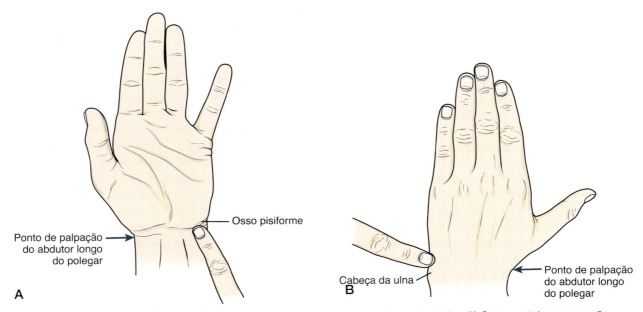

Figura 7.43 Durante os movimentos do polegar, ocorrem movimentos sinérgicos do punho. **A)** Com o antebraço e a mão relaxados sobre a mesa, a palpação do flexor ulnar do carpo é feita proximalmente ao osso pisiforme durante a abdução do dedo mínimo. O abdutor longo do polegar se contrai sinergicamente. **B)** Palpação do extensor ulnar do carpo distal ao processo estiloide da ulna durante a extensão do polegar. O abdutor longo do polegar pode ser palpado como indica a seta.

2) Quando o polegar se estende para a posição vista na Figura 7.43B, o tendão tensionado do extensor ulnar do carpo é palpado no lado ulnar do punho. O extensor ulnar do carpo entra em ação para evitar o desvio radial do punho pelo abdutor longo do polegar. Os pontos de palpação dos tendões dos dois músculos são indicados na Figura 7.43B. O tendão do abdutor longo do polegar fica perto do tendão do extensor curto do polegar e é parcialmente coberto por ele.

3) Quando todo o polegar é levado em direção palmar (flexão) pelos músculos tênares, o palmar longo auxilia o movimento tensionando a fáscia da palma. O extensor radial do carpo se contrai para impedir que o palmar longo flexione o punho.

Nervos periféricos do punho e da mão

Além dos níveis de raiz nervosa, os nervos que inervam o punho e a mão costumam ser identificados pelos nomes de seus nervos periféricos. Os três principais nervos periféricos que enviam inervação sensorial e motora do punho e mão incluem os nervos radial, mediano e ulnar.

Inervações dos nervos periféricos

Os músculos podem ser pensados em grupos inervados da seguinte forma: o nervo radial inerva todos os extensores do punho e dos dedos com inserções proximais no antebraço e na região do epicôndilo lateral; o nervo mediano inerva a maior parte dos flexores do punho e dos dedos com inserções proximais no antebraço e na região do epicôndilo medial; e o nervo ulnar inerva a maior parte dos pequenos músculos da mão. As exceções incluem a inervação "meio a meio" do flexor profundo dos dedos e dos lumbricais (mediano e ulnar), a inervação do nervo ulnar para o flexor ulnar do carpo, e a inervação do mediano para os músculos tênares.

Lesões dos nervos periféricos

Na paralisia do nervo radial, os extensores do punho e os extensores longos dos dedos ficam paralisados. Desenvolve-se um punho caído, causando uma posição de mão muito parecida com a vista na Figura 7.44A. O punho não consegue estender-se ativamente e, como a extensão do punho é necessária para sua estabilidade na preensão, não é possível haver uma preensão eficaz. Na posição com o punho caído, os dedos ficam parcialmente estendidos, mas essa extensão se deve à tensão passiva do tendão, e não à contração ativa. A preensão fica desajeitada e fraca (Fig. 7.44A), porém, se o punho for sustentado em extensão passiva por meio de uma tala

---

Quadro 7.1 | Inervação motora da mão

A inervação dos músculos que atuam no punho e nos dedos é a seguinte:

Nervo radial

Extensor radial longo do carpo (C_6-C_7)
Extensor radial curto do carpo (C_6-C_7)
Extensor ulnar do carpo (C_7-C_8)
Extensor dos dedos (C_6-C_8)
Extensor do indicador (C_7-C_8)
Extensor do dedo mínimo (C_7-C_8)
Extensor longo do polegar (C_7-C_8)
Extensor curto do polegar (C_7-C_8)
Abdutor longo do polegar (C_7-C_8)

Nervo mediano

Flexor radial do carpo (C_6-C_7)
Palmar longo (C_7-C_8)
Flexor superficial dos dedos (C_7-T_1)
Metade radial do flexor profundo dos dedos (C_8-T_1) e os dois lumbricais radiais (C_8-T_1)
Flexor longo do polegar (C_8-T_1)
Porção superficial do flexor curto do polegar (C_8-T_1)
Oponente do polegar (C_7-T_1)
Abdutor curto do polegar (pode ter inervação ulnar)[33] (C_5-T_1)

Nervo ulnar

Flexor ulnar do carpo (C_8)
Metade ulnar do flexor profundo dos dedos (C_8-T_1) e os dois lumbricais ulnares (C_8-T_1)
Todos os músculos interósseos (C_8-T_1)
Todos os músculos hipotênares (C_8-T_1)
Palmar curto (C_8-T_1)
Porção profunda do flexor curto do polegar (C_8-T_1)
Abdutor do polegar (C_8-T_1)

(Fig. 7.44B), a força de preensão é boa, pois os músculos flexores estão intactos.

Na paralisia do nervo ulnar, a posição habitual da mão é conhecida como "mão em garra" ou "garra ulnar", em virtude de sua aparência característica que ocorre quando os músculos intrínsecos estão paralisados (Fig. 7.45A). O quarto e o quinto dedos são os mais afetados, pois o flexor profundo dos dedos, os lumbricais e os interósseos pertencentes a esses dedos estão paralisados e o grupo hipotênar também não é capaz de atuar. O extensor dos dedos tende a manter as articulações MCF dos dedos 4 e 5 em hiperextensão, e as articulações IF em flexão parcial. Contudo, se o examinador mantiver as articulações MCF em posição flexionada, o paciente consegue estender as articulações IF com o extensor dos dedos. A Figura 7.45B apresenta uma tala usada com essa finalidade. Apesar de o abdutor do dedo mínimo estar paralisado, esse dedo é mantido em ligeira abdução (pelo extensor próprio do dedo mínimo), mas não pode ser aduzido, pois a ação dos interósseos palmares não pode ser assumida por nenhum outro músculo. Os movi-

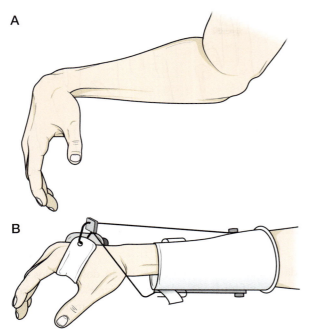

Figura 7.44 A paralisia do nervo radial causa a incapacidade de estender o punho e os dedos. **A)** Com a paralisia do nervo radial, ocorre queda do punho. **B)** A preensão é possível com o uso de uma órtese de extensão do punho.

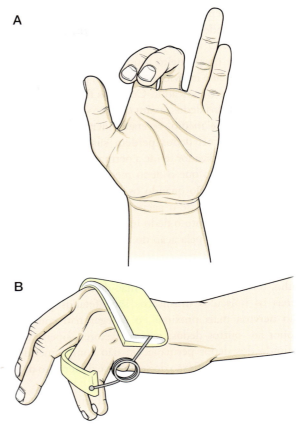

Figura 7.45 Paralisia do nervo ulnar. **A)** A mão em garra ocorre quando se perde a função do nervo ulnar. **B)** Uma tala para corrigir a deformidade produz flexão passiva na quarta e na quinta MCF, permitindo extensão da IF.

mentos de abdução e adução de todos os dedos servidos pelos músculos interósseos não são possíveis em caso de paralisia do nervo ulnar. Algumas vezes, porém, existe certa inervação do nervo mediano para os interósseos de localização mais radial, caso em que alguns movimentos podem ser preservados.

Se o nervo ulnar for interrompido no antebraço proximal, a deformidade é menor que quando a ruptura ocorre na mão. Esse fato pode parecer um contrassenso até entendermos que a deformação da mão em garra ocorre em virtude da tração do flexor profundo dos dedos nos dedos distais sem resistência; quando o nervo ulnar está danificado no antebraço proximal, o flexor profundo dos dedos é afetado, de modo que não há força do flexor sem resistência nas falanges distais para criar uma mão em garra. Essa condição é conhecida como "paradoxo ulnar" por causa da deformidade menor.

A paralisia do nervo mediano faz com que a maioria dos flexores dos dedos perca a ação e, portanto, afeta seriamente a preensão. Os dedos no lado radial, com inervação exclusiva do nervo mediano, são afetados em maior medida que aqueles no lado ulnar. Perdem-se a flexão e a oposição do polegar, ocorre atrofia dos músculos tênares e todo o polegar é tracionado em direção dorsal pelos músculos extensores, de modo que ele permanece no plano da palma da mão ou é levado ainda mais longe de volta para o dorso da mão. Essa mão é conhecida como a "mão de bênção", por causa da posição dos dedos indicador e médio; quando o paciente tenta cerrar o punho, a incapacidade de se flexionar o

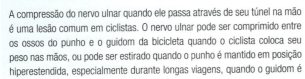

APLICAÇÃO PRÁTICA

A compressão do nervo ulnar quando ele passa através de seu túnel na mão é uma lesão comum em ciclistas. O nervo ulnar pode ser comprimido entre os ossos do punho e o guidom da bicicleta quando o ciclista coloca seu peso nas mãos, ou pode ser estirado quando o punho é mantido em posição hiperestendida, especialmente durante longas viagens, quando o guidom é segurado em posição baixa. Essa condição é conhecida como "paralisia do guidom" ou "síndrome do canal de Guyon". Sinais e sintomas iniciais dessa patologia incluem formigamento ou dormência nos dedos anular e mínimo. Também pode ocorrer fraqueza.

segundo e o terceiro dedo faz com que eles permaneçam estendidos, fazendo parecer que se está dando uma bênção (Fig. 7.46). O adutor é o único músculo tênar útil e, com a ajuda do primeiro músculo interósseo dorsal, pode permitir que o indivíduo segure um pequeno objeto entre o polegar e o indicador. Como os flexores superficial e profundo dos dedos, assim como os lumbricais dos dedos indicador e médio, recebem inervação do nervo mediano, esses dois dedos perdem sua capacidade de flexão. O dedo indicador tende a permanecer em posição estendida, ao passo que o dedo médio pode ser levado a certo grau de flexão quando os dois dedos ulnares se flexionam. Contudo, se o paciente estender o punho o máximo possível, tanto o dedo indicador como o médio podem se flexionar pela ação do tendão, mas essa não é uma preensão ativa.

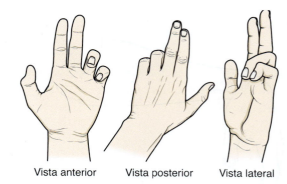

Figura 7.46 Paralisia do nervo mediano. A paralisia do nervo mediano é conhecida como "mão de benção". Os dedos indicador e médio se posicionam em extensão quando se tenta cerrar o punho.

Se o nervo mediano for lesado proximalmente ao punho, torna-se aparente uma "mão de macaco". Como apenas os músculos intrínsecos são afetados por essa lesão nervosa mais proximal, o polegar não consegue se opor aos outros dedos, mas os flexores superficial e profundo dos dedos permanecem não comprometidos, de modo que ocorre flexão do segundo e do terceiro dedo quando o indivíduo fecha o punho.

Os déficits funcionais da mão também são influenciados pela perda sensorial causada por lesão dos nervos periféricos. Os programas de reabilitação da mão sempre incluíram o retreinamento motor; nos últimos anos, esses programas também enfatizam a importância do retreinamento sensorial. O efeito da perda de sensibilidade resultante de lesões dos nervos periféricos é a diminuição da força e da precisão na função da mão.[33,34] Wynn-Parry divide a reeducação em estereognosia e localização de toque. Ele afirma que sua experiência demonstrou que os pacientes podem melhorar sua função sensorial de maneira notável e que sua recuperação ocorre em um tempo muito mais curto que o que seria explicado pela reinervação.[34]

Resumo

O punho e a mão são um órgão complexo do membro superior com muitas responsabilidades nas atividades da vida diária. É usado como um órgão dos sentidos para fornecer informações sobre o ambiente. Ele segura e transporta objetos de um destino a outro e manipula objetos com muitos tipos variados de preensão. Por causa de suas várias articulações e das complexas relações entre seus músculos, a mão consegue se ajustar a qualquer objeto que segure. Os grupos musculares que permitem à mão suas inúmeras funções incluem os músculos flexores extrínsecos, extensores extrínsecos e intrínsecos. Esses grupos musculares trabalham em harmonia entre si a fim de gerar assistência, estabilização e movimento. O movimento da mão depende da estabilização proporcionada pelos músculos do punho, em especial pelos extensores do punho. A posição funcional do punho é de 20° a 35° de extensão, posição que permite o movimento, a força e a destreza ideal dos dedos. Quando um desses três grupos musculares é lesionado ou fica incapaz de atuar, a função de toda a mão é prejudicada. Uma lesão contra uma articulação, um tecido mole, um nervo ou osso da mão tem o potencial de impedir gravemente a capacidade do indivíduo de desempenhar até mesmo simples atividades da vida diária.

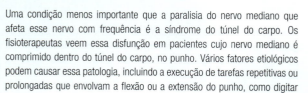

APLICAÇÃO PRÁTICA

Uma condição menos importante que a paralisia do nervo mediano que afeta esse nervo com frequência é a síndrome do túnel do carpo. Os fisioterapeutas veem essa disfunção em pacientes cujo nervo mediano é comprimido dentro do túnel do carpo, no punho. Vários fatores etiológicos podem causar essa patologia, incluindo a execução de tarefas repetitivas ou prolongadas que envolvam a flexão ou a extensão do punho, como digitar ou tocar piano. O inchaço interno no túnel do carpo também pode causar essa síndrome. Esse inchaço pode ser devido a lesão ou a uma condição sistêmica, como artrite, hipotireoidismo, patologia pituitária, diabetes ou gravidez. O paciente relata sintomas de dormência ou formigamento ao longo da inervação do nervo mediano na mão, possível fraqueza de músculos inervados por esse nervo e distúrbios do sono causados pela dor.

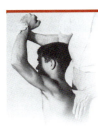

SOLUÇÃO DO CASO CLÍNICO

Pelo teste de força e pela obtenção da anamnese completa de Lori, o fisioterapeuta pôde identificar os sintomas da síndrome do túnel do carpo, causada pela compressão do nervo mediano. Os sintomas incluem dor e parestesia na mão, em particular na área de inervação sensorial do nervo mediano. Os sintomas também podem incluir fraqueza dos músculos intrínsecos. A síndrome do túnel do carpo é muito frequente em indivíduos cujos trabalhos são caracterizados por tarefas repetitivas e de muito trabalho manual, como as atividades manuais realizadas por uma cabeleireira muito ocupada. A intervenção inclui o uso de uma tala à noite que mantenha o punho em posição neutra à ligeira extensão, a fim de diminuir a compressão sobre o nervo mediano, e algumas instruções sobre repouso moderado e atividades de alongamento entre os clientes, para diminuir a pressão no túnel do carpo.

Questões para discussão

1. Explique como o cotovelo e o ombro atuam para posicionar a mão para a função. Como o antebraço contribui na capacidade da mão para realizar suas ações?

2. Como a ulna não fica em contato direto com os ossos proximais do carpo, ela não faz parte da articulação do punho. Em vez disso, o disco fibrocartilagíneo triangular se situa entre a ulna e os ossos proximais do carpo, como o rádio e a ulna. Se esse disco for lesionado, como isso poderia repercutir na articulação do punho?

3. A membrana interóssea entre o rádio e a ulna permite a transferência e a distribuição das forças do punho para os segmentos mais proximais dos membros. Explique como essa membrana distribui as forças quando uma pessoa cai e se apoia no braço estendido. Qual é o papel dessa membrana para possibilitar que um garçom carregue uma bandeja pesada acima da cabeça? Por que é mais fácil para o garçom carregar a bandeja acima da cabeça em vez de carregá-la na altura da cintura?

4. Agora que você conhece o mecanismo do capuz extensor, descreva uma atividade da mão na qual esse mecanismo desempenhe um papel na capacidade da mão de realizar essa atividade.

5. Os longos tendões extrínsecos da palma e do dorso da mão têm formatos diferentes entre si. Identifique essas diferenças e como essas características complementam suas funções.

6. A mão saudável depende da função normal dos músculos flexores longos dos dedos, extensores longos dos dedos e intrínsecos. Discuta como a deficiência em cada elemento impede a função normal da mão. Em sua discussão, explique a atividade normal da mão e como essa função é impossibilitada quando um elemento (músculos flexores longos dos dedos, extensores longos dos dedos ou intrínsecos) é lesionado.

Atividades de laboratório

1. Em ossos desarticulados ou em um esqueleto, identifique os seguintes ossos e acidentes ósseos de referência do punho e da mão. Determine quais deles são palpáveis e palpe-os em si mesmo e em um colega.

   cabeça da ulna
   processo estiloide da ulna
   processo estiloide do rádio
   tubérculo dorsal do rádio

   oito ossos do carpo individuais
   corpos dos ossos metacarpais
   cabeças dos ossos metacarpais
   falanges

2. Examine e identifique as seguintes superfícies da articulação:

   radiocarpal
   mediocarpal
   intercarpais
   carpometacarpais (2-5)

   metacarpofalângica (MCF)
   interfalângicas (IF)
   articulação carpometacarpal do polegar (CMC)

3. Analise os movimentos dos dedos e do punho (incluindo do polegar) em si mesmo e em um colega. Identifique e palpe os acidentes ósseos de referência que localizam os eixos desses movimentos.

4. Analise todos os movimentos do polegar (CMC, MCF, IF) em si mesmo e em um colega. Palpe em sua mão e nas de vários colegas a localização da articulação em "sela" do polegar.

5. Mova passivamente as articulações do punho e dos dedos, incluindo do polegar, de um colega em suas amplitudes de movimento de flexão, extensão e movimentos laterais (se presentes) e:
   a. determine a amplitude de movimento aproximada em graus;
   b. descreva a sensação final de cada movimento.

6. Posicione seu antebraço e sua mão na mesa com a palma voltada para baixo. Estenda e hiperestenda os dedos ativamente (mantendo a palma da mão na mesa) e, em seguida, realize os mesmos movimentos passivamente. Note que, passivamente, sempre há uma amplitude de movimento ligeiramente maior. Se você observar alguns indivíduos de ambos os sexos, perceberá que as mulheres têm mais flexibilidade que os homens nessas articulações.

7. Passivamente, realize leves movimentos acessórios dos ossos do carpo e das articulações dos dedos. É preciso lembrar-se de que a mão e o antebraço do indivíduo devem estar relaxados e que o examinador deve estabilizar um osso e mover a superfície de outro em deslizamento, rotação e desvio.

8. No esqueleto, localize os pontos das inserções distais e proximais destes músculos:

   extensor radial longo do carpo
   extensor radial curto do carpo
   extensor ulnar do carpo
   extensor dos dedos
   flexor longo do polegar
   abdutor longo do polegar

   extensor longo do polegar
   extensor curto do polegar
   flexor ulnar do carpo
   flexor radial do carpo
   flexor profundo dos dedos
   flexor superficial dos dedos

   Identifique:
   a. as articulações que esses músculos cruzam;
   b. os movimentos que esses músculos podem produzir.

9. Palpe os tendões e os ventres musculares dos flexores e extensores do punho e dos dedos, traçando suas linhas de ação até suas inserções ósseas proximais na região do cotovelo. Palpe os tendões do punho e analise as relações entre eles para que você possa identificá-los com precisão independentemente da posição do antebraço e das mãos.

10. Com canetas dermográficas, desenhe em sua própria mão os tendões dos extrínsecos, incluindo os do polegar. Na sequência, acrescente os músculos "curtos" (i. e., intrínsecos) e analise sua relação com os extrínsecos. Determine os movimentos da mão e dos dedos, incluindo os do polegar, realizados pelos músculos intrínsecos. Analise a ação integrada dos músculos intrínsecos e extrínsecos da mão.

11. Pegue ou manipule os seguintes objetos: tachinha, alfinete, clipe de papel, cartão, moeda, chave, copo, haltere, caneta ou lápis, bolsa, maleta, xícara, maçaneta, tesoura, revista, jornal, chave de fenda, livro e bola. Analise os padrões de preensão; note, em particular, as posições do punho, o movimento específico dos dedos e a contínua transição de um padrão a outro (Figs. 7.35 e 7.36: preensões de força e de precisão).

12. Com um dinamômetro manual e um medidor de pinça, teste a força de sua mão nos seguintes tipos de preensão de precisão: preensão com três dedos e pinça lateral. Teste a sua mão dominante e sua mão não dominante. Compile e compare resultados entre todos os colegas de classe e determine as pontuações médias. Certifique-se de que haja procedimentos-padrão de teste em relação ao número de repetições e à posição e à sustentação (ou não) do antebraço.

13. Preveja as disfunções do antebraço, do punho e das mãos que podem ocorrer quando:

    a. o nervo radial se rompe na região do sulco espinal do úmero;

    b. o nervo medial se rompe na articulação do punho;

    c. o nervo ulnar é comprimido no cotovelo entre o epicôndilo medial do úmero e o olécrano;

    d. o fascículo lateral do plexo braquial é danificado.

    Em sua análise de cada nervo, determine as funções que serão perdidas, as funções que sofrerão redução e as funções que permanecerão.

Referências bibliográficas

1. Hoppenfeld S. Physical examination of the spine and extremities. East Norwalk, CT: Appleton-Century-Crofts, 1976.
2. Razemon JP, Fisk GR. The Wrist. Edinburgh: Churchill Livingstone, 1988.
3. Kapandji IA. The Physiology of Joints. Upper Limb. Vol 1, ed 5. Edinburgh: Churchill Livingstone,1982.
4. Moore KL, Dalley AF, II. Clinically Oriented Anatomy, ed 4. Philadelphia: Lippincott Williams & Wilkins, 1999.
5. Zancolli E. Structural and Dynamic Bases of Hand Surgery. Philadelphia: JB Lippincott, 1979.
6. Brand P, Hollister A. Clinical Mechanics of the Hand, ed 2. St. Louis: Mosby Year Book, 1992, p. 83.
7. Amadio PC, Lin GT, An K. Anatomy and pathomechanics of the flexor pulley system. Journal of Hand Therapy 2:138–141, 1989.
8. Lin GT, Amadio PC, An KN, Cooney WP. Functional anatomy of the human digital flexor pulley system. Journal of Hand Surgery (Am) 14(6):949–956, 1989.
9. Kuhlmann JN, Tubiana R. Mechanism of the Normal Wrist. In Razemon JP, Fisk GR (eds): The Wrist. Edinburgh: Churchill Livingstone, 1988.
10. Napier JR. The prehensile movements of the human hand. Journal of Bone and Joint Surgery 38B(4):902–913, 1956.
11. Schlesinger G. Der mechanische Aufbau der kuntslichen Glieder. Berlin: J Springer,1919.
12. Taylor CL, Schwarz RJ. The anatomy and mechanics of the human hand. Artificial Limbs 2(2):22–35, 1955.
13. Swanson AB, Matev IB, deGroot G. The strength of the hand. Bulletin of Prosthetics Research 10(14):145–153, 1970.
14. Toews JV. A grip-strength study among steelworkers. Archives of Physical Medicine and Rehabilitation 45:413–417, 1964.
15. Crosby CA, Marwan A, Wehbé MA, Mawr B. Hand strength: Normative values. Journal of Hand Surgery (Am) 19(4):665–670, 1994.
16. Petersen P, Petrick M, Connor H, Conklin D. Grip strength and hand dominance: Challenging the 10% rule. American Journal of Occupational Therapy 43(7):444–447, 1989.
17. Thorngren KG, Werner CO. Normal grip strength. Acta Orthopaedica Scandinavica 50(3):255–259, 1979.
18. Ertem K, Inan M, Yologlu S, et al. Effects of dominance, body mass index and age on grip and pinch strength. Isokinetics & Exercise Science 11:219–223, 2003.
19. Incel NA, Ceceli E, Durukan PB, Erdem HR, Yorgancioglu ZR. Grip strength: Effect of hand dominance. Singapore Medical Journal 43(5):234–237, 2002.
20. Klopsteg DE, Wilson PD. Human limbs and their substitutes. New York: McGraw-Hill, 1954.
21. Snijders CJ, Volkers AC, Mechelse K, Vleeming A. Provocation of epicondylalgia lateralis (tennis elbow) by power grip or pinching. Medicine and Science in Sports and Exercise 19(5):518–523, 1987.
22. Werremeyer MM, Cole KJ. Wrist action affects precision grip force. Journal of Neurophysiology 78:271–280, 1997.
23. Smith MA, Soechting JF. Modulation of grasping forces during object transport. Journal of Neurophysiology 93:137–145, 2005.
24. Backhouse KM, Catton WT. An experimental study of the function of the lumbrical muscles in the human hand. Journal of Anatomy 88:133–141, 1954.
25. Long C, Brown ME. Electromyographic kinesiology of the hand: Muscles moving the long finger. Journal of Bone and Joint Surgery 46A:1683–1706, 1964.
26. Landsmeer JM, Long C. The mechanism of finger control: Based on electromyograms and location analysis. Acta Anatomica 60(3):330–347, 1965.
27. Long C, 2nd. Intrinsic-extrinsic control of the fingers: Electromyographic studies. Journal of Bone and Joint Surgery 50A(5):973–984, 1968.
28. Long C, 2nd., Conrad PW, Hall EA, Furier SL. Intrinsic-extrinsic muscle control of the hand in power grip and precision handling: An electromyographic study. Journal of Bone and Joint Surgery 52A(5):853–867, 1970.
29. Fess EE. Convergence points of normal fingers in individual flexion and simultaneous flexion. Journal of Hand Therapy 2:12, 1989.
30. Inglis AE, Cooper W, Bruton W. Surgical correction of thumb deformities in spastic paralysis. Journal of Bone and Joint Surgery 52A(2):253–268, 1970.
31. Standring S, ed. Grays Anatomy: The Anatomical Basis of Clinical Practice, ed 40. New York: Elsevier Churchill Livingstone, 2008.

32. Kendall HO, Kendall FP, Wadsworth GE. Muscles: Testing and Function, ed 2. Baltimore: Williams & Wilkins, 1971.
33. Belson P, Smith LK, Puentes J. Motor innervation of the flexor pollicis brevis. American Journal of Physical Medicine 55(3):122–138, 1976.
34. Wynn-Parry CB. Rehabilitation of the Hand, ed 4. London: Butterworths, 1981.

CAPÍTULO 8

Cabeça, pescoço e tronco

Christopher R. Carcia Ph.D, PT, SCS, OCS

"Um homem ou mulher de honra se comprometem com a vida para atender a expectativas autoimpostas. Eles não precisam de vigilância ou controle externo. São honrados em seus corações."
James E. Faust (Ensign [Emblema], maio de 1982)

CONTEÚDO

Objetivos de aprendizado
Caso clínico
Introdução
Ossos
  Curvaturas normais da coluna vertebral
  Estruturas não palpáveis
  Estruturas palpáveis
Articulações, ligamentos e movimentos da coluna vertebral
  Movimentos da coluna vertebral
  Elementos articulares anteriores da coluna vertebral
  Elementos articulares posteriores da coluna vertebral
  Região cervical
  Região torácica
  Região lombar
Sacro
  Articulação sacroilíaca
  Sínfise púbica
  Articulações coccígeas
  Equilíbrio pélvico
Músculos
  Músculos anteriores do pescoço
  Músculos posteriores do pescoço
  Músculos posteriores das regiões torácica e lombar da coluna vertebral
  Músculos anteriores e laterais do tronco
Funções dos músculos da cabeça, do pescoço e do tronco
  Equilíbrio da cabeça e da coluna vertebral
  Movimentos do tronco e estabilização das vértebras

OBJETIVOS DE APRENDIZADO

Este capítulo estuda a cabeça, o pescoço e o tronco. Após a leitura deste capítulo, você estará apto a:

❑ Identificar os segmentos da coluna vertebral.
❑ Identificar as diferenças entre as várias regiões da coluna.
❑ Listar os músculos mais importantes das regiões cervical, torácica e lombar, bem como as suas funções.
❑ Explicar os mecanismos do movimento do tronco e como a coluna é estabilizada durante o movimento.
❑ Discutir a relação entre a pelve, a lombar e o tronco, e suas contribuições para o movimento funcional.
❑ Demonstrar os movimentos da pelve: inclinação posterior e anterior.
❑ Identificar os músculos e as funções das articulações temporomandibulares.

Inclinação para a frente e levantamento (com os joelhos estendidos)
Levantamento agachado
Atividades funcionais (músculos dos membros e do tronco)
Respiração e tosse
Articulações temporomandibulares
Movimentos da articulação temporomandibular

Músculos
Disfunção temporomandibular
Resumo
Solução do caso clínico
Atividades de laboratório
Referências bibliográficas

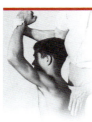

CASO CLÍNICO

Kamryn está tratando Matt, um paciente que está impossibilitado de trabalhar por causa de uma lesão nas costas. Matt lesionou suas costas quando estava levando uma caixa para dentro do caminhão de entregas do armazém onde trabalha há 10 anos. Essa foi sua primeira lesão no trabalho. Matt está ansioso para voltar ao trabalho, mas antes de liberá-lo para trabalhar, Kamryn deve instruí-lo sobre a mecânica corporal adequada. Ela está bem ciente das tensões que a mecânica corporal inadequada causa na coluna e, durante seu tratamento, vem tentando ensinar a importância da mecânica corporal para o paciente. Hoje, ela irá ensiná-lo a como se abaixar para pegar uma caixa da maneira adequada para que ele não sofra outra lesão lombar.

Introdução

Incluídos no esqueleto axial estão a cabeça, a coluna vertebral, o esterno e as costelas. A cabeça é intimamente relacionada à coluna vertebral, ou espinha; portanto, a posição da cabeça influencia a posição da coluna, como veremos neste capítulo. O esqueleto axial serve como um intermediador na transferência e na absorção de forças entre os membros superiores e inferiores. À medida que avançarmos no capítulo, ficará mais clara a importância do esqueleto axial para os membros superiores e inferiores.

As vértebras, costelas e mandíbulas têm múltiplas funções que, muitas vezes, devem ser realizadas de maneira simultânea: proteger órgãos (coluna dorsal e vísceras); proporcionar funções vitais como respirar, mastigar e engolir; sustentar cabeça, braços e tronco (CBT) contra a força da gravidade; transmitir forças entre os membros superiores e inferiores; e proporcionar equilíbrio e mobilidade para as funções da mão, para a locomoção, bem como para outras atividades. A porção anterior da coluna vertebral (corpo e discos) possibilita a sustentação do peso corporal, a absorção de choques e a mobilidade em todas as direções. A porção posterior da coluna proporciona a proteção da medula espinal, a orientação e a limitação do movimento, além de aumentar o efeito de alavanca de músculos do tronco e dos membros.

Ossos

Os ossos da coluna vertebral, incluindo o sacro, são apresentados nesta seção, ao passo que a pelve é tratada no Capítulo 9. Embora o sacro atue com a pelve, ele é um componente da coluna vertebral e, portanto, é apresentado neste capítulo. A coluna vertebral é composta por diversos ossos. Essa é uma vantagem única porque seu formato proporciona uma vasta mobilidade espinal. Por outro lado, a desvantagem é que a coluna depende de músculos e ligamentos para sua estabilidade. À medida que formos avançando no capítulo, veremos como essa vantagem e essa desvantagem influenciam função, lesões e doenças.

Curvaturas normais da coluna vertebral

De uma perspectiva posterior, a coluna saudável é vertical. Do ponto de vista lateral, exibe curvas fisiológicas posteriores e anteriores. Essas curvas aumentam a resistência da coluna vertebral à compressão axial.[1] No momento do nascimento, a coluna vertebral apresenta uma única curva que é convexa posteriormente (**cifose**; curvatura primária) (Fig. 8.1A). Quando o bebê levanta sua cabeça no decúbito ventral e desenvolve a capacidade de sentar, a coluna cervical se torna convexa anteriormente (**lordose**; curvatura secundária) (Fig. 8.1B). Quando a criança começa a ficar em pé e a caminhar, a coluna lombar também desenvolve uma convexidade anterior; essa curvatura lombar se desenvolve em grande parte por causa da tensão do músculo psoas.[2] Por volta dos 10 anos de idade, as curvaturas fisiológicas da criança são similares às do adulto (Fig. 8.1C).[1] Existem quatro curvaturas na coluna do adulto: cervical (côncava posteriormente); torácica (convexa posteriormente); lombar (côncava posteriormente) e sacral (convexa posteriormente). Como, *a priori*, a espinha é convexa posteriormente (cifótica), essa curvatura é conhecida como curvatura vertebral primária, enquanto as curvaturas convexas anteriores (lordóticas),

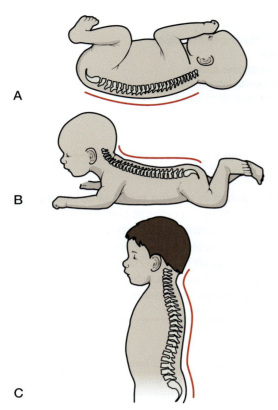

Figura 8.1 Mudanças nas curvaturas vertebrais. **A)** O bebê apresenta uma curvatura convexa posteriormente. **B)** À medida que ele começa a levantar a cabeça, desenvolve-se uma curvatura cervical lordótica. **C)** Em torno dos 10 anos de idade, todas as curvaturas da coluna da criança são iguais às do adulto.

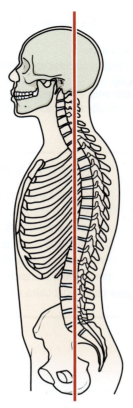

Figura 8.2 A linha de gravidade do corpo localiza-se no lado côncavo das curvaturas da coluna vertebral.

que se desenvolvem mais tarde nas regiões cervical e lombar, são secundárias. O centro de gravidade da cabeça e dos segmentos sobrepostos subsequentes recaem no lado côncavo das curvas (Fig. 8.2). Na posição em pé, a coluna lombar é, normalmente, a posição da lordose. Na posição sentada ereta, a pelve e o sacro são rodados anteriormente e a curvatura lombar se acentua.

Quando um indivíduo saudável fica em pé e, devagar, flexiona toda a coluna caudalmente a partir do pescoço, uma visão lateral dos processos espinhosos revela um desdobramento da convexidade posterior sem áreas achatadas ou angulações (Fig. 8.3A). A flexão lateral (vista posteriormente) também produz curvas simétricas nos processos espinhosos (Fig. 8.3B). Falta de simetria, regiões retas ou angulações indicam desvios esqueléticos. Embora esses desvios sejam considerados fora do normal, eles podem ou não ser acompanhados de dores nas costas e disfunções.

Estruturas não palpáveis

A coluna vertebral é envolta por músculos posterior e lateralmente, e não é possível palpá-la em sua face anterior; sendo assim, sua estrutura geral e as características de suas partes individuais devem ser estudadas usando-se um conjunto de ossos desarticulados e um atlas anatômico. Compreender anatomia e suas orientações é fundamental para realizar a palpação fisioterápica. Embora seus estudos anatômicos prévios tenham abordado essas estruturas, é recomendável que você reveja a anatomia e os seguintes pontos em seus estudos de revisão:

- As curvas fisiológicas da coluna vertebral:
  - cervical;
  - torácica;
  - lombar;
  - sacrococcígea.
- A estrutura geral e as características específicas das 7 vértebras cervicais, das 12 vértebras torácicas e das 5 vértebras lombares, comparando e contrastando as diferenças de formato e posição destas partes na coluna vertebral:
  - corpo e arco, abrangendo o forame vertebral e as lâminas;
  - processos transversos, articulares e espinhosos;
  - discos intervertebrais.
- Ligamentos que mantêm as vértebras unidas:
  - ligamentos longitudinais anteriores e posteriores, ao longo de toda a coluna;

- ligamento amarelo entre as lâminas de vértebras adjacentes;
- ligamentos intertransverso, interespinal e supraespinal;
- ligamento da nuca.

No crânio, as seguintes estruturas devem ser identificadas (Fig. 8.4):

- linha nucal inferior do osso occipital, quase paralela à linha nucal superior, mas oculta à palpação por causa da musculatura que a recobre;
- côndilos occipitais, um de cada lado, que atuam como componentes das articulações atlantoccipitais;
- processos jugulares do osso occipital, localizados lateralmente aos côndilos occipitais, que atuam como inserções a um dos pequenos músculos posteriores do pescoço (reto lateral da cabeça);
- forame magno do osso occipital, que transmite o bulbo raquiano.

No lado anterior do forame magno, localiza-se a parte basilar do osso occipital. Essa porção do osso repousa no lado anterior do eixo de movimento da articulação atlantoccipital e atua como inserção para os músculos flexores profundos da cabeça (longo da cabeça, reto anterior da cabeça).

Na mandíbula (maxilar inferior), as seguintes partes devem ser identificadas (Fig. 8.5A):

- corpo;
- ramo;
- côndilos convexos;
- processo coronoide para a inserção do músculo temporal.

Em repouso, os côndilos mandibulares estão na cavidade glenoidal do osso temporal (Fig. 8.5B). Quando a boca está aberta, os côndilos se movem para baixo e para a frente e ficam sob o tubérculo articular do processo zigomatoide do osso temporal (Fig. 8.5C).

Estruturas palpáveis

Ao posicionar os dedos atrás dos lobos das orelhas, pode-se palpar a porção mastoide do osso temporal; sua parte mais inferior é o processo mastoide (do grego, *mastor*, seio; *eidos*, semelhança) (Fig. 8.6). Na posição ereta, esse processo é mais bem sentido se a cabeça estiver ligeiramente inclinada para a frente, de modo que o músculo esternocleidomastóideo, ligado a ela, esteja relaxado. Quando a cabeça é inclinada para trás, o músculo se contrai e apenas parte do processo pode ser palpada. Ao mover os dedos na direção posterior do processo mastoide, podemos alcançar o osso occipital em sua linha nucal superior (Fig. 8.6A e B). A porção lateral desse processo serve como local de inserção para o músculo esternocleidomastóideo e sua porção medial, bem como para o músculo trapézio.

No ponto onde as duas linhas nucais superiores dos lados direito e esquerdo se encontram na linha mediana, existe uma pequena saliência chamada de **protuberância occipital externa** (Fig. 8.6); a crista occipital externa vai dessa protuberância até o forame magno, também na linha mediana. Essa saliência óssea serve de local de inserção do **ligamento da nuca**, uma forte faixa ligamentar que se estende da sétima vértebra cervical até o crânio. Esse ligamento se insere no músculo trapézio e em vários músculos posteriores do pescoço. É mais bem palpado quando ocioso, o que ocorre quando a cabeça está inclinada para trás.

Logo anteriormente ao canal auditivo externo, podem-se palpar os **côndilos da mandíbula**. Quando o indivíduo abre a boca ou desvia a mandíbula, os côndilos podem ser sentidos movendo-se na cavidade glenoidal e no tubérculo dos ossos temporais. Os côndilos mandibulares também podem ser sentidos quando colocamos o dedo no canal auricular e pressionamos anteriormente (Fig. 8.7).

Para a orientação e a palpação fisioterápica, podem-se usar os seguintes pontos de referência a fim de se identificar a altura de vértebras específicas:

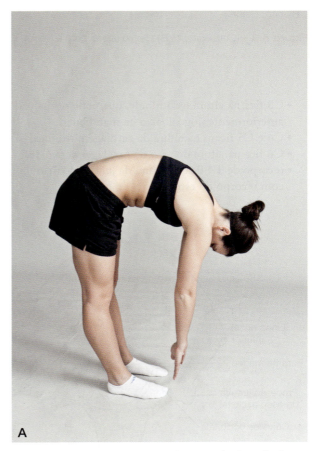

Figura 8.3 A) Alinhamento da coluna vertebral em flexão.
(continua)

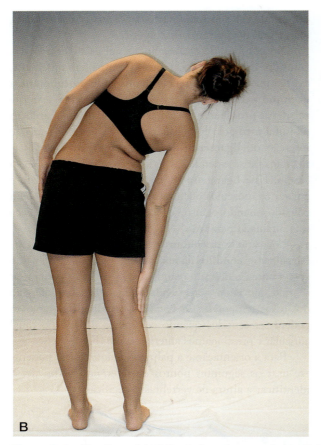
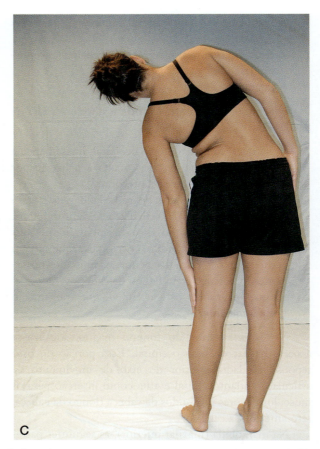

Figura 8.3 – (*Continuação*) **B)** Flexão lateral para a direita. **C)** Flexão lateral para a esquerda.

- C3 fica na altura osso hioide, que pode ser palpado anteriormente, logo abaixo da mandíbula;
- C4 e C5 ficam na altura da cartilagem tiróidea;
- C6 fica na altura do arco da cartilagem cricóidea;
- o corpo de T4 fica na altura da junção do manúbrio com o corpo do esterno;
- o processo espinhoso de T7 fica na altura do ângulo inferior da escápula;
- o corpo de T10 fica na altura da ponta do processo xifoide;
- o processo espinhoso de L4 fica na altura da porção mais alta da crista do ílio;
- S2 fica na altura da espinha ilíaca posterossuperior (Tab. 8.1).

Primeira e segunda vértebras cervicais

A primeira vértebra cervical, chamada atlas, tem um processo transverso que se projeta mais lateralmente que os de outras vértebras da região. Esse processo pode ser palpado e se encontra logo abaixo da crista do processo mastoide. Essa região é muito sensível à pressão; por isso, recomenda-se praticar a palpação em si mesmo antes de fazê-la em outra pessoa. O tubérculo posterior do atlas (com seu processo espinhoso rudimentar) localiza-se profundamente, mas pode ser encontrado próximo à segunda vértebra cervical. O processo espinhoso do áxis, a segunda vértebra cervical, é forte, proeminente e, portanto, fácil de identificar.

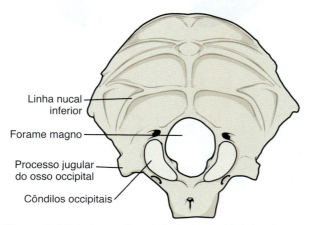

Figura 8.4 Estruturas não palpáveis da parte inferior do crânio.

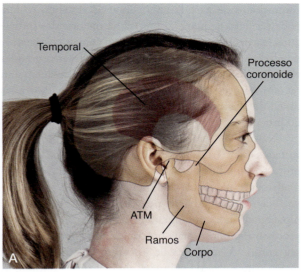

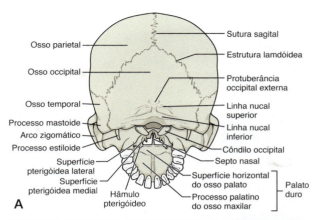

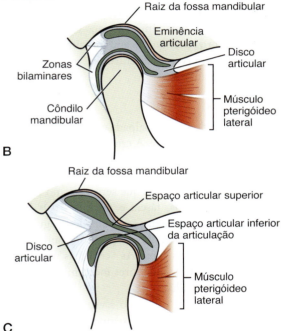

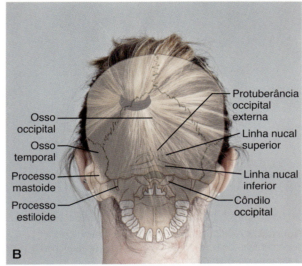

Figura 8.6 Vista posterior dos pontos de referência da cabeça.

Figura 8.5 Lateral da cabeça e articulação temporomandibular (ATM). **A)** Acidentes ósseos de referência e inserções dos músculos masseter e temporal. Linhas de tração aproximadas desses músculos que fecham a ATM e propiciam a vantagem da alavanca desses fortes músculos. Notem a proximidade da ATM em relação à orelha. **B)** Esquema da seção sagital média de uma ATM quando a mandíbula está fechada e os côndilos estão na fossa mandibular do osso temporal. **C)** A mandíbula está aberta e o côndilo mandibular está sob a eminência articular.

relaxar os músculos do pescoço. Essas vértebras têm um processo transverso curto e perfurado através do qual passam as artérias vertebrais. Esses processos articulares se projetam lateralmente; portanto, as áreas palpáveis dessas vértebras são sentidas como muito desiguais. Seus processos espinhosos curtos e bífidos podem ser sentidos na linha mediana, apesar de serem cobertos pelo ligamento nucal.

Proeminência vertebral C7

Por causa da proeminência de seu processo espinhoso, que é mais longo e mais resistente que o de outras vértebras cervicais, além de não ser bífido, essa vértebra pode ser facilmente identificada na maioria dos indivíduos. No entanto, o processo espinhoso da primeira vértebra torácica costuma ser igualmente proeminente. Quando o indivíduo flexiona o pescoço para a frente, esses processos são identificados com mais facilidade. Quando dois processos nessa região parecem ser iguais em tamanho, são identificados como C7 e T1.

Terceira à sexta vértebra cervical

As porções laterais dessas vértebras apresentam vários processos e tubérculos que podem ser mais bem palpados com o indivíduo em decúbito dorsal para

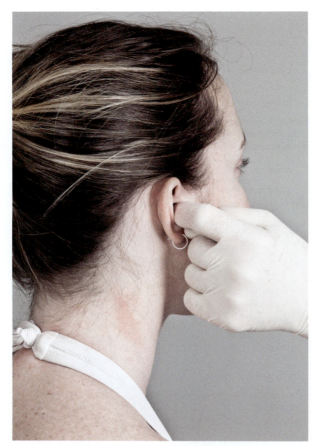

Figura 8.7 A palpação dos côndilos da mandíbula pode ser feita colocando-se o dedo no canal auricular e pressionando-o anteriormente.

Tabela 8.1 | Níveis vertebrais com pontos de referência anatômicos correspondentes

Nível vertebral	Pontos de referência anatômicos correspondentes
C3	Osso hioide
C4-C5	Cartilagem tireóidea
C6	Cartilagem cricóidea
T4	Manúbrio/corpo da junção do externo
T7	Ângulo inferior da escápula
T10	Ponta do processo xifoide
L4	Crista ilíaca (porção superior)
S2	Espinha ilíaca posterossuperior

Vértebras torácicas e lombares

Quando o indivíduo se inclina para a frente, flexionando toda a coluna, os processos espinhosos da coluna vertebral se tornam relativamente separados uns dos outros e podem ser mais facilmente palpados nas regiões torácica e lombar. O processo espinhoso de C7 é usado como ponto de partida para contar as vértebras, o que pode ser feito de maneira precisa na maioria dos indivíduos, particularmente se eles ficarem com as costas arredondadas. A coluna vertebral, porém, apresenta grandes variações individuais. Anomalias comuns incluem um ou outro processo espinhoso menos desenvolvido e mais difícil de localizar, bem como pequenos desvios laterais do processo.

Na região torácica, os processos espinhosos são voltados para baixo e se sobrepõem de modo que o processo espinhoso de uma vértebra se localiza aproximadamente na altura do corpo da vértebra logo abaixo. Na região lombar o processo espinhoso é largo e direcionado horizontalmente, de modo que a altura do processo espinhoso mais próximo representa a altura de seu corpo. A mudança de estrutura vertebral de uma região para outra da coluna é gradual. Por exemplo, as duas vértebras torácicas mais baixas se assemelham a vértebras lombares, pois têm processos espinhosos com direção mais horizontal que ficam aproximadamente na altura do disco intervertebral entre seu corpo e o corpo da vértebra logo abaixo.

Sacro e cóccix

A superfície do sacro é palpada como uma continuação direta da coluna lombar. A crista sacral medial representa processo espinhoso rudimentar da vértebra sacral, fundido com o restante do osso. Em ambos os lados da crista sacral, há áreas ásperas que servem como locais de inserção de ligamentos, fáscia e músculos. Os limites proximais do sacro podem ser palpados seguindo-se cada crista ilíaca em uma direção posterior onde o sacro se insere entre os dois ílios. As "covinhas" mediais às espinhas ilíacas posterossuperiores indicam a localização das articulações sacroilíacas.

Do ponto de vista caudal, o sacro é contínuo com o cóccix e a junção entre esses segmentos ósseos forma uma convexidade posterior demarcada, de modo que a ponta do cóccix tem uma localização profunda entre as duas eminências glúteas. Se o indivíduo se senta na beira do assento de uma cadeira dura e, em seguida, repousa as costas no encosto, pode sentir o cóccix em contato com a cadeira.

Tórax (caixa torácica)

O tórax consiste em 12 vértebras torácicas posteriormente, esterno anteriormente e 12 costelas. É possível palpar a maior parte dos ossos do tórax. Pode haver certa dificuldade ao se palparem as costelas superiores, pois elas são protegidas pela clavícula e pelas estruturas do pescoço. Em indivíduos obesos, a palpação das duas últimas costelas flutuantes também pode ser difícil. As porções das costelas mais adjacentes à coluna vertebral são cobertas por músculos, mas as costelas podem ser palpadas partindo-se de seus ângulos e seguindo-se seus trajetos lateral, anterior e inferior. Deve-se recordar dos estudos anatômicos que a primeira à sétima costela se inserem no esterno; a oitava à décima estão unidas umas às outras por cartilagens; e a décima primeira e a décima segunda têm extremidades flutuantes.

A palpação das costelas no lado esquerdo é facilitada se o indivíduo colocar a mão esquerda no topo da cabeça e estender o lado esquerdo lateralmente para separar um pouco as costelas umas das outras. Ao se estender o lado ipsilateral do tórax dessa maneira, a distância entre a lateral inferior da caixa torácica e a crista ilíaca aumenta, permitindo que se encontrem as costelas flutuantes com mais facilidade. Na posição ereta em pé, essa distância é muito estreita. Em condições patológicas, como uma curvatura lateral severa da coluna, as costelas podem vir a se apoiar no ílio, comprimindo os nervos e, por conseguinte, causando muita dor.

Esterno

O esterno pode ser palpado do processo xifoide, no seu ponto mais caudal, até seu manúbrio mais cranial e até a articulação esternoclavicular. O esterno forma um sistema fechado com as vértebras torácicas e as costelas que nele se inserem. As costelas 1 a 10 se inserem no esterno com conexões de cartilagem hialina das costelas 1 a 7, as quais formam uma inserção direta no esterno lateral através das articulações esternocostais. A cartilagem hialina das costelas 8 a 10 se insere no esterno indiretamente através de uma fusão de suas cartilagens com a cartilagem hialina da costela superior adjacente.

Articulações, ligamentos e movimentos da coluna vertebral

A articulação entre o disco intervertebral e a vértebra é cartilaginosa, enquanto as articulações facetárias são sinoviais (diartrodiais). Em termos biomecânicos, as estruturas ósseas e ligamentares das vértebras são divididas em estruturas vertebrais posteriores e anteriores. As estruturas vertebrais anteriores são responsáveis, sobretudo, pelo suporte de peso, e as estruturas posteriores, pelo controle do movimento.

Movimentos da coluna vertebral

A coluna é dividida em segmentos de movimento. Cada **segmento de movimento** da coluna consiste em duas vértebras adjacentes, três articulações intervertebrais, tecidos moles dos discos intervertebrais, ligamentos longitudinais e intersegmentares e cápsulas das articulações facetárias.[3] O disco e as articulações facetárias direita e esquerda formam um triângulo em que o movimento de uma articulação sempre produz movimento nas outras duas articulações. Na maioria das articulações vertebrais, ocorrem três graus de movimento. Esses movimentos osteocinemáticos incluem flexão e extensão no plano sagital, inclinação para a direita e para a esquerda (flexão lateral) no plano frontal, e rotação para direita e para a esquerda no plano transverso. Também ocorrem movimentos artrocinemáticos nas articulações vertebrais; esse tipo de movimento inclui cisalhamento ou deslizamento anteroposterior, cisalhamento ou deslizamento lateral, e distração-compressão.

Elementos articulares anteriores da coluna vertebral

Os discos intervertebrais, corpos vertebrais que sustentam peso, formam, com os ligamentos longitudinais, as estruturas vertebrais anteriores. As funções biomecânicas dos corpos vertebrais incluem resistência às forças de compressão do peso sobreposto; contrações musculares; e cargas externas que ocorrem ao levantar, puxar ou empurrar pesos. Os discos medianeiros protegem as articulações facetárias de lesão compressiva e permitem, além de limitar, os movimentos das vértebras. Cada disco é composto por três partes: o **anel fibroso**, uma série de anéis cartilaginosos fibrelásticos que englobam o **núcleo pulposo**, um gel com 80% ou mais de teor de

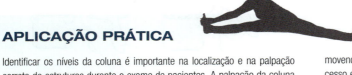

APLICAÇÃO PRÁTICA

Identificar os níveis da coluna é importante na localização e na palpação correta de estruturas durante o exame de pacientes. A palpação da coluna torácica e das costelas é facilitada quando se sabe da posição das estruturas espinhosas em relação a outras estruturas fáceis de localizar. Por exemplo, o ângulo inferior da escápula está na altura de T7 e a raiz da espinha da escápula está logo à frente de T3. As articulações costotransversárias são localizadas primeiro identificando-se o processo espinhoso e, então, movendo-se os dedos de palpação a uma distância de dois dedos do processo espinhoso; a articulação logo abaixo do dedo é a costotransversária. É preciso lembrar-se de que, quando se palpa um processo espinhoso na região torácica, o corpo da vértebra logo abaixo do processo espinhoso está um nível abaixo da altura do processo espinhoso palpado. Por exemplo, logo abaixo do processo espinhoso de T7 está o corpo de T8.

água (Fig. 8.8A); e duas **placas cartilaginosas** de hialina chamadas de **placas terminais vertebrais** (Fig. 8.8B), que separam o núcleo e os anéis dos corpos vertebrais, e se fundem com as fibras de colágeno do anel fibroso. As fibras no anel seguem um trajeto oblíquo a partir da borda inferior das vértebras superiores para a margem superior das vértebras inferiores. A direção das fibras é oposta em camadas alternadas, formando um padrão cruzado de modo que movimentos em direções opostas podem ser contidos. A circunferência do disco é basicamente a mesma que a do corpo, mas a altura é maior na região lombar. No total, os discos intervertebrais são responsáveis por cerca de 25% do comprimento da coluna vertebral.

Com a sustentação do peso corporal ou a contração muscular, as forças são transmitidas dos corpos vertebrais para o disco. Nessa transmissão de forças, a pressão aumenta dentro de todo o disco a fim de exercer forças no elástico anel fibroso, que incha (se alonga) para absorver essas forças e limitar o movimento enquanto o núcleo pulposo se mantém confinado dentro do anel fibroso (Fig. 8.9A). Na maioria das situações de sustentação do peso, a força não é aplicada no centro, mas sim nas partes anterior, posterior ou lateral do corpo vertebral. Isso gera compressão no anel em seu lado mais próximo da força, além de tensão no seu lado oposto; cada mecanismo atua para limitar a compressão vertebral (Fig. 8.9B).

Como o núcleo pulposo é composto em grande parte por água, ele é hidrófilo (atrai água). A força de compressão produzida por ficar em pé e caminhar ao longo do dia faz com que o núcleo perca pequenas quantidades de água. Os níveis de fluido do núcleo pulposo são restaurados durante o sono e o decúbito, quando a pressão no núcleo é reduzida. É por esse motivo que a altura das pessoas pode diminuir até 2 cm da manhã até o entardecer. À medida que o suprimento de vasos sanguíneos para os discos vai desaparecendo na segunda década de vida,[2] a capacidade do núcleo de recuperar a água perdida também começa a diminuir. O processo normal de envelhecimento, aliado a microtraumas repetidos causados por levantar objetos pesados com a mecânica incorreta, causa um aumento de elementos fibrosos no anel e diminui o número relativo de elementos elásticos resilientes. Em casos extremos, essa degeneração pode resultar em herniação do núcleo em raízes nervosas em adultos com menos de 50 anos de idade. Pessoas mais velhas (de 50 a 90 anos) com tendência à postura inadequada podem ficar propensas a desenvolver cifose torácica (do grego, *kyphos*, corcunda), uma proeminente

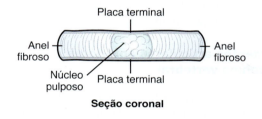

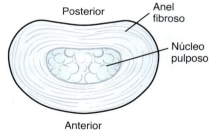

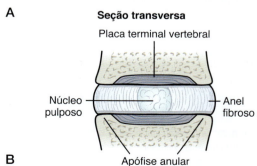

Figura 8.8 O disco intervertebral e suas inserções nos corpos vertebrais. **A)** Os discos intervertebrais são compostos por anéis circulares externos e um núcleo interno. **B)** Os discos intervertebrais se ligam a seus corpos vertebrais adjacentes via placas vertebrais terminais.

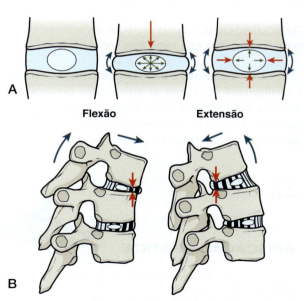

Figura 8.9 A pressão no disco causa sua intumescência. **A)** A pressão no eixo produz tensão dentro do disco de modo a estender o anel fibroso para que ele possa absorver e distribuir as forças e limitar o movimento. **B)** Cargas aplicadas fora do centro aumentam a compressão do disco no lado que recebe a carga e a tensão no lado oposto.

curvatura convexa posterior da coluna. Com o envelhecimento, todos perdemos altura por causa da perda de fluido nos discos vertebrais.

Ligamentos longitudinais

Os **ligamentos longitudinais anterior e posterior** (LLA e LLP) cobrem as partes da frente e de trás dos corpos vertebrais, respectivamente, do áxis ao sacro (Fig. 8.10A). O amplo e forte LLA se liga ao anel e à borda de cada corpo vertebral. Entre o corpo vertebral e o ligamento, encontram-se as veias e artérias que passam dentro dos forames para o corpo da vértebra. O LLA limita a inclinação para trás e, na região lombossacral, suporta a convexidade anterior (Fig. 8.10B). Mais estreito, o LLP se insere no anel fibroso e na margem superior do corpo vertebral, mas cobre um plexo de artérias, veias e vasos linfáticos, além dos forames de nutrientes através dos quais esses vasos passam para o corpo esponjoso da vértebra. A flexão para a frente é um tanto limitada pelo LLP, mas a alavanca do LLP é fraca e sua força de tração é relativamente baixa.[4] Com a flexão para a frente, o LLP fica tenso (Fig. 8.10C) para fechar os forames de nutrientes e prender o fluido no corpo esponjoso vertebral. Acredita-se que esse mecanismo aumente a capacidade do corpo vertebral de resistir a forças de compressão.

A largura do LLP diminui à medida que o ligamento desce da coluna cervical para a lombar. Em virtude desse estreitamento progressivo, o LLP oferece maior estabilização para o disco intervertebral da coluna cervical que para o da lombar. Tkaczuk[5] verificou que, quando esses ligamentos (e o ligamento amarelo) são removidos da coluna, eles se retraem. Ele sugeriu que discos saudáveis são pré-tensionados pelos ligamentos. Em outras palavras, juntos, o disco e os ligamentos longitudinais criam um sistema de equilíbrio de forças e resistência ao movimento.

Pressão dos discos

A pressão dentro dos discos lombares foi estudada e registrada por Nachemson[6-8] em cadáveres e em sujeitos vivos. Seu trabalho demonstrou que, em discos saudáveis:

- o centro do núcleo pulposo atua de maneira hidrostática;
- a pressão do disco é proporcional à força de compressão de até 1.112 N;
- o núcleo pulposo sustenta cerca de 1,5 vez a carga de compressão, enquanto o anel fibroso sustenta metade da carga imposta;
- a pressão exercida nas laterais do anel fibroso atinge de 4 a 5 vezes a carga de compressão;
- as articulações facetárias bilaterais podem suportar um quinto da carga imposta.

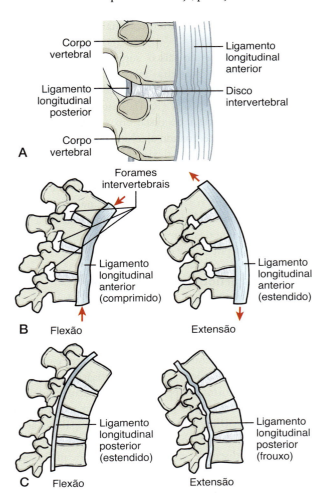

Figura 8.10 Estruturas vertebrais anteriores e posteriores. **A)** Vista sagital de dois corpos vertebrais e seus tecidos moles associados. **B)** O ligamento longitudinal anterior fica frouxo durante a flexão da coluna e tenso durante a extensão. **C)** O ligamento longitudinal posterior fica tenso durante a flexão da coluna e frouxo durante a extensão.

Estudos mais recentes realizados por McNally e Adams[9] confirmam que as forças de compressão costumam se distribuir através do núcleo pulposo nos discos saudáveis e que o anel fibroso pode se comportar como fluido ou como estrutura tensiva. Investigações detalhadas da pressão em áreas diferentes do disco sugerem que, na verdade ele atue com múltiplos compartimentos de fluidos com propriedades mecânicas que variam com a carga e o histórico de sobrecarga.

Exemplos de cargas aproximadas sobre o disco registradas por Nachemson na L3 em diferentes posturas e atividades são encontrados na Tabela 8.2. A protensão do disco pelos ligamentos pode ser vista no decúbito dorsal. Foi necessária uma tração de 500 N na área para reduzir a força a zero. Como se pode ver na Tabela 8.2, muitas atividades aparentemente leves, como exercício de membros superiores em decúbito dorsal ou agachado (sentado sem suporte), criam forças maiores no disco que na posição em pé.

Outros estudos do disco sugerem que o núcleo pulposo migre de maneira razoavelmente previsível durante o movimento osteocinemático. Usando imagens de ressonância magnética (RM), pesquisas mostraram que o material nuclear do disco em sujeitos saudáveis, migra anteriormente quando a coluna é estendida e posteriormente quando ela é flexionada no plano sagital.[10] Embora com menos consistência que no movimento no plano sagital, o núcleo pulposo de um disco lombar saudável deforma para o lado contralateral na maioria dos casos de rotação axial. Essa resposta foi verificada por ressonância magnética em 9 das 12 mulheres assintomáticas estudadas por Fazey et al.[11]

Elementos articulares posteriores da coluna vertebral

Estruturas vertebrais posteriores compreendem os arcos, os processos transversos e espinhosos, as articulações facetárias bilaterais, as cápsulas articulares e os ligamentos. As articulações facetárias (apofisárias ou zigoapofisárias) são formadas pelo processo articular inferior de uma vértebra com o processo articular superior da vértebra abaixo (Fig. 8.11). A função principal das articulações facetárias é controlar movimentos vertebrais e proteger o disco de cisalhamento, flexão, inclinação lateral ou rotação excessivos. A direção e a magnitude do movimento permitido são determinadas pelos planos das superfícies articulares, cuja orientação muda da área cervical para a lombar.

Ligamentos

Os **ligamentos amarelos** são uma série de 23 ligamentos intersegmentares que conectam a face de duas vértebras adjacentes desde a C2 até o sacro. Sua cor amarela reflete o alto conteúdo elástico, que contribui para a protensão do disco e para a resistência à flexão para a frente. As fibras do ligamento amarelo cobrem a superfície anterior da cápsula da articulação facetária e geram tensão na cápsula a fim de evitar cortes e lesões causados pelas articulações facetárias durante o movimento. Além disso, as fibras do ligamento amarelo são contínuas com os **ligamentos interespinais**, que se inserem entre os processos espinhosos adjacentes. Esses ligamentos são contínuos ao **ligamento supraespinal**, um forte cordão fibroso que se insere nas pontas dos processos espinhosos e é contínuo com a fáscia toracodorsal. A Figura 8.12A e B ilustra esses ligamentos. Na área cervical, o ligamento supraespinal se torna o **ligamento nucal**. Os **ligamentos intertransversários** são segmentares com inserções entre os processos transversos adjacentes.

Os ligamentos interespinais e supraespinais resistem a movimentos de inclinação para a frente de forma muito efetiva. Esse sistema de ligamentos se insere do corpo vertebral mais distante que alguns músculos espinais, de modo a ter mais vantagem de alavanca. Além disso, o ligamento supraespinal tem grande força tensiva, especialmente na área lombar.[4]

Movimentos de acoplamento

Os movimentos nas articulações vertebrais raras vezes ocorrem de modo puramente planar, mas, em geral, como movimentos combinados chamados de **acoplamento**. O acoplamento ocorre por causa da

Tabela 8.2 | Alguns exemplos de forças no disco intervertebral lombar (L3)

Posição	Newtons	Relação à posição em pé
Decúbito dorsal em tração (300 N)	100	–0,2
Decúbito dorsal	250	–0,5
Decúbito dorsal, exercícios com os braços (20 N)	600	+1,2
Em pé, relaxado	500	1,0
Sentado, sem encosto	700	+1,4
Sentado, cadeira de escritório	500	1,0
Ao tossir, em pé	700	+1,4
Em pé, inclinação para a frente em 40°	1.000	+2,0
Levantamento de 100 N (joelhos estendidos, costas flexionadas)	1.700	+3,4
Levantamento de 100 N (joelhos flexionados, costas estendidas)	1.900	+3,8

Fonte: Dados de Nachemson, A. Disc pressure measurements, Spine 6:93,1981; e de Nachemson, A. Lumbar intradiscal pressure. Em Jayson, M (ed):*The Lumbar spine and back pain*, Edinburgh: Churchill Livingstone, 1987, pp 191-203.

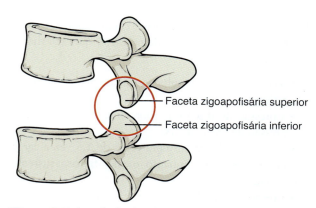

Figura 8.11 As articulações facetárias de uma vértebra são formadas pelo processo articular inferior de uma vértebra com o processo articular superior da vértebra abaixo.

orientação dos planos das articulações facetárias direita e esquerda e da limitação de movimento causada por disco, ligamentos vertebrais, fáscia e músculos. A maior complexidade do acoplamento na coluna é com a inclinação lateral e a rotação. Depois de um ou dois graus de movimentos, a inclinação lateral é sempre acompanhada de rotação, a qual é sempre acompanhada por inclinação lateral.[15] Tradicionalmente, acreditava-se que o acoplamento fosse influenciado pela posição que a coluna assume no plano sagital.[16] Quando ela está em posição neutra e se move para o plano sagital, a rotação e a inclinação lateral ocorrem de modo contralateral. Contudo, quando a coluna é flexionada ou estendida, a rotação e a inclinação lateral ocorrem de forma ipsilateral.[16] Mais recentemente, porém, essas afirmações foram questionadas. Pesquisas identificaram que o movimento de acoplamento da coluna varia não somente por região (i. e., cervical *vs.* lombar), mas também dentro de cada região[17,18] e é provável que seja mais complexo (três movimentos simultâneos) que se pensava anteriormente.[19] Pesquisas sobre o movimento de acoplamento da coluna geraram resultados contraditórios. É provável que variações em fatores como método de pesquisa, faixas etárias dos indivíduos testados, flexibilidade, mobilidade da articulação e precisão da posição inicial e dos movimentos executados sejam a fonte desses dados conflitantes. Tudo indica que, a esta altura, embora haja certo debate quanto à flexão lateral e à rotação ocorrerem na mesma direção ou em direções opostas, é consenso que o movimento de acoplamento ocorre com movimentos de rotação e inclinação lateral na coluna.

Região cervical

O occipital (0), o atlas (C1) e o áxis (C2) formam a **área craniovertebral**, onde as articulações facetárias são especializadas, há dois ou três graus de liberdade e o plano de movimento é quase horizontal. As **articulações atlantoccipitais** têm dois graus de liberdade de movimento (Fig. 8.13A). As duas articulações (0-C1 e C1-C2) trabalham juntas para proporcionar movimentos entre a cabeça e a coluna vertebral. A superfície rasa e côncava da articulação do atlas (uma em cada lado do canal vertebral) sustenta os dois côndilos convexos do osso occipital. Essa estrutura sustenta a cabeça enquanto possibilita movimentos sem interferir com a passagem do bulbo raquidiano dentro do canal vertebral.

Movimentos da cabeça na articulação atlantoccipital (0-C1) são principalmente movimentos de balanço no plano sagital ao redor do eixo medial-lateral que passa

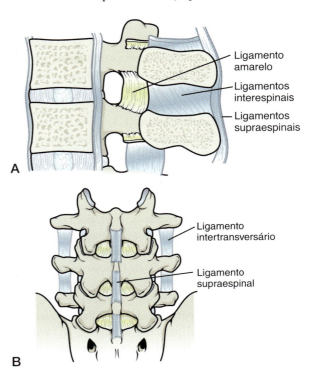

Figura 8.12 Ligamentos posteriores da coluna. **A)** O ligamento amarelo tem uma grande quantidade de fibras elásticas e é contínuo com o ligamento interespinal. O ligamento interespinal é contínuo com o ligamento supraespinal. **B)** Vista posterior dos ligamentos intertransversário e supraespinal.

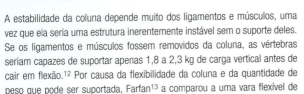

APLICAÇÃO PRÁTICA

A estabilidade da coluna depende muito dos ligamentos e músculos, uma vez que ela seria uma estrutura inerentemente instável sem o suporte deles. Se os ligamentos e músculos fossem removidos da coluna, as vértebras seriam capazes de suportar apenas 1,8 a 2,3 kg de carga vertical antes de cair em flexão.[12] Por causa da flexibilidade da coluna e da quantidade de peso que pode ser suportada, Farfan[13] a comparou a uma vara flexível de 35,6 cm de comprimento flexível em cuja ponta se equilibra um peso de cerca de 34 kg. Não só os ligamentos devem ser fortes, mas os músculos também devem gerar força suficiente para manter tanto a estabilidade como a função da coluna. Não é de admirar que mais de 84% da população mundial sinta dores nas costas em algum ponto da vida.[14] Do ponto de vista fisioterápico, com um número tão grande de pacientes com patologias lombares, é importante entender a coluna e como ela funciona para que se possam aplicar o tratamento e os métodos de prevenção apropriados.

através dos dois côndilos. A localização aproximada desse eixo é encontrada colocando-se as pontas dos dedos indicadores apontando um para o outro nos processos mastoides. Pequenos movimentos de inclinação lateral da articulação atlantoccipital também são possíveis, embora sejam muito limitados.

A **articulação atlantoaxial** (C1-C2) é formada por uma articulação localizada centralmente e duas articulações facetárias (os processos articulares inferiores do atlas e o processo articular superior do áxis) (Fig. 8.13B). Centralmente a cova do áxis (processo odontoide) se encaixa em um anel formado pelo arco do atlas, anterior, e por seu ligamento transverso, posterior, portanto, o atlas gira em torno da cova. Como o eixo de movimento é vertical dentro da cova, o movimento que ocorre nesse eixo é a rotação. Cerca de 50% da rotação na área cervical ocorre nessa articulação.

Nas **articulações vertebrais cervicais** típicas (C2-C3 a C6-C7), as superfícies das articulações facetárias mudam de horizontal para um ângulo de 45° entre os planos horizontal e frontal. Essa orientação, aliada a suas cápsulas soltas e elásticas, permite movimento em todos os planos. As facetas articulares superiores deslizam superior e anteriormente na inclinação para a frente (flexão), e inferior e posteriormente na inclinação para trás (extensão). Na inclinação lateral para a direita, a faceta superior esquerda se move superior e anteriormente, enquanto a faceta superior direita se move inferior e posteriormente, produzindo a rotação do corpo vertebral para a direita e do processo espinhoso para a esquerda.[3] Embora as discussões apresentadas sobre movimento de acoplamento indiquem que há vários padrões de acoplamento de rotação e inclinação lateral, essa combinação de movimentos facetários na coluna cervical é muito relatada.[3]

A postura ereta normal da coluna cervical é lordótica (côncava posteriormente). A flexão ocorre em linha reta no plano sagital, ao passo que a extensão ocorre até que os processos espinhosos toquem um no outro, limitando mais movimento. Uma escala de flexão normal de

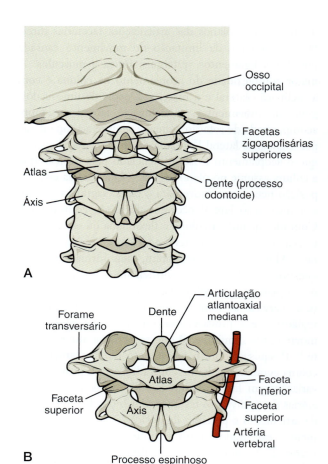

Figura 8.13 Articulações craniovertebrais. **A)** A rasa superfície côncava da articulação do atlas suporta os côndilos convexos da articulação do osso occipital para permitir dois graus de liberdade nas articulações atlantoccipitais. **B)** Uma articulação central e duas articulações facetárias compreendem a articulação atlantoaxial entre C1 e C2. A rotação ocorre nessa articulação à medida que o atlas roda em torno do dente do áxis.

movimento permite que o indivíduo encoste o queixo no peito e, em uma amplitude de movimento final normal de extensão, a parte anterior do pescoço forma uma linha vertical do queixo ao peito.

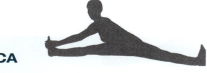

APLICAÇÃO PRÁTICA

Você pode avaliar os movimentos de acoplamento de suas próprias colunas cervical e lombar. Sente-se em uma posição corretamente alinhada e realize a flexão lateral do pescoço para um lado, notando a que direção seu pescoço roda enquanto realiza a flexão lateral. Em seguida, antes de realizar a flexão lateral do pescoço, fique em uma postura curvada, de modo que seus ombros fiquem arredondados e a cabeça se mova para a frente. Nessa má postura, realize a flexão lateral do pescoço e observe em que direção sua cabeça roda. Você pode fazer esse teste na coluna lombar também, fazendo a flexão lateral em uma posição corretamente alinhada e, então, repetindo-a com a coluna lombar arqueada (lordótica) ou achatada. Note como as posições de alinhamento adequado e inadequado mudam os movimentos de acoplamento, bem como se os movimentos de acoplamento da coluna lombar e cervical são os mesmos. Você também pode fazer essa verificação em outros indivíduos para ver como seus movimentos de acoplamento se comparam com os deles.

As amplitudes de movimento vertebral de articulações específicas registradas em nível individual na literatura variam de maneira considerável. Quando tomados como um segmento completo, porém, existe grande consenso sobre a amplitude de movimento das vértebras cervicais. Embora se aceite que amplitudes de movimento declinem com a idade, as amplitudes de movimento ativas normais de toda a coluna cervical são registradas como listado na Tabela 8.3.

Além de controlar e permitir o movimento, as articulações facetárias na área cervical também recebem parte das forças de sustentação de peso da cabeça por causa de seus 45° de orientação em relação ao plano frontal. Essa função é importante, pois a cabeça (cerca de 4,5 kg) requer suporte do longo braço de alavanca da vértebra cervical para permitir que um indivíduo possa se sentar e ficar em pé por mais de 16 horas ao dia sem repouso. Tenha em mente que os músculos cervicais só conseguem descansar quando o indivíduo está em decúbito. Como a maioria das pessoas fica na posição sentada, em pé ou ereta por mais de 16 horas ao dia, esses músculos cervicais precisam trabalhar por longos períodos.

Região torácica

Com base em sua posição e em seu formato, as vértebras torácicas têm várias responsabilidades distintas. Elas sustentam e permitem o movimento da cabeça e do tronco; protegem o coração, os pulmões e os grandes vasos; fornecem articulações para a respiração; e servem de inserção para músculos da respiração, do tronco e dos membros.

Articulação facetária

O plano das articulações facetárias se move na direção do plano vertical ou frontal (Fig. 8.14). Essa orientação facetária limita os movimentos flexão e cisalhamento anterior, mas permite inclinação lateral. As costelas e o esterno, porém, limitam movimentos potenciais das vértebras torácicas. A extensão da coluna torácica também é limitada pelo contato com os processos espinhosos uns com os outros na inclinação para trás. A extensão torácica total produz um alinhamento reto da coluna torácica. O movimento das últimas vértebras torácicas é menos restrito pelas costelas que os das vértebras torácicas mais altas, e suas articulações facetárias têm orientação mais sagital. Os movimentos intervertebrais da coluna torácica como um todo se assemelham aos movimentos lombares, com mais flexão-extensão e inclinação lateral, e menos rotação. Amplitudes de movimento ativo nessa região são registradas em conjunto com amplitudes da coluna lombar, pois essas duas regiões são difíceis de dissociar (Tab. 8.4). Como observado, as amplitudes de movimento das regiões lombar e torácica também diminuem com o avanço da idade.

Articulações costais

Duas articulações sinoviais são formadas pelas costelas em cada lado das vértebras torácicas posteriores (Fig. 8.15A). As costelas típicas de 2 a 9 se articulam com o corpo adjacente, com o corpo acima e com o disco entre os dois corpos para formar a articulação costovertebral. As exceções a esse arranjo são as atípicas costelas 1, 10, 11 e 12, que se articulam apenas com o corpo correspondente. Além dessas articulações, as costelas 1 a 10 também se articulam com seus processos transversos de mesmo nível para formar a articulação costotransversária (Fig. 8.15B). Tanto as articulações costovertebrais como as costotransversárias são reforçadas por fortes ligamentos. Anteriormente, as cartilagens das costelas 2 a 7 formam a articulação sinovial com o esterno. As cartilagens costais das costelas 8 a 10 se articulam com a cartilagem acima, enquanto as extremidades laterais das costelas 11 e 12 são soltas, ou flutuantes.

A elevação e a depressão das costelas ocorrem em um movimento giratório em um eixo que atravessa as articulações costovertebrais e costotransversárias. A orientação das costelas superiores é mais horizontal e o movimento de elevação produz um aumento anterior no diâmetro da caixa torácica. As costelas inferiores têm uma inclinação para baixo mais oblíqua e a elevação das costelas aumenta o diâmetro transverso da caixa torácica. Pode-se sentir o aumento no diâmetro anterior transverso colocando-se uma mão na parte superior do esterno e a outra nas costas, na parte superior da área torácica, e solicitando-se ao paciente que inspire e expire com força. As maiores mudanças que ocorrem no diâmetro transverso na região torácica inferior podem ser sentidas colocando-se ambas as mãos sobre a superfície lateral das costelas inferiores e solicitando-se que o paciente inspire e expire com força.

Além de participar na respiração, as articulações e estruturas da caixa torácica protegem órgãos vitais e contribuem significativamente no equilíbrio da coluna torácica. Órgãos como rins, pulmões, fígado e baço são

Tabela 8.3 | Amplitudes normais de movimento cervical[20]

Movimento	Amplitude média
Flexão	50°
Extensão	60°
Flexão lateral – lado direito	45°
Flexão lateral – lado esquerdo	45°
Rotação para o lado direito	80°
Rotação para o lado esquerdo	80°

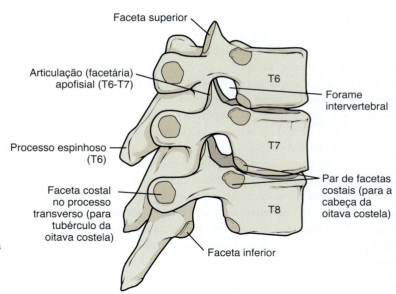

Figura 8.14 As articulações facetárias torácicas são alinhadas de modo quase vertical no plano frontal, de maneira a limitar os movimentos de cisalhamento de flexão-extensão.

protegidos pelas costelas e pelo esterno.[21] A estabilização da coluna torácica é reforçada pelos ligamentos da costela ao corpo das vértebras e processos transversos.[22] Além disso, a mobilidade das costelas permite a expansão dos pulmões e tem um papel importantíssimo na inspiração e na expiração.[23]

Região lombar

Os grandes corpos e os discos intervertebrais das vértebras lombares, em conjunto com os fortes ligamentos iliolombar e longitudinal anterior, normalmente sustentam a maior parte do peso da cabeça na postura ereta. As articulações facetárias da lombar tem formato de meia-lua, com superfícies articulares tanto no plano sagital como no frontal. A proporção da superfície sagital é maior na T12 que na L1. Esse alinhamento facetário muda progressivamente para uma orientação mais no plano frontal de L5 a S1. Essa orientação das articulações facetárias proíbe movimentos de rotação e cisalhamento anterior. Embora se descreva que a rotação seja de 1° a 3°, Porterfield e DeRosa[24] consideraram que isso resulte da deformação da cartilagem, e não do movimento real da articulação. Danos à articulação facetária foram demonstrados em um estudo com cadáveres, no qual a coluna lombar foi submetida a 1° a 3° de rotação.[25]

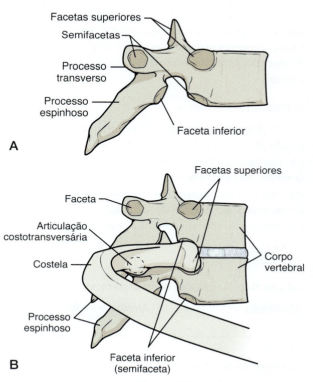

Figura 8.15 Articulações costovertebrais. Uma costela se liga à vértebra acima na semifaceta inferior (ver definição no glossário), e com a vértebra no mesmo nível da costela na semifaceta superior e na faceta sobre o processo transverso.

Tabela 8.4 | Amplitudes de movimento toracolombar[20]

Movimento	Amplitude média
Flexão	60°
Extensão	25°
Inclinação lateral – lado direito	25°
Inclinação lateral – lado esquerdo	25°
Rotação para o lado direito	30°
Rotação para o lado esquerdo	30°

Junção lombossacral

A angulação da coluna vertebral na junção lombossacral é evidente na posição em pé (Fig. 8.16A) e essa articulação é submetida a uma grande quantidade de cisalhamento anterior pelo peso do corpo sobreposto nela (Fig. 8.16B). Essa articulação é reforçada por fortes ligamentos iliolombares de L4 a L5 e pelos ligamentos sacrolombares, que restringem, sobretudo, os movimentos de inclinação lateral, mas também limitam flexão, extensão e rotação.[26] A orientação próxima do plano frontal de L5 à articulação facetária de S1 impede o cisalhamento anterior excessivo da quinta vértebra lombar. Variações anatômicas que enfraquecem a articulação podem permitir que a vértebra lombar deslize para a frente no sacro, uma patologia conhecida como **espondilolistese** (do grego, *spondylos*, vértebra; *olisthesis*, deslizar, cair).

Fáscia toracolombar

A **fáscia toracolombar** (também chamada de fáscia toracodorsal) é uma forte estrutura complexa que atua como um enorme ligamento para ligar costelas, vértebras e sacro, o sistema ligamentoso intervertebral posterior e os três músculos do tronco. O sistema fascial possibilita que os seres humanos tenham a capacidade única de levantar cargas pesadas sobre sua própria cabeça e de estabilizar o tronco em lançamentos de objetos em alta velocidade.[13] Descrições anatômicas detalhadas da fáscia e considerações biomecânicas são apresentadas por Bogduk e Macintosh.[28]

A fáscia toracolombar é composta de camadas anterior, média e posterior (Fig. 8.17A). A **camada anterior** é profunda e se insere nos processos transversos das vértebras lombares de modo a cobrir o músculo quadrado do lombo. A **camada média** é composta por fortes fibras transversas que se ligam ao processo lombar medialmente, à 12ª costela e à rafe (do grego, costura) lateral do músculo transverso do abdome. A **camada posterior** cobre as costas e se liga aos processos espinhosos e ao ligamento supraespinal medialmente. Na parte superior a fáscia se funde ao músculo esplênio e, na distal, insere-se no sacro e se funde com a fáscia dos músculos glúteos (Fig. 8.17B). Lateralmente, a camada posterior se liga às costelas e ao ílio, e forma inserções na rafe lateral com o músculo oblíquo interno do abdome.

A camada posterior da fáscia toracodorsal é subdividida em lâminas superficial e profunda. A **lâmina superficial** é a ampla aponeurose do músculo latíssimo do dorso, cujas fibras angulam-se inferior e medialmente a partir da rafe lateral para inserirem o latíssimo do dorso nos processos espinhosos. A lâmina profunda se funde à superficial, mas a cruza na direção oposta. Juntas, formam uma série de estruturas triangulares fortes, cujos ápices, na rafe lateral, e cujas bases cobrem dois níveis vertebrais.[28] Além disso, a fáscia toracodorsal proporciona um retináculo (do latim, rede) que envolve os músculos eretores da espinha e multífido.

Essas conexões permitem a aplicação de muitas forças na fáscia lombodorsal, nos processos espinhosos e no sistema ligamentoso posterior a fim de contribuir para a extensão lombar e para a resistência à flexão lombar. Essas forças incluem a contração do músculo latíssimo do dorso quando as mãos estão fixadas, a contração dos músculos transverso do abdome e oblíquo interno do abdome, a contração dos eretores da espinha para

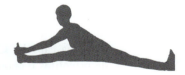

APLICAÇÃO PRÁTICA

Com o afinamento dos discos intervertebrais, que ocorre com o envelhecimento, as pontas das articulações facetárias começam a repousar sobre as lâminas das vértebras acima ou abaixo. Isso ocorre em doenças degenerativas do disco e resulta na transmissão de mais de 70% da força de compressão para as facetas, que não têm estrutura para sustentar peso.[25] O contato das pontas das facetas também pode acontecer em indivíduos saudáveis que ficam em pé por muito tempo em virtude do rebaixamento do disco que ocorre com a posição lordótica da lombar na posição em pé. Adams e Hutton[25] postulam que a dor incômoda que ocorre na região lombar pode se dever à pressão e a microtraumas nas cápsulas articulares das facetas.

A espondilolistese ocorre com mais frequência em mulheres que em homens, entre 10 e 20 anos de idade. O local mais comum dessa patologia é em L5-S1. Ela é diagnosticada em indivíduos com lordose excessiva ou que participam de atividades como ginástica, remo, mergulho, levantamento de pesos e lutas.[27] A articulação de L5-S1 sofre a maior quantidade de cisalhamento em condições normais, portanto, uma lordose excessiva e atividades que promovam a hiperextensão, como ocorre nesses esportes, aumentam essa tensão de cisalhamento. Assim, as atividades de extensão e rotação agravam a disfunção. Para minimizar a probabilidade de derrapagem (cisalhamento anterior), os fisioterapeutas devem instruir seus pacientes com espondilolistese a praticar atividades de estabilização do tronco com ênfase na manutenção de certo grau de inclinação pélvica posterior.

Sacro

O sacro é a ligação entre o esqueleto axial e os membros inferiores. O sacro se liga à coluna lombar na junção lombossacral, criando a articulação de L5-S1. O sacro tem uma relação próxima com os ossos pélvicos através das articulações sacroilíacas direita e esquerda. Com os ossos pélvicos, essas articulações criam um cíngulo fechado. Os ossos pélvicos incluem ísquio, ílio e púbis, os quais formam a porção de soquete da articulação mais proximal do membro inferior, o quadril. O quadril e a pelve são apresentados no Capítulo 9. Faremos apenas uma rápida menção da pelve e de sua relação com a função do sacro neste capítulo.

Articulação sacroilíaca

Os profissionais de antigamente acreditavam que a articulação sacroilíaca (ASI) era imóvel, exceto por leves movimentos durante a gravidez. No século XX, comprovou-se que pequenos movimentos nessas articulações ocorrem tanto em mulheres como em homens.[29-31] Como os movimentos da ASI são pequenos (1 a 3 mm) e difíceis de medir, existe uma tendência a considerá-los insignificantes e sem importância. Muitos fisioterapeutas, porém, consideram que lesões nos ligamentos, hipermobilidade, hipomobilidade e patologias inflamatórias da ASI são as principais causas de dor lombar,[29,32,33] e que a maioria dos problemas frequentes ocorre logo após o parto.[31]

Tipo de articulação

A maioria dos autores classifica a ASI como uma articulação diartrodial livremente móvel.[34-36] A superfície sacral é coberta por cartilagem hialina e a superfície ilíaca é coberta por fibrocartilagem. É encontrado fluido sinovial na cavidade articular e a articulação é coberta por uma cápsula. Com o envelhecimento a incidência de osteófitos e anquiloses da ASI é alta, sobretudo em homens. Sashin[37] verificou deslizamentos e movimento anteroposterior em cadáveres de homens com até 30 anos de idade, leve movimento em cadáveres de homens com até 40 anos e anquiloses na maioria dos homens com mais de 40 anos. Em contrapartida, verificou-se leve movimento em cadáveres de mulheres de 50 a 60 anos e não foi encontrada nenhuma anquilose avançada em nenhuma idade.

Movimentos

Os movimentos da ASI são pequenos.[38] Embora os movimentos articulares sejam pequenos, as articulações tem três graus de movimentação (Fig. 8.18). Esses movimentos incluem: 1) rotação anteroposterior em torno do eixo medial-lateral no plano sagital, 2) abdução-adução

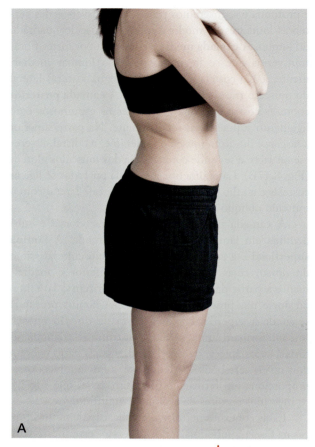
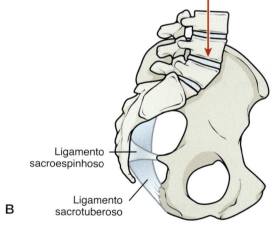

Figura 8.16 A mudança da coluna lombar para a sacral é facilmente observada. **A)** A vista lateral da coluna revela a curvatura lordótica na região lombar. **B)** Vista sagital dos ossos pélvicos mostrando o sentido da força da cabeça, dos braços e do tronco através das vértebras lombares até o sacro. Nota-se o aumento do ângulo entre L5 e S1, que provoca cisalhamento nessa articulação.

enrijecer a rede fascial e o movimento de inclinação para a frente, como ao se abaixar para pegar um objeto do chão. A maneira como o sistema da fáscia toracodorsal age será discutido mais adiante neste capítulo, na seção sobre inclinação e elevação para a frente.

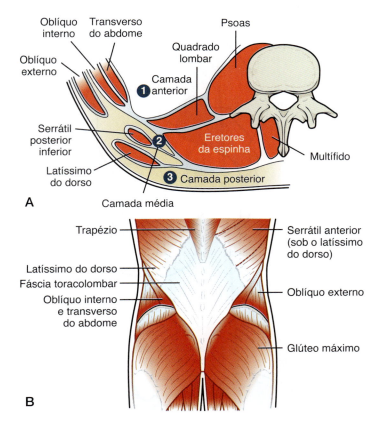

Figura 8.17 Fáscia toracolombar. A) Seção transversal mostrando as três camadas da fáscia toracolombar. B) Músculos que se inserem na fáscia toracolombar.

em torno do eixo anteroposterior no plano frontal e 3) rotação medial-lateral em torno do eixo vertical no plano transverso. Em 32 cadáveres recentes de pessoas com menos de 29 anos, Sashin[37] encontrou leve deslizamento superoinferior e anteroposterior do sacro onde ele se fixa no ílio ou no ílio onde ele se fixa no sacro. O movimento combinado em média da ASI é de 4° com uma amplitude de 2° a 8°. Em um estudo de meta-análise, Goode et al.[38] verificaram nos sete manuscritos elegíveis para seus estudos que a rotação sacroilíaca anteroposterior máxima era pouco acima de 2°, que o movimento em torno do eixo vertical no plano transverso era de até 8° e a rotação em torno do eixo anteroposterior no plano frontal era de até 4°. Weisl[39] mediu o movimento do promontório sacral radiograficamente em pessoas vivas. Ele verificou que o maior movimento no promontório sacral foi de 5,6 mm (±1,4 mm) na direção ventral quando os indivíduos se levantavam da posição deitada. Em outro estudo, Colachis et al.[30] colocaram pinos de metal nas espinhas ilíacas posterossuperiores de estudantes de medicina. Verificou-se que a maior mudança entre os lados direito e esquerdo foi de 4 mm, que aconteceu com o movimento da posição ereta em pé para a flexão completa para a frente. Em termos trigonométricos, as medidas indicam cerca de 2° a 3,5° de movimento por articulação SI. Embora os resultados desses estudos variem, um ponto importante de todos é que os movimentos dentro das articulações SI são pequenos. Isso, porém, não basta para dizer que ela deva ser ignorada. Afinal, sabe-se que existem patologias nessa articulação.[34,40,41]

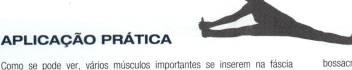

APLICAÇÃO PRÁTICA

Como se pode ver, vários músculos importantes se inserem na fáscia lombossacral. Entre eles, incluem-se os glúteos, o latíssimo do dorso, o transverso do abdome, os oblíquos internos, o multífido e os eretores da espinha. Sendo assim, durante a reabilitação clínica de pacientes com dor ou lesão nas costas, é importante fortalecer esses músculos que se inserem na fáscia lombossacral para que tanto os músculos como a fáscia lombossacral proporcionem melhor sustentação da coluna lombar. Do mesmo modo, parte das instruções a pacientes sobre técnicas adequadas de levantamento deve incluir tensionar esses músculos antes do levantamento, para que se possa gerar maior sustentação e menor tensão na coluna lombar durante a atividade.

Assim como em muitos outros segmentos do corpo, ocorrem movimentos específicos no sacro que requerem o uso de terminologia distinta para defini-los. Kapandji[42] descreveu o movimento sacral de nutação (do latim, *nutare*, assentir) e contranutação. Na **nutação**, o **promontório** na base do sacro se move inferior e anteriormente, enquanto os aspectos distais do sacro e do cóccix se movem posteriormente (Fig. 8.19A). Além disso, a crista ilíaca é aproximada e os túberes isquiáticos se afastam durante a nutação. A nutação faz com que o estreito pélvico inferior se alargue. A **contranutação** é o movimento oposto, em que o promontório sacral se move superior e posteriormente. A contranutação faz com que o cóccix se mova anteriormente, a crista ilíaca se afaste e os túberes isquiáticos se aproximem (Fig. 8.19B). A contranutação e seus movimentos secundários alargam a entrada pélvica. A produção do hormônio relaxina durante a gravidez provoca o relaxamento dos ligamentos e aumenta a magnitude dos movimentos das ASIS e da sínfise púbica.[35] Por isso, a entrada pélvica se torna maior para acomodar o feto e o estreito pélvico inferior se torna maior na hora do parto. O relaxamento excessivo do ligamento, porém, pode produzir dor severa e, algumas vezes, deslocamento da ASI e da sínfise púbica. Depois da lactação, a produção do hormônio relaxina cessa e os ligamentos voltam a se comprimir. Não é incomum verificar que a reaproximação das articulações ocorra em um alinhamento assimétrico da ASI e da sínfise púbica, resultando em dor lombar crônica e dor no quadril.

Na posição em pé e na caminhada, o peso sobreposto da cabeça é distribuído da quinta vértebra lombar até o sacro, através da pelve até a sínfise púbica e das cabeças dos fêmures, e, então, até o chão. Na posição sentada, o peso é distribuído para a sínfise púbica e para os tubérculos isquiáticos e, na sequência, para o assento da cadeira. Essas forças comprimem o sacro e o ílio juntos; em essência, o sacro é conduzido distal e anteriormente entre os ílios, e os ílios são conduzidos proximal e posteriormente sobre o sacro (Fig. 8.20). Um sistema de ligamentos forte e extenso limita os movimentos e estabiliza as articulações.[36]

Ligamentos

Posteriormente, os ligamentos interósseos preenchem os espaços entre a crista lateral do sacro e do lado interno da tuberosidade ilíaca (Fig. 8.21B). Esses ligamentos têm fibras multidirecionais e cobrem cerca de metade do comprimento da articulação. Várias camadas de ligamentos sacroilíacos posteriores curtos e longos cobrem o ligamento interósseo e o aspecto posterior do sacro. Eles se inserem na tuberosidade ilíaca (na linha glútea posterior), e são direcionados medial e distalmente para se inserir no sacro. Na porção ventral,

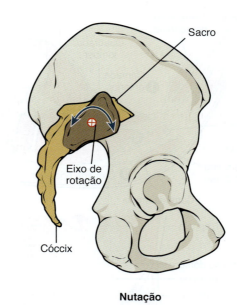

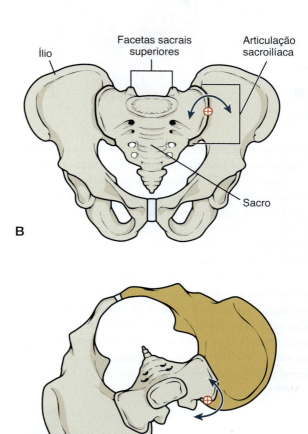

Figura 8.18 Movimento da articulação SI. **A)** Movimento anteroposterior em torno de um eixo medial-lateral no plano sagital. **B)** Abdução-adução em torno de um eixo anteroposterior no plano frontal. **C)** Rotação medial-lateral em torno de um eixo vertical no plano transverso.

estão os ligamentos sacroilíacos, que são finos e menos extensos que os ligamentos posteriores (Fig. 8.21A). Os ligamentos sacroilíacos suspendem o sacro a partir dos ílios, e enquanto a sustentação de peso move o sacro distalmente sobre os ílios, esses ligamentos atuam de modo a amortecer os impactos. Esse mecanismo suspensório fez com que alguns autores descrevessem as ASIS como articulações que não sustentam peso.[43] Além disso, o comprimento desses ligamentos limita o movimento de contranutação. O forte ligamento anterior longitudinal, que cobre a vértebra lombar e se insere no sacro e nos ligamentos iliolombares, foi discutido com a vértebra.

Os ligamentos sacrotuberal e sacroespinal são amplos e longos, e ligam o aspecto inferior do sacro ao túber isquiático e à espinha isquiática (Fig. 8.21). Esses ligamentos têm uma excelente alavanca para manter o aspecto distal do sacro no lugar contra as forças anteriores de sustentação de peso que tendem a inclinar o promontório sacral anterior e inferiormente. O comprimento do ligamento sacrotuberal controla a magnitude de nutação possível. O ligamento sacrotuberal é palpado lateralmente ao cóccix, e superior e medialmente ao túber isquiático. É palpado como um cordão grosso que forma um ângulo de 30° a 45° do túber isquiático em direção medial e superior à base do sacro.

A combinação dessa arquitetura óssea a seu sistema ligamentar extenso e forte cria um mecanismo de autotravamento para a articulação SI. À medida que a força aumenta para causar o movimento para baixo do sacro sobre os ílios, os ligamentos posteriores comprimem e puxam os ílios de modo a mantê-los juntos como uma cinta.

Sínfise púbica

As superfícies articulares dos ossos púbicos estão cobertas de cartilagem hialina e separadas por discos fibrocartilaginosos. A articulação é protegida por ligamentos fortes em todos os lados e a fibrocartilagem é reforçada pelas inserções dos músculos reto do abdome, piramidal e oblíquo interno do abdome. A sínfise púbica completa o fechamento do cíngulo das articulações pélvicas do sacro e dos ossos ilíacos (Fig. 8.22).

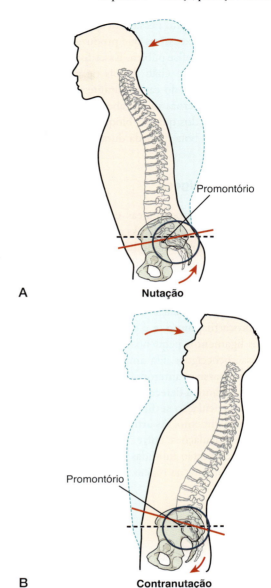

Figura 8.19 Nutação e contranutação do sacro. **A)** A nutação ocorre com o movimento anterior e inferior do promontório sacral. **B)** A contranutação ocorre com o movimento posterior e superior do promontório sacral.

Assim, mesmo movimentos pequenos na ASI devem ser acompanhados pelo movimento da sínfise púbica. Em

APLICAÇÃO PRÁTICA

Embora a dor na ASI ou na sínfise púbica muitas vezes possa ser tratada por fisioterapeutas, os deslocamentos nessas articulações não podem. Os fisioterapeutas raramente veem pacientes com diagnóstico de deslocamento da ASI ou da sínfise púbica, mas existe uma possibilidade de isso ocorrer em mulheres grávidas. Os deslocamentos da ASI ou da sínfise púbica são condições muito graves e muito dolorosas. A dor é localizada e intensa com qualquer movimento. A sustentação de peso é especialmente dolorosa, sobretudo quando se fica em um pé só. Essa condição requer o encaminhamento para um médico.

geral, há pouco movimento nessa articulação. Contudo, podem ocorrer forças excessivas que produzam lesões ou luxações da ASI e da sínfise púbica. Essas forças ocorrem quando os pés batem no chão depois de um salto, os joelhos batem no painel do carro durante um acidente, ao caminhar com as pernas muito abertas ou ao ter um movimento enérgico dos quadris bloqueado de maneira súbita, como ao ter a bola roubada durante um chute no futebol.

Articulações coccígeas

As articulações sacrococcígeas e intercoccígeas são classificadas como sinartrodiais. As articulações sinartrodiais são definidas como uma linha de fusão entre ossos que eram separados no início do desenvolvimento e, mais tarde, se fundiram por completo.[44] A base do cóccix se une ao ápice do sacro, que é triangular, na articulação sacrococcígea. Essa articulação é muito congruente, tem um disco fibrocartilaginoso, e é completamente cercada por diversos ligamentos pequenos e fortes chamados de ligamentos sacrococcígeos. Há uma pequena quantidade de movimento passivo anteroposterior disponível que ocorre apenas durante a defecação e o trabalho de parto. Na verdade, a articulação se funde como parte do processo de desenvolvimento. As articulações intercoccígeas são pequenas articulações entre três vértebras distais. Normalmente, elas estão fundidas na idade adulta e não apresentam movimento na região.[45]

Equilíbrio pélvico

O rígido sacro, firmemente ligado aos ílios, é parte da pelve, a qual, interposta entre os membros inferiores e as porções flexíveis da coluna vertebral, possui movimentos próprios. Por causa da firmeza das articulações sacroilíaca e lombossacral, porém, sempre que a pelve se move, a coluna também se move, sobretudo na região lombar. Portanto, quando a pelve se move, comprime a coluna lombar e, igualmente, quando a coluna lombar se move, a pelve é afetada. Do mesmo modo, como a pelve se insere no quadril, o movimento da pelve afeta o qua-

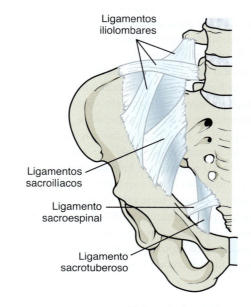

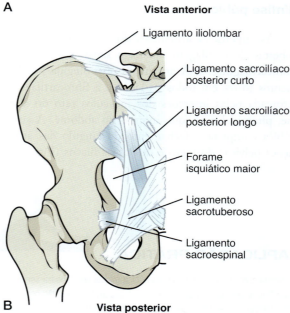

Figura 8.21 Ligamentos SI. **A)** Vista anterior dos ligamentos sacroilíacos. **B)** Vista posterior dos ligamentos sacroilíacos.

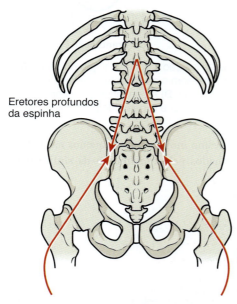

Figura 8.20 Forças de compressão na articulação SI. Forças comprimem o sacro e os ílios juntos, levando o sacro distal e anteriormente entre os ílios, e levando os ílios proximal e posteriormente sobre o sacro.

dril, e vice-versa.[46,47] A relação entre o quadril e a pelve é apresentada no Capítulo 9.

Músculos

Os músculos da cabeça, do pescoço e do tronco tem pares um de cada lado da linha média. Quando ambos os músculos emparelhados se contraem para produzir movimento, este ocorre na forma de inclinação para trás ou para a frente no plano sagital. Se apenas um deles se contrair, ocorre inclinação ou rotação lateral nos planos transverso ou frontal. Na maioria das vezes, os músculos do pescoço e do tronco se cocontraem durante as atividades a fim de estabilizar as vértebras. A cocontração desses músculos emparelhados permite que eles resistam à aplicação de peso, a contrações dos músculos dos membros e às forças de reação do solo.

O conhecimento cinesiológico das funções dos músculos superficiais do pescoço e do tronco é quase igual a nosso conhecimento sobre a musculatura dos membros. O conhecimento comprovatório das ações e funções dos músculos profundos do pescoço e do tronco, por outro lado, é limitado, pois as 3 a 5 camadas musculares dificultam a diferenciação dos músculos individuais por palpação manual ou por registro com eletrodos de superfície (EMG). A maioria das pesquisas realizadas no músculo esquelético axial utilizou eletrodos de superfície. São necessários eletrodos de finos fios para investigar atividades nos músculos profundos, mas muitos laboratórios de pesquisa não estão equipados para realizar uma investigação com esse tipo de equipamento ou não têm pessoal qualificado para usá-lo. Além disso, pode ser difícil confirmar se o eletrodo foi inserido no músculo correto. Por esses motivos, muitas das questões em relação a músculos esqueléticos axiais e suas funções permanecem sem resposta.

Músculos anteriores do pescoço

Diversos músculos cervicais anteriores exercem funções variadas dependendo se o movimento exige atividade muscular unilateral ou bilateral. Quando atuam de maneira bilateral, as principais ações desses músculos são flexão do pescoço ou da cabeça. As evidências atuais apontam que esses músculos, em especial os pequenos, localizados perto do eixo de movimento, atuem como estabilizadores ou forneçam propriocepção.[51] Os músculos cervicais, bem como suas inserções proximais e distais, suas inervações, suas ações e seus métodos de palpação, são identificados na Tabela 8.5.

Flexores primários do pescoço

Com exceção do esternocleidomastóideo, os músculos anteriores do pescoço podem ser pareados com outros músculos de localização ou função semelhante. Esses músculos incluem:

- reto anterior da cabeça e reto lateral da cabeça;
- longo da cabeça e longo do colo;
- escalenos anterior, médio e posterior.

Esses músculos serão apresentados brevemente aqui; a Tabela 8.5 contém informações específicas de cada músculo.

Dos dois curtos músculos **reto anterior da cabeça** e **reto lateral da cabeça**, este último possui uma excelente alavanca para o controle medial-lateral da cabeça ou para a flexão lateral com contração unilateral. As fibras do **longo da cabeça** cobrem o reto anterior da cabeça. O **longo do colo** é um músculo complexo com três partes que cobrem a superfície anterolateral da vértebra desde o arco do atlas até a terceira vértebra torácica. Basmajian[50] afirmou que estudos de EMG mostraram o longo do colo como um forte flexor da coluna cervical. Ele levantou a hipótese de que o aumento na atividade do longo do colo durante a fala, a tosse e a deglutição implique na estabilização do pescoço para essas funções. Além de sua ação anatômica evidências recentes identificaram um número substancial de fusos musculares no longo do colo, sugerindo que esse músculo também tenha uma função proprioceptiva.[51]

Os **músculos escalenos** (do grego, *skalenos*, triângulo irregular) têm **inserções superiores** no processo transverso da sexta vértebra cervical mais baixa e **inserções inferiores** na borda interna anterior da primeira ou da segunda costela (escaleno posterior). As inserções superiores do escaleno são adjacentes às inserções inferiores do longo da cabeça e às porções oblíquas do longo

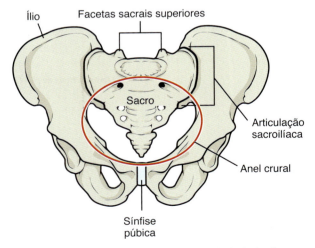

Figura 8.22 O anel sacral forma uma unidade fechada da pelve. Como ela é uma unidade fechada, pequenos movimentos em uma articulação dentro do anel afetam outras articulações do anel.

do colo, de modo que existem linhas de tração diretas dos aspectos anteriores do occipício através das vértebras cervicais até a primeira e a segunda costela.

As raízes ventrais dos nervos espinais C5-T1, bem como a artéria e a veia subclávias, passam entre o escaleno anterior e o escaleno médio, acima da primeira costela. Variações anatômicas, hipertrofia ou espasmos desses músculos podem causar compressão de vasos ou nervos resultando em dor e disfunção. Essa condição é conhecida como **síndrome do desfiladeiro torácico**.

Os **esternocleidomastóideos** (ECM) são os mais superficiais dos músculos anteriores do pescoço (Fig. 8.23). A maioria dos livros sobre anatomia afirma que a ação bilateral do esternocleidomastóideo é a flexão do pescoço. Entretanto, Kapandji[1] mostrou que o ECM, que se estende por todo o comprimento do segmento da coluna cervical, requer contrações sinérgicas dos músculos vertebrais a fim de estabilizar a coluna cervical para que o ECM possa flexionar a coluna cervical. Na ausência dessa contração sinérgica, a contração bilateral isolada do ECM causa extensão da cabeça e aumenta a curva lordótica cervical. A contração unilateral normal do ECM causa inclinação ipsilateral lateral e rotação contralateral.

Por causa dos ligamentos do ECM na articulação esternoclavicular, os ECMs direito e esquerdo são considerados músculos acessórios da inspiração. Pessoas com ataques de asma ou outro problema respiratório exibem contrações do ECM e de outros músculos acessórios da inspiração.

Flexores acessórios do pescoço

Muitos pequenos músculos essenciais para a mastigação, a deglutição e a fala também são classificados como flexores acessórios do pescoço. Estes incluem o **platisma**, os **músculos supra-hióideos** (digástrico, estilo-hióideo, milo-hióideo e gênio-hióideo) e os **músculos infra-hióideos** (esterno-hióideo, tireóideo, esterno-tireóideo e homo-hióideo). A principal função desses músculos é posicionar o osso hioide, a cartilagem tireóidea e a mandíbula. Quando o maxilar está estabilizado pelos músculos masseter bilateralmente, os músculos supra-hióideos e infra-hióideos se contraem contra resistência para flexionar o pescoço. Com a paralisia do flexor longo do pescoço, porém, os músculos acessórios produzem certa estabilização dessas estruturas, mas não têm força de alavanca suficiente para levantar a cabeça quando o corpo está em decúbito dorsal. Além disso, por causa dessa contração ineficaz durante a inspiração, eles não são capazes de oferecer ajuda quando a pessoa sofre de insuficiência respiratória.

Músculos posteriores do pescoço

Vários músculos estão no aspecto posterior da coluna cervical. Esse grupo de músculos posteriores tem muito mais massa que o grupo anterior, o que indica que é necessária maior força para manter a extensão do pescoço. Os nervos cervicais saem dentre esses músculos posteriores e, por vezes, são comprimidos por eles, causando cefaleias de tensão ou dor no pescoço ou nos ombros.

(O texto continua na p. 341.)

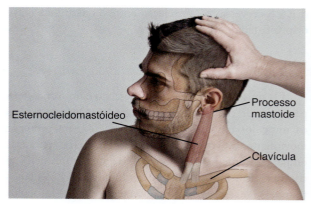

Figura 8.23 Teste unilateral do músculo esternocleidomastóideo. Para uma forte ativação do músculo esternocleidomastóideo esquerdo, a cabeça deve ser virada para a direita enquanto se oferece resistência à flexão lateral da cabeça para a esquerda.

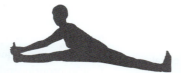

APLICAÇÃO PRÁTICA

Resultados de pesquisas recentes somados à teoria deram aos fisioterapeutas os fundamentos da função dos músculos da coluna e métodos para reabilitar disfunções patológicas nessa área. Atualmente, a reabilitação de entorses ou distensões agudas ou crônicas incorpora exercícios que desenvolvem dois tipos de funções musculares: movimento do tronco e estabilização do tronco. Os músculos superficiais do tronco, como o reto do abdome e o eretor da espinha, são os "movimentadores" do tronco, enquanto os músculos profundos, incluindo os multífidos, o transverso do abdome e o oblíquo interno, são os "estabilizadores". No caso da reabilitação de membros, os estabilizadores são fortalecidos antes dos músculos movimentadores, uma vez que a estabilização é crucial para que o movimento ocorra de maneira segura e efetiva.

Tabela 8.5 | Músculos da coluna cervical

Grupo	Músculo	Inserção proximal	Inserção distal	Inervação	Ação	Palpação
Músculos cervicais anteriores	Reto anterior da cabeça	Base do crânio, imediatamente anterior ao côndilo occipital	Superfície anterior de C1	C1-C2	Flexiona a cabeça, mas a linha de tração do músculo pode fazer dele um flexor malposicionado e um melhor estabilizador da cabeça ou fornecedor de propriocepção.	Profundo demais para palpar.
Músculos cervicais anteriores	Reto lateral da cabeça	Processo jugular do osso occipital	Processo transverso de C1	C1-C2	Estabiliza a cabeça e pode fornecer *feedback* proprioceptivo. Pode proporcionar controle medial-lateral da cabeça.	Profundo demais para palpar.
Músculos cervicais anteriores	Longo da cabeça	Porção basilar do osso occipital	Processos transversos de C3-C6	C1-C3	Bilateralmente, os músculos produzem flexão da cabeça e do pescoço. Unilateralmente, produzem inclinação lateral e rotação. Por se encontrarem bem perto do eixo de movimento, produzem grande pressão nas articulações.	Cobrem o reto da cabeça. O longo da cabeça é palpado com o longo do pescoço; veja a descrição a seguir a palpação.

(continua)

Tabela 8.5 | Músculos da coluna cervical *(continuação)*

Grupo	Músculo	Inserção proximal	Inserção distal	Inervação	Ação	Palpação
Músculos cervicais anteriores	Longo do pescoço	Tubérculo anterior de C1, corpos de C1-C3, e processos transversos de C3-C6	Corpos de C5-T3, processos transversos de C3-C5	C2-C6	Flexão cervical. Atua com o longo da cabeça para estabilizá-la, sobretudo quando a parte descendente do trapézio move a escápula.	Coloque os dedos medial e profundamente ao músculo esternocleidomas-tóideo, próximos à superfície anterolateral das vértebras cervicais. Peça ao indivíduo para rodar a cabeça para o mesmo lado a fim de relaxar o esterno-cleidomastóideo e, então, resista à flexão do pescoço com a outra mão, de modo que a contração muscular possa ser sentida pelos dedos que estejam palpando.
Músculos cervicais anteriores	Escaleno anterior	Processos transversos de C4-C6	Primeira costela	C4-C6	Bilateralmente: flexiona a coluna cervical para a frente. Se a coluna cervical estiver estabilizada, eleva a primeira costela. Unilateralmente: realiza a flexão lateral do pescoço e a rotação para o mesmo lado.	Palpe logo acima da clavícula e atrás do esternocleido-mastóideo.

(continua)

Tabela 8.5 | Músculos da coluna cervical *(continuação)*

Grupo	Músculo	Inserção proximal	Inserção distal	Inervação	Ação	Palpação
Músculos cervicais anteriores	Escaleno médio	Aspectos posteriores dos processos transversos de C4-C6	Aspecto superior da primeira costela	C3-C8	Bilateralmente: realiza a flexão lateral da coluna cervical. Unilateralmente: realiza a flexão lateral do pescoço e a rotação para o mesmo lado. Eleva a primeira costela durante a inspiração forçada.	Palpado imediatamente lateral ao escaleno anterior, logo acima da clavícula.
Músculos cervicais anteriores	Escaleno posterior	Aspectos posteriores dos processos transversos de C4-C6	Aspecto anterior da segunda costela	C7-C8	Bilateralmente: flexiona o pescoço para a frente. Unilateralmente: realiza a flexão lateral do pescoço e a rotação para o mesmo lado. Eleva a segunda costela durante a inspiração forçada.	
Músculos cervicais anteriores	Esternocleidomastóideo	1) Borda superior do manúbrio do esterno e 2) borda superior da clavícula	Processo mastoide do osso temporal e linha nucal superior do osso occipital	Nervo espinal acessório (XI) C1-C3	Bilateralmente: flexiona o pescoço para a frente de modo que o queixo se impulsiona para a frente quando os outros músculos atuam para estabilizar. Unilateralmente: rotação do pescoço para o lado oposto, flexão para o mesmo lado, extensão da cabeça e do pescoço.	Facilmente observável quando o indivíduo roda a cabeça para o lado oposto; torna-se o músculo mais saliente da região anterior do pescoço.

(continua)

Tabela 8.5 | Músculos da coluna cervical *(continuação)*

Grupo	Músculo	Inserção proximal	Inserção distal	Inervação	Ação	Palpação
Músculos suboccipitais da coluna cervical posterior	Reto posterior maior da cabeça Reto posterior menor da cabeça Oblíquo inferior Oblíquo superior	**Reto posterior maior da cabeça:** processo espinhoso do áxis. **Reto posterior menor da cabeça:** logo acima do atlas. **Oblíquos:** processo transverso/espinhoso do áxis.	**Retos posteriores maior e menor da cabeça:** linha nucal inferior do occipital. **Oblíquos:** occipital.	C1 (nervo suboccipital)	Bilateralmente: extensão da cabeça na articulação atlantoccipital. Unilateralmente: flexão lateral e rotação da articulação atlantoaxial.	Palpados com as pontas dos dedos quando o indivíduo estiver em decúbito dorsal com os músculos do pescoço relaxados.
Músculos transversoespinais posteriores	Rotadores Multífido Semiespinal da cabeça Semiespinal do pescoço	**Rotadores:** processo transverso da vértebra I. **Multífido:** processos transversos das vértebras II-V. **Semiespinais da cabeça e do pescoço:** processos transversos de T1-T6.	**Rotadores:** base do processo espinhoso acima. **Multífido:** processos espinhosos acima. **Semiespinal da cabeça:** acima da linha nucal inferior. **Semiespinal do pescoço:** processos espinhosos de C2-C5.	Ramos dorsais dos nervos espinais	Bilateralmente: estende a cabeça e o pescoço. Unilateralmente: realiza a flexão lateral e a rotação da cabeça para o mesmo lado.	**Rotadores:** os mais profundos. **Multífido:** cobre os rotadores. **Semiespinais:** os mais superficiais do grupo. Mais bem palpados com o indivíduo em decúbito dorsal e os músculos do pescoço relaxados. Difícil de palpar por causa dos músculos sobrejacentes.

Músculos suboccipitais

Estes quatro músculos curtos ligam as duas vértebras cervicais mais altas ao osso occipital. Eles incluem os músculos **reto posterior maior da cabeça, reto posterior menor da cabeça, oblíquo inferior** e **oblíquo superior**. Acredita-se que, com a ajuda dos músculos curtos anteriores, eles proporcionem controle fino e preciso da postura da cabeça.

Músculos transversoespinais

Os músculos transversoespinais recebem esse nome por se inserirem entre os processos transversos e espinhosos. Esses quatro pares de músculos incluem os **rotadores**, os **multífidos** (do latim, *multifid*, muitas partes) e os mais superficiais deles, os **semiespinais da cabeça** e **do pescoço**.

Músculos eretores da espinha

Vários músculos posteriores da coluna são chamados coletivamente de **músculos eretores da espinha** ou **sacroespinais**. Esses músculos são contínuos desde o sacro até o occipício e sua ação combinada é a extensão ou a prevenção da flexão (Fig. 8.24). Do ponto de vista medial para lateral, a partir dos processos espinhosos, seu alinhamento é **espinal, longuíssimo** e **iliocostal**. Esses três músculos são subclassificados de acordo com a área da coluna em que se localizam, com o nome do músculo primeiro e, depois, o segmento da coluna. O grupo de músculos eretores da espinha são identificados, da cabeça ao sacro, como **da cabeça, do pescoço, do tórax** (do dorso) ou **lombar**. Nem todos os músculos eretores da espinha ocorrem em cada um desses segmentos. Por exemplo, existem o longuíssimo do tórax, o longuíssimo do pescoço e o longuíssimo da cabeça, mas não o longuíssimo lombar.

Os músculos eretores da espinha cervicais incluem todos os três músculos. Estes são chamados de iliocostais do pescoço, longuíssimo da cabeça, longuíssimo do pescoço, esplênio da cabeça e esplênio do pescoço. O **iliocostal do pescoço** é o mais lateral dos músculos eretores da espinha cervicais. Os **longuíssimos da cabeça** e **do pescoço** ficam imediatamente mediais ao iliocostal do pescoço. A camada mais superficial e medial dos eretores da espinha cervicais é composta pelos **esplênios da cabeça** e **do pescoço**. Todos esses músculos são cobertos pela parte descendente do trapézio e pelo levantador da escápula, que podem exercer forças na cabeça, na coluna cervical e na escápula. Esses músculos são descritos com o ombro no Capítulo 5.

Músculos posteriores das regiões torácica e lombar da coluna vertebral

Muitos dos músculos posteriores das regiões torácica e lombar da coluna são extensões dos músculos cervicais posteriores. As áreas lombares e torácicas também contêm músculos específicos e afetam o complexo do ombro ou atuam diretamente na coluna. Muitos dos músculos profundos têm braços de momento curtos e não conseguem gerar movimento significativo, mas atuam de modo a estabilizar a coluna. Os músculos maiores, localizados mais distalmente em relação ao eixo de movimento da coluna, são responsáveis pela produção de movimento espinal.

Músculos profundos das costas

Os músculos intrínsecos das costas são contínuos com os músculos posteriores do pescoço e incluem o grupo transversoespinal profundo e o grupo mais superficial dos eretores da espinha. Suas funções são controlar a quantidade de extensão e impedir o colapso da coluna vertebral. Esses músculos são assistidos em suas funções pelos músculos quadrado do lombo, psoas maior, latíssimo do dorso, oblíquo interno do abdome e transverso do abdome, bem como pela fáscia toracodorsal.

Músculos transversoespinais

Assim como na região cervical, os músculos transversoespinais são vários músculos pequenos e intrínsecos da região torácica e lombar localizados entre os processos espinhosos, transversos ou em ambos. Cada músculo

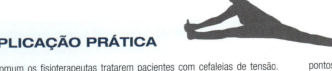

APLICAÇÃO PRÁTICA

É comum os fisioterapeutas tratarem pacientes com cefaleias de tensão. O estresse é a principal causa, provocando tensão contínua nos músculos do pescoço e superiores das costas. Com tensão muscular persistente, pacientes relatam dor nesses músculos e cefaleias. A cefaleia de tensão costuma gerar dores nas regiões frontal e/ou temporal da cabeça. O fisioterapeuta pode palpar áreas dolorosas de sensibilidade, espasmo ou pontos-gatilhos sensíveis nos músculos cervicais. Os que mais causam cefaleias de tensão incluem os músculos suboccipitais, transversoespinais, eretores da espinha e escalenos. Como um ou mais desses músculos podem estar causando as cefaleias do paciente, a avaliação de cada um deles é necessária antes de se começar o tratamento efetivo.

tem fascículos (do latim, pequenos feixes) cruzando do primeiro ao quinto segmento vertebral. Considerando-se suas linhas de tração, teoriza-se que as ações dos músculos **intertransversais** e **interespinais** incluam flexão e extensão lateral do tronco. Entretanto, esses músculos possuem seção transversal muito pequena e pouca ação de alavanca, já que suas inserções ficam próximas ao eixo de movimento; portanto, parece improvável que produzam a força ou o torque necessários para a movimentação ou a estabilização do tronco. Alguns pesquisadores propuseram que, na verdade, esses pequenos músculos atuem na propriocepção, gerando monitoramento preciso das posições intervertebrais e da relação comprimento-tensão dos músculos.[24,52,53]

Os **músculos multífidos** são compostos pelos fascículos de um tendão em comum nos processos espinhosos que atravessam 2 a 5 segmentos para inserir-se distalmente nos processos transversos na região torácica, nos processos mamários na região lombar, no aspecto posterior da crista ilíaca e no sacro. Os **rotadores** profundos costumam ser incluídos com os multífidos na região torácica. Na região lombar, o multífido foi categorizado como tendo fibras superficiais e profundas.[54] As fibras superficiais cruzam até cinco segmentos, enquanto as fibras profundas cruzam no máximo dois. Em razão de seu comprimento e, consequentemente, potência de alavanca, somados à sua linha de tração quase vertical, que fica em ângulos retos aos processos espinhosos, as fibras superficiais são capazes de exercer altos torques na extensão lombar. Por outro lado, em virtude da extensão mais curta das fibras profundas, estas atuam mais próximas ao eixo de rotação, de modo a proporcionarem compressão local e, portanto, estabilidade de seus respectivos segmentos.[55] Pesquisas identificaram ativação preferencial das fibras superficiais e profundas dos multífidos.[56] Além de gerar estabilidade local, os fascículos dos multífidos também se inserem nas cápsulas das articulações facetárias; essa inserção capsular permite que os multífidos impeçam que a cápsula seja comprimida durante um movimento.[57]

Músculos eretores da espinha torácicos e lombares

Os músculos eretores da espinha toracolombares têm uma área extensa que se origina nas inserções distais. Os fortes tendões e a fáscia ancoram os eretores da espinha, ou sacroespinais, distalmente aos processos espinhosos de T11 a S5, ao sacro, aos ligamentos sacrotuberoso e sacroilíaco, ao aspecto posterior da crista ilíaca e às fibras musculares do glúteo máximo. Dessas inserções, músculos profundos e superficiais sobem pelas áreas lombar, torácica e cervical. A parte mais profunda do **longuíssimo do tórax** e do **iliocostal do lombo** consiste em fascículos de músculos inseridos perto da espinha ilíaca posterossuperior e da crista ilíaca. Seus fascículos são laterais ao multífido, de modo que o longuíssimo se insere na parte medial dos processos transversos lombares, enquanto o iliocostal se insere nas pontas de L1 a L4. Porterfield e DeRosa[24] sugeriram que, além do movimento espinal, esses músculos atuam para proporcionar forte estabilização e compressão das vértebras lombares no ílio, bem como forças posteriores de cisalhamento, em particular na área lombar inferior.

Superficiais a esses músculos, localizam-se o **longuíssimo do tórax** e o **iliocostal do tórax**. Esses músculos têm tendões longos que se originam do sacro, da crista ilíaca e dos processos espinhosos lombares. Fascículos musculares se originam nos tendões; o longuíssimo do tórax se insere em todas as costelas e processos transversos das vértebras torácicas, enquanto o iliocostal do tórax se insere nas 6 ou 8 costelas inferiores. Os tendões longos na área lombar formam a aponeurose, que recobre a camada mais profunda dos eretores da espinha.[53]

Quadrado do lombo

O **quadrado do lombo** é um grande músculo da parede abdominal posterior localizado entre o aspecto posterior da crista ilíaca e a décima segunda costela, lateral às inserções dos eretores da espinha na crista ilíaca. Quando um indivíduo fica em pé na posição ereta e flexiona o tronco lateralmente para a esquerda ou para a direita, o movimento de abaixar o tronco ocorre por conta de uma contração excêntrica do quadrado do lombo, enquanto o movimento de retorno à posição inicial é resultado de uma contração concêntrica do mesmo músculo. Esse músculo também é responsável por levantar o quadril ipsilateral; outros músculos podem ajudar nessa atividade, incluindo os músculos eretores da espinha e abdominais laterais. Se o úmero estiver estabilizado, o músculo latíssimo do dorso também pode ajudar o quadril a levantar. Além disso, o quadrado do lombo tem excelente alavanca e tamanho suficiente para

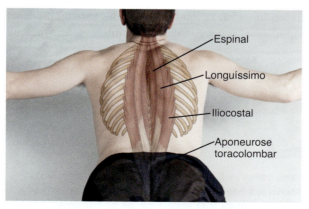

Figura 8.24 Embora o grupo eretor da espinha percorra toda a coluna, ele é mais bem observado na região lombar. Na região torácica, é coberto pelos romboides e pelo trapézio.

impedir a queda da coluna vertebral no plano frontal (i. e., **escoliose**).

Músculos anteriores e laterais do tronco

Além de agir como sustentadores das vísceras abdominais e da respiração, os músculos anteriores e laterais do tronco (Tab. 8.7) o movem em flexão, inclinação lateral e rotação. Eles consistem em grandes bainhas de músculos em diversas camadas. As fibras das diversas camadas vão a diferentes direções, um fator que contribui para fortalecer as camadas combinadas. Uma combinação similar de fibras é vista na região torácica: os intercostais interno e externo representam duas camadas, correspondentes aos músculos oblíquos interno e externo do abdome.

A linha alba é uma faixa fibrosa na linha mediana da região abdominal, estendendo-se do processo xifoide até abaixo do púbis. Essa linha une as aponeuroses dos músculos dos lados esquerdo e direito.

Reto do abdome

O **reto do abdome** é um músculo superficial e consiste em duas partes, uma de cada lado da linha alba. As fibras musculares organizadas longitudinalmente são interrompidas por três interseções tendíneas, das quais a mais baixa se encontra na altura do umbigo ou logo abaixo (Fig. 8.25). Por causa deste arranjo tendíneo, esse músculo é chamado de "tanquinho" em pessoas condicionadas. No indivíduo mostrado na Figura 8.25, a interseção inferior está bem abaixo do nível do umbigo e, acima dela, podem-se ver três "gomos" musculares. A porção maior da linha alba fica acima do umbigo. A porção inferior do reto do abdome é normalmente ininterrupta pelas interseções; porém, na ilustração, ela está ocultada pelos shorts do indivíduo.

Oblíquo externo do abdome

O **músculo oblíquo externo do abdome** constitui a camada superficial da parede abdominal (Fig. 8.26). Ele localiza-se lateralmente ao reto do abdome e cobre as regiões lateral e anterior do abdome. Para ativar o músculo esquerdo, o tronco é girado para a direita; o músculo direito se contrai na rotação do tronco para a esquerda. Ações bilaterais ajudam a produzir flexão do tronco sem rotação. Os músculos oblíquos externos do abdome também são ativados bilateralmente durante o esforço excessivo e durante a tosse.

Oblíquo interno do abdome

O **músculo oblíquo interno do abdome**, coberto pelo oblíquo externo, pertence à segunda camada da parede abdominal lateral. Basicamente, ele se estende sobre a mesma área do oblíquo externo. Ao longo da extensão do músculo, desde sua inserção proximal para a distal, a direção das fibras é contínua com as dos intercostais internos. Embora o músculo não seja facilmente palpado, pois fica embaixo do oblíquo externo do abdome, seu desempenho pode ser observado quando o indivíduo realiza o exercício de *sit-up* rotacional. Nessa atividade, como mostrado na Figura 8.26, a linha de ação do oblíquo externo do abdome no lado esquerdo e do oblíquo interno do abdome no lado direito é contínua, e ambos os músculos contribuem para a rotação.

Transverso do abdome

O músculo transverso do abdome é a camada mais interna da parede abdominal. Ele é chamado de "músculo colete" porque envolve a cavidade abdominal como um colete. A direção de suas fibras é transversa. De uma perspectiva fisioterápica, verificou-se que o comprometimento do transverso do abdome (e do multífido) é evidente em pacientes com dor na região lombar.[58]

O transverso do abdome é parcialmente responsável pela tensão produzida quando a parede abdominal está comprimida, uma atividade que envolve todas as camadas da parede abdominal.

Intercostais internos e externos

Os **músculos intercostais internos e externos**, como indicam os nomes, localizam-se entre as costelas. Eles podem ser bloqueados na continuação do músculo oblíquo do abdome externo e interno. Cada músculo

(O texto continua na p. 347.)

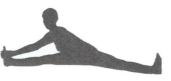

APLICAÇÃO PRÁTICA

Além do método de palpação descrito na Tabela 8.6, os eretores da espinha também podem ser palpados com o indivíduo em pé na posição ereta. Nessa posição, realiza-se o efeito de balançar o tronco para a frente e para trás. Ao palpar os eretores da espinha direito e esquerdo, peça ao indivíduo para balançar para a frente e sinta a tensão dos músculos; então, peça a ele para balançar para trás e sinta os músculos relaxarem. Eles também podem ser palpados na inclinação lateral e na rotação do tronco. Na caminhada e na postura unilateral, o eretor da espinha contralateral à perna que sustenta o peso do corpo está ativo.

Unidade 2 Parte superior do corpo

Tabela 8.6 | Músculos de toda a coluna vertebral

Grupo	Músculo	Inserções inferiores	Inserções superiores	Inervação	Ação	Palpação
Eretor da espinha, seção cervical	Iliocostal do pescoço	Ângulo das costelas III a VI.	Processos transversos de C4-C6.	C1-T4	Bilateralmente: estendem a coluna cervical. Unilateralmente: realizam a flexão lateral da coluna cervical. Alguns desses músculos podem estar alinhados e também proporcionar rotação cervical.	Esses músculos são difíceis de palpar individualmente, mas fáceis de palpar como grupo. Eles são os mais superficiais dos músculos cervicais posteriores e formam cristas paralelas em ambos os lados dos processos espinhosos.
	Longuíssimos da cabeça e do pescoço	Cinco processos transversos torácicos superiores	Processo mastoide e processos transversos de C2-C6			
	Esplênios da cabeça e do pescoço	Parte inferior do ligamento nucal e processos espinhosos de T1-T3	**Esplênio da cabeça:** processo mastoide e linha nucal superior. **Esplênio do pescoço:** processos transversos das vértebras cervicais superiores			
Músculos intrínsecos das costas: transversoespinais	Intertransversos	Processo transverso de uma vértebra	Processo transverso de uma vértebra superior adjacente	Ramos dorsais dos nervos espinais	Proprioceptores de movimento e posição.	Palpado como o grupo eretor da espinha.
Músculos intrínsecos das costas: transversoespinais	Interespinal	Processo espinhoso de uma vértebra	Processo espinhoso de uma vértebra adjacente superior em um dos lados do ligamento interespinal			

(continua)

Tabela 8.6 | Músculos de toda a coluna vertebral *(continuação)*

Grupo	Músculo	Inserções inferiores	Inserções superiores	Inervação	Ação	Palpação
Músculos intrínsecos das costas: transversoespinais	Multífido	Cruza os segmentos 4 a 5 para se inserir distalmente nos processos transversos na coluna torácica, nos processos mamários na área lombar, na crista ilíaca posterior e no sacro.	Tendão comum a todos os processos espinhosos	Ramos dorsais dos nervos espinais	Estabilidade local da coluna. Fascículos profundos do músculo também protegem a cápsula durante o movimento.	Profundo demais para palpar.
Músculos intrínsecos das costas: transversoespinais	Rotadores	Processo transverso de uma vértebra	Raiz do processo espinhoso das próximas vértebras superiores I a II	Ramos dorsais dos nervos espinais	Bilateralmente: estabilidade local da coluna. Unilateralmente: rotação para o mesmo lado.	São os mais profundos dos músculos transversoespinais. Profundos demais para palpar.

(continua)

Tabela 8.6 | Músculos de toda a coluna vertebral (continuação)

Grupo	Músculo	Inserções inferiores	Inserções superiores	Inervação	Ação	Palpação
Eretores da espinha: torácicos e lombares	Iliocostal do lombo (partes torácica e lombar)		Superior às costelas inferiores e aos processos transversos			
	Longuíssimo do tórax	Amplo tendão e fáscia de T11-S5, sacro, ligamentos sacrotuberoso e sacroilíaco, crista ilíaca posterior, fibras musculares do glúteo máximo	Superior às costelas e aos processos transversos	Ramos dorsais dos nervos espinais	Bilateralmente: estende a coluna. Unilateralmente: realiza a flexão lateral da coluna.	A ação do grupo eretor da espinha pode ser mais bem observada nas regiões lombar e torácica inferior quando o indivíduo, em decúbito ventral, levanta a parte superior do corpo.
	Espinal torácico e espinal lombar		Superior aos processos espinhosos			
	Quadrado do lombo	Crista ilíaca lateral às inserções dos eretores da espinha	Costela XII e processos transversos de L1-L3	T12-L3	Empurra a costela XII para baixo. Flexiona o tronco lateralmente.	Com o indivíduo em decúbito dorsal, os dedos de palpação são posicionados acima da crista ilíaca, de modo imediatamente lateral às inserções dos eretores da espinha. O indivíduo caminha o quadril para ativar o músculo.

intercostal se estende entre duas costelas adjacentes, mas, juntos, compõem um invólucro muscular de duas camadas que envolve a cavidade torácica. Os intercostais internos são profundos e seguem em ângulos retos em direção aos intercostais externos. Ambos os músculos são inervados pelos nervos intercostais. Eles atuam para elevar e contrair as costelas durante a respiração. Os intercostais podem ser palpados inserindo-se a ponta do dedo entre as costelas. Quando as costelas se movem, os músculos são ativados e mais facilmente palpados. Por exemplo, na posição sentada ou em pé, peça ao indivíduo que coloque a mão esquerda sobre a cabeça e, em seguida, flexione o tronco lateralmente para a direita; esses movimentos vão separar as costelas no lado esquerdo. Então, peça ao indivíduo para retornar à posição inicial. Os intercostais do lado esquerdo podem ser identificados durante as duas partes desse movimento.

Diafragma

O **diafragma** é uma abóboda musculotendínea que separa a cavidade torácica da cavidade abdominal. O músculo é perfurado por aberturas (hiatos, forames e arcos) que permitem a passagem da aorta, da veia cava, do esôfago, de nervos, e dos músculos psoas maior e quadrado do lombo. Quando uma pessoa saudável inspira, a porção central do diafragma abaixa e coloca pressão no conteúdo abdominal, causando a expansão do abdome. Com frequência, isso é chamado, equivocadamente, de "respiração abdominal". O paciente deve estar em decúbito dorsal e pode precisar ser ensinado a respirar com o diafragma. Quando se chama a atenção dos indivíduos à respiração, é comum que eles mudem, voluntariamente, o padrão para a respiração torácica superior.

Funções dos músculos da cabeça, do pescoço e do tronco

Como mencionado, os músculos da cabeça, do pescoço e do tronco são vitais não apenas para mover o tronco, mas também para mover os membros. Esta seção identifica algumas das atividades mais comuns em que os músculos do esqueleto axial atuam. Na última unidade deste livro, quatro capítulos se dedicam a outros movimentos funcionais em que mais atividades são identificadas e explicadas. Algumas dessas atividades incluem ações relativamente simples, como caminhar e atividades da vida diária, ao passo que outras são mais complexas. Embora algumas atividades complexas, como correr, praticar esportes e habilidades recreativas, não sejam realizadas por todos os pacientes, para os fisioterapeutas é importante entender as demandas delas para que se possam planejar programas de tratamento adequados aos pacientes que se dediquem a elas. Ao ler sobre as atividades mais básicas nesta seção, considere os papéis que os músculos da cabeça, do pescoço e do tronco podem realizar para que, quando movimentos mais difíceis forem estudados adiante no livro, você possa entender a importância desses músculos nesses movimentos também.

Equilíbrio da cabeça e da coluna vertebral

A função dos músculos do pescoço e do tronco de manter a posição ereta pode ser comparada aos cabos que sustentam um poste vertical de luz. Desde que o poste se mantenha na vertical, as forças dos cabos são equilibradas e mínimas. Entretanto, se o poste se inclinar da posição vertical, mais força será exigida do cabo do lado oposto ao da inclinação para manter o poste estável. Outra forma de manter a estabilidade é aumentar as forças de diversos cabos para comprimir o poste no chão. No corpo, esses dois métodos de estabilização mecânica são usados, muitas vezes ao mesmo tempo. Músculos axiais responsáveis por gerar e manter a posição vertical do corpo incluem:

- **músculos anteriores:** suboccipital, longos da cabeça e do colo, escalenos, esternocleidomastóideo, reto do abdome, oblíquos interno e externo do abdome, e psoas maior;

(O texto continua na p. 351.)

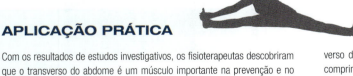

APLICAÇÃO PRÁTICA

Com os resultados de estudos investigativos, os fisioterapeutas descobriram que o transverso do abdome é um músculo importante na prevenção e no tratamento da dor lombar. Embora um paciente possa ter um forte reto do abdome, isso não implica que ele tenha força suficiente no transverso do abdome para fornecer estabilidade lombossacral. Uma maneira fácil de o fisioterapeuta avaliar a função do transverso do abdome é pedir ao paciente que fique em decúbito dorsal em posição de gancho. Para palpar o transverso do abdome, cranial e medialmente à EIAS, solicite ao paciente que comprima o umbigo em direção à coluna. Palpe enquanto o abdome se move interiormente. Enquanto o paciente mantém a tensão abdominal, peça a ele que se curve, de modo que o pescoço e os ombros se levantem da maca. Se o abdome se mantiver encolhido para dentro, o transverso do abdome estará trabalhando, mas, se o abdome se mover para fora, o paciente não terá controle suficiente desse músculo.

Tabela 8.7 | Músculos anteriores e laterais do tronco

Grupo	Músculo	Inserções proximais	Inserções distais	Inervação	Ação	Palpação
Abdominais	Reto do abdome	Processo xifoide do esterno e cartilagens costais adjacentes	Ossos púbicos, perto da sínfise púbica	Porção ventral dos nervos intercostais V a XII	Flexão do tronco	Em indivíduos bem musculosos, o reto do abdome pode ser observado e palpado ao longo de sua extensão na flexão do tronco. As interseções tendíneas e as porções musculares entre elas são facilmente identificadas. Em indivíduos obesos, porém, as interseções tendíneas e os limites dos músculos não podem ser identificados muito bem, mas, quando o indivíduo levanta a cabeça em decúbito dorsal, a tensão no músculo sempre pode ser palpada.
	Oblíquo externo	Costelas anterolaterais com fibras alinhadas em uma direção inferoanterior.	Aponeurose que liga o músculo à linha alba. As fibras inferiores se inserem na crista ilíaca.	Nervos intercostais inferiores T7-T12.	Bilateralmente: flexão do tronco sem rotação. Unilateralmente: rotação do tronco para o lado oposto e inclinação lateral para o mesmo lado.	Por causa da direção oblíqua das fibras do músculo, a flexão do tronco combinada com a rotação provoca uma forte contração do oblíquo externo do abdome, sobretudo se o movimento for oposto pelo peso da parte superior do corpo.

(continua)

Tabela 8.7 | Músculos anteriores e laterais do tronco *(continuação)*

Grupo	Músculo	Inserções proximais	Inserções distais	Inervação	Ação	Palpação
	Oblíquo interno	Ligamento inguinal, crista ilíaca e fáscia toracolombar. As fibras se espalham para as inserções distais.	Osso púbico, uma aponeurose que se liga à linha alba e às últimas costelas III a IV.	Nervos intercostais inferiores e ramos do nervo ílio-hipogástrico (T9-L1)	Bilateralmente: flexão do tronco para a frente. Unilateralmente: inclinação lateral e rotação do tronco com o ombro oposto.	O oblíquo interno não pode ser bem diferenciado das outras camadas da parede abdominal. Entretanto, a tensão da parede abdominal (vista e sentida no lado esquerdo do abdome quando o tronco é rodado para a esquerda) se deve, ao menos em parte, ao oblíquo interno do abdome.
	Transverso do abdome	Costelas inferiores, fáscia toracolombar, crista ilíaca e ligamento inguinal	Por meio da aponeurose, é parcialmente fundido com os outros músculos abdominais na linha alba.	Nervos intercostais inferiores, ílio-hipogástrico e ilioinguinal	Compressão abdominal	Na expiração forçada, o tensionamento da parede abdominal pode ser sentido anterolateralmente entre as costelas inferiores e a crista ilíaca.

(continua)

Tabela 8.7 | Músculos anteriores e laterais do tronco (continuação)

Grupo	Músculo	Inserções proximais	Inserções distais	Inervação	Ação	Palpação
Músculos respiratórios	Diafragma	Superfície interna do processo xifoide do esterno, superfície interna das cartilagens costais e das partes adjacentes das últimas seis costelas, arcos tendíneos lombocostais que cobrem os músculos quadrado e psoas, e dois ramos tendíneos que se inserem no ligamento longitudinal anterior e nos corpos das três primeiras vértebras lombares.	Inserção central: as fibras musculares das partes esquerda e direita do diafragma sobem para formar uma cúpula côncava com inserções tendíneas centrais uma na outra.	Nervo frênico (C3-C5)	Inspiração	É palpado diretamente colocando-se as pontas dos dedos logo abaixo da superfície anterior da caixa torácica em ambos os lados.

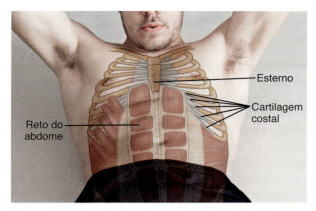

Figura 8.25 Ativação do reto do abdome. No decúbito dorsal, a cabeça e os ombros são elevados de modo que a coluna se flexione. As três interseções tendíneas, que cruzam o músculo, podem ser vistas; a mais inferior delas fica logo abaixo do umbigo.

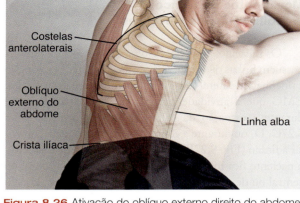

Figura 8.26 Ativação do oblíquo externo direito do abdome. No decúbito dorsal, a cabeça e os ombros são elevados, e o tronco é rodado para a esquerda. Podem ser vistas as interdigitações do oblíquo externo esquerdo do abdome com o latíssimo do dorso e com o serrátil anterior. O reto do abdome também está se contraindo.

- **músculos posteriores:** suboccipital, transversoespinais e eretores da espinha;
- **músculos laterais:** escalenos, esternocleidomastóideo, quadrado do lombo, psoas maior, oblíquo interno do abdome e intercostais.

Na posição ereta, sentada ou em pé, relaxada e saudável, esses músculos apresentam apenas uma atividade periódica mínima relacionada à oscilação postural (Fig. 8.27A). Qualquer mudança na posição do centro de gravidade do corpo ou qualquer força externa aplicada ao corpo, como um puxão ou impulso, imediatamente desencadeia uma contração muscular maior para retornar o centro de gravidade à sua base de sustentação ou para resistir à força desestabilizadora.

Se algum desses grupos musculares listados estiver paralisado, o corpo assume uma postura relativa à gravidade em que o grupo patológico não seja requisitado para a atividade. Na maioria dos casos, outro grupo muscular atua de modo a substituir aqueles incapazes de se contrair ou, então, o corpo passa a depender de estruturas passivas para se sustentar. Por exemplo, se os músculos abdominais estiverem paralisados, a pessoa se senta ou fica em pé com uma leve flexão do tronco, assim, os eretores da espinha podem controlar o movimento anterior do tronco usando contrações concêntricas ou excêntricas, dependendo de onde esteja o centro de gravidade em relação à base de sustentação do corpo. A interação entre os flexores e extensores do tronco pode ser feita colocando-se os dedos de uma mão sobre os eretores da espinha e os da outra sobre a parte superior do reto do abdome quando sentado na ponta da cadeira. Quando o tronco se move para a frente dos quadris, os eretores da espinha podem ser palpados conforme se contraem, mas, quando se inclina para trás do quadril, o reto do abdome se contrai e os eretores da espinha relaxam.

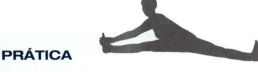

APLICAÇÃO PRÁTICA

Fisioterapeutas que tratam pacientes com patologias respiratórias como enfisema ou asma podem encontrar indivíduos que usem todos os músculos possíveis para respirar. A respiração normal utiliza principalmente o diafragma para inalação, enquanto a expiração é uma atividade passiva. Contudo, durante uma atividade vigorosa ou em casos de patologia respiratória, empregam-se os músculos acessórios da respiração. Pode-se identificar o padrão de respiração de um paciente com um teste simples. Com o paciente relaxado em decúbito dorsal, coloque uma mão sobre o abdome, logo abaixo do diafragma, e a outra sobre as costelas na parte superior do tórax. Enquanto o paciente inala, identifique qual das suas mãos é mais elevada e qual fica relativamente na mesma posição. Na respiração em repouso, indivíduos saudáveis levantam e abaixam o abdome conforme o diafragma se contrai e relaxa. Entretanto, pacientes com dificuldade respiratórias também usam os músculos acessórios; portanto, o peito se eleva por causa da atividade do esternocleidomastóideo, dos escalenos, dos intercostais, dos peitorais e do serrátil anterior. Neste caso, a clavícula se eleva, o esterno sobe e as costelas se expandem.

Movimentos do tronco e estabilização das vértebras

Os músculos transversoespinais e eretores da espinha possuem linhas de tração que produzem extensão, rotação e inclinação lateral das vértebras. Demonstrou-se por EMG que a atividade máxima desses músculos ocorre durante a extensão da coluna contra a gravidade (Fig. 8.27C, D) ou durante a contração excêntrica, para controlar a flexão (Fig. 8.27B). Com a paralisia desses músculos, o paciente fica incapaz de estender a coluna em decúbito ventral ou de endireitá-la na posição ereta (Fig. 8.28).

Embora os músculos transversoespinais e eretores da espinha possam ter alta atividade durante movimentos de inclinação lateral, rotação, inspiração máxima e expiração forçada, isso não significa que eles sejam os motores primários dessas atividades. É mais comum que os músculos das costas atuem como sinergistas para estabilizar as vértebras em sua extensão e impedir movimentos indesejados dos motores primários. Por exemplo, o oblíquo externo do abdome tem excelente alavancagem para a rotação do tronco, mas também é usado na flexão do tronco. Uma maior atividade EMG do multífido lombar no lado contralateral ocorre com a rotação do tronco. No entanto, essa atividade EMG é a mesma tanto no movimento de rotação como no de retorno à posição na linha média, o que indica que o oblíquo externo do abdome atua mais na estabilização do tronco que na rotação.[59] Durante a inclinação lateral, a atividade EMG dos eretores da espinha e do multífido ocorre em todo o movimento. Se, porém, for tomado cuidado para manter o movimento exatamente no plano frontal, encontra-se um silêncio elétrico nesses músculos.[60] Em outras palavras, essa evidência indica que os extensores das costas não são os motores primários da inclinação lateral. Em vez disso, a conclusão do movimento é feita por uma contração contralateral excêntrica do abdominal lateral, do quadrado do lombo e do psoas maior quando o tronco se move para uma flexão lateral, ao passo que há contração contralateral concêntrica dos mesmos músculos para retornar o tronco à posição ereta.

Pesquisas identificaram os músculos do tronco próximos da coluna como os estabilizadores do tronco durante atividades do tronco e dos membros.[61] Especificamente, esses músculos estabilizadores incluem os multífidos e o transverso do abdome.[62] Pacientes com dor lombar ou disfunção sacroilíaca apresentam fraqueza ou recrutamento inadequado desses músculos.[62] Além disso, o uso de atividades de estabilização do core e exercícios de fortalecimento dos membros inferiores melhorou o desempenho de atletas durante atividades de salto vertical em comparação com exercícios de fortalecimento apenas para os membros inferiores.[63] Parte da estabilização do tronco envolve identificar e manter uma posição neutra da coluna,[64] a qual é definida por Panjabi[65] como a que impõe a menor quantidade de tensão na coluna. Essa posição é realizada colocando-se o sacroilíaco aproximadamente no meio do caminho entre os extremos anterior e posterior da inclinação pélvica. Como se demonstrou, a posição da coluna lombar é diretamente relacionada à posição do sacroilíaco,[46] portanto, a coluna lombar se realinha quando a pelve se realinha. Assim como nas atividades do ombro e na estabilidade da escápula, os movimentos do tronco e dos membros são executados com mais precisão e segurança quando os estabilizadores do tronco desempenham seu papel de proporcionar uma base estável para atividades funcionais.

Além dos estabilizadores do *core* e dos grandes músculos do tronco, os músculos do quadril também influenciam a coluna e o tronco. O psoas maior é um grande músculo com inserções nos corpos das vértebras, nos discos e nos processos transversos T12 a L5. Em movimentos de cadeia fechada, o psoas maior é um motor primário e um importante estabilizador do tronco. Por exemplo, o músculo iliopsoas levanta a cabeça, os braços e o tronco em um *sit-up* e impede que essas estruturas caiam para trás quando nos sentamos sem encosto para costas. Em uma análise das linhas de tração do psoas maior com o tronco em flexão lombar, Sullivan[66] verificou que elas correm anteriormente aos eixo vertebrais de movimento ou ao longo deles, ao passo que, na extensão lombar, elas correm posteriormente ao eixo de movimento. Sullivan concluiu que, no que diz respeito à posição da coluna, o psoas maior é um estabilizador ativo da coluna lombar.

Uma importante função da musculatura do tronco é fixar o tórax, a pelve e as vértebras para que as inserções proximais dos músculos do pescoço, dos ombros e dos quadris fiquem estáveis durante o movimento dos membros. No decúbito dorsal, os flexores da cabeça e do pescoço são sinergicamente acompanhados por uma forte contração isométrica do reto do abdome a fim de estabilizar a caixa torácica durante a flexão do pescoço. Durante o exercício de levantamento de uma perna, todos os músculos abdominais são ativados para estabilizar a pelve e as vértebras lombares. Variando o comprimento do braço de alavanca do membro inferior (flexionando ou estendendo o joelho) e usando um ou ambos os membros, pode-se desenvolver um programa bem ajustado de exercícios para músculos abdominais fracos que use exercícios de levantamento e abaixamento de pernas. A resistência manual aos movimentos dos ombros, como o de flexão-abdução completa para extensão-adução, provoca a atividade muscular abdominal, sobretudo do oblíquo externo do abdome ipsilateral e do oblíquo interno do abdome contralateral.

Em decúbito ventral, ocorre ativação similar dos eretores da espinha. A extensão do quadril produz

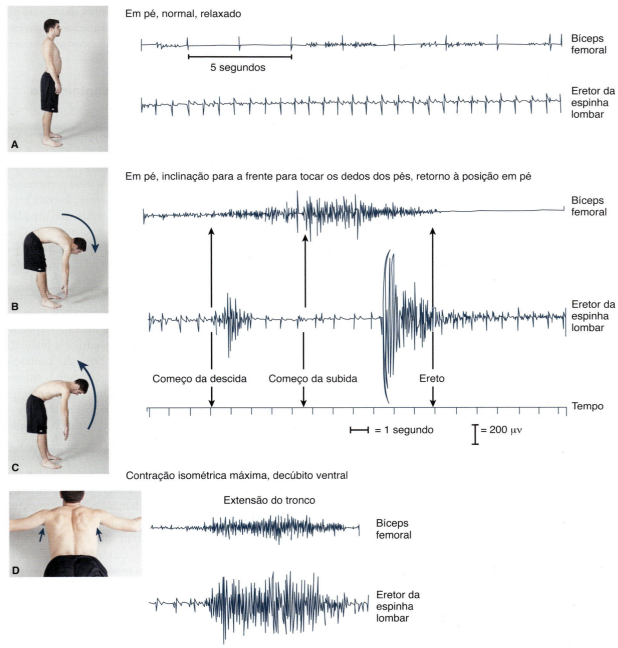

Figura 8.27 Eletromiograma (EMG) superficial dos músculos eretor da espinha lombar direito, em L3, e do bíceps femoral direito ao lado de fotografias representando os movimentos. **A)** A posição em pé normal relaxada mostra atividade intermitente mínima no bíceps femoral. O eretor da espinha apresenta atividade quase imperceptível. Os picos regulares na base da leitura do músculo se devem ao eletrocardiograma. **B)** A inclinação para a frente para tocar os dedos dos pés demonstra contração excêntrica no bíceps femoral para abaixar o corpo e contração concêntrica para elevar o tronco pela extensão dos quadris. Os eretores da espinha também apresentam contrações **B)** excêntricas e **C)** concêntricas no começo e no final da manobra. O músculo se torna eletricamente silencioso em torno de dois terços da descida e permanece em silêncio até que um terço da subida seja concluído. **D)** Contrações isométricas máximas produzidas por resistência manual fornecida quando o paciente está em posição antigravitacional demonstram um padrão para comparação da amplitude e da frequência da atividade de EMG. Note a contração do bíceps femoral durante a extensão do tronco para estabilizar a pelve sobre as coxas.

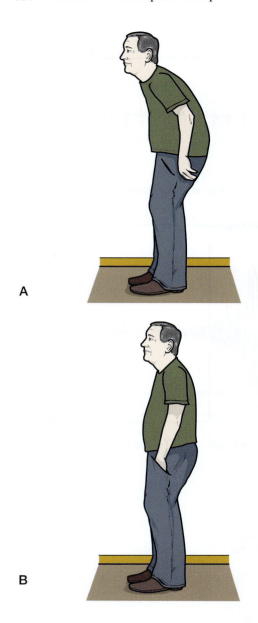

Figura 8.28 Este homem sofre de paralisia nos músculos abdominais e extensores das costas causada por poliomielite em sua juventude. **A)** Esta figura demonstra sua incapacidade de estender a coluna. Ele está sustentando o tronco com o sistema ligamentar posterior. Note que ele apresenta uma inclinação posterior da pelve para aumentar a tensão na fáscia toracolombar e nos ligamentos. **B)** Ele mantém uma postura mais ereta quando consegue forçar as mãos para baixo. Aqui, aparece em uma postura casual com as mãos nos bolsos. Na verdade, está forçando os quadris para baixo a fim de estender a coluna. Ele tem um equilíbrio precário do tronco, a menos que esteja se apoiando em objetos fixos ou sustentando seu tronco com os cotovelos ou as mãos. Ele não consegue gerar movimentos efetivos de puxar ou empurrar objetos, como uma gaveta ou porta. E não pode levantar ou carregar objetos, como um prato de comida, porque mesmo esse peso leve tira o centro de gravidade de cabeça, braços e tronco (CBT) do seu controle.

uma contração sinérgica dos extensores das costas para estabilizar a pelve. Se os membros superiores estiverem totalmente elevados, os extensores das costas contraem-se automaticamente.

Inclinação para a frente e levantamento (com os joelhos estendidos)

A inclinação para a frente e o levantamento com os joelhos estendidos a partir da posição em pé é uma manobra complexa, que foi investigada por muitos pesquisadores, de modo que temos agora total compreensão de todos os elementos envolvidos. Esta seção trata brevemente de alguns conceitos e teorias sobre essa atividade.

Assim como os músculos extensores trabalham quando uma pessoa em pé se inclina para a frente para tocar os dedos dos pés, os extensores do quadril também atuam (Fig. 8.29A). Esse movimento ocorre como resultado da contração excêntrica dos músculos extensores do quadril (sobretudo dos isquiotibiais) e dos músculos eretores da espinha à medida que atuam, respectivamente, para controlar a flexão do quadril e a inclinação das vértebras para a frente (Fig. 8.29B). As contrações concêntricas dos mesmos músculos retornam o tronco à posição ereta inicial (Fig. 8.29C). Ocorre um fenômeno peculiar de inibição súbita dos músculos eretores da espinha no registro EMG quando o tronco completa cerca de dois terços da amplitude de movimento de flexão do tronco na descida. O silêncio EMG continua até que o tronco se estenda em cerca de um terço da capacidade de movimento de retorno para a posição em pé. Esse ponto de inibição é chamado de "ponto crítico" e seu valor médio foi determinado em 81° de flexão do tronco.[69] Os autores verificaram que esse valor ocorre em 60% da flexão máxima do quadril e 90% da flexão vertebral máxima. Quando um peso é levantado ou abaixado do chão, o ângulo do ponto crítico sofre um ligeiro aumento. Estudos EMG com fios finos dos músculos multífidos, que são lombares e profundos, revelaram uma diminuição da atividade no ponto crítico, mas isso nem sempre equivale a silêncio elétrico.[59] A inibição dos músculos eretores da espinha durante a exigência de torque maior para a flexão para a frente e extensão da coluna vertebral sugere que a sustentação de carga é gerada por estruturas auxiliadas pelos músculos extensores da coluna, como as articulações facetárias e os ligamentos posteriores. Embora não se conheça a causa fisiológica da redução em torno de 80° da atividade eletromiográfica dos eretores da espinha, algumas teorias apresentadas especulam que essa diminuição ocorra ou porque os ligamentos espinais posteriores se tornem estirados e causam uma inibição reflexa dos músculos[70] ou porque as articulações, os ligamentos ou os fusos musculares sejam a fonte da inibição reflexa.[69] Foi verificado que, embora a atividade EMG dos músculos diminua, ainda

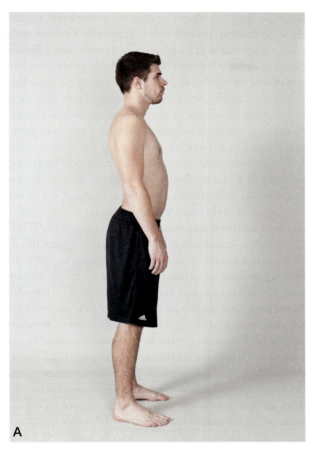 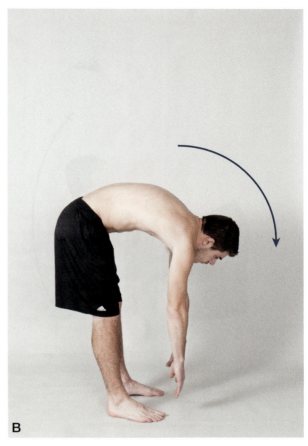

Figura 8.29 Extensores do quadril e do tronco atuam juntos. **A)** Durante a posição em pé relaxada, esses músculos geram um baixo nível de atividade para manter a posição ereta em pé. **B)** Quando o paciente flexiona o tronco para tocar no chão, os extensores do quadril e os eretores da espinha atuam excentricamente para controlar a velocidade de descida do tronco em direção ao chão. *(continua)*

se gera força substancial por meio do alongamento passivo dos músculos.[69]

Sabe-se que a parte inferior da coluna lombar é capaz de resistir a forças de flexão significativas. Teorias atribuem essa capacidade do tronco de resistir a grandes momentos de flexão à combinação de forças passivas e dinâmicas produzidas pelos ligamentos espinais posteriores, pela fáscia toracolombar e pelos músculos transverso e oblíquo interno do abdome.[28,53,71,72] Essa teoria é baseada no fato de que os músculos extensores do quadril (isquiotibiais, glúteo máximo, adutores do quadril) geram as principais forças para abaixar e elevar o tronco. Esses músculos podem gerar grandes forças por causa do seu tamanho e de suas vantagens de alavanca. Essas forças devem ser transmitidas para a parte superior do corpo através da coluna lombar, que tem músculos relativamen-

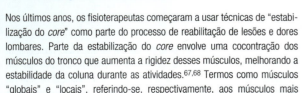

APLICAÇÃO PRÁTICA

Nos últimos anos, os fisioterapeutas começaram a usar técnicas de "estabilização do *core*" como parte do processo de reabilitação de lesões e dores lombares. Parte da estabilização do *core* envolve uma cocontração dos músculos do tronco que aumenta a rigidez desses músculos, melhorando a estabilidade da coluna durante as atividades.[67,68] Termos como músculos "globais" e "locais", referindo-se, respectivamente, aos músculos mais longe e mais perto dos eixos de movimento, são usados para diferenciar os músculos do *core*, responsáveis pela estabilização do tronco, dos mais distantes, responsáveis pelo movimento do tronco.[68] Pacientes com dor lombar apresentaram menos estabilidade do *core* que indivíduos saudáveis.[68] Como a estabilização da coluna é importante para a função dos membros superiores e inferiores, programas fisioterápicos que otimizam os músculos do *core* durante o tratamento de lesões dos membros podem melhorar o desempenho funcional.[63]

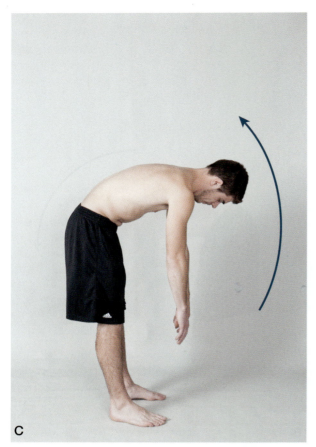

Figura 8.29 *(continuação)* **C)** Quando o paciente retorna à posição inicial em pé, os mesmos músculos se contraem concentricamente.

te menores com braços de alavanca menores. Quando a coluna lombar é flexionada, a linha de tração dos eretores da espinha fica quase paralela à coluna vertebral, com um componente de extensão mínimo. A contração dos eretores da espinha nessa posição poderia não ser eficaz na produção de extensão lombar, mas poderia aumentar a compressão do disco a níveis prejudiciais.

Passivamente, os ligamentos posteriores e os tecidos moles inertes, incluindo as cápsulas das articulações facetárias, os ligamentos interespinais e supraespinais, e a fáscia toracolombar, podem sustentar grandes forças quando a coluna lombar está na posição flexionada para a frente. Nessa posição, o tronco pode ser elevado pelos músculos extensores do quadril e, conforme o centro de gravidade da cabeça, dos braços, do tronco e de qualquer peso extra se aproxima do eixo de movimento do quadril, os eretores da espinha são ativados para completar a extensão vertebral. Uma força dinâmica lateral na fáscia toracolombar é acrescentada pela contração dos músculos transverso do abdome e oblíquo interno do abdome através de suas inserções na rafe lateral. Essa força bilateral e a maior pressão intra-abdominal evitam o alongamento passivo da fáscia toracolombar pela sobrecarga imposta por CBT.

Por fim, outras forças são geradas pela geometria da fáscia toracolombar e de suas inserções na região lombar. As lâminas superficial e profunda da fáscia cruzam uma a outra de modo a formar uma série de triângulos resistentes. O ápice de cada triângulo fica na rafe lateral, enquanto a base de cada triângulo cobre dois níveis vertebrais. Forças de contração do transverso do abdome e do oblíquo interno do abdome são transmitidas posteriormente, o que aproxima os processos espinhosos uns dos outros, produzindo um torque de extensão na vértebra lombar e uma possível força de suporte na coluna torácica. A contração do latíssimo do dorso quando o braço está fixado, como no exercício de barra, cria forças similares na fáscia toracolombar.[7,71] Essa teoria também inclui o "mecanismo amplificador hidráulico", o qual implica que, quando os eretores da espinha se contraem, expandem e colocam tensão na aponeurose e nos revestimentos fasciais dos músculos. Essa tensão extra causa uma força antiflexão durante a inclinação para a frente e uma força de extensão durante a elevação do tronco similar às forças de pressão em um balão cheio.

Como mencionado, embora se saiba que as costas toleram forças excessivas aplicadas a elas, a razão dessa tolerância é desconhecida. É provável que várias teorias sobre aspectos diversos dos músculos, articulações e estruturas de tecidos moles, somadas a elementos biomecânicos complexos, estejam corretas e a verdadeira causa seja multifatorial.

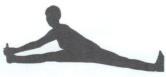

APLICAÇÃO PRÁTICA

Além de usar a posição adequada de levantamento agachado, manter o objeto perto do centro de gravidade do corpo e evitar a torção do tronco, há outros elementos que os fisioterapeutas devem ensinar a seus pacientes durante as instruções sobre mecânica corporal.[7,25] Entre outros elementos estão manter o centro de gravidade baixo e dentro da base de sustentação do corpo, saber previamente o peso do objeto a ser levantado, posicionar os pés na direção do movimento do corpo e se preparar para o levantamento ajustando os músculos antes de levantar o objeto. Técnicas de levantamento e outras atividades funcionais são discutidas com mais detalhes nos Capítulos 13, 14 e 15.

Levantamento agachado

Outra maneira de levantar objetos do chão é flexionar os joelhos e quadris, e realizar a flexão dorsal dos tornozelos. O levantamento agachado pode ser feito com duas posições da pelve e das vértebras: 1) inclinação anterior da pelve com posição lordótica da coluna lombar (Fig. 8.30A) ou 2) inclinação posterior da pelve com posição cifótica das vértebras (Fig. 8.30B). A atividade EMG dos músculos eretores da espinha no levantamento difere de acordo com a posição do tronco. Quando o tronco está em posição lordódica, a atividade EMG é maior que na posição flexionada; além disso, há maior atividade de recrutamento no início do levantamento.[73] Abaixar o corpo para pegar um objeto do chão requer, a princípio, contrações excêntricas dos músculos gastrocnêmio-sóleo, quadríceps e extensores do quadril com contração isométrica dos eretores da espinha quando o tronco está na posição lordótica. Quando a coluna está mais cifótica, a atividade EMG dos eretores da espinha é reduzida e inibida, da mesma forma como ao se inclinar com os joelhos estendidos, o que foi discutido anteriormente. Quando o levantamento agachado é realizado na posição lordótica, não há contração dos eretores da espinha no início do levantamento e o pico de atividade desses músculos se dá no meio da atividade.[74]

Atividades funcionais (músculos dos membros e do tronco)

Levantar o corpo usando os membros superiores em atividades como barra, puxadas, flexões em decúbito ventral, flexões na posição sentada e andar de muletas exigem mais que apenas a força dos membros superiores. Os motores primários desses movimentos são as contrações concêntricas dos flexores do cotovelo (no caso da barra), dos extensores do cotovelo (no caso das flexões), dos adutores e extensores glenoumerais, e dos depressores da escápula. Entretanto, a atuação sinérgica dos músculos abdominais e extensores do tronco é igualmente importante para evitar a distração das articulações intervertebrais com o alongamento do tronco e para proporcionar uma plataforma estável da qual os músculos do ombro possam atuar. Quando os músculos abdominais e eretores da espinha estão paralisados, como no caso de uma lesão da medula espinal, o paciente pode não conseguir levantar o corpo independentemente da força nos braços.

Assim como os membros superiores exigem atividades dos músculos extensores do tronco e do abdome para completar suas atividades, o mesmo vale para os membros inferiores. Levantar-se, sentar-se, realizar a flexão profunda do joelho, e subir e descer escadas têm padrões similares de atividade muscular dos membros inferiores. Elevar o corpo a partir da posição sentada ou agachada,

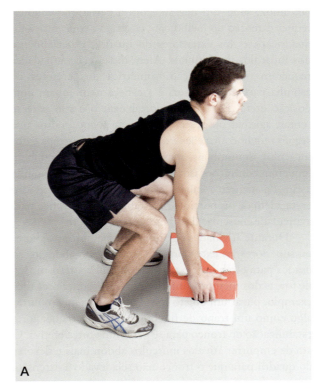

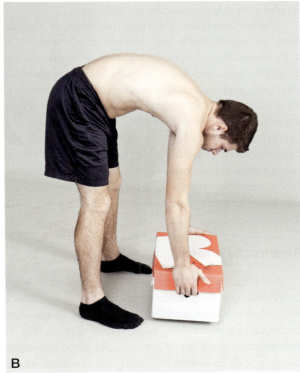

Figura 8.30 Agachamento para pegar uma caixa. **A)** Inclinação anterior da pelve com posição lordótica da coluna lombar proporciona um maior recrutamento dos músculos eretores da espinha em um agachamento-levantamento. **B)** A inclinação posterior da pelve reduz o recrutamento dos músculos eretores da espinha, mas, nessa posição, impõe-se maior tensão nos discos intervertebrais.

ou, ainda, subir um degrau (com a perna que conduz) requer extensão do joelho com contração concêntrica do quadríceps e dos extensores do quadril, especialmente dos músculos isquiotibiais. Além disso, essas atividades requerem uma contração isométrica dos eretores da espinha para que a coluna e a cabeça mantenham uma posição ereta. Por outro lado, abaixar o corpo para se sentar, agachar ou descer um degrau (com a perna que segue) requer contrações excêntricas do quadríceps e dos músculos isquiotibiais, mas esses movimentos também requerem contrações isométricas dos eretores da espinha a fim de manter a cabeça e o tronco em uma posição ereta, além de proporcionar a estabilidade do tronco para a atividade muscular dos membros inferiores.

Durante atividades vigorosas dos membros inferiores ou superiores, os extensores do tronco e do abdome são usados para estabilizar o tronco e permitir a transmissão de forças dos membros inferiores para os superiores. Por exemplo, puxar um objeto como uma porta ou empurrar algo como um trenó de futebol americano requer forte estabilização do tronco para se gerar uma força efetiva. O ato de empurrar ativa os músculos abdominais e flexores do quadril para que o tronco não seja levado à extensão, ao passo que puxar ativa os extensores das costas e do quadril para que o tronco não se flexione.

Outras atividades cotidianas, profissionais e esportivas são apresentadas em detalhes nos Capítulos 13 a 15. Contudo, é importante saber que a maioria das atividades que envolvem os membros superiores ou inferiores requer a ativação dos extensores do tronco e/ou do abdome. A estabilização do tronco é importante durante os movimentos dos membros, uma vez que dois objetivos são alcançados: os membros ganham uma plataforma estável de onde podem se mover para gerar sua própria eficiência de movimento; e, quando são necessários movimentos vigorosos, a transmissão de forças por atividades com tempo determinado aumenta a força total disponível.

Respiração e tosse

Os principais músculos usados na inspiração são o diafragma, que fornece cerca de dois terços da capacidade respiratória; os intercostais externos; e os músculos escalenos. Os músculos da expiração forçada são os abdominais e intercostais internos. Na respiração silenciosa normal, os únicos músculos que contraem são os inspiratórios. A expiração normal é acompanhada pelo relaxamento desses músculos e do recuo passivo do pulmão (tecidos elásticos e a tensão superficial produzida pela interface fluida nos 3 milhões de alvéolos).

Durante exercícios ou atividades que exijam respiração intensa, como uma manobra de capacidade vital ou a tosse, todos os músculos da respiração são ativados, assim como os acessórios e os de estabilização.

Os músculos acessórios da inspiração são o esternocleidomastóideo, o peitoral menor, o supra-hióideo e o infra-hióideo. Verificou-se, também, que o peitoral maior e o serrátil anterior ficam ativos na inspiração intensa. Durante o exercício ou a ventilação forçada, a expiração ocorre pela contração dos músculos abdominais. O latíssimo do dorso pode ajudar na expiração quando os braços são estabilizados colocando-se as mãos sobre as coxas ou sobre uma mesa. Durante a tosse, o latíssimo do dorso pode ser contraído de maneira abrupta.

A parte descendente do trapézio, os eretores da espinha e o quadrado do lombo são ativados na respiração forçada, provavelmente mais como estabilizadores que como músculos primários da respiração. O movimento de flexão do tronco, normalmente ativado pela contração dos músculos abdominais, é impedido durante episódios de tosse intensa pela ativação dos músculos eretores da espinha. Pacientes com lesões lombares costumam sentir dor intensa ao tossir, espirrar ou fazer esforço em virtude da contração estabilizadora reflexa dos extensores das costas.

Articulações temporomandibulares

As articulações temporomandibulares (ATM), ou craniomandibulares, estão entre as articulações do corpo usadas com mais frequência. Em suas funções de mastigação, fala, bocejo, deglutição e espirro, estima-se que as ATMs se movam de 1.500 a 2.000 vezes ao dia. Essas articulações proporcionam movimentos de abertura, fechamento, protusão, retração e desvio lateral da mandíbula no osso temporal. Normalmente, a abertura e o fechamento da mandíbula devem ser em uma linha reta, sem desvios laterais da mandíbula no osso temporal. A abertura normal da boca permite que a pessoa coloque três dedos entre os dentes. Não deve haver qualquer estalo com o movimento articular, tampouco dor à palpação dos músculos da mastigação.

As ATMs bilaterais são articulações sinoviais formadas pelos côndilos convexos da mandíbula, pela cavidade glenoidal côncava (fossa mandibular) e pela eminência articular convexa do osso temporal (Fig. 8.31A). No adulto, os côndilos da mandíbula são cerca de duas vezes maiores no plano frontal que no plano sagital, proporcionando uma grande área articular. As superfícies articulares ósseas são cobertas com uma cartilagem fibrosa e separadas por um disco articular móvel, que forma um espaço articular superior e um inferior (Fig. 8.31B, C, Fig. 8.5B). Posteriormente, o disco se insere em um tecido conjuntivo grosso chamado de zonas bilaminares, separadas por tecido esponjoso com extenso suprimento neural e vascular que não costuma sofrer grandes forças articulares. O disco se insere medial e lateralmente aos côndilos, e anteriormente à cápsula articular e ao músculo pterigóideo (Fig. 8.5). Essas inserções fazem com

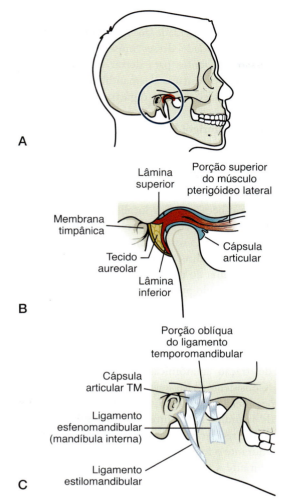

Figura 8.31 ATM e seus ligamentos. **A)** Vista da articulação temporomandibular. **B)** Segmentos da articulação. **C)** Ligamentos da articulação.

que o disco se mova para a frente com o côndilo quando a boca se abre. A articulação é cercada por uma cápsula reforçada lateralmente pelo ligamento temporomandibular, que vai da eminência articular e do arco zigomático posteriormente até o colo da mandíbula. A cápsula e seus ligamentos limitam os movimentos da mandíbula, sobretudo de depressão e retrusão. A protusão da mandíbula é limitada pelo ligamento estilomandibular (o processo estiloide é visto abaixo da ATM na Fig. 8.31A).

Movimentos da articulação temporomandibular

Quando a boca se abre, ocorre rotação dos côndilos da mandíbula ao redor do espaço articular inferior, seguida pela translação do disco articular no espaço articular superior até a eminência articular. Assim, a ATM atua como um gínglimo em uma base móvel. O fechamento da boca exige a reversão dos movimentos translatórios e rotacionais. Esses movimentos dos côndilos podem ser sentidos colocando-se os dedos indicadores rentes às laterais da mandíbula, com as pontas dos dedos tocando o trago da orelha, e pedindo-se ao paciente para abrir a boca lentamente. A parte posterior dos côndilos pode ser sentida usando-se luvas cirúrgicas e colocando-se a ponta dos dedos dentro das orelhas e pressionando-as para a frente. Quando a boca é aberta, os côndilos se afastam dos dedos e, quando a mandíbula se fecha, eles retornam (Fig. 8.7). Outros movimentos que podem ser feitos pela mandíbula são protusão, ou movimento da mandíbula para a frente; retrusão, ou movimento posterior da mandíbula; e movimento lateral para a esquerda ou para a direita, que inclui o movimento translatório mediolateral. Os movimentos funcionais da mandíbula são combinações deles. Na mastigação, esses movimentos são chamados de incisão, para cortar o alimento, e mastigação propriamente dita, para triturar e moer o alimento.

Músculos

Fechamento da mandíbula

Três músculos muito fortes inervados pelo nervo trigêmeo (nervo craniano V) fecham a mandíbula. O músculo **temporal** se insere na fossa temporal e suas fibras convergem em um tendão que corre sob o arco zigomático para se inserir no processo coronoide da mandíbula (Fig. 8.32). O músculo pode ser palpado colocando-se os dedos sobre a fossa temporal e pedindo-se ao paciente para morder. O músculo também pode ser palpado na retrusão e no desvio lateral da mandíbula. O músculo **masseter** se liga ao arco zigomatico e se divide em partes superficial e profunda, que se inserem no ângulo e no ramo da mandíbula (Fig. 8.32). Para palpar a parte superficial do músculo, coloque o dedo indicador logo abaixo do arco zigomático e peça ao paciente para morder. A parte profunda pode ser palpada colocando-se o dedo com luva dentro da boca do paciente, entre os dentes e o queixo, indo o máximo possível na direção da orelha. Peça ao indivíduo para morder suavemente e a forte contração do masseter poderá ser palpada com facilidade. O masseter também gera um pequeno componente de força lateral.

O músculo **pterigóideo medial** (dentro da mandíbula) é quase uma imagem espelhada do músculo masseter. O pterigóideo medial se insere na fossa pterigóidea (do grego, *pteron*, asa) do osso esfenoide e no lado medial do ramo e do ângulo da mandíbula, muitas vezes interdigitando com fibras do masseter. Juntos, esses músculos formam uma "tipoia" ao redor do ramo da mandíbula. Além do grande componente de força vertical, o pterigóideo medial tem um componente de força medial que se equipara ao componente lateral do

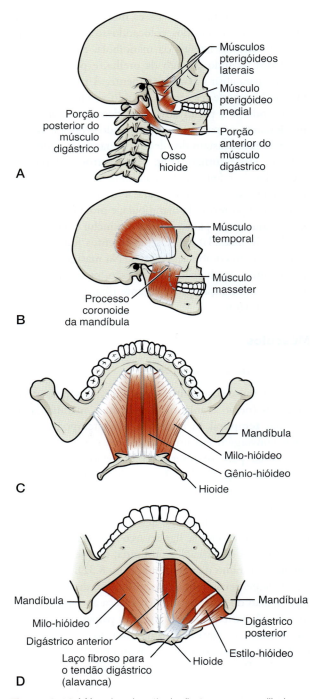

Figura 8.32 Músculos da articulação temporomandibular.

os dentes alguns milímetros afastados. Isso é mantido por baixos níveis de atividade dos músculos temporais.[75] A redução da atividade desses músculos e a força da gravidade são suficientes para deixar a boca aberta. A abertura rápida ou resistida da mandíbula é feita pelos músculos pterigóideo lateral, digástrico, supra-hióideo e infra-hióideo.

O músculo **pterigóideo lateral** tem uma direção de tração horizontal em relação à direção vertical do masseter e do pterigóideo medial (Fig. 8.30). O músculo se insere no colo do côndilo da mandíbula e muitas vezes se insere também no disco articular. Duas cabeças são formadas com a cabeça superior localizada medial e superiormente em um ângulo em torno de 45° de modo a se inserir na asa maior do osso esfenoide. A cabeça inferior se espalha em uma direção mais horizontal de modo a se inserir na lâmina do pterigóideo lateral distal do osso esfenoide. O músculo pterigóideo lateral é inervado pelo nervo trigêmeo (nervo craniano V).

Uma vez que é difícil palpar ou registrar a atividade eletromiográfica dos músculos pterigóideos laterais, suas ações foram descritas mais com base em suas linhas de tração anatômicas que em evidências de EMG. Considerando-se suas orientações anatômicas, suas ações incluem protusão, depressão e deslocamento lateral da mandíbula.[76] Entretanto, algumas descobertas de EMG revelaram que ocorre atividade na cabeça superior durante o fechamento da mandíbula e na cabeça inferior durante a abertura da mandíbula. Isso fez com que os pesquisadores concluíssem que as duas cabeças têm ações distintas.[77,78] Esses pesquisadores propuseram que a provável função da cabeça superior do pterigóideo lateral fosse a protusão a fim de estabilizar o côndilo da mandíbula no aspecto posterior da eminência articular durante a mastigação, enquanto a principal ação da cabeça inferior fosse a depressão e a protusão da mandíbula.

O músculo **digástrico** tem dois ventres musculares no lado interno do queixo. O ventre anterior se insere na borda interna da mandíbula, próximo à linha média, enquanto o ventre posterior se insere no processo mastóideo do osso temporal. Os dois ventres se unem em um laço tendíneo que se insere no osso hioide. Registrou-se atividade eletromiográfica significativa durante a abertura da mandíbula em ambos os ventres musculares, além de atividade moderada durante a protusão, a retrusão e o deslocamento lateral.[79] Os autores verificaram um padrão complexo de impulsos de atividade de alta amplitude e curta duração no músculo durante a deglutição. Em partes do ato de deglutir, os dois ventres do músculo digástrico se contraíram de maneira antagonista. Cada ventre muscular tem sua própria inervação: o ventre posterior é inervado pelo nervo facial (nervo craniano VII), ao passo que o ventre anterior é inervado pelo nervo trigêmeo (nervo craniano V).

masseter. O pterigóideo medial pode ser palpado extra-oralmente, colocando-se o dedo indicador logo acima do ramo, no nível do ângulo da mandíbula, e solicitando-se ao paciente que feche a mandíbula suavemente.

Abertura da mandíbula

A posição normal de repouso da mandíbula na posição ereta, sentada ou em pé, é com os lábios fechados e

Os dois outros músculos da mandíbula são o **milo-hióideo** e o **gênio-hióideo**. Esses músculos também podem participar na depressão da mandíbula quando o osso hioide estiver estabilizado e elevar o hioide quando a mandíbula estiver estabilizada.

Disfunção temporomandibular

Sinais ou sintomas anormais de envolvimento da ATM foram apresentados em 20 a 80% em uma revisão de 25 estudos com indivíduos saudáveis.[80] A incidência dos problemas é maior em mulheres que em homens, e aumenta com a idade. As ATMs e os músculos da mastigação são uma área complexa de avaliar por causa de sua relação próxima e de suas inserções com a cabeça, o pescoço, o ombro e as estruturas torácicas (quadrante superior). Disfunção nas ATMs passa muitas vezes sem diagnóstico porque a dor pode ser referida à orelha, à cabeça, à face ou a outras áreas do quadrante superior.[81] Patologias em outras áreas também podem contribuir para a disfunção da ATM. Embora as causas da anormalidade da ATM sejam multifatoriais, existe um alto nível de associação com trauma prévio[82] e anormalidades posturais da cabeça e do pescoço.[83]

Lesões produzidas por golpes contra a cabeça, como o efeito chicote em acidentes de carro, bater o queixo contra o guidom da bicicleta ou bater a parte de trás da cabeça em uma queda, podem levar a uma disfunção da ATM. Muitos problemas da ATM não são diagnosticados ou tratados a tempo em razão de problemas cervicais, vasculares e cerebrais mais graves. Microtrauma repetitivo em longo prazo da articulação pode ocorrer por **bruxismo** (ranger os dentes), mascar chicletes com frequência, quebrar balas duras ou nozes com os dentes, tração cervical, sucção do polegar ou respiração oral prolongadas, má oclusão ou procedimentos odontológicos que tenham exigido muito tempo com a boca bem aberta. Forças repetitivas anormais em atividades profissionais ou esportivas podem causar dor e disfunção da ATM. Esse tipo de atividades inclui a posição com a cabeça estendida do mergulhador profissional, a mandíbula cerrada e a cabeça inclinada para a frente do violinista, a mandíbula cerrada do levantador de peso e a respiração oral assimétrica do praticante de nado livre.[84]

Desvios posturais, como uma perna mais curta que a outra ou escoliose (curvatura lateral da coluna), causam assimetria na altura do ombro e inclinação da cabeça, as quais levam à alteração da força craniovertebral. A postura da cabeça para a frente no plano sagital produz grandes alterações nas relações craniovertebrais. Esta é uma postura anormal comum que revela um estreitamento da coluna cervical no raio X com perda da lordose cervical normal. Os longos da cabeça e do pescoço estão encurtados e geralmente em certo nível de tensão contínua. Para poder olhar à frente, a cabeça precisa se hiperestender no pescoço. Essa posição, por sua vez, causa o encurtamento dos músculos suboccipital e supra-hióideo, e o alongamento do infra-hióideo. Tais mudanças de comprimento muscular resultam no reposicionamento da mandíbula e na hiperatividade dos músculos da mastigação. Pode ocorrer compressão posteriormente de C1 a C2, com dor craniofacial.[83] Com esses efeitos e mudanças associados, fica fácil entender por que uma patologia da ATM não pode ser considerada isoladamente e por que costuma ser necessária uma abordagem de tratamento multidisciplinar entre dentistas e fisioterapeutas para restaurar as funções da ATM.

Resumo

O esqueleto axial inclui a cabeça, as costelas e a coluna vertebral desde a região cervical até o sacro e o cóccix. A coluna vertebral é dividida em quatro unidades básicas: as regiões cervical, torácica, lombar e sacral. Ela tem diversas funções e apresenta uma relação íntima com os membros inferiores e superiores. Entre suas funções, a coluna serve para mover o tronco durante atividades funcionais e para estabilizá-lo de modo a permitir a transferência de forças entre os membros inferiores e superiores. O movimento entre as vértebras é permitido por causa dos discos intervertebrais, enquanto a estabilidade da coluna vem dos esforços combinados de ligamentos e músculos. Embora a coluna se mova entre três planos de movimento, as posições das facetas vertebrais são os principais determinantes da direção e da extensão do movimento gerado em cada uma das regiões da coluna. A inclinação lateral e a rotação são movimentos pareados vistos na coluna. O modo como esses movimentos são pareados pode depender do alinhamento das vértebras no momento em que ocorre o movimento. O movimento da articulação temporomandibular ocorre graças à atividade de alguns dos músculos mais fortes do corpo. A disfunção dessas articulações pode ocorrer por conta de uma variedade de patologias, como irregularidade nas próprias articulações ou secundariamente a uma patologia da região cervical.

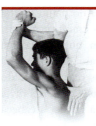

SOLUÇÃO DO CASO CLÍNICO

Kamryn decidiu que vai instruir Matt quanto à técnica adequada de levantar caixas. Ele está acostumado a se colocar em uma posição apropriada com inclinação anterior da pelve para reduzir as tensões lombares, portanto, mais informações sobre o sistema muscular vão se adequar bem ao que Kamryn já lhe ensinou no programa de reabilitação. Ela trabalhou no fortalecimento dos seus músculos abdominais, extensores do tronco, bem como no fortalecimento dos músculos dos quadris e das coxas, portanto, tem certeza que ele está pronto para essa parte do programa de reabilitação. Primeiramente, ela o instrui a posicionar as pernas separadas, de modo a formar uma base estável de sustentação. Lembrando-o de tensionar os músculos do *core*, instrui a se movimentar a uma posição de agachamento mantendo uma curvatura lombar; para poder se abaixar até o chão e manter essa posição, é preciso que ele flexione os quadris e os joelhos, além de impulsionar o quadril para trás para que possa manter o centro de gravidade sobre seus pés. Quando ele se abaixa o suficiente, Kamryn o instrui a aproximar a caixa do corpo e segurá-la com força antes de levantá-la. Depois que Matt está com a caixa nas mãos, Kamryn o instrui a estender as pernas para se levantar em uma posição ereta. Quando ele conseguir realizar bem essa técnica, Kamryn mostrará a Matt como carregar e mover a caixa de um lugar para outro sem risco de lesionar as costas novamente.

Atividades de laboratório

1. Em um esqueleto ou em um colega, observe e palpe as curvas cervical, torácica e lombar no plano sagital em pé. Peça a seu colega para se inclinar para a frente e note que a curva torácica aumenta em flexão, mas que as áreas cervical e lombar se movem em linha reta. Peça a seu colega para se inclinar para trás (estender o tronco), e note que as curvas lombares aumentam e que a curva torácica se move em linha reta. Peça que seu colega se sente em uma cadeira. Note as diferenças nas curvas em relação à posição em pé.

2. Peça que seu colega tire um calçado e fique em pé com os dois pés no chão enquanto você observa e palpa as alturas relativas verificando a simetria:
   a. dos ombros;
   b. das espinhas ilíacas anterossuperiores;
   c. das cristas ilíacas;
   d. das espinhas ilíacas posterossuperiores;
   e. dos ângulos inferiores da escápula.

   Palpando, trace a coluna de C7 até o sacro para ver se há algum desvio lateral das vértebras. Peça a seu colega para recolocar o calçado e repita as medições. Explique como elas variaram.

3. Com seu colega em pé na sua frente, peça-lhe para levantar o braço direito sobre a cabeça e inclinar o tronco para a esquerda. Palpe a coluna de C7 até o sacro para determinar se há uma leve curva para a esquerda sem nenhum segmento reto. Repita com a inclinação para o lado direito.

4. Peça que seu colega se sente em um banco ou mesa de forma que a pelve esteja estabilizada e peça que ele rode o tronco para a direita e, depois, para a esquerda. Para que lado a rotação foi maior?

5. Em um esqueleto desarticulado, identifique as seguintes partes do atlas, do áxis e de uma das vértebras cervicais, uma das torácicas e uma das lombares: corpo, forame vertebral, processos transversos, processos espinhosos, lâmina, pedículo e todas as superfícies articulares. Identifique como as mesmas partes variam de um nível vertebral a outro. Como a mudança no alinhamento dessas partes ósseas altera a função de cada um dos três segmentos espinais?

6. Articule pares de vértebras e costelas e simule todas as possibilidades de movimento. Visualize as estruturas ósseas e ligamentares limitantes.

7. Em um colega, palpe os músculos do pescoço e do tronco como descrito neste capítulo.

8. Palpe os músculos abdominais e eretores da espinha lombar em um colega que esteja deitado (em decúbito dorsal). Peça para ele realizar as seguintes atividades:
   a. Levantar a cabeça. Por que os músculos abdominais se contraem?
   b. Levantar um dos membros inferiores alguns centímetros. Por que os músculos abdominais se contraem?
   c. Tossir. Por que os músculos abdominais se contraem? E os eretores da espinha?

9. Palpe os músculos eretores da espinha em um colega em decúbito ventral, com a testa repousada na mesa e os membros superiores flexionados ao lado da cabeça.
   a. Levantar os membros superiores alguns centímetros. Por que os músculos eretores da espinha se contraem?
   b. Levantar um dos membros inferiores alguns centímetros e determinar por que os músculos eretores da espinha se contraem.

10. Palpe os músculos abdominais e eretores da espinha em um colega sentado em um banco ou mesa e realize as seguintes atividades do tronco (mantendo a posição do quadril em 90° de flexão):
    a. Flexão do tronco. Que grupo muscular se contrai e com que tipo de contração quando se flexiona e quando retorna à posição ereta inicial?
    b. Realizar inclinação lateral para a esquerda e retornar à posição inicial. Qual lado se contrai e com que tipo de contração? Note que a contração pode ser nos músculos abdominais ou nos eretores da espinha com uma pequena variação na posição dos quadris ou do tronco no plano sagital.

11. Analise as seguintes atividades para o corpo inteiro. Determine os motores primários de cada movimento articular, o tipo de contração muscular e os músculos estabilizadores essenciais.
    a. Decúbito dorsal: realize um *sit-up* e retorne à posição inicial.
    b. Decúbito ventral: levante a cabeça e os ombros e estenda o tronco.
    c. Decúbito ventral: realize uma puxada.
    d. Em pé: realize um exercício de barra.

- e. Em pé: incline-se para a frente, toque o chão e retorne.
- f. Em pé: sente-se em uma cadeira e retorne à posição inicial.
- g. Subir e descer escadas, em relação à perna dominante e à que segue.

12. Compare a posição da coluna lombar no decúbito dorsal com os quadris e os joelhos flexionados, de modo que os pés estejam no chão, com a posição em que os quadris e os joelhos estão estendidos. Descreva por que a posição da coluna lombar muda com o movimento do quadril.

13. Descreva como mudanças na posição dos membros superiores podem tornar um *sit-up* cada vez mais desafiador ao reto do abdome.

14. Enquanto palpa o tendão do reto femoral e os abdominais, peça para seu colega realizar um *sit-up* completo com as pernas estendidas. Em seguida, peça-lhe para realizar um *sit-up* completo com os quadris e os joelhos flexionados, de modo que os pés fiquem retos no chão. Por fim, peça-lhe para realizar uma curva abdominal (*sit-up* parcial). Que diferenças você sentiu quando cada músculo se contraiu e quando relaxaram nos diversos exercícios realizados? Existe algum benefício em realizar um *sit-up* em vez de uma curva abdominal? Explique sua resposta.

15. Em um crânio, identifique as estruturas ao redor da ATM: osso temporal, meato acústico, cavidade glenoidal, eminência articular e arco zigomático. Na mandíbula, identifique o processo coronoide, o ramo, o corpo e os côndilos. Note a forma e o ângulo dos côndilos, e simule articulação com a cavidade glenoidal e com a eminência articular na abertura e no fechamento da mandíbula.

16. Em um colega, palpe os côndilos da mandíbula conforme a boca se abre e se fecha lentamente. Verifique se há rotação seguida pela descida da eminência, presença de movimento simétrico e ausência de espasmos ou estalos. Observe se a trajetória dos dentes inferiores na abertura é reta ou se há desvios. Palpe os côndilos e a ponta do queixo enquanto seu colega protrai e retrai a mandíbula lentamente, e, em seguida, desvia-a para cada lado.

17. Palpe o masseter e o músculo temporal, e peça a seu colega para ranger os dentes de modo que você sinta os músculos se contraírem. Palpe o músculo digástrico abaixo do queixo e ofereça certa resistência à abertura da mandíbula para sentir o músculo se contraindo.

18. Peça que seu colega realize todas as amplitudes de movimento ativas da mandíbula. Palpe todos os grupos musculares que realizam os movimentos. Os movimentos do seu colega são iguais e simétricos?

Referências bibliográficas

1. Kapandji IA. *The Physiology of the Joints: The Trunk and Vertebral Column, Vol 3*. Edinbugh: Churchill Livingstone, 1974.
2. Cailliet R. *Low Back Pain Syndrome*, ed 3. Philadelphia: FA Davis, 1981.
3. White AA, III, Panjabi MM. The basic kinematics of the human spine: A review of past and current knowledge. *Spine* 3(1):12–20, 1978.
4. Myklebust JB, Pintar F, Yoganandan N, et al. Tensile strength of spinal ligaments. *Spine* 13(5):526–531, 1988.
5. Tkaczuk J. Tensile properties of human lumbar longitudinal ligaments. *Acta Orthopaedica Scandinavica* S115:1–69, 1968.
6. Nachemson A. Lumbar intradiscal pressure. *Acta Orthopaedica Scandinavica* 43:1–104, 1960.
7. Nachemson A. Disc pressure measurements. *Spine* 6(1):93–97, 1981.
8. Nachemson A. Lumbar intradiscal pressure. In Jayson M (ed): *The lumbar spine and back pain*. Edinburgh: Churchill Livingstone, 1987, pp 191–203.
9. McNally DS, Adams MA. Internal intervertebral disc mechanics as revealed by stress profilometry. Spine 17(1):66–73, 1992.
10. Fennell AJ, Jones AP, Hukins DWL. Migration of the nucleus pulposus within the intervertebral disc during flexion and extension of the spine. *Spine* 21:2753–2757, 1996.
11. Fazey PJ, Song S, Monsas A, et al. An MRI investigation of intervertebral disc deformation in response to torsion. *Clinical Biomechanics* 21:538–542, 2006.
12. Panjabi M, Yamamoto I, Oxland T, Crisco J. How does posture affect coupling in the lumbar spine? *Spine* 14(9):1002–1011, 1989.
13. Farfan HF. Biomechanics of the lumbar spine. In Kirkaldy-Willis WH, Burton CV (eds): *Managing Low Back Pain*. Edinburgh: Churchill Livingstone, 1988.
14. Walker BF. The prevalence of low back pain: A systematic review of the literature from 1966 to 1998. *Journal of Spinal Disorders* 13(3):205–217, 2000.
15. Grieve GF. *Common Vertebral Joint Problems*. Edinburgh: Churchill Livingstone, 1988.
16. Fryette HH. *Principles of osteopathic techniques*. Carmel, CA: Academy of Applied Osteopathy, 1954.
17. Edmondston SJ, Aggerholm M, Elfving S, et al. Influence of posture on the range of axial rotation and coupled lateral flexion of the thoracic spine. *Journal of Manipulative & Physiological Therapeutics* 30(3):193–199, 2007.
18. Mimura M, Moriya H, Watanabe T, Takahashi K, Yamagata M, Tamaki T. Three-dimensional motion analysis of the cervical spine with special reference to the axial rotation. *Spine* 14(11):1135–1139, 1989.
19. Harrison DE, Harrison DD, Troyanovich SJ. Three-dimensional spinal coupling mechanics: Part I. A review of the literature. *Journal of Manipulative & Physiological Therapeutics* 21(2):101–113, 1998.
20. American Medical Association. *Guides to the Evaluation of Permanent Impairment*, ed 3. Chicago: American Medical Association, 1988.
21. Thor CP, Gabler HC. The relationship between thoracic organ injuries and associated rib fractures. *Biomedical Sciences Instrumentation* 44:292–297, 2008.
22. Carrier G, Fréchette E, Ugalde P, Deslauriers J. Correlative anatomy for the sternum and ribs, costovertebral angle, chest wall muscles and intercostal spaces, thoracic outlet. *Thoracic Surgery Clinics* 17(4):521–528, 2007.
23. Cappello M, DeTrover A. On the respiratory function of the ribs. *Journal of Applied Physiology* 92(4):1642–1646, 2002.
24. Porterfield JA, DeRosa C. *Mechanical Low Back Pain Perspectives in Functional Anatomy*. Philadelphia: WB Saunders, 1991.
25. Adams MA, Hutton WC. The mechanical function of the lumbar apophyseal joints. *Spine* 8:327–330, 1983.
26. Yamamoto I, Panjabi MM, Osland TR, Crisco JJ. The role of the iliolumbar ligament in the lumbosacral junction. *Spine* 15(11):1138–1141, 1990.
27. McNeely ML, Magee TDJ. A systematic review of physiotherapy for spondylolysis and spondylolisthesis. *Manual Therapy* 8(2):80–91, 2003.
28. Bogduk N, Macintosh JE. The applied anatomy of thoracolumbar fascia. *Spine* 9(2):164–170, 1984.
29. Mennell JB. *Physical Treatment by Movement, Manipulation and Massage*. Philadelphia: The Blakiston Company, 1947.
30. Colachis SC, Jr., Worden RE, Bechtol CO, Strohm BR. Movement of the sacroiliac joint in the adult male: A preliminary report. *Archives of Physical Medicine and Rehabilitation* 44:490–498, 1963.
31. Ro CS. Sacroiliac Joint: Part I. Anatomy. In Cox JM (ed): *Low Back Pain*. Baltimore: Williams & Wilkins, 1990.

32. DonTigny RL. Anterior dysfunction of the sacroiliac joint as a major factor in the etiology of idiopathic low back pain syndrome. *Physical Therapy* 70(4):250–265, 1990.
33. Grieve GF. *Modern Manual Therapy of the Vertebral Column*. Edinburgh: Churchill Livingstone, 1986.
34. Cohen SP. Sacroiliac joint pain: A comprehensive review of anatomy, diagnosis, and treatment. *Anesthesia and Analgesia* 101(5):1440–1453, 2005.
35. Foley BS, Buschbacher RM. Sacroiliac joint pain: Anatomy, biomechanics, diagnosis, and treatment. *American Journal of Physical Medicine and Rehabilitation* 85(12):997–1006, 2006.
36. Forst SL, Wheeler MT, Fortin JD, Vilensky JA. The sacroiliac joint: Anatomy, physiology and clinical significance. *Pain Physician* 9(1):61–67, 2006.
37. Sashin D. A critical analysis of the anatomy and pathological changes of the sacroiliac joints. *Journal of Bone and Joint Surgery* 12A:891–910, 1930.
38. Goode A, Hegedus EJ, Sizer P, Jr., Brismee JM, Linberg A, Cook CE. Three-dimensional movements of the sacroiliac joint: A systematic review of the literature and assessment of clinical utility. *Journal of Manual & Manipulative Therapy* 16(1):25–38, 2008.
39. Weisl H. The movements of the sacroiliac joint. *Acta Anatomica* 23(1):80–91, 1955.
40. Gaskill M. A solid base of support. *Today in Physical Therapy* 4:42–45, 2007.
41. Lindsay DM, Meeuwisse WH, Vyse A, Mooney ME, Summersides J. Lumbosacral dysfunctions in elite cross-country skiers. *Journal of Orthopaedic and Sports Physical Therapy* 18(5):580–585, 1993.
42. Kapandji IA. *The Physiology of the Joints. Lower Limb, Vol 2* ed 5. Edinburgh: Churchill Livingstone, 1987.
43. DonTigny RL. Function and pathomechanics of the sacroiliac joint. *Physical Therapy.* 1985;65(1):35–44.
44. Starkey C. Taber's Cylopedic Medical Dictionary. In Starkey C (ed): *Taber's Cyclopedic Medical Dictionary*, ed 20. Philadelphia: FA Davis, 2005, p 2123.
45. Palastanga N, Field D, Soames R. *Anatomy and Human Movement. Structure and Function*. ed 4. Boston: Butterworth Heinemann, 2002.
46. Nakayama T, Yamamoto I, Fujiwara T, Yamada T. Sagittal kinematics and muscular activities of torso and hip during trunk flexion and extension. *Journal of Physical Therapy Sciences* 18(2):165–173, 2006.
47. Andersson E, Oddsson L, Grundström H, Thorstensson A. The role of the psoas and iliacus muscles for stability and movement of the lumbar spine, pelvis and hip. *Scandinavian Journal of Medicine in Science and Sports* 5(1):10–16, 1995.
48. Fick R. *Anatomie und Mechanik der Gelenke: Teil III, Spezielle Gelenk und Muskel Mechanik*. Jena, Germany: Fisher, 1911.
49. Prushansky T, Ezra N, Kurse N, Man L, Schneiderman Y. Reproducibility of sagittal plane pelvic tilt measurements in normal subjects using digital inclinometry. *Gait & Posture* 28:513–516, 2008.
50. Basmajian JV. Cyclobenzaprine hydrochloride effect on skeletal muscle spasm in the lumbar region and neck: Two double-blind controlled clinical and laboratory studies. *Archives of Physical Medicine and Rehabilitation* 59:58–63, 1978.
51. Boyd-Clark LC, Briggs CA, Galea MP. Muscle spindle distribution morphology, and density in longus colli and multifidus muscles of the cervical spine. *Spine* 27(7):694–701, 2002.
52. Abrahams VC. The physiology of neck muscles: Their role in head movement and maintenance of posture. *Canadian Journal of Physiology and Pharmacology* (55):332–338, 1977.
53. Macintosh JE, Bogduk N. The anatomy and function of the lumbar back muscles and their fascia. In Twomey LT, Taylor JR (eds): *Physical Therapy of the Low Back*. New York: Churchill Livingstone, 1987.
54. Moseley GL, Hodges PW, Gandevia SC. Deep and superficial fibers of the lumbar multifidus muscle are differentially active during voluntary arm movements. *Spine* 27(2):E29–E36, 2002.
55. MacDonald DA, Moseley GL, Hodges PW. The lumbar multifidus: Does the evidence support clinical beliefs? *Manual Therapy* 11(4):254–263, 2006.
56. Moseley GL, Hodges PW. Reduced variability of postural strategy prevents normalization of motor changes induced by back pain: a risk factor for chronic trouble? *Behavioral Neuroscience* 120(2):474–476, 2006.
57. Lewin T, Mofett B, Vidik A. The morphology of the lumbar synovial intervertebral joints. *Acta Morphologica Neerlando-Scandinavica* 4:299–319, 1962.
58. Kiesel KB, Underwood FB, Mattacola CG, Nitz AJ, Malone TR. A comparison of select trunk muscle thickness change between subjects with low back pain classified in the treatment-based classification system and asymptomatic controls. *Journal of Orthopaedic and Sports Physical Therapy* 37(10):596–607, 2007.
59. Valencia FP, Munro RR. An electromyographic study of the lumbar multifidus in man. *Electromyography and Clinical Neurophysiology* 25(4):205–221, 1985.

60. Pauly JE. An electromyographic analysis of certain movements and exercises: I. Some deep muscles of the back. *Anatomical Record* 155(2):223–234, 1966.
61. Hodges P, Richardson C. Inefficient muscular stabilization of the lumbar spine associated with low back pain: A motor control evaluation of transversus abdominis. *Spine* 21(22):2640–2650, 1996.
62. Richardson CA, Snijders CJ, Hides JA, Damen L, Pas MS, Storm J. The relation between the transversus abdominis muscles, sacroiliac joint mechanics, and low back pain. *Spine* 27(4):399–405, 2002.
63. Butcher SJ, Craven BR, Chilibeck PD, Spink KS, Grona SL, Sprigings EJ. The effect of trunk stability training on vertical takeoff velocity. *Journal of Orthopaedic and Sports Physical Therapy* 37(5):223–231, 2007.
64. Norris CM. Functional abdominal training: Part 2. *Journal of Bodywork and Movement Therapies* 3(4):208–214, 1999.
65. Panjabi MM. The stabilizing system of the spine. Part II: Neutral zone and instability hypothesis. *Journal of Spinal Disorders* 5(4):390–396, 1992.
66. Sullivan MS. Back support mechanisms during manual lifting. *Physical Therapy* 69(1):38–45, 1989.
67. Akuthota V, Nadler SF. Core strengthening. *Archives of Physical Medicine and Rehabilitation* 85(3):S86–S92, 2004.
68. Borghuis J, Hof AL, Lemmink KAP. The importance of sensory-motor control in providing core stability: Implications for measurement and training. *Sports Medicine* 38(11):893–916, 2008.
69. Kippers V, Parker AW. Posture related to myoelectric silence of erectores spinae during trunk flexion. *Spine* 9(7):740–745, 1984.
70. Floyd WF, Silver PH. Function of erectores spinae in flexion of the trunk. *Lancet* 257(6647):133–134, 1951.
71. Gracovetsky S, Farfan H, Helleur C. The abdominal mechanism. *Spine* 10(4):317–324, 1985.
72. Gracovetsky S, Kary M, Levy S, Ben Said R, Pitchen I, Hélie J. Analysis of spinal and muscular activity during flexion/extension and free lifts. *Spine* 15(12):1333–1339, 1990.
73. DeLitto SR, Rose SJ. An electromyographic analysis of two techniques for squat lifting and lowering. *Physical Therapy* 72(6):438–448, 1992.
74. Holmes JA, Damaser MS, Lehman SL. Erector spinae activation and movement dynamics about the lumbar spine in lordotic and kyphotic squat lifting. *Spine* 17(3):327–334, 1992.
75. Basmajian JV. *Muscles Alive: Their Function Revealed by Electromyography*, ed 4. Baltimore: Williams & Wilkins, 1978.
76. Gray H. *Anatomy of the Human Body*, ed 28. Philadelphia: Lea & Febiger, 1966.
77. McNamara JA, Jr. The independent functions of the two heads of the lateral pterygoid muscle. *American Journal of Anatomy* 138(2):197–205, 1973.
78. Sarnat BG, Laskin DM. *The Temporomandibular Joint: A Biological Basis for Clinical Practice*, ed 4. Philadelphia: WB Saunders, 1992.
79. Widmalm SE, Lillie JH, Ash MM, Jr. Anatomical and electromyographic studies of the digastric muscle. *Journal of Oral Rehabilitation* 15(1):3–21, 1988.
80. Burakoff R. Epidemiology. In Kaplan AS, Assael LA (eds): *Temporomandibular Disorders: Diagnosis and Treatment*. Philadelphia: WB Saunders, 1991.
81. Travell JG, Simons DG. *Myofascial pain and dysfunction: The trigger point manual,* Vol. 1. Baltimore: Williams and Wilkins, 1983.
82. Pullinger AG, Monteiro AA. History factors associated with symptoms of temporomandibular disorders. *Journal of Oral Rehabilitation* 15(2):117–124, 1988.
83. Mannheimer JS, Dunn J. Cervical spine-evaluation and relation to temporomandibular disorders. In Kaplan AS, Assael LA (eds): *Temporomandibular Disorders: Diagnosis and Treatment*. Philadelphia: WB Saunders, 1991.
84. Goldman JR. Soft Tissue Trauma. In Kaplan AS, Assael LA (eds): *Temporomandibular Disorders: Diagnosis and Treatment*. Philadelphia: WB Saunders, 1991.

Unidade 3: Membros inferiores

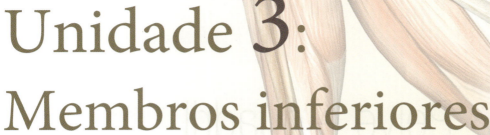
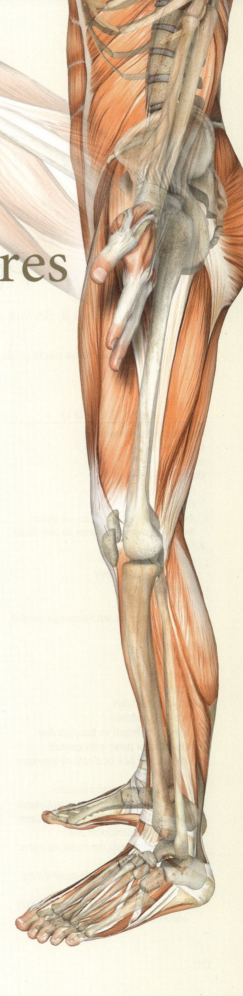

Como foram apresentados os membros superiores e o esqueleto axial na Unidade 2, a Unidade 3 foca nos membros inferiores, oferecendo informações e investigações sobre as funções cinesiológicas da pelve, do quadril, do joelho e do tornozelo de um ponto de vista clínico. A anatomia desses segmentos foi resumida em tabelas para apresentar as informações de maneira rápida. A ênfase de cada um dos capítulos é focada na cinemática e na osteocinemática articulares, bem como nas funções musculares importantes de cada segmento.

A Unidade 3 começa pelo quadril, no Capítulo 9. Como a pelve é ligada ao quadril, é aqui apresentada como representante do movimento e da função dele. O impacto que a sustentação do peso corporal durante a postura e marcha tem sobre essas estruturas é apresentado com as influências da sustentação do peso corporal com um único membro.

O Capítulo 10 trata do complexo do joelho, que inclui a articulação tibiofemoral e femoropatelar, ambas investigadas nesse capítulo. Também se discutem o modo como as forças afetam essas articulações e o impacto das influências neurais. A interação muscular entre quadril e joelho também é apresentada nesse capítulo.

No Capítulo 11, são discutidos o pé e o tornozelo. As múltiplas articulações dessas estruturas e suas ações isoladas e combinadas são apresentadas com as mudanças em suas funções e seus movimentos durante atividades de cadeias cinéticas abertas e fechadas. Discutem-se os movimentos específicos dos pés e o modo como eles influenciam outros segmentos do corpo.

CAPÍTULO

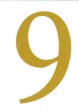

Pelve e quadril

Dolores B. Bertoti, MS, PT e Christopher R. Carcia, Ph.D, PT, SCS, OCS

"Saber uma parte pode criar um belo conto, mas a sabedoria vem de se ver o todo."
– *Provérbio asiático*

CONTEÚDO

Objetivos de aprendizado
Caso clínico
Introdução
Ossos
  Pelve
  Fêmur
  Angulações biomecânicas do fêmur
  Angulações biomecânicas do acetábulo
Articulações
  Pelve
  Articulação do quadril
  Osteocinemática
  Artrocinemática
  Tecidos moles na articulação do quadril
Músculos
  Flexores
  Adutores
  Extensores
  Abdutores
  Rotadores laterais
  Rotadores mediais
Fatores que afetam as funções dos músculos da pelve e do quadril
  Linha de tração e potência de alavanca muscular
  Suficiência muscular: músculos multiarticulares versus uniarticulares
  Funções dos músculos do quadril com e sem sustentação de peso
Análise da atividade muscular da pelve e do quadril
  Análise do movimento do quadril e da pelve no plano sagital
  Análise do movimento e do controle do quadril e da pelve no plano frontal

OBJETIVOS DE APRENDIZADO

Este capítulo investiga a região da pelve e do quadril. Após a leitura deste capítulo, você estará apto a:

❑ Identificar os ossos, articulações, tecidos moles e músculos da região da pelve e do quadril.
❑ Discutir a relação entre a pelve, o quadril, a coluna lombar e o tronco, bem como suas contribuições para o movimento funcional.
❑ Demonstrar o movimento da pelve no fêmur: inclinação pélvica anterior, posterior e lateral, e rotação.
❑ Demonstrar o movimento da articulação do quadril e indicar os músculos responsáveis pelo movimento do fêmur na pelve na articulação do quadril: flexão, extensão, abdução, adução, rotação lateral e rotação medial.
❑ Citar os principais músculos que movem a pelve e o quadril para realizar atividades funcionais específicas.
❑ Relacionar os músculos do quadril que contribuem para os movimentos em diferentes planos e descrever a singularidade dessas contribuições para o movimento funcional.
❑ Descrever a função do quadril e de sua musculatura em movimentos de cadeia cinemática fechada e aberta.
❑ Explicar o controle do plano frontal da pelve, incluindo o papel dos músculos glúteo médio e adutores na postura unilateral, além de descrever as implicações para a função.
❑ Descrever condições patológicas encontradas com frequência na região da pelve e do quadril e suas consequências funcionais.

Análise do movimento do quadril e da pelve no plano transversal
Resumo
Solução do caso clínico

Questões para discussão
Atividades de laboratório
Referências bibliográficas

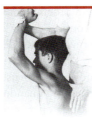

CASO CLÍNICO

Noelle percebe que o senhor aposentado que ela trata está andando com uma marcha instável. Toda vez que ele dá um passo com o membro inferior esquerdo, inclina o tronco lateralmente para a esquerda. Noelle está preocupada com o efeito de longo prazo que esse desvio de marcha pode provocar na coluna lombar do senhor Reyes. Que etapas de avaliação Noelle deve realizar para identificar a causa desse padrão de marcha? O que ela deve recomendar ao senhor Reyes e por quê?

Introdução

Assim como a região do ombro, a região da pelve e do quadril tem sua estrutura e sua função completamente interligadas. Entretanto, diferentemente da área do ombro, a função principal dessa região não é a mobilidade em atividades de cadeia aberta, mas sim produção de energia durante funções de cadeia fechada. Assim como existe uma relação direta do tronco com a escápula e desta com a articulação do ombro, existe também uma associação do tronco com a pelve e desta com o quadril.

Em termos anatômicos, "cíngulo" significa uma estrutura anatômica que atua como suporte a partir do qual o segmento se move. O complexo do ombro é um cíngulo incompleto, ao passo que o do membro inferior forma um cíngulo completo. O cíngulo do membro inferior inclui os ossos pélvicos direito e esquerdo, que são unidos ao esqueleto axial pelo sacro, e, posteriormente, pela quinta vértebra lombar, com o encontro das hemipelves esquerda e direita anteriormente na sínfise púbica. Assim como a cabeça umeral se articula com a cavidade glenoidal, a cabeça do fêmur se articula com a cavidade do cíngulo do membro inferior, o acetábulo. Afora essas semelhanças básicas, o cíngulo do membro inferior se distingue do cíngulo do membro superior tanto do ponto de vista funcional como do ponto de vista estrutural.

O termo *pelve* se origina do latim, em que significa "bacia" ou "tigela"; quase literalmente, a pelve é uma bacia óssea que contém as vísceras importantes. Além disso, sua anatomia musculoesquelética forma uma ponte entre os membros inferiores e todo o complexo da cabeça, do tronco e dos braços (CTB). A pelve possui múltiplas funções, que incluem: 1) servir de base estável para o complexo de CTB; 2) conter e apoiar o conteúdo visceral; e 3) transmitir e absorver forças do CTB e dos membros superiores para os membros inferiores, e vice-versa. Além de servir para essas importantes funções de estabilidade, o cíngulo do membro inferior também

oferece um grau de mobilidade muito prescrito e, assim, atua com a coluna lombar, o sacro e o quadril para movimentar o corpo de maneira eficiente e efetiva. Como a articulação da pelve com o sacro na articulação sacroilíaca e a com a quinta vértebra lombar na área iliolombar foram avaliados com profundidade no capítulo anterior, recorra a ele para mais detalhes. Essas articulações são mencionadas aqui apenas em sua relação com o controle e o movimento da pelve.

Como veremos, o quadril, ou articulação acetabulofemoral, é uma estrutura muito estável e com muita mobilidade. Além de transmitir grandes forças entre o tronco e o solo, a região do quadril é um dos principais agentes no sistema locomotor do corpo. Por exemplo, os músculos abdutores no membro inferior que sustenta peso geram uma força para contrabalançar cerca de 85% do peso corporal a cada passo dado. O quadril também representa um importante papel quando se eleva ou abaixa o corpo, como na escalada, no ato de se levantar de uma cadeira ou de levantar um membro, como quando o pé é elevado para se amarrar um cadarço.

Lembre que o músculo pode agir em uma articulação movendo a extremidade proximal ou a distal. O quadril não é exceção; os músculos do quadril podem atuar movimentando o fêmur sobre a pelve (p. ex., ao flexionar o quadril para dar um passo seguido de outro) ou movimentando a pelve sobre o fêmur (p. ex., ao se inclinar para pegar um objeto do chão). Essas variações na atividade muscular dependem de qual segmento da articulação está estabilizado e de qual está em movimento, e possibilitam que o quadril dê contribuições únicas e importantes para os movimentos diários.

Ossos

Os principais ossos apresentados neste capítulo são os que compõem a articulação do quadril: a pelve e o fêmur. Embora o sacro, o cóccix e a coluna lombar também estejam envolvidos no movimento da pelve, eles foram descritos no Capítulo 8. As proeminências ósseas necessárias para compreender a função dos músculos do quadril e da pelve são apresentadas aqui para revisão.

Pelve

A pelve possui várias funções importantes, algumas com fins de órgão e outras com fins cinesiológicos. Oferecer suporte e proteção para as vísceras, e suporte ósseo para o canal vaginal são as duas funções de órgão. As funções cinesiológicas da pelve, por outro lado, incluem:

- suportar e transferir o peso do CTB para o fêmur, na posição em pé, ou para o túber isquiático, na posição sentada;
- rodar durante a caminhada a fim de criar um balanço pélvico ritmado para que ocorra uma translação suave do tronco e dos membros inferiores;
- proporcionar uma ampla área para fixação muscular.

A **pelve** é constituída de dois ossos ilíacos, um direito e um esquerdo, que se ligam posteriormente ao sacro. Os segmentos ósseos pélvicos incluem o ílio, anterossuperiormente, o ísquio, posteriormente, e o púbis, anteroinferiormente (Fig. 9.1). Embora esses três ossos sejam individuais, eles se unem para formar o osso da pelve e contribuem para a formação do **acetábulo**. O acetábulo é a cavidade onde a cabeça do fêmur se fixa para formar a articulação do quadril. Essa é uma característica interessante da estabilidade nessa região, que faz com que a articulação do quadril seja estruturalmente formada pelos *três* ossos pélvicos. Outras formações ósseas de destaque da pelve incluem a **incisura isquiática maior** e o **forame obturado**. O nervo isquiático passa pela incisura isquiática maior e se estende pelo músculo piriforme. Vários nervos e veias que seguem para os membros inferiores passam pelo forame obturado, formado pelo ísquio e pelo púbis (Fig. 9.1).

Ílio

Dos ossos pélvicos, o **ílio** é o mais anterior e superior, o osso que se sente quando se coloca a mão na cintura (Fig. 9.2A). O corpo do ílio contribui em cerca de 40% da formação do acetábulo.

Você pode palpar seu ílio colocando os polegares sobre a crista ilíaca, a superfície óssea bem proeminente na borda superior do ílio, uma à direita e outra à esquerda. A área de grande superfície do ílio fornece pontos de fixação para muitos músculos que cruzam a região abdominal e a articulação do quadril. Em condições normais, as cristas ilíacas estão niveladas uma com a outra quando em pé. O aspecto mais anterior e superior da crista é a **espinha ilíaca anterossuperior (EIAS)**, que serve de ponto de fixação dos músculos sartório e tensor da fáscia lata, além de ser um importante ponto de referência para se avaliarem a posição da pelve, o comprimento do membro inferior e o ângulo Q. Ao se seguir a crista ilíaca na direção posterior, pode-se identificar a **espinha ilíaca posterossuperior (EIPS)**. As proeminências esquerda e direita da EIPS são mais amplas e resistentes que as da EIAS, e a aspereza é sentida na palpação com os dedos. Imediatamente inferior a cada EIPS, existe uma depressão, que é o ponto de referência posterior da articulação sacroilíaca (Fig. 9.2B).

Inferiormente à EIAS e à EIPS, estão a **espinha ilíaca anteroinferior (EIAI)** e a **espinha ilíaca posteroinferior (EIPI)**, respectivamente. Esses pontos de referência não são facilmente palpáveis. A EIAI serve de inserção proximal do músculo reto femoral. A **fossa ilíaca** é a grande superfície côncava interna do ílio e fornece uma grande área de superfície aprofundada onde se insere parte do amplo e potente músculo ilíaco. As linhas glúteas posterior, anterior e inferior no ílio exterior não são palpáveis, mas é importante saber que separam a área de inserção dos três músculos glúteos (Fig. 9.3).

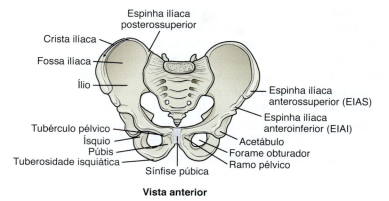

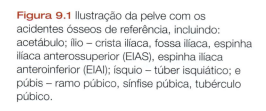

Figura 9.1 Ilustração da pelve com os acidentes ósseos de referência, incluindo: acetábulo; ílio – crista ilíaca, fossa ilíaca, espinha ilíaca anterossuperior (EIAS), espinha ilíaca anteroinferior (EIAI); ísquio – túber isquiático; e púbis – ramo púbico, sínfise púbica, tubérculo púbico.

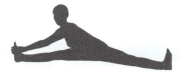

APLICAÇÃO PRÁTICA

Do ponto de vista clínico, uma inclinação lateral da pelve no plano frontal pode ser avaliada verificando-se a altura das cristas ilíacas. A simetria da pelve também pode ser verificada anteriormente colocando-se um polegar em cada EIAS. Na maioria dos indivíduos, a EIAS é facilmente localizada, muitas vezes visível sob a pele.

Ísquio

O ísquio é o osso posteroinferior da pelve. Seu corpo forma cerca de 40% do acetábulo. A principal saliência palpável do ísquio é o grande **túber isquiático**, localizado no aspecto mais inferior do osso (Fig. 9.3). Este é um importante ponto de referência, porque se destaca na sustentação do peso na posição sentada e é o local de inserção proximal dos músculos isquiotibiais e de uma porção do adutor magno.

O **ramo isquiático** não é facilmente palpável e se estende medialmente do corpo do ísquio ao ramo do púbis. É outro ponto de fixação do adutor magno e de alguns rotadores laterais pequenos do quadril (Fig. 9.1). Existe também uma espinha na face posterior do ísquio que fornece uma forte fixação para o ligamento sacroespinhoso, um reforço importante da articulação sacroilíaca.

Púbis

O osso púbico é a porção anteroinferior da pelve. O corpo do púbis contribui com os últimos 20% da formação do acetábulo. Ao se analisar o osso púbico de frente, é fácil ver que ele é composto, sobretudo, por um **ramo superior** e um **inferior**, que servem de ponto de inserção para os principais músculos adutores do quadril.

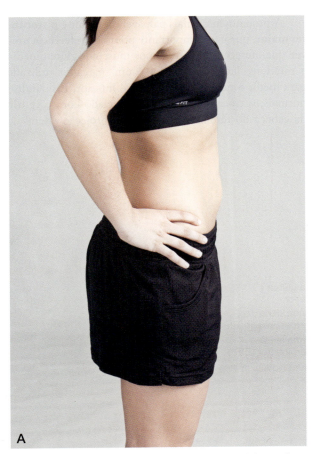
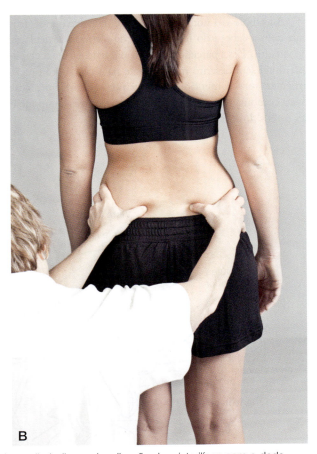

Figura 9.2 A) Indivíduo com as mãos no quadril de modo que toda a mão indique a localização da crista ilíaca com o dedo indicador na espinha ilíaca anterossuperior (EIAS) e o polegar na espinha ilíaca posterossuperior (EIPS). **B)** A EIPS é palpável seguindo-se a crista ilíaca posteriormente. Imediatamente inferior a cada EIPS, existe uma depressão que indica a localização da articulação sacroilíaca (SI).

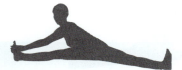

APLICAÇÃO PRÁTICA

Os túberes isquiáticos são fáceis de localizar quando se está sentado em uma cadeira ou deitado de lado com o quadril e os joelhos flexionados. Depois de localizados nessas posições, os túberes também podem ser palpados em pé, sob as pregas glúteas. Os túberes podem ser palpados quando o indivíduo está de frente a uma mesa ou em barras paralelas. Ele flexiona o tronco para a frente, apoiando o peso do corpo nas mãos. Os túberes isquiáticos são palpados quando o indivíduo está nessa posição e, então, retorna à postura ereta, utilizando os membros superiores, e não os extensores do quadril, para estender o tronco. O túber isquiático é uma consideração importante para dois grupos de indivíduos: cadeirantes e pacientes com amputação acima do joelho (AJ). O indivíduo que permanece sentado por longos períodos na cadeira de rodas precisa ter cuidado para prevenir ruptura da pele devida à pressão prolongada sobre o túber isquiático. A redução da pressão pode ser feita com o uso de assento acolchoado adequado e instruções de técnicas de alívio periódico de pressão. Indivíduos com amputação AJ usam prótese que contém uma proteção incorporada na estrutura sobre a qual o túber isquiático "repousa" para fornecer parte da superfície de sustentação de peso do membro durante a posição em pé e durante a marcha.

A **sínfise púbica** é a conexão anfiartrodial anterior entre os dois ossos púbicos e será discutida mais adiante com as articulações dessa região. O púbis também possui um **tubérculo púbico** no aspecto mais medial do ramo superior, onde se insere o ligamento inguinal (Fig. 9.1).

Acetábulo

Acetábulo é o nome dado à parte da pelve que se articula com a cabeça do fêmur a fim de formar a articulação do quadril. Esse parceiro côncavo da articulação acetabulofemoral será descrito mais adiante na seção sobre função articular, mas é mencionado aqui por ser uma formação óssea combinada, formada, na verdade, por três componentes ósseos dos ossos da pelve (Quadro 9.1).

Fêmur

O fêmur, ou osso da coxa (Fig. 9.4), articula-se proximalmente com o quadril e distalmente com a tíbia no joelho. É o osso mais longo e mais forte do corpo. Curiosamente, a altura de uma pessoa é cerca de quatro vezes a extensão do fêmur.[1]

A proeminência mais palpável do fêmur é o **trocanter maior**, que é um importante ponto de referência uma vez que oferece inserção para os músculos glúteo médio e rotadores laterais; também é um marcador utilizado para medir o tamanho do membro inferior. Em adultos normais, o trocanter maior está nivelado com o centro da cabeça do fêmur.[2] Como é uma projeção lateral do

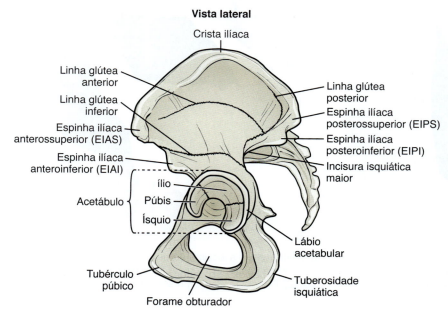

Figura 9.3 Vista lateral da pelve com os pontos de referência, incluindo as linhas glúteas anterior, posterior e inferior, e o túber isquiático.

Quadro 9.1	Acidentes ósseos de referência da pelve
Ílio	
Crista ilíaca	
Fossa ilíaca	
EIAS	
EIAI	
EIPS	
EIPI	
Ísquio	
Ramo isquiático	
Túber isquiático	
Coluna	
Púbis	
Ramo púbico superior e inferior	
Sínfise púbica	
Tubérculo púbico	
Da combinação de ílio, ísquio e púbis	
Acetábulo	
Incisura isquiática maior	
Forame obturado	

fêmur, o trocanter maior aumenta a potência de alavanca de muitos músculos do quadril que se inserem no osso, aumentando seu braço de momento. Esses músculos incluem os glúteos médio, mínimo e máximo, além dos rotadores laterais. O trocanter maior aumenta o braço de momento desses músculos afastando-os do eixo de movimento do quadril, o que aumenta a capacidade de torque produzida por esses músculos.

Como o fêmur é circundando por grandes músculos, a palpação proximal da maioria de suas características é difícil. Acidentes ósseos proximais não palpáveis incluem o **trocanter menor**, localizado medial e inferiormente ao trocanter maior. O trocanter menor é um local de fixação do músculo iliopsoas. A **linha áspera** é uma elevação proeminente que percorre quase toda a extensão do fêmur posterior, servindo como local de inserção para alguns dos músculos adutores. Entre o trocanter maior e a linha áspera está a **linha pectínea**, assim chamada porque nela se insere o músculo pectíneo. A face distal do fêmur é mais facilmente palpável. Essas proeminências femorais distais são discutidas no Capítulo 10.

Embora a **cabeça** e o **colo do fêmur** não sejam regiões proximais palpáveis, são estruturas importantes para o quadril. A grande cabeça arredondada do fêmur é quase totalmente coberta por cartilagem hialina. Uma pequena fóvea central é uma seção da cabeça femoral que não apresenta cartilagem hialina. O ligamento redondo e seus vasos sanguíneos correspondentes se estendem do acetábulo, pela fóvea até o fêmur. A cabeça do fêmur se liga ao corpo femoral através do colo do fêmur, que se angula com a cabeça do fêmur de modo que se vira medial, superior e posteriormente. O acetábulo se vira para as direções lateral, inferior e anterior correspondentes. Embora a discrepância não seja tão grande como a vista na articulação do ombro, a porção "bola" dessa articulação possui uma superfície articular maior que sua "soquete" correspondente; por isso, existem várias características anatômicas e biomecânicas para aumentar o ajuste e a estabilidade da articulação do quadril (Quadro 9.2).

Angulações biomecânicas do fêmur

O fêmur demonstra duas características únicas de angulação: uma no plano frontal e outra no plano transverso. Ambas essas formas de angulações permitem a eficiência mecânica do fêmur.

Ângulo de inclinação

No plano frontal, o **corpo do fêmur** apresenta um ângulo medial para alinhar o joelho e a cabeça femoral na mesma linha de sustentação de peso (Fig. 9.5). Essa angulação no plano frontal ou ângulo colo-corpo é o **ângulo de inclinação**, que sofre alterações no desenvolvimento durante o ciclo de vida, mas, aos 2 anos de idade e durante toda a vida adulta, é, em média, de 125°.[3] Essas alterações ao longo da vida são um bom exemplo da harmonia no corpo entre estrutura e função. No nascimento, a inclinação típica é normalmente de 150° e o acetábulo é bastante raso, o que coloca o quadril em uma posição de incongruência e relativa instabilidade. As forças compressivas e de tensão para dentro e através da articulação que ocorrem durante a infância graças ao tônus muscular normal, à contração muscular

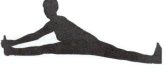

APLICAÇÃO PRÁTICA

Para localizar o proeminente trocanter maior femoral, posicione o paciente em decúbito dorsal com os membros inferiores estendidos. Posicione o polegar sobre o ponto mais proximal da crista ilíaca lateral e estenda os dedos sobre a coxa do paciente o máximo que conseguir. Ao rodar a coxa do paciente medial e lateralmente de maneira passiva com a outra mão, o trocanter maior pode ser sentido sob seu dedo do meio. Depois de localizado, o trocanter maior pode ser palpado com mais precisão como uma grande proeminência óssea onde os dedos podem deslizar de um lado para o outro ou para cima e para baixo. Em pé, a altura do trocanter maior deve ser igual nos dois membros inferiores.

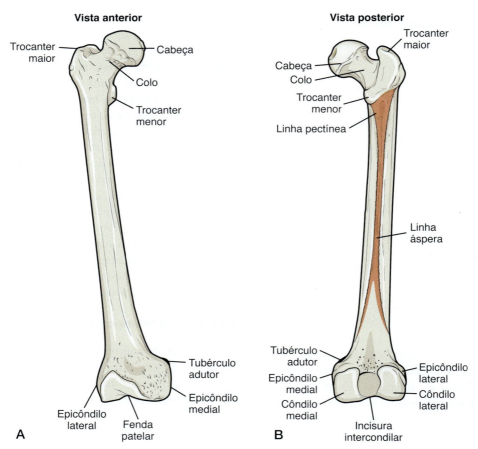

Figura 9.4 A) Vistas anterior e **B)** posterior do fêmur com os acidentes ósseos de referência, incluindo o trocanter maior, o trocanter menor, a linha pectínea, a cabeça, o colo e o corpo do fêmur, a linha áspera, o tubérculo adutor, e os côndilos e epicôndilos mediais e laterais.

secundária para o movimento e às forças compressivas da sustentação de peso criam duas mudanças importantes: 1) o acetábulo se aprofunda; e 2) o ângulo de inclinação diminui. As sequências de desenvolvimento do movimento de um bebê em decúbito dorsal para o balanço em quatro apoios e, por fim, para a marcha contribuem para o modelamento do osso cartilaginoso imaturo de modo que o acetábulo se aprofunda e o ângulo de inclinação diminui com as tensões progressivas impostas aos ossos e à articulação. Essas mudanças criam a harmonia entre o acetábulo e a cabeça femoral, além de alinhar os músculos que atravessam as articulações para que se tenha a potência de alavanca ideal.

Um ângulo de inclinação excessivo, acima de 130°, entre o colo e o corpo femorais é a **coxa valga** (Fig. 9.5), que resulta em consequências funcionais como instabilidade do quadril com predisposição a deslocamento ou subluxação. O membro também pode parecer mais longo. Um aumento no ângulo de inclinação coloca o membro na posição de adução durante a sustentação do peso do corpo a fim de criar um aumento funcional no comprimento do membro.[4-6] A coxa valga também reduz a distância do trocanter maior ao eixo de articulação do movimento, contribuindo, assim, para a diminuição da potência do músculo que se insere no trocanter maior. Essa redução no comprimento do braço de momento do músculo abdutor do quadril contribui para a fraqueza desse músculo e diminui a estabilidade da pelve.

Na terceira idade, o ângulo de inclinação pode diminuir lentamente graças às mudanças normais do envelhecimento. Nesse momento, a cabeça femoral se torna mais congruente com o acetábulo, o que aumenta

Quadro 9.2 | Acidentes ósseos de referência do fêmur relacionados à função do quadril

Cabeça do fêmur
Colo do fêmur
Trocanter maior
Trocanter menor
Linha áspera
Linha pectínea
Corpo do fêmur
Tubérculo adutor

Capítulo 9 Pelve e quadril 377

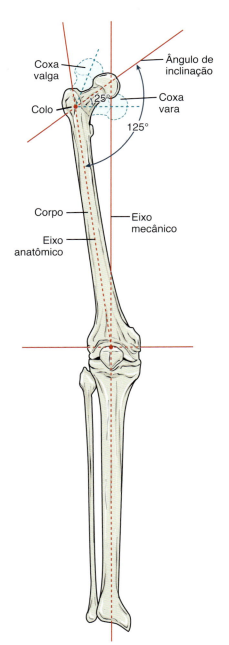

Figura 9.5 Eixos anatômico e mecânico do fêmur; ângulo de inclinação. Em adultos, o ângulo normal de inclinação é de 125°; coxa valga é um ângulo maior que o normal, ao passo que coxa vara é um ângulo menor que o normal.

A coxa vara tende a ocorrer na terceira idade conforme as alterações artríticas reduzem o ângulo de inclinação.[6] Ambas essas alterações estruturais, coxa valga e coxa vara, contribuem para a redução da força muscular com mudanças no torque. Essas reduções no torque são consequências das alterações no comprimento do braço de momento e na relação comprimento-tensão.

Ângulo de torção

No plano transversal, pode-se observar outra angulação de fêmur, chamada de **ângulo de torção** (Fig. 9.6). O ângulo de torção é uma rotação medial natural do fêmur. Observando o fêmur de uma visão superior a inferior, de cima para baixo, imagine uma linha que divida a cabeça e o colo do fêmur e outra que conecte os côndilos femorais medial e lateral na extremidade distal do fêmur. A linha entre os côndilos é rodada medialmente em relação à linha entre a cabeça e o colo do fêmur. Essa rotação medial do fêmur é reflexo das alterações naturais que ocorrem durante o desenvolvimento embrionário. Quando os primeiros brotos dos membros se formam, eles são abduzidos do desenvolvimento do tronco. Conforme o feto se desenvolve no útero, os membros superiores permanecem um pouco rodados lateralmente (lembre-se dos Capítulos 5 e 6, e do ângulo de transporte), mas os inferiores giram medialmente à medida que continuam seu desenvolvimento e o bebê se coloca na posição fetal. Durante a primeira infância, o ângulo de torção pode ser de até 40°. O ângulo de torção diminui durante o desenvolvimento inicial, assim, na vida adulta o ângulo da rotação anterior da cabeça e do colo é de 10° a 20° relativos ao corpo do fêmur.[3,7-11] Um ângulo maior que o normal é a **anteversão**, que resulta na incongruência da articulação, o que produz uma instabilidade relacionada à articulação do quadril. Algumas pessoas com anteversão femoral clinicamente excessiva apresentam os dedos do pé "para dentro" e demonstram um aumento aparente no movimento de rotação medial do quadril.[7] Menos comum é a **retroversão**, uma redução no ângulo que se apresenta com os dedos do pé "para fora" ou rotação lateral do quadril na posição em pé ou durante a marcha.[8]

Angulações biomecânicas do acetábulo

Assim como o fêmur, o acetábulo apresenta duas características particulares de angulação: uma no plano frontal e outra no transversal. Ambos esses ângulos servem para conter e, por consequência, estabilizar a cabeça do fêmur no acetábulo. A estabilidade da articulação do quadril é de particular importância considerando-se a magnitude das forças que a atravessam em tarefas simples como caminhar ou correr.

a instabilidade articular. Tal alteração pode resultar em uma diminuição no comprimento aparente do membro inferior, em que ele fica em posição mais abduzida e com uma base de suporte mais larga.

Se o ângulo de inclinação for menor que 125°, ele é anormal e é chamado de **coxa vara** (Fig. 9.5). Coxa vara causa um aumento nas forças de tensão transversais a um colo do fêmur de ângulo agudo, predispondo-o à fratura.

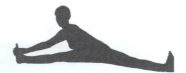

APLICAÇÃO PRÁTICA

Uma discussão sobre coxa valga e coxa vara oferece uma oportunidade para entender o modo como a estrutura e a função do corpo humano são interligadas e como diferentes riscos de alterações funcionais podem ocorrer ao longo da vida do indivíduo. Crianças com problemas de desenvolvimento, especificamente paralisia cerebral ou espinha bífida, também apresentam coxa valga. Diante do atraso no desenvolvimento motor, do movimento limitado e das forças musculares anormais que tracionam os ossos maleáveis, o ângulo de inclinação de 150° observado no nascimento é mantido e não diminui para os 125° observados no adulto saudável. Esse ângulo de inclinação maior gera consequências óbvias, como instabilidade no quadril, diminuição da força muscular e redução da capacidade de produção de força.

Na terceira idade, o envelhecimento normal e o desenvolvimento de ângulos de inclinação agudos podem estar presentes e aumentar o risco de fratura do quadril. É interessante notar que, ao se perguntar a um paciente com fratura no quadril sobre o acidente, muitos responderão que não foi a queda a responsável pela causa da fratura, mas que, na verdade, sentiram seu quadril se deslocar e, em seguida, caíram. Em outras palavras, é provável que a coxa vara tenha predisposto o quadril à fratura antes da ocorrência da queda.

Ângulo centro-borda

No plano frontal, o ângulo centro-borda, também conhecido como ângulo de Wiberg, é definido como o ângulo formado por duas linhas que originam o centro da cabeça femoral (Fig. 9.7). Uma linha se estende verticalmente, formando a referência, enquanto a outra se estende para o aspecto lateral do acetábulo.[9] Grandes ângulos refletem maior contenção da cabeça do fêmur no acetábulo, ao passo que pequenos ângulos implicam em menor cobertura da cabeça do fêmur. Os ângulos variam durante o desenvolvimento, porém, após os 5 anos de idade, ângulos menores que 20° sugerem displasia no quadril.[10] Ângulos superiores a 25° são considerados normais.[9]

Ângulo de anteversão acetabular

No plano transversal, o ângulo de anteversão acetabular é formado por duas linhas originadas na parte externa posterior do acetábulo. A linha de referência se estende em direção anterior, paralelamente ao plano sagital, enquanto uma segunda linha se estende obliquamente em relação à margem anterior do acetábulo (Fig. 9.8). O ângulo formado pela interseção dessas duas linhas é definido como ângulo de anteversão do acetábulo. Os ângulos normais de anteversão do acetábulo são entre 15° e 20°.[11] Ângulos maiores que 20° são associados à menor contenção da cabeça femoral no acetábulo, enquanto ângulos menores que 15° implicam em proteção excessiva da cabeça femoral nessa estrutura. Além disso, evidências indicam que indivíduos com ângulo de anteversão acetabular maior que 20° impõem mais tensão na articulação do quadril, sobretudo ao descerem escadas, o que as torna mais suscetíveis a mudanças articulares osteoartríticas.[12]

Articulações

A função da pelve e do quadril depende de interações harmoniosas com outras articulações imediatas a essa região. Por exemplo, as articulações lombossacral e sacroilíaca impactam as articulações da pelve e do quadril. Sua importância para a função da pelve é demonstrada adiante neste capítulo. Esta seção, porém, foca nos movimentos osteocinemáticos que ocorrem sobretudo na articulação do quadril. A apresentação dos movimentos articulares deve ser identificada como *movimentos pélvicos*, nos quais a pelve se movimenta no fêmur, ou *movimentos*

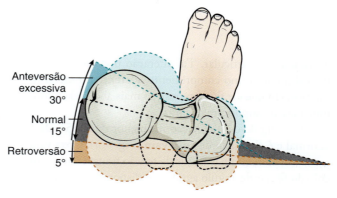

Figura 9.6 O ângulo de torção femoral pode ser visualizado de uma vista superior do fêmur em que se sobrepõe uma linha ao longo do eixo frontal entre a cabeça e o colo do fêmur proximalmente sobre uma linha entre os côndilos femorais distalmente. O ângulo natural de 15° é contrastado com a anteversão e a retroversão.

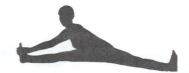

APLICAÇÃO PRÁTICA

A torção femoral e o ângulo de inclinação são bons exemplos de nossa estrutura biomecânica eficaz. A torção natural ou flexão do fêmur permite certa resiliência e capacidade de absorver e transmitir forças. Você pode imaginar que uma alavanca, nesse caso o corpo do fêmur, que possui certo grau de resiliência e capacidade de dobrar com força consegue sustentar maiores forças aplicadas que um eixo reto suportaria. O ângulo de inclinação aumenta a potência de alavanca dos músculos que ligam a pelve ao trocanter maior. Esse ângulo também permite que a força se dissipe ao longo do acetábulo e se distribua por toda a pelve óssea.

do quadril, nos quais o fêmur se movimenta na pelve. Os movimentos pélvicos (pelve no fêmur) incluem: inclinação pélvica anterior e posterior; inclinação lateral para a esquerda ou para a direita, para cima ou para baixo; e rotação para a frente, ou protração, e rotação para trás, ou retração. Por outro lado, os movimentos do quadril (fêmur na pelve) incluem: flexão e extensão, abdução e adução, e rotação medial e lateral. Independentemente de a pelve se mover sobre o fêmur imóvel ou o fêmur se mover sob a pelve estável, três graus de movimento ficam disponíveis nessa articulação triaxial entre a pelve e a região proximal do fêmur. Os movimentos simplesmente mudam de nome, dependendo de qual segmento ósseo se movimenta e de qual fica parado.

Pelve

Como a pelve é o osso de ligação entre os membros inferiores e o tronco, o movimento e o controle da pelve estão intimamente relacionados com a lombar e com o quadril. Em virtude dessas inter-relações, várias articulações participam do movimento pélvico. Ao todo, são sete: lombossacral (1), sacroilíacas direita e esquerda (1), sacrococcígea (1), sínfise púbica (1) e os quadris (2). Como mencionado no Capítulo 8, embora pequenos, os movimentos das articulações sacroilíacas, da sínfise púbica e da articulação sacrococcígea são muito importantes. Essas articulações são alvo de lesão e podem se tornar hipomóveis ou hipermóveis, o que resulta em dor e disfunção. Para uma discussão completa das articulações lombossacral, sacroilíaca e sacrococcígea, reveja o capítulo anterior. A articulação da sínfise púbica é discutida aqui, mas o foco principal deste capítulo é o movimento da pelve e do quadril.

Como mencionado no Capítulo 8, o cíngulo do membro inferior é formado pela conexão do ílio, do sacro e da sínfise púbica. Detalhes da articulação sacroilíaca são fornecidos no Capítulo 8. A sínfise púbica é a ligação anterior entre os ossos púbicos direito e esquerdo (Fig. 9.1). As superfícies articulares desses ossos púbicos são cobertas por cartilagem hialina e separadas por um disco fibrocartilaginoso. Como se pode lembrar do Capítulo 1, a sínfise púbica é uma articulação anfiartrodial que tem como principal função a estabilidade. A articulação é protegida por fortes ligamentos em todos os lados e, além disso, é reforçada pelos músculos reto do abdome, piramidal e oblíquo interno do abdome (Cap. 8). A sínfise púbica fecha o cíngulo do membro inferior anteriormente. Como este é um sistema fechado em que todos os ossos formam um cíngulo completo, movimentos que ocorrem nas articulações SI afetam o movimento da sínfise púbica, e vice-versa.

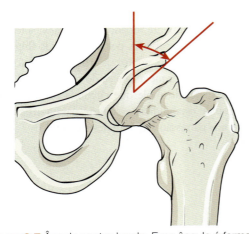

Figura 9.7 Ângulo centro-borda. Esse ângulo é formado por duas linhas originadas no centro da cabeça do fêmur. Uma se estende verticalmente, formando a referência, enquanto a outra se estende para o aspecto lateral do acetábulo. Esse ângulo indica o quanto a cabeça do fêmur está coberta pelo acetábulo. A cobertura acetabular normal da cabeça do fêmur gera um ângulo mínimo de 25°.

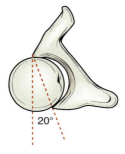

Figura 9.8 Ângulo de anteversão acetabular. Esse ângulo é formado por uma linha de referência paralela ao plano sagital com origem no acetábulo posterior e outra linha que vai do acetábulo posterior ao anterior. O ângulo de anteversão acetabular normal é de 15° a 20°.

Articulação do quadril

A articulação do quadril, ou articulação acetabulofemoral, é uma articulação diartrodial triaxial com três graus de amplitude. A articulação do quadril é do tipo bola e soquete. As superfícies articulares da cabeça femoral e do acetábulo correspondem melhor uma à outra e possuem conexões mais firmes que as superfícies articulares da outra articulação bola e soquete do corpo, a articulação do ombro. A alta congruência e a presença de tecido conjuntivo firme entre os parceiros articulares geram estabilidade na articulação. A articulação do quadril se movimenta em três planos para produzir os seguintes movimentos: flexão-extensão, abdução-adução e rotação medial-rotação lateral. Na maioria das atividades, o movimento do quadril ocorre como uma combinação desses três planos de movimento. Além disso, esses movimentos são acompanhados por movimentos da pelve e da coluna lombar durante as atividades funcionais.

A porção acetabular da articulação do quadril (Fig. 9.9) é uma cavidade profunda em forma esférica circundada por um forte lábio do acetábulo fibrocartilaginoso, que aumenta a profundidade e a estabilidade da articulação. O acetábulo roda anterior e inferiormente, cobrindo a cabeça do fêmur. No nascimento, o acetábulo é, na verdade, bastante raso. A concavidade se aprofunda em virtude das forças de sustentação do peso corporal que ocorrem durante o decorrer do desenvolvimento normal da locomoção.

A superfície articular do acetábulo inclui apenas os lados anterior, superior e posterior. A periferia superior do acetábulo, facilmente visualizada como uma ferradura, é mais espessa e revestida de cartilagem hialina; é nela que ocorre a sustentação do peso do corpo.[15,16] Inferior a essa cartilagem, está o centro da **fossa do acetábulo**. Essa área central do soquete não é revestida de cartilagem hialina. A fossa do acetábulo contém uma camada de gordura fibrelástica com proprioceptores que fornecem importantes informações sensoriais articulares. A fossa do acetábulo também serve de reservatório para o líquido sinovial quando o quadril é fortemente sobrecarregado.[17] Conforme a articulação comprime os membros inferiores durante a sustentação de peso, o líquido sinovial é secretado para

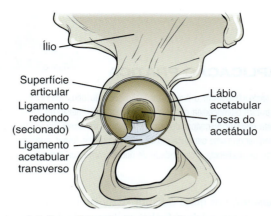

Figura 9.9 Superfície articular do acetábulo com os principais acidentes ósseos de referência, incluindo: superfície de articulação acetabular, lábio do acetábulo, fossa do acetábulo, ligamento redondo e ligamento acetabular transverso.

lubrificá-la.[18,19] Quando a força na articulação diminui, o líquido sinovial retorna ao reservatório. A fossa do acetábulo contém o ligamento redondo, já descrito com o outro tecido mole da articulação. Além de seu lábio, a fossa do acetábulo instaura um vácuo parcial de modo que a pressão atmosférica negativa auxilia na manutenção do contato entre os dois parceiros articulares.[20,21]

A cabeça do fêmur consiste em dois terços de uma esfera, enquanto o acetábulo é um hemisfério. Assim como a articulação do ombro, a cabeça do fêmur possui uma superfície articular maior que o acetábulo. No centro da cabeça do fêmur, há uma pequena área fóvea oca sem cartilagem hialina. Essa fóvea femoral contribui com a fossa do acetábulo como ponto de conexão do ligamento redondo e de suprimento sanguíneo (Fig. 9.10). Na sustentação de peso em quatro apoios com o quadril flexionado, levemente abduzido e lateralmente rodado, as cabeças dos fêmures estão completamente cobertas pelos acetábulos (Fig. 9.9). Sem sustentação do peso, porém, as articulações do quadril são incompatíveis, porque a cabeça do fêmur é maior que o acetábulo. O tecido mole que circunda o quadril proporciona grande estabilidade e suporte para a articulação, como veremos na sessão seguinte deste capítulo.

APLICAÇÃO PRÁTICA

Forças excessivas podem produzir danos ou deslocamento da articulação SI e da sínfise púbica. Por exemplo, as forças que ocorrem em consequência de pular e cair bruscamente, bater os joelhos no painel em um acidente de carro, andar com uma discrepância não corrigida do comprimento dos membros inferiores ou produzir uma forte flexão no movimento do quadril durante um chute no futebol subitamente bloqueado pelo oponente podem resultar em danos secundários à sínfise púbica.

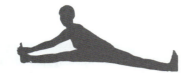

APLICAÇÃO PRÁTICA

O lábio do acetábulo é uma estrutura vital da articulação do quadril que proporciona importante estabilidade articular. É suscetível a danos em esportes que exigem movimentos súbitos e fortes de flexão e extensão do quadril, como dança, hóquei no gelo, beisebol, futebol, artes marciais e golfe.[13] Encontrou-se uma alta correlação entre a ruptura do lábio e o impacto femoroacetabular, em especial por causa dos tipos de tensões repetitivas impostas no quadril durante essas atividades esportivas.[13,14] A faixa etária média de pacientes que sofreram essas lesões vai da adolescência até os 40 anos, uma faixa composta por indivíduos ativos. Os sintomas incluem dor durante o teste (em que se verifica a existência de dor impondo-se uma sobrecarga axial sobre o fêmur) e durante a amplitude de movimento final passiva em extensão, abdução e rotação lateral do quadril. A maioria dos reparos é realizada por artroscopia e os pacientes costumam retornar às atividades pré-lesão.[14]

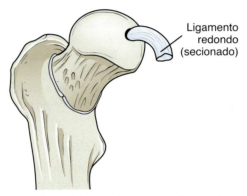

Figura 9.10 Superfície articular do fêmur ilustrando a relação do ligamento redondo com as inserções na cabeça do fêmur na fóvea e na fossa do acetábulo.

Osteocinemática

A osteocinemática dessa região muda de acordo com o segmento ósseo envolvido no movimento. Na atividade cinemática aberta, os movimentos da articulação do quadril nos três planos cardinais ocorrem como movimento da cabeça convexa do fêmur no acetábulo côncavo. Entretanto, quando o movimento do quadril ocorre em posições de cadeia fechada, o movimento osteocinemático envolve o movimento do acetábulo côncavo na cabeça femoral convexa. Como o segmento acetabular proximal dessa articulação é a pelve, que é funcional e estruturalmente ligada ao tronco e à lombar, o movimento no quadril também produz movimentos nos segmentos vizinhos em posições de cadeia fechada. Lembre-se de que, em todas as articulações, os movimentos entre as superfícies articulares são os mesmos, independentemente se é o segmento ósseo distal ou o proximal que se movimenta. Se o segmento proximal estiver estável, o movimento resulta no segmento distal, mas, se o segmento distal estiver fixado, é o segmento proximal que se movimenta. Avaliaremos o movimento osteocinemático da articulação de ambas as perspectivas: *movimento pélvico*, ou movimento da pelve no fêmur, e *movimento do quadril*, ou movimento do fêmur na pelve.

Movimento da pelve no fêmur

Uma particularidade desse segmento do corpo é que existem termos específicos complementares utilizados para identificar o movimento articular quando é a pelve, e não o quadril, o segmento que se move. Esses termos descrevem o movimento pélvico: inclinação pélvica anterior e posterior no plano sagital; inclinação lateral no plano frontal, e protração (rotação anterior) e retração (rotação posterior) no plano transversal (Fig. 9.11). Em repouso, a pelve fica em posição neutra (Fig. 9.11A1). A posição neutra se dá quando a EIAS está alinhada na horizontal com a EIPS e na vertical com a sínfise púbica, ou levemente posterior a ela.[22,23]

O movimento no plano sagital da pelve é uma *inclinação pélvica anterior* ou *posterior* (Fig. 9.11A2 e 9.11A3). Na inclinação pélvica anterior, a pelve se inclina para a

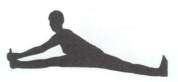

APLICAÇÃO PRÁTICA

O vácuo parcial na articulação do quadril pode ser sentido ao se realizar o seguinte exercício com um parceiro: peça a ele que fique em decúbito dorsal sobre uma maca com o quadril estendido e o outro flexionado, e o pé em cima da maca. Segure o membro dele com o quadril estendido acima do tornozelo e eleve o membro cerca de 30° acima da mesa. Incline-se para trás a fim de aplicar uma força de distração no quadril. Em seguida, relaxe a força de distração e sinta a força de sucção puxando o fêmur de volta à articulação.

frente de modo que a EIAS se move em direção anteroinferior em relação ao púbis. Associada a esse movimento está a extensão da coluna lombar, que faz com que esta se torne lordótica. Como veremos na discussão sobre os músculos dessa região, o principal músculo responsável pela inclinação pélvica anterior ativa é o iliopsoas. A inclinação pélvica posterior ocorre quando a pelve se move ou se inclina posteriormente; a EIAS se move na direção superoposterior e a lombar se flexiona para reduzir a lordose lombar. Essa ação resulta em um par de forças que faz com que os músculos abdominais girem a pelve para cima e para a frente em conjunto com o músculo glúteo máximo, que gira a pelve posteriormente em extensão. As inclinações anterior e posterior da pelve são movimentos de todo o cíngulo do membro inferior no plano sagital em torno do eixo lateral. Para exemplificar o conceito descrito anteriormente de movimentos de parceiros articulares, esses movimentos de inclinação pélvica no fêmur no plano sagital nada mais são que os movimentos de flexão e extensão do fêmur na pelve. Ocorre inclinação pélvica anterior quando a pelve se move no fêmur estável e ocorre flexão do quadril quando o fêmur se move na pelve estável; do mesmo modo, ocorre inclinação pélvica posterior quando o fêmur é o segmento estável e a pelve está em movimento, e ocorre extensão do quadril quando a pelve é o segmento estável e o fêmur é o segmento que se move. Sendo assim, as inclinações pélvicas anterior e posterior produzem flexão e extensão de ambos os quadris, respectivamente, em postura bilateral ou no lado da posição unilateral. Também ocorre uma posição de inclinação pélvica anterior com a flexão de contratura do quadril ou fraco controle abdominal durante o movimento do quadril.

A magnitude da inclinação pélvica posterior na posição ereta é determinada pela tensão das duas cápsulas articulares do quadril e de seus ligamentos de reforço. O ligamento com a maior influência é o iliofemoral, ou ligamento Y, discutido mais adiante neste capítulo (Figs. 9.12A e 9.13). Ao se tentar realizar uma inclinação pélvica posterior maior, ela só ocorre em virtude do movimento compensatório, que inclui flexão dos joelhos simultânea ao movimento pélvico. Essa flexão dos joelhos causa flexão do quadril, de modo que os tensos ligamentos anteriores do quadril relaxam e permitem amplo movimento de inclinação pélvica posterior. Na posição sentada, os ligamentos anteriores do quadril relaxam e não mais restringem o movimento da pelve, que se inclina para trás, tornando mais horizontal o plano que atravessa a EIPS e a sínfise púbica. A inclinação pélvica posterior é acompanhada por redução ou obliteração da curvatura lombar fisiológica. Esse achatamento da coluna lombar é particularmente notável na posição sentada. Por outro lado, a inclinação da pelve para a frente, como pode ser vista na posição em pé, é acompanhada por aumento da curvatura da lombar.[14-16]

Avaliação clínica da inclinação pélvica

Pode-se determinar a quantidade de amplitude de movimento de inclinação pélvica anterior e posterior (em graus) visualizando ou desenhando-se uma linha que represente o plano oblíquo através da EIPS e da porção mais anterior da sínfise púbica (Fig. 9.11D). O ângulo criado por esse plano ao atravessar o plano transverso é chamado de **ângulo de inclinação pélvica**. Esse método de medir a inclinação pélvica foi primeiro defendido por Fick,[24] que considerou que o valor de inclinação no

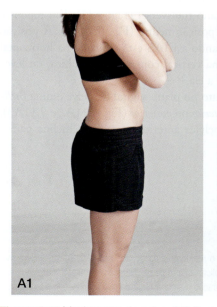
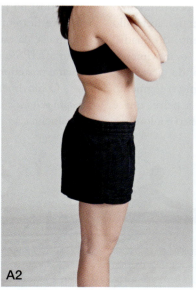
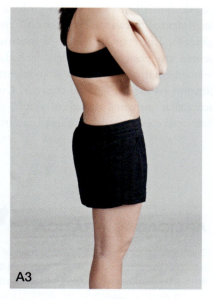

Figura 9.11 Movimentos da pelve. **A1)** Posição neutra. **A2)** Inclinação pélvica anterior. **A3)** Inclinação pélvica posterior. *(continua)*

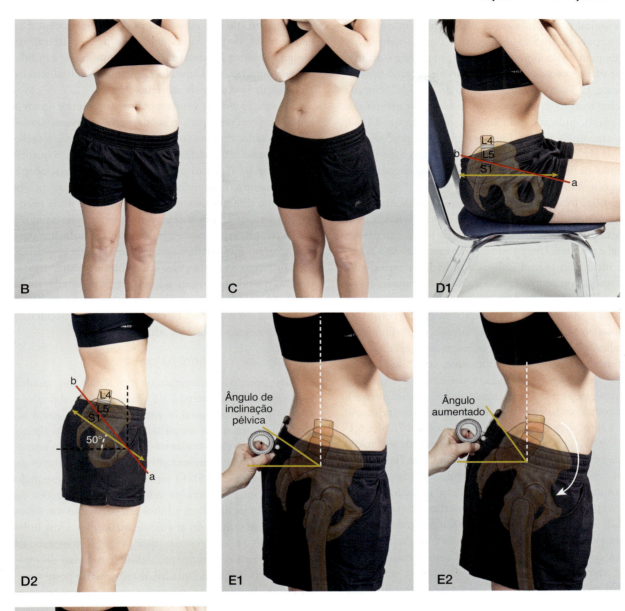
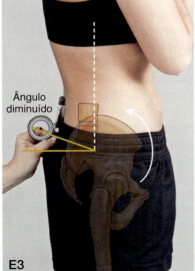

Figura 9.11 *(continuação)* **B)** Inclinação lateral. **C)** Rotação anterior, ou protração (esquerda), e rotação posterior, ou retração (direita). **D)** A inclinação pélvica na posição sentada em contraste com a posição em pé. As setas nas figuras D1 e D2 contrastam o método original utilizado por Fick[24] para determinar a inclinação pélvica pela linha desenhada entre a espinha ilíaca posterossuperior (EIPS) e a sínfise púbica com a utilização posterior do "plano da entrada", representado pela linha a-b entre a junção L-S e a sínfise púbica. **E)** Método clínico utilizado atualmente para avaliar a inclinação pélvica com um inclinômetro.

plano sagital para um homem adulto deve ser entre 50° e 60° e, para mulheres, um pouco maior. O método de Fick de medida do ângulo de inclinação pélvica é utilizado por vários pesquisadores, mas não foi adotado universalmente. Em certos casos, o "plano de entrada" (entrada na pelve menor) é utilizado como plano de referência. Esse plano, indicado pela linha a-b na Figura 9.11D, passa através da junção lombossacral e da porção mais anterior da sínfise púbica. Se for utilizado esse plano, o ângulo de inclinação pélvica é maior que quando se utiliza o método de Fick.

É difícil medir o ângulo de inclinação pélvica no sujeito vivo. Portanto, é necessário um método clínico mais aplicável para se determinar o ângulo de inclinação pélvica normal e anormal. Um estudo recente examinando o ângulo de inclinação pélvica utilizou um inclinômetro digital que demonstrou confiabilidade tanto intra-avaliador como intrateste em 30 indivíduos saudáveis (15 homens e 15 mulheres).[49] Para medir o ângulo da inclinação pélvica, os pesquisadores colocaram o pino inferior do inclinômetro centralizado sobre a articulação sacrococcígea e o pino superior tocando a pele superiormente, como ilustrado na Figura 9.11E. Os pesquisadores definiram o ângulo de inclinação pélvica como o ângulo entre o inclinômetro e a horizontal verdadeira. A média do ângulo de inclinação pélvica entre as mulheres testadas variou entre 73,8° ± 6,1° e 76,1° ± 6,1°, enquanto a média do ângulo de inclinação pélvica entre os homens testados variou entre 70,1° ± 5,7° e 75,4° ± 4,2°. Além de medir o ângulo de inclinação pélvica, os investigadores também mediram a inclinação ativa máxima para a frente (anterior) e para trás (posterior) (Fig. 9.11E2, 3). Essa medição permitiu que os investigadores calculassem a amplitude de movimento total da inclinação pélvica, cuja média foi de 13,85° ± 4,1°, em homens, e 19,1° ± 7,3° em mulheres.

Um método simples e clinicamente prático utilizado para se determinar a inclinação pélvica normal e anormal é feito pelo alinhamento da EIAS com a sínfise púbica. Quando o indivíduo é visto de lado, a inclinação pélvica pode ser considerada normal se esses dois pontos estiverem aproximadamente em alinhamento vertical. Walker et al.[25] confirmaram a confiabilidade desse método.

A *inclinação lateral* é o movimento da pelve direita ou esquerda para cima ou para baixo ao longo do plano frontal ao redor de um eixo anteroposterior (Fig. 9.11B). Quando um lado da pelve se inclina lateralmente, o quadril contralateral é o ponto de pivô ou eixo de movimento. A inclinação lateral ocorre em uma relação recíproca entre os dois lados da pelve, de tal forma que, quando um lado do quadril se inclina para cima, o lado oposto inclina-se ligeiramente para baixo. Na postura unilateral, se você colocar a mão na EIAS, sentirá uma leve inclinação na pelve no lado não apoiado com o objetivo de resistir à força natural da gravidade para baixo quando seu membro inferior estiver na posição sem sustentação do peso do corpo. Essa inclinação pélvica lateral na posição unilateral é descrita mais adiante neste capítulo e, mais uma vez, no Capítulo 12, em que se discutem os aspectos da postura e da marcha.

A *rotação pélvica* é um movimento anterior (para a frente) e posterior (para trás) da pelve no plano transversal ao redor do eixo superoinferior. Durante a rotação pélvica, assim como durante a inclinação lateral, o quadril contralateral é o ponto de pivô ao redor do qual ocorre o movimento. Essa relação recíproca entre as pelves esquerda e direita existe em todos os movimentos pélvicos em virtude de seu sistema fechado: um lado se move e o outro precisa se mover na direção contralateral para que ocorram movimentos completos. Na rotação pélvica, conforme um lado da pelve gira anteriormente, isto é, protrai, o lado oposto gira posteriormente, ou seja, retrai (Fig. 9.11C). Esses movimentos rotacionais no plano transversal são vitais para os movimentos pélvicos durante a marcha e serão discutidos adiante.

Movimento do quadril na pelve

Os principais movimentos do fêmur no quadril incluem flexão e extensão no plano sagital, abdução e adução no plano frontal, e rotação medial e lateral no plano transversal. As amplitudes de movimento típicas para adultos são mostradas na Tabela 1.2. O eixo anatômico do fêmur é representado por uma linha através do eixo femoral (Fig. 9.5). O eixo mecânico é representado pela linha que conecta os centros das articulações do quadril e do joelho. Para adultos em pé, o eixo mecânico é vertical em virtude do ângulo de inclinação. Uma linha conectando os centros das duas cabeças femorais na posição em pé é comumente denominada eixo do quadril. Na articulação do quadril, o movimento pode ocorrer em qualquer um dos três eixos, todos os quais passam pelo centro da área da cabeça e do colo do fêmur.[26]

Flexão e *extensão* do quadril ocorrem no plano sagital; o eixo de flexão e extensão é na direção medial-lateral. A amplitude de movimento típica de um adulto é de 120° de flexão e 10° a 20° de extensão[2,16-21] (Tab. 1.2). A flexão do quadril unilateral com os joelhos flexionados ocorre até que a face anterior da coxa entre em contato com a superfície anterior do tronco. Quando os joelhos são estendidos, o comprimento muscular dos isquiotibiais limita a flexão completa do quadril. A extensão do quadril é limitada pelo ligamento iliofemoral até 10° a 20°; esse ligamento é discutido na sequência. Quando o indivíduo estende o quadril além de seus limites, a tração excessiva do psoas maior sobre sua fixação proximal nas vértebras lombares move a coluna lombar em lordose lombar aumentada.

A *abdução* e a *adução* do quadril ocorrem no plano frontal ao redor de um eixo anteroposterior. A abdução do quadril é de cerca de 45° e costuma ser acompanhada de certo grau de inclinação lateral (elevação) da pelve. A adução do quadril é clinicamente descrita como o contato das duas coxas na linha média do corpo (0°). No entanto, os membros inferiores podem atravessar a linha média em outras posições de adução de 30° a 40°[2,16-21] (Tab. 1.2). Como o quadril deve estar levemente flexionado para permitir espaço para a adução completa, ela não é um movimento puramente plano; porém, é um importante movimento durante muitas atividades funcionais, como correr, chutar, rodar e cruzar as pernas em uma posição relaxada.

As *rotações medial* e *lateral* do quadril na posição em pé ocorrem no plano transversal ao redor do eixo vertical, que é idêntico ao eixo mecânico do fêmur. Esse eixo passa pelos centros da cabeça femoral e da articulação do joelho (Fig. 9.5). Na rotação medial, o trocanter maior move-se para a frente em relação à parte anterior da pelve. A rotação lateral é o movimento na direção oposta. Para ilustrar a estreita relação entre os movimentos da pelve e do quadril, na posição em pé, a rotação para a frente da pelve produz rotação medial do quadril que sustenta o peso do corpo, enquanto a rotação para trás produz rotação lateral do quadril que sustenta o peso. Quando o joelho e o quadril são flexionados em 90° ao mesmo tempo (como na posição sentada), a rotação do quadril é definida pela quantidade de movimento tibial a partir de 0°, que é a posição neutra com a perna para fora da maca. Amplitudes de movimento saudáveis em adultos são de 0° a 45° na rotação lateral do quadril e de 0° a 35° na rotação medial[2,16-21] (Tab. 1.2).

Amplitudes de movimento passivo do quadril variam muito com a idade e podem desviar consideravelmente dos valores encontrados na Tabela 1.2. Por exemplo, por causa da posição fetal antes do nascimento, a postura normal do quadril flexionado de um bebê recém-nascido a termo possui uma limitação significativa de extensão do quadril. Vários estudos documentaram a restrição na extensão normalmente medida como uma média de 28° (DP = 8,2) de flexão no recém-nascido.[27] Durante a primeira infância, essa "contratura de flexão" do recém-nascido desaparece conforme o bebê se movimenta, progride do decúbito dorsal ao ventral e desenvolve o controle de extensão contra a gravidade. Com o avanço do desenvolvimento, a quantidade de extensão do quadril aumenta, de modo que, às seis semanas de vida, há uma contratura de flexão residual de 19°, e, aos seis meses de idade, persistem apenas 7°.[28,29] Por outro lado, a flexibilidade de outros movimentos do quadril diminui gradativamente ao longo da infância, da adolescência e do começo da vida adulta. Na terceira idade, a amplitude de movimento do quadril em pessoas ativas e saudáveis com mais de 60 anos mostra uma redução das médias com relação aos mais jovens (Tab. 1.2).[30] A redução em todos os movimentos do quadril é observada entre os 70 e 92 anos de idade, e a maior perda (33%) ocorre no movimento de abdução do quadril (Tab. 9.1).[31] Pesquisadores descobriram que indivíduos saudáveis não possuem diferença significativa entre os movimentos do quadril direito e esquerdo.[27,29,32] Esse achado valida a prática clínica de utilizar a medição da articulação contralateral não lesionada como padrão para se determinarem as amplitudes de movimento normais do indivíduo.

Em geral, as sensações finais das amplitudes de movimento do quadril são firmes, em virtude das limitações ligamentares. A exceção é a flexão do quadril em flexão do joelho, que pode ser limitada pelo tecido adiposo abdominal, gerando uma sensação final mole. Essa limitação pode impedir a realização de algumas funções, como amarrar os sapatos, dirigir e alcançar objetos. A flexão do quadril realizada com os joelhos estendidos é limitada pelo comprimento dos músculos isquiotibiais.

Artrocinemática

A cabeça do fêmur, convexa e esférica, move-se dentro da cápsula acetabular, que é côncava. Portanto, a articulação segue a regra côncavo-convexa: a cabeça convexa desliza no acetábulo côncavo na direção oposta ao movimento distal do fêmur. Durante o movimento do quadril no plano sagital, a cabeça do fêmur gira posteriormente na flexão e anteriormente na extensão. Quando o movimento no plano sagital é combinado com movimento em outro plano, ocorrem tanto rotação como deslizamento da superfície articular. Por exemplo, quando a flexão é combinada com abdução-adução ou rotação medial-lateral, a cabeça femoral gira e desliza no acetábulo.

Os movimentos acessórios do quadril incluem tração distal e deslizamento lateral, dorsal e ventral. A pressão atmosférica negativa dentro da articulação normalmente limita a quantidade de distração. Em um estudo, uma força de 20 N foi necessária, em cadáveres de adultos, para distrair lateralmente a articulação em 3 milímetros, mas, quando a cápsula articular foi incisada para liberar o vácuo, o fêmur pôde ser distraído em cerca de 8 milímetros sem força de tração significativa.[33] Em adultos, Arvidsson descobriu que é necessária uma força de tração de cerca de 40 N para produzir uma separação significativa da articulação na posição em cadeia aberta.[34] Contudo, quando o quadril está na posição de cadeia fechada de extensão, rotação medial e abdução completas, a cápsula e os ligamentos são apertados e produzem resistência extra aos movimentos acessórios e às distrações articulares. Em virtude do peso do membro e da grande força necessária para imobilizar a articulação, as técnicas normalmente utilizadas precisam de mais estabilização mecânica e fixadores externos para sustentar as partes do corpo durante a aplicação.[35]

Tabela 9.1 | Ligamentos da articulação do quadril

Ilustração	Articulação	Ligamento	Inserção proximal	Inserção distal	Movimentos limitados
Vista anterior — Ligamento iliofemoral, Ligamento pubofemoral, Linha trocantérica	Quadril	Iliofemoral (ligamento "Y" ou ligamento de Bigelow)	EIAI e porção ilíaca do acetábulo	Como um espessamento da cápsula articular anterior e superior, insere-se na linha intertrocantérica do fêmur.	Extensão do quadril, especialmente hiperextensão; a porção superior limita adução e a lateral limita certa rotação lateral;[63] também limita inclinação pélvica posterior.
Vista anterior — Ligamento iliofemoral, Ligamento pubofemoral, Linha trocantérica	Quadril	Pubofemoral	Púbis (aspecto anterior do ramo superior) e porção anteromedial ou púbica da margem acetabular	Como um espessamento da cápsula anterior e inferior, insere-se na fossa intertrocantérica anterior e no colo do fêmur posteriormente.	Extensão, abdução e rotação lateral do quadril; também limita a inclinação lateral da pelve ipsilateral.

(continua)

Tabela 9.1 | Ligamentos da articulação do quadril *(continuação)*

Ilustração	Articulação	Ligamento	Inserção proximal	Inserção distal	Movimentos limitados
Vista posterior	Quadril	Isquiofemoral	Porção isquiática da margem e do lábio do acetábulo, posterior e inferiormente	Como um espessamento da cápsula posterior e lateral, insere-se no aspecto posterior do colo do fêmur próximo ao ápice do trocanter maior medialmente.	Extensão, abdução e rotação medial do quadril; limita hiperflexão; as fibras superiores limitam adução extrema (especialmente quando o quadril é flexionado); também limita a rotação pélvica ipsilateral.
	Quadril	Ligamento redondo (ou ligamento da cabeça do fêmur)	Centro da fossa do acetábulo	Fóvea da cabeça do fêmur	Previne limites extremos de adução, flexão e rotação lateral ou adução, extensão e rotação medial.[3] Função principal: serve como um canal para um ramo da artéria obturadora (artéria foveal) para fornecer sangue à cabeça do fêmur.

Tecidos moles na articulação do quadril

Os tecidos moles na articulação do quadril incluem o lábio do acetábulo, várias bolsas, uma cápsula articular e quatro ligamentos principais. Como mencionado anteriormente, o forte lábio fibrocartilaginoso circunda a borda do acetábulo como uma ferradura de modo a aprofundar a cavidade de articulação e prender a cabeça do fêmur, aumentando, assim, a congruência óssea e a estabilidade. A extremidade da ferradura do lábio se liga à soquete inferior através do ligamento transverso do acetábulo (Fig. 9.9). A cápsula articular é uma estrutura forte inserida na margem externa do acetábulo, cobrindo o colo do fêmur como um tubo. A cápsula se insere, anteriormente, na borda distal ao longo da linha do trocanter e, posteriormente, logo abaixo da crista do trocanter. A cápsula articular espessa é mais forte e mais espessa superior e anteriormente, oferecendo estabilidade máxima para o quadril durante a sustentação do peso do corpo.

Fortes ligamentos reforçam a cápsula por todos os lados e são denominados de acordo com seus locais de fixação: ligamentos iliofemoral, isquiofemoral e pubofemoral (Tab. 9.1). Os três ficam dentro da cápsula, partindo de suas fixações pélvicas e formando uma espiral ao redor da cabeça e do colo do fêmur de modo a oferecer grande reforço e estabilidade (Fig. 9.12). Curiosamente, além de oferecer contribuições individuais específicas, todos os três ligamentos estabilizam o quadril estendido, limitando a extensão e contribuindo para a capacidade de permanecer ereto com mínima atividade muscular. O ligamento iliofemoral cobre a articulação do quadril anterior e superiormente. Ele também é denominado ligamento Y, por lembrar essa letra invertida. O ligamento pubofemoral localiza-se sobre as faces anterior e inferior da articulação do quadril, ao passo que o ligamento isquiofemoral cobre as faces posterior e inferior dessa articulação. Todos esses ligamentos são relaxados quando o quadril é flexionado e tensionados quando ele é estendido. Na posição em pé, o ligamento iliofemoral, particularmente a banda inferior, previne movimentos posteriores da pelve e extensões extremas do quadril (Fig. 9.12). Os ligamentos anteriores, em especial o ligamento pubofemoral, limitam a rotação lateral do quadril, enquanto o ligamento isquiofemoral limita a rotação medial. A abdução do quadril é limitada pela tensão dos ligamentos pubofemoral e isquiofemoral. A adução é limitada pela tensão da porção superior, ou iliotrocantérica, do ligamento Y. Ao cobrir a pelve e o quadril, esses ligamentos também oferecem estabilidade para a pelve.

O ligamento redondo não é forte o suficiente para acrescentar estabilidade significativa a essa articulação. O outro nome desse ligamento é *ligamento da cabeça do fêmur*. Trata-se de uma estrutura interessante, inserida em uma cobertura plana de membrana sinovial, atuando, sobretudo, como um condutor para a pequena artéria que ajuda no suprimento da cabeça femoral e, além disso, como um elástico condutor de veias e artérias para a cabeça do fêmur na fossa do acetábulo. Sua função mecânica é mínima, por ser uma estrutura frágil em que não ocorre tensão até que o quadril alcance uma posição extrema de abdução e flexão com rotação lateral ou adução e extensão com rotação medial.[3] Ver Tabela 9.1 para a lista completa desses ligamentos, e de suas fixações e funções.

Chegaram a ser descritas 20 bolsas no quadril. Como se pode imaginar, todas elas estão associadas a regiões musculotendíneas sujeitas a grande atrito ou altas forças de compressão. Existem três bolsas principais que são as mais importantes nessa região: acima do trocanter maior, acima do tendão do iliopsoas e na região iliopectínea.[22,36,37]

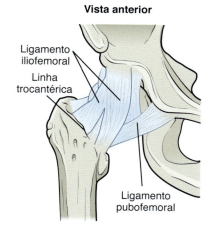 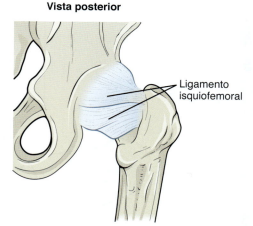

Figura 9.12 Ligamentos da articulação do quadril direito. **A)** A vista anterior mostra o ligamento iliofemoral, ou Y, e o ligamento pubofemoral. **B)** A vista posterior ilustra o ligamento isquiofemoral.

Músculos

Ao se estudar a função muscular da região da pelve e do quadril, é importante lembrar que esses músculos trabalham tanto para mover a pelve no fêmur como para mover o fêmur na pelve. Por exemplo, os flexores do quadril ou flexionam o quadril na pelve estável ou inclinam a pelve anteriormente no fêmur estável. Essas funções dos músculos na pelve e no quadril são determinadas pelo fato de o membro em movimento estar ou não sustentando o peso do corpo. Quando sustenta o peso do corpo, o fêmur está parado e o movimento ocorre conforme a pelve se move no fêmur. Por outro lado, na cadeia aberta, ou sem sustentação do peso do corpo, o fêmur se move na pelve estável. Os músculos da pelve e do quadril são adaptáveis e utilizam suas características estruturais, como tamanho, comprimento e linha de tração, para alcançar as demandas funcionais das articulações em atividades.

Antes de estudarmos os músculos do quadril com relação a suas funções específicas, como suporte em um único membro, é preciso entender seu plano de ação anatômico. Por isso, os principais músculos do quadril e seus papéis principais como flexores, extensores, adutores, abdutores e rotadores laterais e mediais são apresentados primeiro. Será útil relembrar dos seus estudos anatômicos sobre onde os músculos cruzam a articulação para que possa visualizar mais facilmente a função muscular. Podem-se fazer as seguintes generalizações a respeito dos músculos do quadril:

- Em sua maioria, os músculos na área anterior que cruzam a frente da articulação do quadril flexionam o quadril e são inervados pelo nervo femoral. Esse grupo "anterior" inclui:
  - iliopsoas;
  - reto femoral;
  - sartório;
  - pectíneo (listado aqui como flexor, mas também é um adutor primário);
  - tensor da fáscia lata (listado aqui como flexor, mas também é um abdutor primário).
- Em sua maioria, os músculos na região medial fazem a adução do quadril e são inervados pelo nervo obturatório. Esse grupo "medial" inclui:
  - adutor longo;
  - adutor curto;
  - adutor magno;
  - grácil;
  - pectíneo (listado aqui como adutor, mas é também um flexor primário).
- Em sua maioria, os músculos que cruzam o quadril posteriormente estendem o quadril e são inervados pelo nervo isquiático. Esse grupo "posterior" inclui:
  - glúteo máximo;
  - bíceps femoral;
  - semitendíneo;
  - semimembranáceo;
  - adutor magno (fibras posteriores).
- Em sua maioria, os músculos na região lateral do quadril abduzem o quadril. Esse grupo "lateral" inclui:
  - glúteo médio;
  - glúteo mínimo;
  - tensor da fáscia lata (listado aqui como abdutor primário, mas ele também flexiona e, em menor grau, roda medialmente o quadril).

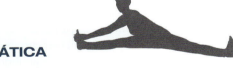

APLICAÇÃO PRÁTICA

Como os ligamentos do quadril são muito fortes, pacientes paraplégicos podem se apoiar neles para suportar a posição em pé e podem aprender a utilizar vários mecanismos compensatórios que auxiliem no controle de seus quadris durante atividades funcionais. O ligamento iliofemoral, ou Y, que limita a extensão do quadril, é tão forte que permite que o paciente paraplégico se mantenha equilibrado em pé quando os joelhos e tornozelos estão estabilizados com órteses (Fig. 9.13). O centro de gravidade da parte superior do corpo é movido posteriormente no eixo da articulação do quadril e, assim, o indivíduo pode soltar o peso da parte superior do corpo sobre o ligamento Y do quadril. Nessa posição, a pelve permanece em extensão no fêmur.

A bursite no trocânter maior é uma patologia clínica comum. Composta, na verdade, por inúmeras bolsas menores e por um saco grande de bolsa que vai do trocânter maior à faixa iliotibial, no aspecto posterior do trocânter maior, seu papel é reduzir o atrito entre o trocânter maior e o glúteo máximo e entre a banda iliotibial e o trocânter maior. A bursite do trocânter maior é muitas vezes associada com desalinhamentos como discrepâncias no comprimento dos membros inferiores e anteversão femoral. Também pode resultar de trauma, como queda sobre a lateral do quadril, ou de microtraumas repetitivos nessa área, o que é observado com frequência em corredores. Na terceira idade, pode ocorrer em decorrência de mudanças degenerativas.

As ações de rotação lateral e medial do quadril são realizadas por alguns motores "primários" responsáveis somente por essas ações, como os rotadores laterais profundos. Muitos outros músculos também realizam rotação lateral, além de seus movimentos primários. A rotação medial não é realizada por um único motor primário, mas por músculos que possuem outras ações anatômicas "primárias"; eles contribuem para a rotação em virtude do ponto onde cruzam a articulação relativo ao eixo de rotação.

Para mais informações sobre os músculos do quadril, consulte a Tabela 9.2. Esses músculos são organizados de acordo com sua principal contribuição funcional a cada um dos seis movimentos do quadril. A Tabela 9.3 é um guia de consulta rápida sobre os principais movimentos do quadril. O Quadro 9.3 (p. 413) resume as funções mais importantes dos músculos do quadril relativas à sustentação do peso do corpo.

Flexores

Os flexores do quadril atuam principalmente como motores do membro na cadeia cinemática aberta avançando os membros inferiores durante a fase de balanço da marcha, levantando o membro ao subir escadas e impulsionando objetos em várias atividades, como no chute. Na verdade, existem nove músculos que cruzam a articulação anterior do quadril. Desses nove, cinco são principalmente flexores do quadril. Em ordem de importância de sua contribuição, esses músculos são: iliopsoas, reto femoral, sartório, pectíneo e tensor da fáscia lata (TFL). Desses cinco, o iliopsoas é o flexor do quadril mais forte e mais estável. Ele cruza o aspecto anteromedial da articulação, o que mantém sua linha de tração sempre bem alinhada para agir como flexor do quadril. O sartório, o TFL e o pectíneo cruzam lateral ou medialmente na linha média da articulação; assim, esses músculos também atuam no plano frontal, no plano transverso ou em ambos, dependendo de sua posição relativa a esses eixos. O pectíneo e o sartório apresentam localização anteromedial, enquanto o tensor da fáscia localiza-se anterolateralmente. Embora o TFL flexione e rode medialmente o quadril, como sua posição faz dele um fortíssimo abdutor, ele é discutido com os outros abdutores. O reto femoral, o sartório e o tensor da fáscia lata cruzam duas articulações – o quadril e o joelho – e, portanto, estão sujeitos à insuficiência ativa e passiva.

Iliopsoas

O iliopsoas (Fig. 9.14A), assim denominado em virtude de sua localização (ílio e, do Gr., psoas, quadril), consiste em duas partes: o ilíaco e o psoas maior. Esses dois músculos possuem inserções proximais distintas, mas uma inserção distal em comum (Fig. 9.14B). A porção do iliopsoas que se encontra distal à articulação do quadril localiza-se medialmente ao sartório e é, em parte, coberta pela porção superior deste. As fibras do músculo psoas maior formam um ventre circular e bastante longo que fica medial ao ilíaco.

Como flexor uniarticular do quadril, a contribuição do iliopsoas é bastante poderosa, sendo ele o flexor mais importante do quadril. Em termos funcionais, o iliopsoas contribui para o encurtamento e o avanço do membro durante a fase de equilíbrio da marcha. Em virtude de sua fixação proximal na coluna vertebral, o iliopsoas inclina a pelve anteriormente e age com os músculos abdominais para manter a estabilidade pélvica durante a atividade funcional. Quando os membros inferiores estão fixos do decúbito dorsal, a ação bilateral combinada dos músculos do iliopsoas eleva o tronco e flexiona a pelve no fêmur, movimentos que ocorrem quando se realiza um abdominal completo. Algumas pesquisas indicam que o iliopsoas contribui um pouco para a rotação, especialmente para a rotação lateral do quadril abduzido, mas sua potência de alavanca para atuar na rotação do quadril é tão pequena que é funcionalmente negligenciada.[38,39] Para nossos fins, consideraremos seu papel principal como forte músculo flexor do quadril

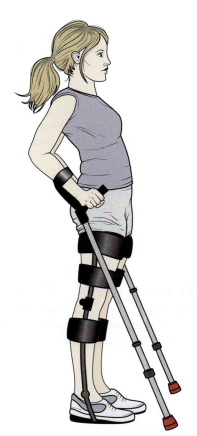

Figura 9.13 Na presença de paralisia da extensão ativa do quadril, o equilíbrio funcional na posição em pé é obtido posicionando-se o centro de gravidade de cabeça, braços e tronco (CBT) posteriormente ao eixo da articulação do quadril e inclinando-se contra os ligamentos iliofemorais. Essa postura é acompanhada de aumento da curvatura lombar.

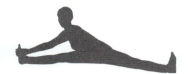

APLICAÇÃO PRÁTICA

Os nervos que inervam os músculos do quadril se originam dos nervos espinais L_1 a S_3 e formam o plexo lombossacral. Esses nervos e os músculos que eles inervam são fáceis de lembrar porque seus nomes são bem descritivos de suas localizações e funções anatômicas. O nervo femoral inerva a maioria dos flexores da parte anterior da coxa; o nervo obturatório passa através do forame obturado, localizado medial e inferiormente, e inerva o grupo adutor; os nervos glúteos superior e inferior inervam os músculos glúteos; e o nervo isquiático supre os músculos isquiotibiais posteriores.

quando o fêmur se move na pelve e como um músculo que produz inclinação pélvica anterior quando a pelve se move no fêmur.

Reto femoral

O bipeniforme músculo reto femoral é assim chamado porque corre "reto" pelo aspecto anterior do fêmur. É o único músculo do grupo do quadríceps que atravessa tanto o quadril como o joelho (Fig. 9.15). Atuando como flexor do quadril e como extensor do joelho, o reto femoral pode desenvolver força considerável como flexor do quadril, mas corre o risco de insuficiência ativa quando a flexão do quadril é realizada com a extensão do joelho. O reto femoral é um forte contribuinte para a flexão do quadril e aplica a maior parte dessa força no quadril quando os joelhos estão flexionados, como ao subir uma escada.

Sartório

Considerado o músculo mais longo do corpo, o sartório é um músculo superficial que se estende obliquamente da lateral da pelve e da coxa (EIAS), passando pela face anteromedial da coxa, e inserindo-se na face anteromedial proximal da tíbia (Fig. 9.16). O sartório é um músculo biarticular que passa no lado flexor do joelho, onde forma a pata de ganso (*pes anserine*) com os tendões do grácil e do semitendíneo (ver Cap. 10). Outras funções desse músculo no joelho são descritas no Capítulo 10.

A distância perpendicular do eixo de flexão-extensão do quadril até a linha de ação do sartório é considerável. Portanto, embora a seção transversal desse músculo seja relativamente pequena, ele pode exercer um grande torque. Conforme o músculo se contrai, ele se eleva em razão das estruturas subjacentes; esse afastamento da articulação aumenta mecanicamente o comprimento de seu braço de momento de modo a aumentar seu torque. Por seu grande comprimento, o sartório pode encurtar muito. Como ele cruza tanto o quadril como o joelho, é mais eficiente na flexão simultânea dessas duas estruturas, especialmente quando se acrescenta a rotação lateral do quadril para afastar o pé, como ao montar um cavalo, uma moto ou uma bicicleta.[22,40]

Tensor da fáscia lata

Lateral ao sartório na coxa anterolateral está o tensor da fáscia lata (TFL). Esse músculo é assim denominado porque uma de suas principais ações é tensionar a fáscia lata, ou banda iliotibial, que estabiliza a face lateral da coxa e o joelho. Seu pequeno ventre muscular tem apenas alguns centímetros de comprimento, mas sua inserção tendínea é longa, formando a banda, ou trato, iliotibial (BIT ou TIT) (Fig. 9.17). O tensor da fáscia lata foi apelidado de "músculo de bolso" porque, ao se colocar a mão no bolso da calça, ela repousa sobre o ventre do músculo. Esse músculo, assim como o sartório, afeta o quadril e o joelho. No quadril, o tensor da fáscia lata flexiona, abduz e, em menor grau, gira medialmente a coxa.

Pectíneo

O músculo pectíneo se localiza na face anteromedial do quadril. O pectíneo (lat., *pecten, crista*) é um músculo bastante plano localizado profundo na virilha. A área de inserção distal é aproximadamente tão larga quanto a sua inserção proximal, dando ao músculo sua forma quadrangular (Fig. 9.18). Basicamente, o pectíneo pertence ao grupo dos músculos adutores, pois suas fibras correm mais ou menos paralelas às do adutor longo, mas também flexionam e giram o quadril.

Flexores secundários

Além dos cinco flexores principais do quadril, listados anteriormente, incluindo o tensor da fáscia lata, que será mais discutido como abdutor do quadril, outros músculos também podem agir como flexores do quadril, pois cruzam a articulação anteriormente, mas, sobretudo, medialmente. O adutor longo, o adutor magno e o músculo grácil são capazes de flexionar o quadril, mas, com exceção do adutor magno, dependem da posição do quadril no momento em que ele se contrai.[41]

Adutores

O grupo de adutores do quadril é identificado como uma grande massa muscular na face medial da coxa, fazendo fronteira anterior com o vasto medial e o sar-

(O texto continua na p. 400.)

Tabela 9.2 | Músculos da pelve e região do quadril

Grupo	Músculo	Inserção proximal	Inserção distal	Nervo	Ação	Palpação
Flexores (5 principais)	Iliopsoas	**Ilíaco:** fossa ilíaca, lados internos das espinhas anteriores do ílio, cobre a articulação anterior e medial do quadril, e o colo do fêmur; gira ao redor do colo na direção posteromedial. **Psoas maior:** corpos vertebrais, discos intervertebrais, processos transversos T12-L5.	Trocânter menor	**Ilíaco:** ramos do nervo femoral (L1-L4). **Psoas maior:** ramos do plexo lombar (L1-L4).	Flexão do quadril; inclinação pélvica anterior	**Ilíaco:** profundo e difícil de palpar; bastante plano atrás das vísceras abdominais, acompanhando e parcialmente preenchendo a fossa ilíaca. **Psoas maior:** sentado ou em decúbito dorsal, o paciente relaxa os músculos abdominais. Os dedos de palpação são colocados na cintura, entre as costelas inferiores e a crista ilíaca, pressionando-se profundamente, mas com cuidado, em direção às paredes abdominais, perto da coluna vertebral. O ventre arredondado e firme do psoas maior pode ser sentido quando o músculo se contrai.

(continua)

Tabela 9.2 | Músculos da pelve e região do quadril *(continuação)*

Grupo	Músculo	Inserção proximal	Inserção distal	Nervo	Ação	Palpação
Flexor	Reto femoral	EIAI e acima do acetábulo	Aponeurose profunda que se estreita ao amplo tendão inserido no aspecto superior da patela e à tuberosidade tibial via tendão patelar	Nervo femoral (L2-L4)	Flexão do quadril; extensão do joelho	Com o paciente em decúbito dorsal, resista à flexão do quadril e à extensão do joelho: o tendão do reto femoral é palpado proximalmente no "V" formado entre o tensor da fáscia lata, que se estende lateralmente, e o sartório, que se estende medialmente; a porção muscular pode ser palpada e seguida ao longo da face anterior da coxa até sua inserção na parte superior da patela.
Flexor	Sartório	EIAS	Superfície medial da tíbia perto da crista; anterior às inserções distais dos tendões do grácil e do semitendíneo	Nervo femoral (L2-L3)	Flexão, abdução e rotação lateral do quadril; flexão e rotação medial do joelho	A porção mais inferior do músculo não pode ser observada, mas pode ser seguida por palpação quando o indivíduo isometricamente contrai e relaxa o músculo alternadamente depois que o examinador tenha posicionado o quadril passivamente em rotação lateral com os joelhos e o quadril flexionados em 90°. O sartório também pode ser palpado em sua inserção distal como parte da pata de ganso (ver Cap. 10).

(continua)

Tabela 9.2 | Músculos da pelve e região do quadril (continuação)

Grupo	Músculo	Inserção proximal	Inserção distal	Nervo	Ação	Palpação
Flexor	Tensor da fáscia lata	Crista do ílio, EIAS lateral à inserção proximal do sartório	Trato iliotibial, cerca de um terço abaixo da coxa em direção ao trato iliotibial, no qual, então, se insere no côndilo lateral da tíbia	Ramo do nervo glúteo superior (L4-L5, S1)	Flexão, abdução e rotação medial do quadril	Identificado perto da articulação do quadril, lateral à porção superior do sartório, enquanto se flexiona, abduz e roda o quadril medialmente.
Flexor	Pectíneo	Ramo superior do púbis	Ao longo da linha (pectínea) entre o trocanter menor e a linha áspera sobre a face superior e posteromedial do fêmur	Nervo femoral (L2-L4)	Flexão e adução do quadril	Músculo liso que segue lateral e medialmente para o adutor longo; a palpação individual do pectíneo é difícil, mas ele pode ser sentido contraindo-se com outros músculos. O pectíneo possui uma inserção muscular palpável no ramo superior do púbis.
Adutores (5 principais)	Adutor longo	Púbis	Linha áspera (terço médio)	Obturatório (L3-L4)	Adução do quadril	Sugestão: palpe em si mesmo, da seguinte forma: na posição sentada, os dedos de palpação são colocados na virilha proximal distalmente ao ramo púbico, onde alguns tendões adutores podem ser palpados no sentido anteroposterior; flexione o quadril com adução e rotação lateral, continuando o movimento até cruzar as pernas. O tendão do adutor longo é proeminente e facilmente diferenciado dos outros.

(continua)

Tabela 9.2 | Músculos da pelve e região do quadril *(continuação)*

Grupo	Músculo	Inserção proximal	Inserção distal	Nervo	Ação	Palpação
Adutor	Adutor curto	Púbis	Linha áspera proximal e linha pectínea	Obturatório (L3-L4)	Adução do quadril	A inserção muscular do adutor curto é palpável aduzindo-se a coxa e localizando-se o ventre lateral ao proeminente tendão do adutor longo.
Adutor	Adutor magno	Ramos púbico e isquiático, túber isquiático	Linha áspera (todo o comprimento) e tubérculo adutor	Obturatório (L2-L4) e isquiático (L4)	Adução do quadril	Enquanto resiste à adução do quadril, palpe o adutor magno ao longo de toda a coxa medial e siga até a inserção distal no tubérculo adutor do fêmur.

(continua)

Tabela 9.2 | Músculos da pelve e região do quadril (continuação)

Grupo	Músculo	Inserção proximal	Inserção distal	Nervo	Ação	Palpação
Adutor	Grácil	Púbis	Superfície anteromedial da tíbia proximal	Obturatório (L2-L3)	Adução do quadril	O grácil atravessa o joelho, inserindo-se no lado anteromedial da tíbia ao lado do sartório e do semitendíneo; a resistência à flexão do joelho ativa os isquiotibiais e o grácil; os isquiotibiais se estendem lateralmente ao túber isquiático enquanto o ventre do grácil é medial, inserindo-se no ramo púbico inferior.
Extensores (4 principais)	Pectíneo* Glúteo máximo	Crista ilíaca posterior, fáscia lombodorsal, sacro, cóccix, ligamento sacrotuberal	Do aspecto posterior do fêmur à tuberosidade glútea (distal ao trocânter maior); dentro do trato iliotibial	Nervo glúteo inferior (L5, S1-S2)	Extensão e rotação lateral do quadril; inclinação pélvica posterior	Em decúbito ventral ou em pé, o glúteo máximo é facilmente observado pelo simples "posicionamento" sem que qualquer movimento articular seja feito; a ativação mais forte do músculo é vista com a extensão e a rotação lateral do quadril. A forte contração do glúteo máximo também é observada ao subir escadas, correr e saltar.

*ver flexores.

(continua)

Tabela 9.2 | Músculos da pelve e região do quadril (continuação)

Grupo	Músculo	Inserção proximal	Inserção distal	Nervo	Ação	Palpação
Extensores	Bíceps femoral (isquiotibial lateral)	Duas cabeças: 1) túber isquiático; 2) lábio lateral da linha áspera	Cabeça da fíbula e côndilo lateral da tíbia	Nervo isquiático (L4-L5, S1-S2)	Extensão do quadril; flexão e rotação lateral do joelho	É facilmente palpado quando a flexão dos joelhos com ou sem rotação lateral da tíbia é resistida, na lateral posterior da coxa, do túber isquiático até a cabeça da fíbula.
Extensores	Semimembranáceo e semitendíneo (isquiotibiais mediais)	Túber isquiático	Superfície posterior do côndilo medial da tíbia distal ao grácil	Nervo isquiático (L4-L5, S1-S2)	Extensão do quadril; flexão e rotação medial do joelho	O tendão do semitendíneo é palpado proximal à área posteromedial do joelho flexionado. A maior parte do semimembranáceo é coberta pelo semitendíneo e pelo adutor magno. Com o paciente em decúbito ventral, a porção distal de ambos os músculos pode ser sentida enquanto se resiste à flexão do joelho ou à flexão do joelho com rotação medial da tíbia.

(continua)

Tabela 9.2 | Músculos da pelve e região do quadril *(continuação)*

Grupo	Músculo	Inserção proximal	Inserção distal	Nervo	Ação	Palpação
Abdutores (3 principais)	Glúteo médio	Em forma de leque da crista ilíaca e da superfície externa do ílio e da linha glútea anterior, uma linha que separa sua origem daquela do glúteo mínimo.	Trocanter maior, perto da ponta	Nervo glúteo superior (L4-L5, S1)	Abdução do quadril; porção anterior flexiona e roda medialmente, porção posterior estende e roda lateralmente. Na postura, mantém a estabilidade da pelve, impedindo que o lado oposto caia.	É palpado lateralmente, abaixo da crista ilíaca superior ao trocanter maior durante a abdução ativa. Também pode ser facilmente palpado no membro inferior de apoio na postura unilateral, contraindo-se para sustentar CTB.
Abdutores	Glúteo mínimo	Em forma de leque, na superfície externa do ílio, entre as linhas glúteas anterior e inferior	Borda anterior do trocanter maior	Nervo glúteo superior (L4-L5, S1)	Abdução e rotação medial do quadril	Não pode ser bem diferenciado do médio uma vez que ambos se contraem simultaneamente na abdução e na rotação medial; a porção anterior possui uma parte mais espessa e é palpada, com o médio, quando o quadril é rodado medialmente.
	Tensor da fáscia lata*					
Rotadores laterais	Piriforme	Superfície ventral do sacro, incisura isquiática, ligamento sacrotuberal	As fibras seguem um rumo lateral para baixo, seguindo a borda posterior do glúteo médio, inserindo-se na parte interna do trocanter maior.	Ramo derivado do 1º e do 2º nervo sacral (L5, S1-S2)	Rotação lateral do quadril	É palpado na rotação lateral, especialmente se o glúteo máximo estiver relaxado, por exemplo, quando o nervo é levantado em ligeira flexão. Os dedos são colocados na área posterior do trocanter maior e movem-se até que o melhor local para palpar seja localizado.

*ver flexores.

(continua)

Tabela 9.2 | Músculos da pelve e região do quadril *(continuação)*

Grupo	Músculo	Inserção proximal	Inserção distal	Nervo	Ação	Palpação
Rotadores laterais	Rotadores laterais profundos: piriforme (também listado separadamente por sua forte ação), gêmeos inferior e superior, obturadores interno e externo, quadrado femoral	Região glútea posterior com fibras horizontais que se inserem no sacro posterior, no ísquio e no púbis; coberto pelo glúteo máximo. Acima fica o piriforme e abaixo, o quadrado femoral, com outros quatro localizados entre esses dois.	Trocanter maior	Varia, mas geralmente ramos de S1-S2	Rotação lateral do quadril	São palpados como um grupo, não individualmente; pode-se palpar o piriforme (o mais alto do grupo) e o quadrado femoral (o mais baixo) com certa precisão. Quadrado femoral: palpando-se entre o túber isquiático e o trocanter maior, contrai quando realiza ou resiste à rotação lateral do quadril.
Rotadores laterais	Glúteo máximo	Ver acima				O glúteo máximo e o sartório são grandes músculos cuja responsabilidade secundária é a rotação lateral do quadril.
Rotadores laterais	Sartório	Ver acima				
Rotadores mediais	Múltiplos contribuintes Glúteo médio* Glúteo mínimo* Tensor da fáscia lata Pectíneo Grupo adutor					

*agem mais como rotadores mediais

Tabela 9.3 | Motores primários do quadril por ação anatômica

Ação do quadril	Motores primários
Flexão	Iliopsoas Reto femoral • Especialmente com extensão do joelho Sartório • Especialmente com abdução e rotação lateral do quadril Pectíneo • Especialmente com adução do quadril Tensor da fáscia lata • Especialmente com abdução e rotação medial do quadril
Extensão	Glúteo máximo Bíceps femoral Semimembranáceo Semitendíneo Adutor magno (fibras posteriores)
Adução	Adutor longo Adutor curto Adutor magno Grácil Pectíneo (também flexor)
Abdução	Glúteo médio Glúteo mínimo Tensor da fáscia lata (também flexor e rotador medial)
Rotação lateral	Glúteo máximo Rotadores laterais profundos Sartório • Especialmente com flexão e abdução do quadril
Rotação medial Nenhum músculo atua como motor primário; todos são motores secundários na rotação medial	Glúteo mínimo, fibras anteriores Glúteo médio, fibras anteriores Tensor da fáscia lata • Especialmente com flexão e abdução do quadril

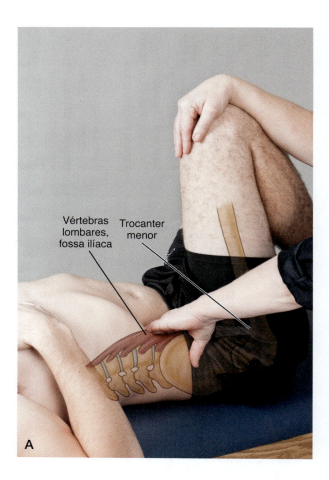

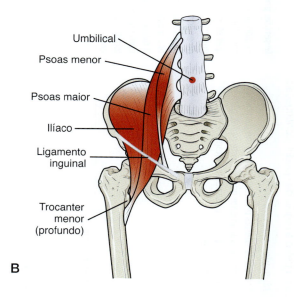

Figura 9.14 A) Identificação do iliopsoas e palpação do psoas maior. Se os músculos abdominais do paciente estiverem relaxados, o fisioterapeuta pode palpar profundamente o bastante para sentir a contração do psoas maior quando o indivíduo flexionar o quadril contra uma resistência moderada. **B)** Linha do iliopsoas representando as inserções e a linha de tração do músculo.

tório, e posterior com os isquiotibiais. O pectíneo, localizado na face anteromedial da coxa, também é adutor, mas já foi descrito como flexor. O grupo adutor inclui o adutor magno, o adutor longo, o adutor curto e o grácil. Com exceção do grácil, juntos, esses músculos adutores formam um triângulo com origem em inserções bastante estreitas na pelve, que formam um amplo arranjo de fibras triangulares inseridas no fêmur. A linha de ação desses músculos em relação ao eixo de articulação muda quando o quadril se flexiona; portanto, a ação de cada músculo pode ser determinada apenas em relação a uma posição específica da articulação. Em certas posições, diferentes adutores também podem produzir flexão, extensão ou rotação do quadril. Essas diferentes contribuições para o movimento funcional serão discutidas em uma seção mais adiante neste capítulo.

Capítulo 9 Pelve e quadril 401

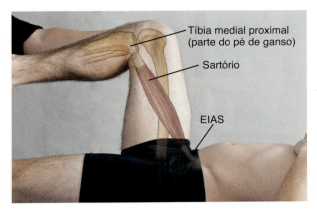

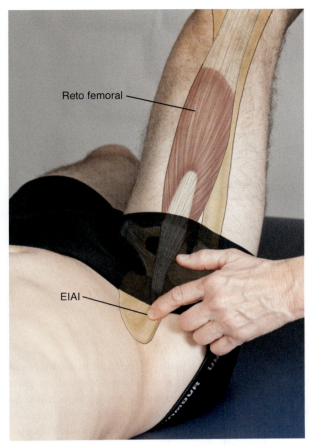

Figura 9.15 Reto femoral. O modelo demonstra uma contração do músculo reto femoral e o desenho sobreposto destaca as inserções e a linha de tração do músculo.

Figura 9.16 Sartório. O modelo demonstra a contração do músculo sartório e o desenho sobreposto destaca as inserções e a linha de tração do músculo.

adutor forte, ao passo que as fibras posteriores auxiliam na extensão do quadril (Fig. 9.18).

Grácil

O delgado músculo grácil (L., *gracilis*, delgado ou gracioso) é sinérgico com os outros adutores do quadril para adução (Fig. 9.18). Como parte da pata de ganso, sua forte inserção tendínea distal na tíbia medial proximal proporciona estabilidade para o joelho.

Extensores

Os músculos extensores primários do quadril localizam-se na parte posterior do quadril e da coxa, e incluem o glúteo máximo, o bíceps femoral, o semitendíneo, o semimembranáceo e a porção posterior do adutor magno.

Glúteo máximo

O glúteo máximo (gr., *gloutos*, nádega) é um músculo grande e superficial responsável pela forma da região das nádegas. Como descrito na Tabela 9.2, suas fibras correm lateralmente da parte posterior da pelve e se inserem na região proximal do fêmur (Fig. 9.19). Visualizando a sua linha de ação, é fácil imaginar seu papel principal como estabilizador na sustentação do peso do corpo. Esse músculo potente exerce forte contração em ati-

Adutores longo e curto

Como o nome indica, o adutor longo é um longo músculo e é facilmente localizado por seu tendão muito espesso e proeminente na virilha anterior. É um forte adutor uniarticular do quadril; seu sinergista menor é o adutor curto (Fig. 9.18).

Adutor magno

Assim denominado por seu grande tamanho, o adutor magno, localizado profundamente, é, na verdade, formado por duas porções: sua porção mais medial é um

APLICAÇÃO PRÁTICA

Se a banda iliotibial se torna tensa, ela "pressiona" conforme se move sobre o trocanter maior, quando o quadril se movimenta entre flexão e extensão. Essa "síndrome do quadril pressionado" de uma banda iliotibial tensa é também associada à bursite do trocanter maior, uma patologia comum em corredores de longa distância.

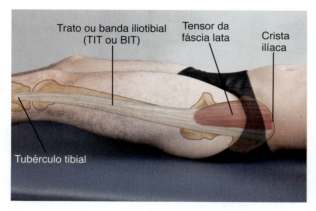

Figura 9.17 O tensor da fáscia lata (TFL) contrai-se conforme o indivíduo abduz, levemente flexiona e roda medialmente o quadril. O desenho sobreposto destaca as inserções e a linha de tração do músculo, além de salientar o longo e amplo trato iliotibial. A localização do TFL na porção anterior do glúteo médio também pode ser observada; os dois músculos encontram-se lado a lado na região anterolateral do quadril.

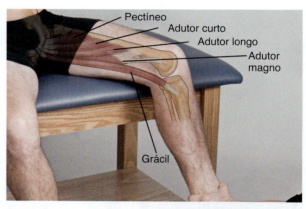

Figura 9.18 O grupo adutor do quadril: pectíneo, adutor longo, adutor curto, adutor magno e grácil. O desenho sobreposto ilustra a relação entre esses músculos, suas inserções e suas linhas de tração.

dades como subir escadas, correr e saltar.[42] Durante a caminhada e a corrida, ele atua concentricamente, para estender o quadril, e excentricamente, para desacelerar o balanço da perna, sobretudo durante a corrida.[42] Na pelve, o glúteo máximo trabalha com os músculos abdominais como uma força conjunta para inclinar a pelve posteriormente. Uma forte contração do glúteo máximo pode ser palpada se o indivíduo sustentar o peso do corpo com o quadril flexionado e, bruscamente, estender o quadril para deixar o corpo ereto.[43]

Bíceps femoral, semitendíneo e semimembranáceo

Os músculos bíceps femoral, semitendíneo e semimembranáceo fazem parte do grupo posterior conhecido como isquiotibiais. Esse grupo promove a extensão do quadril e a flexão do joelho. Com sua inserção proximal no túber isquiático e sua inserção distal na parte proximal da tíbia, esse grande e forte grupo muscular biarticular é capaz de exercer enorme força de extensão do quadril; entretanto, corre o risco de insuficiência por cruzar duas articulações. Esses músculos são discutidos no próximo capítulo por causa de sua forte ação no joelho. São também fortes e potentes extensores do quadril, atuando sinergicamente com o glúteo máximo.

Conhecido como "isquiotibial lateral" por sua localização lateral na face posterior da coxa, o músculo bíceps femoral, como o nome indica, tem duas cabeças. Os isquiotibiais mediais incluem dois músculos: os fusiformes semitendíneo e semimembranáceo (Fig. 9.20A, B). A contribuição desses três músculos isquiotibiais na extensão do quadril varia e é discutida em uma sessão mais adiante

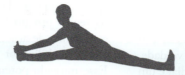

APLICAÇÃO PRÁTICA

O grupo adutor pode ser palpado na face medial da coxa, partindo da púbis até a face distal da coxa, quando a adução do quadril é resistida. Pressione seus joelhos um contra o outro para sentir seus próprios adutores. Palpar os músculos do paciente é difícil e a identificação correta requer a palpação dos músculos perto de suas inserções. Consulte mais informações sobre palpação na Tabela 9.2.

O principal nervo que supre o grupo adutor é o nervo obturatório, embora as fibras posteriores do adutor magno também sejam inervadas por um ramo do nervo isquiático.
O tendão do adutor longo é o tendão bem proeminente palpável na virilha, no aspecto anteromedial da coxa. Ele é tão proeminente que, em próteses de membro, precisa se fazer uma cavidade na prótese no aspecto medial proximal para que se possa liberar a pressão sobre esse tendão.

deste capítulo. Os isquiotibiais, no lugar do glúteo máximo, proporcionam uma pequena amplitude no balanço anteroposterior da pelve.[43]

Abdutores

Os músculos desse grupo localizam-se na lateral do quadril e incluem o glúteo médio, o glúteo mínimo e o tensor da fáscia lata. Descrito previamente, o músculo tensor da fáscia lata localiza-se anterolateralmente e é também um flexor e rotador medial.

Glúteo médio

O glúteo médio é o maior dos músculos laterais do quadril. É, em parte, coberto posteriormente pelo glúteo máximo e anteriormente pelo tensor da fáscia lata, mas sua porção média superior é superficial, coberta apenas pela fáscia espessa (Fig. 9.21). Assim como o deltoide na articulação do ombro, esse músculo em forma de leque possui porções anterior, medial e posterior, que, porém, não são tão claramente distintas como as do músculo deltoide. Também como no deltoide, todas as porções do glúteo médio atuam como fortes abdutores. Além disso, elas atuam como fortes estabilizadores da pelve. A porção anterior auxilia na flexão e na rotação medial do quadril, enquanto a posterior ajuda na extensão e na rotação lateral do quadril. A porção posterior é comparativamente pequena e suplementada na rotação lateral do quadril pelo pequeno, mas potente, músculo piriforme, discutido mais adiante neste capítulo.

Na cadeia aberta, o músculo glúteo médio é um abdutor do quadril. Na posição em uma perna só, o glúteo médio proporciona estabilidade lateral para a pelve, prevenindo sua queda para o lado oposto, que não sustenta o peso do corpo (Fig. 9.22). Essa é de longe a principal contribuição funcional do glúteo médio e será elaborada mais adiante neste capítulo.

Glúteo mínimo

O glúteo mínimo, em forma de leque, fica na camada mais profunda dos músculos glúteos. Ele se encontra perto da cápsula da articulação do quadril e é coberto pelo glúteo médio. Atua em sinergia com o glúteo médio na

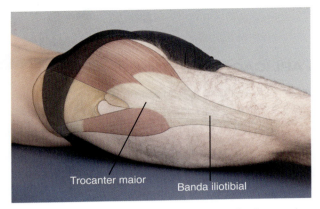

Figura 9.19 O glúteo máximo é fortemente ativado quando o quadril é estendido e rodado lateralmente. O desenho sobreposto destaca as inserções e a linha de tração do músculo.

adução do quadril e também pode girar o quadril medialmente. O glúteo mínimo também foi relacionado com duas outras tarefas funcionais interessantes: 1) contração para manter as dobras da cápsula articular presas e 2) aplicação de pressão na cabeça femoral para estabilizá-la firmemente no acetábulo.[45]

Tensor da fáscia lata

Discutido anteriormente por sua ação na flexão do quadril, o tensor da fáscia lata (TFL) também atua como forte abdutor e estabilizador lateral da coxa. Na verdade, sua principal contribuição é manter a tensão na grande banda iliotibial (BIT). Com isso, o TFL oferece estabilização lateral para a coxa e a articulação do joelho durante atividades de sustentação do peso corporal. A ação específica do TFL e sua capacidade dependem da posição do quadril e das forças necessárias. Além disso, o TFL auxilia na rotação medial do quadril. Como abdutor, abduz melhor quando o quadril também está flexionado. A inserção do glúteo máximo e do TFL na banda iliotibial permite que esses músculos auxiliem na estabilização do joelho durante a sustentação do peso do corpo nas atividades de cadeia fechada. Esses músculos aumentam a tensão da BIT sem movimento lateral do joelho, de modo a auxiliar no suporte passivo das estruturas laterais do joelho.

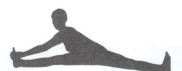

APLICAÇÃO PRÁTICA

A mecânica corporal e a postura adequadas são considerações importantes durante todas as atividades funcionais. Manter a pelve neutra por meio da contração do glúteo máximo com o transverso do abdome e o multífido estabiliza a coluna lombar e o controle do centro do corpo durante atividades funcionais como levantar uma barra pesada ou simplesmente ficar em pé à frente da pia lavando louça.

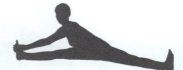

APLICAÇÃO PRÁTICA

Assim como a contratura de flexão do quadril com um músculo iliopsoas tenso pode puxar a pelve no plano sagital em uma inclinação pélvica anterior, uma situação semelhante pode ocorrer com os isquiotibiais tensos.

Como eles se inserem no túber isquiático, os isquiotibiais encurtados puxam a pelve em uma inclinação pélvica posterior.

O torque dos abdutores e adutores do quadril demonstra mudanças muito significativas relacionadas ao envelhecimento.[44] Em virtude do papel primário que esses músculos executam no equilíbrio em pé, programas de reabilitação e prevenção devem enfatizar o treinamento do equilíbrio e o fortalecimento desses grupos musculares para melhorar a estabilidade pélvica e prevenir quedas, especialmente em idosos.

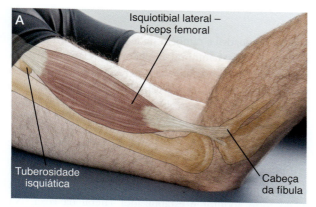

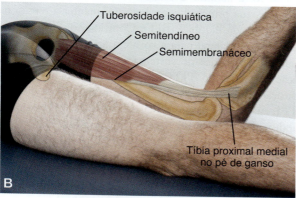

Figura 9.20 A) Bíceps femoral (isquiotibial lateral) e **B)** isquiotibiais mediais: semitendíneo e semimembranáceo. O desenho sobreposto destaca as inserções e a linha de tração do músculo.

Rotadores laterais

Os seis pequenos rotadores laterais do quadril localizam-se na região glútea posterior e são cobertos pelo glúteo máximo, que é o principal rotador lateral. Eles possuem inserções proximais na pelve e no sacro, com fibras que correm em uma direção quase horizontal, e inserções distais na área do trocanter maior para mantê-los em um bom alinhamento que ofereça compressão e, assim, estabilidade à articulação. Sua linha de tração é quase perpendicular ao eixo vertical do quadril na posição em pé, de modo que eles ficam bem posicionados como rotadores laterais. O mais superior dos seis rotadores é o piriforme, e o mais superior, o quadrado femoral. O músculo piriforme (Fig. 9.23), em forma de pera (do latim, *pirium*, pera) pertence à segunda camada de músculos nessa região, assim como o glúteo médio; ambos são cobertos aqui pelo glúteo máximo. O gêmeo superior, o gêmeo inferior e o obturador interno apresentam um tendão comum, que se encontra entre o piriforme e o quadrado femoral. O obturador externo encontra-se anterior a esses músculos. Por suas inserções na região superior do trocanter maior, a linha de tração deles é coletivamente posterior ao eixo do movimento, por isso, atuam como rotadores laterais. Esses rotadores são considerados por muitos como o "manguito rotador" do quadril, fornecendo um papel de "ajuste fino" do movimento dessa estrutura.[46]

Rotadores mediais

Não há músculos específicos do quadril cuja linha de tração gere a rotação medial pura do quadril no plano transversal; em vez disso, a rotação medial é realizada por vários músculos que também criam outros movimentos primários. Esses músculos polivalentes incluem o glúteo anterior médio, o glúteo mínimo, o pectíneo, o TFL e os adutores. Além deles, os músculos isquiotibiais mediais também podem contribuir para a rotação medial.

Fatores que afetam as funções dos músculos da pelve e do quadril

Pelas discussões nos capítulos anteriores, você deve lembrar que os músculos fornecem atividade funcional de várias formas, atuando como agonistas, antagonistas, sinergistas, estabilizadores ou neutralizadores de modo que a ação funcional desejada ocorra de forma efetiva

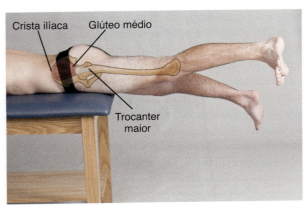

Figura 9.21 O glúteo médio é visto contraindo-se conforme o paciente abduz o quadril esquerdo. O desenho sobreposto destaca as inserções e a linha de tração do músculo.

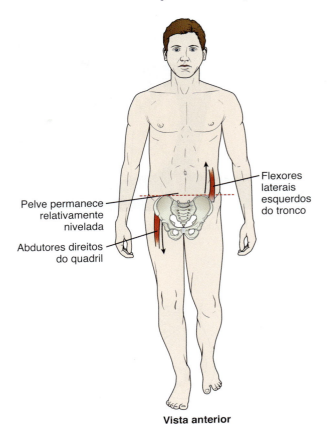

Vista anterior

Figura 9.22 Abdutores do quadril no apoio em um só membro. Nessa postura, o glúteo médio proporciona estabilização lateral da pelve a fim de evitar que ela caia sobre o lado que não sustenta o peso do corpo. Com o membro de apoio em adução durante o apoio em um só membro, os abdutores do quadril são estendidos, posicionando-se, assim, em seu comprimento ideal para oferecer uma forte contração.

e eficiente. O papel de um músculo é determinado por vários fatores, incluindo:

- número de articulações que ele atravessa;
- posição de outras articulações que ele atravessa;
- tamanho e seção transversal do músculo, incluindo tipo/arranjo de fibra;
- potência de alavanca, determinada pelo comprimento e pela distância da inserção e da linha de tração em relação ao eixo da articulação;
- tipo de contração muscular: excêntrica, concêntrica ou isométrica;
- posição dos segmentos em relação à gravidade;
- exigência da tarefa de movimento;
- sobrecarga movida ou estabilizada;
- velocidade do movimento.

Além desses fatores, a pelve e o quadril oferecem um importante contraste funcional nos membros inferiores entre as demandas de sustentação e não sustentação do peso corporal e como essas demandas são atendidas. Ao se analisarem as contribuições funcionais dos vários músculos da pelve e do quadril, é importante considerar todos os fatores listados com ênfase especial em três importantes conceitos cinesiológicos: 1) a linha de tração e a potência de alavanca que afetam a ação do músculo, 2) a diferença entre músculos uniarticulares e biarticulares, e 3) se o movimento é uma atividade de cadeia cinemática aberta ou fechada. A seção a seguir elabora esses conceitos e oferece exemplos de como esses fatores impactam a pelve e o quadril.

Linha de tração e potência de alavanca muscular

A ação muscular é determinada por essa linha de tração relativa ao eixo do movimento. Como as amplitudes de movimento da articulação do quadril são grandes, mudanças na posição do quadril podem alterar a linha de tração muscular de modo a permitir ao músculo mais funções ou mudanças em sua função. O glúteo médio e o tensor da fáscia lata, por exemplo, são abdutores do quadril. Ambos também rodam o quadril medialmente; as fibras anteriores do glúteo médio e o tensor da fáscia lata fazem a rotação medial do quadril quando ele está flexionado. Além disso, proporcionam certo grau de rotação medial para o quadril estendido, mas sua potência de alavanca para a rotação medial é muito maior quando o quadril está flexionado em 90°.

Além disso, para permitir que os músculos tenham mais funções quando o quadril muda de posição, a linha de tração de um músculo pode mudar tão profundamente com a mudança na posição do quadril que possibilite que ele realize ações de seu músculo antagonista.[47] O piriforme é um bom exemplo desse fenômeno. Ele é um rotador lateral quando o quadril está estendido, mas se torna um rotador medial quando o quadril é flexionado (Fig. 9.24).[3,47] Outro exemplo dessa inversão na ação

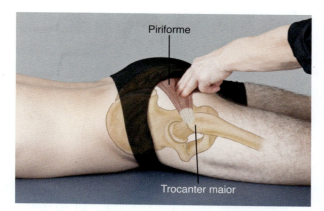

Figura 9.23 Localização e palpação do piriforme.

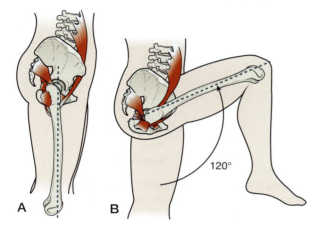

Figura 9.24 Os pequenos rotadores posteriores se movem de uma posição posterior para uma anterior em relação ao eixo de rotação quando o quadril se move da extensão para a flexão. Essa mudança de posição resulta em mudança de atividade. **A)** Com extensão do quadril, esses músculos são rotadores laterais. **B)** Com flexão do quadril, são rotadores mediais.

funcional ocorre com os adutores do quadril, cuja linha de tração é anterior ao eixo de articulação na extensão do quadril e posterior ao eixo de articulação na flexão do quadril. O adutor do quadril pode agir como flexor com a articulação neutra, mas auxilia na extensão do quadril quando este estiver flexionado. Por exemplo, quando o quadril está flexionado, como no alpinismo, os adutores do quadril são fortes extensores; entretanto, quando o quadril é estendido, os adutores têm mais potência de alavanca como flexores (Fig. 9.25). A posição exata dessas mudanças de flexores a extensores varia de acordo com o músculo adutor específico, mas essa mudança na ação geralmente ocorre entre os 50° e 70° de flexão do quadril.[47] A inversão da ação funcional do músculo ocorre em outros segmentos do corpo, mas é mais comum em atividades funcionais do quadril.

Assim como acontece em outros segmentos do corpo com grandes músculos, existem vários músculos da pelve e do quadril cujos segmentos funcionais cooperam em oposição um ao outro. Esse contraste nas funções do mesmo músculo ocorre pelo fato de a linha de tração do músculo em um segmento ser oposta à linha de tração de outro segmento do mesmo músculo. Esse arranjo permite que um músculo atue essencialmente como sua própria força antagonista. Por exemplo, a principal ação do glúteo máximo é a extensão do quadril. Ao se fazer uma avaliação melhor, porém, pode-se observar que a porção superior do glúteo máximo abduz o quadril enquanto a porção inferior do músculo aduz. Do mesmo modo, como um todo, o glúteo médio abduz o quadril, mas sua porção anterior é um rotador lateral. Esse método de desempenho, utilizando o músculo para realizar múltiplas funções, gera eficiência durante o movimento, recrutando menos músculos que seria necessário de outro modo.

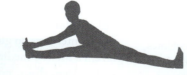

APLICAÇÃO PRÁTICA

Em termos clínicos, o piriforme é um ponto frequente de patologia secundária à irritação ou ao uso excessivo. O nervo isquiático passa sob o piriforme ao sair do grande forame isquiático no caminho para suprir a musculatura posterior da coxa. Espasmos musculares ou compressão dos rotadores laterais profundos, especialmente do piriforme, resultam em sensibilidade na região glútea profunda com redução na amplitude do movimento na rotação medial do quadril e irritação do nervo isquiático. Tanto pontos gatilhos musculares como irritação no nervo isquiático podem causar irradiação da dor para a parte posterior da perna. A dor subsequente pode causar limitações funcionais.

Em um estudo de Delp et al.,[39] 15 dos 18 músculos do quadril estudados demonstraram uma tendência a gerar rotação medial durante flexão excessiva do quadril. O braço de momento da rotação medial aumenta com a flexão do quadril, ao passo que o braço de momento da rotação lateral diminui. Essas mudanças ocorrem porque certos músculos deixam de atuar como rotadores laterais para agir como rotadores mediais quando o quadril está mais flexionado.[39] Com o quadril flexionado, os pequenos rotadores laterais se alinham anteriormente ao eixo vertical de rotação e se tornam rotadores mediais do quadril, em essência, "trocando" de ação (Fig. 9.24). Por isso, um alongamento típico desses músculos é realizado com o quadril e os joelhos flexionados, e o quadril estendido em rotação lateral.

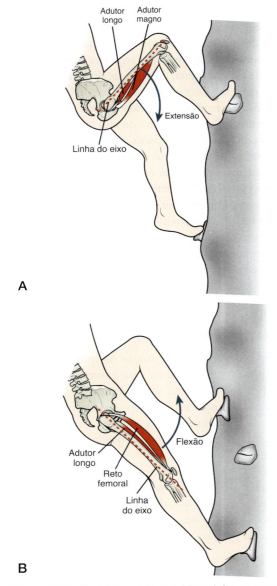

Figura 9.25 Os adutores do quadril também atuam como flexores e extensores do quadril dependendo da posição da linha de tração dos músculos em relação ao eixo articular do movimento. **A)** Quando o quadril está flexionado, os adutores atuam como extensores. **B)** Quando está estendido, atuam como flexores.

Suficiência muscular: músculos multiarticulares *versus* uniarticulares

Na pelve e no quadril, existem vários músculos que atravessam duas articulações. Esses músculos incluem o reto femoral, o sartório, o tensor da fáscia lata, o grácil e o grupo isquiotibial. Lembre, dos capítulos anteriores, que, segundo o princípio de comprimento-tensão, a capacidade de função de um músculo biarticular é muito influenciada pelas posições das duas articulações que ele cruza. Lembre-se, também, que todos os músculos são capazes de encurtar apenas cerca de 70% de seu comprimento de repouso (Cap. 4). Como os músculos biarticulares também seguem essa lei, eles criam sua maior força em uma articulação quando estão alongados na outra. Quando um músculo biarticular se encurta em ambas as articulações simultaneamente, ele se depara com insuficiência ativa. Por exemplo, o reto femoral é insuficientemente ativo quando a flexão do quadril ocorre com extensão do joelho. O reto femoral atinge sua suficiência ideal como flexor do quadril quando os joelhos são flexionados durante a flexão do quadril. Igualmente, atinge sua suficiência ideal quando o quadril é estendido durante a extensão do joelho. Do mesmo modo, os isquiotibiais se tornam insuficientemente ativos se a extensão do quadril ocorrer durante a flexão do joelho. Os isquiotibiais atingem sua suficiência ideal como extensores do quadril quando os joelhos estão estendidos durante a extensão do quadril ou como flexores dos joelhos quando o quadril se flexiona ao mesmo tempo que o joelho. A maioria das atividades funcionais utiliza esse conceito de suficiência ideal dos músculos biarticulares.

Funções dos músculos do quadril com e sem sustentação de peso

Os músculos dos membros inferiores precisam ser estudados tanto em situações com sustentação do peso do corpo como sem sustentação do peso do corpo. Algumas das mais importantes contribuições dos membros inferiores ocorrem durante a sustentação do peso e o movimento do corpo. A tarefa de controlar e sustentar o peso da cabeça, dos braços e do tronco (CBT) envolve o controle e a sustentação de cerca de dois terços do peso do corpo (p. ex., 45 quilogramas em um indivíduo de 68 quilogramas). Por outro lado, a massa movida quando se movimenta um único membro inferior é igual a cerca de um sexto do peso corporal (p. ex., 11 quilogramas em um indivíduo de 68 quilogramas). Naturalmente, a quantidade de força e controle necessário para sustentar o tronco e os membros superiores é maior que para sustentar um único membro inferior. Os movimentos sem sustentação do peso corporal dos membros inferiores proporcionam velocidade ao movimento, como o balanço da perna no chute, na corrida ou na caminhada. No entanto, durante atividades com sustentação do peso do corpo, os músculos dos membros inferiores são necessários para realizar a contração forte sobre os segmentos distais fixos do membro. Esse movimento depende dos músculos do quadril e da pelve, que proporcionam estabilidade pélvica ao membro em movimento. Em termos funcionais, mesmo uma fraqueza muscular leve a moderada resulta em grande diminuição da capacidade de desempenhar funções de cadeia fechada adequadamente, embora os movimentos de cadeia aberta sem resistência possam parecer inalterados.

Análise da atividade muscular da pelve e do quadril

Esta seção examina e descreve como os músculos do quadril e da pelve atuam juntos para realizar uma multiplicidade de tarefas funcionais. Incluem-se aqui os movimentos em cada plano cardeal, seguidos por discussões dos movimentos primários com a pelve se movendo no fêmur ou com o fêmur se movendo na pelve.

Análise do movimento do quadril e da pelve no plano sagital

O movimento no plano sagital é a flexão e a extensão do quadril, quando o fêmur se move na pelve, e inclinação pélvica anterior e posterior, quando a pelve se move no fêmur. Qualquer um desses movimentos pode ocorrer em atividades de cadeia aberta ou fechada.

Visão geral da função da flexão do quadril

Os flexores do quadril ligam a pelve e a região lombar ao fêmur. Nos movimentos da pelve no fêmur, os flexores do quadril a inclinam anteriormente. Aliados aos músculos da região lombar, formam uma força conjunta para girar a pelve anteriormente e, por conseguinte, aumentar a lordose lombar. Quando o fêmur se movimenta na pelve, os flexores do quadril contraem-se sinergicamente com os músculos abdominais, como ao realizar um exercício abdominal potente.

Flexão do quadril na posição em pé

Em uma postura unilateral sem sustentação do peso do corpo, o quadril flexionado e o joelho ipsilateral se levantam em direção ao peito; o iliopsoas, o reto femoral, o sartório e o tensor da fáscia lata contribuem para a ação de flexão do quadril. No plano sagital puro, a rotação medial produzida pelo tensor da fáscia lata é neutralizada pela ação de rotação lateral do sartório; do mesmo modo, a ação de extensão do joelho do reto femoral é resistida pela gravidade e neutralizada pelos flexores do joelho a fim de evitar insuficiência passiva do reto femoral. A ação combinada dos músculos iliopsoas, reto femoral, sartório e TFL resulta em flexão total do quadril. O torque isométrico máximo dos flexores do quadril é maior quando os músculos estão em leve extensão (comprimento ideal), como no movimento de chutar, quando o quadril começa a flexionar de uma posição inicial de extensão. Conforme o movimento do quadril passa da extensão à flexão, o torque diminui com a flexão progressiva do quadril. Os músculos adutores também podem agir como flexores durante o início do movimento de flexão do quadril, especialmente se for aplicada resistência.[49]

Flexão do quadril na posição sentada

Independentemente da posição do quadril, o iliopsoas é o principal contribuinte para a força de flexão do quadril. Embora o sartório seja considerado o principal flexor do quadril, por causa de seu comprimento e de seu formato anatômico em leque, é provável que sua função mais importante ocorra quando o quadril e o joelho se flexionam simultaneamente, como ao subir escadas. Em um ângulo agudo do quadril, como na posição sentada, o sartório e o tensor da fáscia lata se contraem, mas perdem muito das suas capacidades de desenvolver tensão, de modo que não conseguem contribuir para a flexão do quadril nessa posição.

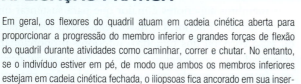

APLICAÇÃO PRÁTICA

Em geral, os flexores do quadril atuam em cadeia cinética aberta para proporcionar a progressão do membro inferior e grandes forças de flexão do quadril durante atividades como caminhar, correr e chutar. No entanto, se o indivíduo estiver em pé, de modo que ambos os membros inferiores estejam em cadeia cinética fechada, o iliopsoas fica ancorado em sua inserção distal no fêmur. Se ele estiver contraído, irá tracionar em uma de suas inserções proximais. O resultado é uma inclinação pélvica anterior, causada pela tração do ilíaco na pelve, e um posicionamento anterior das vértebras lombares, causado pela tração do psoas maior nas vértebras lombares. Portanto, ao examinar pacientes que apresentam uma postura de inclinação pélvica anterior e lordose lombar, indica-se a avaliação da amplitude de movimento dos flexores do quadril.

O iliopsoas é o único flexor do quadril que consegue gerar tensão suficiente para flexionar o quadril a mais de 90° na posição sentada. Pacientes com grave fraqueza no iliopsoas podem, às vezes, flexionar o quadril o suficiente para andar, já que a magnitude de flexão do quadril necessária é de apenas 30° (ver Capítulo 12). Na posição sentada, porém, eles devem usar as mãos para se levantar e mover a coxa. Nessa posição, o iliopsoas também age para estabilizar as vértebras lombares e a pelve sobre o fêmur conforme a pessoa se inclina para trás e, em seguida, retorna à posição ereta. Se os músculos iliopsoas estiverem paralisados bilateralmente, o paciente pode cair para trás logo que a linha de gravidade do conjunto CBT recair atrás do eixo da articulação do quadril. Portanto, pacientes paraplégicos normalmente têm de usar suportes para o tronco e para os membros superiores para não caírem para trás ao se sentarem.

Abdominais e elevação da perna estendida

Ao se realizarem flexões e extensões da perna, os músculos abdominais atuam sinergicamente com os flexores do quadril: um grupo muscular realiza a atividade, enquanto o outro proporciona estabilidade. Por exemplo, durante um abdominal típico, os flexores do joelho e os músculos abdominais realizam contrações concêntricas até que o tronco seja flexionado o suficiente para que a escápula abra espaço; enquanto esses músculos realizam o movimento, os flexores do quadril atuam concentricamente para estabilizar e manter a posição dos quadris. Se o indivíduo continuar o movimento até uma posição completamente sentada, os músculos abdominais mantêm a contração isométrica, enquanto o iliopsoas executa concentricamente a elevação do tronco e da pelve sobre o fêmur fixo. Um torque significativo é produzido pelo peso de CBT, de modo que o iliopsoas deve produzir grandes forças para chegar à posição sentada total. Se os músculos abdominais não forem fortes o suficiente para manter a coluna lombar estabilizada, a porção do psoas maior do iliopsoas traciona a coluna lombar em hiperextensão. O resultado aumenta a lordose lombar, tensionando ainda mais a coluna lombar e as posições de volta com um prejuízo potencial durante esta atividade.

Como acabamos de ver, um exercício abdominal requer estabilização realizada pelos flexores do quadril à medida que os abdominais movem o tronco. Os grupos musculares têm suas responsabilidades invertidas durante a extensão da perna. Nesse movimento, o fêmur flexiona na pelve, assim, os abdominais fornecem a estabilização lombopélvica, que permite o movimento de flexão do quadril. Essa atividade demanda força suficiente do iliopsoas para neutralizar o torque gerado pelo peso dos membros inferiores. Assim como em qualquer atividade muscular, essa força é transmitida por todo o músculo (p. ex., iliopsoas), tracionando os pontos de fixação distal e proximal um em direção ao outro à medida que o músculo se contrai.[50] A elevação da perna estendida normalmente é realizada de maneira unilateral enquanto o membro inferior contralateral é flexionado no quadril e no joelho, com os pés e a pelve estabilizados. Nessa posição, os abdominais estabilizam o local de inserção proximal do iliopsoas (pelve e coluna lombar) para que o membro possa ser levantado pelo músculo.

Visão geral da função de extensão do quadril

Assim como os flexores do quadril, seus extensores podem mover a pelve no fêmur ou o fêmur na pelve. No entanto, ao contrário dos flexores do quadril, os extensores podem inclinar a pelve posteriormente ou estender o quadril. O potente glúteo máximo atua com os músculos abdominais para inclinar a pelve posteriormente no fêmur e nivelar a coluna lombar, reduzindo a lordose lombar. Como um músculo motor do fêmur na pelve, o glúteo máximo trabalha com os três isquiotibiais para estender o quadril. O glúteo máximo é o mais potente extensor do quadril, independentemente da posição do joelho.[42] Assim como o reto femoral, a capacidade dos isquiotibiais de atuar no quadril é influenciada pela posição dos joelhos, uma vez que os isquiotibiais também podem atuar como flexores dos joelhos. Os isquiotibiais atuam principalmente para estender o quadril quando os joelhos estão estendidos. Quando estendem o quadril durante a flexão do joelho, sofrem insuficiência ativa. A melhor posição dos joelhos para proporcionar a função ideal dos isquiotibiais no quadril é a extensão dos joelhos. Como mencionado, outros músculos que passam atrás do eixo medial-lateral do quadril e que também podem estendê-lo pertencem ao grupo adutor. Embora o adutor magno seja, sobretudo, um extensor do quadril na maioria das posições deste, outros adutores menores também podem proporcionar força de extensão quando suas linhas de tração estão posteriores ao eixo de movimento.

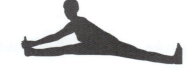

APLICAÇÃO PRÁTICA

Um iliopsoas potente pode exercer uma força considerável sobre uma lombar vulnerável a menos que os músculos abdominais tenham força suficiente para proporcionar suporte adequado. Como os abdominais se contraem isometricamente depois que as escápulas saem do chão, normalmente não é necessário realizar um exercício abdominal completo para fortalecer esses músculos. Manter a flexão do quadril em 90° durante o abdominal limita a magnitude da força produzida pelos flexores do quadril durante o exercício.

Para um adulto com 69 kg e estatura média, o peso de um membro inferior gira em torno de 11 kg; o torque produzido pelo peso e pelo comprimento do membro inferior é de cerca de 101,7 N-m. Se esse indivíduo levantar os dois membros inferiores simultaneamente, o torque desses membros que os flexores do quadril precisam superar é de cerca de 203,4 N-m. Se os músculos abdominais estiverem fracos demais para estabilizar a pelve e a coluna lombar, a pelve inclina-se anteriormente e as vértebras lombares são tracionadas em hiperextensão, causando grande tensão lombar e risco de lesão.

Extensão do quadril em decúbito ventral

O decúbito ventral é uma posição em que é fácil isolar o quadril da atividade muscular de extensão. Nela, podem ocorrer movimentos tanto da pelve como do quadril.

A extensão unilateral do quadril é caracterizada por uma contração do glúteo máximo. Com os joelhos flexionados, é necessária uma forte ação do glúteo máximo para movimentar o quadril em extensão. Tal posição faz com que os isquiotibiais sofram insuficiência ativa, de modo que a extensão do quadril acontece como resultado da atividade do glúteo máximo. Apesar de sua posição de insuficiência ativa, os isquiotibiais ainda são capazes de dar uma contribuição mínima para a extensão do quadril, de modo que a ação isolada do glúteo máximo não é garantida. É comum os pacientes se queixarem de uma sensação de cãibra na região posterior da coxa durante a extensão completa da coxa com os joelhos flexionados; essa sensação se deve à insuficiência ativa dos isquiotibiais.

Os isquiotibiais e o glúteo máximo contribuem para a rotação do quadril. O glúteo máximo é um potente rotador lateral durante o exame do paciente em decúbito ventral. A rotação do quadril no plano transversal facilita o aumento da atividade do glúteo máximo durante a rotação lateral e a redução da atividade na rotação medial. Em contrapartida, o grupo isquiotibial, em posição medial, é mais ativo na rotação medial durante a extensão do quadril.

Embora se costumem tratar os movimentos do quadril e da pelve como atividades separadas, há momentos em que eles ocorrem juntos. A extensão do quadril de cerca de 20° ocorre sem o movimento da pelve. Entretanto, depois que o quadril se move além desses 20°, a pelve roda para a frente em inclinação pélvica anterior. Ao realizar a extensão unilateral do quadril em decúbito ventral, a pelve permanece relativamente estável com contração sinergética medial dos extensores vertebrais paraespinais. Contudo, quando ambos os membros se elevam simultaneamente, a tração da pelve decorrente dos extensores do quadril em contração e do peso dos membros causa alterações consideráveis na posição da pelve e da coluna. Essa extensão bilateral do quadril aumenta a necessidade de demanda dos extensores da coluna vertebral e estende os flexores do quadril sem proporcionar estabilização, causando um aumento no ângulo lombossacral e na lordose lombar.

Extensores do quadril nas posições em pé e sentada

A inclinação para a frente e para trás do tronco e da pelve na posição sentada ou em pé é controlada, na articulação do quadril, pela atividade excêntrica e concêntrica dos extensores do quadril. Por exemplo, o movimento para a frente do tronco necessário para pegar um objeto do chão ocorre, em parte, em decorrência da contração excêntrica dos extensores do quadril (ver Fig. 2.33A), ao passo que a contração concêntrica dos mesmos músculos gera o retorno à posição ereta. Tal ação muscular dos extensores ocorre de forma mais sutil em outras atividades, como subir e descer escadas, levantar-se da posição sentada e caminhar. Essas atividades estão associadas com as contrações simultâneas do quadríceps, para estender o joelho, e dos isquiotibiais, para estender o quadril. Movimentos funcionais como inclinar-se para a frente na posição sentada, curvar-se para tocar os dedos dos pés na posição sentada, subir escadas ou se levantar de uma cadeira utilizam os isquiotibiais como os principais músculos controladores do quadril. Quando esses movimentos são rápidos ou acompanhados de resistência moderada ou máxima, o glúteo máximo também participa.[51]

Análise do movimento e do controle do quadril e da pelve no plano frontal

O movimento no plano frontal é a abdução e a adução do quadril, quando o fêmur se movimenta na pelve, e a inclinação pélvica lateral, quando a pelve se movimenta no fêmur.

Visão geral da função de abdução

Mais uma vez, a pelve pode se movimentar no fêmur ou o fêmur pode se movimentar na pelve. No primeiro caso, como na inclinação pélvica lateral, o ponto de pivô é o lado da pelve contralateral ao movimento. O movimento unilateral de marcha do quadril é um exemplo de movimento de inclinação lateral. A inclinação pélvica

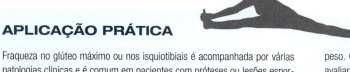

APLICAÇÃO PRÁTICA

Fraqueza no glúteo máximo ou nos isquiotibiais é acompanhada por várias patologias clínicas e é comum em pacientes com próteses ou lesões esportivas que passaram por longos períodos sem sustentação do peso corporal. Normalmente, a marcha com o glúteo máximo fraco é caracterizada por leve inclinação do tronco para a frente, que ocorre quando o membro recebe o peso. Outra compensação comum é um glúteo máximo "solavancado". Ao avaliar a marcha dos pacientes com grande fraqueza do glúteo máximo ou dos isquiotibiais, os fisioterapeutas devem estar atentos a esse desvio de marcha ou à sua compensação e confirmar a fraqueza do glúteo máximo ou dos isquiotibiais durante a parte de teste muscular do exame.

lateral também ocorre durante a postura em um só membro e na caminhada. Quando o fêmur se movimenta na pelve, o quadril abduz, afastando-se da linha média, ou aduz, aproximando-se dela.

O glúteo médio, o glúteo mínimo e o tensor da fáscia lata geram a força primária para realizar o movimento do fêmur na pelve no plano frontal, enquanto o sartório, o piriforme e as fibras superiores do glúteo máximo auxiliam na abdução do quadril quando este está em posições específicas. Por exemplo, o sartório e o piriforme são fortes abdutores quando o quadril é flexionado.

Dos abdutores primários, o glúteo médio é, de longe, o mais forte. Investigadores demonstraram a importância do glúteo médio ao demonstrarem que ele compreende 60% da seção transversal dos abdutores do quadril, comparado a 20% do glúteo mínimo, e suplementado por uma pequena contribuição do tensor da fáscia lata e do piriforme, cada um com 10%.[52] Curiosamente, porém, a área de seção transversal média de todos os abdutores é ainda relativamente pequena comparada a outros grupos musculares da coxa. Por exemplo, um estudo feito por Fick demonstrou que a área de seção transversal típica dos abdutores é de 43 cm², comparada a 175 cm² no quadríceps e 58 cm² nos isquiotibiais.[24] Com base nessas informações, surge a questão: como esses músculos abdutores geram a grande força necessária para realizar sua função vital na posição de pé?

Para responder essa pergunta, é preciso compreender o mecanismo dessa área, especificamente em relação à potência de alavanca desses músculos. Apesar do tamanho relativamente pequeno de sua seção transversal, os abdutores do quadril possuem uma grande vantagem mecânica. Em virtude de inserções distais no trocanter maior, sua linha de tração é desviada lateralmente por essa proeminência óssea, de modo que a linha de ação muscular gira em torno de 5 a 7 centímetros do centro de rotação do quadril. Como resultado, o glúteo médio tem um ângulo de braço de momento de 72°, o ângulo do braço de momento do relativamente pequeno tensor da fáscia lata é de 83° e o glúteo mínimo têm o ângulo de potência de alavanca de 61°. Essa é uma potência de alavanca *significativa*. Compare esses valores ao ângulo do braço de momento do tendão da patela, que é apenas de 15° a 20°.[52] Em razão dessas vantagens de potência de alavanca, um grande torque pode ser produzido por esses músculos abdutores do quadril, mesmo sendo relativamente pequenos. O torque dos abdutores do quadril é maior quando eles contraem na posição alongada e diminui linearmente conforme os músculos. A bem dizer, na posição unilateral, o membro de suporte aduz para 15°, colocando os abdutores no comprimento ideal para que eles possam oferecer um enorme potencial de produção de força e atuar como estabilizadores da pelve (Figs. 9.22, 9.26). Conforme o centro da gravidade do corpo se desloca lateralmente sobre o suporte dos pés na posição unilateral, o quadril é aduzido. Felizmente, esse fator coincide com a alta demanda funcional sobre o músculo na posição unilateral, assim, a funcionalidade ideal do músculo coincide com sua alta demanda muscular.

Durante o movimento pélvico no fêmur, os abdutores inclinam a pelve lateralmente. Como sabemos por nossos estudos relacionados à função muscular vista no Capítulo 4, a força isométrica máxima do músculo ocorre quando existe forte estabilização do local fixo de inserção do músculo. Como a pelve é um sistema fechado, é difícil estabilizar o movimento pélvico unilateral. Os abdutores contralaterais do quadril oferecem a melhor estabilização pélvica lateral, para a qual é necessária uma contração

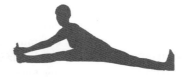

APLICAÇÃO PRÁTICA

Basmajian descobriu que, quando o músculo se contrai, suas inserções proximal e distal se movem em direção ao centro do músculo.[50] Como isso é evidente, podemos exercitar um músculo estabilizando a inserção proximal e movendo a distal, ou vice-versa. Assim, se um paciente não consegue manter a pelve nivelada durante a ambulação por causa de fraqueza no abdutor do quadril, pode-se fortalecer o músculo pedindo ao paciente que realize o movimento de abdução ou o de inclinação pélvica enquanto estabilizamos a extremidade oposta do músculo. Depois que esse músculo ganhar força suficiente nessas posições de exercício em cadeia aberta, é vital desenvolver atividades funcionais que promovam o fortalecimento do glúteo médio em uma posição sobre um único membro.

Relatou-se que os valores médios de torque isométrico máximo do glúteo médio são de 125 a 155 N-m em homens e 79 a 103 N-m em mulheres, com variações decorrentes de diferenças em posição, tipos de estabilização e idade.[39-42] Em homens, Neumann et al. mediram uma média de torque isométrico máximo de 136 N-m com esses músculos estendidos em 10° de adução.[53] Essa posição em postura unilateral relaxada equivale a uma adução do quadril relativamente leve, mas coloca os abdutores do quadril em um alongamento suficiente para possibilitar o posicionamento de comprimento-tensão ideal, oferecendo-lhes uma grande vantagem sobre as forças do peso corporal.

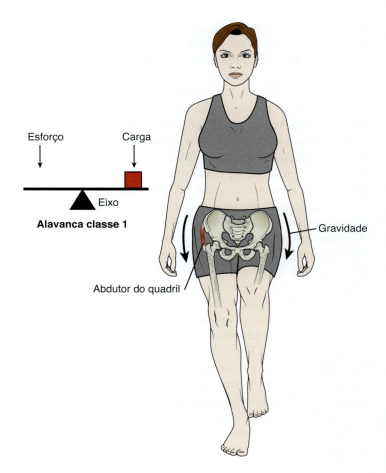

Figura 9.26 Os abdutores do quadril são alavancas de primeira classe durante o apoio em um pé só, de modo que a articulação do quadril é o eixo, e os abdutores e o peso do corpo estão um em cada lado do eixo.

isométrica máxima semelhante à contração bilateral dos abdutores do quadril.

Uma das principais funções dos abdutores do quadril ocorre em cadeia cinemática fechada, quando eles mantêm a pelve nivelada durante a posição unilateral. Funcionalmente, os abdutores, principalmente o glúteo médio, contraem no lado que suporta o peso corporal durante a postura em um único membro. Ao se apoiar em um pé só durante a caminhada, 85% do peso do corpo, incluindo de CBT e do membro inferior contralateral, precisa ser equilibrado pelos abdutores do quadril ao redor da cabeça femoral. Dessa forma, a cabeça femoral é o eixo de um sistema de alavanca de primeira classe (Fig. 9.26).

Assim, os abdutores do quadril oferecem a força funcional primária de controle e equilíbrio na pelve.

Visão geral da função de adução

Assim como os outros músculos do quadril que estudamos, os adutores movem a pelve no fêmur ou o fêmur na pelve. Durante o movimento da pelve, os adutores do quadril são primeiramente estabilizadores da pelve, cocontraindo-se com os abdutores do quadril. Quando movem o fêmur na pelve, esses músculos, como seu nome indica, aduzem o fêmur no plano frontal. Como eles essencialmente se originam do mesmo local e se inserem ao longo do fêmur em vários níveis, suas linhas

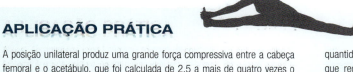

APLICAÇÃO PRÁTICA

A posição unilateral produz uma grande força compressiva entre a cabeça femoral e o acetábulo, que foi calculada de 2,5 a mais de quatro vezes o peso do corpo.[54-56] Forças de quatro vezes o peso corporal ocorrem durante a marcha no final da resposta de carga.[57] Imagine a magnitude da força sobre um quadril dolorido! Se a obesidade também for um fator, pense na quantidade de força compressiva! O fisioterapeuta deve oferecer soluções que reduzam essa força de compressão sobre o quadril dolorido. Uma sugestão que se pode dar ao paciente é carregar um objeto pesado na mão ipsilateral (Fig. 9.27).

Quadro 9.3 | Resumo da função muscular do quadril

Extensores do quadril: músculos isquiotibiais biarticulares comparados ao glúteo máximo, uniarticular:
- Os isquiotibiais estendem o quadril mais quando o joelho está estendido, porque, quando ele está flexionado, sofrem insuficiência ativa.
- Músculos uniarticulares, como o glúteo máximo, atuam independentemente da posição do joelho, portanto, são mais ativos durante movimentos em que o joelho está flexionado e os isquiotibiais estão ativamente insuficientes.

Abdutores do quadril
- A principal função dos abdutores do quadril, como o glúteo médio, o mínimo e o tensor da fáscia lata (TFL), é manter a pelve nivelada durante a postura unilateral.
- Na postura unilateral, que ocorre a cada passo, 85% do peso corporal precisa ser equilibrado pelos abdutores do quadril ao redor da cabeça femoral, formando uma alavanca de primeira classe que produz alta força compressiva na articulação do quadril, de até 2,5 vezes o peso do corpo.
- Conforme o centro de gravidade (CG) é deslocado lateralmente sobre o pé de apoio, o quadril assume a posição aduzida.
- Os abdutores do quadril produzem sua maior força de torque em 15° de adução do quadril, ponto em que a relação de comprimento--tensão é a mais favorável, uma posição que coincide com as demandas funcionais impostas ao músculo na postura unilateral.

- Fraqueza nos abdutores do quadril
  - A postura unilateral com a pelve nivelada não é possível (sinal de Trendelenburg).
  - Três métodos comuns de compensação:
    1. Inclinar o tronco lateralmente em direção ao lado da posição até que o CG fique vertical ou um pouco lateral sobre a articulação do quadril.
    2. Permitir que a pelve caia lateralmente em direção ao lado não apoiado até que o quadril do lado apoiado seja aduzido ao máximo, ponto em que a tensão no quadril, nos ligamentos e no trato iliotibial evita outros movimentos.
    3. Colocar uma bengala na mão oposta para oferecer uma força para cima em uma longa distância do eixo articular.

Desvios de marcha: tipicamente vistos quando o peso do corpo é centralizado sobre a perna de apoio:
1. A marcha de Trendelenburg ou do glúteo médio: a pelve no lado oposto do glúteo médio fraco abaixa enquanto o membro inferior fraco apoia o corpo e/ou o fraco glúteo médio obriga o indivíduo a inclinar lateralmente o tronco sobre o lado envolvido para colocar o CG sobre o quadril.
2. Balanço do glúteo máximo: o glúteo máximo fraco obriga o indivíduo a "balançar" o tronco para trás, inclinando-o posteriormente durante a postura sobre o lado fraco para manter o CG posterior ao quadril e manter a extensão do quadril.

---

de força variam. Essa variação em alinhamentos permite que a maioria dos adutores possua ações secundárias. Por exemplo, as fibras posteriores do adutor magno podem atuar como um extensor do quadril, o pectíneo flexiona o quadril e a maioria dos adutores contribui para a rotação medial. Contra resistência ou em adução pura no plano frontal, todos os cinco adutores aduzem o quadril. Durante a atividade funcional, todos os cinco

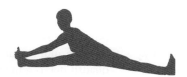

APLICAÇÃO PRÁTICA

A fraqueza no abdutor do quadril dificulta a deambulação com a pelve nivelada (Fig. 9.28). O sinal clínico positivo de fraqueza do glúteo médio é o abaixamento da pelve no lado que não sustenta o peso do corpo durante a postura unilateral. Esse é o **sinal de Trendelenburg** (Fig. 9.28C). Por exemplo, no caso de fraqueza severa do glúteo médio direito, quando o paciente tenta se manter no lado direito unilateralmente, a pelve esquerda abaixa. O quadril que suporta o peso do corpo é aduzido e seus movimentos são limitados pela cápsula articular e pelos ligamentos. Pacientes com fraqueza nos abdutores do quadril podem compensar de várias formas. A mais comum é a flexão lateral do tronco durante a fase de apoio da marcha. Essa manobra desloca o centro de gravidade e o peso de CBT para cima da articulação do quadril que sustenta o peso do corpo a fim de minimizar a demanda de torque dos abdutores enfraquecidos. Essa compensação na marcha é conhecida como **marcha de Trendelenburg** ou **marcha do glúteo médio**. Como a inclinação compensatória lateral do tronco reduz a força compressiva na articulação em todo o membro de apoio, esse tipo de marcha pode ser visto em pessoas com dor no quadril, nos joelhos ou nos pés. Independentemente da patologia ou insuficiência subjacente, a compensação da marcha precisa

de um aumento de gasto energético e cria uma demanda de forças compensatórias ou substitutivas anormais no tronco e nos membros inferiores. Como fisioterapeutas, uma recomendação apropriada pode ser o uso de um acessório. Costuma-se usar uma bengala ou muleta para reduzir as forças compressivas da articulação. Usar o acessório na mão contralateral produz uma plataforma de força pela qual a pelve permanece nivelada (Fig. 9.28D). Durante a deambulação, o acessório contralateral e os membros inferiores fracos sustentam o peso ao mesmo tempo. A força para cima transmitida do chão através do acessório ajuda a manter o nível da pelve no lado oscilante, que não sustenta o peso do corpo. Mesmo uma pequena força para cima proporciona um auxílio considerável na redução da força exigida do glúteo médio, pois a força da bengala é aplicada a uma longa distância do eixo do movimento. O braço de alavanca entre a bengala e o centro de gravidade é de quatro a cinco vezes mais longo que o braço de alavanca entre o centro de gravidade e a articulação do quadril;[58] o grande braço mecânico da bengala até o eixo de movimento precisa de uma força mínima (2% a 10% do peso corporal) exercida através da bengala para fornecer suporte suficiente durante a deambulação a fim de evitar uma marcha patológica (Fig. 9.28E).[58]

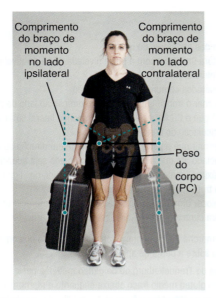

Figura 9.27 Um paciente com dor ou degeneração unilateral do quadril pode carregar um objeto com o braço ipsilateral desde que imponha menos força compressiva à articulação do quadril. Seu braço de momento é mais curto que um objeto carregado com o braço contralateral, de modo que a força de reação articular também será menor. Por outro lado, o braço de momento e o torque subsequente de um objeto carregado com o braço contralateral são significativamente maiores, de modo que a força de reação articular aplicada pelo torque do objeto também é maior.

músculos adutores primários contribuem para a adução e contribuem, como músculos secundários, para os outros movimentos de flexão, extensão e rotação do quadril.

Análise do movimento do quadril e da pelve no plano transversal

O movimento no plano transversal ocorre como movimento rotacional da pelve no fêmur ou como uma rotação femoral na pelve. O movimento da pelve no fêmur no plano transversal é a rotação anterior (ou prostração) e a rotação posterior (ou retração). Quando o fêmur roda na pelve, ocorrem as rotações medial e lateral do quadril.

Rotação pélvica

Como a pelve é um sistema fechado, os movimentos no plano transversal de rotação anterior (protração) e posterior (retração) da pelve ocorrem como movimentos pareados. Em outras palavras, se um lado da pelve protrair, ou fizer a rotação anterior, o lado contralateral da pelve retrai, ou gira posteriormente. Os músculos responsáveis por essa rotação pélvica incluem não apenas os que foram listados e descritos como rotadores do quadril, mas também alguns da musculatura do tronco, como os oblíquos do abdome e alguns músculos profundos das costas. Esses músculos e suas ações funcionais foram descritos no Capítulo 8. A rotação pélvica é discutida no Capítulo 12, em que sua importância é mais evidenciada durante o ciclo da marcha.

Visão geral da função de rotação medial e lateral do quadril

Muitos músculos que circundam a articulação do quadril têm sua contribuição na rotação do quadril. Qual desses músculos faz a rotação lateral ou medial depende da posição do quadril nos planos sagital e frontal. Por exemplo, o glúteo máximo é um forte rotador lateral com o quadril estendido, mas, quando o quadril é flexionado, a linha de tração das fibras musculares superiores conduz para a rotação medial.[47] Os seis pequenos rotadores laterais (piriforme, gêmeo superior, gêmeo inferior, obturador interno, obturador externo e quadrado femoral) possuem um efetivo ângulo de tração para a rotação lateral, mas sua capacidade de agir como forte rotador lateral diminui conforme o quadril se movimenta em flexão; aos 90° de flexão, sua linha de tração, na verdade, favorece a abdução em vez da rotação, e o piriforme se torna um rotador medial.[3,47]

Estudos EMG demonstraram que, de todos os grupos musculares do quadril, os adutores contribuem de maneira muito mais uniforme para a rotação medial do quadril que o glúteo ou o tensor da fáscia lata.[51,59] Isso ocorre porque o eixo de rotação atravessa o eixo mecânico da cabeça femoral até o côndilo femoral medial (Fig. 9.5) e a angulação natural do fêmur coloca a linha áspera (onde o músculo se insere) anterior ao eixo longitudinal

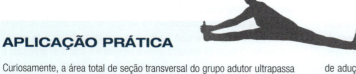

APLICAÇÃO PRÁTICA

Curiosamente, a área total de seção transversal do grupo adutor ultrapassa em muito a dos abdutores. À primeira vista, isso pode parecer ilógico, uma vez que, durante a postura e a marcha, os abdutores desempenham um papel mais importante que os adutores e devem atuar contra a gravidade, ao passo que a gravidade auxilia os adutores em sua função. As atividades de adução, como espremer um objeto entre os joelhos e subir uma corda, são relativamente raras e dificilmente justificam uma seção transversal tão grande. A explicação para esse grande volume dos adutores são suas funções suplementares como flexores, extensores e rotadores do quadril, e de proporcionar estabilidade para essa estrutura.

Capítulo 9 Pelve e quadril 415

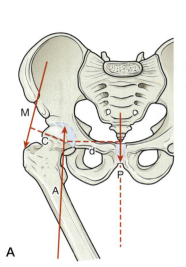
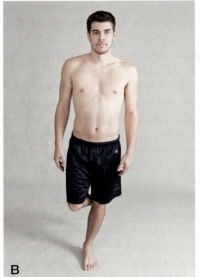
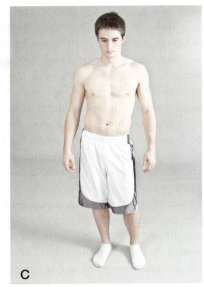
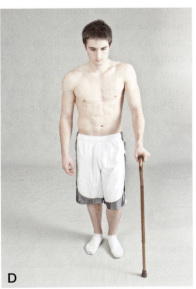
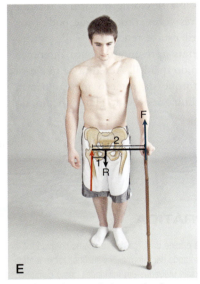

1 = Comprimento do braço de alavanca do peso do corpo
2 = Comprimento do braço de alavanca da bengala

Figura 9.28 Função do glúteo médio no apoio unilateral. **A)** Forças sobre a pelve quando se permanece sobre uma perna só. P = 85% do peso corporal (cabeça, braços, tronco e membro inferior oposto); M = força dos abdutores do quadril necessária para manter a pelve nivelada; A = força de reação articular entre a cabeça do fêmur e o acetábulo; d = 10,8 cm (distância do braço de alavanca até P); C = 7 cm (braço de alavanca até M). As distâncias do braço de alavanca foram medidas por raios X e são dadas para que o aluno possa descobrir as forças reais de M e P. **B)** Alinhamento pélvico no apoio unilateral normal. **C)** Com o abdutor do quadril direito fraco, uma tentativa de levantar a perna esquerda do chão resulta em queda pélvica para este lado (sinal de Trendelenburg). **D)** Pôr uma bengala na mão esquerda (contralateral ao glúteo médio fraco no lado direito) do paciente proporciona uma plataforma de força pela qual a pelve permanece nivelada. **E)** Representação artística: com a bengala na mão contralateral ao membro inferior afetado, o comprimento do braço de momento criado demanda pouca força através da bengala para proporcionar suporte suficiente durante a deambulação. O dístico 1 mostra o comprimento do braço de momento do peso corporal e o 2 representa o comprimento do braço de momento do acessório quando colocado contralateralmente nos membros superiores; observe o maior braço de momento com o acessório no lado oposto ao membro inferior afetado.

de rotação do quadril. Quando o fêmur faz rotação medial, a linha áspera se aproxima do púbis. Com a rotação lateral, a distância entre esses locais de inserção se torna mais longa, colocando os adutores em ligeiro estiramento e deixando-os em uma posição de comprimento-tensão ideal, o que lhes permite atuar como rotadores mediais eficazes. Outros rotadores mediais incluem a porção anterior do glúteo médio, a porção anterior do glúteo mínimo e o tensor da fáscia lata. O braço de momento da rotação medial desses músculos aumenta quando o quadril é flexionado.

Assim como em outros músculos uniarticulares, o torque isométrico máximo dos rotadores medial e lateral ocorre em suas posições alongadas e diminui com o encurtamento do músculo.[60] Suas forças são iguais quando o quadril está perto do neutro em relação aos planos sagital e frontal. Uma mudança interessante no torque de rotação medial máximo ocorre quando o quadril está em flexão ou extensão. Na flexão do quadril, o rotador medial produz quase três vezes o torque que pode produzir quando o quadril está estendido.[61,62] Por outro lado, os rotadores laterais apresentam pouca diferença na flexão e na extensão do quadril. Acredita-se que essa grande diferença no torque da rotação medial ocorra com uma mudança na linha de ação do glúteo médio, do glúteo mínimo e do piriforme; esses músculos auxiliam na rotação medial quando o quadril é flexionado.

Resumo

Este capítulo descreveu a anatomia e a cinesiologia básicas da região da pelve e do quadril, que foi descrita com ênfase em seu duplo papel de proporcionar estabilidade e mobilidade a todo o membro inferior. A anatomia superficial e os guias de palpação são descritos e mostrados no formato de uma tabela. O foco deste capítulo foi a relação funcional entre a pelve e o quadril por meio da discussão dos movimentos dessas estruturas e da sua relação entre si. Os músculos primários que produzem o movimento pélvico e do quadril nos três eixos de movimento foram descritos e resumidos. Conceitos-chave relacionados às necessidades cinesiológicas dessa região, como potência de alavanca muscular e linha de tração, além das demandas exclusivas de sustentação e não sustentação do peso do corpo, foram resumidos, comparados e contrastados. Movimentos funcionais comuns foram descritos e analisados do ponto de vista cinemático. Condições patológicas foram incluídas como um exemplo das consequências funcionais encontradas quando a mecânica dessa área é comprometida.

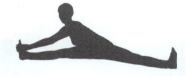

APLICAÇÃO PRÁTICA

A posição convencional para o teste de força dos rotadores do quadril é a posição sentada, que, porém, pode dar informações ilusórias sobre a força funcional dos rotadores mediais utilizados em atividades como caminhar, correr, saltar ou girar. Pode parecer que o paciente com rotadores mediais fracos tenha uma força normal na posição sentada quando, na verdade, a força real é inadequada para as atividades realizadas na posição vertical com o quadril estendido.

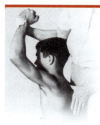

SOLUÇÃO DO CASO CLÍNICO

Noelle sabe que os abdutores do quadril, especificamente o glúteo médio, exercem seu papel principal na estabilização da pelve durante a fase de posição unilateral da marcha ao prevenir que a pelve do lado da perna em balanço caia. Ela avaliou o sr. Reyes pedindo-lhe que ficasse sobre o membro inferior esquerdo e observou que ele imediatamente tentou inclinar o corpo lateralmente sobre esse membro. Quando Noelle lhe deu suporte manual ao tronco e evitou essa inclinação compensatória do corpo, ela notou que o lado direito da pelve baixou durante a postura unilateral esquerda. Noelle reconheceu isso como o sinal de Trendelenburg, indicativo de que o abdutor esquerdo do quadril (glúteo médio) está fraco. Para confirmar essa observação, realizou um teste manual muscular nos abdutores do quadril no sr. Reyes. Ela deu ao sr. Reyes uma bengala para que utilizasse na mão direita e demonstrou como deveria usá-la. Explicou a ele que, com o passar do tempo, sua inclinação compensatória do tronco poderia acabar contribuindo para mudanças degenerativas do tecido mole e ósseo na sua coluna lombar se a bengala não fosse utilizada e a fraqueza não fosse corrigida. Ela explicou que, até que os músculos estejam fortalecidos, a bengala pode ajudá-lo a manter o nível da pelve enquanto ele caminha e, assim, reduzir a tensão na coluna lombar.

Questões para discussão

1. Qual é a relação entre os movimentos da pelve e do quadril, e como eles podem contribuir para o movimento dessa região?
2. Na posição em pé, contraia o glúteo máximo lateralmente. Quais movimentos ocorrem no quadril e na pelve, e como eles contribuem para a estabilidade da posição?
3. Quais músculos da articulação do ombro são semelhantes em estrutura e função ao glúteo médio? Em que eles se assemelham e em que se diferem?
4. Por que o túber isquiático é um importante acidente ósseo de referência na reabilitação?
5. Compare e diferencie a função do quadril durante as atividades com e sem sustentação do peso do corpo.

Atividades de laboratório

1. Utilizando um esqueleto ou esqueleto desarticulado, identifique estes acidentes ósseos de referência. Quais são palpáveis? Localize-os em você mesmo e em outra pessoa.

Pelve

ílio
crista ilíaca
espinha ilíaca anterossuperior (EIAS)
espinha ilíaca anteroinferior (EIAI)
espinha ilíaca posterossuperior (EIPS)
espinha ilíaca posteroinferior (EIPI)
linha glútea posterior
linha glútea anterior
linha glútea inferior
forame isquiático maior
forame obturado
fossa ilíaca
acetábulo
ísquio
ramo do ísquio
túber isquiático
púbis
ramo do púbis
sínfise púbica
tubérculo púbico

Fêmur

cabeça, incluindo fóvea
trocanter maior
trocanter menor
colo
corpo do fêmur
linha pectínea
tuberosidade glútea
linha áspera
tubérculo adutor
côndilo medial e epicôndilo
côndilo lateral e epicôndilo
fenda patelar

2. Em pé, coloque as mãos nos quadris como representado na Figura 9.2 e realize os seguintes movimentos da pelve no fêmur: inclinação pélvica anterior, inclinação pélvica posterior, inclinação lateral, rotação anterior, ou protração, e rotação posterior, ou retração. Observe como cada mão se movimenta em relação à outra conforme você executa cada movimento pélvico.
3. Com seu colega em decúbito dorsal, localize a EIAS e o trocanter maior. Meça a distância entre esses dois acidentes ósseos de referência em cada lado e compare. Embora não tenhamos estudado os joelhos e tornozelos ainda (Capítulos 10 e 11), use ambos como referência proximal e meça o comprimento da perna até o platô tibial medial (Fig. 10.4C) e o maléolo medial (Fig. 11.5). Discuta como essas medidas exibem diferenças e semelhanças no comprimento da pelve, do fêmur e da tíbia, além de dar um comprimento geral do membro inferior funcional.
4. Com seu colega em decúbito dorsal, realize passivamente todos os movimentos de flexão, rotação medial e lateral, e abdução e adução do quadril. Observe as amplitudes de movimento disponíveis utilizando a Tabela 1.2 como guia. Descreva as sensações finais.
5. Em seu colega, palpe o músculo do quadril utilizando a Tabela 9.2 como guia.
6. Diferencie a extensão do quadril do movimento pélvico e lombar. Com seu colega em decúbito ventral sobre uma maca, estenda o quadril dele passivamente e, em seguida, peça que execute o movimento ativamente enquanto você observa onde os movimentos estão acontecendo. A seguir, peça a seu colega que se sente na lateral da maca, de modo que o quadril fique a 90° e os pés fiquem apoiados no chão. Estenda o quadril

oposto passivamente e observe a amplitude de movimento e a sensação final; em seguida, peça ao colega para estender o quadril ativamente. Quais são as diferenças na extensão do quadril nessa posição e na posição inicial? Qual é o motivo dessas diferenças?

7. Diferencie a amplitude de movimento da flexão do quadril com os joelhos flexionados e com eles estendidos. Flexione o quadril passivamente por toda sua amplitude permitindo que o joelho se flexione. Em seguida, flexione o quadril passivamente com os joelhos estendidos. Observe as diferenças de amplitude e sensação final. Por que existe diferença na amplitude do movimento e como é chamada essa limitação mecânica? Quais são as estruturas que limitam a flexão do quadril quando os joelhos estão estendidos?

8. Em seu colega, coloque os seguintes músculos em suas posições mais curtas e mais longas (estendidas). Estude e analise os efeitos na pelve, na lombar e no quadril.

    iliopsoas   bíceps femoral
    pectíneo   semimembranáceo
    reto femoral   semitendíneo
    tensor da fáscia lata   sartório

9. Analise as seguintes ações musculares do quadril:

    a. Sente-se de lado em uma cadeira de forma que possa se inclinar para a frente e para trás. Palpe seus músculos isquiotibiais nos tendões distais, atrás do joelho. Ao se inclinar para trás, realizando a extensão do quadril, o tendão deve estar relaxado e, ao se inclinar para a frente, eles se contraem quando você passa pela posição vertical. Os músculos isquiotibiais continuam a se contrair com a inclinação para a frente conforme você flexiona o quadril, assim como no retorno à posição vertical, quando se realiza a extensão do quadril. Que tipo de contração muscular ocorre nos isquiotibiais na inclinação para a frente e que tipo ocorre para trazer você de volta à posição ereta? Quais músculos do quadril controlam a inclinação para trás e o retorno para a posição ereta?

    b. Fique em pé e palpe os isquiotibiais na sua inserção proximal no túber isquiático. Incline o tronco para trás e sinta o relaxamento dos músculos; em seguida, incline-se para a frente. Observe a relativa inatividade do glúteo máximo.

    c. Fique em pé e palpe os músculos glúteos médios logo abaixo dos trocanteres maiores. Quando estiver em pé apoiado nos dois pés, os músculos devem estar relaxados. Suavemente, desloque o peso corporal para o pé direito. Observe a forte contração do glúteo médio. Qual é o objetivo dessa contração? Observe também a posição aduzida do membro inferior de apoio. Qual é o objetivo mecânico da execução dessa posição aduzida e para qual músculo?

    d. Palpe o glúteo médio bilateralmente enquanto caminha. Quando cada músculo se contrai? Analise a ação muscular do glúteo médio no quadril com e sem sustentação do peso do corpo. Utilize a Figura 9.28 como guia. Analise a função dos abdutores do quadril, sobretudo do glúteo médio, na postura unilateral: fique nessa postura e explique o efeito no equilíbrio e na estabilidade pélvica dessa posição como resultado do peso de CBT e do membro não apoiado. Qual atividade muscular contrapõe esse efeito? Identifique o sistema de alavanca que atua durante essa tarefa funcional citando e visualizando o eixo, o braço de alavanca do peso e o braço de alavanca da força. Finja um sinal de Trendelenburg. Demonstre, visualize e discuta sua importância funcional ao permitir que a pelve caia sobre o lado não apoiado. Demonstre, visualize e discuta as compensações comuns da flexão lateral do tronco sobre o membro de apoio e do uso da bengala no lado do membro não apoiado.

10. Analise múltiplas ações dos adutores do quadril. Palpe os adutores em você mesmo durante os seguintes movimentos e posições:

    a. Sente-se em uma maca com os pés sem apoio e flexione o quadril; realize a rotação lateral do quadril e, em seguida, a rotação medial.

    b. Fique em pé com o pé esquerdo sobre um bloco ou livro e o direito suspenso, livre e sem apoio. Palpe os adutores direitos enquanto abduz o quadril direito e, em seguida, aduza-o contra o membro inferior esquerdo. Observe que os músculos não se contraem até que ocorra a resistência. Qual músculo está controlando o movimento de adução nessa posição e qual é o tipo de contração utilizado? Agora, flexione o quadril, mantendo o tronco ereto. Então, realize as rotações lateral e medial. Qual é a diferença na atividade dos adutores quando a rotação do quadril é realizada com o quadril flexionado em vez de estendido? Existe uma contração dos adutores quanto o quadril é flexionado?

    c. Posicione um pé sobre um degrau alto ou uma cadeira a fim de flexionar o quadril. Pressione os pés para baixo como se fosse se erguer, como em uma escalada, e observe a forte contração nos adutores.

d. Utilizando o modelo de esqueleto da pelve e do fêmur, amarre um pedaço de corda da inserção proximal dos adutores e segure a ponta livre perto do meio ou em uma inserção distal específica. Mantenha a corda esticada, mas deixe-a deslizar para representar a linha de tração enquanto você realiza os movimento a, b e c anteriores. Observe as mudanças relacionadas entre os eixos de movimento e a linha de tração quando você coloca o quadril em flexão e extensão. Observe que o eixo de rotação do quadril é o eixo mecânico, e não o anatômico.

11. Analise as funções do rotador do quadril em diferentes posições.
    a. Palpe o piriforme do seu colega de laboratório com ele em pé. Peça a ele para girar o quadril medial e lateralmente, e identifique as contrações do piriforme.
    b. Agora, peça a seu colega que fique em decúbito dorsal com o quadril e os joelhos flexionados de modo que os pés fiquem apoiados na maca. Peça a ele que levante um membro inferior em direção ao peito para que você possa palpar o piriforme. Com o quadril e os joelhos em 90°, peça a seu colega que movimente o quadril nas rotações medial e lateral. Identifique quando o piriforme se contrai nessas posições.
    c. Explique com suas próprias palavras por que as diferenças entre essas posições alteram a atividade do músculos.

Referências bibliográficas

1. Moore K. *Clinically Oriented Anatomy*. Baltimore: Williams & Wilkins, 2004.
2. Iglic ˇ A, Antolic V, Srakar F. Biomechanical study of various greater trochanter positions. *Archives of Orthopaedic and Trauma Surgery* 114:76–78, 1995.
3. Kapandji IA. *The Physiology of the Joints, Vol 2, Lower Limb*, ed 5. Edinburgh: Churchill Livingstone, 1987.
4. Brenneman SB, Stanger M, Bertoti D, eds. Musculoskeletal system: Age related issues: Pediatric. In Myers RS (ed): *Saunders Manual of Physical Therapy Practice*, Philadelphia: WB Saunders, 1994, pp 1229–1283.
5. Bertoti D. Cerebral Palsy: Lifespan management. In *Orthopaedic Interventions for the Pediatric Patient, Orthopaedic Section Home Study Course*, Alexandria: American Physical Therapy Association, 2000, pp 1–10.
6. Bertoti DB. *Functional Neurorehabilitation through the Life Span*. Philadelphia: F. A. Davis Company, 2004.
7. Neely FG. Biomechanical Risk Factors for Exercise-Related Lower Limb Injuries. *Sports Medicine* 26(6):395–413, 1998.
8. Crane L. Femoral torsion and its relation to toeing-in and toeing-out. *Journal of Bone and Joint Surgery* 41A:421–428, 1959.
9. Manaster BJ, Radiological Society of North America. Adult chronic hip pain: Radiographic evaluation. *Radiographics* 20:S3–S25, 2000.
10. 10. Crockarell JR, Jr., Trousdale RT, Guyton JL. The anterior centre-edge angle: A cadaver study. *Journal of Bone and Joint Surgery Br* 82(4):532–534, 2000.
11. Tönnis D, Heinecke A. Acetabular and femoral anteversion: Relationship with osteoarthritis of the hip. *Journal of Bone and Joint Surgery Br* 81(12):1747–1770, 1999.
12. Daniel M, Iglic A, Kralj-Iglic V. Hip contact stress during normal and staircase walking: The influence of acetabular anteversion angle and lateral coverage of the acetabulum. *Journal of Applied Biomedicine* 24(1):88–93, 2008.
13. Kang C, Hwang DS, Cha SM. Acetabular labral tears in patients with sports injury. *Clinincal Orthopaedic Surgury* 1(4):230–235, 2009.
14. Streich NA, Gotterbarm T, Barié A, Schmitt H. Prognostic value of chondral defects on the outcome after arthroscopic treatment of acetabular labral tears. *Knee Surgery Sports Traumatology, Arthroscopy* 17(10):1257–1263, 2009.
15. Ipavec M, Brand R, A, Perdersen D, R, Mavcic B, Kralj-Iglic V, Iglic A. Mathemechanical modeling of stress in the hip during gait. *Journal of Biomechanics* 32:1229–1235, 1999.
16. Carter DR, Wong M, Orr T, E. Musculoskeletal ontogeny, phylogeny, and functional adaptation. *Journal of Biomechanics* 24:3–16, 1991.
17. Palastanga N, Field D, Soames R. *Anatomy and Human Movement*. London: Heinemann Medical Books, 1989.
18. vonEisenhart-Rothe R, Eckstein F, Mueller-Gerbl M. Direct comparison of contact areas, contact stress and subchondral mineralization in human hip joint specimens. *Anatomy and Embyology* 195:279–288, 1997.
19. Oatis CA. *Kinesiology The Mechanics & Pathomechanics of Human Movement*, ed 2. Philadelphia: Lippincott Williams & Wilkins, 2008.
20. Kronrath G, Hamel A, Olson S. The role of the acetabular labrum and the transverse acetabular ligament in load transmission of the hip. *Journal of Bone and Joint Surgery Am* 80:1781–1788, 1998.
21. Wingstrand H, Wingstrand A, Krantz P. Intracapsular and atmospheric pressure in the dynamics and stability of the hip. *Acta Orthopaedica Scandinavia* 61:231–235, 1990.
22. Levangie PK, Norton CC. *Joint Structure & Function: A Comprehensive Analysis*, ed 4. Philadelphia: FA Davis, 2005.
23. Kendall FP, McCreary EK, Provance PG. *Muscles: Testing and Function*, ed 4. Baltimore: Williams & Wilkins, 1993.
24. Fick R. *Anatomie und Mechanik der Gelenke: Teil III, Spezielle Gelenk und Muskel Mechanik*. Jena, Germany: Fisher, 1911.
25. Walker ML, Rothstein JM, Finucane SD, Lamb RL. Relationships between lumbar lordosis, pelvic tilt and abdominal muscle performance. *Physical Therapy* 67(4):512–516, 1987.
26. Begon M, Monnet T, Lacouture P. Effects of movement for estimating the hip joint centre. *Gait Posture* 25(3):353–359, 2007.
27. Hass SS, Epps CH, Jr., Adams JP. Normal ranges of hip motion in the newborn. *Clinical Orthopaedics and Related Research* 91:114–118, 1973.
28. Coon V, Donato G, Houser C, Bleck EE. Normal ranges of hip motion in infants six weeks, three months and six months of age. *Clinical Orthopaedics and Related Research* 110:256–260, 1975.

29. Boone DC, Azen SP. Normal range of motion of joints in male subjects. *Journal of Bone and Joint Surgery Am* 61(5):756–759, 1979.
30. Walker JM, Sue D, Miles-Elkousy N, Ford G, Trevelyan H. Active mobility of the extremities in older subjects. *Physical Therapy* 64(6):919–923, 1984.
31. James B, Parker AW. Active and passive mobility of lower limb joints in elderly men and women. *American Journal of Physical Medicine and Rehabilitation* 68(4):162–167, 1989.
32. Svenningsen S, Terjesen T, Auflem M, Berg V. Hip motion related to age and sex. *Acta Orthopaedica Scandinavica* 60(1):97–100, 1989.
33. Wingstrand H, Wingstrand A, Krantz P. Intracapsular and atmospheric pressure in the dynamics and stability of the hip. *Acta Orthopaedica Scandinavica* 61(3):231–235, 1990.
34. Arvidsson I. The hip joint: Forces needed for distraction and appearance of the vacuum phenomenon. *Scand J Rehabil Med* 22:157–161, 1990.
35. Kaltenborn FM. *Manual Mobilization of the Joints. The Kaltenborn Method of Joint Examination and Treatment*, ed 6. Oslo, Norway: Olaf Norlis Bokhandel, 2002.
36. Paluska SA. An overview of hip injuries in running. *Sports Medicine* 35(11):991–114, 2005.
37. Pfirrmann C, Chung CP, Theumann B. Greater trochanter of the hip: Attachment of the abductor mechanism and a complex of three bursae—MR imaging and MR bursography in cadavers and MR imaging in asymptomatic volunteers. *Radiology* 221:469–477, 2001.
38. Basmajian JV, DeLuca CJ. *Muscles Alive: Their Functions Revealed by Electromyography,* ed 5. Baltimore: Williams & Wilkins, 1985.
39. Delp S, Hess W, E, Hungerford D, S, Jones L, C. Variation of rotation moment arms with hip flexion. *J Biomech* 32:493–501, 1999.
40. Williams P. *Gray's Anatomy*, ed 38. New York: Churchill Livingstone, 1999.
41. Dostal WF, Andrews JG. A three-dimensional biomechanical model of hip musculature. *Journal of Biomechanics* 14(11):803–812, 1981.
42. Lieberman D, Raichlen D, Pontzer H, Bramble D, Cutright-Smith E. The human gluteus maximus and its role in running. *Journal of Experimental Biology* 209(11):2143–2155, 2006.
43. Joseph J. *Man's Posture: Electromyographic Studies*. Springfield, IL: Charles C Thomas, 1960.
44. Johnson ME, Mille ML, Martinez KM, Crombie G, Rogers MW. Age-related changes in hip abductor and adductor joint torques. *Archives of Physical Medicine and Rehabilitation* 85(4):593–597, 2004.
45. Beck M, Sledge JB, Gautier E, Dora CF, Ganz R. The anatomy and function of the gluteus minimus muscle. *Journal of Bone and Joint Surgery Br* 82(3):358–363, 2000.
46. Torry MR, Schenker ML, Martin HD, Hogoboom D, Philippon MJ. Neuromuscular hip biomechanics and pathology in the athlete. *Clinics in Sports Medicine* 25:179–197, 2006.
47. Steindler A. *Kinesiology of the Human Body Under Normal and Pathological Conditions*. Springfield, IL: Charles C Thomas, 1955.
48. Basmajian JV, Greenlaw RK. Electromyography of iliacus and psoas with inserted fine-wire electrodes. *Anatomical Record* 160:130, 1968.
49. Janda VSV. The role of the thigh adductors in movement of the hip and knee joint. *Courrier* 15:1–3, 1965.
50. Basmajian JV. Electromyography of two-joint muscles. *Anatomical Record* 129:371–380, 1957.
51. Basmajian JV. *Muscles Alive: Their Function Revealed by Electromyography*, ed 4. Baltimore: Williams & Wilkins, 1978.
52. Clark JM, Haynor DR. Anatomy of the abductor muscles of the hip as studied by computed tomography. *Journal of Bone and Joint Surgery Am* 69(7):1021–1031, 1987.
53. Neumann DA, Soderberg GL, Cook TM. Comparison of maximal isometric hip abductor muscle torques between hip sides. *Physical Therapy* 68(4):496–502, 1988.
54. Inman VT. Functional aspects of the abductor muscles of the hip. *Journal of Bone and Joint Surgery* 29:2, 1947.
55. LeVeau B. *Williams and Lissner: Biomechanics of Human Motion*, ed 3. Philadelphia: WB Saunders, 1992.
56. Frankel VH, Nordin M. *Basic Biomechanics of the Skeletal System*, ed 2. Philadelphia: Lea & Febiger, 1989.
57. Maquet PGJ. *Biomechanics of the Hip as Applied to Osteoarthritis and Related Conditions*. Berlin: Springer-Verlag, 1985.
58. Inman VT, Ralston HJ, Todd F. *Human Walking*. Baltimore: Williams & Wilkins, 1981.

59. Williams M, Wesley W. Hip rotator action of the adductor longus muscle. *Physical Therapy Review* 31(3):90–92, 1951.
60. May WW. Maximum isometric force of the hip rotator muscles. *Physical Therapy* 46(3):233–238, 1966.
61. Jarvis DK. Relative strength of the hip rotator muscle groups. *Physical Therapy Review* 32(10):500–503, 1952.
62. Woodruff G. *Maximum Isometric Torque of the Hip Rotator Muscles in Four Positions of Hip Flexion-Extension.* Denton, TX: Texas Woman's University, 1976.
63. Neumann DA. *Kinesiology of the Musculoskeletal System: Foundations for Physical Rehabilitation*. St. Louis: Mosby Inc., 2002.

CAPÍTULO 10
Joelho

"Se necessário, não tenha medo de dar um grande passo; não se pode atravessar um abismo em dois saltos pequenos."
– David Lloyd George, 1863-1945, político britânico e Primeiro-Ministro do Reino Unido

CONTEÚDO

Objetivos de aprendizado
Caso clínico
Introdução
Ossos
  Fêmur
  Tíbia
  Patela
Articulações
  Articulação tibiofemoral
  Articulação femoropatelar
  Ângulo Q
Músculos
  Extensores do joelho
  Flexores do joelho
  Rotadores tibiais
Funções dos músculos do joelho
  Extensores do joelho
  Flexores do joelho
  Músculos monoarticulares e biarticulares atuantes no joelho
Forças articulares
  Forças da articulação tibiofemoral
  Forças da articulação femoropatelar
  Torque dos músculos que atuam no joelho
Interação de músculos e ligamentos em função
  Inervação sensorial e reflexos
  Conexões estáticas e dinâmicas
  Proteção muscular dos ligamentos
Resumo
Solução do caso clínico
Questões para discussão
Atividades de laboratório
Referências bibliográficas

OBJETIVOS DE APRENDIZADO

Após a leitura deste capítulo, você estará apto a:

❏ Identificar os ossos, as articulações, os tecidos moles e os músculos do joelho.
❏ Discutir a relação entre as articulações tibiofemoral e femoropatelar e sua contribuição para o movimento funcional.
❏ Indicar os músculos que são primordiais para o movimento do joelho.
❏ Discutir a influência da gravidade e a posição do corpo na definição de quais músculos atuam no joelho durante os movimentos funcionais.
❏ Nomear os grupos musculares que funcionam para posicionar e mover o joelho em atividades funcionais específicas.
❏ Descrever as desordens de movimento comumente encontradas nas articulações do joelho e suas consequências funcionais.
❏ Explicar como o joelho impacta o movimento do quadril e do tornozelo durante atividades de cadeia fechada.

CASO CLÍNICO

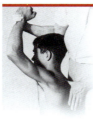

Logan sente dor quando sobe e desce escadas, agacha e ajoelha. Ele gosta de longas escaladas de montanhas, mas observou que seu joelho esquerdo ficou dolorido por vários dias após uma subida e descida das montanhas do Parque Nacional de Yosemite, nos Estados Unidos. Hoje é o primeiro dia de uma consulta clínica para ver se consegue se livrar da dor no joelho. Cole, seu médico, acaba de saber da história de Logan e está pronto para iniciar o exame. Cole diz a Logan que tem ideia do que ele possui, porém quer realizar alguns testes antes de indicar algumas opções de tratamento.

Introdução

O joelho é uma articulação completa (Figs. 10.1 e 10.2) com três ossos (fêmur, tíbia e patela), possui dois graus de liberdade de movimento e três superfícies que se articulam: articulações tibiofemoral medial, tibiofemoral lateral e femoropatelar, que estão localizadas em uma cápsula articular comum. Entretanto, nem todos esses ligamentos se encontram dentro da cápsula.

De modo funcional, o joelho pode suportar o peso corporal na posição ereta sem contração muscular; um indivíduo pode contar com os ligamentos das articulações para se manter em pé. O joelho possui o papel principal de abaixar e de elevar o corpo durante o sentar, o acocorar e o escalar, e permite a rotação do corpo de um jogador de futebol americano ao manter os pés plantados no chão, como quando aquele que recebe a bola faz para evitar o contato de outro jogador. Na caminhada e na corrida, o joelho normal reduz oscilação vertical e lateral do centro de gravidade do corpo[1] enquanto sustenta a força vertical igual a quatro ou seis vezes o peso corporal.[2,3] Alguns dos músculos que controlam a articulação do joelho também cruzam o quadril ou o tornozelo, assim existe um relação entre o joelho e essas outras articulações.

Embora seja a maior articulação do corpo, o joelho está entre as articulações lesionadas com mais frequência em ambientes esportivos e industriais.[4,5] Um fator que coloca o joelho em risco é o grande torque que ele recebe devido à sua posição entre dois longos braços de alavanca, o fêmur e a tíbia. As múltiplas funções normais do joelho – para suportar grandes forças, a fim de fornecer uma grande estabilidade, e permitir grandes intervalos de movimentos – são feitas de uma única forma. As articulações relativamente planas permitem movimentos

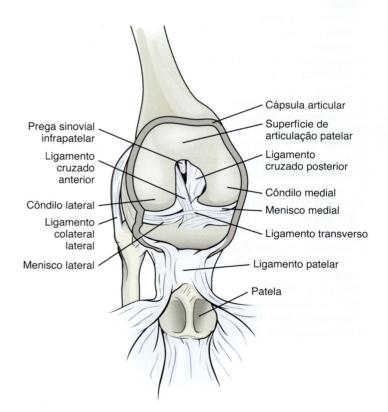

Figura 10.1 Vista anterior do joelho direito de um adulto jovem em uma flexão de cerca de 90°. A cápsula anterior foi removida e a patela virada para baixo para visualizar a articulação.

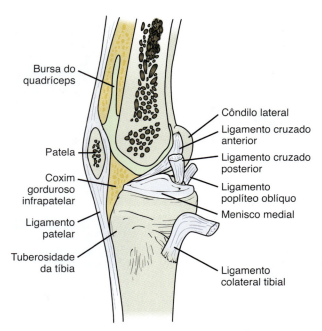

Figura 10.2 Joelho direito visto da perspectiva medial com o fêmur e a patela divididos em uma metade sagital.

extensos, mas a configuração da articulação indica que o joelho deve contar com estruturas dos tecidos moles para o suporte primário e a estabilidade.

Ossos

Os três ossos que compreendem o joelho incluem o fêmur, a tíbia e a patela. Embora a fíbula proximal seja próxima à articulação do joelho, não é considerada pertencente deste; entretanto, ela desempenha um papel na função do tornozelo, que será apresentado no Capítulo 11. Como o tecido mole circunda o joelho, é mais fácil palpar as estruturas ósseas no sentido anterior que no posterior, as quais são cobertas pelos músculos isquiotibiais e gastrocnêmio. É mais fácil palpar as estruturas no sentido anterior com o sujeito sentado em uma mesa e com os joelhos relaxados e flexionados a 90°.

Fêmur

A região distal do fêmur constitui a extremidade proximal do joelho. Ele se modifica para expandir sua área na direção medial-lateral. Essa expansão femoral medial-lateral na parte distal é referida como **côndilo** medial e lateral (do grego *Kondylos*, que significa "articulação", "uma projeção arredondada de um osso"). Esses côndilos são cobertos por uma cartilagem articular e conectados uns aos outros no sentido anterior, porém são separados posteriormente. Como o fêmur está posicionado de modo oblíquo em relação à vertical, o côndilo medial é maior e se estende mais distalmente do que o

côndilo lateral, assim, seu alinhamento distal no plano frontal é nivelado um com o outro (Fig. 10.3). Na média, em adultos, o côndilo medial é 1,7 cm maior do que o côndilo lateral.[6] O aspecto anterossuperior dos côndilos forma uma fenda entre eles, conhecida como **fenda intercondilar** ou **incisura troclear**. Este é o local onde a patela posterior se articula com o fêmur. A cartilagem articular do côndilo femoral em direção à articulação femoropatelar é contínua com o côndilo femoral para a articulação tibiofemoral, mas existe uma leve elevação medial-lateral que diferencia um do outro.[7] O aspecto anterior do côndilo lateral o qual articula-se com a patela se estende mais no sentido anterior do que o côndilo medial; tem sido demonstrado que os côndilos femorais laterais possuem uma projeção anterior inadequada e podem levar a deslocamentos patelares.[8-10] Uma **fossa intercondilar** separa os dois côndilos no aspecto mais inferior e posteriormente. É através dessa fossa que os ligamentos transversos cruzam.

Imediatamente superior aos côndilos femorais estão os **epicôndilos** (do grego *epi*, que significa "em cima de"). Como veremos na Figura 10.4B, eles são ampliações distais do fêmur imediatamente proximal aos côndilos. Os côndilos podem ser palpados no sentido anterior em ambos os lados (Fig. 10.4A) da patela e seguidos de modo proximal aos epicôndilos (Quadro 10.1). Quando os dedos palpam na direção contrária e se movem no sentido inferior a partir dos côndilos femorais, a depressão para a **linha de articulação tibiofemoral** (Fig. 10.4C) é encontrada. Com um joelho normal relaxado em extensão, a linha de articulação é palpada lateral e medialmente no sentido inferior a partir do polo inferior da patela. Essa linha articular pode ser confirmada por meio da rotação passiva ou estendendo o

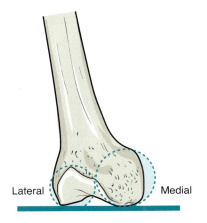

Visão anterior do joelho direito

Figura 10.3 O côndilo medial é maior do que o côndilo lateral para compensar o alinhamento femoral na vertical, permitindo assim que a região distal do fêmur fique na horizontal no plano frontal.

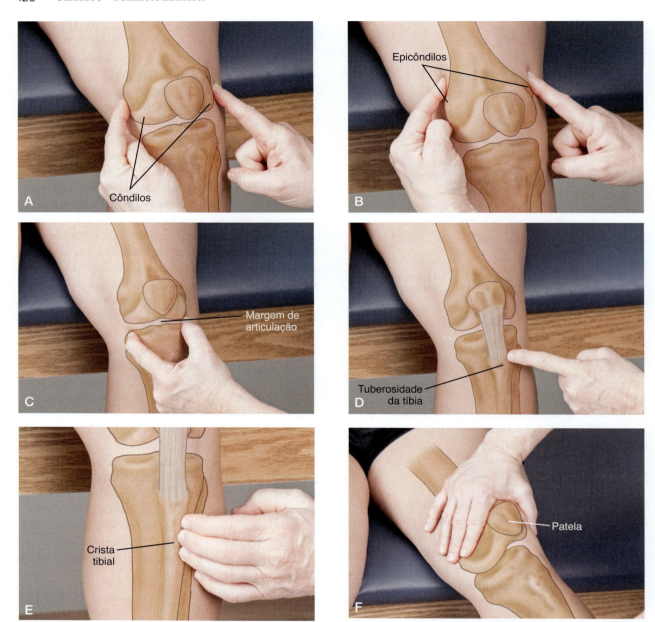

Figura 10.4 Anatomia de superfície. **A)** Côndilo. **B)** Epicôndilo. **C)** Margem de articulação. **D)** Tuberosidade da tíbia. **E)** Crista tibial. **F)** Clínico segurando a patela.

joelho enquanto sente o movimento dos côndilos tibiais no fêmur.

A superfície anterior dos côndilos femorais que se articula com a patela é côncava. Por outro lado, a superfície distal e posterior dos côndilos que articula com a tíbia é levemente convexa, mais ou menos semelhantes aos pés de uma cadeira de balanço.

Tíbia

A tíbia se alonga na sua extremidade proximal e preenche o fêmur para formar a porção distal da articulação tibiofemoral. Sua superfície articular é significativamente menor que a dos seus homólogos do fêmur. A tíbia possui dois platôs ligeiramente côncavos, ou côndilos, correspondentes aos côndilos femorais medial e lateral. Tal como acontece no fêmur, o côndilo medial da tíbia é maior do que o côndilo lateral. Este é um importante desenho anatômico, uma vez que o joelho medial possui uma pressão maior na posição em pé; assim, possuindo uma superfície maior ocorre uma redução do estresse aplicado.[11] Entre os dois côndilos tibiais existe uma eminência intercondilar que possui dois pequenos tubérculos, os tubérculos medial e lateral. Essa eminência intercondilar acomoda-se dentro da fossa femoral intercondilar quando o joelho está em extensão.

Quadro 10.1 | Características ósseas palpáveis da região distal do fêmur

- Epicôndilo medial
- Epicôndilo lateral
- Côndilo medial
- Côndilo lateral
- Linha de articulação tibiofemoral

Quadro 10.2 | Características ósseas palpáveis da tíbia e da fíbula proximal

- Côndilo medial ou platô
- Côndilo lateral ou platô
- Tuberosidade tibial
- Crista da tíbia
- Cabeça fibular

Na região anterior da tíbia, abaixo dos côndilos tibiais, há uma área rugosa, a tuberosidade da tíbia (Fig. 10.4D), que serve como inserção distal para o tendão do músculo do quadríceps. Em posição posterior e distal, e para o meio do platô distal lateral, cerca de dois dedos de largura da margem da articulação lateral, está a fossa tibial onde a fíbula proximal se insere. No aspecto medial da tíbia proximal levemente distal, a partir do nível da cabeça fibular, está o sítio da **pata de ganso**, uma importante estrutura de suporte que será discutida mais tarde.

O corpo da tíbia é triangular na sua forma de secção transversal. A **crista da tíbia** aguda (Fig. 10.4E) divide os aspectos medial e lateral do osso e podem ser palpados distalmente no quadril. O aspecto medial da tíbia não é coberto por músculo e é facilmente palpado (Quadro 10.2). Por outro lado, os aspectos lateral e posterior são cobertos por músculos e assim não podem ser palpados.

Patela

A patela (do latim *patina*, que significa "pequeno prato") inicia seu processo de ossificação no 3º ano e vai até o 5º ano para se tornar o **osso sesamoide** mais largo do corpo. Sesamoides são pequenos ossos que se encontram envolvidos pelo tendão, protegem-no e ainda alteram o ângulo do tendão tensionado. Uma vez que a continuação deste tendão conecta dois ossos, a patela e a tíbia, a estrutura distal entre esses dois ossos é o ligamento patelar. A patela lembra vagamente um triângulo invertido com o ápice no polo interior com uma base arredondada proximal. Anteriormente, a superfície da patela é convexa. A superfície posterior é oval, que articula com o fêmur e se divide em duas facetas através de uma crista vertical que segue a partir da borda superior para seu ápice. Essa crista vertical corresponde à incisura troclear do fêmur. A faceta lateral é a mais larga das duas e é côncava, em conformidade com a correspondente superfície do fêmur. A faceta medial é uma região pequena chamada de faceta ímpar. A superfície articular da patela é coberta por uma das mais espessas cartilagens articulares do corpo;[12,13] apresentando entre 4,7 a 6,6 mm[14] e mais que 7,75 mm[15] de espessura, tem sido demonstrada em estudos anteriores.

A patela possui importantes funções no joelho. De acordo com Heegaard et al.,[16] a patela serve para:

1. Melhorar a eficiência e aumentar o torque dos extensores do joelho em toda a sua amplitude de movimento;
2. Centralizar as forças dos quatro músculos dos quadris em uma só força;
3. Fornecer um mecanismo de deslizamento liso para os músculos do quadril e tendões para reduzir a compressão e força de fricção durante as atividades, como dobrar o joelho;
4. Contribuir para a total estabilidade do joelho; e
5. Fornecer proteção ao osso de um trauma direto aos côndilos femorais quando o joelho é flexionado.

Portanto, a patela contribui para a função geral do joelho. Se a patela é lesionada ou está ausente, consequências diretas são observadas na articulação tibiofemoral.

A patela é mais bem palpada quando o sujeito está em decúbito dorsal com os joelhos estendidos e relaxados (Quadro 10.3). O ligamento patelar espesso pode ser sentido a partir da tuberosidade da tíbia no ápice da patela triangular. Quando o quadril está relaxado e os joelhos em extensão completa, a patela pode ser facilmente mobilizada de modo lateral e distal, e pode ser comprimida no fêmur sem desconforto (Fig. 10.4F).

As próximas estruturas do joelho não são palpáveis e são ilustradas nas Figuras 10.1, 10.2 e 10.5: superfícies articulares e de articulação patelar nos côndilos do fêmur; fossa intercondilar; linhas supracondilares lateral e medial, que se estende de modo proximal a partir dos côndilos e fecha uma área que forma o assoalho da **fossa poplítea** (do latim *poples*, que significa "joelho posterior"); superfície articular dos côndilos da tíbia ("platô tibial"), separados pela eminência intercondilar; **menisco** lateral, semelhante à forma circular (do grego *meniskos*, crescente), menisco medial; ligamentos cruzado anterior

Quadro 10.3 | Características ósseas palpáveis da patela

- Ápice (polo inferior)
- Base
- Superfície anterior
- Superfície posterior da faceta lateral
- Superfície posterior da faceta medial
- Superfície posterior da faceta ímpar

e posterior; e ligamento transverso, que conecta o menisco anteriormente.

Articulações

O complexo do joelho possui duas articulações – a tibiofemoral e a femoropatelar – envolvidas por uma cápsula. Como mencionado, a articulação tibiofibular proximal, tecnicamente, não faz parte do complexo do joelho, uma vez que ela não se encontra dentro da cápsula articular; isso será apresentado no Capítulo 11.

Articulação tibiofemoral

Como a mais larga articulação do corpo, a articulação tibiofemoral é formada a partir dos dois ossos mais longos do corpo. Devido à complexidade da articulação do joelho e como os côndilos medial e lateral funcionam com seus homólogos tibiais correspondentes, por vezes é considerada duas articulações – medial e lateral.[17]

A articulação tibiofemoral alcança sua grande estabilidade e dois graus de liberdade de movimento de forma extraordinária. Os côndilos femorais medial e lateral são convexos longitudinal e transversalmente. Eles são conectados anteriormente pela superfície de articulação patelar do fêmur e separados distal e posteriormente pelo nó intercondilar. Esses côndilos femorais articulam com dois côndilos tibiais menores, que possuem apenas uma leve concavidade; por isso, são comumente referidos como platôs. O côndilo tibial lateral também é convexo de modo anterior e posterior. A congruência da articulação é levemente aumentada pela eminência intercondilar da tíbia e a forma de cunha do menisco medial e lateral (cartilagem semilunar), o qual forma um anel incompleto, ou crescente, em cada côndilo tibial.

A superfície de articulação longitudinal dos côndilos femorais é de aproximadamente duas vezes o comprimento da superfície dos côndilos tibiais. Entretanto, os movimentos de flexão e extensão do joelho não podem ser apenas movimentos de rolamento ou dobradiça. Em vez disso, os côndilos executam tanto movimentos de rolamento como de deslizamento, com a relação entre cada um deles mudando ao longo de toda a amplitude do movimento (Fig. 10.6). O rolamento é predominante no início da flexão, e o deslizamento ocorre mais no final da flexão.[6] Em decorrência do tamanho da superfície articular da lateral do côndilo femoral ser mais longa do que o côndilo medial, o movimento das duas superfícies dos dois côndilos difere. O impacto dessa diferença de tamanho no movimento condilar é apresentado no final deste capítulo.

Menisco

O menisco fornece à articulação do joelho importantes propriedades. Sua fibrocartilagem é inserida na tíbia para aumentar o espaço da articulação, melhorando a congruência da articulação. Embora o aumento da congruência normalmente leve à redução da mobilidade, o menisco permite tanto uma maior congruência como uma amplitude de flexão do joelho.[18] Cada menisco é inserido na tíbia na sua extremidade anteroposterior ou polo (Fig. 10.7). A configuração do menisco lateral é quase um círculo, enquanto o menisco medial é mais em forma de C. Cada menisco é ancorado ao longo da borda lateral e a cápsula e a articulação da tíbia, por um frouxo **ligamento coronário**. Esse ligamento também é conhecido como **ligamento meniscotibial**. O corno do menisco da fossa intercondilar anterior e posterior, através do ligamento coronário, é a única inserção óssea

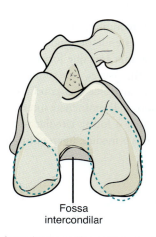

Figura 10.5 A fossa intercondilar separa os dois côndilos no seu aspecto mais inferior e posterior. Este é o local em que o ligamento cruzado atravessa. Observe a diferença em tamanho/articulação da área de superfície (círculos pontilhados) entre os côndilos femorais medial e lateral.

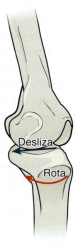

Figura 10.6 A rotação e o deslizamento do joelho durante movimento em cadeia aberta. À medida que o joelho se move em flexão, a tíbia rola posteriormente e desliza no mesmo sentido do fêmur.

do menisco; esses ligamentos também se inserem nas margens periféricas do menisco na cápsula articular. Uma vez que o menisco não é ligado à tíbia, exceto nestes pontos, ele possui mobilidade durante o movimento do joelho. O menisco lateral possui mais mobilidade durante o movimento do joelho do que o menisco medial. Existem várias inserções adicionais de ambos os ligamentos e músculos a este menisco. Em resumo, essas inserções incluem:

1. O ligamento transverso conecta os cornos anteriores dos dois meniscos juntos.
2. Faixas fibrosas conectam os cornos anteriores de ambos os meniscos ao retináculo do tendão patelar (fibras meniscopatelar).
3. Faixas profundas do ligamento medial colateral se inserem ao menisco medial.
4. O tendão do músculo semimembranáceo envia fibras à borda posterior do menisco medial.
5. O músculo poplíteo envia fibras para a borda posterior do menisco lateral.
6. O ligamento meniscofemoral estende-se do menisco lateral (posteriormente) ao lado interno do côndilo medial próximo ao ligamento cruzado posterior.

Cada menisco possui formato de cunha com uma porção mais grossa na borda externa. À medida que se aproxima do centro do côndilo, torna-se mais fino. Esse formato de porção espessa na margem e mais fino na borda interior permite ao menisco que melhore a congruência e estabilidade da articulação. De acordo com Clark e Ogden,[19] o menisco lateral ocupa mais espaço em seu côndilo tibial do que o menisco medial, e o menisco lateral estende-se próximo ao centro do côndilo (Fig. 10.7).

Uma vez que o menisco é inserido na tíbia, seus movimentos são controlados pelos movimentos do joelho, ambos passiva e ativamente. Passivamente, eles são empurrados anteriormente pelo fêmur quando o joelho estende e a contração dos côndilos femorais é mais anterior nos côndilos tibiais. Reciprocamente, o menisco move-se em sentido posterior com a flexão do joelho. Segundo Kapandji,[6] o movimento total de 6 mm ocorre no menisco medial e de 12 mm no menisco lateral. Além disso, o menisco se move ou deforma de acordo com o sentido do movimento dos côndilos femorais durante a rotação axial. As bordas do menisco são movimentadas pelos seus ligamentos e inserções musculares. Por exemplo, o movimento anterior é causado pelas fibras meniscopatelares para o mecanismo extensor, e o movimento posterior ocorre em virtude da sua inserção nos músculos flexores do joelho (os músculos semimembranáceo e poplíteo). Se um menisco não se move com os côndilos femorais, pode ocorrer uma torção súbita ou um movimento forte, e ele pode ser esmagado ou dilacerado pelos côndilos.

O menisco serve a vários propósitos para a articulação do joelho:

1. Aprofunda a articulação do joelho, e, assim, adiciona estabilidade a este.[18]
2. Absorve e distribui a força do impacto.[20]
3. É capaz de distribuir a força de impacto com o aumento da área de superfície de contato e congruência da articulação.[21] Por meio do aumento da área de superfície de contato, a sobrecarga é distribuída sobre uma área maior. Assim, quando os meniscos são removidos, a superfície que recebe a carga deve ser capaz de suportar a mesma sobrecarga como quando com os meniscos; esse estresse é cerca de três vezes a magnitude de quando os meniscos estão presentes.[18]
4. Promove a lubrificação da articulação por difusão de uma película do fluido sinovial sobre a superfície articular.[18,22]
5. Impede que a cápsula articular invada o espaço de articulação.[18]
6. Embora os ligamentos forneçam uma grande proteção contra a hiperextensão do joelho, o menisco fornece proteção parcial a este movimento excessivo.[18]

Áreas de sustentação do peso do joelho são quase idênticas nas superfícies tibiofemorais medial e lateral com a área máxima ocorrendo quando o joelho está em hiperextensão. Com a flexão do joelho, a área de sustentação do peso corporal move-se posteriormente nos

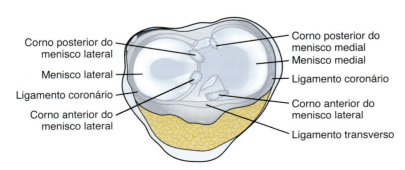

Figura 10.7 Meniscos medial e lateral e suas inserções para o platô tibial direito. Cada menisco está inserido na tíbia nos polos anterior e posterior. Outras inserções ao longo da borda de cada menisco fixam-nos à tíbia, embora o menisco medial seja mais firme do que o menisco lateral.

côndilos tibiais e torna-se menor. A remoção cirúrgica do menisco diminui a área de superfície e causa aumento na pressão dos côndilos femoral e tibial, o que pode levar à osteoartrite.[23]

Ligamentos e cápsula

Vários ligamentos circundam a articulação tibiofemoral para proteger esta articulação relativamente comum. Além disso, para a cápsula, existem dois pares de ligamentos, colateral e cruzado, os quais são responsáveis em fornecer integridade para a estabilidade articular. Esses ligamentos estão resumidos na Tabela 10.1. O ligamento colateral fornece estabilidade na direção medial-lateral, enquanto o ligamento cruzado fornece estabilidade anteroposterior. Ambos os grupos de ligamentos são extracapsulares e tensionados na extensão completa do joelho.

Ligamentos colaterais

A inserção dos ligamentos colaterais nos côndilos femorais é deslocada posterior e superiormente com relação ao eixo para a extensão do joelho. O deslocamento faz com que os ligamentos se tornem tensionados quando o joelho se movimenta em extensão e relaxados quando o joelho flexiona (Fig. 10.8). Os ligamentos colaterais também fornecem estabilidade para a rotação terminal dos joelhos estendidos e ainda permitem a rotação axial nos joelhos flexionados. O aspecto posterior dos côndilos femorais possui uma grande convexidade, e o nó intercondilar é mais largo nesse ponto. Assim, quando o joelho é flexionado, a superfície de acoplamento com os tubérculos intercondilares e o menisco é reduzida, e os côndilos possuem mais liberdade para fazer a rotação.

O ligamento colateral medial (LCM) é um ligamento largo e achatado, um espessamento da cápsula articular medial, e se insere na tíbia em dois pontos; essa inserção permite que o ligamento forneça estabilidade articular tanto na flexão quanto na extensão. A porção anterior do ligamento é de cerca de 10 cm de comprimento e é tensionado enquanto a porção posterior é encurtada e tensionada na extensão.[27] Uma bolsa está localizada entre as camadas superficiais e profundas deste ligamento. Quando a força em **valgo** é aplicada ao joelho, o ligamento colateral medial fornece menos que 60% de força de restrição, porém, quando a força é aplicada ao joelho flexionado no ângulo de 25°, o ligamento aplica quase 80% da força de restrição protetora.[28] Outras estruturas, tais como a cápsula e o ligamento cruzado, fornecem resistência às forças valgo quando o joelho está em extensão, mas o ligamento colateral medial é a primeira estrutura que protege o joelho na flexão.

Diferentemente do ligamento colateral medial, o ligamento colateral lateral (LCL) é mais curto e possui uma estrutura em formato de cabo. Localiza-se fora da cápsula articular e é facilmente palpável quando o joelho oposto se apoia no pé e a força em **varo** é aplicada na articulação; dedos colocados ao longo da margem lateral da articulação palpam facilmente o ligamento quando a força em varo é aplicada. Isto também fornece proteção para o joelho, mas no sentido oposto do ligamento colateral medial. O ligamento colateral lateral auxilia na proteção de estresse em varo quando os joelhos estão em flexão total contribuindo para mais da metade da proteção total, mas quando os joelhos estão parcialmente flexionados em 25°, ele fornece cerca de 70% de proteção contra o estresse em varo.[28]

Ligamentos cruzados

O ligamento cruzado anteroposterior (do latim *crux*, que significa "cruz") fornece controle e estabilidade ao joelho por todo o movimento de flexão e extensão. Esses ligamentos encontram-se no centro da articulação no interior da fossa intercondilar femoral (Figs. 10.1 e 10.2). Eles recebem seus nomes em virtude da forma de cruz quando vista de lado ou de frente. Contudo, os ligamentos cruzados parecem estar em paralelo quando vistos de cima (Fig. 10.9). Eles se encontram dentro da cápsula fibrosa, no entanto, estão fora da cápsula de articulação sinovial; assim, são intracapsulares, mas extrassinoviais. O ligamento cruzado mantém um com-

(O texto continua na p. 434.)

APLICAÇÃO PRÁTICA

Indivíduos que sofrem lesão de menisco descobrem que a lesão não é um caso pontual, mas sim que vem ocorrendo há certo tempo. Com o estresse repetido na flexão do joelho durante atividades atléticas, como no levantamento de peso com agachamento e atividades esportivas que requerem sustentação do peso corporal durante a flexão do joelho, o aspecto posterior do menisco começa a se desgastar e lesionar. Com o tempo, o aspecto posterior do menisco demonstra evidências macroscópicas de lesão. Pacientes que relatam sinais e sintomas de lesão no menisco sem histórico de lesão geralmente demonstram na ressonância magnética lesões no menisco posterior e medial com mais frequência do que no lateral.[24] No entanto, a questão sobre qual menisco sofre mais lesões ainda é bastante discutida, uma vez que alguns pesquisadores não encontraram diferença na frequência de lesões entre os meniscos medial e lateral,[25] enquanto outros encontraram mais lesões laterais em atletas que praticam esportes como o basquete,[26] no qual o estresse na articulação lateral ocorre mais comumente. Esse fato pode ser dependente da população estudada e da prevalência de lesões repetidas no menisco.

Tabela 10.1 | Ligamentos do joelho

Ilustração	Articulação	Ligamento	Inserção proximal	Inserção distal	Limitação do movimento
Trato iliotibial / Fibras retinaculares da lateral patelar / Tendões do bíceps femoral (corte) / Tendões do ligamento colateral medial / Fibras retinaculares da medial patelar / Lateral collateral ligament / Ligamento patelar / Fibular longo / Tíbia anterior / Extensor longo dos dedos	Tibiofemoral	Ligamento colateral medial (tibial)	Epicôndilo medial do fêmur	Seção posterior se insere no epicôndilo medial; seção anterior de inserção ao longo do aspecto superior no centro da tíbia medial distal para a pata de ganso.	Protege contra a força em valgo no plano frontal.
Não mostrada	Tibiofemoral	Ligamento colateral lateral (fibular)	Epicôndilo lateral do fêmur	Cabeça da fíbula no aspecto lateral. Também funde-se com o tendão bíceps femoral.	Protege contra a força em varo no plano frontal.
Dobra sinovial infrapatelar / Superfície de articulação patelar / Cápsula articular / Ligamento cruzado posterior / Côndilo medial / Menisco medial / Ligamento transverso / Ligamento patelar / Patela / Ligamento cruzado anterior / Ligamento colateral fibular / Côndilo lateral / Menisco lateral	Tibiofemoral	Ligamento cruzado anterior	Fossa tibial intercondilar anterior atrás da inserção anterior do menisco medial	Aspecto posteromedial do côndilo femoral lateral.	Previne o deslocamento da tíbia no fêmur e protege contra a hiperextensão.

(continua)

Tabela 10.1 Ligamentos do joelho *(continuação)*

Ilustração	Articulação	Ligamento	Inserção proximal	Inserção distal	Limitação do movimento
Não mostrada	Tibiofemoral	Ligamento cruzado posterior	Coluna tibial posterior	Estende-se medialmente ao ligamento cruzado anterior para a superfície anterolateral do côndilo femoral medial.	Evita o deslocamento posterior da tíbia no fêmur e protege contra a hiperflexão.
(ilustração: Cabeça do gastrocnêmio; Ligamento colateral medial; Ligamento colateral lateral; Ligamento poplíteo arqueado; Ligamento poplíteo oblíquo; Poplíteo)	Tibiofemoral	Ligamento arqueado	Cápsula posterior e tendão poplíteo no côndilo femoral lateral	Inserção em forma de Y com uma cabeça na cabeça fibular posterior e a outra no ligamento poplíteo oblíquo.	Protege a cápsula posterolateral contra a hiperextensão e a força rotacional.

(continua)

Tabela 10.1 | Ligamentos do joelho *(continuação)*

Ilustração	Articulação	Ligamento	Inserção proximal	Inserção distal	Limitação do movimento
Não mostrada	Tibiofemoral	Ligamento poplíteo oblíquo	Tíbia posteromedial próxima à inserção semimembranosa	Fêmur posterolateral próximo à cabeça do gastrocnêmio.	Protege o joelho posterior da hiperextensão.
	Fibulofemoral	Ligamento popliteofibular (não mostrado)	Junção musculotendínea do poplíteo próximo ao epicôndilo femoral lateral[168]	Corno do processo estiloide fibular	Resiste à rotação tibial posterolateral e à translação posterior tibial.[169]
(ver figura abaixo)	Femoropatelar	Ligamento patelar	Ápice da patela	Tuberosidade da tíbia	Serve como continuação do tendão do quadríceps e protege o joelho anterior.
Não mostrada	Meniscofemoral	Ligamento de Humphrey (ligamento meniscofemoral anterior) (não mostrado)	Corno posterior do menisco lateral	Porção distal da inserção do ligamento cruzado posterior no fêmur	Âncoras laterais do menisco. Nota: é comum possuir o ligamento de Humphrey ou o ligamento de Wrisberg, mas nunca os dois.
Não mostrada	Meniscofemoral	Ligamento de Wrisberg (ligamento femoral posterior) (não mostrado)	Corno posterior do menisco lateral	Côndilo femoral medial	Estabiliza o menisco lateral.

Legendas da ilustração:
- Superfície de articulação patelar
- Cápsula articular
- Dobra sinovial infrapatelar
- Ligamento cruzado anterior
- Ligamento cruzado posterior
- Côndilo medial
- Menisco medial
- Ligamento colateral fibular
- Ligamento transverso
- Côndilo lateral
- Ligamento patelar
- Menisco lateral
- Patela

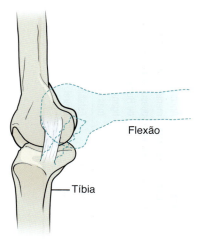

Figura 10.8 Em decorrência da sua fixação de compensação no fêmur em relação ao eixo de movimento, os ligamentos colaterais são tensionados na extensão do joelho e relaxam na flexão. Esse arranjo permite estabilidade para a rotação durante a extensão, mas permite a rotação quando o joelho está flexionado.

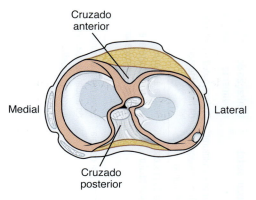

Figura 10.9 A vista superior dos ligamentos cruzados faz parecer que estes são paralelos, e não cruzados, dentro da articulação do joelho.

primento constante ao longo dos movimentos de flexão e extensão, embora nem todas as suas partes estiquem ao mesmo tempo. Nesse sentido, esses ligamentos auxiliam para forçar o movimento de deslizamento na superfície condilar.

Ambos os ligamentos surgem na tíbia e se inserem na região distal do fêmur no interior da articulação do joelho. O ligamento cruzado anterior (LCA) é mais oblíquo, enquanto o ligamento cruzado posterior (LCP) segue um curso mais vertical. O ligamento cruzado anterior é mais longo, e o ligamento cruzado posterior é mais espesso e resistente. Cada um possui feixes de fibras que são torcidos para formar espirais ao longo do seu curso; este arranjo permite que algumas partes de cada ligamento permaneçam tensionadas durante todo o movimento do joelho.[29] Cada ligamento também possui duas bandas (ou feixes) de fibras que são ligadas de acordo com seus sítios de inserção ou sua posição correspondente; o feixe do ligamento cruzado anterior está ligado de acordo com seu sítio de inserção e inclui a banda anteromedial (BAM) e a banda posterolateral (BPL),[30] enquanto os feixes do ligamento cruzado posterior são identificados de acordo com sua posição relativa, como feixe anterolateral (AL) e feixe posteromedial (PM).[29]

A translação anterior e posterior do joelho é limitada pelos ligamentos cruzados anterior e posterior, respectivamente. A ruptura do ligamento cruzado anterior faz com que ocorra o deslocamento anterior ou o deslocamento posterior da tíbia no fêmur.[31,32] A ruptura do ligamento cruzado anterior em cadáveres demonstra que um deslocamento anterior da tíbia no fêmur é de 7 mm.[33,34] Tal movimento em indivíduos sem dano na LCA é muito menor; valores médios deste movimento em indivíduos adultos jovens foram medidos a partir de 1,2 a 2,7 mm na flexão.[35]

Por outro lado, o ligamento cruzado posterior fornece estabilidade no sentido oposto ao do ligamento cruzado anterior. No movimento de cadeia fechada, quando o pé está no chão durante a corrida, o ligamento cruzado posterior auxilia na prevenção do deslocamento (luxação) dos côndilos femorais e tibiais ou deslocamento

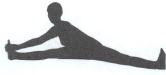

APLICAÇÃO PRÁTICA

O ligamento colateral medial é o único dentro da maioria dos ligamentos que é suprido de sangue. Por essa razão, lesões nos ligamentos colaterais mediais são raramente reparadas de modo cirúrgico. Clínicos que tratam este tipo de lesão seguem um protocolo de reabilitação que inclui um plano cuidadoso para permitir a cura e fornecer tensões pequenas e graduais apenas após ter progredido a fase da cura para poder suportar tal estresse. Se outras estruturas também são lesionadas juntamente com o ligamento colateral medial, o cirurgião pode ou não optar por reparar o ligamento colateral medial. Clínicos que lidam com cirurgias de reparo de outras estruturas do joelho devem estar cientes da possibilidade de também reparar o ligamento colateral medial e realizar ajustes apropriados para o programa de reabilitação.

posterior da tíbia no fêmur. Normalmente o ligamento cruzado posterior permite apenas o mínimo movimento passivo entre a tíbia e o fêmur. A média de deslocamento em adultos jovens normais varia de 0,6 a 1,0 mm nos homens e de 1,2 a 1,9 mm nas mulheres quando o joelho está flexionado no ângulo de 90°.[35] O ligamento cruzado posterior produz a maior restrição ao deslocamento tibial posterior nos ângulos de flexão entre 90° e 120°.[29]

Cápsula e outras estruturas não contráteis do tecido mole

A maior cápsula do corpo é a cápsula articular do joelho. A cápsula articular forma uma luva ao redor do joelho, inserindo-se logo acima dos côndilos femorais e abaixo dos côndilos tibiais. Anteriormente, existe uma abertura para a patela e posteriormente existe uma dobra central que divide o espaço articular (Fig. 10.10). O retináculo e os ligamentos reforçam e tornam-se parte integrante da cápsula. O tendão proximal do músculo poplíteo perfura a cápsula para inserir-se no côndilo femoral lateral. O músculo semimembranáceo forma parte do ligamento poplíteo oblíquo e desprende fibras para o ligamento colateral medial assim como para sua fixação óssea grande. Existem alguns exemplos do complexo de conexões passiva e ativa entre o menisco, os ligamentos, o retináculo, o osso, os músculos e a cápsula (Fig. 10.11).

Assim como em outras cápsulas, a cápsula articular do joelho tem uma camada interior sinovial e uma camada externa fibrosa. No entanto, essas duas camadas capsulares não aderem uma a outra como observado em outras camadas capsulares de articulações. O aspecto posterior da camada sinovial estende-se mais proximalmente e também pode se prolongar distalmente a partir da camada fibrosa acima e abaixo da articulação do joelho. A camada sinovial segue a camada fibrosa ao redor do aspecto medial e lateral do joelho, mas é separada da camada fibrosa na patela superior e expande para formar uma grande bolsa proximal a patela acima do músculo quadríceps. Essa área é a **bolsa suprapatelar** e é frequentemente identificada quando a articulação do joelho é lesionada e observa-se um grande inchaço. O aspecto sinovial da cápsula tem sido encontrado contendo mais de 260 mL de fluido.[36] Em joelhos que se tornam muito inchados, essa bolsa é ampliada e torna-se visível, estendendo-se cerca de 5 cm proximalmente à patela.[37]

Em adição aos ligamentos colateral e cruzado, outros ligamentos, em particular no joelho posterior, prestam apoio à cápsula articular. Importantes e consistentes, esses ligamentos incluem os ligamentos complexo arqueado e poplíteo fibular. Essas são expansões da cápsula posterior e adicionam suporte durante o estresse da torção aplicada à cápsula posterior (Fig. 10.12). O ligamento arqueado complexo muitas vezes inclui uma cabeça que se origina no processo estiloide

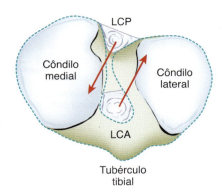

Figura 10.10 A tíbia vista de cima. A linha pontilhada é a inserção do revestimento sinovial que dobra em torno da inserção dos ligamentos cruzados anterior e posterior. A partir desta perspectiva, vê-se que os ligamentos cruzados estão dentro da articulação, mas permanecem fora da porção sinovial da cápsula.

fibular posterior e atravessa para cima entre o tendão do bíceps femoral e a cabeça do gastrocnêmio lateral para se mesclar e inserir-se no ligamento poplíteo oblíquo no fêmur posterior perto dos côndilos. Essas estruturas, juntamente com o ligamento colateral lateral, fornecem uma grande estabilidade ao canto posterolateral da articulação da cápsula.[38,39]

Existem pelo menos 12 bolsas ao redor da articulação do joelho,[37] porém, algumas destas são extensões do seu revestimento sinovial. Eles, em conjunto com a bolsa de gordura ao redor do joelho, servem para reduzir a fricção entre as estruturas adjacentes e proteger o joelho.

Cinemática da articulação tibiofemoral

A articulação do joelho (do latim *articulatio genu*, que significa "joelho" ou "qualquer estrutura dobrada como o joelho") possui dois graus de liberdade: flexão-extensão e rotação axial. O total de flexão é a partir de 120° a 150° dependendo do tamanho da massa muscular do tríceps sural em contato com o isquiotibial. Contudo, o intervalo médio esperado de movimento é de 135°.[43] Quando o quadril está estendido, a amplitude do movimento de flexão do joelho diminui em razão da limitação dos dois músculos retos femorais, que tem a sua fixação proximal na coluna anterior inferior do ílio. A hiperextensão do joelho é mínima e normalmente não excede 15°.

O movimento passivo normal sentido na flexão do joelho é um contato macio do tecido do tríceps sural posterior com o isquiotibial ou a partir do músculo reto femoral se o tríceps sural-isquiotibial não é realizado. A sensação final para a extensão ou hiperextensão é firme a partir da tensão nos ligamentos e nas estruturas capsulares posteriores. Se o quadril é flexionado 90°, a extensão do joelho pode ser limitada se o músculo isquiotibial não possui a extensão normal.

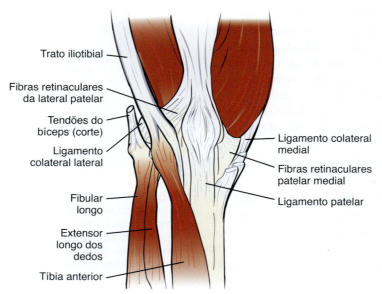

Figura 10.11 Existe uma relação íntima entre a cápsula, ligamentos e tendões no interior da região anterior do joelho. Os retináculos e os ligamentos reforçam a cápsula e fundem-se a ela.

Eixos para flexão e extensão

De uma perspectiva clínica, o eixo de movimento é localizado poucos centímetros acima da linha articular, passando medial-lateralmente pelos côndilos femorais. Como os côndilos do fêmur são muito mais largos do que os encontrados na tíbia, os côndilos femorais não apenas transladam sobre os côndilos tibiais quando o joelho se movimenta da flexão para a extensão, na sustentação do peso corporal, mas também deslizam e assim não rolam da tíbia. Uma vez que o fêmur desliza na medida em que se movimenta na flexão-extensão, o centro do eixo de movimento muda à medida que a amplitude de movimento muda. Por exemplo, quando você flexiona seus joelhos para se sentar, seu fêmur rola pra trás; entretanto, a superfície da tíbia é utilizada durante esse rolamento até que a manobra de flexionar o joelho se complete, assim o fêmur desliza para a frente para a nova localização na tíbia, podendo continuar o deslizamento para trás para permitir que seu joelho flexione o suficiente fazendo com que você sente em uma cadeira. Quando você se levanta da cadeira, seus joelhos realizam a manobra oposta durante a atividade de cadeia pesada, começando com um rolamento para trás do fêmur na tíbia e então o deslizamento posteriormente dos côndilos do fêmur ficam sem espaço na tíbia, mas precisam continuar neste deslizamento até que você esteja completamente ereto. Essa mudança contínua no centro do eixo de rotação (Fig. 10.13) é chamada de **centro de rotação instantânea** (**CRI**). Isso pode ser o motivo de preocupação para os engenheiros ou biomecânicos, mas o centro de rotação instantânea não possui aplicação clínica na gama de medidas de movimento ou tratamentos.

Os deslizamentos que discutimos ocorrem durante a cadeia fechada ou atividades de sustentação do peso corporal quando a tíbia está estabilizada e o fêmur se movimenta. A relação entre o deslizamento e o sentido de rolamento durante a flexão e a extensão muda quando a tíbia se movimenta e o fêmur se estabiliza, uma vez que a superfície que está se movimentando é diferente. Isso será discutido na seção de artrocinemática, mais adiante.

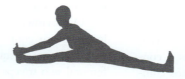

APLICAÇÃO PRÁTICA

Como os joelhos possuem potencial para se tornarem muito inchados após uma lesão, os clínicos devem fazer todos os esforços para prevenir e reduzir a quantidade de fluido no interior da articulação do joelho, logo que possível após a lesão. Inchaço excessivo na articulação causa um número considerável de resultados deletérios incluindo redução da quantidade de movimento no qual a articulação é capaz de se mover,[40] diminuindo a intensidade da atividade do músculo do quadríceps[41] e aumentando a dor causada pela pressão dos fluidos localizados nos receptores dos nervos.[42] A plena recuperação após uma lesão não ocorre antes desse tecido estar recuperado.

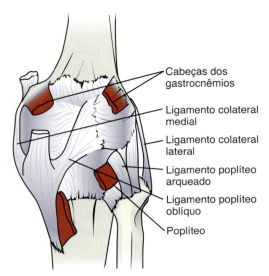

Figura 10.12 Ligamentos auxiliares posteriores do joelho incluem o complexo do ligamento arqueado e o ligamento poplíteo fibular. Esses ligamentos são expansões da cápsula posterior e fornecem suporte adicional necessário para a cápsula posterior durante aplicação de estresse torsional. Os músculos posteriores também interagem com os ligamentos auxiliando no apoio posterior. O tendão proximal do músculo poplíteo atravessa a cápsula para se inserir no côndilo femoral lateral. O músculo semimembranáceo torna-se uma parte do ligamento poplíteo oblíquo e desprende fibras do ligamento colateral medial e fibras retinaculares da patela.

As alterações que ocorrem no centro da articulação do joelho é uma das razões que tornam difícil o desenho de joelhos artificiais de serem capazes de se assemelhar ao joelho normal ou dispositivos externos aplicados à articulação. Em razão do deslocamento do eixo de movimento do joelho humano, problemas ocorrem quando dispositivos articulares com dobradiças mecânicas tal como um dinamômetro isocinético, órteses joelho-tornozelo-pé (perna completa), ou próteses acima do joelho são aplicadas ao joelho. Quando uma articulação humana do joelho é movimentada de uma flexão para uma extensão, o eixo anatômico do joelho se move cerca de 2 cm enquanto o eixo mecânico da inserção permanece fixado. Assim, os braços do dispositivo mecânico não podem permanecer em paralelo à coxa e à perna, e os movimentos ou pressões entre as partes mecânicas e anatômicas irão ocorrer. Compromisso e alinhamentos cuidadosos são necessários para evitar o desconforto e abrasões. O desalinhamento de uma articulação de órtese de joelho pode causar pressão nos dispositivos do manguito na extremidade durante a flexão do joelho e se abrir durante a extensão (ou vice-versa). Essa mudança no eixo anatômico do joelho também é a razão do por que o joelho protético é posicionado mais para a frente do que o joelho contralateral normal de indivíduos quando sentam, mesmo que o quadril e tornozelos estejam alinhados.

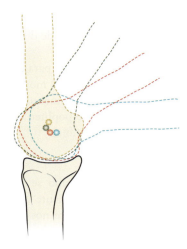

Figura 10.13 Centro instantâneo de rotação da articulação. Este é um eixo teórico de rotação que muda quando a articulação desliza e rola ao longo de sua amplitude de movimento.

Rotação axial

A rotação axial ocorre no plano transversal quando o joelho é flexionado. Quando o joelho está completamente estendido, os ligamentos colateral medial e lateral estão relativamente tensionados, contribuindo para a estabilidade da articulação e evitando a rotação. Esses ligamentos relaxam quando a articulação é flexionada; essa é uma das razões do por que um considerável número de rotações transversas pode ter lugar na posição flexionada. Na Figura 10.14, a posição de quando o joelho medial e lateral está estendido é comparado com a posição do joelho flexionado. Observe que a distância dos pontos de inserção do ligamento é menor na flexão do que na extensão. Durante a flexão do joelho, é produzida uma folga maior na lateral do que no ligamento colateral medial; assim, o movimento entre os côndilos femoral e tibial é mais extenso lateral do que medialmente. A rotação transversa ocorre sobre um eixo longitudinal localizado medial à crista intercondilar da tíbia de modo que, aproximadamente, pode-se afirmar que o côndilo lateral gira em torno de um medial.

Embora muitos valores conflitantes sejam reportados para este movimento, resultados publicados em estudos indicam uma amplitude total de rotação de 40°.[44-45] Um estudo recente encontrou resultados similares a 90° de flexão do joelho.[46] De modo complementar, a rotação lateral foi de aproximadamente duas vezes maior do que a rotação medial. A rotação axial diminui à medida que o ângulo de flexão do joelho se torna menor e não pode ser realizada com o joelho próximo à extensão. A rotação da tíbia no fêmur pode ser realizada voluntariamente na posição sentada e é útil na colocação e posicionamento dos pés. A principal função do movimento, entretanto, é no movimento de cadeia fechada, no qual o fêmur translada na tíbia fixa, como na posição ajoelhada, sentada ou de cócoras, e nas mudanças bruscas de direção, como na corrida.

A sensação final do movimento para rotação medial e lateral passiva do joelho é firme. O movimento é limitado pela estrutura capsular e ligamentos, incluindo os ligamentos colateral, cruzado, e poplíteo oblíquo, assim como o trato retináculo e o iliotibial.

Rotação terminal do joelho

Normalmente, quando o joelho se movimenta na extensão, a tíbia translada lateralmente cerca de 20° no fêmur fixo. Este movimento ocorre nos últimos 20° de extensão do joelho e é chamado de **rotação terminal do joelho**, ou **mecanismo de pivô**. É puramente um evento mecânico que ocorre quando ambas as extensões passiva e ativa do joelho não podem ser produzidas (ou impedidas) de maneira voluntária. Uma vez que a rotação terminal ocorre com a extensão do joelho, esta rotação lateral da tíbia com a extensão do joelho é um movimento acoplado, semelhante ao que ocorre na coluna vertebral, discutido no Capítulo 8. A rotação tibial medial ocorre com a flexão do joelho e a rotação tibial lateral ocorre com a extensão do joelho na cadeia aberta. Algumas observações da abdução/adução femoral também foram notadas, mas a ocorrência desse movimento adicional acoplado com flexão/extensão foi inconsistente.[47] No movimento de cadeia fechada, tal como levantar de uma cadeira, a rotação terminal ocorre como a rotação medial do fêmur na tíbia fixa, enquanto a rotação femoral lateral ocorre quando retorna à cadeira com os joelhos se movendo da extensão para a flexão.

Embora muitas espécies, como os chimpanzés, orangotangos e pássaros, caminhem com os joelhos flexionados, a rotação terminal fornece aos humanos um mecanismo extraordinário e energicamente eficiente para a extensão dos joelhos. Esse mecanismo de pivô fornece estabilidade mecânica uma vez que trava o joelho; entretanto, nessa posição o joelho é capaz de resistir a forças que ocorrem no plano sagital. O joelho travado também permite aos humanos que permaneçam eretos sem a necessidade da contração do músculo do quadríceps, e permite que o joelho suporte forças anteroposteriores com força muscular reduzida. Muitos acreditam que essa é uma das principais razões para o mecanismo de pivô.[48] Embora a quantidade de ambas as rotações axial e terminal do joelho sejam pequenas, elas devem ocorrer para função normal do joelho.[49] Portanto, tanto o movimento de rotação terminal como o axial precisam ser clinicamente avaliados e recuperados para o sucesso na reabilitação do joelho.

O mecanismo de pivô ocorre como resultado de vários fatores mecânicos e estruturais do joelho. Esses fatores incluem os ligamentos cruzado anterior, cruzado posterior e a superfície arquitetônica dos côndilos femorais.[48-51] Parece que cada um possui um papel na rotação terminal em graus variados.[48] Destes, a superfície arquitetônica desempenha o papel principal.[49] Como os côndilos se movem nos côndilos femorais durante a extensão de cadeia aberta do joelho, o movimento do côndilo femoral lateral mais curto é finalizado antes que o movimento do côndilo femoral medial seja terminado. Uma vez que a área de superfície disponível do côndilo femoral lateral é utilizada antes do movimento do côndilo femoral medial seja finalizado, a rotação da tíbia no fêmur ocorre entre os côndilos laterais para permitir o aspecto medial do joelho de completar o movimento. Isso causa uma rotação lateral passiva da tíbia no fêmur nos últimos 15° de extensão. Quando o joelho se estende durante a atividade de cadeia fechada, o movimento do fêmur contrário ao da tíbia ocorre; assim como nas atividades de cadeia aberta, o movimento do côndilo femoral lateral mais curto é finalizado antes que o côndilo femoral lateral, mas agora o fêmur rota no sentido medial no seu côndilo lateral para fazer com que a extensão terminal total do joelho ocorra. Ao desbloquear o joelho, tanto na cadeia aberta e quanto na fechada, produz-se

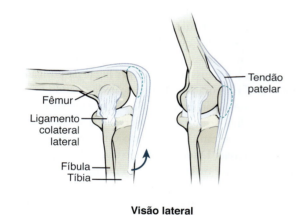

Visão lateral

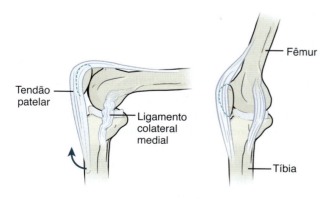

Visão medial

Figura 10.14 Os ligamentos colaterais são tensionados na extensão e relaxados na flexão para permitir a rotação axial do joelho na flexão.

um movimento de rotação reversa às respectivas funções terminais de extensão do joelho.

Artrocinemática da articulação tibiofemoral

A posição de aproximação máxima do joelho é a extensão total. Na extensão completa, a rotação terminal produz uma compressão nos ligamentos e nas estruturas capsulares para fornecer uma forte estabilidade para a articulação. A articulação tibiofemoral tem sua posição mais congruente na extensão completa. Entretanto, se o fêmur é estabilizado com o joelho posicionado em 25° ou mais de flexão, a tíbia pode deslocar vários milímetros no fêmur, movimentado de 1 a 3 mm na posição anterior e deslizando posterior, medial e lateral, e em abdução e adução. Esta posição flexionada é a posição de descanso do joelho, ou a posição na qual o joelho é menos congruente.

A superfície côncava tibial desliza no mesmo sentido como um rolamento, ou movimento articular, quando a tíbia se movimenta no fêmur durante a atividade cinética de movimento de cadeia aberta. No entanto, quando a tíbia rola para a frente do joelho na extensão, ela também desliza para a frente; do mesmo modo, quando a tíbia rola para trás, como o joelho se move na flexão, a tíbia desliza no sentido posterior. Quando o movimento articular ocorre na cinética de cadeia fechada, assim como na atividade de levantar da posição sentada, os côndilos femorais convexos movem-se nos côndilos tibiais côncavos. Durante o movimento de cadeia fechada, então como o movimento do joelho em extensão, o rolamento do fêmur na tíbia, ou movimento articular, é anterior (para a frente) enquanto o deslizamento é posterior. O sentido reverso do movimento no rolamento e deslizamento ocorre quando a sustentação do peso do joelho move na flexão: o rolamento do fêmur é posterior e o deslizamento é anterior.

Articulação femoropatelar

A patela encontra-se dentro do tendão comum do quadríceps, o qual se estende acima e sobre os lados da patela, bem como se relaciona com esta. A partir do ápice da patela, o ligamento patelar é a continuação do tendão do quadríceps e estende-se para a tuberosidade da tíbia. Nos lados da patela, fibras tendilíneas espalham-se para formar os retináculos medial e lateral, os quais se inserem nos côndilos da tíbia.

Como previamente mencionado, a patela é um osso sesamoide no interior da cápsula articular do joelho. Articula-se com a superfície anterior e distal em forma de sela dos côndilos femorais (superfície troclear). É preciso se lembrar que a superfície articular da patela possui uma crista vertical proeminente dividindo as facetas medial e lateral; entretanto, existe uma variação considerável no formato ósseo da patela, o que nem sempre reflete a superfície cartilaginosa.[52]

Embora não exista uma articulação estável para manter no local, a patela é protegida por limitação ativa e passiva. Quando o joelho está completamente estendido, a estabilidade patelar conta principalmente com os tecidos moles que a circundam.[53] O extensor, ou quadríceps, é o mecanismo ativo que estabiliza a patela em todos os lados e guia o movimento entre a patela e o fêmur. De 20° para 0°, a principal responsabilidade do músculo vasto medial oblíquo (VMO) é de servir como um estabilizador dinâmico da patela.[54] A patela recebe estabilidade adicional de outras estruturas que a circundam. Distalmente, a patela é ancorada na tuberosidade da tíbia por um forte ligamento tibial, conectando a patela à tuberosidade da tíbia. As fibras do retináculo denso medial e lateral, assim como os músculos, ancoram a patela em cada lado e também auxiliam na estabilidade.[55] No sentido lateral, a patela é passivamente estabilizada pelo retináculo superficial e profundo, a banda iliotibial, e o músculo vasto lateral. Essas forças laterais são balanceadas no aspecto medial da patela de modo ativo pelo VMO e passivo pelas forças do ligamento femoropatelar e do ligamento medial meniscopatelar. Além disso, a estabilidade superior ocorre ativamente a partir da inserção do reto femoral e do vasto intermédio à base da patela, enquanto a estabilidade inferior é fornecida à patela pelo ligamento patelar. Quando o joelho flexiona, a estrutura lateral se movimenta no sentido posterior e cria uma força lateral e de inclinação na patela. Assim, a patela é afetada tanto pelas forças estáticas (fáscia) e dinâmicas (músculo). Desse modo, a congruência mínima entre a patela posterior e os côndilos femorais anteriores força a patela a contar com os tecidos moles para a sua estabilidade.[53]

Cinemática da articulação femoropatelar

A articulação femoropatelar é intimamente conectada à articulação tibiofemoral, não apenas na anatomia, mas também na função. Quando a articulação femoral se movimenta, a articulação femoropatelar também deve se mover, mas se a restrição a ambas as articulações ocorre, a outra mobilidade articular é também afetada. Do mesmo modo, a fraqueza dos músculos que controlam a articulação tibiofemoral também possui um efeito na articulação femoropatelar. Essencialmente, tanto a lesão quanto a saúde de uma articulação possui impacto na outra articulação.

Contato femoropatelar

Como o joelho se move da extensão para a flexão, a patela e o fêmur se movem relativamente relacionados – qual irá se movimentar dependerá de qual está em movimento de cadeia aberta ou fechada. Durante a atividade de cadeia aberta, quando a tíbia é movimentada e o fêmur está parado, a patela se move sobre os côndilos femorais.

Por outro lado, quando o fêmur se movimenta durante a atividade de cadeia fechada, os côndilos femorais deslizam sobre a superfície patelar. Nesse caso, como o joelho se move da extensão para a flexão, a superfície de contato da patela se move do seu aspecto inferior para o aspecto anterior, e a superfície de contato do fêmur se move a partir do aspecto superior da fenda intercondilar, distalmente em direção à superfície condilar inferior e posterior.

Quando o joelho é completamente estendido, a patela se acomoda na extremidade proximal da fenda intercondilar. Quando o músculo do quadríceps é relaxado, o único contato que a patela posterior possui é com o polo inferior coxim orduroso. Como o joelho se move em flexão, entra em contato com o fêmur em cerca de 25° de flexão do joelho. A margem inferior da patela faz contato com o aspecto superior da fenda intercondilar.[56] Como mostrado na Figura 10.15, como a flexão do joelho é uma contínua flexão e a patela se move no sentido inferior e de modo progressivo diminui a área de contato femoropatelar até cerca de 90° de flexão do joelho, ocorre a área máxima de contato entre a patela e o fêmur.[57] Quando o joelho flexiona em 115°, a patela faz contato com os côndilos femorais medial e lateral na região do sulco intercondilar, assim a área de superfície de contato entre os dois ossos é diminuída.[56] No momento que o joelho flexiona 135°, a faceta ímpar e a lateral da patela posterior são as únicas áreas em contato com os côndilos femorais.[55]

Alinhamento femoropatelar estático e dinâmico

Como mencionado, quando a articulação tibiofemoral está na extensão completa, a patela repousa no aspecto proximal do sulco intercondilar. Como essa posição é mantida pelos tecidos moles circundantes, a condição desses tecidos é importante para o alinhamento da patela. Tanto o tecido não contrátil (tecido conjuntivo) como o ativo (músculo) impactam o alinhamento patelar. Portanto, se estruturas não contráteis estão comprimidas ou os músculos estão fracos ou apertados, essas disfunções irão alterar a posição da patela tanto no repouso como durante a atividade; tais desequilíbrios podem levar a lesões da articulação femoropatelar.

Com o joelho relaxado na extensão completa, a patela encontra-se na fenda intercondilar proximal. Quando o joelho flexiona e estende, a patela se move em várias direções: flexão-extensão, inclinação medial-lateral, deslocamento medial-lateral e rotação medial-lateral (Fig. 10.16).[58] Desses movimentos, o maior ocorre na flexão e extensão e move-se proximal e distalmente no sulco intercondilar; a patela percorre uma distância de 5 a 7 cm a partir da total extensão do joelho para a total flexão.[59] Infelizmente, falta consistência na literatura quanto aos resultados relacionados ao tempo e à quantidade desses movimentos.[60] Essas diferenças provavelmente ocorrem porque existe variação nas metodologias dos estudos,

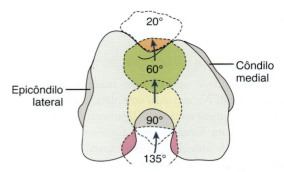

Figura 10.15 Áreas de contato entre a patela e os côndilos femorais de uma extensão completa a uma flexão completa do joelho. Como o joelho se movimenta a partir da extensão completa para a flexão, o ponto de contato entre a superfície posterior da patela e a superfície anterior dos côndilos femorais muda. A área de contato na patela se move a partir da superfície inferior para a superfície posterior, enquanto a área de contato no fêmur se move a partir dos côndilos femorais superiores para os aspectos inferiores.

diferenças entre os resultados *in vivo* e *in vitro*, amplitude dos movimentos analisados, se a atividade muscular foi excêntrica ou concêntrica, e se o joelho está se movimentando em extensão ou em flexão.[58,61-67] A maioria dos estudos relata que quando o joelho está em 90° de flexão, a patela está em uma flexão, deslocamento lateral, e posição de inclinação lateral.[58,64]

Como mencionado, no segmento anatômico deste capítulo, o ápice da patela encontra-se próximo à margem da articulação tibiofemoral quando o joelho é completamente estendido. Se a patela encontrar-se mais distalmente no fêmur, é a **patela baixa**; se encontrar-se mais proximal, é a **patela alta**. O alinhamento patológico irá causar dor e desalinhamento patelar durante a flexão e extensão do joelho.

O deslocamento excessivo da patela enquanto se desloca na superfície troclear é normalmente evitado pela congruência das superfícies articulares, pela elevação da faceta troclear lateral e pelos tecidos moles estabilizadores mediais. Desequilíbrios como o aperto da banda iliotibial ou fraqueza no VMO faz com que a patela movimente-se mais no sentido lateral com a contração muscular do quadríceps durante o movimento do joelho e pode levar a mudanças em áreas de contato articulares e pressão, resultando em dor e disfunção.

Artrocinemática da articulação femoropatelar

A superfície posterior patelar é côncava e se move na superfície femoral convexa. Entretanto, a articulação femoropatelar permanece no princípio do côncavo-no-convexo. A posição de descanso da articulação femoropatelar é completamente em extensão e a posição fechada é a flexão. Uma vez que o joelho flexiona e estende,

Capítulo 10 Joelho 441

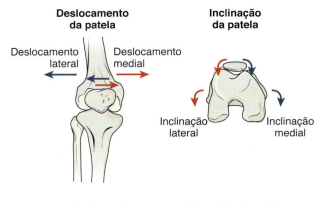

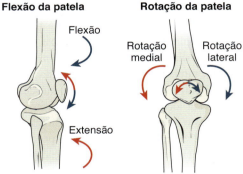

Figura 10.16 Movimentos patelares do joelho direito. A patela é capaz de se mover dentro do sulco intercondilar em um deslocamento medial-lateral, inclinação medial-lateral, rotação medial-lateral e flexão-extensão. Observe que medial e lateral se referem ao movimento da patela, não à posição do joelho. Inclinação e rotação se referem ao movimento relativo do ápice da patela.

a patela desliza dentro do sulco intercondilar. Como o joelho se move em flexão, a patela desliza no sentido inferior, e, como o joelho estende, a patela desliza no sentido superior.

A rotação patelar, o deslocamento medial-lateral e a inclinação medial-lateral ocorrem durante a flexão e extensão. O momento específico e a localização de cada um desses movimentos ainda está para chegar a um consenso entre os pesquisadores. Existem algumas evidências indicando que a quantidade total de movimento passivo medial-lateral da patela com o joelho em repouso em extensão é metade da largura da patela em cada direção.[59] Com o quadríceps em repouso na completa extensão do joelho, a patela é irrestrita, conforme ela se acomoda no sulco intercondilar. Ela pode ser passivamente mobilizada medial, lateral, superior e inferiormente e rotada alguns centímetros medial e lateralmente.[59]

Ângulo Q

Uma visão anterior do joelho estendido revela um ângulo, aberto lateralmente, entre os eixos do fêmur e da tíbia. Esse é o ângulo do quadríceps, ou **ângulo Q** (Fig. 10.17). O tamanho do ângulo é variável entre os sexos; estudos indicam como intervalo de valores para homens entre 10° e 14°, enquanto as medidas para mulheres são maiores e ficam entre 15° e 23°.[68-70] As mulheres têm demonstrado um ângulo Q consistentemente mais largo do que os homens.[71] Tem sido especulado que uma das razões para esta discrepância entre os sexos é em virtude de a pelve maior na mulher fornecer um ângulo maior entre o fêmur e a tíbia, mas esta teoria tem sido desconsiderada.[72] Existem indicações mais recentes que o menor ângulo Q em homens pode ser resultado da diferença entre a força ou diferença na altura.[73] Contudo, pode haver alguma diferença entre sexos, este ângulo Q ocorre nos grupos à medida de que o eixo femoral aduz, assim a tíbia é capaz de transmitir o peso do corpo perpendicularmente para o pé e o solo. Entretanto, quando nos apoiamos em uma perna, as forças são direcionadas para o lado medial do joelho. Um ângulo Q excessivo é referido como **geno**

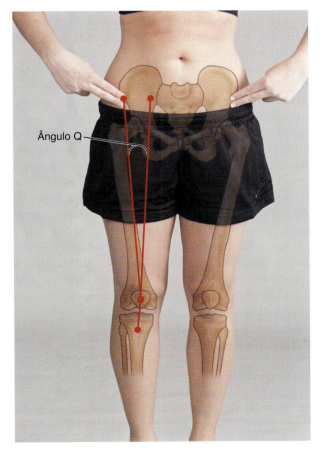

Figura 10.17 Alinhamento da diáfise do fêmur com a tíbia formando o ângulo Q (ângulo do quadríceps). Esse é o ângulo criado pela linha desenhada a partir da espinha ilíaca anterossuperior até o centro da patela e ampliando outra linha de intersecção a partir da tuberosidade da tíbia ao centro da patela para cima.

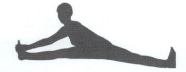

APLICAÇÃO PRÁTICA

É provável que embora o ângulo Q possa ser maior em indivíduos que experimentaram síndrome de dor femoropatelar, essa condição parece ser uma multifatorial. Pesquisadores descobriram que indivíduos com ângulo Q maior não possuem, necessariamente, a síndrome de dor.[71] Outras condições que contribuem para a síndrome de dor incluem pronação do retropé, fraqueza no quadríceps, encurtamento dos músculos isquiotibiais, restrição da banda iliotibial e anteversão femoral.[70,74-81] A relevante importância desses fatos é que os clínicos que tratam um paciente com síndrome de dor femoropatelar devem estar conscientes da multiplicidade de causas potenciais para esta condição e avaliar o indivíduo adequadamente.

valgo no joelho travado. Reciprocamente, se o ângulo Q ficar próximo a 0° ou a articulação do joelho for convexa lateralmente, o alinhamento é referido como **geno varo**. O ângulo Q tem sido encontrado em maior quantidade em indivíduos que relatam dor femoropatelar do que em indivíduos que não sentem dor.[74,75]

Músculos

Muitos dos músculos que atravessam a articulação do joelho também cruzam o quadril ou o tornozelo. Portanto, a eficiência de execução é dependente da posição das articulações. Lembre-se destes três fatores: 1) a insuficiência ativa ocorre quando um músculo encurta as poliarticulações, mas é incapaz de encurtar o suficiente para permitir o movimento articular de todas as articulações que ele cruza; 2) insuficiência passiva ocorre quando um músculo poliarticular é incapaz de estender o suficiente para permitir que as articulações cruzem para encurtar totalmente; e 3) suficiência ótima, que ocorre quando músculos opostos em cada extremidade possuem a inserção do músculo poliarticular. Esses princípios são utilizados com frequência durante o movimento do joelho. Iremos identificar os músculos que circundam o joelho e então ver como esses princípios são aplicados para o funcionamento do joelho. Na Tabela 10.2, é apresentada informação anatômica específica dos músculos que circundam o joelho. Informações adicionais a respeito desses músculos são apresentadas a seguir.

Extensores do joelho

O grupo de músculo do quadríceps femoral estende o joelho e é constituído por quatro músculos: reto femoral, vasto lateral, vasto medial e o vasto intermediário. Esses quatro músculos formam uma única e forte inserção distal na patela, cápsula do joelho e superfície anterior proximal da tíbia. Em indivíduos bem desenvolvidos com pouco tecido adiposo, o reto femoral, o vasto medial e o vasto lateral podem ser observados como unidades separadas (Fig. 10.18), ao passo que em outros indivíduos os limites desses músculos são menos distintos. O vasto intermédio está localizado mais profundamente e não pode ser observado na superfície.

O reto femoral ocupa o meio da coxa, é superficial, e toma o rumo direto pra coxa. É o único músculo do quadríceps que também movimenta a articulação do quadril. O vasto lateral é o maior dos quatro músculos do quadríceps e está localizado na lateral do reto femoral. As fibras do vasto lateral convergem em direção à patela no ângulo de 12° a 15°, e é ainda maior na porção distal.[82] O vasto medial encontra-se em uma posição medial do reto femoral. O vasto medial possui fibras em duas direções diferentes, sendo, portanto, duas funções distintas.[82] As fibras mais proximais são longitudinais e trabalham com outro músculo do quadríceps na extensão do joelho, enquanto a fibra mais distal fornece estabilidade patelar, especialmente durante a fase final da extensão.[82,83] Alguns pesquisadores acreditam que a porção oblíqua do vasto medial (VMO) não atua na extensão do joelho mas serve como estabilizador patelar.[54,82] O quarto e mais profundo músculo do quadríceps, o vasto intermédio, está localizado debaixo do reto e é parcialmente fundido com outros dois músculos vastos.

O **músculo articular do joelho** é pequeno, liso com inserções na sua porção anteroinferior do eixo do fêmur e na cápsula da articulação do joelho ou no eixo superior da patela. O músculo encontra-se abaixo do vasto intermédio e às vezes une-se a ele. Esse músculo é inervado por uma faixa de ramos do nervo do vasto intermédio. Acredita-se que a função do músculo articular do joelho é puxar a cápsula articular (e a membrana sinovial) no sentido superior quando o joelho estende para prevenir um choque ou esmagamento dessas estruturas na articulação femoropatelar.[37] A cápsula anterossuperior deve se mover e dobrar durante a extensão do joelho, evitando lesões na cápsula e pregas, de modo que esse músculo possui uma importante função.

Flexores do joelho

Um número de músculos passa posterior ao eixo de flexão-extensão do joelho, contribuindo para uma variável amplitude de extensão deste. Os principais mús-

(O texto continua na p. 449.)

Tabela 10.2 | Músculos do joelho

Grupo	Músculo	Inserção proximal	Inserção distal	Inervação	Ação	Palpação
Quadríceps	Reto femoral	1) O tendão anterior ou "reto", a partir da espinha ilíaca anteroinferior; e 2) tendão posterior ou "refletido" logo acima da borda do acetábulo; como o tendão oscila para a frente, ele passa próximo à articulação do quadril e é misturado à cápsula. As duas unidades dos tendões cobrem parte da cápsula anteriormente.	As fibras musculares se inserem a um estreitamento da aponeurose profunda de um tendão amplo que se insere na borda superior da patela, e por meio do ligamento patelar, dentro da tuberosidade da tíbia.	Dois ramos do nervo femoral (L2-L4)	Flexão do quadril e extensão do joelho	Quando o quadril está flexionado, o tendão de origem pode ser observado e palpado na área em V entre o sartório e o tensor da fáscia lata. A porção muscular é superficial e pode ser seguida para baixo da coxa até a sua fixação na patela.
Quadríceps	Vasto lateral	Ao longo de uma ampla aponeurose no aspecto lateral e posterior do fêmur, tão elevada como o trocanter maior e tão distante em sentido posterior como a linha áspera.	A borda lateral da patela, o retináculo patelar lateral, e por meio do ligamento patelar, a tuberosidade da tíbia	Ramos do nervo femoral (L2-L4)	Extensão do joelho	O músculo pode ser visto e palpado logo abaixo do trocanter maior abaixo da patela.

(continua)

Tabela 10.2 | Músculos do joelho *(continuação)*

Grupo	Músculo	Inserção proximal	Inserção distal	Inervação	Ação	Palpação
Quadríceps	Vasto medial	Aspectos medial e posterior do fêmur, elevado como a linha intertrocantérica e na medida posterior da linha áspera.	Porção medial da borda superior da patela, retináculo patelar medial, por meio dos ligamentos patelares e da tuberosidade da tíbia.	Ramos do nervo femoral (L2-L4)	Extensão do joelho e estabilidade patelar	A porção distal do músculo é bastante volumosa e é palpável medialmente em um terço da coxa (ver Fig. 10.18).
Quadríceps	Vasto intermédio	Superfícies anterior e lateral do fêmur, elevado como o trocanter menor e a porção posterior da linha áspera. As fibras musculares são alinhadas paralelamente ao longo do eixo do fêmur.	Borda superior da patela, fusionada com os tendões dos outros dois músculos vastos, e diretamente dentro da cápsula da articulação do joelho.	Ramos do nervo femoral (L2-L4)	Extensão do joelho	Se o reto é segurado e elevado um pouco, o vasto intermédio pode ser palpado por baixo do músculo reto se aproximado do lado medial ou lateral do reto.

(continua)

Tabela 10.2 | Músculos do joelho *(continuação)*

Grupo	Músculo	Inserção proximal	Inserção distal	Inervação	Ação	Palpação
Atividade durante a extensão do joelho	Músculo articular do joelho	Algumas vezes, parte do vasto intermédio, mas, muitas vezes separado, inserido na região distal do fêmur anterior.	Membrana sinovial e parede da bolsa suprapatelar.	Ramos do nervo femoral (L2-L4)	Empurra a cápsula sinovial e a bolsa para o sentido superior (fora do alcance da articulação) durante a extensão do joelho, a fim de impedir a cápsula de ser comprimida entre o fêmur e a patela.	Muito profundo para ser palpado.
Isquiotibiais	Bíceps femoral	1) A cabeça longa do túber isquiático possui um tendão em comum de inserção com o semitendíneo; 2) a cabeça curta da porção menor do eixo do fêmur e a lateral da linha áspera.	As duas cabeças se unem para se inserir na cabeça da fíbula, no côndilo lateral da tíbia e na fáscia da perna.	Ramos do nervo femoral (L4-L5, S1)	Extensão do quadril, rotação lateral do quadril, flexão do joelho, rotação lateral do joelho	Quando a flexão do joelho é resistida (sujeito pronado), a cabeça longa do bíceps femoral pode ser observada e palpada a partir da sua inserção na cabeça da fíbula no túber isquiático. A cabeça curta é coberta largamente pela cabeça longa e isso, todavia, dificulta a identificação. O tendão bíceps é facilmente palpado com o sujeito na posição sentada se a perna estiver lateralmente rotacionada em relação ao fêmur.

(continua)

Tabela 10.2 | Músculos do joelho *(continuação)*

Grupo	Músculo	Inserção proximal	Inserção distal	Inervação	Ação	Palpação
Isquiotibiais	Semitendíneo	Túber isquiático, tendão comum com a cabeça longa do bíceps.	Aspecto medial da tíbia próximo à articulação do joelho, distal à inserção do grácil.	Ramos do nervo isquiático (L5, S1-S2)	Extensão do quadril, rotação medial do quadril, flexão do joelho, rotação medial do joelho	Com o sujeito pronado, o tendão pode ser observado e palpado posteriormente no lado medial do joelho quando a sua flexão é resistida. Palpação do tendão também pode ocorrer com o sujeito na posição sentada. Os dedos são colocados na "dobra" do joelho, medialmente, onde vários tendões relaxados podem ser identificados. Se os músculos dessa região são então pressionados sem movimento da articulação, o tendão semitendíneo sobe significativamente para o tecido subjacente, este é o tendão mais proeminente do joelho. O tendão pode ser seguido proximalmente em direção ao ventre muscular e segue de modo oblíquo em direção ao túber isquiático.
Isquiotibiais	Semimembranáceo	Túber isquiático	Côndilo medial da tíbia	Ramos do nervo isquiático (L5, S1-S2)	Extensão do quadril, rotação medial do quadril, flexão do joelho, rotação medial do joelho	A porção muscular do semimembranáceo se estende mais distalmente que o semitendíneo; entretanto, essa porção menor pode ser palpada em ambos os lados do tendão semitendíneo. Como o semimembranáceo se aproxima da inserção distal, esse tendão encontra-se profundo e pode ser palpado com muita dificuldade.

(continua)

Tabela 10.2 | Músculos do joelho *(continuação)*

Grupo	Músculo	Inserção proximal	Inserção distal	Inervação	Ação	Palpação
Flexor do joelho	Gastrocnêmio	Acima dos côndilos femorais medial e lateral e abrange a articulação do joelho posteriormente no lado flexor.	Superfície posterior do calcâneo	Nervo tibial (S1 e S2)	Flexão do joelho e flexão plantar do tornozelo	A porção muscular do gastrocnêmio pode ser vista durante a contração na flexão resistida do joelho.
Flexor do joelho	Plantar (não mostrado)	Acima do côndilo lateral do fêmur, onde se posiciona entre a cabeça lateral do gastrocnêmio e o poplíteo, próximo e parcialmente fundido com a cápsula.	No calcâneo e no tendão do calcâneo	Nervo tibial (L5, S1)	Pode servir como um fraco flexor do joelho	Nem sempre este músculo está presente. Ele segue ao longo da margem medial do sóleo.

(continua)

Tabela 10.2 | Músculos do joelho *(continuação)*

Grupo	Músculo	Inserção proximal	Inserção distal	Inervação	Ação	Palpação
Flexor do joelho **Parte posterior do joelho**	Poplíteo	Aspecto lateral do côndilo lateral do fêmur e do menisco lateral	Expande-se em uma direção proximal-distal para as faces medial, proximal e posterior da tíbia e para o ligamento colateral medial distal.	Nervo tibial (L4–S1)	Desbloquear e rodar medialmente o joelho durante o início da flexão do joelho; auxilia no controle do equilíbrio e da postura no apoio em uma perna só.	Este músculo localiza-se profundamente na face posterior do joelho, sendo muito profundo para que possa ser palpado.
Rotador medial do joelho	Sartório	Ver Capítulo 9				
Rotador medial do joelho	Grácil	Ver Capítulo 9				
Rotador medial do joelho	Semitendíneo	Ver anteriormente				
Rotador lateral do joelho	Bíceps femoral	Ver anteriormente				
Rotador lateral do joelho	Tensor da fáscia lata	Ver Capítulo 9				

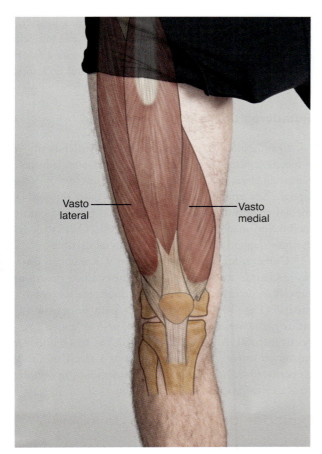

Figura 10.18 O reto femoral, o vasto lateral e o vasto medial são visualizados em uma vista anterior da coxa e podem ser facilmente identificados com uma forte contração do quadríceps com o joelho em extensão.

ciado do semitendíneo por palpação do ventre muscular em direção à inserção proximal. O grácil permanece medial em seu curso em direção ao púbis. Na posição sentada, a rotação medial da perna com a relação à coxa também traz à mostra o tendão tanto do semitendíneo como do grácil. O grácil e o sartório fornecem auxílio para a flexão do joelho.[37] Esses músculos do quadril são apresentados com mais detalhes no Capítulo 9.

Embora o principal papel do gastrocnêmio seja de flexão plantar do tornozelo, ele também possui papel na flexão do joelho. Sua atividade no joelho ocorre na posição mais próxima da flexão do que na maior posição de flexão.[84,85] O gastrocnêmio auxilia na estabilidade do joelho pela cocontração com o quadríceps a partir do ângulo de 30° de flexão até o joelho se mover na extensão.[86] Como o gastrocnêmio é mais importante como um flexor plantar do tornozelo do que um flexor do joelho, ele será discutido em mais detalhes no Capítulo 11.

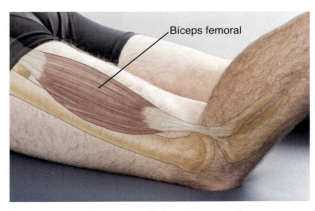

Figura 10.19 Bíceps femoral. O tendão proeminente deste isquiotibial lateral é visto na face lateral da região posterior da coxa quando a flexão do joelho é resistida.

culos são os isquiotibiais (bíceps femoral, semitendíneo e semimembranáceo), mas há outros que também contribuem para a flexão do joelho. Esses músculos incluem o gastrocnêmio, plantar, poplíteo, grácil e sartório, e são apresentados na Tabela 10.2.

O bíceps femoral (Fig. 10.19) encontra-se na coxa posterior e é também conhecido como "isquiotibial lateral". O semitendíneo é um isquiotibial medial com a porção muscular posicionada em sentido medial em relação à cabeça longa do bíceps na coxa posterior. Embora o semimembranáceo possua a maior seção transversal dos isquiotibiais, não é facilmente palpado como um músculo individual porque a maior parte está recoberta pelo semitendíneo, e proximalmente, pelo adutor magno. Junto a esses músculos, o semitendíneo constitui a maior massa muscular da coxa medial e posterior.

Uma vez que o tendão distal do semitendíneo é identificado (Fig. 10.20), outro pequeno e firme tendão circular pode ser palpado medialmente ao semitendíneo. Este é o tendão de grácil (Fig. 10.21). Uma vez que este tendão é identificado, o músculo grácil pode ser diferen-

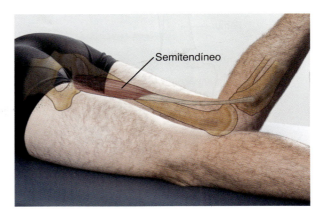

Figura 10.20 Semitendíneo. A proeminência deste tendão é vista na face medial da região posterior da coxa quando a flexão do joelho é resistida. Embora o semimembranáceo possa ser palpado abaixo do tendão do semitendíneo, é mais difícil distingui-lo por causa da sua configuração plana.

O **plantar** é um pequeno músculo localizado na região posterior do joelho e possui pouco ou nenhum papel nesta região. O ventre muscular é algumas vezes grande e outras atrofiado, e sua função ainda não é conhecida.

O **poplíteo** é um pequeno mas importante músculo posterior do joelho. Ele é o músculo mais profundo na região, se insere no côndilo femoral e menisco lateral. Encontra-se perto da cápsula, coberto pelo plantar e a cabeça lateral do gastrocnêmio. A partir da sua inserção proximal, a fibra muscular toma o curso medial e para baixo da tíbia posterior medial (Fig. 10.22). O poplíteo auxilia na estática e dinâmica da estabilização posterolateral da articulação do joelho.[87] Durante a atividade muscular, o poplíteo produz rotação da tíbia medialmente no fêmur em uma cinética de cadeia aberta ou rotação lateral do fêmur na sustentação do peso da tíbia.[88] Ele também estabiliza o joelho evitando o deslocamento para a frente do fêmur na tíbia e protege o menisco lateral de lesões, puxando-o posteriormente durante a flexão.[89]

Rotadores tibiais

O músculo que atua como rotador medial da tíbia é o bíceps femoral, o qual é possivelmente auxiliado pelo tensor da fáscia lata. O bíceps femoral é um forte rotador lateral. Sua contração pode ser isolada do isquiotibial medial colocando o sujeito em posição pronada com o joelho flexionado um pouco mais de 90°. O músculo irá contrair quando realizar a rotação lateral da tíbia.

Como apresentado no Capítulo 9, a inserção distal do tendão do sartório, grácil e semitendíneo ocorre na superfície anterior medial da tíbia abaixo do côndilo medial (Fig. 10.23), formando a **pata de ganso** (do latim *pes*; *anserinus*, que significa "pés" e "ganso", respectivamente). Algumas das fibras desses três tendões se misturam umas com as outras e com a fáscia profunda da perna. Os três músculos são considerados importantes para a estabilização medial do joelho.

Funções dos músculos do joelho

Os dois principais grupos do joelho incluem seus extensores e os flexores. Embora a tíbia também faça rotação no fêmur, esta ocorre a partir da contração dos músculos flexores do joelho. Uma vez que muitos músculos que cruzam o joelho atravessam outras articulações, o funcionamento deste durante as atividades funcionais é dependente da posição das outras articulações que cruzam tais músculos. Considerando que existem dois conjuntos de músculos operando no joelho, eles também impactam na responsabilidade do único conjunto muscular durante a atividade funcional. Essa seção aborda essa interação da função muscular.

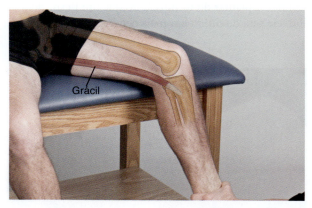

Figura 10.21 Grácil. Este músculo estende-se medialmente ao semitendíneo e é mais facilmente observado na posição sentada, com resistência aplicada à flexão do joelho e simultânea rotação medial da tíbia.

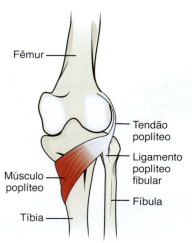

Figura 10.22 Poplíteo. Encontra-se profundo e próximo à cápsula. O plantar e a cabeça do gastrocnêmio lateral cobrem as fibras do poplíteo à medida que se direcionam para baixo e na direção medial a partir de sua inserção proximal.

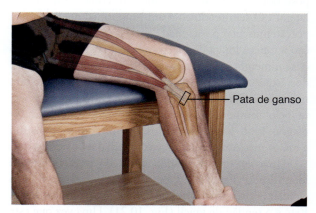

Figura 10.23 Pata de ganso: ponto de inserção para o sartório, grácil e semitendíneo na tíbia anteromedial.

Extensores do joelho

O quadríceps femoral é o maior grupo (Fig. 10.24) responsável pela estabilidade, aceleração e desaceleração do joelho durante as atividades funcionais. Por exemplo, ele irá fornecer uma contração muscular isométrica para estabilizar o músculo durante uma descida de esqui, ou irá produzir uma súbita atividade concêntrica durante um salto para cima, ou irá desacelerar a flexão do joelho quando o corpo aterrissa de um salto. A atividade de estabilização usualmente necessita de contração isométrica, enquanto a aceleração demanda contração concêntrica, e o trabalho excêntrico ocorre durante a atividade de desaceleração. Em muitas atividades essas contrações se alternam continuamente conforme a necessidade. Por exemplo, um pique de velocidade utiliza uma contração isométrica do quadríceps na arrancada, mas uma vez que a corrida começa o quadríceps explode em uma contração concêntrica e as pernas passam a funcionar excentricamente para controlar a flexão do joelho quando o pé toca o solo.

Por necessidade, o quadríceps não é apenas grande, mas consiste também em um forte grupo muscular capaz de gerar mais de 4.450 N de força interna. Tal força é necessária para o movimento de cadeia fechada elevar e abaixar o corpo, como levantar de uma cadeira, escalar e pular, e evitar que o joelho sofra um colapso na caminhada, corrida ou a aterrissagem de um salto. Ademais, o quadríceps fornece um sistema de retenção ativo para complementar a restrição passiva do joelho tal como o ligamento cruzado, que mantém o côndilo femoral na posição de platô da tíbia.

Sabe-se que um dos músculos do quadríceps, o reto femoral, atravessa o quadril e é tanto um flexor como um extensor. Lembrando dos dois conjuntos musculares, esperaremos que esses músculos se tornem mais ativos como extensores do joelho se o quadril estiver na posição estendida, levando o reto femoral a aplicar o máximo de torque na extensão do joelho. Esse efeito pode ser observado quando um sujeito sentado apresenta dificuldade em estender o joelho contra a resistência; se o sujeito se inclinar para trás para colocar um estiramento no reto femoral, o aumenta da força na extensão do quadril se torna válido.

Ao mesmo tempo, pensava-se que o vasto medial fosse responsável por pelo menos 20° a 30° de extensão. Estudos EMG têm demonstrado, no entanto, que os quatro músculos do quadríceps são ativados precocemente em toda a amplitude do movimento.[82,90,91] Basmajian[92] et al.[83,93-99] encontraram que, embora o início da atividade EMG seja variável nos quatro músculos quando o joelho é estendido contra uma pequena ou nenhuma resistência, trabalhar contra resistência causa a ativação desses músculos. Como existem duas direções de fibras do vasto medial, existe uma distinção feita entre

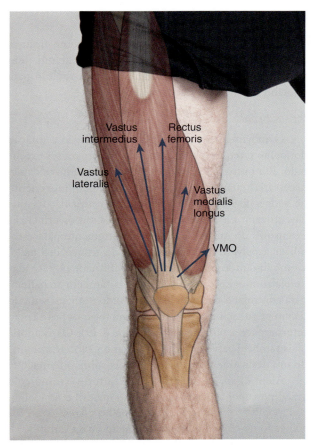

Figura 10.24 A tração do músculo do quadríceps estende o joelho. O VMO fornece estabilidade lateral para a patela na extensão terminal.

a fibra mais longitudinal e a oblíqua; essas seções são chamadas de vasto medial longo (VML) e vasto medial oblíquo (VMO), respectivamente.[82] A fibra superior longitudinal do VML é direcionada 15° a 18° medialmente a partir da sua inserção na patela no plano frontal, a fibra proeminente inferior do VMO é mais oblíqua direcionada para formar um ângulo de 50° a 55°.[82] Como o ângulo oblíquo da fibra muscular no VMO é incapaz de atuar como uma extensora efetiva, acredita-se que ela forneça estabilidade medial para a patela na extensão terminal.[82,83] Em um estudo mecânico com cadáveres, Lieb e Perry[82] descobriram que cada músculo do quadríceps, exceto o VMO, pode estender o joelho e que o vasto intermédio é o mais eficiente (exige o mínimo de força). Eles também encontraram que é impossível estender o joelho através da contração do VMO. O vasto medial oblíquo parece ter um importante papel em manter a patela deslizando entre os côndilos femorais (mecanismo de pista).[82,83] As forças dirigidas medialmente do VMO podem contrair as forças dirigidas lateralmente do vasto lateral, evitando o deslocamento da patela na incisura troclear.

Flexores do joelho

Existem vários músculos que atuam como flexores no joelho posterior. Esses músculos, no entanto, têm funções adicionais, que incluem promover rotação para o joelho durante atividades funcionais.

Isquiotibiais

O movimento de cadeia aberta da flexão e rotação do joelho e requer pouca força muscular para ser executado. Por outro lado, grandes forças desses músculos são necessárias quando eles atuam no joelho em movimento de cadeia fechada ou sobre as outras articulações que eles cruzam. Os músculos isquiotibiais são os principais extensores do quadril e contraem fortemente para estabilizar a pelve durante a extensão do tronco inclinado. Como discutido no Capítulo 8 e confirmado por atividade eletromiográfica, os isquiotibiais também trabalham para controlar a pelve no fêmur quando o sujeito sentado ou em pé se inclina para a frente para tocar os pés e então retorna para a posição vertical (Fig. 8.29). Os isquiotibiais também servem para estabilizar o joelho restringindo um deslizamento anterior da tíbia sobre o fêmur.[100]

Além disso, os isquiotibiais, o sartório e o músculo grácil possuem ações rotacionais no quadril e no joelho, e o poplíteo é um rotador do joelho. Após o pé ser colocado no chão durante a fase de apoio da caminhada, o joelho e o quadril devem rotar para permitir o movimento do corpo para a frente para apoiar o pé. A rotação é iniciada e controlada por esses músculos rotadores. Em atividades como correr, virar ou manter o balanço em uma base instável de apoio (como em um terreno irregular ou num barco), a força necessária desses músculos rotadores aumenta significativamente. Atividades realizadas na posição ajoelhada ou de cócoras (tais como jardinagem, soldagem, mineração ou jogar futebol americano) necessitam de grandes forças desses músculos para iniciar e controlar os movimentos do quadril e do joelho, incluindo a rotação na tíbia fixa em resposta a torções necessárias do tronco e membros superiores. Assim, lesões nos flexores do joelho, como tensões nos isquiotibiais, são mais comuns por causa das suas ações como rotadores ou como desaceleradores de movimento dos membros do que como flexores do joelho.

Poplíteo

Lembre-se de que o músculo poplíteo é o músculo que se encontra na região mais profunda na panturrilha e é dificilmente palpado ou estudado, embora seja um músculo pequeno e possua importantes funções. O modo como se insere distalmente na tíbia faz com que o músculo possua uma forma quase triangular, e sua inserção no ligamento medial colateral faz com que alguns anatomistas se refiram a este ele como tendão do músculo poplíteo (TMP)[87] ou complexo do tendão do músculo poplíteo (CTMP).[89] O poplíteo é classificado como um flexor do joelho, mas sua alavancagem é baixa para esse movimento. Basmajian e Lovejoy[101] encontraram a associação de atividade EMG máxima do poplíteo relacionada com o movimento de flexão do joelho de apenas 10 a 15%. Por outro lado, quando esses movimentos são realizados com uma rotação voluntária medial do joelho, a atividade do poplíteo aumenta para 40 a 70% de atividade máxima. Além do trabalho de Basmajian e Lovejoy, outros pesquisadores concordaram com os resultados de que o poplíteo não contribui substancialmente para a flexão do joelho.[48,89,102-104]

Mais do que contribuir significativamente para a flexão do joelho, o poplíteo parece ter uma dupla importância para iniciar o desbloqueio do joelho estendido e contribuir para a estabilidade posterolateral.[87,88,105] O ângulo oblíquo do músculo poplíteo fornece um alinhamento ótimo ao iniciar a rotação da tíbia para destravar o joelho estendido. Como a extensão terminal necessita de rotação lateral da tíbia no fêmur, o início da flexão do joelho requer a ação contrária da rotação medial da tíbia no fêmur; esta ação parece ser realizada pelo músculo poplíteo. Além disso, o poplíteo tem sido estudado por eletromiografia por Barnett e Richardson.[102] Os pesquisadores registraram várias atividades EMG do poplíteo quando o "joelho se dobrou" a partir da posição em pé. Quando o joelho se aproximou do ângulo reto, o poplíteo se tornou ativo e manteve esta atividade pelo tempo em que a posição agachada foi mantida; eles concluíram que uma vez que o peso do corpo tende a fazer com que os côndilos deslizem para a frente no platô da tíbia quando o corpo está em posição de agachamento, o poplíteo funciona para auxiliar na estabilização do

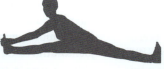

APLICAÇÃO PRÁTICA

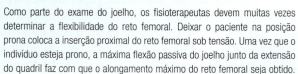

Como parte do exame do joelho, os fisioterapeutas devem muitas vezes determinar a flexibilidade do reto femoral. Deixar o paciente na posição prona coloca a inserção proximal do reto femoral sob tensão. Uma vez que o indivíduo esteja prono, a máxima flexão passiva do joelho junto da extensão do quadril faz com que o alongamento máximo do reto femoral seja obtido.

Os clínicos devem, entretanto, ter certeza de manter um alinhamento frontal neutro do quadril durante esta extensão, uma vez que o movimento do quadril em abdução reduz o alongamento na inserção do músculo proximal na espinha ilíaca anteroinferior e permite o movimento do joelho com maior flexão, dando ao profissional uma falsa avaliação.

ligamento cruzado posterior do joelho. A partir desses estudos, outros têm confirmado os achados iniciais e demonstrado por meio de seus próprios estudos que o poplíteo é um importante estabilizador ativo do joelho posterolateral.[39,87,105,106] Lembre-se de que o LCP se insere no côndilo medial do fêmur, enquanto o poplíteo se insere no côndilo lateral. Essa ação do poplíteo, entretanto, é um importante auxílio para o ligamento cruzado posterior na prevenção de um deslizamento para a frente dos côndilos na sustentação do peso corporal durante a flexão dos joelhos. Uma última responsabilidade que tem sido atribuída ao músculo poplíteo é o fornecimento de informação cinestésica durante a atividade funcional.[89] Considerando que o músculo poplíteo possui uma inserção que aproxima o ligamento colateral, existe a hipótese de que este músculo é capaz de responder rapidamente quando o ligamento colateral é estressado para proteger as estruturas do joelho como o menisco lateral.[89] Essa hipótese é baseada, em parte, no fato de que o poplíteo possui um número maior do que a média de fusos musculares; esse fato é importante, pois pensa-se que pequenos músculos que possuem uma grande densidade de fusos musculares fornecem informação proprioceptora ao sistema nervoso central quando eles estão estruturados paralelamente a grandes músculos que possuem baixa concentração de fusos musculares.[107]

Músculos monoarticulares e biarticulares atuantes no joelho

Apenas cinco dos músculos que atuam no joelho são músculos monoarticulares: os três vastos, o poplíteo e a cabeça curta do bíceps da coxa. Os músculos restantes cruzam ambos o quadril e o joelho (reto femoral, sartório, grácil, semitendíneo, semimembranáceo, cabeça longa do bíceps da coxa e o trato iliotibial do tensor da fáscia lata), ou o joelho e o tornozelo (gastrocnêmio). Assim, os movimentos ou posições do quadril e tornozelo influenciam a amplitude de movimento que pode ocorrer no joelho, bem como as forças que esses músculos biarticulares podem gerar (insuficiência passiva e ativa).

Devem existir importantes razões pelas quais o joelho possui principalmente músculos biarticulares. Os músculos monoarticulares funcionam em sinergia com os agonistas biarticulares.[108] Por exemplo, a porção vasto do quadríceps é ativada quando o reto femoral também trabalha para estender o joelho. Entretanto, quando o braço do momento do grupo muscular monoarticular encurta com a extensão do joelho, a sua produção de força é reduzida, mas o reto femoral continua trabalhando, uma força adicional pode ser empregada no joelho colocando o quadril em uma maior extensão, fazendo assim o alongamento do músculo na inserção proximal.

Ao utilizar a musculatura monoarticular a eficiência é menor, necessitando de maior atividade muscular e, portanto, mais energia para a estabilidade durante os movimentos funcionais.[108,109] Por exemplo, se o músculo biarticular, como o reto femoral trabalha durante a atividade de levantar de uma cadeira, ocorre o encurtamento na extremidade distal e o alongamento na extremidade proximal. Assim, a mudança de comprimento não é tão grande como seria para os músculos biarticulares realizarem cada atividade. Utilizar os músculos biarticulares gera trabalho positivo produzido em uma extremidade, enquanto o trabalho negativo é produzido no lado oposto, reduzindo assim as necessidades energéticas.[110] Se apenas os músculos monoarticulares forem utilizados, então mais trabalho será necessário para realizar o mesmo movimento.

Músculos monoarticulares em geral produzem movimento em apenas um plano. Por exemplo, o vasto intermédio produz a extensão do joelho. Por outro lado, músculos biarticulares também produzem um componente transverso.[111] Os músculos monoarticulares são normalmente utilizados para produzir força enquanto os músculos biarticulares determinam a direção do movimento.[112] Como discutido nos capítulos anteriores, nosso sistema muscular é uma redundância; existem mais músculos disponíveis para realizar uma ação do que os necessários para o movimento. Essa redundância, entretanto, é importante, pois leva o corpo a realizar atividades funcionais de modo eficiente. Estudos têm demonstrado que o músculo biarticular tem uma grande ativação quando é encurtado simultaneamente em seus sítios de inserção; seu nível mínimo de ativação ocorre quando ambas as inserções terminais são alongadas; e a ativação moderada quando um sítio de inserção é alongado enquanto o outro é encurtado.[108] Quando um membro multiarticular como o membro inferior se move, o movimento mais eficiente ocorre com o encurtamento do músculo biarticular em uma posição de inserção enquanto a posição oposta é encurtada; tais atividades são comuns de ocorrerem durante os movimentos funcionais. Se nos basearmos apenas nos músculos monoarticulares para fornecer energia para o movimento, as atividades irão necessitar de muito mais energia e serão menos eficientes.[111,113] Para um músculo monoarticular realizar atividade funcional, não apenas vários outros músculos também irão trabalhar para permitir que isso aconteça, mas será necessário muita energia e controle para determinar a exata performance muscular necessária para cada tarefa. Felizmente, nossos músculos biarticulares controlam nossos movimentos por nós; assim como fornecem a produção de torque em uma articulação, eles também simultaneamente reduzem a produção de torque em outra articulação.[114]

Em atividades funcionais normais, os músculos biarticulares raramente são utilizados para as articulações de modo simultâneo, especialmente durante movimentos que necessitem fazer força. Com frequência, a ação dos músculos biarticulares é impedida pela resistência da gravidade na articulação ou a contração de outros músculos, proporcionado estabilidade para a articulação e, assim, o músculo agonista pode produzir a função articular ótima desejada. Se os músculos biarticulares forem muito encurtados sobre ambas as articulações ao mesmo tempo e completarem a amplitude em tais articulações, eles teriam que encurtar uma grande distância e rapidamente perderiam a tensão à medida que o encurtamento ocorre; como você deve lembrar, isso é baseado no princípio do comprimento-tensão. Ainda, se um músculo biarticular encurta em ambas as extremidades, nenhuma articulação que o atravessa é capaz de alcançar o movimento total porque a ativação ineficiente do músculo impede que tal posição ocorra. As duas articulações que o músculo cruza normalmente alongam o músculo na direção de uma articulação enquanto encurta na direção da outra. Esse evento é importante, uma vez que permite que o músculo se mantenha no comprimento-tensão favorável. Considerando que existem vários músculos biarticulares cruzando o joelho, é importante a identificação de como cada músculo se relaciona com essas articulações na realização das funções no joelho. A ação dos músculos biarticulares é considerada um movimento de combinações em sequência.

Flexão do joelho combinada à extensão do quadril

Se o sujeito é colocado em pronação ou permanecer ereto e flexionar o joelho enquanto estende o quadril, os músculos isquiotibiais devem encurtar-se sobre as duas articulações simultaneamente, e a dificuldade pode ser observada para completar a flexão do joelho. Algumas pessoas se queixam de cãibra no músculo posterior da coxa quando realizam esse movimento. Todos os indivíduos perdem força rapidamente à medida que a flexão do joelho ocorre enquanto o quadril é estendido. A amplitude útil de excursão quase se esgota em decorrência do fator comprimento-tensão; os músculos multiarticulares, como os isquiotibiais, impedem a completa extensão do joelho e ao mesmo tempo estendem o quadril em razão da insuficiência ativa dos isquiotibiais.

Outro elemento que contribui para a limitação da excursão completa dos isquiotibiais é a incapacidade do reto femoral (que está sendo estirado sobre o quadril e o joelho ao mesmo tempo) de se alongar o suficiente. Esta incapacidade de colocar o quadril em total extensão e o joelho em flexão ocorre por causa da insuficiência passiva do reto femoral. Se o reto femoral é comprimido e o sujeito é colocado na posição prona com os joelhos flexionados passivamente, o quadril se moverá em flexão para acomodar o alongamento do reto femoral a menos que o quadril seja passivamente estabilizado antes da aplicação do estiramento.

Extensão do joelho combinada à flexão do quadril

A elevação da perna reta pode ser realizada em uma posição de decúbito dorsal ou em pé. A elevação da perna reta (EPR) conta com o movimento do quadril em flexão enquanto mantém o joelho estendido. Como o quadril se move através desse deslocamento, o indivíduo atinge um ponto no qual se o movimento do quadril continuar, os joelhos flexionarão. Durante a maior parte do tempo, a dificuldade de manter o movimento ocorre a partir da insuficiência passiva dos isquiotibiais; os isquiotibiais não possuem a capacidade para promover alongamento suficiente para fazer com que o movimento continue. Com menor frequência, o músculo reto femoral não é capaz de continuar o encurtamento junto ao quadril e ao joelho, assim o movimento do quadril para ou o joelho flexiona para permitir a contração do reto femoral no quadril. Neste caso, a atividade insuficiente do reto femoral evita a flexão completa do quadril e o movimento de extensão dos joelhos. O clínico deve ser capaz de identificar a razão de a linha reta da perna não ser alcançada pela realização do movimento passivo da flexão do quadril, primeiro com o joelho estendido e então com o joelho flexionado; não apenas o movimento deve ser substancialmente maior com o joelho flexionado, mas a força de resistência passiva na elevação da perna reta deve ser palpada quando a interferência do isquiotibial na flexão do quadril é a causa da redução da EPR. Se o levantamento da perna reta for limitado pela inflexibilidade do músculo, contratura articular (i. e., 30°), ou espasticidade, o comprimento do passo normal é diminuído na marcha. O paciente é limitado a passos curtos e geralmente marcha com os joelhos flexionados. A marcha será discutida no Capítulo 12.

Flexão dos joelhos combinada à flexão do quadril

Felizmente, a flexão do quadril com os joelhos estendidos ou a extensão do quadril com os joelhos flexionados não é uma posição funcional normal para os membros inferiores. Uma combinação mais funcional é a flexão dos joelhos com a flexão do quadril. Esta combinação proporciona o alongamento dos isquiotibiais sobre o quadril enquanto a flexão dos joelhos é realizada, resultando em relações favoráveis de comprimento-tensão e produção eficiente de torque. Durante o movimento de flexão quadril-joelho, os flexores do quadril e os isquiotibiais atuam em sinergia para proporcionar um movimento funcionalmente útil, enquanto em outras combinações de movimentos esses dois grupos musculares podem atuar como antagonistas. Nessa situação, os flexores do quadril fornecem uma posição de flexão que permite a suficiência ótima no funcionamento dos isquiotibiais.

Utilizamos esta combinação como vantagem durante a caminhada, corrida e atividades de salto. Este movimento sinérgico ocorre durante essas atividades e durante o balanço ou fase de sustentação do peso corporal para balançar e avançar os membros para a frente.

Extensão do joelho combinada à extensão do quadril

Outra combinação muito comum dos movimentos do quadril e joelho e produção de torque durante as atividades funcionais é na extensão do joelho combinada à extensão do quadril. Esta é uma combinação extremamente útil que ocorre em atividades como levantar-se da posição sentada, subir escadas, correr e saltar para impulsionar o corpo para a frente ou para cima. Esta posição de extensão do joelho, geralmente feita pela contração do quadríceps, permite que os isquiotibiais se alonguem sobre o joelho e atuem como extensores do quadril. Neste movimento, como na flexão do joelho com o quadril flexionado, uma porção eficaz da curva do comprimento-tensão é utilizada para o funcionamento ótimo do músculo.

Em movimento de cadeia fechada, a co-contração dos isquiotibiais e do quadríceps ocorre para elevar o corpo (utilizando a extensão dos joelhos e a extensão do quadril) ou abaixar o corpo (utilizando a flexão dos joelhos e a flexão do quadril). Quando uma pessoa fica de pé a partir da posição sentada em uma cadeira, o quadríceps realiza uma contração excêntrica para estender o joelho, e os isquiotibiais realizam uma contração concêntrica para estender o quadril. Quando a pessoa senta, contrações excêntricas de ambos os grupos musculares controlam a velocidade de flexão dos joelhos (quadríceps) e a flexão do quadril (isquiotibiais).

Flexão do joelho combinada à flexão plantar do tornozelo

O gastrocnêmio é capaz de realizar ao mesmo tempo tanto o movimento de flexão do joelho como a flexão plantar do tornozelo, mas se for tentada uma amplitude completa em ambas as articulações, o músculo precisa encurtar uma longa distância, e a tensão cai muito rápido. Assim como em outros músculos biarticulares, rapidamente enfrenta insuficiência ativa e é incapaz de flexionar completa e simultaneamente as articulações. Portanto, como extensor simultâneo do joelho com o quadril flexionado ou flexor do joelho com o quadril estendido, não é um movimento muito útil.

Extensão do joelho combinada à flexão plantar do tornozelo

O quadríceps estende o joelho, enquanto o gastrocnêmio e o sóleo flexionam plantarmente o tornozelo. À medida que o quadríceps estende o joelho, o gastrocnê-

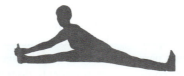

APLICAÇÃO PRÁTICA

A paralisação do músculo do quadríceps ocorre com o rompimento do nervo femoral decorrente de um tiro ou outro trauma. Nesses casos, a pessoa é incapaz de estender o joelho na posição sentada ou realizar a elevação da perna reta quando supinado. Quando a pessoa está pronada, o joelho pode ser flexionado e estendido por contração concêntrica e excêntrica dos músculos isquiotibiais.

Entretanto, várias compensações podem ser utilizadas por esses indivíduos, o que permite que andem de forma segura sem perceberem os membros. O momento a partir do quadril pode ser utilizado para esticar o joelho na caminhada. O grande problema que o indivíduo sem a atividade do quadríceps enfrenta é preservar o joelho da torção quando o peso é colocado sobre a extremidade da fase de suporte de marcha. Uma compensação bastante eficiente é utilizar o glúteo máximo para estender o joelho no movimento de cadeia fechada. Isso ocorre na fase de apoio da caminhada no momento da sequência da batida do calcanhar (contato inicial). Algumas pessoas desenvolvem tal força e controle do joelho com o glúteo máximo, que podem evitar a torção do joelho quando estão na posição de pé, mesmo se um impulso forte na parte de trás do joelho é aplicado. Quando mais forças são necessárias, como subir escadas, a mão do lado do quadríceps fraco é utilizada para puxar a coxa anterior. Isso pode ser feito de forma casual e passar despercebido pelos outros. Alguns indivíduos desenvolvem uma forma de marcha com apoio da mão no joelho utilizando o glúteo máximo junto à mão para manter o fraco joelho estendido. Levantar da cadeira normalmente pode ser acompanhado da perna não envolvida e pelas mãos empurrando os braços da cadeira, se necessário. Uma compensação muito discreta vista com frequência na caminhada é uma leve inclinação do quadril para a frente; esse movimento coloca o centro da gravidade de CBT na frente do eixo do movimento dos joelhos no plano sagital, assim a força do músculo quadríceps não é necessária para manter o joelho estendido. A força de hiperextensão resultante desse movimento é limitada pela cápsula posterior, LCP, e os músculos isquiotibiais. Infelizmente, a hiperextensão dos joelhos ocorre como resultado dessa aplicação repetida da força posterior e do aumento de estresse articular.

Em geral, uma órtese (suporte) é a melhor alternativa para reduzir o risco do desenvolvimento eventual de luxação dos ligamentos e deformação óssea por meio de repetidas forças de hiperextensão. Embora a necessária postura de inclinação para a frente para realizar a marcha seja rápida, com o tempo pode causar dor nas costas.

mio torna-se alongado sobre o joelho, e resultam ótimas condições para a flexão plantar do tornozelo. Esta combinação funcional é vista normalmente, por exemplo, ao elevar-se na ponta dos pés, correr e saltar. Mais uma vez, a relação sinérgica entre os músculos fornece boa suficiência para a realização do movimento funcional de forma mais eficiente.

Forças articulares

Mesmo em atividade normal, as superfícies articulares do joelho suportam forças que excedem muitíssimo o peso corporal e com isso os indivíduos estão sujeitos a microtraumas e suas consequências degenerativas.[115] Durante o exercício de cadeia aberta a extensão de joelho isométrica máxima foi calculada por Smidt[146] para a produção da força de compressão tibiofemoral de 1,6 vezes o peso corporal quando o joelho está estendido e 3 vezes o peso corporal quando o joelho está na posição de 60°. Respostas inflamatórias sintomáticas podem ocorrer quando essas forças são acompanhadas por uso excessivo do joelho (p. ex., jardinagem, corrida ou colocação de telhado) e por hipermobilidade ou hipomobilidade de estruturas articulares do pé ou da coluna, as quais solicitam movimentação ou estabilização do joelho durante a sustentação do peso corporal.[115] Por exemplo, a pronação excessiva no tornozelo produz aumento na rotação medial da tíbia e esforços repetitivos anormais das estruturas articulares no tibiofemoral e femoropatelar.

Forças da articulação tibiofemoral

O vetor do peso corporal para entre os joelhos quando se está na posição de pé, e cada platô tibial possui uma força compressiva de 45% do peso corporal (30,6 kg em uma pessoa de 67,5 kg) (Fig. 10.25A). Em apoio unilateral, no entanto, a força compressiva aumenta para cerca do dobro do peso corpóreo. Em pé, a força compressiva é igualmente distribuída sobre a superfície de sustentação do peso da tíbia.[2] O joelho suporta o peso da coxa, CBT, e a extremidade oposta. Esse peso atua por meio de um centro de gravidade que fica ligeiramente mais alto que S_2 e projeta-se na base de suporte, quando o corpo na fase de apoio em uma só perna, a linha de gravidade passa no lado medial do joelho causando um impulso varo (Fig. 10.25B). Essas forças compressivas tibiofemorais aumentam com o ato de subir a escada, pular e ficar de cócoras. Durante uma caminhada normal, a força de compressão tibiofemoral chega a quatro vezes o peso corporal, com a maioria dessa força (60%) gerada no compartimento medial.[117] Talvez essa seja a razão pela qual o côndilo tibial tem cerca de três vezes mais cartilagem articular de contrapartida lateral.[118] A força do peso é contrabalanceada por forças dinâmicas e estáticas do trato iliotibial. Forças dinâmicas ocorrem no quadril e joelho no apoio unilateral através das fixações dos músculos glúteo máximo e tensor da fáscia lata. A tensão do trato IT pode ser palpada na coxa lateral à tíbia quando a pessoa fica de pé sobre uma perna.

Como o joelho se movimenta da extensão para a flexão, tensões de corte são aplicadas à articulação tibiofemoral, especialmente no movimento da extensão completa em cerca de 90° de flexão.[119] O menisco auxilia na absorção de alguma das forças aplicadas ao joelho e dissipam a força sobre uma grande área. Entretanto, as restrições contra as forças de tensão encontradas pelo joelho são dos músculos e do ligamento cruzado. O ligamento cruzado anterior fornece proteção contra o movimento para a frente da tíbia no fêmur. Quando o joelho está flexionado a 90°, os isquiotibiais são capazes de contribuir nessa tarefa. Por outro lado, o ligamento cruzado posterior restringe a força de tensão no final da faixa do movimento posterior tibial no fêmur e o quadril auxilia o LCP. Nesse ponto do movimento, as forças de tensão ocorrem dependendo se o joelho está sustentando ou não o peso corporal. Na condição de sustentar o peso corporal, o estresse no LCA diminui progressivamente de 0° a 90°.[120] Recentes estudos mostraram que o pico de tensão no LCA ocorre de modo similar nas atividades CCA e CCF (Fig. 10.26), mas aumenta a resistência durante o exercício CCA somada à tensão LCA enquanto não ocorre no peso adicional durante a CCF.[121]

Anormalidades que alterem o torque do peso ou o trato iliotibial causam movimento de força articular central medial ou lateral para produzir uma distribuição desigual das forças de compressão.[2] As áreas que recebem pressão fisiológica excessiva ao longo de muitos anos podem desenvolver dor, destruição da cartilagem e osteoartrite. As condições podem alterar as forças ou o braço do momento para produzir esses problemas que incluem a paralisia do músculo tensor da fáscia lata; encurtamento do trato iliotibial; obesidade; geno varo ou valgo; encurtamento traumático ou cirúrgico da cabeça do fêmur; pronação excessiva do pé; ou alterações no alinhamento do fêmur, tíbia ou por fraturas no pé.

Um exemplo de causas biomecânicas no desenvolvimento de patologia da articulação do joelho pode ser observado na obesidade.[125] À medida que o ganho de peso aumenta, pode-se ver que o indivíduo desvia o tronco cada vez mais no sentido lateral a cada passo dado na caminhada. Se você se lembrar das informações do Capítulo 9, lembrará que a manobra diminui a força que os músculos abdutores do quadril precisam gerar para equilibrar o peso aumentado. O tensor da fáscia lata é um desses músculos abdutores do quadril, assim sua contribuição para a neutralização da força de compressão no joelho é diminuída (Fig. 10.25). Além disso, o excessivo desvio lateral do tronco faz com que a força do peso se mova do lado medial do joelho para o lado lateral,

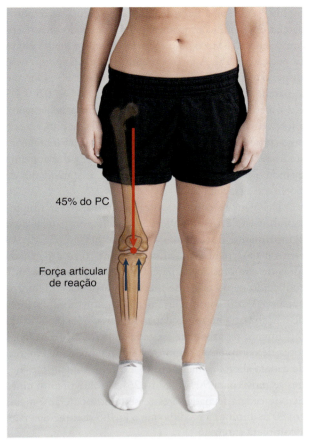 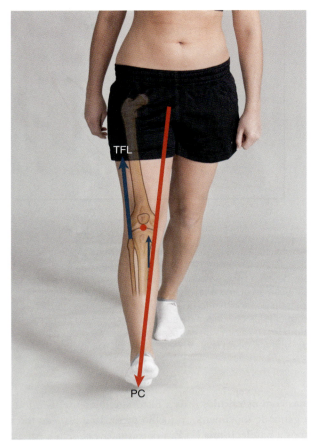

Figura 10.25 As forças de reação do joelho localizam-se na articulação central na posição em pé e se move medialmente na caminhada ou corrida. A) A força de reação articular na posição em pé bilateral passa pelo centro de articulação do joelho. B) Durante a sustentação unilateral do peso corporal, como na caminhada ou corrida, a força de reação articular move-se medialmente junto com a articulação do joelho e cria o estresse em varo no joelho, aumentando a pressão da articulação medial.

com a força de reação articular movendo-se também no sentido lateral. Isso produz uma distribuição assimétrica das pressões condilares com excesso de pressão sobre os côndilos laterais e o impulso vago. Com o tempo, essas forças anormais podem levar a uma deformidade nos joelhos batendo, desgaste e destruição de cartilagem e menisco e osteoartite.[2]

Forças da articulação femoropatelar

Um dos objetivos de uma polia é mudar o sentido ou a força de um ângulo. A patela pode ser considerada uma polia para o quadríceps uma vez que muda o ângulo de sua força. Observando a Figura 10.27, parece não ser significante a mudança de ângulo de tração criado pela patela,

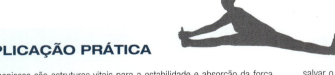

APLICAÇÃO PRÁTICA

Os meniscos são estruturas vitais para a estabilidade e absorção da força nos joelhos. Foi comprovado que o menisco fornece cerca de 45% da capacidade de absorção da força nos joelhos.[122] Se o menisco é removido, o estresse nos joelhos aumenta de duas a três vezes do nível normal.[123] Vários investigadores têm apresentado evidências consistentes indicando uma mudança osteoartrítica eventual no joelho após meniscectomia parcial ou total.[23,124] Essa informação faz sentido, quando os cirurgiões procuram salvar o máximo possível de um menisco lesionado. O reparo artroscópico é muito comum hoje em dia após uma lesão no menisco. Os clínicos que tratam esse paciente pós-operatório devem ter muito cuidado com o processo de cicatrização do tecido e saber qual a amplitude do movimento para tomar medidas de proteção para a cura do menisco, especialmente durante as primeiras semanas de recuperação.

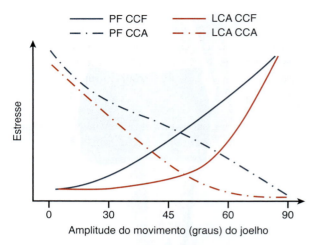

Figura 10.26 Tensão de cisalhamento no LCA e estresse na articulação femoropatelar nos movimentos CCA e CCF. As atividades de sustentação do peso corporal fornecem menos estresse ao LCA e à articulação femoropatelar na primeira metade do movimento do joelho a partir da extensão, enquanto as atividades de sustentação do peso corporal oferecem o mínimo de estresse para essas estruturas durante a metade final do movimento de flexão do joelho.

mas com os cálculos reais a história é diferente. Em toda a gama de movimento, o joelho perde 15 a 30% de força após a **patelectomia**.[126] Em outras palavras, sem a patela, o quadríceps precisa trabalhar de 15 a 30% mais para realizar a mesma quantidade de força de quando com a patela intacta. Como a patela se insere tanto no tendão do quadril como no ligamento patelar, torna-se presa quando o quadríceps contrai. Essas duas forças puxam a patela em sentidos opostos criando uma força de compressão da patela contra o fêmur (Fig. 10.28). Com o joelho estendido, a força resultante é pequena porque as forças do tendão e do ligamento estão quase em linha reta (Fig. 10.28). Quando o joelho é flexionado, a força resultante torna-se grande e pode facilmente exceder a força do músculo. Como o ângulo da força do joelho aumenta, a força de reação dentro da articulação femoropatelar também aumenta porque o comprimento do vetor se torna maior (Fig. 10.28B e C).

Smidt[116] calculou a força de reação na articulação femoropatelar em contrações isométricas máximas do quadríceps como sendo 0,8 vez o peso corporal quando o joelho estava na posição de 15°. A força aumentou para 2,6 vezes o peso corporal quando o joelho estava no ângulo de 90°. Durante a marcha na horizontal, as forças de reação são 0,5 a 1,5 vez o peso corporal.[119] Quando se faz um agachamento, a força de reação conjunta aumenta de sete a oito vezes o peso corporal.[119] Não é de se admirar que os pacientes com síndrome de dor femoropatelar relatem que a dor aumenta quando eles sobem e descem escadas e nas atividades de ajoelhar e agachar.

Da maneira como acontece com o estresse tibiofemoral, existe estresse na articulação femoropatelar com o movimento do joelho em toda a sua amplitude. O estresse da articulação femoropatelar ocorre a partir da força de compressão da patela no fêmur; isso também é conhecido como força de reação da articulação femoropatelar. Assim como a articulação tibiofemoral, a força de reação também muda dependendo se o joelho está em movimento de atividade de cadeia aberta ou fechada. A força de compressão femoropatelar na atividade cinética de cadeia aberta é maior em 0° e diminui quando o joelho se move para 90° (Fig. 10.26); no movimento cinético de cadeia fechada, o estresse femoropatelar é maior em 90° e diminui à medida que o joelho se direciona para a completa extensão.[127]

Lembrando da discussão anterior e da Figura 10.15 que mostra o joelho em toda a sua amplitude de movimento, o contato total entre a patela e o fêmur também varia. Isto é importante porque como a pressão de empurrar a patela no fêmur aumenta, a área de contato também tende a aumentar. Com uma grande área recebendo essa força de reação articular, a patela e o fêmur são capazes de tolerar esse aumento do estresse. A proporção da força de reação articular e a área de contato é a **pressão de contato**. Assim, embora a força de reação articular aumente com o aumento da flexão do joelho em 90°, a pressão de contato permanece manejável através da articulação femoropatelar desde que o contato com a área entre a patela e o fêmur também aumente.

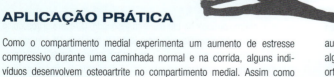

APLICAÇÃO PRÁTICA

Como o compartimento medial experimenta um aumento de estresse compressivo durante uma caminhada normal e na corrida, alguns indivíduos desenvolvem osteoartrite no compartimento medial. Assim como a cartilagem desgasta ao longo do tempo e a força compressiva medial permanece, ocorre um estresse em varo exagerado no joelho, criando um ciclo de aumento de desgaste e rompimento no compartimento medial com aumento de aplicação do estresse em varo. Os cirurgiões podem oferecer algum alívio por meio de correções cirúrgicas curtas utilizando aparelhos ortopédicos para reduzir o estresse no comportamento medial. Essas órteses são aplicadas nos sapatos como uma órtese de pé ou ao joelho como uma joelheira articulada. Além disso, exercícios terapêuticos para aumentar a força muscular dos grupos musculares envolventes podem ser benéficos.

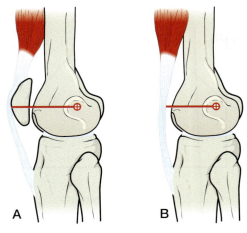

Figura 10.27 Sistema de polia da patela e do quadríceps. **A)** Com a patela, o braço de alavanca do quadríceps é grande. **B)** Quando a patela está ausente, o braço do momento do quadríceps reduz de forma significativa, causando uma redução na força potencial fornecida pelo quadríceps.

Torque dos músculos que atuam no joelho

Uma vez que a força muscular aplicada ao joelho cria arcos de movimento, a força criada é torque. A força torque aplicada ao joelho é substancial. O grupo muscular do quadríceps produz torque equivalente a um ou três vezes o peso corporal durante a caminhada, quatro vezes o peso corporal durante o subir uma escada e cinco vezes o peso corporal durante uma atividade de agachamento.[128]

Torque do quadríceps femoral

Os primeiros pesquisadores que utilizavam medições isométricas descobriram que o torque máximo dos extensores do joelho atingia um máximo a cerca de 60° de flexão e diminuía com a extensão adicional do joelho.[129-131] Estudos realizados mais tarde utilizando contração isocinética concêntrica também mostraram que o ângulo no qual ocorre o pico do torque permanece constante entre 50° e 60° de movimento quando correções do efeito da gravidade (peso dos membros) são feitas.[132]

Relembre os Capítulos 2 e 3, em que a força muscular é em grande parte determinada pelo comprimento

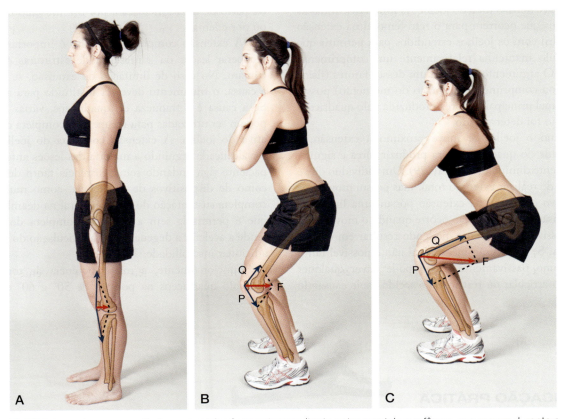

Figura 10.28 A força de compressão femoropatelar é um vetor resultante entre a patela e o fêmur, que ocorre durante a atividade do quadríceps, à medida que o quadríceps puxa a patela no sentido superior e o tendão do quadríceps puxa a patela a partir do sentido oposto. **A)** Na posição em pé, ocorre pouca força do vetor resultante. **B)** Em um agachamento parcial, a força do vetor resultante produzida pelo músculo do quadríceps e tendão do quadríceps aumenta, aumentando também a compressão da patela contra o fêmur. **C)** Existe uma significativa força do vetor resultante empurrando a patela contra os côndilos femorais quando o indivíduo se agacha em 90°.

fisiológico e o comprimento do braço do momento. O quadríceps é capaz de manter cerca de 90% da força máxima a partir de 80° para 30° de flexão[116] (Fig. 10.29); é uma grande amplitude de movimento para esse grupo muscular manter tão alto nível de força. Como ele faz isso? A força do quadríceps é otimizada por meio da utilização da combinação dos princípios de força de comprimento fisiológico e comprimento do braço do momento. Com o joelho em 80° enquanto o quadríceps fornece altos níveis de força, existe uma relação favorável comprimento-tensão no músculo vasto; combinada com esse fator, a mudança ocorre no comprimento do braço do momento da patela, assim como continua através do joelho, ocorre uma variação de movimento que permite que o quadríceps melhore sua força à medida que o joelho é estendido. Quando o joelho é completamente flexionado, a patela fica no sulco intercondilar e junto do eixo de movimento, e o reto femoral e os músculos biarticulares mantêm os níveis de força. À medida que o joelho é estendido, a patela se move para fora do sulco até atingir uma distância máxima do braço do momento aos 45° de flexão. Smidt[116] mediu as distâncias médias do braço do momento patelar de 3,8 cm aos 90° e de 4,9 cm aos 45°. A distância do braço do momento diminui para 4,4 cm na extensão total do joelho. Já foram discutidas as vantagens que ocorrem para o reto femoral na extensão do quadril com os joelhos estendidos para permitir que o músculo mantenha relativamente um comprimento estável. O argumento que cada um desses fatores (fisiológicos ou comprimento do braço do momento) possui como papel principal na força produzida pelo quadríceps ainda não foi determinado.

Como o joelho se move próximo à extensão, a capacidade do quadríceps para produzir força é significativamente diminuída (Fig. 10.29). Um indivíduo que é incapaz de realizar extensão total, mas possui movimento passivo completo na extensão possui uma limitação da extensão. Essa limitação ocorre quando o movimento total passivo está presente, podendo resultar em dor ou fraqueza. Se a extensão incompleta não é possível tanto ativa como passivamente, então pode haver qualquer restrição articular ou restrição do tecido mole causando

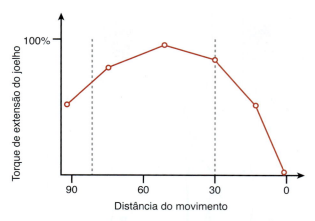

Figura 10.29 Baseado nos dados de Smidt.[116] O torque de extensão do joelho é mantido pelo menos em 90% em toda a amplitude do movimento do joelho de 80° a 30°. Como o joelho se aproxima da extensão completa, a capacidade do quadríceps de produzir força diminui.

o problema. A restrição articular pode ocorrer a partir da compressão do interior da cápsula da articulação ou de um bloco ósseo impedindo o movimento. Restrições no tecido mole são em geral causadas por cicatrizes em volta ou perto de uma articulação, por um músculo inflexível ou por edema.

A extensão completa do joelho é importante para recuperar lesões ou a presença de estruturas que restrinjam. No caso de limitação da extensão, se a dor é a causa, o tratamento deve ser instituído para aliviá-la. Se a causa é a fraqueza do quadríceps, várias técnicas podem ser utilizadas para recuperar a completa extensão ativa do joelho. A extensão completa do joelho deve ser alcançada seguindo a maioria das lesões antes que o paciente siga andando sem assistência tanto de órteses como de dispositivos de assistência, como muletas. A completa sustentação do peso corporal na deambulação, que é permitida sem a extensão completa do joelho, tende a acelerar a degeneração da articulação do joelho e adicionar instabilidade.[133-135]

Funcionalmente, a maior potência de torque do músculo quadríceps na posição de 50° a 60° coincide

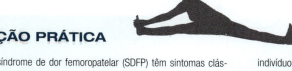

APLICAÇÃO PRÁTICA

Pacientes com síndrome de dor femoropatelar (SDFP) têm sintomas clássicos que incluem dor no joelho anterior ao subir escadas, ajoelhando, agachando e outras atividades nas quais ocorre um aumento da pressão entre a patela e o fêmur. Exercícios resistidos do quadríceps por meio de um completo arco de extensão do joelho podem ser impossíveis para esses indivíduos realizarem devido à dor. Reforçar o quadríceps deses pacientes com SDPF é um desafio frequente para os clínicos. Na maioria das vezes, o ganho de força ocorre inicialmente fornecendo resistência com o joelho na extensão e por meio de um curto arco de extensão terminal, os primeiros 20° de flexão, antes da patela se encaixar no sulco intercondilar femoral.

com uma necessidade de grandes torques na elevação do corpo, como levantar-se de uma cadeira e subir. Nessas atividades, uma linha perpendicular desde o centro de gravidade do corpo cai bem posterior ao eixo do joelho e, por esta razão, exerce um grande torque de resistência para o quadríceps contrabalançar (Fig. 10.30). Muito pouco torque do quadríceps é necessário para ficar na posição em pé.

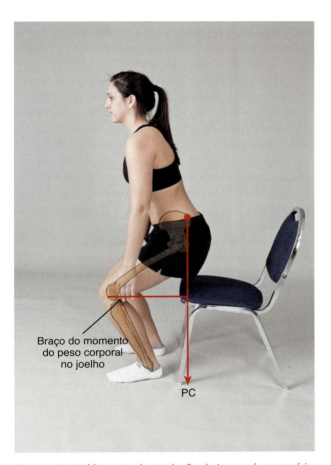

Figura 10.30 Uma grande produção de torque é necessária para o quadríceps levantar, a partir da posição sentada, em virtude do braço de momento do peso corporal.

Torque dos músculos flexores do joelho

A medição do torque isométrico máximo das curvas dos músculos isquiotibiais mostra que o torque máximo ocorre quando os músculos estão alongados tanto no quadril quanto no joelho (flexão do quadril e extensão do joelho), e que o torque mínimo ocorre quando o músculo contrai na posição encurtada de extensão do quadril e flexão do joelho. Esse fato não é novidade, uma vez que o quadríceps e os músculos biarticulares funcionam da mesma maneira, utilizando o princípio de comprimento-tensão. O fator comprimento-tensão parece ser predominante na produção de torque nos isquiotibiais mesmo apesar de haver alterações nas distâncias do braço do momento que ocorrem quando o músculo encurta. Smidt[146] encontrou distâncias médias do braço do momento para os flexores do joelho de 2,5 cm aos 90° de flexão, 4,1 cm aos 45° e 2,5 cm na extensão total. Uma redução no comprimento apesar das mudanças que ocorrem no braço do momento dos isquiotibiais pode fornecer argumento adicional para a ideia que a patela possui um importante papel na manutenção da alta força na potência dos quadríceps ao longo de um significativo conjunto de movimento. Funcionalmente, a necessidade para um grande torque na posição do joelho estendido-quadril flexionado ocorre em movimento de cadeia fechada quando os músculos isquiotibiais são o principal grupo muscular utilizado para elevar e baixar o peso do tronco e braços quando uma pessoa está se arqueando para tocar no solo ou se inclinando para a frente na posição sentada (ver Figs. 2.27 e 2.33).

Razões de torques dos isquiotibiais para o quadril

Os torques máximos dos músculos dos quadríceps são maiores do que os flexores do joelho.[137] Isso não é inesperado, porque os extensores do joelho possuem mais que o dobro da área de secção transversal dos flexores do joelho,[138] e os extensores do joelho têm uma distância mais longa do braço do momento do que os flexores.[116] O desequilíbrio de forças entre esses grupos

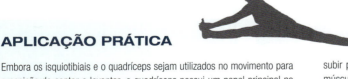

APLICAÇÃO PRÁTICA

Embora os isquiotibiais e o quadríceps sejam utilizados no movimento para a posição de sentar e levantar, o quadríceps possui um papel principal no movimento da extensão do joelho.[136] Um indivíduo que é incapaz de suportar o peso em uma perna por causa de uma lesão restringe a sustentação do peso corporal ou um indivíduo mais velho e que perdeu a força muscular como consequência da idade pode encontrar dificuldades para sentar na cadeira. Quanto mais inferior for o assento da cadeira, mais difícil para subir para a posição em pé. Os clínicos devem estar cientes da força do músculo quadríceps na transferência do sentado para o em pé e fornecer adaptações as quais podem ser necessárias para esses indivíduos que encontram dificuldades na realização de tais tarefas. Instruindo-os então a sentar em cadeiras mais altas pode ser uma maneira de evitar a dificuldade de levantar de uma cadeira em situações sociais.

musculares foi sugerido como a base de lesões, como distensões dos isquiotibiais. Os valores normativos para a relação isquiotibiais/quadríceps (torque máximo dos isquiotibiais dividido pelo torque máximo do quadríceps) são 0,60 para 0,69 aos 60°/s, aumentando para 0,85 a 0,95 aos 300°/s, não corrigidos quanto à gravidade.[139] Entretanto, quando corrigidos para a gravidade, a razão é mais baixa (i. e., 0,45 a 0,55) e não se altera com a velocidade.[132,140] Um estudo de 2006 comparou mulheres e homens jogadores de futebol e dividiram esses indivíduos em quatro grupos pré-adolescentes e adolescentes e homens e mulheres.[141] Nesse estudo, os homens mais maduros apresentaram uma maior percentagem de força nos isquiotibiais, enquanto as mulheres mais maduras possuíam maior força no quadríceps. As mulheres mais maduras possuem uma força maior no quadríceps razão para colocá-lo em risco de lesão LCA.[141]

Interação de músculos e ligamentos em função

Embora as estruturas estáticas ligamentares e capsulares do joelho possam limitar movimentos articulares passivos manuais, estas estruturas são incapazes de resistir a grandes forças. Forças finais aplicadas cronicamente também possuem efeito negativo sobre as estruturas estáticas. Por exemplo, a hiperextensão do joelho é o resultado comum e depende apenas das estruturas articulares passivas para suporte e estabilidade. Normalmente, tanto a contração dinâmica dos músculos quanto as forças estáticas dos ligamentos e a cápsula são usados para estabilizar o joelho. Os ligamentos e outros tecidos moles fornecem adicionalmente um sistema sensitivo para a propriocepção e cinestesia (ver Cap. 3), bem como a entrada para a produção de contração muscular de flexão para tirar a carga e proteger os ligamentos.[142-144]

Nos últimos anos, tem sido dada atenção para o ligamento cruzado anterior e seu papel na propriopercepção. A frequência de instabilidade progressiva e incapacidade após lesão e reconstrução de LCA tem direcionado a atenção na investigação das funções sensoriais dos ligamentos e tecidos articulares nos homens.[142,145-151]

Inervação sensorial e reflexos

Os ligamentos, a cápsula e outros tecidos moles do joelho são ricamente inervados com fibras nervosas sensitivas e receptores (ver Fig. 3.9). Mecanorreceptores foram encontrados nos ligamentos cruzados e colaterais, cápsula e revestimento sinovial e nas bordas externas dos meniscos.[152, 153] Reflexos a partir dos mecanorreceptores articulares para os músculos foram demonstrados em pacientes, incluindo facilitação dos isquiotibiais e inibição do quadríceps com carregamento no LCA.[154]

Há muito tempo, é sabido que o inchaço na cápsula articular produz inibição do músculo do quadríceps e um colapso súbito no joelho.[41,155-158] Essa inibição tem sido considerada de ser causada pela deformação dos mecanorreceptores nos ligamentos e cápsula. A injeção de apenas 60 mL de soro fisiológico dentro da cápsula articular produz uma redução de 30 a 50% da amplitude do EMG do músculo quadríceps.[152] Uma inibição secundária a um derrame articular é prejudicial para a recuperação da lesão.

Quando ocorrem lesões ao LCA, há uma diminuição nas capacidades proprioceptoras do indivíduo.[148,159] Clinicamente, Barrack, Skinner e Buckley mostraram um aumento de mais de 25% no limiar de propriocepção (do movimento passivo lento) em joelhos com rupturas completas do LCA em comparação com o joelho normal. Quando um ligamento articular é lesionado, existe um atraso na resposta a perturbações. Esses estudos indicam que um joelho deficiente de LCA é incapaz de reagir ao estresse dentro de um tempo seguro de resposta; uma vez que o indivíduo leva mais tempo para responder, ocorre um aumento no risco do joelho sofrer lesão.

Conexões estáticas e dinâmicas

Além dos elementos neurais, há importantes conexões locais entre as estruturas dinâmicas e estáticas que

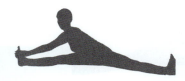

APLICAÇÃO PRÁTICA

Os clínicos sabem que a inervação recíproca melhora a força do músculo; se o músculo contrair, o músculo oposto relaxa. Entretanto, uma força aplicada ao músculo alcança melhores resultados quando ele está relaxado e o seu agonista contrai. Por exemplo, para forçar os isquiotibiais, mais flexibilidade é alcançada quando os isquiotibiais estão relaxados e o quadríceps contraído. Uma vez que os isquiotibiais são os principais músculos envolvidos ao encurvarmos a partir de uma posição ereta para tocar o chão, esta pode não ser a melhor forma para forçar os isquiotibiais. Muitos indivíduos, entretanto, utilizam esse movimento como exercício de flexibilidade. Os isquiotibiais são sentidos pelo próprio indivíduo que se estende, mas o indivíduo sente o músculo contraindo, não forçando. Os clínicos devem educar os pacientes que utilizam este método para "forçar" os isquiotibiais e fornecer alternativas – mais eficientes – e meios de fazê-lo.

foram descritas anteriormente neste capítulo. Essas interconexões incluem as numerosas inserções dos meniscos, o reforço da cápsula por ligamentos e retináculos, as extensas fixações de tecidos moles do semimembranáceo e trato iliotibial e a penetração da cápsula pelo músculo poplíteo.

Proteção muscular dos ligamentos

Algumas vezes, os músculos são utilizados naturalmente para proteger os ligamentos e outras vezes a situação é patológica. Um exemplo de proteção natural utilizando os músculos está na redução do estresse dos ligamentos durante a caminhada. Na fase final do balanço, os isquiotibiais contraem para desacelerar a perna que está oscilando e para reduzir o estresse do ligamento cruzado.

Os músculos também trabalham para auxiliar os ligamentos para fornecer suporte e estabilidade. Já foi discutida anteriormente a questão dos músculos do joelho medial e lateral auxiliarem os ligamentos medial e lateral e fornecer estabilidade ao estresse em valgo e varo, especialmente durante o apoio em uma perna só e nos movimentos. Como já mencionado, os isquiotibiais fornecem suporte extra contra o estresse da tíbia para a frente do fêmur e o auxílio do quadríceps no LCP na restrição do movimento da tíbia no fêmur. O poplíteo não apenas serve para iniciar o desbloqueio do joelho a partir de uma extensão, mas também é importante para estabilizar o joelho.[164] Quando o sóleo contrai durante a sustentação do peso corporal, o pé fixo permanece no lugar, mas a tíbia se move em sentido posterior, levando o joelho à extensão. O gastrocnêmio possui um importante papel no controle da extensão total do joelho e evita a hiperextensão.[84]

Em situações patológicas, quando os músculos substituem a ação ligamentar, há um aumento na contração muscular e um aumento do gasto energético. Indivíduos com a ruptura completa do LCA apresentam amplitudes significativas na EMG do gastrocnêmio medial e um início precoce da ativação dos isquiotibiais e do quadríceps.[165] Embora o tempo de reação voluntária para a proteção muscular do joelho seja lenta em várias situações esportivas, programas de reabilitação devem incluir um treinamento um momento de coordenação e treinamento muscular. A redução no tempo de reação dos isquiotibiais em indivíduos com lesão no joelho tem sido demonstrada em um programa de 12 semanas de coordenação dinâmica de cadeia fechada.[166] Apesar de os músculos não conseguirem fornecer produção durante as atividades rápidas esportivas, eles podem oferecer substituições suficientes para proteger o joelho durante as atividades diárias.

Resumo

Aparentemente, o joelho não parece ser muito complexo, formado pela tíbia, fêmur e patela, porém as articulações femoropatelar e tibiofemoral que fazem parte do complexo do joelho não são nada simples. Essas duas articulações trabalham juntas para criar o funcionamento do joelho, o qual é vital para a mobilidade do corpo. Muitos dos músculos que atuam no joelho são biarticulares, e são influenciados por outras articulações e suas posições. Uma vez que os membros inferiores realizam mais atividades de cadeia fechada, esses dois músculos biarticulares possuem uma grande influência não apenas no joelho e nas articulações que eles cruzam, mas na função de todo o movimento dos membros inferiores. A extensão final do joelho deve ser acompanhada de rotação da tíbia. A posição de cadeia aberta, a tíbia rota lateralmente no fêmur, e na sustentação do peso corporal, o fêmur rota medialmente na tíbia para alcançar a extensão total. Uma enorme força muscular atua no joelho para fornecer movimento e força. O quadríceps e os isquiotibiais fornecem a liberação de uma força significativa durante a corrida e um pulo em razão da sua organização e movimentos produzidos sincronicamente no joelho e quadril. A força de reação da articulação femoropatelar é gerada pelo músculo quadríceps puxando a patela em uma extremidade e puxando o ligamento patelar na outra extremidade. Essa força compressiva aumenta a flexão do joelho, mas a articulação é capaz de suportar essas forças por causa da sua densa cartilagem articular que cobre as superfícies e expande a área de contato da patela e fêmur com mudanças no movimento do joelho através da sua amplitude de movimento.

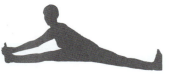

APLICAÇÃO PRÁTICA

Considerando que a preocupação inicial com relação ao processo de reabilitação após lesões do joelho é a de reduzir qualquer derrame que possa estar presente após a lesão ou cirurgia. O ganho de força substancial do quadríceps não é possível até que o derrame seja resolvido. Os clínicos devem concentrar esforços para resolver o problema do derrame antes de esperar o ganho de força na reabilitação. Além disso, os clínicos que lidam com pacientes que lesionaram o LCA devem focar na recuperação dos proprioceptores perdidos. A função da proprioceptor da articulação deve fazer parte do programa de reabilitação.[162,163]

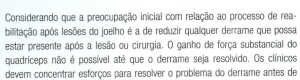

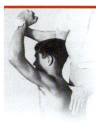

SOLUÇÃO DO CASO CLÍNICO

Como se observa, o teste de Cole realizado em Logan reproduziu a dor de Logan. O resultado do teste também indicou que Logan possui fraqueza no seu quadríceps, abdutores e extensores do quadril. Ele também possui restrição de flexibilidade nos seus isquiotibiais e no grupo muscular da panturrilha. Logan relatou dor na resistência da flexão aos 60° e 30°. Cole disse a Logan que ele possui a síndrome de dor femoropatelar, a qual é tratada com várias opções de reabilitação. Ele explicou a Logan que o objetivo é trabalhar para fortalecer o quadríceps sem causar dor. Cole desenvolveu um programa de exercícios com intervalos de movimento livres de dor usando uma combinação de exercícios de cadeia aberta e fechada para Logan. Cole também o instrui para realizar exercícios de flexibilidade.

Questões para discussão

1. Utilizando o cenário clínico e a solução dada, quantos graus de movimento Cole realizou em Logan durante os exercícios de cadeia aberta e cadeia fechada para colocar a menor quantidade de estresse na articulação femoropatelar? Se Logan sentiu dor em alguns exercícios de cadeia aberta e cadeia fechada, o que Cole fez para reduzir o estresse e dor que permitiu Logan realizar o exercício?

2. Se você for instruir Logan para reforçar os isquiotibiais, que tipo de força instruiria ele a fazer? Por que você escolheu este exercício? Seja específico em sua resposta. Quais são os pontos-chave necessários de se considerar para o reforço dos isquiotibiais?

3. Se você possui um paciente que é incapaz de estender completamente o joelho nos últimos 15°, mas é capaz de movimentar passivamente em extensão total, quais são as possíveis causas do paciente ser incapaz de estender o joelho completamente? Que tipo de atividades você pode dar a ele para auxiliar na realização desses últimos graus?

4. Se o polo inferior da patela de um indivíduo se acomoda cerca de 2,5 cm proximal da margem articular, o quanto isso afeta o joelho da pessoa?

5. Você força passivamente os músculos extensores do joelho de um indivíduo. Como você irá posicionar este indivíduo e qual força irá aplicar? Quais alinhamentos você deve utilizar para ter certeza de que está produzindo uma força ótima?

6. Você está trabalhando com um paciente com reconstrução do LCP. Quais movimentos de cinética de cadeia aberta e fechada você deve realizar no programa inicial de reabilitação? Explique a sua resposta.

7. Quando você estava em casa durantes as férias, seu avô se queixou da luta que foi sair da sua poltrona favorita. Você sabe que a poltrona favorita possui um assento muito baixo, grande e com uma almofada macia, e chega a encostar no chão. Que conselho você daria a ele para que conseguisse levantar da sua poltrona favorita com menos dificuldade?

8. Explique com suas palavras por que a tíbia rota lateralmente nos últimos graus de movimento quando um indivíduo realiza um movimento de extensão de cadeia aberta, mas quando o indivíduo permanece com os joelhos estendidos durante a sustentação do peso corporal, o fêmur rota medialmente na tíbia. Qual o impacto na função se este joelho for incapaz de se movimentar nesta rotação?

9. Um paciente que você está tratando possui a síndrome de dor femoropatelar. Durante a sua análise, você observa que ele possui o *genum recurvatum*. Baseado nesta observação, qual aspecto posterior da patela do indivíduo vai ser mais adequado para a palpação, e por quê?[167]

Atividades de laboratório

1. Nos ossos, identificar os seguintes reparos ósseos e determinar os que não são palpáveis.

Fêmur
Côndilos medial e lateral
Epicôndilos
Tubérculo adutor
Linha áspera
Linha supracondilar medial e lateral
Nó intercondilar
Superfície poplítea
Superfície patelar
Superfícies articulares distais

Tíbia
Côndilos medial e lateral
Platô tibial
Eminência intercondilar
Tuberosidade da tíbia
  borda anterior
  bordo interósseo
  superfícies articulares proximais

Fíbula
Cabeça, colo, diáfise

Patela
superfícies anterior e posterior

2. Enquanto sentado com o joelho flexionado, palpe em um colega de aula a patela, o bordo anterior da tíbia, a cabeça da fíbula, a tuberosidade da tíbia, os epicôndilos medial e lateral do fêmur e o côndilo lateral da tíbia. Localize medial e lateralmente o espaço articular entre a tíbia e o fêmur. Com o joelho estendido e o quadríceps relaxado, apreenda a sua patela e mova-a passivamente de um lado para o outro, e em um movimento para cima e para baixo da extremidade proximal para a distal. Mantenha o músculo do quadríceps completamente relaxado para realizar esta manobra. Descreva a quantidade relativa de movimento em cada sentido.

3. Com o colega na posição de pronação, flexione passivamente o joelho. Observe a amplitude e a sensação final. Faça o colega virar-se sobre um lado e peça a ele que flexione o quadril, e a seguir repita a flexão passiva do joelho. Por que há mais movimento quando o quadril é flexionado? Qual é a estrutura limitadora da flexão do joelho quando o quadril está flexionado e quando ele está estendido?

4. Peça ao seu colega que sente em uma cadeira. Observe a rotação terminal da tíbia sobre o fêmur quando o joelho é lentamente estendido. A seguir, observe o fêmur rotando internamente sobre a tíbia fixada à medida que o colega fica em pé lentamente.

5. Faça com que seu colega execute a rotação axial do joelho sentado em uma cadeira com o calcanhar tocando o solo. Observe e palpe o movimento dos maléolos medial e lateral e a seguir os côndilos tibiais. Repita a sua observação e palpação em outras quatro posições de flexão do joelho e então na completa extensão do joelho. Observe que à medida que o joelho é colocado mais no sentido da extensão, a rotação é menor, e quando o joelho está em extensão completa, a rotação axial do joelho é impossível. Tentativas levam à rotação do quadril. Explique por que essas mudanças na rotação axial disponível ocorrem.

6. Selecione um colega. Seguindo as descrições deste capítulo, palpe os músculos e tendões do joelho:

   Quadríceps femoral
   Bíceps femoral
   Semimembranáceo
   Semitendíneo
   Grácil
   Inserções proximais do gastrocnêmio
   Inserções distais do sartório e tensor da fáscia lata

7. Faça seu colega ficar em pé de maneira normal (relaxada) com os olhos diretos à frente (se o paciente olhar para baixo, a atividade muscular muda). Palpe os músculos do quadríceps e isquiotibiais durante as seguintes atividades. Observe se os músculos estão relaxados ou se têm uma contração leve ou forte:

   a. Em pé, relaxado, normal.
   b. Ao inclinar-se para a frente a partir dos tornozelos, retornar, e a seguir inclinar-se ligeiramente para trás.

c. Ao ficar em pé sobre uma perna.
   d. Com hiperextensão dos joelhos.
   e. Ao dobrar-se para a frente nos quadris para tocar o chão. Retornar a posição ereta.
   f. Ao efetuar uma flexão profunda do joelho (acocorar-se) e retornar.
8. Palpe os isquiotibiais e o quadríceps com o paciente sentado em uma cadeira, levantando-se devagar para a posição em pé, ereta, e a seguir retorne lentamente à posição sentada. Por que tanto o quadríceps quanto os isquiotibiais contraem-se quando o sujeito se levanta e senta? Que tipo de contração está ocorrendo no quadríceps no sentar e levantar?
9. Analise a atividade muscular do quadríceps e isquiotibiais no subir e descer escadas para a perna líder e a que segue.
10. Desenhe o ângulo Q no joelho do seu colega. Meça o ângulo com seu colega em posição de decúbito dorsal. Agora faça com que ele fique apoiado em apenas uma perna e meça novamente. Alguma coisa mudou? Explique.

Referências bibliográficas

1. Inman VT, Ralston HJ, Todd F. *Human Walking*. Baltimore: Williams & Wilkins, 1981.
2. Maquet PG. *Biomechanics of the Knee*. Berlin: Springer-Verlag, 1983.
3. Morrison JB. The mechanics of the knee joint in relation to normal walking. *Journal of Biomechanics* 3(1):51–61, 1970.
4. Louw QA, Manilall J, Grimmer KA. Epidemiology of knee injuries in adolescents: A review. *British Journal of Sports Medicine* 42(1):2–10, 2008.
5. Clayton RAE, Court-Brown CM. The epidemiology of musculocutaneous tendinous and ligamentous injuries. *Injury* 39(12):1338–1343, 2008.
6. Kapandji IA. *The Physiology of the Joints, Vol 2, Lower Limb*, ed 5. Edinburgh: Churchill Livingstone, 1987.
7. Kwak SD, Colman WW, Ateshian GA, Grelsamer RP, Henry JH, Mow VC. Anatomy of the human patellofemoral joint articular cartilage: Surface curvature analysis. *Journal of Orthopaedic Research* 15(3):468–472, 1997.
8. Carrillon Y, Abidi H, Dejour D, Fantino O, Moyen B, Tran-Minh VA. Patellar instability: Assessment on MR images by measuring the lateral trochlear inclination-initial experience. *Radiology* 216(2):582–585, 2000.
9. Fucentese SF, Schöttle PB, Pfirrmann CW, Romero J. CT changes after trochleoplasty for symptomatic trochlear dysplasia. *Knee Surgery, Sports Traumatology, Arthroscopy* 15(2):168–174, 2007.
10. Post WR, Teitge R, Amis A. Patellofemoral malalignment: Looking beyond the viewbox. *Clinics in Sports Medicine* 21(3):521–546, 2002.
11. Levine HB, Bosco JA, 3rd. Sagittal and coronal biomechanics of the knee: A rationale for corrective measures. *Bulletin of the NYU Hospital for Joint Diseases* 65(1):87–95, 2007.
12. Adam C, Eckstein F, Milz S, Putz R. The distribution of cartilage thickness within the joints of the lower limb of elderly individuals. *Journal of Anatomy* 193:203–214, 1998.
13. Shepherd DE, Seedhom BB. Thickness of human articular cartilage in joints of the lower limb. *Annals of the Rheumatic Diseases* 58(1):27–34, 1999.
14. Weckbach S, Mendlik T, Horger W, Wagner S, Reiser MF, Glaser C. Quantitative assessment of patellar cartilage volume and thickness at 3.0 tesla comparing a 3D-fast low angle shot versus a 3D-true fast imaging with steady-state precession sequence for reproducibility. *Investigative Radiology* 41(2):189–197, 2006.
15. Eckstein F, Winzheimer M, Hohe J, Englmeier KH, Reiser M. Interindividual variability and correlation among morphological parameters of knee joint cartilage plates: Analysis with three-dimensional MR imaging. *Osteoarthritis and Cartilage* 9(2):101–111, 2001.
16. Heegaard J, Leyvraz PF, Curnier A, Rakotomanana L, Huiskes R. The biomechanics of the human patella during passive knee flexion. *Journal of Biomechanics* 28(11):1265–1279, 1995.
17. Blaha JD, Mancinelli CA, Simons WH. Using the transepicondylar axis to define the sagittal morphology of the distal part of the femur. *Journal of Bone and Joint Surgery Am* 84(suppl 2):48–55, 2002.
18. Seedhom BB. Loadbearing function of the menisci. *Physiotherapy* 62(7):223, 1976.
19. Clark CR, Ogden JA. Development of the menisci of the human knee joint: Morphological changes and their potential role in childhood meniscal injury. *Journal of Bone and Joint Surgery Am* 65(4):538–547, 1983.
20. Fukuda Y, Takai S, Yoshino N, et al. Impact load transmission of the knee joint-influence of leg alignment and the role of meniscus and articular cartilage. *Clinical Biomechanics* 15(7):516–521, 2000.
21. Messner K, Gao J. The menisci of the knee joint: Anatomical and functional characteristics, and a rationale for clinical treatment. *Journal of Anatomy* 193:161–178, 1998.
22. MacConaill MA. The function of intra-articular fibrocartilages, with special reference to the knee and inferior radio-ulnar joints. *Journal of Anatomy* 66:210–227, 1932.
23. Aagaard H, Verdonk R. Function of the normal meniscus and consequences of meniscal resection. *Scandinavian Journal of Medicine in Science and Sports* 9(3):134–140, 1999.
24. Metcalf MH, Barrett GR. Prospective evaluation of 1485 meniscal tear patterns in patients with stable knees. *American Journal of Sports Medicine* 32(3):675–680, 2004.
25. Smith JP, III, Barrett GR. Medial and lateral meniscal tear patterns in anterior cruciate ligament-deficient knees: A prospective analysis of 575 tears. *American Journal of Sports Medicine* 29(4):415–419, 2001.
26. Krinksy MB, Abdenour TE, Starkey C, Albo RA, Chu DA. Incidence of lateral meniscus injury in professional basketball players. *American Journal of Sports Medicine* 20(1):17–19, 1992.
27. Chen L, Kim PD, Ahmad CS, Levine WN. Medial collateral ligament injuries of the knee: Current treatment concepts. *Current Reviews in Musculoskeletal Medicine* 1(2):108–113, 2008.
28. Grood ES, Noyes FR, Butler DL, Suntay WJ. Ligamentous and capsular restraints preventing straight medial and lateral laxity in intact human cadaver knees. *Journal of Bone and Joint Surgery Am* 63(8):1257–1269, 1981.

29. Papannagari R, DeFrate LE, Nha KW, et al. Function of posterior cruciate ligament bundles during in vivo knee flexion. *American Journal of Sports Medicine* 35(9):1507–1512, 2007.
30. Girgis FG, Marshall JL, Monajem A. The cruciate ligaments of the knee joint: Anatomical, functional and experimental analysis. *Clinical Orthopaedics and Related Research* 106:216–231, 1975.
31. Hoppenfeld S. *Physical examination of the spine and extremities*. East Norwalk, CT: Appleton-Century-Crofts, 1976.
32. McCluskey G, Blackburn TA. Classification of knee ligament instabilities. *Physical Therapy* 60(2):1575–1577, 1980.
33. McQuade KJ, Crutcher JP, Sidles JA, Larson RV. Tibial rotation in anterior cruciate deficient knees: An in vitro study. *Journal of Orthopaedic and Sports Physical Therapy* 11(4):146–149, 1989.
34. Shoemaker S, Daniel D. The limits of knee motion. In Daniel DM, Akeson WH, O'Connor JJ (eds): *Knee Ligaments: Structure, Function, Injury and Repair*, New York, 1990, Raven Press.
35. Chandler TJ, Wilson GD, Stone MH. The effect of squat exercise on knee stability. *Medicine & Science in Sports and Exercise* 21(3):299–303, 1989.
36. Clunie G, Hall-Craggs MA, Paley MN, et al. Measurement of synovial lining volume by magnetic resonance imaging of the knee in chronic synovitis. *Annals of the Rheumatic Diseases* 56(9):526–534, 1997.
37. Moore K. *Clinically Oriented Anatomy*. Baltimore: Williams & Wilkins, 2004.
38. Veltri DM, Warren RF. Anatomy, biomechanics, and physical findings in posterolateral knee instability. *Clinical Sports Medicine* 13(3):599–614, 1994.
39. LaPrade RF, Ly TV, Wentorf FA, Engebretsen L. The posterolateral attachments of the knee: A qualitative and quantitative morphologic analysis of the fibular collateral ligament, popliteus tendon, popliteofibular ligament, and lateral gastrocnemius tendon. *American Journal of Sports Medicine* 31(6):854–860, 2003.
40. van der Wees PJ, Lenssen AF, Hendriks EJ, Stomp DJ, Dekker J, de Bie RA. Effectiveness of exercise therapy and manual mobilisation in ankle sprain and functional instability: A systematic review. *Australian Journal of Physiotherapy* 52(1):27–37, 2006.
41. Stokes M, Young A. Investigations of quadriceps inhibition: Implications for clinical practice. *Physiotherapy* 70:425–428, 1984.
42. Herrington L, Al-Shammari RA. The effect of three degrees of elevation on swelling in acute inversion ankle sprains. *Physical Therapy in Sport* 7:175, 2006.
43. Hislop HJ, Montgomery P. *Daniels and Worthingham's Muscle Testing: Techniques of Manual Examination*, ed 7. Philadelphia: WB Saunders, 2002.
44. Ouellet R, Lévesque HP, Laurin CA. The ligamentous stability of the knee: An experimental investigation. *Canadian Medical Association Journal* 100(2):45–50, 1969.
45. Ross RF. A quantitative study of rotation of the knee joint in man. *Anatomical Record* 52:209, 1932.
46. Mossberg K, Smith LK. Axial rotation of the knee in women. *Journal of Orthopaedic and Sports Physical Therapy* 4(4):236–240, 1983.
47. Wilson DR, Feikes JD, Zavatsky AB, O'Connor JJ. The components of passive knee movement are coupled to flexion angle. *Journal of Biomechanics* 33(4):465–473, 2000.
48. Fuss FK. Principles and mechanisms of automatic rotation during terminal extension in the human knee joint. *Journal of Anatomy* 180:297–304, 1992.
49. Johal P, Williams A, Wragg P, Hunt P, Gedrovc W. Tibiofemoral movement in the living knee: A study of weight-bearing and nonweight-bearing knee kinematics using "interventional" MRI. *Journal of Biomechanics* 38(2):269–276, 2005.
50. Rajendran K. Mechanism of locking at the knee joint. *Journal of Anatomy* 143:189–194, 1985.
51. Rehder U. Morphometrical studies on the symmetry of the human knee joint: Femoral condyles. *Journal of Biomechanics* 16(5):351–356, 1983.
52. Fulkerson JP, Hungerford DS. *Disorders of the Patellofemoral Joint*. Baltimore: Williams & Wilkins, 1990.
53. Waryasz GR, McDermott AY. Patellofemoral pain syndrome (PFPS): A systematic review of anatomy and potential risk factors. *Dynamic Medicine* 7:9, 2008.
54. Goh JC, Lee PY, Bose K. A cadaver study of the function of the oblique part of the vastus medialis. *Journal of Bone and Joint Surgery Br* 77(2):225–231, 1995.
55. Amis AA. Current concepts on anatomy and biomechanics of patellar stability. *Sports Medicine and Arthroscopy Review* 15(2):48–56, 2007.
56. Fujikawa K, Seedhom BB, Wright V. Biomechanics of the patellofemoral joint. Part I: A study of the contact and the congruity of the patellofemoral compartment and movement of the patella. *Engineering in Medicine* 12(1):3–11, 1983.
57. Von Eisenhart-Rothe R, Siebert M, Bringmann C, Vogl T, Englmeier KH, Graichen H. A new in vivo technique for determination of 3D kinematics and contact areas of the patellofemoral and tibiofemoral joint. *Journal of Biomechanics* 37(6):927–934, 2004.

58. Brunet ME, Brinker MR, Cook SD, et al. Patellar tracking during simulated quadriceps contraction. *Clinical Orthopaedics and Related Research* 414:266–275, 2003.
59. Carson WG, Jr., James SL, Larson RL, Singer KM, Winternitz WW. Patellofemoral disorders: Physical and radiographic evaluation. Part I: Physical examination. *Clinical Orthopaedics and Related Research* 185:165–177, 1984.
60. Wilson T. The measurement of patellar alignment in patellofemoral pain syndrome: Are we confusing assumptions with evidence? *Journal of Orthopaedic & Sports Physical Therapy* 37(6):330–341, 2007.
61. Doucette SA, Child DD. The effect of open and closed chain exercise and knee joint position on patellar tracking in lateral patellar compression syndrome. *Journal of Orthopaedic & Sports Physical Therapy* 23:104–110, 1996.
62. Brossmann J, Muhle C, Schröder C, et al. Patellar tracking patterns during active and passive knee extension: Evaluation with motion-triggered cine MR imaging. *Radiology* 187(1):205–212, 1993.
63. Sheehan FT, Zajac FE, Drace JE. In vivo tracking of the human patella using cine phase contrast magnetic resonance imaging. *Journal of Biomechanical Engineering* 121(6):650–656, 1999.
64. Koh TJ, Grabiner MD, DeSwart RJ. In vivo tracking of the human patella. *Journal of Biomechanics* 25(6):637–643, 1992.
65. Cheng C-K, Yao N-K, Liu H-C, Lee K-S. Influences of configuration changes of the patella on the knee extensor mechanism. *Clinical Biomechanics* 11(2):116–120, 1996.
66. Lin F, Makhsous M, Chang AH, Hendrix RW, Zhang L-Q. In vivo and noninvasive six degrees of freedom patellar tracking during voluntary knee movement. *Clinical Biomechanics* 18(5):401–409, 2003.
67. Katchburian MV, Bull AM, Shih Y-F, Heatley FW, Amis AA. Measurement of patellar tracking: Assessment and analysis of the literature. *Clinical Orthopaedics and Related Research* 412:241–259. 2003.
68. Woodland LH, Francis RS. Parameters and comparisons of the quadriceps angle of college-aged men and women in the supine and standing positions. *American Journal of Sports Medicine* 20:208–211, 1992.
69. Omololu BB, Ogunlade OS, Gopaldasani VK. Normal Q angle in an adult Nigerian population. *Clinical Orthopaedics and Related Research* 467(n8):2073–2076, 2009.
70. Horton MG, Hall TL. Quadriceps femoris muscle angle: Normal values and relationships with gender and selected skeletal measures. *Physical Therapy* 69(11):897–901, 1989.
71. Livingston LA. The quadriceps angle: A review of the literature. *Journal of Orthopaedic and Sports Physical Therapy* 28:105–109, 1998.
72. Byl T, Cole JA, Livingston LA. What determines the magnitude of the Q angle? A preliminary study of selected skeletal and muscular measures. *Journal of Sport Rehabilitation* 9(1):26–34, 2000.
73. Grelsamer RP, Dubey A, Weinstein CH. Men and women have similar Q angles: A clinical and trigonometric evaluation. *Journal of Bone and Joint Surgery Br* 87(11):1498–1501, 2005.
74. Näslund J, U.B. N, Odenbring S, Lundeberg T. Comparison of symptoms and clinical findings in subgroups of individuals with patellofemoral pain. *Physiotherapy Theory and Practice* 22(3):105–118, 2006.
75. Doucette SA, Goble EM. The effect of exercise on patellar tracking in lateral patellar compression syndrome. *American Journal of Sports Medicine* 20:434–440, 1992.
76. Lathinghouse LH, Trimble MH. Effects of isometric quadriceps activation on the Q angle in women before and after quadriceps exercise. *Journal of Orthopaedic and Sports Physical Therapy* 30:211–216, 2000.
77. Boucher JP, King MA, LeFebvre R, Pépin A. Quadriceps femoris muscle activity in patellofemoral pain syndrome. *American Journal of Sports Medicine* 20:527–532, 1992.
78. Host JV, Craig R, Lehman RC. Patellofemoral dysfunction in tennis players: A dynamic problem. *Clinics in Sports Medicine* 14:177–203, 1995.
79. Tyson AD. The hip and its relationship to patellofemoral pain. *Strength and Conditioning* 20:67–68, 1998.
80. Kerrigan DC, Riley PO, Nieto TJ, Della Croce U. Knee joint torques: A comparison between women and men during barefoot walking. *Archives of Physical Medicine and Rehabilitation* 81:1162–1165, 2000.
81. Livingstone LA, Mandigo JL. Bilateral rearfoot asymmetry and anterior knee pain syndrome. *Journal of Orthopaedic and Sports Physical Therapy* 33(1):48–55, 2003.
82. Lieb FJ, Perry J. Quadriceps function: An electromyographic study under isometric conditions. *Journal of Bone and Joint Surgery Am* 53A:749–758, 1971.
83. Toumi H, Poumarat G, Benjamin M, Best TM, F'Guyer S, Fairclough J. New insights into the function of the vastus medialis with clinical implications. *Medicine & Science in Sport & Exercise* 39(7):1153–1159, 2007.
84. Li L, Landin D, Grodesky J, Myers J. The function of gastrocnemius as a knee flexor at selected knee and ankle angles. *Journal of Electromyography and Kinesiology* 12(5):385–390, 2002.
85. Arampatzis A, Karamanidis K, Stafilidis S, Morey-Klapsing G, DeMonte G, Brüggemann GP. Effect of different ankle and knee joint positions on gastrocnemius medialis fascicle length and EMG activity during isometric plantar flexion. *Journal of Biomechanics* 39(10):1891–1902, 2006.

86. Azegami M, Yanagihash R, Miyoshi K, Akahane K, Ohira M, Sadoyama T. Effects of multijoint angle changes on EMG activity and force of lower extremity muscles during maximum isometric leg press exercises. *Journal of Physical Therapy Sciences* 19(1):65–72, 2007.
87. Ullrich K, Krudwig WK, Witzel U. Posterolateral aspect and stability of the knee joint. I. Anatomy and function of the popliteus muscle-tendon unit: An anatomical and biomechanical study. *Knee Surgery, Sports Traumatology, Arthroscopy* 10(2):86–90, 2002.
88. Pasque C, Noyes FR, Gibbons M, Levy M, Grood E. The role of the popliteofibular ligament and the tendon of the popliteus in providing stability in the human knee. *Journal of Bone and Joint Surgery Br* 85(2):292–298, 2003.
89. Nyland J, Lachman N, Kocabey Y, Brosky J, Altun R, Caborn D. Anatomy, function, and rehabilitation of the popliteus musculotendinous complex. *Journal of Orthopaedic and Sports Physical Therapy* 35:165–179, 2005.
90. Isear JA, Erickson JR, Worrell TW. EMG analysis of lower extremity muscle recruitment patterns during an unloaded squat. *Medicine & Science in Sport & Exercise* 29(4):532–539, 1997.
91. Pocock GS. Electromyographic study of the quadriceps during resistive exercise. *Journal of the American Physical Therapy Association* 43:427–434, 1963.
92. Basmajian JV. *Muscles Alive: Their Function Revealed by Electromyography*, ed 4. Baltimore: Williams & Wilkins, 1978.
93. Dionisio VC, Almeida GL, Duarte M, Hirata RP. Kinematic, kinetic and EMG patterns during downward squatting. *Journal of Electromyography and Kinesiology* 18:134–143, 2008.
94. Qi Z. Influence of knee joint position on cocontractions of agonist and antagonist muscles during maximal voluntary isometric contractions: Electromyography and Cybex measurement. *Journal of Physical Therapy Sciences* 19:125–130, 2007.
95. McClinton S, Donatelli G, Weir J, Heiderscheit B. Influence of step height on quadriceps onset timing and activation during stair ascent in individuals with patellofemoral pain syndrome. *Journal of Orthopaedic and Sports Physical Therapy* 37(5):239–244, 2007.
96. Ebersole KT, O'Connor KM, Wier AP. Mechanomyographic and electromyographic responses to repeated concentric muscle actions of the quadriceps femoris. *Journal of Electromyography and Kinesiology* 16(2):149–157, 2006.
97. Babault N, Pousson M, Ballay Y, Van Hoecke J. Activation of human quadriceps femoris during isometric, concentric, and eccentric contractions. *Journal of Applied Physiology* 91(6):2628–2634, 2001.
98. Pincivero DM, Gear WS. Quadriceps activation and perceived exertion during a high intensity, steady state contraction to failure. *Muscle & Nerve* 23(4):514–520, 2000.
99. Blanpied PR. Changes in muscle activation during wall slides and squat machine exercise. *Journal of Sport Rehabilitation* 8(2):123–134, 1999.
100. Withrow TJ, Huston LJ, Wojtys EM, Ashton-Miller JA. Effect of varying hamstring tension on anterior cruciate ligament strain during in vitro impulsive knee flexion and compression loading. *Journal of Bone and Joint Surgery Am* 90(4):815–823, 2008.
101. Basmajian JV, Lovejoy JF, Jr. Functions of the popliteus muscle in man: A multifactorial electromyographic study. *Journal of Bone and Joint Surgery Am* 53(3):557–562, 1971.
102. Barnett CH, Richardson AT. The postural function of the popliteus muscle. *Annals of Physical Medicine* 1:177–179, 1953.
103. Mann RA, Hagy JL. The popliteus muscle. *Journal of Bone and Joint Surgery Am* 59(7):924–927, 1977.
104. Prado Reis F, Ferraz de Carvalho CADE. Electromyographic study of the popliteus muscle. *Electromyography and Clinical Neurophysiology* 13(4):445–455, 1973.
105. Harner CD, Höher J, Vogrin TM, Carlin GJ, Woo SL. The effects of a popliteus muscle load on in situ forces in the posterior cruciate ligament and on knee kinematics: A human cadaveric study. *American Journal of Sports Medicine* 26(5):669–673, 1998.
106. Shahane SA, Ibbotson C, Strachan R, Bickerstaff DR. The popliteofibular ligament: An anatomical study of the posterolateral corner of the knee. *Journal of Bone and Joint Surgery Br* 81:636–642, 1999.
107. Peck D, Buxton DF, Nitz A. A comparison of spindle concentrations in large and small muscles acting in parallel combinations. *Journal of Morphology* 180(3):243–252, 1984.
108. Prilutsky BI. Coordination of two- and one-joint muscles: Functional consequences and implications for motor control. *Motor Control* 4(1):1–44, 2000.
109. Bobbert MF, van Soest AJ. Two-joint muscles offer the solution, but what was the problem? *Motor Control* 4(1):48–52, 2000.
110. Elftman H. Biomechanics of muscle with particular application to studies of gait. *Journal of Bone and Joint Surgery Am* 48(2):363–377, 1966.

111. Hof AL. The force resulting from the action of mono- and biarticular muscles in a limb. *Journal of Biomechanics* 34(8):1085–1089, 2001.

112. van Ingen Schenau GJ, Bobbert MF, Rozendal RH. The unique action of biarticular muscles in complex movements. *Journal of Anatomy* 155(1):1–5, 1987.

113. McNitt-Gray JL. Subject specific coordination of two- and one-joint muscles during landings suggests multiple control criteria. *Motor Control* 4(1):84–88, 2000.

114. Nozaki D. Torque interaction among adjacent joints due to the action of biarticular muscles. *Medicine & Science in Sport & Exercise* 41(1):205–209, 2009.

115. Davies GJ, Wallace LA, Malone T. Mechanisms of selected knee injuries. *Physical Therapy* 60(12):1590–1595, 1980.

116. Smidt GL. Biomechanical analysis of knee flexion and extension. *Journal of Biomechanics* 6(1):79–92, 1973.

117. Wimby CR, Lloyd DG, Besier TF, Kirk TB. Muscle and external load contribution to knee joint contact loads during normal gait. *Journal of Biomechanics* 42(14):2294–2300, 2009.

118. Kettlekamp DB, Jacobs AW. Tibiofemoral contact area—Determination and implications. *Journal of Bone and Joint Surgery Am* 54(2):349–356, 1972.

119. Nisell R. Mechanics of the knee: A study of joint and muscle load with clinical applications. *Acta Orthopaedica Scandinavica: Supplementum* 216:1–42, 1985.

120. Beynnon B, Johnson R, Fleming B, Stankewich C, Renstrom P, Nichols C. The strain behavior of the anterior cruciate ligament during squatting and active flexion-extension: A comparison of an open and a closed kinetic chain exercise. *American Journal of Sports Medicine* 25(6):823–829, 1997.

121. Fleming BC, Oksendahl H, Beynnon BD. Open or closed kinetic chain exercises after anterior cruciate ligament reconstruction? *Exercise and Sport Sciences Reviews* 33(3):134–140, 2005.

122. Shrive NG, O'Connor JJ, Goodfellow JW. Load-bearing in the knee joint. *Clinical Orthopaedics and Related Research* 131:279–287, 1978.

123. Kurosawa H, Fukubayashi T, Nakajima H. Load-bearing mode of the knee joint: Physical behavior of the knee joint with and without menisci. *Clinical Orthopaedics and Related Research* 149:283–290, 1980.

124. Rangger C, Kathrein A, Klestil T, Gloetzer W. Partial meniscectomy and osteoarthritis: Implications for athletes. *Sports Medicine* 23(1):61–68, 1997.

125. Bourne R, Mukhi S, Zhu N, Keresteci M, Marin M. Role of obesity on the risk for total hip or knee arthroplasty. *Clinical Orthopaedics and Related Research* 465:185–188, 2007.

126. Kaufer H. Mechanical function of the patella. *Journal of Bone and Joint Surgery Am* 53(8):1551–1560, 1971.

127. Steinkamp LA, Dillingham MF, Markel MD, Hill JA, Kaufman KR. Biomechanical considerations in patellofemoral joint rehabilitation. *American Journal of Sports Medicine* 21:438–444, 1993.

128. Buchbinder MR, Napora NJ, Biggs EW. The relationship of abnormal pronation to chondromalacia of the patella in distance runners. *Journal of the American Podiatry Association* 69(2):159–162, 1979.

129. Mendler HM. Postoperative function of the knee joint. *Journal of the American Physical Therapy Association* 43:435–441, 1963.

130. Mendler HM. Knee extensor and flexor force following injury. *Physical Therapy* 47(1):35–45, 1967.

131. Williams M, Stutzman L. Strength variation through the range of joint motion. *Physical Therapy Review* 39(3):145–152, 1959.

132. Westring SH, Seger JY. Eccentric and concentric torque-velocity characteristics, torque output comparisons, and gravity effect torque corrections for the quadriceps and hamstring muscles in females. *International Journal of Sports Medicine* 10(3):175–180, 1989.

133. Schmitz RJ, Kim H, Shultz SJ. Effect of axial load on anterior tibial translation when transitioning from non-weight bearing to weight bearing. *Clinical Biomechanics* 25(1):77–82, 2010.

134. Hurley MV. The role of muscle weakness in the pathogenesis of osteoarthritis. *Rheumatic Diseases Clinics of North America* 25(2):283–298, 1999.

135. Slemenda C, Brandt KD, Heilman DK, et al. Quadriceps weakness and osteoarthritis of the knee. *Annals of Internal Medicine* 127(2):97–104, 1997.

136. Van der heijden MM, Meijer K, Willems PJ, Savelberg HH. Muscles limiting the sit-to-stand movement: An experimental simulation of muscle weakness. *Gait & Posture* 30(1):110–114, 2009.

137. Hiemstra LA, Webber S, MacDonald PB, Kriellaars DJ. Hamstring and quadriceps strength balance in normal and hamstring anterior cruciate ligament-reconstructed subjects. *Clinical Journal of Sports Medicine* 14(5): 274–280, 2004.

138. Lehmkuhl LD, Smith LK. *Brunnstrom's Clinical Kinesiology*, ed 4. Philadelphia: FA Davis, 1983.

139. Davies GJ. Isokinetic approach to the knee. In Mangine RE (ed): *Physical Therapy of the Knee*, New York: Churchill Livingstone, pp. 221–243, 1988.

140. Fillyaw M, Bevins T, Fernandez L. Importance of correcting isokinetic peak torque for the effect of gravity when calculating knee flexor to extensor muscle ratios. *Physical Therapy* 66(1):23–31, 1986.

141. Ahmad CS, Clark AM, Heilmann N, Schoeb JS, Gardner TR, Levine WN. Effect of gender and maturity on quadriceps-to-hamstring strength ratio and anterior cruciate ligament laxity. *American Journal of Sports Medicine* 34(3):370–374, 2006.

142. Barrack RL, Lund PJ, Skinner HB. Knee joint proprioception revisited. *Journal of Sport Rehabilitation* 3:18–42, 1994.

143. Jerosch J, Prymka M. Knee joint proprioception in normal volunteers and patients with anterior cruciate ligament tears, taking special account of the effect of a knee bandage. *Archives of Orthopaedic and Traumatic Surgery* 115:162–166, 1996.

144. Hewett T, Paterno M, Myer G. Strategies for enhancing proprioception and neuromuscular control of the knee. *Clinical Orthopaedics* 402:76–94, 2002.

145. Lephart SM, Kocher MS, Fu FH, Borsa PA, Harner CD. Proprioception following ACL reconstruction. *Journal of Sports Rehabilitation* 1:188–196, 1992.

146. Beard DJ, Dodd CA, Trundle HR, Simpson AH. Proprioception enhancement for anterior cruciate ligament deficiency: A prospective randomised trial of two physiotherapy regimes. *Journal of Bone and Joint Surgery Br* 76(4):654–659, 1994.

147. Risberg MA, Beynnon BD, Peura GD, Uh BS. Proprioception after anterior cruciate ligament reconstruction with and without bracing. *Knee Surgery, Sports Traumatology, Arthroscopy* 7(5):303–309, 1999.

148. Roberts D, Zätterström R, Lindstrand A, Fridén T, Moritz U. Proprioception in people with anterior cruciate ligament-deficient knees: Comparison of symptomatic and asymptomatic patients. *Journal of Orthopaedic and Sports Physical Therapy* 29(10):587–594, 1999.

149. Risberg M, Mork M, Jenssen H, Holm I. Design and implementation of a neuromuscular training program following anterior cruciate ligament reconstruction. *Journal of Orthopaedic and Sports Physical Therapy* 31(11):620–631, 2001.

150. Beynnon BD, Good L, Risberg MA. The effect of bracing on proprioception of knees with anterior cruciate ligament injury. *Journal of Orthopaedic and Sports Physical Therapy* 32(1):11–15, 2002.

151. Cascio BM, Culp L, Cosgarea AJ. Return to play after anterior cruciate ligament reconstruction. *Clinics in Sports Medicine* 23(3):395–408, 2004.

152. Kennedy JC, Alexander IJ, Hayes KC. Nerve supply of the human knee and its functional importance. *American Journal of Sports Medicine* 10(6):329–335, 1982.

153. Schutte MJ, Dabezies EJ, Zimny ML, Happel LT. Neural anatomy of the human anterior cruciate ligament. *Journal of Bone and Joint Surgery Am* 69(2):243–247, 1987.

154. Solomonow M, Baratta R, Zhou BH, et al. The synergistic action of the anterior cruciate ligament and thigh muscles in maintaining joint stability. *American Journal of Sports Medicine* 15(3):207–213, 1987.

155. Spencer JD, Hayes KC, Alexander IJ. Knee joint effusion and quadriceps reflex inhibition in man. *Archives of Physical Medicine and Rehabilitation* 64:171–177, 1984.

156. Fahrer H, Rentsch HU, Gerber NJ, Beyeler C, Hess CW, Grunig B. Knee effusion and reflex inhibition of the quadriceps: A bar to effective retraining. *Journal of Bone & Joint Surgery* 70:635–638, 1988.

157. Bolgla LA, Keskula DR. A review of the relationship among knee effusion, quadriceps inhibition, and knee function. *Journal of Sport Rehabilitation* 9(2):160–168, 2000.

158. Torry MR, Decker MJ, Viola RW, O'Connor DD, Steadman JR. Intra-articular knee joint effusion induces quadriceps avoidance gait patterns. *Clinical Biomechanics* 15:147–159, 2000.

159. Meunier A, Odensten M, Good L. Long term results after primary repair or nonsurgical treatment of anterior cruciate ligament rupture: A randomized study with a 15-year follow-up. *Scandinavian Journal of Medicine and Science in Sports* 17(3):230–237, 2007.

160. Barrack RL, Skinner HB, Buckley SL. Proprioception in the anterior cruciate deficient knee. *American Journal of Sports Medicine* 17:1–6, 1989.

161. Lofvenberg R, Karrholm J, Sundelin G, Ahlgren O. Prolonged reaction time in patients with chronic lateral instability of the ankle. *American Journal of Sports Medicine* 23:414–417, 1995.

162. Myer G, Paterno M, Ford K, Quatman C, Hewett T. Rehabilitation after anterior cruciate ligament reconstruction: Criteria-based progression through the return-to-sport phase. *Journal of Orthopaedic and Sports Physical Therapy* 36(6):385–402, 2006.

163. Laskowski ER, Newcomer-Aney K, Smith J. Proprioception. *Physical Medicine and Rehabilitation Clinics of North America* 11(2):323–340, 2000.

164. Recondo JA, Salvador E, Villanúa JA, Barrera MC, Gervás C, Alústiza JM. Lateral stabilizing structures of the knee: Functional anatomy and injuries assessed with MR imaging. *Radiographics* 20:S91–S102, 2000.
165. Lass P, Kaalund S, LeFevre S, Arendt-Nielsen L, Sinkjaer T, Simonsen O. Muscle coordination following rupture of the anterior cruciate ligament. *Acta Orthopaedica Scandinavica* 62(1):9–14, 1991.
166. Ihara H, Nakayama A. Dynamic joint control training for knee ligament injuries. *American Journal of Sports Medicine* 14(4):309–315, 1986.
167. Bard G. Energy expenditure of hemiplegic subjects during walking. *Archives of Physical Medicine and Rehabilitation* 44:368–370, 1963.
168. Brinkman J-M, Schwering PJA, Blankevoort L, Koolos JG, Luites J, Wymenga AB. The insertion geometry of the posterolateral corner of the knee. *Journal of Bone and Joint Surgery Br* 87(10):1364–1368, 2005.
169. Veltri DM, Deng XH, Torzilla PA, Maynard MJ, Warren RF. The role of the popliteofibular ligament in stability of the human knee: A biomechanical study. *American Journal of Sports Medicine* 24(1):19–27, 1996.

CAPÍTULO 11

Tornozelo e pé

"O progresso sempre envolve riscos. Você não pode chegar à segunda base se mantiver seu pé na primeira."
– *Frederick B. Wilcox, escritor norte-americano*

CONTEÚDO

Objetivos de aprendizado
Caso clínico
Introdução
Ossos
  Ossos da perna
  Ossos tarsais
  Ossos metatarsais
  Falanges
Articulações
  Terminologia do movimento
  Articulações tibiofibulares
  Articulação talocrural
  Articulação talocalcânea
  Articulação transversa do tarso
  Articulações tarsometatarsais
  Articulações intermetatarsais
  Articulações metatarsofalângicas e interfalângicas
Músculos do tornozelo e do pé
  Grupo posterior de músculos
  Grupo lateral de músculos
  Grupo anterior de músculos
  Músculos intrínsecos do pé
Função dos músculos e articulações da perna e do pé
  Pronação e supinação
  Arcos do pé
  Sobrecarga do pé
  Deformidades do pé
Resumo
Solução do caso clínico
Questões para discussão
Atividades de laboratório
Referências bibliográficas

OBJETIVOS DE APRENDIZADO

Este capítulo investiga o complexo do tornozelo e do pé. Após a leitura deste capítulo, você estará apto a:

❏ Identificar os ossos, articulações, tecidos moles e músculos do complexo do pé e do tornozelo.
❏ Discutir a relação entre o retropé e o mediopé, e suas contribuições para o movimento funcional.
❏ Listar os músculos das regiões anterior, lateral, posterior superficial e posterior profunda da panturrilha.
❏ Discutir a influência da posição do pé durante a marcha.
❏ Descrever a função de molinete do pé e fornecer exemplos de seu uso.
❏ Descrever as desordens de movimento do pé comumente encontradas, e como elas influenciam o resto das articulações durante a função de cadeia fechada.

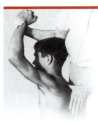

CASO CLÍNICO

Chaz Michaels graduou-se recentemente e está em seu primeiro trabalho há cerca de seis meses. Hoje, está agendado para tratar uma paciente com dor decorrente de fasciíte plantar. Embora tivesse visto alguns pacientes com esse diagnóstico quando era estudante, essa será a primeira que ele tratará sozinho. Ele acha que sabe o que o processo de exame deve incluir, mas, ainda assim, está nervoso. Quer estar preparado para o que possa encontrar, então, começa a fazer uma revisão mental dos itens que incluirá na avaliação.

Introdução

O tornozelo e o pé compõem um sistema complexo que consiste em 26 ossos, 34 articulações e mais de 100 músculos, tendões e ligamentos. As articulações do tornozelo e do pé podem mudar, em frações de segundo em único passo, de uma estrutura flexível que se molda às irregularidades de qualquer terreno para uma estrutura rígida que sustenta o peso do corpo. As características de flexibilidade e rigidez do complexo do tornozelo e do pé possibilitam muitas funções importantes do cotidiano, incluindo:

- suporte do peso do corpo;
- controle e estabilização da perna sobre o pé de apoio;
- ajustes a superfícies irregulares;
- compensação por desalinhamento ou patomecânica de segmentos mais proximais;
- elevação do corpo, como ao ficar na ponta dos pés, escalar ou saltar;
- absorção de impacto durante caminhada, corrida ou aterrissagem após salto;
- operação de ferramentas;
- substituição das funções da mão em pessoas com amputações ou paralisias musculares do membro superior.

As lesões do tornozelo, dor no pé e disfunções dessas estruturas são comuns e resultam das grandes forças que ocorrem no pé e no tornozelo mesmo quando se está parado. Forças de até 4,5 vezes o peso do corpo incidem na articulação do tornozelo durante uma caminhada sobre uma superfície plana.[1] Enquanto suporta essas grandes forças, o pé também faz ajustes finais ao terreno e deve compensar os movimentos ou desvios nas articulações do joelho ou do quadril para manter o centro de gravidade na pequena base de suporte. Quando não está protegido por um calçado, o pé fica sujeito a traumas e temperaturas extremas. Se estiver em um calçado, o pé pode estar sujeito ao atrito e a pressões anormais, assim como a um ambiente quente e úmido que favorece o crescimento bacteriano e fúngico, infecções e lesões da pele.

Ossos

Há 26 ossos do pé e do tornozelo. Esses ossos são divididos entre a perna, os tarsos, os metatarsos e as falanges (Fig. 11.1). Os ossos da perna incluem a tíbia e a fíbula. Há sete ossos tarsais, cinco metatarsais e 14 falanges.

Ossos da perna

A tíbia suporta cerca de 90% do peso do corpo, enquanto a fíbula é considerada essencialmente um osso que não sustenta peso, carregando apenas 10% do peso corporal. Essa quantidade tão mínima de peso sustentado pela fíbula permite a um indivíduo deambular sobre uma fíbula fraturada com quase nenhuma ou nenhuma dor.

Tíbia

A tíbia é facilmente palpada desde a tuberosidade da tíbia e distalmente ao longo da margem anterior. Como seu aspecto medial não é coberto por músculos, essa parte também é palpável ao longo de seu comprimento até o tornozelo proximal. O aspecto mais distal da tíbia é o **maléolo medial** (do latim, diminutivo de *malleus*, martelo). É um processo proeminente da alargada porção distal da tíbia que forma um proeminente ponto de referência na parte medial do tornozelo. Embora o aspecto lateral do maléolo medial se articule com o tálus, ele não é uma porção da tíbia que sustenta peso.

O eixo tibial é rodado lateralmente no plano transverso à medida que cursa distalmente. No momento em que o corpo amadurece na fase adulta, a rotação lateral já aumentou para algo entre 15° e 40°.[2-4] Essa rotação lateral coloca o maléolo medial mais anteriormente, o que, por sua vez, posiciona o pé em uma leve rotação lateral relativa ao plano frontal durante a caminhada ou a postura em pé.

O aspecto lateral da extremidade distal da tíbia possui uma concavidade em forma triangular na qual se assenta a fíbula. O aspecto inferior da tíbia é uma estrutura em forma de sela chamada de **face articular inferior**, a qual consiste no "teto" ou na extremidade distal

APLICAÇÃO PRÁTICA

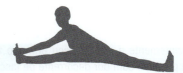

Na primeira infância, nossa margem anterior da tíbia é lisa. Quando ficamos mais velhos e começamos a engatinhar, caminhar e correr, costumamos bater a margem anterior da tíbia em vários objetos. Quando chegamos à adolescência, a margem anterior da tíbia geralmente não é mais lisa. Ao passar os dedos ao longo da margem anterior de sua tíbia, você pode perceber a aspereza dela, a qual se desenvolve conforme a tíbia sofre impactos e contusões. Essas contusões desenvolvem áreas de inchaço entre o osso e o periósteo que o recobrem. Quando a contusão é cicatrizada não há mais dor, mas os restos de tecido cicatricial formam a aspereza sentida ao longo do osso.

da tíbia que forma a superfície proximal da articulação talocrural. A face articular inferior é convexa de medial para lateral e côncava de anterior para posterior. É essa superfície que suporta 90% do peso do corpo.

Fibula

A fíbula é um osso pequeno que serve, sobretudo, como local para inserção de músculos e ligamentos. A parte mais distal do osso é o **maléolo lateral**, um ponto de referência facilmente observável no aspecto lateral do tornozelo. A palpação dos maléolos revela que o maléolo lateral se projeta mais distalmente que o medial. Esse posicionamento mais distal faz com que o movimento lateral do tornozelo seja mais limitado que o medial. Se o indivíduo se posicionar em pé com a patela apontando para a frente e o joelho no plano sagital, é fácil perceber por palpação que o maléolo lateral se situa em uma posição mais posterior que o medial.

O aspecto mais proximal do convexo maléolo lateral fica em forma de cunha na incisura fibular da parte distal e lateral da tíbia. O aspecto mais distal do lado medial do maléolo lateral se articula com o tálus.

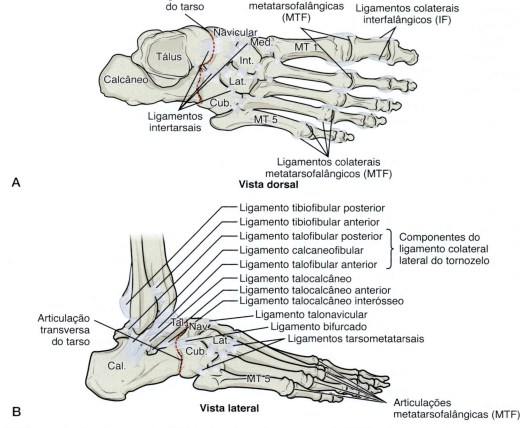

Figura 11.1 Ossos do pé e do tornozelo. **A)** Vista dorsal do pé e do tornozelo. **B)** Vista lateral do pé e do tornozelo. (*continua*)

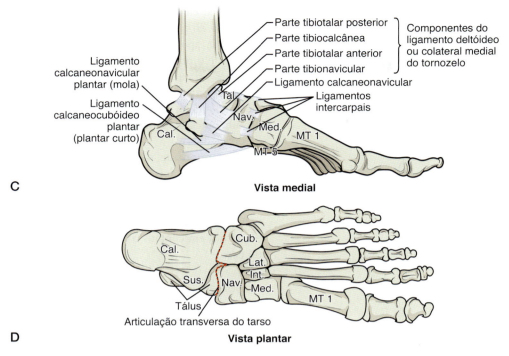

Figura 11.1 – (continuação) **C)** Ligamentos mediais do tornozelo e do pé. **D)** Pé plantar.

Ossos tarsais

O pé é dividido em três seções: retropé, mediopé e antepé. Os ossos tarsais são divididos em duas seções do pé, o **retropé** e o **mediopé**. O retropé compreende o tálus e o calcâneo, enquanto o mediopé inclui os outros cinco ossos do tarso: o navicular, o cuboide e os três cuneiformes. Como aprenderemos adiante, o retropé desempenha um importante papel nos movimentos e posições do mediopé. Os ossos do pé e os ligamentos associados formam os três arcos: o **arco longitudinal medial**, o **arco longitudinal lateral** (menor) e o **arco transverso**.

Tálus

Todo o peso do corpo é transferido através do tálus durante a sustentação do peso em uma única perna. O tálus é um osso incomum em vários aspectos. Para começar, é um dos poucos ossos que não possui nenhuma inserção muscular. Ele possui, além disso, um formato estranho por conectar a perna ao pé. Por se articular com outros ossos nos seus aspectos superior, inferior, medial, lateral e anterior, mais da metade de sua superfície é recoberta por cartilagem articular. A parte anterior de seu corpo é a cabeça, com um pequeno colo posterior que a conecta ao corpo do osso. A cabeça é levemente angulada medialmente ao plano sagital (cerca de 30°) para voltar-se ao navicular. O aspecto superior do corpo é a tróclea do tálus, a qual possui um formato que coincide com o formato em sela da epífise distal da tíbia; a tróclea é convexa de anterior para posterior e côncava de medial para lateral. Ela é um pouco mais larga anteriormente que posteriormente (Fig. 11.2).

Inferiormente, o tálus se articula em três facetas com o calcâneo: facetas anterior, medial e posterior. Os aspectos lateral e medial do tálus se articulam com os maléolos lateral e medial, respectivamente. O aspecto anterior da cabeça do tálus se articula com o navicular. Em seu aspecto posteromedial, o tálus possui um sulco formado pelos tubérculos medial e lateral do processo posterior do tálus; por esse sulco, corre o tendão do flexor longo do hálux.

O aspecto anterior da tróclea pode ser palpado com o tornozelo do paciente passivamente posicionado em flexão plantar; a tróclea é palpada imediatamente distal à articulação entre a tíbia e o tálus. Levemente distal e lateral a esse ponto, há uma depressão localizada sobre o **seio do tarso**, um canal que corre entre as articulações do tálus e do calcâneo. Ao se inverter o pé, o colo do tálus pode tornar-se mais proeminente. O tálus também pode ser palpado posicionando-se o dedo entre a tuberosidade do navicular e o final distal do maléolo medial. A região medial do tálus torna-se mais proeminente quando o pé é passivamente evertido, mas desaparece quando ele é passivamente invertido. Imediatamente posterior à extremidade distal do maléolo medial, pode-se, às vezes, palpar a pequena proeminência do tubérculo medial do processo posterior do tálus.

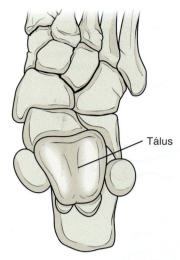

Figura 11.2 O tálus é mais largo anterior que posteriormente.

Calcâneo

O outro osso do retropé é o calcâneo, o maior e mais forte dos ossos do tarso. O calcâneo assenta-se inferiormente ao tálus, abaixo dele, e articula-se com ele em três facetas correspondentes às do tálus. O calcâneo é o primeiro osso através do qual as forças de reação do solo são transmitidas durante a caminhada. O calcâneo também transmite a maioria do peso do corpo do tálus para o solo. Ele é protegido por uma grossa camada adiposa localizada entre o osso e a pele. Infelizmente, com o envelhecimento, essa camada perde sua grossura, de maneira que idosos podem ter dificuldade para ficar em pé por longos períodos. O aspecto posterior da superfície plantar do calcâneo é a seção que entra em contato com o solo durante a sustentação do peso. É essa seção do calcâneo que também proporciona ao tendão do calcâneo um longo braço de alavanca para que o grupo muscular do tríceps sural possa gerar grandes forças para corrida ou salto.

É com a seção média do calcâneo que o tálus se articula. Essa seção média também possui uma extensão medial chamada de **sustentáculo do tálus**. O sustentáculo do tálus é uma estrutura horizontal em que o tálus se apoia. Ele suporta o aspecto inferomedial do tálus e o ponto onde os dois ossos formam uma de suas três articulações, a faceta medial. Imediatamente distal à ponta do maléolo medial, a borda do sustentáculo do tálus pode ser sentida como uma pequena protuberância (a uma distância da largura aproximada de um dedo).

Anteriormente, o calcâneo se articula com o cuboide (Fig. 11.1). Há dois processos na superfície plantar posterior do calcâneo, os processos medial e lateral, que servem como pontos de inserção para a fáscia plantar e para vários músculos intrínsecos do pé. O processo medial é o que fica em contato com o solo durante a sustentação do peso.[5]

Navicular

Como o nome sugere, o navicular (do latim, *navicula*, diminutivo de *navis*, navio) é um osso em forma de navio (Fig. 11.1). Localiza-se entre a cabeça do tálus e os três cuneiformes. O navicular se articula com o tálus posteriormente e com os três cuneiformes anteriormente. Medialmente, contém a tuberosidade do osso navicular. Essa tuberosidade é proeminente e é palpada a uma distância aproximada da largura de um dedo anteriormente ao sustentáculo do tálus. Também pode ser localizada a cerca de 2,5 cm na direção anteroinferior do aspecto inferior do maléolo medial.

Três cuneiformes

Os três ossos cuneiformes (do latim, *cuneus*, cunha) ficam imediatamente anteriores ao navicular (Fig. 11.1). Possuem essa nomenclatura por causa de seus formatos acunhados. De medial para lateral, são eles: cuneiforme medial, intermédio e lateral. Os cuneiformes localizam-se ao longo do dorso do pé, formando a parte arqueada conhecida como arco transverso do pé. A altura desse arco varia consideravelmente de um indivíduo para outro. O osso cuneiforme medial é o maior dos três e é

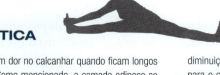

APLICAÇÃO PRÁTICA

Com frequência, idosos apresentam dor no calcanhar quando ficam longos períodos em pé ou caminhando. Como mencionado, a camada adiposa se afina com o envelhecimento, além de se horizontalizar graças às tensões repetitivas que recebe ao ficar em pé, caminhar e correr ao longo dos anos. Os fisioterapeutas podem dar sugestões a pacientes idosos de modo a lhes proporcionar certo grau de alívio. Usar calçados com o calcanhar mais elevado pode aliviar a tensão direta sobre o calcâneo causada pela diminuição da camada adiposa. Além disso, calçados com bases fundas para o calcanhar podem abrigar melhor essa estrutura, permitindo que as bordas da camada adiposa se acomodem mais diretamente sob o calcâneo, proporcionando proteção onde ela for necessária. Pacientes que jogam o peso sobre os calcanhares devem ser instruídos a equilibrar o peso de maneira mais igualitária entre o antepé e o retropé.

identificado por sua posição medial entre a tuberosidade do osso navicular e a base do primeiro osso metatarsal. Os ossos cuneiforme intermédio e lateral localizam-se alinhados com o segundo e o terceiro ossos metatarsais, respectivamente, articulando-se proximalmente com o osso navicular. O cuneiforme intermédio é o menor dos cuneiformes. O cuneiforme lateral articula-se com a parte medial do cuboide.

Cuboide

Como seu nome sugere, esse osso possui seis faces. Três delas servem como articulações com outros ossos. Sua face posterior articula-se com o calcâneo, sua face medial articula-se com o cuneiforme lateral, e sua face anterior articula-se com o quarto e o quinto metatarsos (Fig. 11.1). Suas superfícies lateral e plantar contêm um sulco através do qual o tendão do músculo fibular longo corre em direção à parte plantar do pé.

Ossos metatarsais

Enquanto os ossos tarsais constituem o retropé e o mediopé, os ossos metatarsais e as falanges compõem o **antepé**. Similares aos ossos do metacarpo, na mão, há cinco ossos metatarsais no pé. Embora cada osso do metatarso seja semelhante aos demais, há algumas características distintas entre eles. Os metatarsos são numerados sequencialmente de medial para lateral de um a cinco. O primeiro metatarso é o mais curto e mais grosso dos cinco, enquanto o segundo é o mais fino e longo. O segundo metatarso é firmemente encaixado em sua extremidade proximal pelos cuneiformes e pelos ossos do metatarso em ambos os lados, fazendo dele o metatarso mais seguramente ancorado. O quarto metatarso está posicionado mais posteriormente em relação ao terceiro, e o quinto metatarso possui o posicionamento mais posterior de todos (Fig. 11.1). O quinto metatarso possui uma tuberosidade em seu aspecto lateral que é o local de inserção do tendão do músculo fibular curto. Essa tuberosidade na base do quinto metatarso pode ser sentida como uma grande proeminência facilmente identificável na face lateral do pé, próxima à face plantar, logo distal à depressão do cuboide.

Cada metatarso possui base, corpo e cabeça convexa, sendo a base maior que a cabeça. A estrutura de cada um desses metatarsos é semelhante, embora seus tamanhos sejam diferentes. Proximalmente, cada metatarso se articula em sua base com a fileira distal dos ossos do tarso e com outros metatarsos lateral e medialmente, e com a falange proximal em sua cabeça, distalmente. Os corpos dos metatarsos são arqueados de forma côncava em seus aspectos plantares; isso é importante por permitir maior absorção de impacto por parte dos metatarsos durante a sustentação de peso. Imediatamente posterior à superfície plantar da cabeça do primeiro metatarso, há duas pequenas depressões nas quais dois ossos sesamoides estão contidos. Neles se insere a bainha fibrosa do tendão do músculo flexor longo do hálux.[6] Embora o tendão do músculo flexor longo do hálux passe entre eles, os tendões dos músculos abdutor e adutor do hálux se inserem diretamente nesses sesamoides.[6] Os sesamoides atuam para proteger e guiar o tendão do músculo flexor longo do hálux, além de proteger a cabeça do primeiro metatarso absorvendo impacto. Eles também atuam para aumentar o braço de alavanca do flexor curto do hálux, absorver forças de sustentação de peso e reduzir atrito.[7]

As cabeças dos ossos do metatarso podem ser sentidas tanto na face dorsal como na face plantar do pé. Ao mover os dedos passivamente em flexão e extensão, as cabeças dos ossos do metatarso são particularmente fáceis de palpar na face plantar. Suas superfícies plantares constituem a região metatársica distal do pé, na qual o peso é carregado quando se fica na ponta dos pés. Na região imediatamente proximal à cabeça do primeiro osso metatarso, os ossos sesamoides, especialmente o medial, podem eventualmente ser palpados e movidos de um lado para o outro. Os corpos dos ossos metatarsos são mais facilmente palpados no dorso do pé.

Falanges

Assim como na mão, existem 14 falanges, sendo duas no hálux, ou primeiro dedo, e três em cada um dos demais dedos laterais. Com os metatarsos, elas compõem o antepé. Cada falange possui uma base côncava proximalmente, um pequeno corpo e uma cabeça convexa distalmente. O hálux possui uma falange proximal e uma distal, enquanto os dedos laterais possuem uma falange proximal, uma média e uma distal. As cabeças das falanges proximais são trocleares, encaixando-se na base de suas falanges adjacentes. As falanges médias são mais largas e curtas que as proximais, enquanto as falanges distais são menores e mais achatadas. Esses ossos são facilmente palpados nos dedos.

Articulações

Os 26 ossos do pé e do tornozelo formam 34 articulações. Muitos desses ossos e articulações podem ser comparados aos do punho e da mão. No entanto, as articulações do pé servem principalmente para funções de sustentação de peso e são capazes de gerar ou compensar lesões mais proximais na cadeia cinemática. Enquanto discorremos sobre as articulações do pé, focaremos nas articulações que produzem movimento global no pé. Tenha em mente, porém, que há também articulações entre ossos adjacentes que não serão discutidas. Por exemplo, mais adiante discutiremos as articulações tarsometatarsais, as articulações entre a fileira distal dos ossos do tarso e do metatarso, mas há também articulações entre os ossos cuneiformes e entre o cuneiforme lateral e o cuboide. Há também uma articulação entre o navicular e o cuboide. Essas articulações possuem pouco ou mesmo nenhum movimento durante o movimento funcional do pé, então, não tomaremos tempo discutindo-as, embora se deva ter consciência que elas existem. De uma perspectiva cinesiológica, elas não influenciam o movimento funcional a não ser que estejam em estado patológico. Em raras situações em que os ligamentos que unem essas articulações são lesionados, o profissional deve estudar essa anatomia.

Como muitas das articulações do pé e do tornozelo não estão em um plano simples, mas sim oblíquo, os seus movimentos são, na verdade, multiplanares. Esses movimentos têm nomes que são únicos ao complexo do tornozelo e do pé. Antes que possamos discutir as várias articulações, é importante que esses movimentos sejam identificados e definidos.

Terminologia do movimento

Como notaremos em breve, os eixos dos movimentos do pé e do tornozelo são desviados dos planos simples de movimento que já conhecemos. Em outras palavras, os eixos de movimento são oblíquos a esses planos de movimento tradicionais. Como resultado, os movimentos que ocorrem ao redor desses eixos não são pura flexão-extensão, abdução-adução, ou rotação medial-lateral. Já que esses eixos de movimento são diferentes dos movimentos tradicionais, os nomes dos movimentos também são diferentes. Esses movimentos foram apresentados no Capítulo 1 e são brevemente repetidos aqui como pontos de revisão. Os movimentos do pé e do tornozelo que ocorrem próximos ao plano sagital em torno de um eixo lateromedial são flexão dorsal e flexão plantar. A **flexão dorsal** ocorre durante a aproximação dos dois segmentos da articulação. No plano sagital simples, esse movimento é conhecido como flexão. A **flexão plantar** ocorre quando os dois segmentos se afastam. Extensão é o termo conhecido equivalente à flexão plantar. As articulações do tornozelo e do pé também se movem no plano frontal em torno de um eixo anteroposterior. Esses movimentos incluem inversão e eversão. O movimento de **inversão** caracteriza-se por uma rotação em que a superfície plantar do pé roda, ficando de frente para o membro inferior oposto. A **eversão** é o movimento contrário, em que a superfície plantar do pé roda lateralmente, direcionando-se para o lado oposto do outro membro inferior. Os últimos movimentos ocorrem em um plano transverso em torno de um eixo vertical (inferossúpero). Esses movimentos são abdução e adução, nomeados similarmente aos movimentos tradicionais, mas que ocorrem em um plano diferente em torno de um eixo distinto da abdução e da adução que normalmente conhecemos. Ao longo dos outros segmentos do corpo, abdução e adução ocorrem no plano frontal, mas, no pé, ocorrem no plano transverso em torno de um eixo vertical. Nesse caso, **abdução** é o movimento do pé distanciando-se da linha central, enquanto **adução** ocorre quando o pé se move na direção da linha central. Esses movimentos estão representados na Figura 11.3.

Embora esses movimentos individuais costumem ser mensurados no ambiente fisioterápico, eles não são movimentos funcionais. O movimento funcional geralmente engloba os três movimentos simultâneos. Um único eixo articular que não é perpendicular aos planos cardinais mas intersecta os três planos é chamado de **eixo triplanar**.[8] O movimento em torno desse eixo ocorre em todos os três planos. No pé e no tornozelo, esses movimentos triaxiais são chamados de pronação e supinação. **Pronação** e **supinação** são os movimentos triaxiais que incluem flexão plantar ou flexão dorsal, inversão ou eversão e abdução ou adução ocorrendo simultaneamente (Fig. 11.4). A razão por que a articulação talocrural e, em maior grau, a articulação talocalcânea atuam em movimentos triplanares é que seus eixos são oblíquos aos planos de movimento verdadeiros. Os movimentos combinados que ocorrem durante a pronação ou supinação variam dependendo de o pé estar em cadeia cinética aberta ou fechada. Nesse momento, descreveremos os movimentos combinados que compõem a pronação e a supinação na cadeia cinética aberta. Em uma situação de cadeia cinética aberta, os movimentos combinados de eversão, abdução e flexão dorsal produzem pronação, enquanto a supinação ocorre com os movimentos combinados de inversão, adução e flexão plantar. Pronação e supinação são discutidos em mais detalhes posteriormente neste capítulo.

Articulações tibiofibulares

Há duas articulações que mantêm a tíbia e a fíbula firmemente unidas: a articulação tibiofibular proximal e articulação tibiofibular distal. A membrana interóssea, uma camada de tecido conjuntivo denso, também se situa entre os dois ossos e ajuda a manter o alinhamento entre eles. Ela também atua como ponto de inserção de vários músculos do membro inferior. Embora a articulação tibiofibular superior, ou proximal, seja uma articulação sinovial, a articulação tibiofibular inferior, ou distal, é uma sindesmose (do grego, *syndemos*, faixa ou ligamento). Pelo fato de a articulação tibiofibular distal ser uma articulação fibrosa, a principal estrutura que a mantém unida é o ligamento interósseo, que é uma extensão da membrana interóssea distal. Os ligamentos tibiofibulares anterior e posterior também proporcionam suporte à articulação tibiofibular distal.

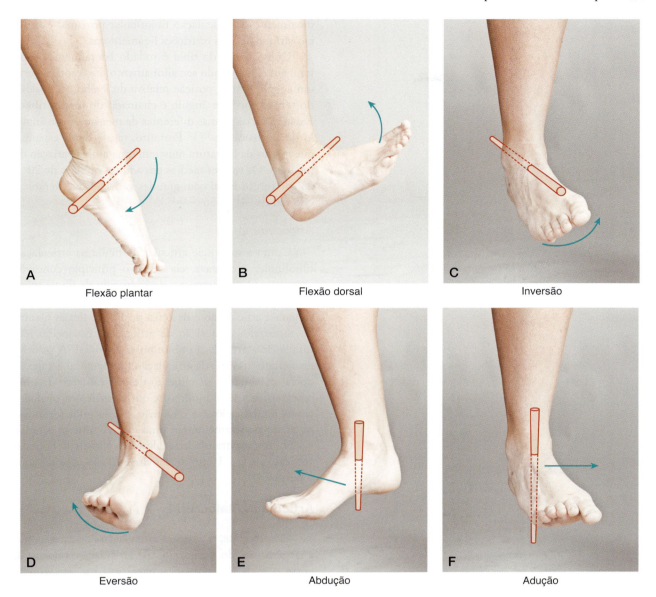

Figura 11.3 Movimentos das articulações talocrural e talocalcânea: **A** e **B)** flexão plantar-flexão dorsal; **C** e **D)** inversão-eversão; **E** e **F)** e abdução-adução.

Cinemática

Embora a articulação tibiofibular proximal esteja imediatamente distal à articulação do joelho, ela não é afetada por ele, mas sim pelo tornozelo. O movimento nessa articulação ocorre com a flexão dorsal e a flexão plantar do tornozelo enquanto a fíbula se movimenta em relação à tíbia. Mesmo com uma amplitude de movimento de apenas alguns graus, o movimento dessas duas articulações é vital para a flexão dorsal e a flexão plantar do tornozelo.

Na articulação tibiofibular superior, o movimento é limitado pelas inserções distais do tendão do músculo bíceps femoral, pelo ligamento colateral lateral e pelo tendão do músculo poplíteo, bem como pelos ligamentos tibiofibulares e pela fáscia. Um leve deslizamento articular pode ser sentido quando se faz a flexão dorsal do tornozelo. Lesões do joelho ou cirurgia tratada com imobilização podem levar à limitação de movimento na articulação tibiofibular superior, o que resulta na limitação da flexão dorsal do tornozelo. A importância da articulação tibiofibular superior é descrita por Helfet[9] e sua relevância clínica é apresentada por Radakovich e Malone[10] como a "articulação esquecida".

Embora a tróclea do tálus seja mais larga anteriormente que posteriormente, os maléolos mantêm a congruência com o tálus ao longo da amplitude de flexão plantar e flexão dorsal.[11] Embora exista essa disparidade entre as partes anterior e posterior do tálus, os maléolos conseguem manter a congruência com o tálus por causa do movimento que ocorre na articulação tibiofibular

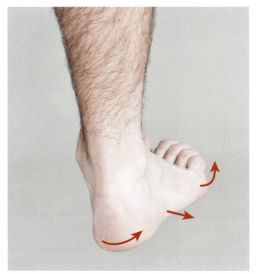

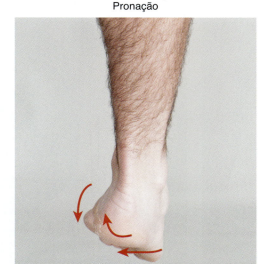

Figura 11.4 Supinação e pronação são movimentos triaxiais do pé e do tornozelo. Aqui são mostrados em cadeia cinética aberta. **A)** Pronação inclui os movimentos de eversão, abdução e flexão dorsal. **B)** Supinação inclui os movimentos de inversão, adução e flexão plantar.

distal. Quando o tornozelo realiza a flexão dorsal ou a flexão plantar, a fíbula abduz e roda; como ela é um osso contínuo, esse movimento também ocorre na articulação tibiofemoral superior. Dessa forma, a flexão dorsal ocasiona uma abdução da fíbula, afastando-se da tíbia enquanto roda medialmente em sua extremidade distal e sua cabeça se move superiormente.[12] Movimentos reversos ocorrem durante a flexão plantar: a fíbula distal aduz em direção à tíbia enquanto roda lateralmente e sua cabeça se move inferiormente. Se esse movimento fibular estiver restrito, não será possível uma amplitude de movimento completa do tornozelo. A sensação final do movimento da articulação tibiofibular proximal é firme em virtude de suas restrições ligamentosas.

Como corpo da tíbia é rodado lateralmente, o pé também é, mantendo seu alinhamento. Essa rotação cria um ângulo entre a posição relativa do joelho e a posição do tornozelo. Esse ângulo é chamado de **torção tibial**. Existem várias formas diferentes de mensurar esse ângulo de alinhamento.[13-17] Portanto, não é de se espantar que relatos da literatura mostrem uma ampla variação de medidas. Os valores médios em adultos oscilam de 20° a 23° de torção tibial com grandes variações na literatura, que vão de -4° a +56°.[2,11,14,16,17]

Artrocinemática

Como a superfície articular da fíbula na articulação tibiofibular é côncava, ela segue o princípio côncavo-convexo. O rolamento e o deslizamento da fíbula sobre a tíbia ocorrem na mesma direção. A posição de descanso para a articulação é de cerca de 10° de flexão plantar do tornozelo. A posição da articulação do joelho não influencia a articulação tibiofibular proximal. A posição de contato máximo da articulação tibiofemoral é a flexão dorsal máxima. O movimento de deslizamento da tíbia nessa articulação é mínimo. Com os maléolos medial e lateral estabilizados em uma mão, o tálus pode ser movimentado passivamente em uma direção anteroposterior e, sob tração, transladado alguns milímetros no eixo vertical. De 2 a 3 mm de movimento são considerados o normal.[18]

Articulação talocrural

Comumente, refere-se à articulação talocrural como a articulação do tornozelo. A articulação talocrural, entre o tálus e a tíbia, é uma articulação em gínglimo uniaxial. Como mencionado, a tróclea do tálus é a superfície superior de sustentação de peso, que se articula com a extremidade distal da tíbia, enquanto as superfícies medial e lateral se articulam com o maléolo medial da tíbia e com o maléolo lateral da fíbula, respectivamente. Como os ligamentos tibiofibulares mantêm a tíbia e a fíbula firmemente posicionadas, seus maléolos formam um forte encaixe para o tálus, que é acunhado (Fig. 11.5).

A articulação possui uma fina cápsula que a recobre. Essa cápsula possui dobras anteriores e posteriores para permitir os movimentos no plano sagital da articulação. A cápsula é reforçada medial e lateralmente por ligamentos. O ligamento colateral medial também é conhecido como ligamento deltóideo. É uma grande estrutura com componentes superficiais e profundos. Sua função é restringir o movimento de eversão, ou inclinação valga do tornozelo.[18] Embora sejam difíceis de delinear, o ligamento deltóideo possui três grandes segmentos principais. A Tabela 11.1 lista os ligamentos da articulação talocrural.

Os ligamentos colaterais laterais da articulação talocrural não são tão fortes ou tão fusionados como os do aspecto medial da articulação. Esses ligamentos incluem os ligamentos talofibular anterior e posterior, e o ligamento calcaneofibular. Embora o ligamento talofibular anterior seja uma faixa plana frágil, os ligamentos calcaneofibular e talofibular posterior são mais grossos e fortes. O ligamento talofibular anterior passa sobre o seio do tarso na região anterolateral do tornozelo e, dos três, é o ligamento lesionado com mais frequência. A lesão desse ligamento ocorre quando o tornozelo é flexionado plantarmente e uma força vara ou de adução é aplicada sobre ele, como quando um indivíduo cai sobre o pé de outra pessoa.

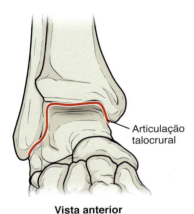

Vista anterior

Figura 11.5 Articulação talocrural. Essa articulação é composta por tálus, tíbia e fíbula. Essa articulação é comumente chamada de articulação do tornozelo.

Cinemática

O eixo da articulação do tornozelo é uma linha imaginária conectando os pontos imediatamente distais às pontas dos maléolos. Quando o eixo lateromedial do joelho é perpendicular à linha média do corpo em um plano sagital, a ponta do maléolo medial costuma ficar anterior e superior ao maléolo lateral. Portanto, o eixo do tornozelo é oblíquo tanto ao plano sagital como ao frontal (Fig. 11.6). Seu eixo vertical também é oblíquo ao plano horizontal.[11]

Na articulação do tornozelo, Lundberg et al.[19] produziram 30° de flexão plantar a partir da posição neutra. Eles mensuraram movimentos de até 28° no plano sagital (flexão plantar), 1° no plano horizontal (na direção da rotação medial) e 4° no plano frontal (pronação). Com 30° de flexão dorsal, esses autores mensuraram 23° no plano sagital, 9° no plano horizontal (na direção da rotação lateral) e 2° no plano frontal (supinação). Em suma, esse e outros estudos[20,21] demonstraram que a flexão dorsal e a flexão plantar são, na verdade, movimentos compostos que requerem movimentos em outros planos para que ocorram a flexão dorsal e a flexão plantar completas. De um ponto de vista fisioterápico, é suficiente saber que, por causa da orientação oblíqua da articulação talocrural, a flexão dorsal e a flexão plantar não são movimentos que ocorrem em um plano simples, mas requerem movimento em outros planos além do sagital.

A amplitude de movimento normal da flexão dorsal varia de 0° a 30° na posição anatômica.[12,22,23] Em um estudo, a amplitude da flexão dorsal ativa de 13° (DP=4) foi encontrada em indivíduos saudáveis do sexo masculino com idades entre 18 meses e 54 anos;[24] no entanto, essa medida foi feita com os indivíduos em decúbito dorsal com o joelho em extensão. Nessa posição, o músculo

(O texto continua na p. 489.)

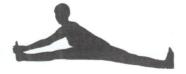

APLICAÇÃO PRÁTICA

A lesão do ligamento tibiofibular anterior é muito comum e, infelizmente, pode ter graves consequências. Ao contrário dos demais ligamentos da região do tornozelo, o ligamento tibiofibular anterior é colocado sob tensão a cada passo dado por um indivíduo. Quando o peso é colocado sobre o pé, o ligamento é tensionado, uma vez que a força de sustentação de peso imposta ao tálus tende a separar a tíbia e a fíbula. Quando há lesão desse ligamento, ele é tensionado a cada passada. Se a lesão não for identificada e não forem tomadas as devidas medidas para proteger o ligamento, especialmente durante os primeiros dias após a lesão, o paciente pode passar por um período prolongado de dor e desconforto, já que o ligamento não pode recuperar-se de maneira adequada, recebendo estresse repetitivo a cada passo dado.

Quando o paciente sofre uma lesão do ligamento colateral lateral do tornozelo, ocasionalmente um inchaço do tamanho de uma bola de tênis de mesa surge na região anterolateral do tornozelo. Vasos sanguíneos oriundos dos vasos do maléolo lateral e do tarso lateral situam-se no seio do tarso.

Se esse inchaço aparecer imediatamente após uma entorse, é possível que alguns desses vasos tenham se rompido. Em algumas horas, o grande inchaço desaparece e é substituído por edema generalizado e equimose ao redor do tornozelo.

Tabela 11.1 | Ligamentos do complexo do tornozelo e pé

Figura	Articulação	Ligamento	Inserção proximal	Inserção distal	Funções
Não mostrada	Talocrural e talocalcânea	Deltóideo (ligamento colateral medial)	Maléolo medial da tíbia	Inserção em leque forma 4 ligamentos: 1) ao tálus anterior e medial (parte tibiotalar anterior); 2) ao sustentáculo do tálus do calcâneo (parte tibiocalcânea); 3) ao navicular (parte tibionavicular); 4) ao tálus posterior medial (parte tibiotalar posterior)	Estabiliza durante a eversão protegendo contra estresses em valgo às articulações talocrural, talocalcânea e talonavicular.
Componentes do ligamento deltóideo ou colateral medial do tornozelo — Vista medial	Talocrural e talocalcânea	Ligamento talofibular anterior	Maléolo lateral	Colo do tálus	Parte do complexo ligamentar colateral lateral. Limita os movimentos combinados de flexão plantar com inversão ou adução.

(continua)

Tabela 11.1 | Ligamentos do complexo do tornozelo e pé *(continuação)*

Figura	Articulação	Ligamento	Inserção proximal	Inserção distal	Funções
Não mostrada	Talocrural e talocalcânea	Ligamento calcaneofibular	Ponta do maléolo lateral	Aspecto lateral do calcâneo	Parte do complexo ligamentar colateral lateral. Limita a inversão ou o estresse em varo das articulações talocrural e talocalcânea.
Não mostrada	Talocrural e talocalcânea	Ligamento talofibular posterior	Fossa do maléolo lateral na região posterolateral do maléolo lateral	Tubérculo lateral do processo posterior do tálus	Parte do complexo ligamentar colateral lateral. Fornece estabilidade ao tálus dentro da articulação e limita a abdução durante a flexão dorsal.
Não mostrada	Talocalcânea	Ligamentos talocalcâneo lateral, posterior e medial	Aspecto inferior do tálus, nos aspectos lateral, posterior e medial	Aspectos lateral, posterior e medial do calcâneo proximal. Cada ligamento une-se com seu respectivo ligamento colateral.	Embora não sejam os estabilizadores principais, proporcionam um pouco de suporte à articulação talocalcânea.
Ligamento cervical Ligamento interósseo	Talocalcânea	Ligamento talocalcâneo interósseo	Duas faixas (anterior e posterior) que se inserem no sulco do tálus dentro do seio do tarso	Sulco do calcâneo dentro do seio do tarso	Limita o movimento de eversão

(continua)

Tabela 11.1 | Ligamentos do complexo do tornozelo e pé *(continuação)*

Figura	Articulação	Ligamento	Inserção proximal	Inserção distal	Funções
Não mostrada	Talocalcânea	Ligamento cervical	Colo do tálus em seu aspecto inferior e lateral	Lateralmente ao ligamento interósseo no colo do calcâneo	Limita o movimento de inversão.
	Transversa do tarso; talonavicular	Ligamento talonavicular dorsal	Região dorsal do colo do tálus	Aspecto dorsal do navicular	Limita o movimento do tálus sobre o navicular. Permite rotação.
		Ligamentos calcaneo-naviculares plantar e lateral	Sustentáculo do tálus	Navicular	Mantém o arco longitudinal medial, especialmente durante a sustentação de peso.
	Transversa do tarso; calcaneocubóidea	Ligamento bifurcado	Porção anterior do calcâneo superior	Inserções distais de um ligamento em Y com duas inserções. Porção calcaneocubóidea (medial): aspecto dorsomedial do cuboide. Porção calcaneonavicular (lateral): aspecto dorsolateral do navicular.	Sustenta a articulação transversa do tarso. Permite rotação (inversão/eversão do pé).

(continua)

Tabela 11.1 | Ligamentos do complexo do tornozelo e pé *(continuação)*

Figura	Articulação	Ligamento	Inserção proximal	Inserção distal	Funções
Não mostrada		Ligamento plantar longo	Região plantar do calcâneo anterior à tuberosidade do calcâneo	Região plantar do cuboide	Limita a depressão do arco longitudinal lateral.
Não mostrada		Ligamento calcaneocuboideo plantar (plantar curto)	Profundo ao alongamento plantar longo, da região plantar do calcâneo	Região plantar do cuboide	Mantém o arco longitudinal lateral
Não mostrada		Ligamentos metatarsais dorsais	1º metatarso (MT): aspecto dorsal do cuneiforme medial 2º metatarso (MT): aspecto dorsal de cada cuneiforme 3º e 4º metatarsos (MT): aspecto dorsal do cuneiforme lateral 5º metatarso (MT): aspecto dorsal do cuboide	Região dorsal das bases de cada metatarso	Protegem e suportam as articulações tarsometatarsais. Permitem deslizamento entre os ossos do tarso e do metatarso.
Não mostrada	Articulações tarsometatarsais	Ligamentos plantares	1º metatarso (MT): Faixa longitudinal do cuneiforme medial 2º e 3º metatarsos (MT): faixas oblíquas do cuneiforme medial 4º e 5º metatarsos (MT): algumas fibras do cuboide	Região plantar das bases de cada metatarso	Protegem e suportam as articulações tarsometatarsais. Permitem deslizamento entre os ossos do tarso e do metatarso.
Não mostrada	Articulações tarsometatarsais	Ligamentos interósseos cuneometatarsais (tarsometatarsais)	1: cuneiforme medial 2: cuneiforme lateral 3: cuneiforme lateral	1 e 2: 2º metatarso (MT) 3: base do 4º metatarso (MT)	Protegem e suportam as articulações tarsometatarsais. Permitem deslizamento entre os ossos do tarso e do metatarso.

(continua)

Tabela 11.1 | Ligamentos do complexo do tornozelo e pé *(continuação)*

Figura	Articulação	Ligamento	Inserção proximal	Inserção distal	Funções
(Vista plantar) Articulação transversa do tarso	Articulações intermetatarsais	Ligamentos metatarsais dorsais, plantares e interósseos	Cada metatarso (exceto o 1º) é conectado ao metatarso adjacente	Cada metatarso (exceto o 1º) é conectado ao metatarso adjacente	Proteger e dar suporte às articulações intermetatarsais.
Não mostrada	Articulações metatarsofalângicas	Ligamentos colaterais	Tubérculos lateral e medial das cabeças dos metatarsos	Bases medial e lateral das falanges proximais correspondentes	Dar suporte à cápsula e limitar o movimento lateral da respectiva articulação. Permite flexão e extensão.
Não mostrada		Ligamentos plantares	Parte plantar da cabeça dos metatarsos	Parte plantar das bases das falanges	Auxiliam os ligamentos colaterais, com os quais se unem.
Não mostrada		Ligamentos metatarsais transversos profundos	Ligamento plantar da articulação metatarsofalângica adjacente	Ligamento plantar da articulação metatarsofalângica adjacente	Dá suporte à cápsula articular e à articulação metatarsofalângica.
Não mostrada	Articulações interfalângicas	Ligamentos colaterais	Cabeças interfalângicas proximais, mediais e laterais	Bases lateral e medial correspondentes das falanges distais adjacentes	Protegem e dão suporte à cápsula articular.
Não mostrada		Ligamento plantar	Aspectos plantares das cabeças das falanges proximais	Aspecto plantar da base da falange adjacente	Auxilia os ligamentos colaterais, com os quais se unem.

gastrocnêmio, que atravessa a articulação do joelho e do tornozelo, está em posição alongada no joelho, limitando a flexão dorsal do tornozelo (insuficiência passiva). Embora essa seja uma importante medida funcional relacionada à marcha, na qual o joelho se estende e o tornozelo realiza flexão dorsal na fase de apoio, é igualmente importante determinar a amplitude de movimento relacionada somente às estruturas articulares. Ao se aferir a amplitude isolada do tornozelo, é melhor manter o joelho em flexão. Ao deixar os gastrocnêmios com folga na articulação do joelho, a amplitude de movimento em flexão dorsal é maior e não é afetada pelas limitações da flexibilidade desses músculos.

A flexão plantar varia de 30° a 58°.[19,22,24,25] A amplitude de movimento em flexão plantar não é alterada pela posição do joelho porque não há nenhum músculo dorsiflexor que atravesse essa articulação. Embora essas medidas de flexão dorsal e flexão plantar variem de um investigador para outro, dependendo da técnica utilizada e da população investigada, é aceito que o movimento passivo é maior que o ativo e que os indivíduos perdem a mobilidade do tornozelo com o passar dos anos.[26]

A sensação final normal da amplitude de movimento de flexão dorsal é firme. Quando o joelho está flexionado, a limitação é ocasionada pelos ligamentos; no entanto, quando ele está estendido, a limitação se deve ao comprimento ou à resistência dos músculos gastrocnêmios. A sensação final da amplitude de movimento de flexão plantar é firme por causa da resistência da cápsula, dos ligamentos e dos músculos dorsiflexores.

Artrocinemática

Neste momento, discutiremos a artrocinemática da articulação talocrural relacionada à cadeia cinética aberta da forma como seria usada durante a maioria das técnicas de mobilização articular. O tálus rola e desliza dentro do seu encaixe na articulação do tornozelo, formada pela tíbia e pela fíbula, durante a flexão dorsal e a flexão plantar. Quando a articulação se move em flexão dorsal, o tálus obedece ao princípio convexo-côncavo, de maneira que, ao rolar anteriormente, desliza posteriormente (Fig. 11.7). Os movimentos opostos ocorrem durante a flexão plantar: o tálus rola posteriormente enquanto desliza anteriormente. A posição de repouso da articulação é em cerca de 10° de flexão plantar, enquanto a posição de contato máximo é na flexão dorsal máxima. Um padrão capsular de movimento, observado quando a cápsula perde a mobilidade, apresenta-se como perda mais intensa de flexão plantar que de flexão dorsal.

Articulação talocalcânea

Durante os movimentos de cadeia cinética fechada e aberta do tornozelo e do pé, ocorrem movimentos pequenos, mas fundamentais, em todas as articulações do tarso e do metatarso. Essas articulações devem passar por mudanças instantâneas para permitir que os arcos permaneçam flexíveis a fim de absorver forças durante o recebimento de peso na caminhada ou na corrida e também para conferir rigidez do pé durante a propulsão (Fig. 11.8). Se essas articulações perderem sua mobilidade por causa de lesão, fusão cirúrgica ou substituição por segmentos protéticos, a perda da função desses pequenos movimentos logo se torna evidente. As forças normalmente absorvidas por essas articulações devem ser transferidas ao longo da cadeia cinética para produzir, com o tempo, uma hipermobilidade compensatória no joelho e em outras articulações do pé.[27]

Como mencionado, a superfície superior do calcâneo possui três facetas (posterior, média e anterior) que se articulam com as facetas correspondentes na superfície inferior do tálus. A faceta articular talar posterior é convexa (Fig. 11.9), enquanto as facetas articulares talares média e anterior são côncavas. Essa configuração anatômica impede o deslocamento anterior ou posterior do tálus sobre o calcâneo. A articulação talocalcânea possui duas cápsulas. Uma delas encerra as facetas articulares posteriores do tálus e do calcâneo. A outra encerra as facetas articulares média e anterior da articulação talocalcânea, assim como a articulação talonavicular. No entanto, a articulação talonavicular não faz parte da articulação talocalcânea, mas sim da articulação transversa do tarso. A Tabela 11.1 identifica os ligamentos que dão suporte à articulação talocalcânea.

Um sulco (fossa ou depressão) situa-se entre as superfícies articulares posterior e média do tálus, formando o seio do tarso. Esse sulco, ou canal do tarso, viaja do seio do tarso, na parte lateral do tornozelo, para o lado medial do tornozelo, entre o maléolo medial e o sustentáculo do tálus, separando as cápsulas posterior e anterior da articulação talocalcânea. O seio do tarso é a parte mais larga desse sulco e se localiza logo anterior ao maléolo lateral (Fig. 11.10). Os fortes, curtos e grossos ligamentos talocalcâneos interósseos e o ligamento cervical correm ao longo do seio do tarso e fornecem as maiores forças para unir o tálus e o calcâneo firmemente (Fig. 11.11). Descobriu-se que esses ligamentos e o tecido adiposo no seio do tarso são ricamente inervados por receptores neurais e fibras nervosas que vão até o cerebelo.[28] Com base nesses achados, bem como em outras evidências clínicas e de EMG, Valenti[28] levantou a hipótese de que os ligamentos interósseos são o "centro proprioceptivo subtalar", responsável pela rápida resposta reflexa ao movimento de cadeia cinética fechada.

Cinemática

Assim como no caso da articulação talocrural, a articulação talocalcânea também não se desloca em um

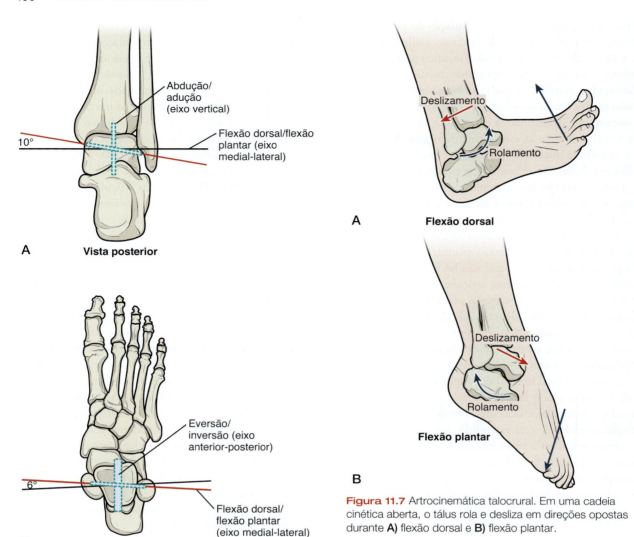

Figura 11.6 Eixo de flexão plantar-flexão dorsal da articulação talocrural de uma vista **A)** posterior, **B)** superior e **C)** sagital. As linhas vermelhas em **A** e **B** indicam o eixo de movimento real da articulação, enquanto as linhas pretas indicam o eixo de movimento cardinal.

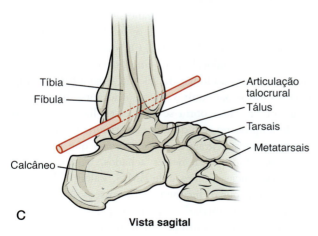

Figura 11.7 Artrocinemática talocrural. Em uma cadeia cinética aberta, o tálus rola e desliza em direções opostas durante **A)** flexão dorsal e **B)** flexão plantar.

plano reto, mas produz movimento em um eixo que cria movimento multiplanar. Embora a articulação talocalcânea tenha um movimento multiplanar, ela é uma articulação uniaxial por causa do alinhamento oblíquo de seu eixo.[33] O eixo triplanar da articulação talocalcânea é representado por uma linha que se inicia no aspecto posterolateral do calcâneo e vai em direção frontocefalomedial atravessando a articulação talocalcânea e o aspecto superior e medial do colo do tálus, como representado na Figura 11.12.[11,34-37] Diferentes pesquisadores buscaram identificar o ângulo exato do eixo da articulação talocalcânea. Usando diferentes métodos, chegaram a resultados similares: o eixo talocalcâneo apresenta-se em cerca de 45º (±5º) no plano sagital e cerca de 25º (±9º) no plano transverso.[11,36,38,39]

A amplitude de movimento da articulação talocalcânea é descrita por aqueles que a estudaram em cadáveres e em sujeitos humanos saudáveis como um movimento de rotação ou em parafuso em torno do eixo triplanar da articulação. Existe uma ampla gama

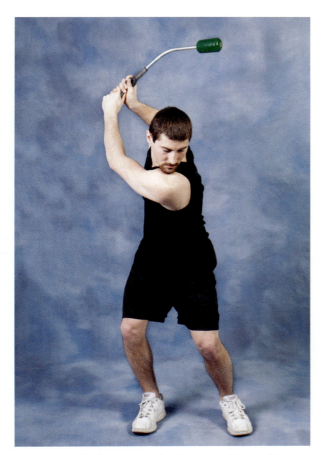

Figura 11.8 O pé e o tornozelo são submetidos a várias tensões e devem instantaneamente se adaptar a elas durante diferentes atividades de cadeia cinética fechada.

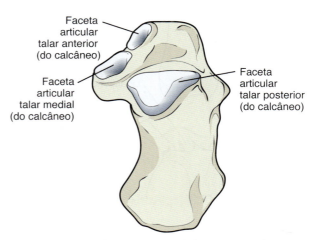

Figura 11.9 Superfície dorsal do calcâneo mostrando as facetas que se articulam com a superfície inferior do tálus. A faceta articular talar posterior é convexa, enquanto as facetas articulares talares média e anterior do calcâneo são côncavas.

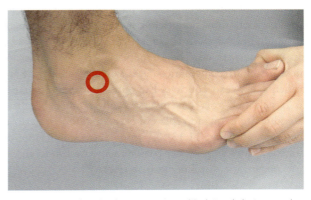

Figura 11.10 O seio do tarso, na região lateral do tornozelo, é a maior abertura do cônico túnel do tarso, que avança obliquamente ao aspecto medial do tornozelo, terminando em sua estreita abertura entre o maléolo medial e o sustentáculo do tálus.

de amplitudes de movimento atribuídas à articulação talocalcânea por estudos cujos resultados variam de 5° a 65° de movimento.[38] É provável que essa grande discrepância resulte de diversos fatores, incluindo diferenças nos métodos utilizados, condições das investigações, populações identificadas e rigor da análise. Um estudo rigoroso identificou que a inversão e a eversão são de 30° e 18°, respectivamente.[40] Como demonstrado por esse e outros estudos, vários profissionais e investigadores identificaram o movimento total de inversão-eversão com uma proporção de 2:1 ou 3:2 de inversão para eversão.[11,35,41-45] Outra razão importante para a ampla variação da amplitude de movimento encontrada na articulação talocalcânea pode ser o fato de que é raro essa articulação se mover independentemente da articulação talocrural. É muito difícil isolar o movimento da articulação subtalar daquele da articulação talocrural, especialmente quando se avalia um movimento funcional. Essa íntima relação entre as duas articulações é discutida mais adiante neste capítulo.

APLICAÇÃO PRÁTICA

Entorses do tornozelo lateral afetam com frequência os proprioceptores da articulação do tornozelo. É comum que os fisioterapeutas encontrem deficiências no equilíbrio de indivíduos com histórico de entorses de tornozelo. A incorporação de exercícios de propriocepção para facilitar a restauração do equilíbrio e o controle de agilidade são parte de um programa completo de reabilitação após uma entorse do tornozelo.[29-32]

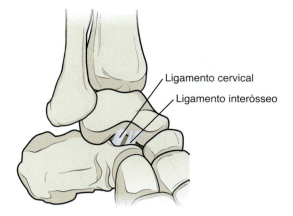

Figura 11.11 Os ligamentos talocalcâneo interósseo e cervical são os principais ligamentos responsáveis pela manutenção da união entre o tálus e o calcâneo.

Artrocinemática

A maior interface facetária da articulação talocalcânea apresenta uma superfície convexa no osso calcâneo movendo-se sobre uma superfície côncava do tálus em uma posição de cadeia cinética aberta. Portanto, o movimento artrocinemático dessa articulação obedece ao princípio convexo-côncavo. Em outras palavras, enquanto o calcâneo rola em inversão, ele também desliza lateralmente e, quando rola em eversão, também desliza medialmente (Fig. 11.13). Com o tálus estabilizado, o calcâneo também pode ser passivamente deslizado anterior, posterior e distalmente (sob tração).

Articulação transversa do tarso

A articulação transversa do tarso também é conhecida como **articulação de Chopart**. Quando visualizada de cima, a linha articular possui uma forma de S e é formada por duas superfícies articulares: as articulações talonavicular e calcaneocuboidea (Fig. 11.14A). No entanto, essas articulações normalmente não possuem movimento independente; portanto, embora sejam duas articulações, são mencionadas como uma: a articulação transversa do tarso. Antes de discutirmos a articulação transversa do tarso, vamos ver brevemente cada uma das articulações que a compõem.

Articulação talonavicular

A articulação talonavicular possui uma cabeça do tálus anterior arredondada que se encaixa no navicular, que é côncavo, quase como uma articulação de bola e soquete (Fig. 11.14B). A cápsula da articulação talonavicular é a mesma que engloba as duas articulações talocalcâneas anteriores (anterior e média). Veja a Tabela 11.1 para informações detalhadas sobre os ligamentos dessa articulação. O aspecto inferior dessa cápsula é sustentado

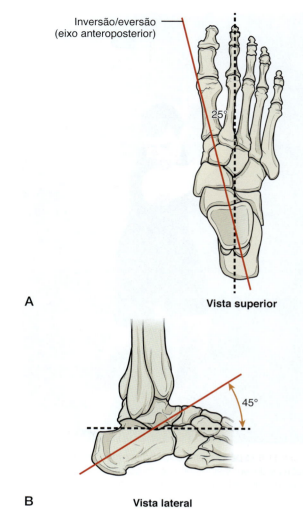

Figura 11.12 Eixo de movimento da articulação talocalcânea. É um eixo oblíquo que avança do aspecto posterolateral do calcâneo em uma direção frontal-superior e medial através do seio do tarso. A linha preta pontilhada indica o eixo simples de movimento, e a linha vermelha é o plano cardinal de movimento para inversão-eversão.

e reforçado pelo ligamento calcaneonavicular plantar. O ligamento calcaneonavicular plantar, também conhecido como "mola", é um ligamento bastante grosso e inelástico em forma triangular com um revestimento fibrocartilaginoso em sua superfície adjacente ao tálus;[46] sua estrutura lhe permite agir como plataforma ou suporte, como se fosse uma rede, para a cabeça do tálus. Na postura em pé, o peso do corpo no pé empurra a cabeça do tálus para o chão; o ligamento calcaneonavicular plantar oferece o suporte de que a cabeça do tálus necessita para manter sua posição e seu alinhamento com o arco longitudinal.[5]

O ligamento calcaneonavicular plantar pode ser palpado localizando-se o sustentáculo do tálus e indo-se em direção anterior, mas mantendo-se posterior à tuberosidade do navicular. Com a aplicação de um pouco de pressão sob o arco entre o sustentáculo do tálus e o osso

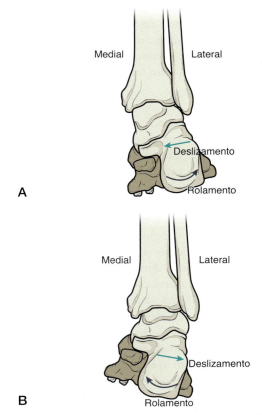

Figura 11.13 Artrocinemática da articulação talocalcânea. Rolamento e deslizamento se dão em direções opostas. **A)** Eversão talocalcânea e **B)** inversão talocalcânea em uma cadeia cinética aberta.

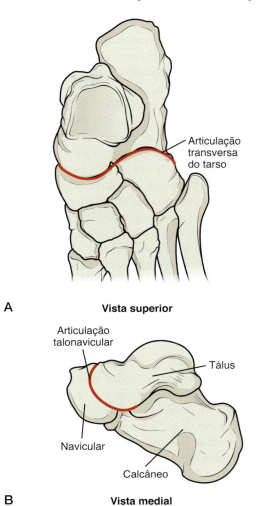

Figura 11.14 Articulações transversas do tarso. As duas articulações da articulação transversa do tarso incluem a articulação talonavicular medialmente e a articulação calcaneocubóidea lateralmente. **A)** A articulação transversa do tarso possui a forma de um "S". A articulação calcaneocubóidea possui pouco movimento por causa do formato das suas superfícies articulares. **B)** A articulação talonavicular possui mais movimento por causa da sua configuração mais semelhante à bola e soquete.

navicular, pode-se encontrar o ligamento. É possível verificar a quantidade de mobilidade dessa articulação estabilizando-se o tálus (sustentando-se o retropé) e girando-se o navicular ou o mediopé em relação ao retropé; o navicular é facilmente rodado sob o tálus por causa da configuração da articulação.

Articulação calcaneocubóidea

Ao contrário da articulação talonavicular, a articulação calcaneocuboidea possui sua própria cápsula. Divergindo também da talonavicular, a articulação calcaneocuboidea é quase em forma de cunha, de modo que pouquíssimo movimento ocorre entre esses segmentos. As partes finais do calcâneo anterior e do cuboide posterior que formam essa articulação lateral da articulação transversa do tarso se encaixam de maneira restritiva uma na outra. Cada uma delas possui um aspecto côncavo e um convexo em suas superfícies que se contrapõem à sua superfície correspondente oposta, criando uma articulação convexa verticalmente e côncava transversalmente, o que limita o movimento nessa articulação.[47] Essa articulação é do tipo em sela modificado. O ligamento de suporte primário dessa articulação é o ligamento plantar, que possui duas camadas: uma longa superficial e uma curta profunda.[47] A Tabela 11.1 dá informações detalhadas sobre esse e outros ligamentos da articulação calcaneocuboidea.

Cinemática

A articulação transversa do tarso participa no movimento do antepé em relação ao retropé; ela abaixa o arco longitudinal do pé durante a pronação e o eleva durante a supinação. Em outras palavras, essa articulação destrava o pé permitindo que ele se acomode à miríade de superfícies com que entra em contato, absorvendo, também, as forças de impacto da sustentação de peso enquanto estamos em pé, caminhando, correndo ou saltando. Por outro lado, a articulação transversa do tarso também trava o pé, convertendo-o em uma alavanca rígida para a transferência de forças necessárias para propelir o corpo para a frente ou para cima.

Como são duas as articulações que compõem a articulação transversa do tarso, sua movimentação é complexa e gira em torno de dois eixos de movimento. Um deles é longitudinal e se situa próximo ao eixo da articulação talocalcânea, cerca de 10° medial ao plano longitudinal e 15° superior ao plano horizontal (Fig. 11.15A).[36] Os movimentos da articulação transversa do tarso em volta desse eixo longitudinal incluem inversão e eversão.[11] O outro eixo é um eixo oblíquo semelhante ao eixo da articulação talocrural que se situa um pouco acima de 50° (52°) superiormente ao plano horizontal e 57° ao plano longitudinal (Fig. 11.15B). Os movimentos em torno do eixo oblíquo incluem flexão dorsal com abdução e flexão plantar com adução do antepé.[11] Os dois eixos da articulação transversa do tarso se deslocam para se tornar paralelos um ao outro, quando a articulação prona, ou cruzados, quando a articulação supina; a posição relativa dessas articulações uma com as outras ocasiona o desbloqueio (quando elas ficam paralelas) e o travamento (quando elas se cruzam) da articulação transversa do tarso (Fig. 11.16).

Já que metade dos ossos da articulação transversa do tarso também compõe a articulação talocalcânea, a posição dos ossos da articulação talocalcânea determina a posição das articulações transversas do tarso. Por exemplo, quando o tálus e o calcâneo rolam em supinação na articulação talocalcânea, a outra metade dos ossos que compõem a articulação transversa do tarso – o navicular e o cuboide – também é puxada em supinação. E, quando ocorre pronação da articulação talocalcânea, o navicular e o cuboide são, da mesma maneira, rodados com seus ossos correspondentes em pronação. Então, em vez de a articulação talocalcânea se mover sozinha em supinação e pronação, outras articulações movem-se nas mesmas direções, o que acaba resultando em uma soma dos movimentos de todas essas articulações, produzindo uma maior amplitude de supinação e pronação do pé que ocorreria se apenas a articulação talocalcânea se movesse nessas direções. Essa configuração permite ao pé maior adaptabilidade para se acomodar a qualquer superfície sobre a qual o pé esteja em determinado momento.

Tenha em mente que o movimento na articulação transversa do tarso ocorre simultaneamente em diferentes graus em três planos de movimento simples em razão do ângulo oblíquo de seu eixo. Esses movimentos são muito difíceis de isolar e mensurar. De um ponto de vista clínico, não é necessário identificar a amplitude de movimento em cada plano de cada articulação durante a supinação ou a pronação do pé. Basta ter em mente que todas as articulações distais à articulação talocrural participam desses movimentos, de modo que a articulação talonavicular é a que permite a maior parte da rotação.[48] Assim como na articulação talocalcânea, a proporção de supinação para pronação é em torno de 2:1 ou 3:2.

Artrocinemática

Como é de se suspeitar, a artrocinemática da articulação transversa do tarso é complexa em razão do mero fato de que é composta por duas articulações. Pode ser mais simples se abordarmos cada uma das duas articulações separadamente. Como a articulação talonavicular possui uma superfície distal côncava que se articula com uma superfície convexa proximal, o rolamento e o deslizamento ocorrerão na mesma direção. Portanto, no momento em que o navicular roda ou se move sobre o tálus, ele também desliza na mesma direção. Sendo a articulação calcaneocuboidea uma articulação em sela, a relação do rolamento/deslizamento vai depender do lado para o qual o cuboide se move sobre o calcâneo. Felizmente, durante os movimentos de flexão e extensão, o cuboide é côncavo, assim como o navicular, e o calcâneo é convexo, tal como o tálus. Portanto, o rolamento e o deslizamento da articulação calcaneocuboidea é o mesmo da articulação talonavicular nos movimentos de flexão dorsal e flexão plantar (Fig. 11.17). Essa informação é importante para fisioterapeutas que precisam mobilizar uma articulação transversa do tarso com restrição de movimento; eles têm a opção de mobilizar ambas as articulações como uma única articulação transversa do tarso em vez de mobilizá-las individualmente e, mesmo assim, alcançar os resultados desejados. Para o movimento de abdução-adução da articulação calcaneocuboidea, o cuboide é convexo e o calcâneo, côncavo; portanto, o rolamento é em uma direção, enquanto o deslizamento é na direção oposta.

Um padrão capsular da articulação transversa do tarso demonstra uma perda de flexão dorsal, flexão plantar, adução e rotação medial. A posição de repouso dessa articulação é na metade do caminho entre os extremos de movimento. A posição de contato máximo coloca a articulação transversa do tarso em supinação máxima.[49] Em uma posição pronada, os ossos do tarso são mais flexíveis. Pequenos movimentos de deslizamento podem ser obtidos fixando-se um osso e movendo o adjacente. As articulações talonavicular, calcaneocuboidea e cuneonaviculares podem ser mobilizadas em movimentos de deslizamento plantar e dorsal quando um osso é estabilizado e o adjacente movido. O movimento intercuneiforme é pequeno.

Articulações tarsometatarsais

As articulações tarsometatarsais são o elo entre o retropé e o antepé. Elas formam o arco transverso do

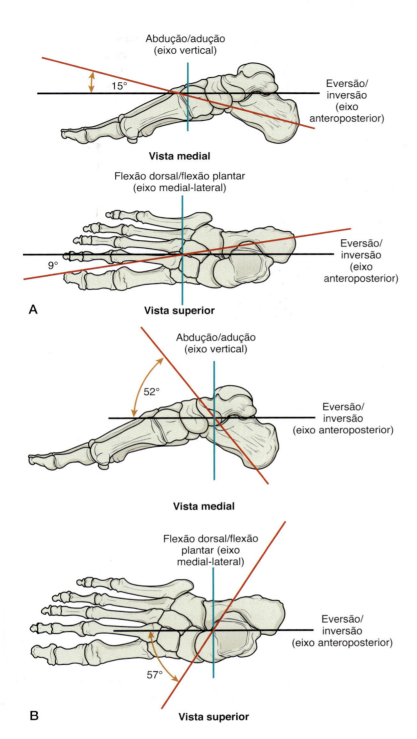

Figura 11.15 Eixos de movimento da articulação transversa do tarso. Dois eixos de movimento estão presentes nessa articulação. **A)** Um é um eixo horizontal; **B)** o outro é um eixo oblíquo. Em cada figura, a linha vermelha indica o eixo de movimento real da articulação, enquanto as linhas azuis e pretas indicam os eixos de movimento cardinais.

metatarso e fornecem uma pequena contribuição para o arco longitudinal.[50] O cuboide e os três ossos cuneiformes se articulam com as bases dos cinco metatarsos para formar as **articulações tarsometatarsais** (Fig. 11.1). As articulações tarsometatarsais também são chamadas de **articulação de Lisfranc**, um **epônimo** do cirurgião francês que percebeu a ocorrência de uma lesão nessa articulação quando os membros do exército napoleônico caíam de seus cavalos com o pé preso no estribo. Cada uma dessas articulações é uma articulação sinovial plana. O primeiro, o segundo e o terceiro metatarsos formam, individualmente, sua própria articulação tarsometatarsal com os cuneiformes medial, intermédio e lateral, respectivamente. O quarto e o quinto metatarsos se articulam com o aspecto distal do cuboide, formando suas respectivas articulações tarsometatarsais. A primeira articulação tarsometatarsal é a maior e possui sua própria cápsula articular. Um forte encaixe, formado entre os cuneiformes medial e lateral sobre o segundo metatarso com o cuneiforme intermédio cria uma articulação resistente e segura para a base do segundo metatarso; essa configuração permite pouco movimento do segundo metatarso. Essa articulação situa-se mais posteriormente em direção ao tornozelo que as outras articulações metatarsais. A segunda e a terceira articulações compartilham uma cápsula articular. A mais móvel das articulações metatarsais inclui o quarto e o quinto metatarsais, que compartilham a mesma cápsula articular e possuem cerca de 10° do movimento total durante flexão dorsal-flexão plantar e supinação-pronação.[51] Os ligamentos que dão suporte a essas articulações estão listados na Tabela 11.1.

Os **raios** são as unidades funcionais do antepé. Os três raios mediais incluem o osso do metatarso e seu cuneiforme correspondente. Portanto, o primeiro raio é o cuneiforme medial e o primeiro metatarso, o segundo raio é o cuneiforme intermédio e o segundo metatarso, e o terceiro raio é o terceiro metatarso e o cuneiforme lateral. O quarto raio é composto somente pelo quarto osso do metatarso e, da mesma maneira, o quinto raio é composto apenas pelo quinto osso do metatarso.

Como o segundo metatarso apresenta a menor quantidade de movimento dos metatarsos, ele é usado como ponto de movimento de referência para o antepé. O segundo raio também é uma plataforma estável da qual o pé se utiliza para se impulsionar durante a locomoção. O antepé medial possui uma mobilidade limitada em comparação ao antepé lateral. O primeiro raio possui pouco movimento, que ocorre sobretudo em flexão e extensão; essa mobilidade permite ao pé medial rodar ao redor do segundo raio, permitindo que o pé se adapte a superfícies variadas. A flexão dorsal do primeiro raio ocorre concomitantemente à inversão do pé, enquanto a flexão plantar do primeiro raio ocorre com a eversão do pé. O antepé lateral possui a maior mobilidade, já que as bases dos ossos do metatarso não são tão apertadamente acunhadas como no antepé medial.

As articulações tarsometatarsais são quase planas. Suas mobilidades, porém, são limitadas por causa da grande aproximação dos metatarsos adjacentes. Embora o movimento seja limitado na articulação tarsometatarsal, o movimento da primeira articulação tarsometatarsal é o mais óbvio e útil para a função do pé. Os movimentos da primeira articulação tarsometatarsal incluem flexão plantar (flexão) e flexão dorsal (extensão) no plano sagital, com inversão e eversão mínimas no plano frontal, e abdução e adução ainda menores no plano transverso. Ao mover-se em flexão plantar, o primeiro metatarso costuma everter; por outro lado, ao mover-se em flexão dorsal, também inverte.[52]

Articulações intermetatarsais

Subentendido pela discussão das articulações tarsometatarsais está o fato de que cada base do metatarso forma uma articulação com sua(s) base(s) adjacente(s). Existem, na realidade, articulações sinoviais entre a segunda e a terceira bases dos metatarsos, bem como entre a terceira e a quarta. Embora não haja nenhuma articulação sinovial entre as bases do primeiro e do segundo metatarsos, há ligamentos que conectam as duas estruturas. Veja informações sobre esses ligamentos na Tabela 11.1. Essa relação entre bases de metatarsos adjacentes permite movimentos associados entre os ossos adjacentes, e os ligamentos que ligam as estruturas fornecem suporte a elas.

O primeiro, o terceiro, o quarto e o quinto metatarsos rodam em torno do segundo metatarso, que é o mais estável. A inversão e a eversão desses ossos são identi-

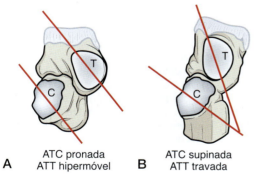

Figura 11.16 A posição relativa dos eixos de movimento das duas articulações da articulação transversa do tarso influencia a mobilidade articular. **A)** Quando a articulação transversa do tarso está em pronação, os eixos de movimento talonavicular e calcaneocubóideo estão paralelos, permitindo à articulação transversa do tarso mover-se com maior liberdade. **B)** Quando a articulação transversa do tarso está supinada, os dois eixos convergem, travando a articulação e restringindo o movimento. T = tálus, C = calcâneo, ATC = articulação talocalcânea, ATT = articulação transversa do tarso.

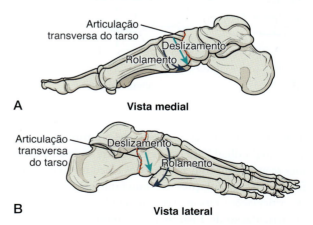

Figura 11.17 Artrocinemática da articulação transversa do tarso. O rolamento ou movimento em flexão plantar/flexão dorsal ocorre na mesma direção do deslizamento em ambas as articulações da articulação transversa do tarso.

ficadas em relação ao segundo metatarso, e não à linha média do corpo, de modo similar ao terceiro metacarpo da mão como referência para o movimento dos metacarpos e dos dedos das mãos. Assim como as articulações intertarsais, as intermetatarsais podem ser movidas em movimentos de deslizamento dorsal e plantar quando um osso é estabilizado e o osso adjacente é movido sobre ele. As cabeças dos metatarsos normalmente podem ser movimentadas em arcos curtos em torno umas das outras se um segmento estiver estabilizado ou podem ser movimentadas em conjunto em arcos em torno do segmento rígido do segundo metatarso. Esse movimento ocorre nas articulações tarsometatarsais e tem sua mobilidade restrita pela estrutura dessas articulações e pelos ligamentos metatarsais transversos. Como indicado na Tabela 11.1, esses ligamentos se inserem entre as cabeças. Eles são importantes já que limitam a quantidade de abdução ou a "abertura em leque" das cabeças dos metatarsos.

Articulações metatarsofalângicas e interfalângicas

Essas articulações correspondem em estrutura àquelas dos dedos das mãos, porém, possuem algumas diferenças funcionais. Cada cabeça do metatarso, que é convexa, faz par com a base correspondente da falange proximal, que é côncava, formando as articulações metatarsofalângicas (MTF) do pé. Essas articulações são biaxiais, movendo-se nos planos sagital e transverso. Nos dedos, as articulações metacarpofalângicas (MCF) permitem 90° de flexão e de 0° a 30° de hiperextensão. Nas articulações MTF dos dedos dos pés, contudo, essa relação se inverte; a hiperextensão é de 90° e a flexão é de apenas 30° a 45°. A alta amplitude de hiperextensão é necessária quando ficamos na ponta dos pés e, durante a caminhada, na fase final de apoio, depois que o calcanhar deixa o solo. Embora existam músculos para fazer esses movimentos, os movimentos de abdução e adução dos dedos dos pés possuem menos amplitude de movimento e controle muscular que os da mão.

As articulações interfalângicas (IF) dos dedos dos pés são semelhantes às presentes nos dedos das mãos. Elas são essencialmente articulações em gínglimo com um grau de movimento. O primeiro dedo, ou hálux, possui uma articulação dessa forma entre uma falange próxima e uma falange distal, e os demais dedos laterais possuem três falanges com articulações IF proximais e distais. Assim como os dedos das mãos, essas articulações possuem ligamentos colaterais que reforçam a cápsula articular. A Tabela 11.1 contém uma lista dos ligamentos dessas articulações.

Os dedos dos pés e das mãos também possuem outras similaridades e diferenças em relação a seus movimentos artrocinemáticos. No hálux, a posição de contato máximo é a hiperextensão da articulação MTF (sua posição no final da fase de apoio da marcha, durante o levantamento dos dedos) e as quatro articulações MTF laterais estão em flexão máxima na posição de máximo contato. As articulações MCF das mãos possuem as mesmas posições de contato máximo: a posição do polegar é em extensão máxima enquanto a dos outros quatro dedos é a flexão máxima, a posição necessária para produzir um agarramento firme de um objeto.[49] Em um ponto importante, a primeira articulação MTF do pé e a primeira articulação MCF da mão são similares (embora estejam em posições opostas), já que suas posições mais estáveis ocorrem quando a produção de força é mais necessária. Embora a posição de repouso de todas as articulações MTF seja uma pequena extensão (10°), a posição de descanso das articulações MCF é uma pequena flexão. Essas articulações nos pés e nas mãos, no entanto, possuem o mesmo padrão capsular: uma perda de flexão. A exceção a essa regra é o hálux, que possui perda de movimento mais em extensão que em flexão.

As articulações IF, tanto nos dedos das mãos como nos dos pés, também possuem similaridades e diferenças. Essas articulações estão na posição de contato máximo quando em extensão máxima. Suas posições de repouso também são a mesma: pequena flexão. Embora o padrão capsular para os dedos dos pés e das mãos seja restrição de movimento em todas as direções, os dedos dos pés possuem mais limitação de movimento em extensão, enquanto os das mãos possuem mais limitação em flexão.

Músculos do tornozelo e do pé

Os músculos que passam sobre as articulações do tornozelo possuem inserções proximais na tíbia e na fíbula, com a exceção do gastrocnêmio e do plantar, que se inserem no fêmur. Como nenhum músculo se insere no tálus, os músculos que vão da perna para o pé agem simultaneamente nas articulações talocalcânea e do tornozelo. Assim como na mão, os dedos dos pés são movimentados e controlados por músculos extrínsecos, que se originam acima das articulações do tornozelo, e por intrínsecos, que se originam dentro do próprio pé.

Os músculos que agem só no tornozelo ou no tornozelo e nos dedos dos pés, e que possuem inserções proximais principalmente na perna, são divididos em três grupos: posterior, lateral e anterior.

Grupo posterior de músculos

Existem dois grupos de músculos posteriores: o superficial e o profundo. O grupo superficial inclui gastrocnêmio, sóleo e plantar; o grupo profundo de músculos posteriores inclui o flexor longo dos dedos e o tibial posterior. A Tabela 11.2 apresenta informações sobre esses músculos em relação às inserções proximal e distal, à inervação e à função. As informações na tabela

(O texto continua na p. 501.)

498 Unidade 3 Membros inferiores

Tabela 11.2 | Músculos posteriores

Figura	Grupo	Músculo	Inserção proximal	Inserção distal	Inervação	Ação	Palpação
Gastrocnêmio — Sóleo —	Superficial	Gastrocnêmio	Cabeça lateral: Côndilo femoral lateral. Cabeça medial: Superfície posterior femoral (poplítea), proximal ao côndilo femoral medial	Calcâneo posterior via tendão do calcâneo	Ramos da porção tibial do nervo isquiático (S1-S2).	Flexão plantar do tornozelo e flexão do joelho	O gastrocnêmio é largamente responsável pelo contorno característico da panturrilha. É facilmente visualizado contraindo-se quando o indivíduo fica na ponta dos pés.
Gastrocnêmio — Sóleo —	Superficial	Sóleo	Linha para o músculo sóleo da tíbia e o terço proximal da superfície posterior da fíbula	Por meio de uma aponeurose tendínea cobrindo a superfície posterior do músculo, que se estreita distalmente e une-se com o gastrocnêmio para formar o tendão do calcâneo	Porção tibial do nervo isquiático (S1-S2)	Flexão plantar do tornozelo	O sóleo é coberto largamente pelo gastrocnêmio, mas na porção inferior da panturrilha, ele sobressai dos dois lados do gastrocnêmio, permitindo sua palpação. Quando o indivíduo fica na ponta dos pés, tanto o gastrocnêmio como o sóleo contraem fortemente. Uma contração comparativamente isolada do sóleo é vista se o indivíduo deitar-se em decúbito ventral com o joelho flexionado e flexionar plantarmente o tornozelo decúbito ventral uma leve resistência. O clínico palpa imediatamente distal às cabeças do gastrocnêmio. O pé deve ser levemente resistido na face plantar.
Não mostrada	Superficial	Plantar	Linha supracondilar lateral do fêmur	Junta-se com o gastrocnêmio e o sóleo formando o tendão do calcâneo	Porção tibial do nervo isquiático (S1-S2)	Presume-se que seja um fraco assistente da flexão plantar	Impossível palpar esse músculo já que ele situa-se abaixo do gastrocnêmio.

(continua)

Tabela 11.2 | Músculos posteriores (continuação)

Figura	Grupo	Músculo	Inserção proximal	Inserção distal	Inervação	Ação	Palpação
Vista superior	Profundo	Tibial posterior	Superfície posterior da membrana interóssea e porções adjacentes da tíbia e fíbula	A tuberosidade do osso navicular, através de expansões fibrosas, ossos adjacentes do tarso e as bases dos metatarsos	Nervo tibial (L5-S1).	Inversão e auxilia na flexão plantar do tornozelo	O tendão do tibial posterior pode ser palpado acima e abaixo do maléolo medial. É mais fácil identificá-lo logo proximal à tuberosidade do osso navicular, onde ele situa-se superficialmente. Acima do maléolo, seu tendão fica próximo àqueles do flexor longo dos dedos e do flexor longo do hálux e pode ser difícil de delineá-lo deles. Para palpar esses tendões, o sujeito senta-se em uma cadeira com o membro a ser testado cruzado sobre o outro de forma que o pé esteja relaxado e flexionado plantarmente. O tendão do tibial posterior situa-se mais próximo ao maléolo medial que os outros dois tendões.
Vista superior	Profundo	Flexor longo dos dedos	Tíbia, abaixo das inserções distais do poplíteo, e no septo intermuscular entre o poplíteo e o tibial posterior	O tendão entra na planta do pé próximo ao sustentáculo do tálus, cruza o tendão do flexor longo do hálux, e divide-se em quatro partes que se inserem nas bases das falanges distais do segundo ao quinto dedos dos pés.	Nervo tibial (L5-S1).	Flexão das articulações MTF e das articulações IF e flexão plantar do tornozelo.	Embora seja difícil de identificar esse tendão dos outros dois que o acompanham, o tendão do flexor longo dos dedos pode ser palpado no aspecto medial do maléolo medial quando os dedos estão flexionados. Contração isolada do FLD é mais bem observada estabilizando-se as falanges proximais e pedindo ao indivíduo para flexionar as articulações IF distais dos dedos dos pés.

(continua)

Tabela 11.2 | Músculos posteriores (continuação)

Figura	Grupo	Músculo	Inserção proximal	Inserção distal	Inervação	Ação	Palpação
	Profundo	Flexor longo do hálux	Superfície posterior nos septos fibular e intermusculares. Seu tendão passa posteriormente ao maléolo medial, através de uma depressão no tálus, e então abaixo do sustentáculo do tálus.	Base da falange distal do hálux.	Nervo tibial (L5-S2).	Flexão da primeira articulação MTF, articulação IF, e flexão plantar do tornozelo.	Embora seja difícil de identificar esse tendão dos outros dois que o acompanham, o tendão do flexor longo do hálux pode ser palpado no aspecto medial do maléolo medial quando os dedos são flexionados. A contração isolada do FLH é mais bem observada ao estabilizar a falange proximal e então pedir ao indivíduo para flexionar a articulação IF distal do hálux.

Eixo longitudinal do pé
Eixo da articulação talocalcânea
Extensor longo do hálux
Tibial anterior
Eixo da articulação talocrural
Tíbia
Tibial posterior
Flexor longo dos dedos
Extensor longo dos dedos
Fibular terceiro
Fíbula
Fibular curto
Fibular longo
Tendão do calcâneo
Flexor longo do hálux

Vista superior

também indicam como palpar cada músculo. Como essa informação é mais anatômica que cinesiológica, ela é apresentada no formato de tabela para você revisá-la. As informações sobre esses músculos pertinentes à função ou às suas relações com outros músculos ou articulações são apresentadas a seguir.

Gastrocnêmio

O gastrocnêmio (do grego, *gaster*, ventre, e *kneme*, joelho) compõe o maior volume dos músculos da panturrilha. As inserções proximais do músculo se ligam parcialmente à cápsula da articulação do joelho. A cabeça medial do gastrocnêmio é maior que a lateral, e sua porção muscular desce mais distalmente (Fig. 11.18).

Sóleo

O sóleo (do latim, *soles*, sola, sandália), assim como o gastrocnêmio, pertence ao grupo superficial posterior da perna. A união desses dois músculos também é chamada de **tríceps sural**. Ele situa-se profundamente aos músculos gastrocnêmio e plantar, e é facilmente observado logo distal aos ventres musculares dos gastrocnêmios medial e lateral (Figs. 11.18 e 11.19).

Enquanto os tendões do sóleo e do gastrocnêmio se unem formando o tendão do calcâneo, ou de Aquiles, suas fibras se redirecionam espiralmente cerca de 90°

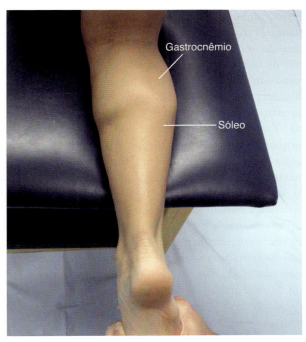

Figura 11.19 Sóleo. O sóleo é facilmente identificado quando o indivíduo se ajoelha com o joelho flexionado. Quando o indivíduo aponta os dedos dos pés, o sóleo torna-se aparente imediatamente distal ao músculo gastrocnêmio.

de maneira que suas fibras mediais fiquem posicionadas posteriormente no momento em que chegam ao calcâneo;[53] acredita-se que essa estrutura aumente o comprimento do tendão e lhe proporcione um recuo elástico suplementar, usado durante atividades de propulsão do membro inferior.[53] O tendão do calcâneo possui cerca de 15 cm de comprimento de sua origem na parte média da perna até sua inserção distal no calcâneo.[53]

Plantar

O plantar é o único outro músculo do tornozelo ou do pé além do gastrocnêmio cuja inserção proximal é proximal à articulação do joelho. Ele é um músculo muito pequeno do grupo superficial posterior da perna. Ele situa-se entre o gastrocnêmio e o sóleo, mas não está consistentemente presente. Embora a frequência de sua presença não tenha sido bem documentada, verificou-se sua ausência em algo entre 6 e 60% dos indivíduos.[54,55] Ele é um músculo muito pequeno, com cerca de 7 a 10 cm de comprimento, com uma organização de fibras fusiformes e um tendão muito fino e longo.[53] Sua verdadeira função não é conhecida, mas presume-se que ofereça certa assistência ao gastrocnêmio e ao sóleo na flexão plantar do tornozelo.[53]

Função do tríceps sural

A flexão plantar do tornozelo é executada sobretudo e quase exclusivamente pelo tríceps sural; esse

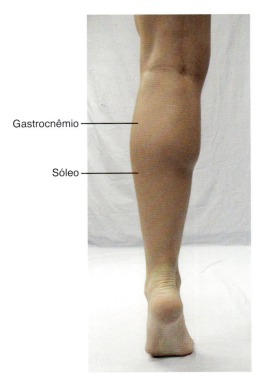

Figura 11.18 Gastrocnêmio. Ambos os músculos gastrocnêmio e sóleo contraem quando o indivíduo fica na ponta dos pés. Perceba que a cabeça medial do gastrocnêmio se estende mais distalmente que a cabeça lateral. Também perceba a inversão do calcanhar.

grupo proporciona 80% do torque total da flexão plantar.[56] Esses músculos possuem tanto uma grande área de seção transversal (43 cm², comparada a 33 cm² de todos os outros músculos do tornozelo juntos) como uma excelente alavanca para a flexão plantar. A distância perpendicular do tendão do calcâneo ao eixo da articulação do tornozelo é de aproximadamente 5 cm. Embora seja difícil isolar as forças máximas e os torques produzidos pelo tríceps sural, foram determinadas as forças que produzem flexão plantar isométrica máxima. As forças mensuradas ou calculadas na altura da articulação MTF durante flexão plantar máxima isométrica variam de 1.000 a 1.780 N (102 a 181,5 kg) em homens.[57-60] Uma investigação muito grande foi realizada para mensurar a força de flexão plantar na posição sentada em mais de 3 mil indivíduos saudáveis com idades de 5 a 70 anos.[58] Seus dados revelaram que o valor médio da força exercida pelo tríceps sural é equivalente a 2,4 vezes o peso corporal. Depois dos 30 anos de idade, a força do tríceps sural diminui gradativamente, tornando-se cerca de 1,7 vez o peso do corpo quando o indivíduo atinge os 70 anos. Quando transformada em quantidade de força, a força média de jovens adultos do sexo masculino nesse estudo foi em torno de 177 kg e, de jovens adultas do sexo feminino, 127 kg. Tenha consciência de que forças ainda maiores poderiam ser esperadas se o joelho estivesse em extensão, colocando o músculo gastrocnêmio em uma posição de comprimento-tensão mais favorável. Dois estudos que realizaram essa mesma comparação de produção de torque com o joelho nas posições flexionada e estendida foram feitos com jovens adultas do sexo feminino. Com elas na posição sentada e os joelhos flexionados em um ângulo de 90°, a produção de torque foi em torno de 132 N-m.[61] Quando estavam na posição sentada com o joelho estendido, a produção aproximada foi de 165 N-m de torque.[62]

Descobriu-se que o sóleo contém uma maior proporção de fibras musculares de contração lenta que o gastrocnêmio, que possui sobretudo fibras musculares de contração rápida.[63,64] Esses resultados indicam que o sóleo está mais relacionado à estabilização no tornozelo e ao controle do desvio postural que o gastrocnêmio. Por ser composto por unidades motoras de contração lenta resistentes à fadiga, o sóleo opera economicamente. Em outras palavras, é capaz de manter um nível constante de atividade com menos fadiga que o gastrocnêmio, que contém sobretudo unidades motoras de contração rápida que fadigam rapidamente.

Portanto, faz sentido pensar que o sóleo é um músculo postural; na verdade, isso foi confirmado em um estudo com EMG. Os sujeitos foram instruídos a manter uma posição relaxada em pé enquanto medições eletromiográficas foram feitas nos músculos.[65] Durante essa atividade, ocorreu atividade elétrica contínua do sóleo em todos os sujeitos, enquanto a atividade no gastrocnêmio foi detectada em somente um pouco mais da metade dos indivíduos.

Tanto o gastrocnêmio como o sóleo estão envolvidos em atividades que exigem flexão plantar forçada do tornozelo. Ao ficar nas pontas dos pés, ambos os músculos contraem-se simultaneamente. Durante a corrida e os saltos, a ação do gastrocnêmio é essencial, já que ele possui predominantemente fibras de contração rápida, necessárias para produzir um rápido aumento na tensão. A função do tríceps sural durante a caminhada é discutida no Capítulo 12.

Outros músculos extrínsecos possuem tendões que passam posteriormente ao eixo de movimento da articulação talocrural, mas não apresentam longos braços de alavanca, o que os torna consideravelmente ineficazes como flexores plantares. Esses músculos não agem no calcâneo, mas se inserem em partes mais distais do pé, de forma que suas ações específicas ocorrem em outras articulações. Por exemplo, os tendões dos músculos tibial posterior e fibular situam-se tão perto dos maléolos que mal passam posteriormente ao eixo. O tendão do músculo flexor longo dos dedos situa-se apenas um pouco mais para trás. O flexor longo do hálux possui uma alavanca um pouco melhor, mas sua ação como flexor plantar do tornozelo ainda é insignificante comparada com a do tríceps sural (Fig. 11.20).

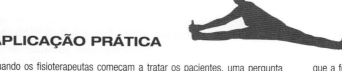

APLICAÇÃO PRÁTICA

Quando os fisioterapeutas começam a tratar os pacientes, uma pergunta que sempre ouvem é: "Quanto tempo vou levar para completar esse programa de reabilitação?". Antes que essa questão possa ser respondida, o profissional deve considerar o estado atual do paciente, incluindo sua força. Dados os resultados dos estudos mencionados anteriormente, seria mais seguro para o fisioterapeuta fazer uma estimativa aproximada de que a força normal do gastrocnêmio e do sóleo estará presente quando o paciente conseguir levantar cerca de 2,5 vezes o seu próprio peso corporal se o paciente for jovem e menos de 2 vezes o peso corporal se o paciente for mais idoso. Essa informação dará uma ferramenta que vai ajudar a responder a pergunta.

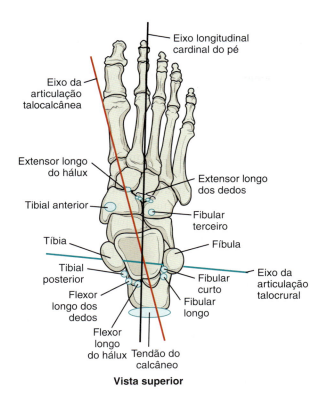

Figura 11.20 O tornozelo, os eixos da articulação talocalcânea e os músculos que os cruzam. Os músculos mais distantes do eixo de movimento terão o maior impacto no movimento ao redor daquele eixo. Os músculos mais próximos ao eixo terão pouco ou nenhum impacto nos movimentos em torno do eixo, já que seus braços de momento são muito curtos para serem efetivos.

Tibial posterior

O tibial posterior (TP) é o músculo mais profundo da panturrilha. Ele situa-se próximo da membrana interóssea, entre a tíbia e a fíbula, e é coberto pelo sóleo e pelo gastrocnêmio. Na parte superior da panturrilha, ocupa uma posição central entre o flexor longo dos dedos medialmente e o flexor longo do hálux lateralmente. Na parte inferior da panturrilha, faz um percurso mais medial. Seu tendão situa-se em uma depressão no maléolo medial e é mantido em posição pelo retináculo dos flexores (Fig. 11.21). Ele, então, continua até a parte plantar do pé. O espalhamento de suas inserções distais fornece um suporte musculotendíneo no lado plantar do pé que auxilia na manutenção da integridade mecânica do arco longitudinal medial.[66]

Flexor longo dos dedos e flexor longo do hálux

O flexor longo dos dedos (FLD) é um músculo profundo localizado medialmente na panturrilha, coberto pelo sóleo e pela cabeça medial do gastrocnêmio. Na perna, o FLD cruza sobre o tibial posterior de forma que, no maléolo, passa a se situar atrás do tendão do músculo tibial posterior. No caminho para sua inserção distal, cada tendão perfura o tendão correspondente do flexor curto dos dedos; você deve relembrar que essa organização é similar à da mão.

O flexor longo do hálux (FLH) localiza-se abaixo do sóleo na parte lateral da panturrilha. O FLH é um músculo forte com uma seção transversal que é quase o dobro da apresentada pelo flexor longo dos dedos. Após entrar na parte plantar do pé, o tendão do FLH cruza para o lado medial do tendão do FLD. Na primeira articulação MTF, o tendão passa entre os dois ossos sesamoides.

Funções dos músculos profundos da panturrilha

O retináculo dos músculos flexores é como o ligamento transverso do carpo do punho; ele mantém a posição dos tendões que cruzam a articulação durante o movimento e forma um túnel através do qual os tendões passam. Através desse túnel do tarso passam o tibial posterior, o flexor longo dos dedos, o flexor longo do hálux, bem como o nervo e a artéria tibiais. De anterossuperior para posteroinferior, a posição desses tendões é TP, FLD e FLH; a frase mnemônica utilizada para relembrar essa organização é "Tom, Dick e Harry": **T**P, FL**D** e FL**H**.

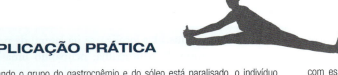

APLICAÇÃO PRÁTICA

Quando o grupo do gastrocnêmio e do sóleo está paralisado, o indivíduo não consegue ficar na ponta dos pés e a marcha é gravemente afetada (ver Cap. 12). A ação de subir escadas é difícil, e atividades como correr e pular se tornam impossíveis. Os músculos profundos da panturrilha e os fibulares são utilizados nessas situações como substitutos do tríceps sural inutilizado. Em situações de paralisia bilateral do tríceps sural, há uma deficiência no equilíbrio na posição ortostática porque a força muscular é insuficiente para impedir a flexão dorsal da tíbia e sua queda sobre o pé. Pessoas com essa fraqueza costumam passar a impressão de estarem nervosas porque não conseguem permanecer paradas em pé e estão constantemente movimentando os pés para posicionar sua base de suporte abaixo do centro de gravidade. Conseguem permanecer paradas somente se estiverem segurando-se em um objeto estável ou apoiando-se em uma parede. Pacientes com amputações bilaterais possuem o mesmo problema quando ficam em pé sobre as próteses porque não possuem músculos para controlar as posições de cadeia cinética fechada dos pés e dos tornozelos.

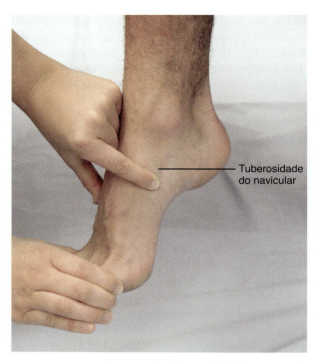

Figura 11.21 Tibial posterior. Embora o músculo seja muito profundo para palpar, seu tendão é identificado enquanto passa ao redor e distalmente ao maléolo medial. Ele é mais facilmente palpado imediatamente posterior à tuberosidade do navicular.

Como um inversor ativo da articulação talocalcânea, o tibial posterior produz esse movimento tanto em flexão dorsal como em flexão plantar. Outros músculos podem auxiliar na produção do movimento de inversão, mas apenas em uma amplitude limitada ou durante o movimento de cadeia cinética aberta. Pelo fato de passar medialmente ao eixo da articulação talocalcânea, a contração do tríceps sural produz inversão do calcâneo; perceba a posição invertida do calcâneo na Figura 11.18. O tibial anterior, o FLD e o FLH podem inverter fracamente de uma posição evertida até uma posição neutra.

O tibial posterior é um importante músculo para a função dinâmica e o controle do pé. As amplas inserções distais do tibial posterior no sustentáculo do tálus, na tuberosidade do navicular, nos cuneiformes, no cuboide e nas bases dos metatarsos permitem que ele proporcione uma importante função no suporte dinâmico dos arcos do pé.[66] Esse recrutamento do tibial posterior ocorre quando cargas elevadas são colocadas sobre o pé e é necessária contração muscular para estabilizar os arcos durante atividades como caminhar, ficar sobre um pé só, correr ou pular. Além de proporcionar estabilização para as articulações do retropé, do mediopé e do antepé, a contração do tibial posterior também faz com que o navicular se mova um pouco inferior e medialmente; esse movimento navicular estabiliza esse osso contra o tálus, além de evitar que os grandes torques produzidos pelo tríceps sural movam as articulações talonavicular e do tarso quando elas precisam estar travadas numa posição para permitir a propulsão do pé. O tibial posterior é o inversor mais ativo ao longo da fase de apoio da marcha. Quando o pé toca o solo, esse músculo contrai-se excentricamente para controlar o ritmo em que o arco longitudinal medial é baixado em direção ao solo para absorver as forças de impacto do contato com o solo. Na fase final do apoio, ele contrai-se concentricamente para elevar o arco longitudinal medial, auxiliando, assim, a movimentar os ossos em posição para travar o pé para que este possa ser usado como uma alavanca de propulsão no levantamento dos dedos. Em pacientes com paralisia isolada ou fraqueza crônica do tibial posterior, as forças repetitivas para baixo aplicadas ao pé alongam os ligamentos plantares medial e lateral, e acabam por causar o rolamento do navicular em direção ao chão, achatando o arco e fazendo do navicular um osso de sustentação de peso.

A função dos músculos FLD e FLH se torna importante principalmente em atividades de cadeia cinética fechada, como caminhada, corrida e ficar na ponta dos pés. Nessas atividades, eles realizam duas importantes funções: 1) contraem-se para suportar o arco longitudinal, e 2) aplicam uma força para oferecer estabilidade e controle durante a posição em pé e a ambulação. Quando um indivíduo se inclina para a frente, o flexor longo dos dedos resiste à extensão das articulações MTF a fim de manter o centro de gravidade do corpo sobre sua base de suporte e evitar que o corpo caia para a frente. Durante a ambulação, os flexores longos dos dedos estão ativos na fase final de apoio, também agindo de maneira excêntrica sobre as articulações MTF para controlar o ritmo em que as articulações MTF se hiperestendem e para manter o centro de gravidade do corpo dentro de sua base de suporte. A força exercida por esses músculos pode ser sentida colocando-se a ponta dos dedos da sua mão sob os dedos do pé de uma pessoa em pé. Quando ela se inclinar para a frente levemente a partir dos calcanhares, a poderosa força de agarramento será sentida.

Grupo lateral de músculos

Esse grupo muscular localiza-se na lateral da perna, anterior ao grupo da panturrilha, ocupando uma área comparativamente menor e separado dos grupos musculares anterior e posterior por um septo intermuscular. Há dois músculos nesse grupo: o fibular longo e o fibular curto (Fig. 11.22). Informações detalhadas sobre as inserções, inervações, ações e palpação desses músculos são encontradas na Tabela 11.3.

Tabela 11.3 | Músculos laterais

Figura	Músculo	Inserção proximal	Inserção distal	Inervação	Ação	Palpação
Não mostrada	Fibular longo	Sua inserção principal é na cabeça da fíbula próximo da inserção distal do bíceps femoral. Ele também possui inserções proximais adicionais, incluindo a área circunvizinha da tíbia, o corpo da fíbula e os septos intermusculares.	Superfície plantar do primeiro osso cuneiforme e base do primeiro metatarso	Ramo superficial (L5, S1 e S2) do nervo fibular comum	Eversão e flexão plantar do tornozelo e depressão da cabeça do primeiro metatarso	A porção muscular do fibular longo é identificada logo abaixo da cabeça da fíbula e pode ser seguida para baixo ao longo do lado lateral da perna. Seu tendão pode ser palpado sobre o aspecto lateral-plantar do cuboide quando o pé está em flexão plantar e evertido.
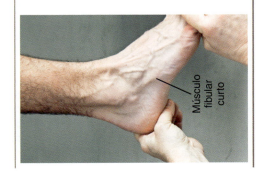	Fibular curto	Fíbula, abaixo do longo, e septos intermusculares	A superfície dorsal do processo estiloide do quinto osso do metatarso	Ramo superficial (L5, S1 e S2) do nervo fibular comum	Eversão e flexão plantar do tornozelo	Seu tendão pode ser palpado sobre o processo estiloide do quinto metatarso quando o pé está em flexão plantar e evertido.

Músculo fibular curto

Fibulares longo e curto

Em sua localização, o fibular longo surge como uma continuação direta do bíceps femoral. Ele é cerca de duas vezes maior em seu tamanho de seção transversal e tem um braço de alavanca maior que o do fibular curto, então, é capaz de produzir significativamente mais torque.[67-70] Suas fibras musculares convergem para formar um tendão que passa em uma depressão atrás do maléolo lateral e, então, no osso cuboide, onde entra na planta do pé. Na região plantar do pé, o tendão segue uma depressão do osso cuboide; a depressão possui uma direção oblíqua, correndo anterior e medialmente.

O fibular curto, como seu nome indica, é mais curto que o fibular longo. Seu tendão passa atrás do maléolo lateral e, então, através do calcâneo e do cuboide. Da parte média da perna até o tornozelo, os dois músculos fibulares posicionam-se juntos um do outro. Quase todo o curto é coberto pelo longo, mas na parte inferior da perna, o curto pode ser sentido separadamente do longo.

Ambos os músculos fibulares contraem-se quando a eversão é resistida (Fig. 11.22). O tendão do músculo fibular curto se sobressai mais que o do fibular longo e pode ser seguido até sua inserção no quinto osso do metatarso. No maléolo, o tendão dos músculos fibulares dá a impressão de que eles podem escapar sobre o maléolo, mas são ancorados firmemente em posição pelo retináculo dos músculos fibulares. Proximal ao maléolo, o tendão do músculo fibular longo situa-se um pouco posterior ao do curto e pode ser palpado nesse local em alguns indivíduos. Distal ao maléolo, o músculo fibular é pressionado perto do osso. Ele se encontra no lado plantar do tendão fibular, mas é difícil diferenciá-los um do outro até a divisão do cuboide, na altura onde o tendão fibular atravessa o pé plantar na sua inserção, e até o fim do fibular curto, no processo estiloide do quinto metatarso.

Funções dos músculos fibulares

No movimento de cadeia aberta, os músculos fibulares longo, curto e terceiro (se presente) são os principais eversores da articulação subtalar e fazem com que o tornozelo fique em flexão dorsal ou flexão plantar. As principais funções, porém, ocorrem no movimento de cadeia fechada, como ficar em um pé só, caminhar, pular e correr. Nessas atividades, o músculo fibular fornece o principal suporte ao arco do pé, ajustando o pé no chão e controlando a perna no pé fixo. O fibular longo é um suporte significativo do arco longitudinal lateral e do arco transversal do metatarso em virtude de sua inserção no aspecto plantar do primeiro raio. Ele desempenha um papel importante na estabilização da primeira articulação do metatarso, reagindo à tração lateral do tibial anterior na articulação.[71]

O fibular longo está no alinhamento ideal para gerar força de pronação para o pé. Conforme esse músculo se contrai para a eversão da articulação subtalar, ele também puxa o primeiro raio para a pronação do antepé. Você pode tentar isto no próprio pé sem sustentação do peso corporal: faça a eversão da articulação subtalar para ativar o fibular e observe que seu primeiro metatarso se move em direção à pronação.

Os fibulares são ativados para proporcionar uma importante função durante a fase de apoio da marcha. Eles são ativados principalmente durante a última fase

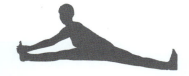

APLICAÇÃO PRÁTICA

Como o tibial posterior trabalha ao longo da maior parte do tempo durante a sustentação do peso na ambulação, ele tem pouco tempo para descansar. Isso se torna uma consideração importante para os fisioterapeutas que tratam pacientes com pronação excessiva do pé. Nesses casos, o arco longitudinal medial fica abaixado por um longo período durante o ciclo da marcha. Isso significa que é muito provável que o tibial posterior esteja trabalhando ainda mais tempo que trabalharia no pé normal. Não é de se espantar que esses pacientes sejam vistos com tanta frequência clinicamente por queixas de tendinopatia do tibial posterior. Os profissionais que trabalham com esses pacientes não devem tratar somente o diagnóstico, mas também a razão pela qual o tibial posterior está sobrecarregado.

Como indicado na Tabela 11.3, ambos os músculos fibulares são inervados pelo ramo superficial que sai do nervo fibular comum. Esse nervo torna-se superficial no momento em que contorna o colo da fíbula, onde ele fica vulnerável à compressão, que pode causar perda de sensação e paralisia muscular. Isso ocorre com frequência se uma pessoa se senta por muito tempo com uma perna cruzada sobre o joelho oposto. Quando se levanta para caminhar, descobre que a perna "adormeceu", o pé não pode ser controlado e o tornozelo pode desabar com a sustentação de peso. Em geral, depois que a pessoa se move para aliviar a pressão no nervo, a sensação e a função se recuperam rapidamente. Em casos nos quais ocorre compressão contínua, porém, como quando um gesso está muito apertado abaixo da cabeça da fíbula, podem resultar incapacidades mais permanentes. Se a pressão não for aliviada prontamente, pode ocorrer perda permanente de sensação, bem como paralisia dos músculos fibulares e dos dorsiflexores.

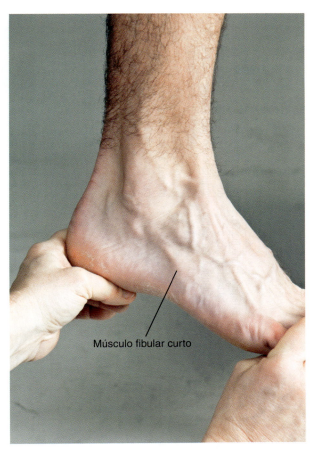

Figura 11.22 Músculo fibular. Os tendões dos músculos fibulares longo e curto passam posteriormente ao maléolo lateral. O tendão curto segue para a sua fixação na base do quinto metatarso.

de postura.[72] O fibular longo empurra isometricamente o primeiro raio em direção ao chão para estabilizá-lo à medida que o centro de massa corporal se desloca do retropé para o antepé.[67,73,74] O fibular longo também se coordena com o tibial anterior no primeiro raio para oferecer estabilidade ao arco longitudinal no impulso (Fig. 11.23).[66,75]

Apesar de os fibulares serem classificados como flexores plantares, sua influência é pequena para oferecer uma contribuição significativa ao movimento. A ineficiência do fibular como flexor plantar pode ser vista na Figura 11.20. Entretanto, o torque normal de flexão plantar necessita de uma forte contração do fibular e dos músculos profundos da panturrilha para estabilizar os ossos do tarso e do metatarso a fim de efetivar a força do tríceps sural em todo o pé no chão.

Grupo anterior de músculos

O grupo muscular anterior da perna se localiza no lado lateral da margem anterior da tíbia, a protuberante crista óssea palpável desde a tuberosidade da tíbia, por toda a extensão da tíbia, até o tornozelo. Ele é separado do grupo lateral por um septo intermuscular, mas parece, à palpação, ser contínuo a ele. Os músculos do grupo anterior incluem tibial anterior, extensor longo do hálux, extensor longo dos dedos e fibular. Esses músculos também são coletivamente chamados de **grupamento pré-tibial** e são descritos na Tabela 11.4.

Tibial anterior

O tibial anterior é responsável pelo formato arredondado da perna anteriormente. Quando esse músculo está paralisado, ocorre um achatamento ou até mesmo uma leve concavidade nessa região, de tal forma que a margem anterior da tíbia se torna ainda mais proeminente que o normal. O músculo torna-se tendíneo bem acima do tornozelo e seu tendão passa sobre o dorso do tornozelo. O tendão tibial anterior é mantido baixo e passa sobre o tornozelo anterior através dos ligamentos transverso e cruzado.

Como o músculo é superficial ao longo de seu trajeto, pode ser facilmente observado e palpado o tempo todo da inserção proximal à distal (Fig. 11.24). Na figura, o indivíduo está em flexão dorsal e inverte o complexo do tornozelo enquanto flexiona os dedos dos pés de modo que o tibial anterior se destaca enquanto o extensor longo do hálux, que fica imediatamente lateral ao tendão tibial anterior, não se contrai.

Extensor longo do hálux

Na sua porção superior, o extensor longo do hálux (ELH) é coberto pelo tibial anterior e pelo extensor longo dos dedos. O tendão do ELH passa no dorso do tornozelo e é imediatamente lateral ao tendão do tibial anterior (Fig. 11.25). Assim como o tibial anterior, esse tendão é mantido no lugar à medida que atravessa o tornozelo pelos ligamentos transverso e cruzado. A porção muscular pode ser palpada na metade inferior da perna, mas, como é quase inteiramente coberta pelo tibial anterior e pelo extensor longo dos dedos, não pode ser facilmente distinguida desses músculos.

Extensor longo dos dedos e fibular terceiro

Os músculos extensor longo dos dedos (ELD) e fibular terceiro são descritos juntos porque, em geral, não são bem diferenciados um do outro em suas porções superiores. O fibular terceiro é a porção mais lateral do ELD, mas, algumas vezes, é descrito como um músculo separado. O ELD é superficial, e localizado entre os músculos fibulares, na sua borda lateral, e entre o extensor longo do hálux e o tibial anterior, na sua borda medial. O extensor longo dos dedos e o fibular terceiro formam um tendão que passa pelo dorso do tornozelo e, como o outro tendão nessa área, é pressionado pelos ligamentos transverso e cruzado. Uma vez distal ao tor-

Tabela 11.4 | Músculos anteriores

Figura	Músculo	Inserção proximal	Inserção distal	Inervação	Ação	Palpação
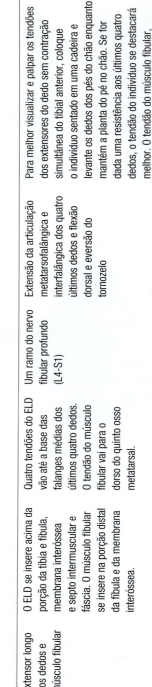	Tibial anterior	Côndilo lateral e proximal na metade do eixo da tíbia, membrana interóssea e fáscia da perna	Superficial medial e inferior da base cuneiforme medial do primeiro osso metatarsal	Um ramo do nervo fibular comum e um ramo do nervo fibular profundo (L4-S1)	Flexão dorsal do tornozelo	A porção muscular é palpada proximalmente, do lado lateral da margem anterior da tíbia quando o pé está em flexão dorsal, onde se eleva consideravelmente quando o pé está em flexão dorsal.
	Extensor longo do hálux	Porção média do eixo da fíbula e membrana interóssea	Base da falange do dedo maior do pé	Um ramo do nervo fibular profundo (L4-S1)	Extensão da primeira articulação metatarsofalângica e interfalângica e flexão dorsal do tornozelo	Resistindo a flexão dorsal do hálux, a direção do tendão do ELH sobre o dorso do pé pode ser observada.
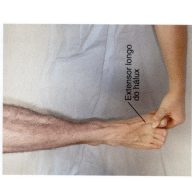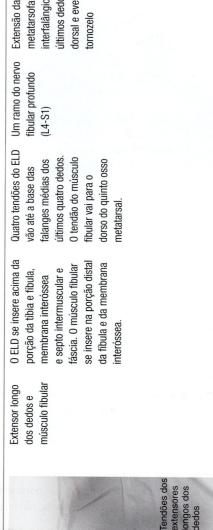	Extensor longo dos dedos e músculo fibular	O ELD se insere acima da porção da tíbia e fíbula, membrana interóssea e septo intermuscular e fáscia. O músculo fibular se insere na porção distal da fíbula e da membrana interóssea.	Quatro tendões do ELD vão até a base das falanges médias dos últimos quatro dedos. O tendão do músculo fibular vai para o dorso do quinto osso metatarsal.	Um ramo do nervo fibular profundo (L4-S1)	Extensão da articulação metatarsofalângica e interfalângica dos quatro últimos dedos e flexão dorsal e eversão do tornozelo	Para melhor visualizar e palpar os tendões dos extensores do dedo sem contração simultânea do tibial anterior, coloque o indivíduo sentado em uma cadeira e levante os dedos dos pés do chão enquanto mantém a planta do pé no chão. Se for dada uma resistência aos últimos quatro dedos, o tendão do indivíduo se destacará melhor. O tendão do músculo fibular, quando presente, é visto na lateral do tendão indo em direção ao quinto dedo.

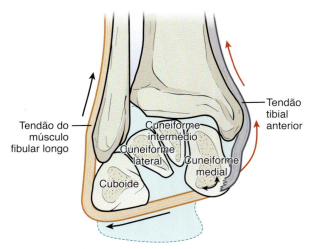

Figura 11.23 O tendão fibular e o tendão tibial anterior trabalham juntos para fornecer estabilidade ao primeiro raio e manter os arcos do pé. O tibial anterior também controla o abaixamento do arco através da contração excêntrica imediatamente após o contato do calcanhar durante a marcha.

nozelo, o tendão se divide em cinco bandas, das quais a mais lateral é o tendão do fibular terceiro (Fig. 11.26). O fibular terceiro não está sempre presente; estudos em cadáveres demonstraram sua ausência em 5[76] a 10,5%[77] do tempo.

Função do grupo pré-tibial

O tibial anterior é o principal dorsiflexor do tornozelo. Ele possui uma boa ação de alavanca, uma linha reta de tração, atua unicamente sobre o tornozelo superior e possui o dobro da área de seção transversal dos extensores dos dedos combinados.[67,69] O extensor longo do hálux e o extensor longo dos dedos estendem os dedos; portanto, por causa da relação comprimento-tensão, perdem sua eficiência para atuar também como dorsiflexores do tornozelo. Quando o tibial anterior está fraco ou não funcional, é produzida uma amplitude de movimento limitada de flexão dorsal do tornozelo como uma tentativa dos extensores dos dedos de assumirem a tarefa. Quando esse músculo atua isoladamente, uma forte eversão do tornozelo também ocorre na posição lateral relativa ao eixo subtalar.

Como o tibial anterior também é um inversor do pé, ele desempenha um importante papel na fase de apoio da marcha. Quando o pé toca o chão, o arco longitudinal entra em colapso para absorver a força de impacto. O tibial anterior controla o ritmo de descida do arco durante essa manobra (Fig. 11.23). Ele e os extensores do dedo também controlam a descida do pé ao chão para proporcionar uma aterrissagem suave após o calcanhar fazer contato. Se esses músculos não controlarem o movimento do pé ao chão, o pé bate no chão com um som específico que identifica um controle inadequado de caminhada a cada passo.

O grupo pré-tibial também move o pé e os dedos em muitos movimentos importantes de cadeia aberta. Durante a fase de balanço da marcha, esses músculos mantêm o pé e os dedos em flexão dorsal para evitar que estes raspem no chão. Eles movem o pé do acelerador para o freio do carro, mantêm o compasso da música e mantêm os dedos apertados em sapatos desconfortáveis. Movimentos de cadeia aberta do pé exigem pouca força muscular, já que o pé pesa apenas cerca de 0,9 kg e os músculos possuem boa ação de alavanca. Contrações mais fortes podem ser vistas e palpadas quando o paciente está ereto sobre um pé só, em movimento de cadeia fechada. Nesse caso, uma constante inter-relação pode ser encontrada entre todos os músculos do pé para manter o centro de gravidade dentro da pequena base de suporte.

Músculos intrínsecos do pé

O pé possui os mesmos músculos intrínsecos da mão, com a exceção do músculo opositor. Com relação a essa deficiência, indivíduos com amputações congênitas dos membros superiores, particularmente quando o membro é completamente ausente, demonstram desenvolver e executar tarefas sensório-motoras de habilidade. Esses indivíduos aprendem a utilizar os pés de maneira extraordinariamente hábil e são capazes de fazer praticamente qualquer tarefa com os pés tal como indivíduos sem essa deficiência congênita fazem com as mãos.

A maioria dos indivíduos, porém, não possui essas habilidades. Embora os músculos intrínsecos do pé possuam nomes semelhantes aos das mãos, eles costumam ser utilizados para funções muito diferentes que suas contrapartes na mão. Quatro camadas de músculos intrínsecos se localizam na superfície plantar do pé. A descrição desses músculos é dada na Tabela 11.5. Com exceção do abdutor do hálux (Fig. 11.27) e de outros músculos muito superficiais (Fig. 11.28), eles são difíceis de palpar porque são profundos a uma espessa fáscia plantar, são pequenos e organizados em quatro camadas no pé plantar. Os músculos palpáveis são mostrados em fotografias enquanto os difíceis de palpar são mostrados em ilustrações (Figs. 11.29 a 11.32). Além da inserção nos ossos, esses músculos possuem conexões longas com aponeurose plantar, ligamentos e tendões no pé. Esses tecidos formam um conjunto forte de estruturas estáticas e dinâmicas do pé.

Embora os músculos intrínsecos possam realizar movimentos como abdução, adução e flexão dos dedos, sua função principal não inclui esses movimentos. Ao invés de atuarem individualmente, como na mão, esses músculos do pé tendem a atuar como um grupo.[78] Os músculos intrínsecos são utilizados sobretudo para estabilidade e balanço, bem como para gerar suporte e assis-

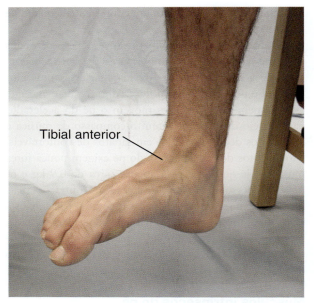

Figura 11.24 Tibial anterior. O músculo e seu tendão são superficiais e podem ser identificados e palpados a partir da sua inserção proximal até a inserção distal.

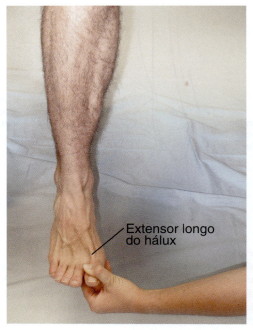

Figura 11.25 Extensor longo do hálux. Este tendão é observado com a flexão dorsal do hálux contra resistência. Ele se encontra imediatamente lateral ao tendão do tibial anterior no tornozelo.

tência ao pé durante a atividade. Os músculos intrínsecos desempenham um importante papel na estabilidade do arco transverso do tarso e são, de fato, os principais contribuintes ativos para sustentar o arco.[78] O abdutor do hálux desempenha um papel importante no fornecimento de sustentação do arco medial longitudinal.[79] O abdutor do hálux é muito ativo durante a última fase de apoio da marcha, quando o pé se transforma em uma rígida alavanca no preparo para impulsionar o corpo para a frente. Com a finalidade de se tornar uma rígida alavanca, o arco longitudinal deve se elevar para apertar as articulações do pé; o abdutor do hálux é ativado para auxiliar no posicionamento. Em resumo, os músculos intrínsecos, especialmente o abdutor do hálux, o flexor curto dos dedos, o flexor curto do hálux e o flexor curto do dedo mínimo, são ativados em sua base do arco durante a caminhada e a corrida, além de suplementarem a força do flexor longo dos dedos enquanto os interósseos e os lumbricais estabilizam a articulação MTF e mantêm os dedos em extensão para a tração dos flexores no impulso.[78]

O extensor curto dos dedos e o extensor curto do hálux são os únicos músculos intrínsecos do dorso do pé (Fig. 11.33). O ventre do músculo aparenta um aspecto pequeno e redondo do tamanho de uma moeda de 1 dólar no aspecto dorsal do pé. Parece possuir uma cor levemente azulada e logo se torna aparente quando os dedos são estendidos de maneira ativa. A principal função dos músculos extensores intrínsecos é auxiliar suas contrapartes extrínsecas na extensão dos dedos.

Na presença de patologia, a principal alteração é observada na marcha. A extensão dos dedos é uma importante função durante a marcha. Se os dedos não forem mantidos em extensão, eles se curvam e os músculos intrínsecos são incapazes de proporcionar auxílio correto durante o impulso na fase final de apoio da marcha. Nesses casos, a força para o impulso é ineficiente, o que se nota pelo encurtamento do passo. Se o pé ficar pronado por um tempo maior que o normal durante a marcha em

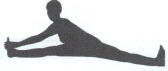

APLICAÇÃO PRÁTICA

A paralisia do grupo pré-tibial resulta em uma queda do pé durante a fase de balanço da marcha. Indivíduos com lesões do nervo fibular profundo apresentam esse tipo de marcha. A compensação para os dorsiflexores perdidos exige uma flexão excessiva do quadril e do joelho durante a fase de balanço para evitar que os pés tropecem ou se arrastem no chão. Uma órtese de tornozelo e pé criada para proporcionar flexão dorsal durante o movimento de sustentação do peso corporal movimenta o tornozelo em flexão dorsal para eliminar a necessidade dessa substituição ativa inadequada dos dorsiflexores.

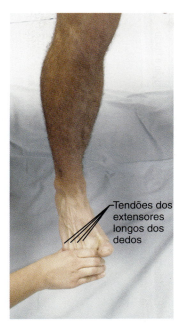

Figura 11.26 Extensor longo dos dedos e fibular redondo. Resistência a extensão dos quatro dedos laterais revela os tendões no dorso do pé.

virtude de fraqueza muscular ou deficiência estrutural no arco do pé, os músculos intrínsecos do pé são necessários para trabalhar com mais força e por mais tempo durante todo o ciclo da marcha.[78] Isso faz com que os músculos intrínsecos do pé transpirem excessivamente; assim como em outros músculos do corpo, a transpiração dos músculos intrínsecos do pé produz odor, o qual costuma ser a causa do cheiro desagradável dos pés.

Função dos músculos e articulações da perna e do pé

Os membros inferiores têm grandes exigências funcionais em movimentos de cadeia fechada de alta energia. Por exemplo, quando uma pessoa está em pé, é impossível mover um membro inferior em movimento de cadeia aberta para dar um passo ou chutar uma bola, a menos que a pessoa consiga ficar em pé e suportar o peso do corpo na perna oposta em movimento de cadeia fechada. Os músculos da perna e do pé são responsáveis pelo controle estático e dinâmico, pela propulsão dinâmica e pela absorção de força. Se forem incapazes de realizar suas funções, ocorrerão deficiências significativas na realização de atividades como equilibrar-se em pé, pular ou correr. A estrutura e a função articulares no pé e no tornozelo são complexas e interdependentes. O funcionamento das articulações do pé e do tornozelo é muito dependente não apenas de suas estruturas, mas também dos músculos que as cruzam. Muitos músculos cruzam várias articulações; portanto, mais de uma arti-

culação pode ser afetada se um músculo for incapaz de atuar normalmente. Na realidade, ocorre potencial de uma série de disfunções no pé se apenas um músculo ou articulação não atuar como deveria. Como o pé desempenha um papel vital na absorção e na transmissão de forças para todo o corpo, deficiências nesse local podem afetar outros segmentos ao longo da cadeia cinética.

Em qualquer articulação do pé e do tornozelo, há uma amplitude de movimento relativamente pequena. A estrutura multiarticular do complexo do pé e do tornozelo, porém, envolve muitas articulações. Juntas, elas atuam para produzir uma mobilidade maior que é a possível com apenas uma articulação. Esse arranjo também permite que o pé se adapte a vários objetos e superfícies estruturais diferentes. Em uma atividade de cadeia fechada, todos os dedos precisam estar em contato com a superfície na qual o pé se apoia. O sistema multiarticular do complexo do pé e do tornozelo permite, assim, fazer exatamente isso. Esse segmento aproxima as informações dos segmentos já vistos neste capítulo, de modo que se possa entender a inter-relação que existe no pé e no tornozelo.

Pronação e supinação

Supinação e pronação são movimentos importantes que o pé e o tornozelo proporcionam durante atividades estáticas e dinâmicas, e em funções de cadeia aberta e fechada. São esses os movimentos que levam o pé a se adaptar a vários tipos de superfície e se manter em boa posição de equilíbrio. Entretanto, eles envolvem várias articulações.

Na articulação subtalar

É importante observar que, embora as articulações talocrural e subtalar tenham uma inter-relação funcional íntima, a pronação e a supinação ocorrem na articulação subtalar e também envolvem a relação entre o tálus e o calcâneo. No início da discussão sobre terminologia, foi mencionado que, em uma cadeia cinética aberta, a supinação inclui o movimento de inversão, adução e flexão plantar, ao passo que a pronação inclui eversão, abdução e flexão dorsal. Em condições de cadeia aberta, o tálus, mais proximal, fica estabilizado na articulação subtalar e dentro do encaixe da articulação talocrural, enquanto o calcâneo, distal, fica livre para se movimentar. Em virtude do eixo oblíquo da articulação subtalar, o movimento do calcâneo é triplanar. Por exemplo, durante a pronação, o calcâneo everte no plano frontal, realiza flexão dorsal no plano sagital e abduz no plano transverso. Quando o calcâneo se move no tálus em cadeia aberta, ele inverte no plano frontal, faz flexão plantar no plano sagital e aduz no plano transverso.[39] Você pode observar a ocorrência desse movimento nos três planos em seu

(O texto continua na p. 517.)

Tabela 11.5 | Músculos intrínsecos

Figura	Grupo	Músculo	Inserção proximal	Inserção distal	Inervação	Ação
	Plantar, camada 1	Abdutor do hálux	Tubérculo medial do calcâneo plantar, retináculo dos flexores e aponeurose plantar	Aspecto medial da 1ª base da falange proximal	Nervo plantar medial (S2-S3)	Abdução e flexão do hálux
	Plantar, camada 1	Flexor curto dos dedos	Tubérculo medial do calcâneo plantar e aponeurose plantar	Lado medial e lateral das falanges 2-5	Nervo plantar medial (S2-S3)	Flexão dos dedos 2-5
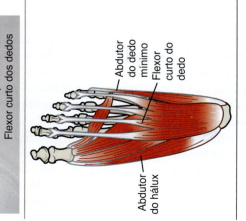	Plantar, camada 1	Abdutor do dedo mínimo	Tuberosidade calcânea, aponeurose plantar e septo intermuscular	Base lateral da falange proximal 5	Nervo plantar lateral (S2-S3)	Abdução e flexão do 5

(continua)

Tabela 11.5 | Músculos intrínsecos *(continuação)*

Figura	Grupo	Músculo	Inserção proximal	Inserção distal	Inervação	Ação
	Plantar, camada 2	Quadrado plantar	Superfície côncava do calcâneo	Tendões do flexor longo dos dedos	Nervo plantar lateral (S2-S3)	Auxilia o FDL na flexão dos dedos 2 a 5
Não mostrada	Plantar, camada 2	Lumbricais	Tendão do flexor longo dos dedos	Aspecto medial do capuz extensor da articulação metacarpofalângica 2-5	2: nervo plantar medial (S2-S3) 3-5: nervo plantar lateral (S2-S3)	Flexão das falanges proximais e extensão das falanges médias e distais de 2-5
	Plantar, camada 3	Flexor curto do hálux	Aspecto plantar cuboide do cuneiforme lateral	Base da falange proximal do hálux	Nervo plantar medial (S2-S3)	Flexão da falange proximal do hálux

(continua)

Tabela 11.5 | Músculos intrínsecos (continuação)

Figura	Grupo	Músculo	Inserção proximal	Inserção distal	Inervação	Ação
	Plantar, camada 3	Adutor do hálux	Cabeça oblíqua: Bases do 2-4 metatarso. Cabeça transversa: ligamento plantar da articulação metatarsofalângica	Base lateral da falange proximal do hálux	Ramo profundo do nervo plantar lateral (S2-S3)	Adução do hálux. Fornece assistência na manutenção do arco metatarso transverso.
	Plantar, camada 3	Flexor curto do dedo mínimo	Base do 5º metatarso	Base da falange proximal 5	Superfície do ramo do nervo plantar lateral (S2-S3)	Flexão do 5º dedo
	Plantar, camada 4	Interósseo dorsal	Lado adjacente de todos os metatarsos	Capuz extensor da articulação metacarpofalângica 2-4	Nervo plantar lateral (S2-S3)	Abdução de 2-4 e flexão metatarsofalângica

(continua)

Tabela 11.5 | Músculos intrínsecos *(continuação)*

Figura	Grupo	Músculo	Inserção proximal	Inserção distal	Inervação	Ação
Não mostrada	Plantar, camada 4	Interósseo plantar	Lado medial e base do metatarso 3-5	Capuz extensor da articulação metacarpofalângica 3-5	Nervo plantar lateral (S2-S3)	Adução de 2-4 e flexão metatarsofalângica
	Dorso	Extensor curto dos dedos e extensor curto do hálux	Aspecto dorsolateral do pé distal do seio do tarso	Base proximal da falange 1-4	Ramo lateral terminal do nervo profundo fibular (S1-S2)	Auxilia na extensão dos dedos 1-4

Extensor curto dos dedos

516 Unidade 3 Membros inferiores

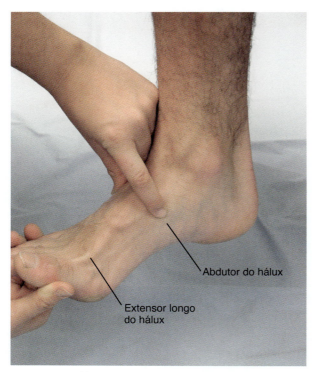

Figura 11.27 Abdutor do hálux. O músculo intrínseco é palpado inferior e ligeiramente anterior ao tubérculo navicular. O examinador passivamente coloca o hálux na posição de hálux valgo e pede para o indivíduo tentar mover ativamente o dedo do pé em abdução. O músculo é sentido contraindo abaixo do dedo que está palpando.

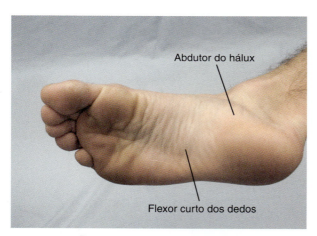

Figura 11.28 Flexor curto dos dedos. Alguns dos ventres deste músculo na primeira camada dos músculos intrínsecos podem ser palpados no meio do arco longitudinal quando o indivíduo flexiona levemente os dedos.

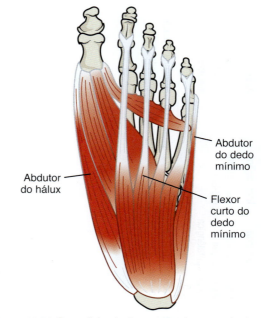

Figura 11.29 Superfície plantar, a primeira camada dos músculos intrínsecos. A primeira camada inclui o abdutor do hálux, o flexor curto dos dedos e o abdutor do dedo mínimo.

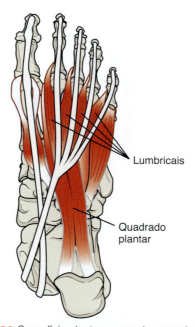

Figura 11.30 Superfície plantar, segunda camada dos músculos intrínsecos. A segunda camada inclui o quadrado plantar e os lumbricais.

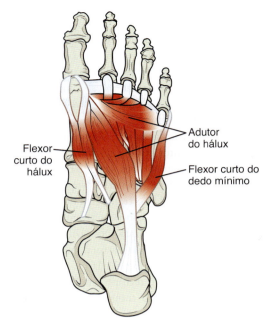

Figura 11.31 Superfície plantar, a terceira camada dos músculos intrínsecos. A terceira camada inclui o flexor curto do hálux, o adutor do hálux e o flexor curto do dedo mínimo.

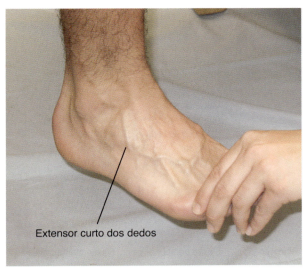

Figura 11.33 Extensor curto dos dedos e extensor curto do hálux. Estes músculos são frequentemente considerados como um só músculo. O ventre do músculo aparece como um botão arredondado no dorso do pé imediatamente distal ao seio do tarso. Os tendões se tornam evidentes ao se oferecer resistência para a extensão do hálux. Ocasionalmente, um tendão pode ser visto indo para o hálux imediatamente lateral ao tendão do extensor longo do hálux; trata-se do extensor curto do hálux.

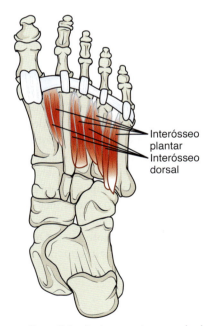

Figura 11.32 Superfície plantar, quarta camada dos músculos intrínsecos. A quarta camada inclui os músculos interósseos plantar e dorsal.

próprio pé quando o supina e o prona ao máximo sem contato com o solo.

Quando o pé sustenta o peso corporal, o calcâneo ainda é capaz de movimentar-se livremente nos planos sagital e transverso. Ele fica, então, fixado ao chão nesses dois planos pela força do peso do corpo sobre o pé. Portanto, ainda ocorrem pronação e supinação na articulação subtalar, mas o osso que se movimenta é o tálus, não o calcâneo (Tab. 11.6). Assim, no movimento de pronação em cadeia fechada, o calcâneo permanece com a capacidade de everter no plano frontal, mas, nesse caso, o tálus faz flexão plantar e aduz no calcâneo.[8] Na supinação em cadeia cinética fechada, o calcâneo inverte o plano frontal, enquanto o tálus faz flexão dorsal no calcâneo no plano sagital e abduz no calcâneo no plano transverso.[8] Como a linha de gravidade do corpo é medial ao eixo de movimento do calcâneo na pronação e é lateral na supinação, o calcâneo se move em inversão na pronação e eversão na supinação. Os movimentos combinados que acompanham a inversão e a eversão do calcâneo durante a pronação e a supinação ocorrem, então, no tálus na sustentação do peso corporal. Especificamente, enquanto o peso do corpo mantém o calcâneo nos planos sagital e transverso, o tálus aduz para a frente na borda medial no plano transverso e sua cabeça faz flexão plantar no plano sagital em pronação com sustentação do peso corporal. Na supinação com sustentação do peso, ocorre o oposto: o calcâneo inverte, o tálus rola lateralmente e a cabeça do tálus se eleva para produzir abdução do tálus e flexão dorsal do calcâneo. Em vez de o calcâneo se mover no tálus, como acontece durante o movimento de cadeia aberta, o tálus se move no calcâneo na sustentação do peso corporal; portanto, os movimentos são diferentes, mas a posição relativa da

Tabela 11.6 | Movimentos cinético de cadeia aberta e fechada na pronação e supinação nas articulações talocrural e subtalar

Movimento	Cadeia aberta	Cadeia fechada
Supinação	**Flexão plantar:** Calcâneo no tálus **Adução:** Calcâneo no tálus **Inversão:** Calcâneo no plano frontal	**Flexão dorsal:** tálus no calcâneo **Abdução:** tálus no calcâneo **Inversão:** Calcâneo no plano frontal Supinação transversa da articulação do tarso Rotação tibiofibular lateral Rotação femoral lateral
Pronação	**Flexão dorsal:** calcâneo no tálus **Abdução:** calcâneo no tálus **Eversão:** calcâneo no plano frontal	**Flexão plantar:** tálus no calcâneo **Adução:** tálus no calcâneo **Eversão:** calcâneo no plano frontal Supinação ou pronação transversa da articulação do tarso dependendo das necessidades do antepé Rotação tibiofibular medial Rotação femoral medial

articulação subtalar é a mesma em cadeia cinética aberta ou fechada. Por exemplo, se o calcâneo se move no tálus, a superfície convexa daquele desliza na superfície côncava deste para se mover em abdução; porém, se a superfície côncava do tálus se movimenta na superfície convexa do calcâneo, o movimento do tálus é adução. Independentemente de o pé se mover em cadeia aberta ou fechada, a posição final relativa dos dois ossos é a mesma. As Figuras 11.34 e 11.35 ilustram como as condições de cadeia cinética aberta e fechada mudam para produzir esses movimentos distintos.

Outras articulações

As articulações talocrural e subtalar não são as únicas envolvidas na supinação e pronação na cadeia fechada. Todas as articulações do pé participam desses movimentos.[48] Dessas outras articulações, a mais importante é a transversa do tarso. Nela, a articulação talonavicular produz seu maior movimento de supinação e pronação.[48] O movimento da articulação transversa do tarso é importantíssimo para manter o pé em contato com o chão, particularmente em superfícies irregulares. Essa articulação tem a capacidade de pronar ou supinar. Quando o retropé supina, a articulação transversa do tarso também supina, movendo-se à posição pela articulação dos ossos proximais, o tálus e o calcâneo. Na posição supinada, a articulação transversa do tarso, assim como as do retropé, fica travada nessa posição (Fig. 11.16).

Entretanto, quando o retropé está em algum ângulo de pronação, a articulação transversa do tarso é capaz de se mover para supinação ou pronação. Como a articulação transversa do tarso serve como uma transição entre o antepé e o retropé, a posição que ela assume depende das necessidades do antepé. Lembre-se de que os dedos precisam manter contato com o chão. Portanto, se o antepé for pronado, os dedos laterais tenderão a se levantar do chão se o restante do pé seguir o antepé. Nesse exemplo, porém, a articulação transversa do tarso se move em supinação para baixar os dedos laterais para o chão (Fig. 11.8).

Outras compensações ocorrem nas articulações tarsometatarsais quando a articulação média do tarso é incapaz de compensar. Lembre-se, do início do capítulo, que os dedos mais flexíveis são os do primeiro raio medial, bem como do quarto e do quinto raios laterais. Isso passa a ser importante quando o antepé se move em supinação. Quando isso acontece, a articulação transversa do tarso é obrigada a supinar também. Com essas articulações em supinação, os dedos médios teriam dificuldades para tocar o chão não fosse pela mobilidade do primeiro, do quarto e do quinto raios. Quando o antepé e o mediopé supinam, o primeiro raio empurra para

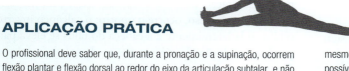

APLICAÇÃO PRÁTICA

O profissional deve saber que, durante a pronação e a supinação, ocorrem flexão plantar e flexão dorsal ao redor do eixo da articulação subtalar, e não no eixo da articulação talocrural. Assim, pacientes que possuem articulação do joelho fusionada em virtude de artrite ou trauma ainda têm disponíveis os movimentos de flexão plantar e flexão dorsal na articulação subtalar. Do mesmo modo, como a articulação talocrural é triplanar, com movimento possível nos três planos, quando pacientes sofrem artrodese da articulação subtalar ou mesmo artrodese tripla (fusão das articulações subtalar, calcaneocuboide e talonavicular), eles mantêm certo grau de movimento de inversão-eversão, flexão dorsal-flexão plantar e abdução-adução.[8]

Capítulo 11 Tornozelo e pé 519

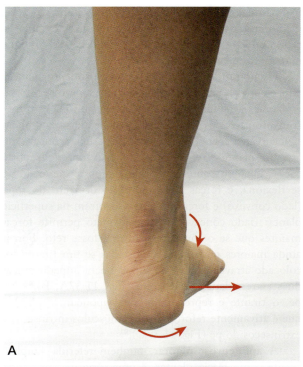

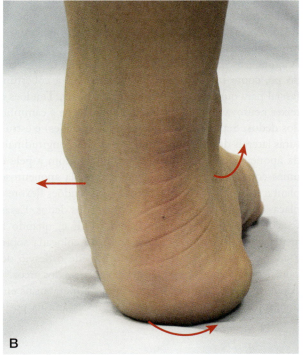

Figura 11.34 Supinação em: **A)** cadeia cinética aberta; **B)** cadeia cinética fechada.

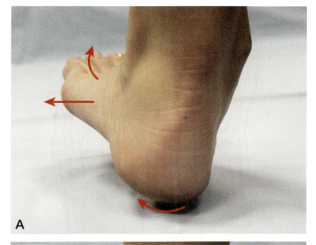

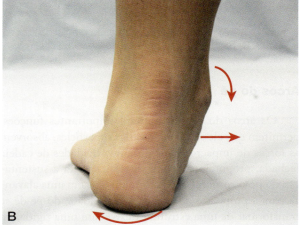

Figura 11.35 Pronação em: **A)** cadeia cinética aberta; **B)** cadeia cinética fechada.

baixo, movendo-se para a flexão plantar antes que os dedos toquem o chão. Esse movimento de flexão plantar do primeiro raio é contrabalançado pelo movimento de flexão dorsal do quarto e do quinto raios para manter os dedos laterais no chão.

Não são apenas as articulações distais à articulação subtalar e à talocrural que são sensíveis às forças de sustentação do peso durante a pronação e a supinação, mas as articulações mais proximais ao longo da cadeia cinética também se movem em resposta a esses movimentos. Como discutido, a supinação do pé e do tornozelo com sustentação do peso resultam em abdução do tálus. Uma vez que o eixo da articulação é oblíquo, a rotação lateral do tálus também ocorre com abdução. Isso causa uma reação em cadeia de rotação lateral das estruturas adjacentes, a tíbia e a fíbula. Do mesmo modo, quando o tálus aduz durante a pronação em cadeia fechada, ele também roda, mas, dessa vez, medialmente e, por consequência, causa a rotação medial da tíbia e da fíbula. Como as articulações adjacentes sofrem impacto durante os movimentos de cadeia fechada, a rotação da tíbia é acompanhada por rotação correspondente do fêmur; supinação e rotação lateral da tíbia são acompanhadas pela rotação lateral do fêmur, enquanto rotação medial da tíbia e do fêmur se complementam durante a pronação (Fig. 11.36A, B).

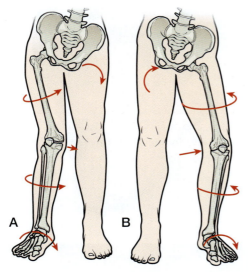

Figura 11.36 A) Pronação produz rotação medial da tíbia e do fêmur. **B)** Supinação produz rotação lateral da tíbia e do fêmur.

Arcos do pé

Os arcos do pé possibilitam importantes funções: permitem que ele se adapte a várias superfícies, absorvem as forças de impacto do pé durante atividades de cadeia fechada, proporcionam uma superfície para a sustentação do peso corporal e transformam o pé em uma alavanca para a propulsão do corpo. A capacidade do pé de se transformar de uma estrutura flexível em uma rígida em um simples passo é dependente das estruturas ósseas dos três arcos do pé, do suporte estático ligamento-fascial e da contração muscular dinâmica. No movimento de cadeia fechada, como permanecer em pé, o peso corporal apoiado é distribuído, posteriormente, através do tálus e da tuberosidade calcânea, e, anteriormente, às cabeças dos ossos metatarsos e aos dedos. O peso do corpo é distribuído a esses pontos pelos três arcos.[80] O arco longitudinal medial é o mais longo e o mais alto. Ele é composto pelos ossos calcâneo, tálus, navicular, cuneiforme medial e primeiro metatarso. O arco longitudinal lateral é mais baixo e composto por calcâneo, cuboide e quinto metatarso. O arco transverso é côncavo quando não há sustentação de peso de medial a lateral nas áreas mediotarsal e tarsometatarsal. Distalmente a esse arco, as cabeças dos ossos metatarsais são flexíveis e se configuram conforme a superfície do terreno.

Do ponto de vista estrutural, os ligamentos conectam os ossos tarsais e metatarsais nas superfícies dorsal e plantar para unir os ossos dos arcos em uma estrutura com propriedades de suporte. Os metatarsais também são curvados para formar uma superfície côncava no aspecto plantar, reforçando sua estrutura de suporte curva. Quando sobrecarregado, o suporte curvo do pé se flexiona, e forças de compressão ocorrem no topo (lado convexo) e forças de tensão ocorrem na superfície plantar (lado côncavo).[81] Esse formato permite forças maiores que se o formato estrutural fosse reto. Forças ainda maiores podem ser suportadas se um tirante for colocado através da base de suporte para impedir que as duas extremidades se separem (Fig. 11.37A, B).[82] No pé, o tirante é representado pela aponeurose plantar, que é ativamente reforçada pelos músculos intrínsecos e extrínsecos do pé (Fig. 11.37C).[81]

A **aponeurose plantar**, também referida simplesmente como fáscia plantar, é uma série de fortes tiras fasciais que sustentam a sola e os lados do pé da tuberosidade do calcâneo até os dedos. A aponeurose plantar é importante para a integridade de todos os arcos do pé.[84] A aponeurose é uma fixação para os músculos intrínsecos do pé, como o flexor curto dos dedos, e é a cobertura fascial para outros, como o abdutor do hálux. Tendões e feixes neurovasculares perfuram a aponeurose a caminho dos dedos. Septos verticais complexos (paredes) e estruturas laterais de ancoragem ligam as tiras longitudinais da aponeurose com estruturas profundas, com a pele e umas com as outras. As fixações distais da aponeurose plantar associam-se com as bainhas dos tendões flexores, placas plantares e estruturas profundas dos dedos. Essas fixações são distais às articulações MTF e, quando a articulação é hiperestendida, a tensão é colocada sobre a aponeurose plantar. Essa tensão impede o desvio do calcâneo das cabeças metatarsais e o colapso dos arcos.[81] Além disso, comprime os ossos tarsais e metatarsais em uma estrutura rígida. Essa rigidez é necessária na posi-

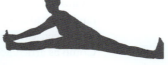

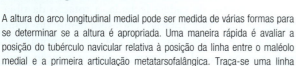

APLICAÇÃO PRÁTICA

A altura do arco longitudinal medial pode ser medida de várias formas para se determinar se a altura é apropriada. Uma maneira rápida é avaliar a posição do tubérculo navicular relativa à posição da linha entre o maléolo medial e a primeira articulação metatarsofalângica. Traça-se uma linha do eixo do maléolo medial inferior até a superfície plantar da primeira articulação MTF. Se o arco longitudinal medial tiver uma altura normal, o tubérculo navicular acomoda-se nessa linha ou perto dela.[83] Se for baixo, o tubérculo navicular fica abaixo da linha; se for alto, o tubérculo navicular fica acima dela. Essa linha é conhecida como linha de Feiss.

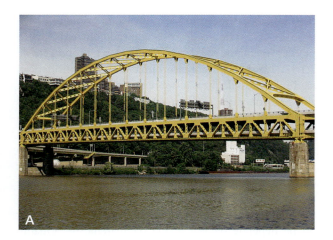

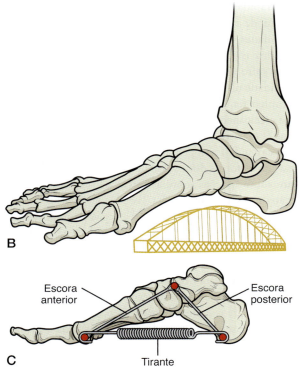

Figura 11.37 A e B) A curvatura dos ossos do pé fornece uma estrutura capaz de absorver altas forças. Semelhante a uma ponte, o arco do pé obtém sua força e suporte a partir de seu formato para ser capaz de absorver grandes e repetidas forças. **C)** Adicionalmente, a aponeurose de apoio plantar, juntamente com o suporte ativo a partir dos músculos intrínsecos e extrínsecos, fornece resiliência estrutural servindo como um tirante. (*Foto cortesia de Historicbridges.org*)

ção na ponta dos pés e ao término da fase de apoio da marcha.

Em termos mecânicos, o mecanismo aponeurótico MTF é semelhante ao **mecanismo de molinete**. O molinete é um cilindro horizontal com uma corda enrolada em torno e uma manivela para girá-lo; costuma ser utilizado para mover objetos pesados, como a âncora em um navio. Quando a articulação MTF é hiperestendida, a aponeurose é tensionada ao redor da articulação MTF; assim, os ossos metatarsais e tarsais empurram juntos e são convertidos em uma estrutura rígida, causando a elevação do arco longitudinal.[84] Os músculos intrínsecos e extrínsecos contraem-se concentricamente para acrescentar uma força ativa à força plantar fascial passiva, criando um arco maior. Esse mecanismo de molinete pode ser observado quando a primeira articulação MTF é passivamente posicionada em hiperextensão (Fig. 11.38); os arcos tornam-se rígidos e a aponeurose plantar fica tensa e facilmente palpável. Quando uma pessoa fica na ponta dos pés, também se pode observar um aumento na concavidade do arco longitudinal.

Tanto os músculos intrínsecos do pé plantar como os músculos extrínsecos da parte posterior da perna desempenham um papel importante no suporte ativo do arco do pé durante atividades de sustentação do peso.[74,85] Todos os músculos extrínsecos e a maioria dos músculos intrínsecos do pé plantar cruzam sob os arcos. Quando esses músculos se contraem em movimentos de cadeia fechada, as forças produzidas por eles comprimem os arcos.

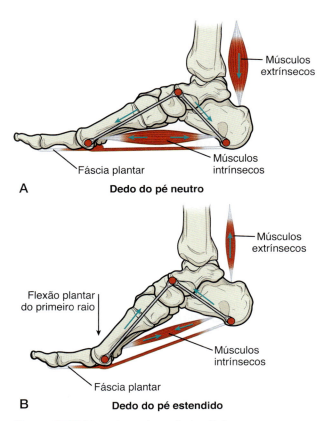

Figura 11.38 Mecanismo de molinete. **A)** Aponeurose plantar junto com os músculos intrínsecos reforça o arco longitudinal. **B)** Quando um indivíduo levanta os dedos dos pés, a tensão fascial aumenta e os músculos intrínsecos contraem. Isso bloqueia os ossos dos arcos e fornece uma alavanca segura para os músculos extrínsecos produzirem o movimento.

O tibial posterior e o fibular longo, com suas extensas inserções plantares, exercem grandes efeitos sobre o arco transverso e também apertam os arcos longitudinais.[74] O flexor longo do hálux e o abdutor do hálux cobrem o arco longitudinal medial, enquanto o abdutor do dedo mínimo percorre o comprimento do arco longitudinal lateral, assim, esses músculos afetam o arco longitudinal durante a atividade.[79] O flexor curto dos dedos, o quadrado plantar e o flexor longo dos dedos percorrem o comprimento medioplantar e comprimem os arcos longitudinais. O adutor do hálux atua sobre o arco transverso.

Ao contrário dos músculos dos dedos das mãos, os músculos dos dedos dos pés possuem poucas funções durante movimentos de cadeia aberta. Entretanto, eles são importantes nos movimentos de cadeia fechada, como caminhar, correr e pular. Normalmente, ocorre atividade EMG nos músculos dos arcos ou dos dedos durante a posição em pé relaxada.[85,86] Conforme a sobrecarga no arco aumenta, o arco que sustenta sofre estresse e os músculos se tornam a segunda linha de estabilidade. Quando um pé em condições normais lida com sobrecarga excessiva, os músculos que sustentam o arco do pé ficam ativos em termos eletromiográficos.[86] Também se demonstrou que indivíduos com pé plano possuem atividade nos tibiais anterior e posterior durante a posição em pé.[87] Quando um indivíduo possui um arco mais baixo que o normal, as estruturas ligamentares inertes são incapazes de proporcionar estabilidade estrutural normal, por isso, os músculos aumentam sua atividade para compensar essa deficiência.

Sobrecarga do pé

Por convenção, define-se que a distribuição do peso do pé seja de 50%-50% sobre o calcâneo e sobre as cabeças dos metatarsos. Na distribuição normal de peso entre as cabeças metatarsais, a cabeça do primeiro metatarso absorve o dobro do peso que cada uma das quatro cabeças metatarsais laterais suporta, na proporção de 2:1:1:1:1.[81] Há, no entanto, uma variação considerável na distribuição de pressão sobre as estruturas do pé e um alto grau de variação entre indivíduos. Alguns estudos concluíram que mais da metade do peso é distribuído para o calcanhar,[89] enquanto outros observaram, em adultos jovens, uma tendência para distribuir o peso para a frente.[90] Durante a marcha, o calcanhar e o hálux enfrentam grandes forças de reação do solo quando o pé toca o chão ou quando se afasta dele. A quantidade relativa de força aplicada no calcanhar ou na parte anterior do pé depende da velocidade da marcha.[91,92] Quanto mais rápida for a caminhada ou a corrida, maior será a força de reação do solo. Durante a caminhada com velocidades variadas, a força de reação do solo aplicada ao hálux e ao calcanhar aumenta de maneira linear; o hálux sofre uma carga maior que o calcanhar até que a velocidade ultrapasse 2 m/s (Fig. 11.39).[92] Felizmente, o calcanhar tem uma camada de gordura espessa que protege o calcâneo e distribui as forças que lhe são transmitidas.[93] A parte anterior do pé também é protegida dessa sobrecarga de força pela fáscia e pelos tecidos moles que desviam as forças dos ossos.[94] No Capítulo 12, são dadas outras informações sobre as forças de reação do solo na seção de cinética da marcha.

Os arcos dos pés são sobrecarregados durante atividades como caminhar, correr, pular e ficar na ponta dos pés. Durante essas atividades, a contração muscular e o mecanismo de molinete são recrutados para proporcionar o suporte extra necessário para os arcos. A atividade EMG dos músculos extrínsecos e intrínsecos que sustentam os arcos começa logo após o contato do pé com o solo na fase de postura da caminhada e da corrida, e continua à medida que o calcanhar se levanta e que as

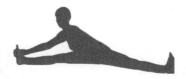

APLICAÇÃO PRÁTICA

Um exemplo de lesão esportiva no arco do pé é a fasciíte plantar (-ite, inflamação). Esse problema apresenta uma alta incidência entre corredores e dançarinos aeróbicos. Pacientes com esse problema reclamam de dor no pé perto do calcanhar durante a caminhada e que essa dor se agrava quando pulam, correm ou depois de ficarem sentados por certo período. A queixa clássica é dor extrema de manhã ao se levantar. A dor pode ser reproduzida com palpação profunda na inserção proximal da aponeurose plantar com simultânea hiperextensão passiva da articulação MTF para estender a aponeurose. Normalmente, essa condição apresenta etiologia multifatorial, podendo incluir fatores do corpo ou do ambiente. Fatores precipitantes externos podem incluir aumento na atividade, mudanças na superfície ou mudanças de calçado. Fatores etiológicos do corpo podem incluir fraqueza nos músculos intrínsecos, alinhamento patológico do pé, redução da flexibilidade nos músculos surais e pronação excessiva do pé. Por exemplo, um calcâneo invertido precisa de uma compensação de pronação na articulação calcaneotalonavicular para posicionar as cabeças do metatarso de maneira paralela ao chão para a sustentação do peso.88 Esse mau alinhamento, porém, pode não chegar a ser um problema até que os arcos sejam sobrecarregados, como durante atividades de salto e corrida, e os movimentos compensatórios e músculos contráteis não consigam fornecer suporte. Um histórico cuidadoso feito pelo fisioterapeuta normalmente revela um aumento significativo na intensidade da atividade ou uma mudança na superfície de corrida ou nos sapatos antes do início da dor.

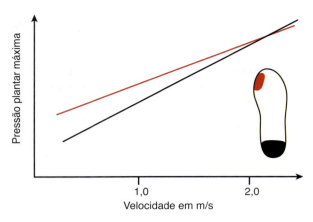

Figura 11.39 Existe uma linha linear crescente na força de reação do solo ao hálux e calcanhar durante uma velocidade progressiva na caminhada. O hálux sofre a aplicação de grandes forças até que a velocidade da caminhada se aproxime de 2 m/s.

articulações MTF se hiperestendem para comprimir a aponeurose plantar.[37] A atividade muscular e a tensão na aponeurose continua até que os dedos deixem o chão. Esse mecanismo pode ser observado e palpado em outra pessoa durante a posição em pé e quando os dedos do pé são levantados. Observe a supinação significativa do arco longitudinal e a inversão do calcâneo quando se fica nas pontas dos pés (Fig. 11.18).

Deformidades do pé

Deformidades dos pés podem ocorrer por várias causas. É possível que haja má formação congênita dos ossos, paralisia ou espasticidade muscular, tensões e distensões crônicas na sustentação do peso corporal, sapatos mal ajustados ou uma combinação de alguns desses fatores. Em outras palavras, essas deformidades podem ser congênitas ou adquiridas. Como as forças são transmitidas dos pés para os membros inferiores durante a ambulação, algumas dessas deformidades podem influenciar outros segmentos corporais ou articulações a se alterarem a fim de se adaptar a essas deformações ao longo do tempo.

Pé plano

Trata-se de algo como uma pronação permanente do pé, na qual o peso corporal atua de forma a baixar os arcos longitudinal e transverso. Pode ser uma condição adquirida ou congênita. Para que o pé faça a pronação, o calcâneo precisa fazer um rolamento em eversão. O calcâneo tem uma tendência natural de everter com a sustentação do peso corporal uma vez que a linha de gravidade se dirige de medial para o centro do calcâneo, porém, em pessoas com pés planos, existem outras deficiências que causam esse problema. Se não for uma condição congênita, o indivíduo pode desenvolver lassidão nos ligamentos dos pés, fraqueza nos músculos ou enrijecimento nos músculos extrínsecos. Nas condições de sustentação do peso corporal, o indivíduo pode apresentar um arco longitudinal normal, mas, quando fica em pé, o osso navicular se desloca para o chão à medida que o calcâneo é posicionado em eversão. Em condições extremas, fica conhecido como pé plano (Fig. 11.40A), o qual pode ser rígido ou flexível. Se for rígido, o pé não apresenta arco nem em condições de sustentação do peso corporal nem de não sustentação do peso, e muitas vezes trata-se de uma condição congênita. O pé plano flexível apresenta-se como um pé com arco quando não há sustentação do peso corporal, mas o arco desaparece na posição em pé.

A posição em pé com o calcâneo em eversão é vista com frequência em toda a população em graus variados, mas o pé plano excessivo não é tão comum. Indivíduos com pé plano flexível têm dificuldades para fazer do pé uma alavanca rígida durante a última metade da fase de apoio da marcha. Essa condição transfere a força criada durante o impulso do pé lateral enquanto ele é abduzido.[35] Tal posição produz uma força excessiva no hálux medial e, com o tempo, desenvolve-se um joanete, ou hálux valgo (ver a seguir).

Com o mediopé rodado para o chão, um pé plano também tensiona os tendões inseridos na parte medial do pé. Os músculos que parecem mais suscetíveis a tensões são o fibular longo e o tibial posterior. Em um pé sempre pronado, esses músculos e seus tendões são colocados sob tensão contínua e atuam para realizar suas tarefas durante a sustentação do peso corporal, mas sem sucesso. Essas tensões repetitivas sobre essas estruturas muitas vezes levam ao desenvolvimento de tendinopatias, sobretudo em pés que não são totalmente planos, mas possuem algum arco.

Quando um indivíduo faz a sustentação do peso corporal e o pé é pronado, outras articulações ao longo da cadeia fechada precisam responder a essa posição. Como mencionado, a tíbia medial roda quando os pés estão pronados. Quando a tíbia medial roda, os joelhos se flexionam e se movem à posição valgo. Essa posição do joelho, por sua vez, faz com que a coxa aduza e gire medialmente, além de flexionar o quadril (Fig. 11.36A). Embora você possa não ter uma pronação natural dos pés na posição em pé, se colocá-los na posição pronada, verá o que acontece na sua cadeia cinética.

Pé cavo

Pé cavo é uma condição em que o arco longitudinal medial fica alto com a inversão do calcâneo. Costuma ser uma estrutura rígida do pé de natureza congênita. A posição do calcâneo faz com que o pé se mova para a posição de supinação-inversão, assim, o peso do corpo é transferido para fora do pé e, nos casos mais extremos, a borda medial do pé não encosta no chão. Casos extremos são conhecidos como pé cavo.

Indivíduos com pé varo possuem pouco movimento entre os ossos do pé; por isso, o pé trabalha como uma alavanca rígida em todo o ciclo da marcha. Assim, ele é incapaz de absorver as forças de impacto da caminhada e da corrida. Como resultado, esses indivíduos sofrem fraturas frequentes de tensão tanto no pé como ao longo da cadeia dos membros inferiores, com transmissão proximal das forças não absorvidas. O arco medial alto muda o alinhamento das articulações distais; com o tempo, as articulações MTF se tornam hiperestendidas, fazendo com que as articulações IF proximais se hiperflexionem, e que as articulações IF distais se hiperestendam ou se mantenham em posição neutra para que os dedos ainda consigam tocar o solo (Fig. 11.40C).

Com os pés pronados, se os pés estiverem supinados, como no pé cavo, as outras articulações ao longo da cadeia irão alinhar-se quando o indivíduo estiver em pé. Indivíduos com os pés supinados também percebem que apresentam rotação lateral da tíbia, que seus joelhos estão na posição vara e em extensão, que as coxas abduzem e rodam lateralmente, e que os quadris tendem a estender (Fig. 11.36B). Mais uma vez, se você movimentar seus pés em supinação na posição em pé, poderá observar os seus membros inferiores assumindo um alinhamento similar.

Hálux valgo

Hálux valgo é um desvio lateral do hálux na articulação MTF. Essa disfunção também é acompanhada por inflamação da bursa no lado medial da articulação do dedo. Quando irritada, é muito dolorida e dificulta o ato de calçar um sapato, pois provoca fricção contra ela.

Como mencionado, uma causa comum do hálux valgo é o pé plano ou excessivamente pronado. Como o pé impulsiona a partir da parte medial do pé, e não a partir dos dedos distais, o pé é mais abduzido que o normal. Como o hálux está sempre em contato com o chão, ele recebe forças repetidas aplicadas à sua borda medial, e a articulação MTF é a que mais sofre os resultados dessa tensão. Com o tempo, o hálux assume um ângulo em direção aos dedos laterais (Fig. 11.40D).

Resumo

O pé e o tornozelo são estruturas complexas. O tornozelo inclui a parte distal da tíbia, a fíbula e o tálus. O retropé é formado pelo tálus e pelo calcâneo; o mediopé é formado pelos outros ossos tarsais; e o antepé inclui

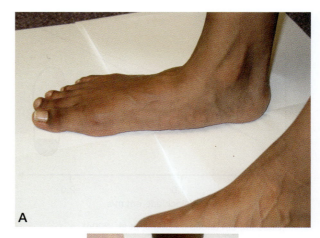

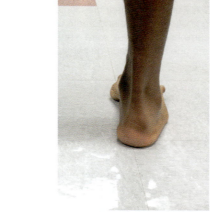

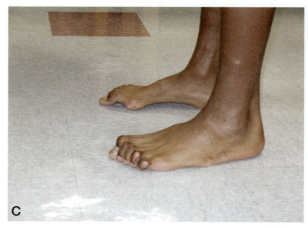

Figura 11.40 Deformidades estruturais do pé. **A)** Pé plano. **B** e **C)** Pé cavo. *(continua)*

os metatarsais e as falanges. O retropé possui uma forte influência nas articulações do restante do pé, especialmente durante atividades de sustentação do peso. Os ossos do pé e do tornozelo mudam seu alinhamento relativo durante as atividades de sustentação do peso ao mesmo tempo em que mudam as funções do pé e do tornozelo. O pé passa de um adaptador móvel, durante a recepção e a sustentação do peso corporal, para uma

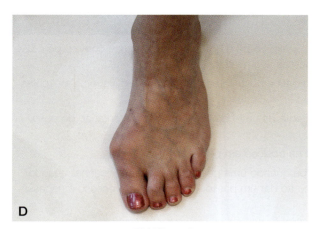

Figura 11.40 *(continuação)* **D)** Hálux valgo.

alavanca rígida, que impulsiona o corpo para a frente no final da fase de apoio da caminhada ou da corrida. Os arcos dos pés são mantidos por articulações, ligamentos, fáscia e músculos. Eles auxiliam na absorção das forças de impacto. Os dedos procuram estar em contato com o solo, por isso, a articulação do pé se move para se acomodar a eles. Se uma articulação perder sua mobilidade normal, outras irão compensar a fim de permitir que os dedos toquem o chão. Nesse caso, essas articulações sofrem mais tensão por causa dessa responsabilidade complementar. Os músculos do tornozelo e do pé são divididos em extrínsecos e intrínsecos. Os músculos extrínsecos proporcionam a força e o movimento para o funcionamento do pé e do tornozelo, ao passo que os intrínsecos fornecem mais estabilidade e adaptabilidade para o pé. Os músculos intrínsecos e os ligamentos do pé permitem que ele se adapte à maioria das superfícies, independentemente de sua irregularidade. Os músculos da panturrilha são os maiores e mais fortes dos músculos extrínsecos, proporcionando força para o impulso e para a flexão do tornozelo, dos pés e dos dedos. Os arcos do pé, aliados aos músculos extrínsecos, intrínsecos e à fáscia que sustenta os arcos, fornecem o mecanismo de molinete que permite uma base forte do pé durante as atividades em que o calcanhar sai do chão.

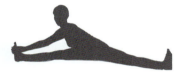

APLICAÇÃO PRÁTICA

Um problema traumático cumulativo nas atividades de corrida é a canelite na região do tibial posterior, que causa dor com contração ou estiramento do músculo. O fisioterapeuta é capaz de reproduzir essa dor pela palpação da inserção proximal do músculo na borda interna posterior da canela ao longo de seu comprimento. Esse problema é normalmente associado com pronação excessiva, a qual necessita de mais trabalho do tibial posterior para suportar a atividade do arco longitudinal. DeLacerda[95] mediu a quantidade de depressão da tuberosidade do navicular antes dos indivíduos iniciarem o programa de corrida. Verificou-se que os que vieram a desenvolver canelite possuíam uma média de depressão da tuberosidade do navicular de 9 mm entre o sentar e o levantar, enquanto os que não desenvolveram esse problema possuíam uma média de 6 mm de depressão. Fisioterapeutas com pacientes diagnosticados com canelite devem investigar se seus pacientes apresentam pronação excessiva ou enrijecimento dos isquiotibiais.

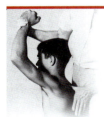

SOLUÇÃO DO CASO CLÍNICO

Enquanto prepara uma lista mental de pontos para incluir no exame de sua paciente, Chaz Michaels lembra-se de examinar a relação entre o antepé e o retropé nela. Ele também deve examinar a força dos músculos intrínsecos, a flexibilidade dos músculos extrínsecos e possíveis desvios na marcha. Chaz sabe que a pronação excessiva é um problema comum em pessoas com fasciite plantar; por isso, quer observar se essa condição está presente na paciente. Ao reproduzir a dor na paciente, logo suspeitaria receber uma resposta positiva quando realizasse a palpação profunda sobre a tuberosidade medial do calcâneo. Ele está preparado para perguntar todas as questões pertinentes à história da paciente também. Ele sabe que a fasciite plantar é uma questão multifatorial, portanto, suspeita que a paciente possa ter aumentado sua atividade recentemente, trocado de tênis ou alterado o tipo de superfície em que se exercita. Por isso, perguntará a ela sobre esses tópicos durante a anamnese. Ele está seguro ao completar sua lista mental de preparação para ver a paciente pela primeira vez. Também tem certeza que sua experiência irá produzir bons resultados para a paciente.

Questões para discussão

1. Liste as articulações formadas pelos ossos envolvidos no tornozelo, no pé e nos dedos. Identifique como o pé é dividido em três segmentos, bem como os ossos de cada um desses segmentos.

2. Identifique os músculos anteriores, laterais, posteriores superficiais e posteriores profundos. Identifique os músculos que possuem inserções distais em locais semelhantes no pé.

3. Explique como o antepé determina o controle e o posicionamento do resto do pé durante a sustentação do peso corporal.

4. O que acontece com o restante do pé se o calcâneo inverter na posição em pé?

5. Explique com suas próprias palavras o que acontece com o pé quando uma pessoa aterrissa o calcanhar quando caminha e, em seguida, move seu corpo sobre a perna, como ao dar um passo. Por que esse processo é necessário?

6. Explique a atividade do fibular longo durante a parte do ciclo da marcha em que o arco do pé é supinado antes de o pé tocar o chão durante a caminhada e, em seguida, o pé se move em pronação.

7. Explique a atividade do tibial posterior durante a atividade descrita na questão 5.

8. Você está em uma caminhada e decide escalar uma rocha grande o suficiente para ficar em pé e caminhar sobre ela, mas cuja superfície não é plana. Quando você fica sobre ela, nota que seu pé direito está posicionado em um ângulo de pronação enquanto seu pé esquerdo está posicionado em supinação. Descreva a posição das articulações talocrural, subtalar e transversa do tarso.

9. Descreva como o mecanismo de molinete dos pés atua. Identifique três atividades em que utilizamos esse mecanismo.

10. Explique como a bailarina é capaz de fazer com que seu tornozelo pareça ficar na horizontal com o membro inferior, já que, mesmo que o tornozelo consiga realizar a flexão plantar de até 60°, isso ainda não se aproxima de 90°.

Atividades de laboratório

1. No esqueleto, identifique os seguintes ossos e acidentes ósseos de referência. Localize em você e em seu colega aqueles que possam ser palpados:

tíbia	cuboide
fíbula	três ossos cuneiformes
maléolos medial e lateral	ossos do metatarso (cabeças, bases, corpos)
tuberosidade do navicular	falanges
tálus	tuberosidade do quinto metatarso
calcâneo	sustentáculo do tálus

2. Com ossos desarticulados da tíbia, da fíbula e do pé observe as superfícies articulares e simule os movimentos:

   a. da articulação talocrural;

   b. da articulação talocalcânea (subtalar);

   c. das articulações talonavicular e calcaneocuboide, que formam a articulação transversa do tarso;

   d. da articulação tarsometatarsal;

   e. da articulação MTF;

   f. da articulação interfalângica (IF).

3. Realize o movimento passivo das articulações do exercício anterior no pé de seu colega e descreva a amplitude do movimento, a sensação final do movimento e as estruturas limitantes. A perna e o pé do seu colega devem estar relaxados durante o exame.

4. Mensure a quantidade de flexão dorsal ativa que ocorre quando o joelho é flexionado em 90° e compare com a quantidade possível quando o joelho é estendido. Qual estrutura limita a flexão dorsal quando o joelho é estendido?

5. Palpe a sola do seu colega com o pé relaxado entre o calcâneo e as cabeças dos metatarsos. Então, hiperestenda passivamente a articulação MTF e palpe para sentir o enrijecimento da aponeurose plantar (mecanismo de molinete). Em que ponto da amplitude de hiperextensão MTF começa esse enrijecimento? Até que ponto você consegue hiperestender o dedo? Descreva a sensação de palpação que você tem da sola antes e ao final da extensão.

6. Palpe ao redor da cabeça da fíbula e sinta o movimento fibular enquanto seu colega realiza a flexão dorsal do tornozelo. Coloque seus dedos em cada maléolo e sinta o leve afastamento que ocorre com a flexão dorsal. Em seguida, segure o maléolo e peça que seu colega realize a flexão dorsal ativa do tornozelo. O que acontece?

7. Segure em volta do calcâneo, mantenha-o em eversão (movimento subtalar) e mova a articulação transversa do tarso em pronação e supinação. Então, segure o calcâneo em inversão e mova a articulação transversa do tarso. Qual a diferença no movimento com o calcâneo nas duas posições distintas? Qual é a importância desses dois estados da articulação transversa do tarso?

8. Mensure a altura da tuberosidade do navicular quando seu colega senta com os pés em repouso no chão e quando fica na posição em pé. Marque a tuberosidade do navicular e meça a distância em relação à superfície. Peça ao indivíduo que se levante e meça novamente a distância. Compare os resultados com os de outros colegas. O que muda? Qual é a sua explicação?

9. Mensure a quantidade de torção tibial presente e compare com os ângulos de outros colegas:

   a. Peça que seu colega se sente em uma cadeira com os pés no chão e com as patelas voltadas para a frente. Coloque um pedaço de papel embaixo do pé. Passivamente levante a perna e o pé relaxados e marque no papel. Identifique o eixo do joelho (eixo x) que atravessa os epicôndilos medial e lateral do fêmur, e o projete no papel (i. e., trace a linha do eixo do joelho no papel).

   b. Trace o contorno do pé e marque as projeções dos maléolos medial e lateral no papel. Remova o papel e trace uma linha através das projeções dos maléolos para representar o eixo da articulação talocrural.

   c. Com um goniômetro, meça o ângulo formado pelos dois eixos (ângulo de torção da tíbia). Compare com as medições em outros colegas. Quais foram as médias dos ângulos medidos? Ficam na amplitude normal de torsão da tíbia?

10. Em um colega, palpe os músculos e tendões do tornozelo a partir de suas inserções proximais e distais, seguindo a descrição das tabelas dos músculos.

528 Unidade 3 Membros inferiores

gastrocnêmio	extensor curto dos dedos
fibular longo	tibial anterior
sóleo	extensor longo do hálux
fibular curto	extensor longo dos dedos
tibial posterior	flexor longo do hálux
flexor longo dos dedos	

11. Analise, por observação e palpação, as ações musculares sinérgicas na sustentação do peso corporal (assegure-se de que o paciente esteja em pé, ereto e olhando para a frente):

   a. Em pé em uma posição confortável normal.

   b. Inclinando-se para a frente ligeiramente nos tornozelos; observe e depois palpe o arco longitudinal colocando os dedos das mãos sobre os dedos dos pés.

   c. Inclinando-se para trás ligeiramente nos tornozelos. Por que é possível inclinar-se mais para a frente que para trás?

   d. Levantando-se na ponta dos pé. Observe por trás e note a supinação do calcâneo com a flexão plantar.

   e. Em pé sobre os calcanhares. Por que o equilíbrio é tão ruim em comparação com a posição sobre a ponta dos pés?

   f. Em um pé só. Quanto tempo seu colega consegue ficar sobre uma perna só?

   1) Quais as implicações isso tem para as pessoas que sofreram amputação de uma perna?

   2) Se você tivesse um paciente com histórico de múltiplas entorses do tornozelo direito, o que você esperaria quanto à capacidade dele de ficar sobre o pé direito em comparação com o pé esquerdo? Pode explicar por quê?

   g. Flexão profunda do joelho, mantendo os calcanhares no solo e, depois, deixando os calcanhares subirem.

12. Analise o salto. Que músculos nos membros inferiores são estirados na preparação para o salto? Que músculos são os motores primários do salto? Que tipo de contração é feita? Analise a aterrissagem, identificando quais músculos nos membros inferiores são utilizados e o tipo de contração realizada.

13. Peça que um colega fique em pé e efetue a rotação em cadeia aberta do membro inferior com o joelho estendido. Determine por palpação em que articulações (no membro inferior) ocorre o movimento. A seguir, peça a ele que efetue a rotação em cadeia fechada com o joelho estendido e analise onde o movimento ocorre.

Referências bibliográficas

1. Stauffer RN, Chao EYS, Brewster RC. Force and motion analysis of the normal, diseased, and prosthetic ankle joint. *Clinical Orthopaedics and Related Research* 127:189–196, 1977.
2. Seber S, Hazer B, Köse N, Göktürk E, Günal I, Turgut A. Rotational profile of the lower extremity and foot progression angle: Computerized tomographic examination of 50 adult male adults. *Archives of Orthopaedic and Traumatic Surgery* 120(5–6):255–258, 2000.
3. Kristiansen LP, Gunderson RB, Steen H, O. R. The normal development of tibial torsion. *Skeletal Radiology* 30(9):519–522, 2001.
4. Clementz BG. Tibial torsion measured in normal adults. *Acta Orthopaedica Scandinavica* 59(4):441–442, 1988.
5. Moore K. *Clinically Oriented Anatomy*. Baltimore: Williams & Wilkins, 2004.
6. Bronner S, Noivella T, Becica L. Management of delayed-union sesamoid fracture in a dancer. *Journal of Orthopaedic and Sports Physical Therapy* 37(9):529–540, 2007.
7. Cohen BE. Hallux sesamoid disorders. *Foot and Ankle Clinics* 14(1):91–104, 2009.
8. McPoil TJ, Brocato RS. The foot and ankle: Biomechanical evaluation and treatment. In Gould JA, Davies GJ (eds): *Orthopedic and Sports Physical Therapy*, St. Louis: CV Mosby, 1985.
9. Helfet AJ. *Disorders of the Knee*. Philadelphia: JB Lippincott, 1974.
10. Radakovich M, Malone TR. The superior tibiofibular joint: The forgotten joint. *Journal of Orthopaedic and Sports Physical Therapy* 3(3):129–132, 1982.
11. Inman VT. *The Joints of the Ankle*. Baltimore: Williams & Wilkins, 1976.
12. Kapandji IA. *The Physiology of the Joints, Vol 2, Lower Limb*, ed 5. Edinburgh: Churchill Livingstone, 1987.
13. Milner CE, Soarnes RW. A comparison of four in vivo methods of measuring tibial torsion. *Journal of Anatomy* 193:139–144, 1998.
14. Güven M, Akman B, Unay K, Ozturan EK, Cakici H, Eren A. A new radiographic measurement method of evaluation of tibial torsion: A pilot study in adults. *Clinical Orthopaedics and Related Research* 467(7):1807–1812, 2009.
15. Davids JR, Davis RB. Tibial torsion: Significance and measurement. *Gait & Posture* 26(2):169–171, 2007.
16. Lang LM, Volpe RG. Measurement of tibial torsion. *Journal of the American Podiatric Medical Association* 88(4):160–165, 1998.
17. Stuberg W, Temme J, Kaplan P, Clarke A, Fuchs R. Measurement of tibial torsion and thigh-foot angle using goniometry and computed tomography. *Clinical Orthopaedics and Related Research* 272:208–212, 1991.
18. Harper MC. Deltoid ligament: An anatomical evaluation of function. *Foot & Ankle* 8(1):19–22, 1987.
19. Lundberg A, Goldie I, Kalin B, Selvik G. Kinematics of the ankle/foot complex: Plantarflexion and dorsiflexion. *Foot & Ankle* 9(4):194–200, 1989.
20. Wong Y, Kim W, Ying N. Passive motion characteristics of the talocrural and the subtalar joint by dual Euler angles. *Journal of Biomechanics* 38(12):2480–2485, 2005.
21. Ying N, Kim W, Wong Y, Kam BH. Analysis of passive motion characteristics of the ankle joint complex using dual Euler angle parameters. *Clinical Biomechanics* 19(2):153–160, 2004.
22. Greene WB, Heckman JD, eds. *The Clinical Measurement of Joint Motion*. Rosemont, IL: American Academy of Orthopaedic Surgeons, 1994.
23. Hoppenfeld S. *Physical examination of the spine and extremities*. East Norwalk, CT: Appleton-Century-Crofts, 1976.
24. Boone DC, Azen SP. Normal range of motion of joints in male subjects. *Journal of Bone and Joint Surgery Am* 61(5):756–759, 1979.
25. Roaas A, Andersson GB. Normal range of motion of the hip, knee, and ankle joints in male subjects, 30–40 years of age. *Acta Orthopaedica Scandinavica* 53(2):205–208, 1982.
26. Grimston SK, Nigg BM, Hanley DA, Engsberg JR. Differences in ankle joint complex range of motion as a function of age. *Foot & Ankle* 14(4):215–222, 1993.
27. Engsberg JR, Allinger TL. A function of the talocalcaneal joint during running support. *Foot & Ankle* 11(2):93–96, 1990.
28. Valenti V. Proprioception. In Helal B, Wilson D (eds): *The Foot, Vol I*, New York: Churchill Livingstone, 1988.
29. van der Wees PJ, Lenssen AF, Hendriks EJ, Stomp DJ, Dekker J, de Bie RA. Effectiveness of exercise therapy and manual mobilisation in ankle sprain and functional instability: A systematic review. *Australian Journal of Physiotherapy* 52(1):27–37, 2006.
30. Willems T, Witvrouw E, Verstuyft J, Vaes P, De Clercq D. Proprioception and muscle strength in subjects with a history of ankle sprains and chronic instability. *Journal of Athletic Training* 37(4):487–493, 2002.

31. Konradsen L. Factors contributing to chronic ankle instability: Kinesthesia and joint position sense. *Journal of Athletic Training* 37(4):381–385, 2002.
32. Lephart SM, Pincivero DM, Rozzi SL. Proprioception of the ankle and knee. *Sports Medicine* 25(3):149–155, 1998.
33. Goto A, Moritomo H, Itohara T, Watanabe T, Sugamoto K. Three-dimensional in vivo kinematics of the subtalar joint during dorsi-plantarflexion and inversion-eversion. *Foot & Ankle International* 30(5):432–438, 2009.
34. Elftman H. The transverse tarsal joint and its control. *Clinical Orthopaedics* 16:41–61, 1960.
35. Hicks JH. The mechanics of the foot. I. The joints. *Journal of Anatomy* 87(4):345–357, 1953.
36. Manter JT. Movements of the subtalar and transverse tarsal joints. *Anatomical Record* 80:397, 1941.
37. Sarrafian SK. *Anatomy of the Foot and Ankle*. Philadelphia: JB Lippincott, 1983.
38. Stagni R, Leardini A, O'Connor JJ, Giannini S. Role of passive structures in the mobility and stability of the human subtalar joint: A literature review. *Foot & Ankle International* 24(5):402–409, 2003.
39. Leardini A, Stagni R, O'Connor JJ. Mobility of the subtalar joint in the intact ankle complex. *Journal of Biomechanics* 34(6):805–809, 2001.
40. Ball P, Johnson GR. Technique for the measurement of hindfoot inversion and eversion and its use to study a normal population. *Clinical Biomechanics* 11(3):165–169, 1996.
41. Donatelli RA. Normal biomechanics of the foot and ankle. *Journal of Orthopaedic and Sports Physical Therapy* 7(3):91–95, 1985.
42. McPoil TG, Cornwall MW. The relationship between static lower extremity measurements and rearfoot motion during walking. *Journal of Orthopaedic and Sports Physical Therapy* 24(5):309–314, 1996.
43. Rochar PA, Jr. The subtalar joint: Anatomy and joint motion. *Journal of Orthopaedic and Sports Physical Therapy* 21(6):361–372, 1995.
44. Close JR, Inman VT, Poor PM, Todd FN. The function of the subtalar joint. *Clinical Orthopaedics and Related Research* 50:159–179, 1967.
45. Root ML, Orien WP, Weed JH. *Clinical Biomechanics. Volume II. Normal and Abnormal Function of the Foot*. Los Angeles: Clinical Biomechanics, 1977.
46. Davis WH, Sobel M, DiCarlo EF, et al. Gross, histological, and microvascular anatomy and biomechanical testing of the spring ligament complex. *Foot & Ankle International* 17(2):95–102, 1996.
47. Sammarco VJ. The talonavicular and calcaneocuboid joints: Anatomy, biomechanics, and clinical management of the transverse tarsal joint. *Foot and Ankle Clinics* 9(1):127–145, 2004.
48. Lundberg A, Svensson OK, Bylund C, Goldie I, Selvik G. Kinematics of the ankle/foot complex: Part 2. Pronation and supination. *Foot & Ankle* 9(5):248–253, 1989.
49. Kaltenborn FM. *Manual Mobilization of the Joints. The Kaltenborn Method of Joint Examination and Treatment*, ed 6. Oslo, Norway: Olaf N Orlis Bokhandel, 2002.
50. Lakin RC, DeGnore LT, Pienkowski D. Contact mechanics of normal tarsometatarsal joints. *Journal of Bone and Joint Surgery Am* 83(4):520–528, 2001.
51. Ouzounian T, Shereff M. In vitro determination of midfoot motion. *Foot & Ankle* 10(3):140–146, 1989.
52. Glasoe WM, Yack HJ, Saltzman CL. Anatomy and biomechanics of the first ray. *Physical Therapy* 79(9):854–859, 1999.
53. Williams PL, Warwick R, Dyson M, Bannister LH, eds. *Gray's Anatomy*, ed 38. New York: Churchill Livingstone, 1999.
54. Incavo SJ, Alvarez RG, Trevino SG. Occurrence of the plantaris tendon in patients sustaining subcutaneous rupture of the Achilles tendon. *Foot & Ankle* 8(2):110–111, 1987.
55. Vanderhooft E. The frequency of and relationship between the palmaris longus and plantaris tendons. *American Journal of Orthopedics* 25(1):38–41, 1996.
56. Murray MP, Guten GN, Baldwin JM, Gardner GM. A comparison of plantar flexion torque with and without the triceps surae. *Acta Orthopaedica Scandinavica* 47(1):122–124, 1976.
57. Backlund L, Nordgren L. A new method of testing isometric muscle strength under standardized conditions. *Scandinavian Journal of Clinical and Laboratory Investigation* 21:33–41, 1968.
58. Beasley WC. *Ontogenetics and Biomechanics of Ankle Plantar Flexion Force*. Philadelphia: American Congress of Physical Medicine and Rehabilitation, 1958.
59. Beasley WC. Quantitative muscle testing: Principles and applications to research and clinical services. *Archives of Physical Medicine and Rehabilitation* 42:398–425, 1961.
60. Haxton HA. Absolute muscle force in the ankle flexors of man. *Journal of Physiology* 103(3):267–273, 1944.
61. Bernard BA. *Maximum Isometric Torque of the Plantar Flexors in the Sitting Position*. Denton, TX: Texas Woman's University, 1979.
62. Belnap B. *Maximum Isometric Torque of the Plantar Flexors*. Denton, TX: Texas Woman's University, 1978.

63. Moss CL. Comparison of the histochemical and contractile properties of human gastrocnemius muscle. *Journal of Orthopaedic and Sports Physical Therapy* 13(6):322–328, 1991.
64. Rice CL, Cunningham DA, Taylor AW, Paterson DH. Comparison of the histochemical and contractile properties of human triceps surae. *European Journal of Applied Physiology and Occupational Physiology* 58(1–2):165–170, 1988.
65. Joseph J. *Man's Posture: Electromyographic Studies*. Springfield, IL: Charles C Thomas, 1960.
66. Kaye RA, Jahss MH. Tibialis posterior: A review of anatomy and biomechanics in relation to support of the medial longitudinal arch. *Foot & Ankle* 11(4):244–247, 1991.
67. Wickiewicz TL, Roy RR, Powell PL, Edgerton VR. Muscle architecture of the human lower limb. *Clinical Orthopaedics and Related Research* 179:275–283, 1983.
68. Gans C, Gaunt AS. Muscle architecture in relation to function. *Journal of Biomechanics* 24(Suppl 1):53–65, 1991.
69. Brand RA, Pedersen DR, Friederich JA. The sensitivity of muscle force predictions to changes in physiologic cross-sectional area. *Journal of Biomechanics* 19(8):589–596, 1986.
70. Klein P, Mattys S, Rooze M. Moment arm length variations of selected muscles acting on talocrural and subtalar joints during movement: an in vitro study. *Journal of Biomechanics* 29(1):21–30, 1996.
71. Johnson CH, Christensen JC. Biomechanics of the first ray: Part I. The effects of peroneus longus function: a three-dimensional kinematic study on a cadaver model. *Journal of Foot and Ankle Surgery* 38(5):313–321, 1999.
72. Sutherland DH. The role of the ankle plantar flexors in normal walking. *Journal of Bone and Joint Surgery Am* 62:354–363, 1980.
73. Fujita M. Role of the metatarsophalangeal (MTP) joints of the foot in level walking. *Nippon Seikeigeka Gakkai Zasshi* 59(11):985–997, 1985.
74. Rattanaprasert U, Smith R, Sullivan M, Gilleard W. Three-dimensional kinematics of the forefoot, rearfoot, and leg without the function of tibialis posterior in comparison with normals during stance phase of walking. *Clinical Biomechanics* 14(1):14–23, 1999.
75. Cornwall MW, McPoil TG, Fishco WD, O'Donnell D, Hunt L, Lane C. The influence of first ray mobility on forefoot plantar pressure and hindfoot kinematics during walking. *Foot & Ankle International* 27(7):539–547, 2006.
76. Stevens K, Platt A, Ellis H. A cadaveric study of the peroneus tertius muscle. *Clinical Anatomy* 6(2):106–110, 1993.
77. Joshi SD, Joshi SS, Athavale SA. Morphology of peroneus tertius muscle. *Clinical Anatomy* 19(7):611–614, 2006.
78. Mann R, Inman VT. Phasic activity of intrinsic muscles of the foot. *Journal of Bone and Joint Surgery Am* 46:469, 1964.
79. Wong YS. Influence of the abductor hallucis muscle on the medial arch of the foot: A kinematic and anatomical cadaver study. *Foot & Ankle International* 28(5):617–620, 2007.
80. Caravaggi P, Pataky T, Goulermas JY, Savage R, Crompton R. A dynamic model of the windlass mechanism of the foot: Evidence for early stance phase preloading of the plantar aponeurosis. *Journal of Experimental Biology* 212:2491–2499, 2009.
81. Sarrafian SK. Functional characteristics of the foot and plantar aponeurosis under tibiotalar loading. *Foot & Ankle* 8(1):4–18, 1987.
82. Lapidus PW. Kinesiology and mechanical anatomy of the tarsal joints. *Clinical Orthopaedics and Related Research* 30:20–36, 1963.
83. Magee DJ. *Orthopedic Physical Assessment*, ed 5. St. Louis: Saunders Elsevier; 2008.
84. Wearing S, Smeathers J, Sullivan P, Yates B, Urry S, Dubois P. Plantar fasciitis: Are pain and fascial thickness associated with arch shape and loading? *Physical Therapy* 87(8):1002–1008, 2007.
85. Fiolkowski P, Brunt D, Bishop M, Woo R, Horodyski M. Intrinsic pedal musculature support of the medial longitudinal arch: An electromyography study. *Journal of Foot and Ankle Surgery* 42(6):327–333, 2003.
86. Basmajian JV. *Muscles Alive: Their Function Revealed by Electromyography*, ed 4. Baltimore: Williams & Wilkins, 1978.
87. Gray ER. The role of leg muscles in variations of the arches in normal and flat feet. *Physical Therapy* 49(10):1084–1088, 1969.
88. Tiberio D. Pathomechanics of structural foot deformities. *Physical Therapy* 68(12):1840–1849, 1988.
89. Cavanagh PR, Rodgers MM, Iiboshi A. Pressure distribution under symptom-free feet during barefoot standing. *Foot & Ankle* 7(5):262–276, 1987.
90. Martínez-Nova A, Pascual Huerta J, Sánchez-Rodríguez R. Cadence, age, and weight as determinants of forefoot plantar pressures using the Biofoot in-shoe system. *Journal of the American Podiatric Medical Association* 98(4):302–310, 2008.
91. Queen RM, Gross MT, Liu H-Y. Repeatability of lower extremity kinetics and kinematics for standardized and self-selected running speeds. *Gait & Posture* 23:282–287, 2006.

92. Segal A, Rohr E, Orendurff M, Shofer J, O'Brien M, Sangeorzan B. The effect of walking speed on peak plantar pressure. *Foot & Ankle International* 25(12):926–933, 2004.
93. Chi KJ, Schmitt D. Mechanical energy and effective foot mass during impact loading of walking and running. *Journal of Biomechanics* 38(7):1387–1395, 2005.
94. Weijers RE, Walenkamp GH, van Mameren H, Kessels AG. The relationship of the position of the metatarsal heads and peak plantar pressure. *Foot & Ankle International* 24(4):349–353, 2003.
95. DeLacerda FG. The relationship of foot pronation, foot position, and electromyography of the anterior tibialis muscle in three subjects with different histories of shin splints. *Journal of Orthopaedic and Sports Physical Therapy* 2(2):60–64, 1980.

Unidade 4: Atividades funcionais

Agora que definimos os elementos essenciais da cinesiologia, esta unidade apresenta as aplicações funcionais da cinesiologia a partir de uma perspectiva fisioterápica. Estes capítulos oferecem uma conclusão apropriada a este livro de cinesiologia na medida em que aplicamos os conceitos e a anatomia funcional descritos nos capítulos anteriores às atividades funcionais e da vida diária. Como mencionado na introdução deste livro, esta é a parte da cinesiologia mais proveitosa e agradável aos fisioterapeutas. Os capítulos desta seção são importantes por sua aplicação e por sua assistência aos iniciantes na área em relação ao que verificar na execução de atividades do paciente e sobre como reconhecer as deficiências deste. É fundamental para a educação de todos os fisioterapeutas saber que esses fatores são o primeiro passo para projetar e oferecer um plano clínico que permita a melhora do desempenho de tarefas funcionais.

O Capítulo 12 inicia com a análise da postura, elementos do controle postural e questões de oscilação postural. A maior parte deste capítulo trata da investigação da marcha. Diferenças na terminologia da marcha são apresentadas ao longo do capítulo, bem como os determinantes da marcha, as questões cinéticas e cinemáticas de todas as articulações envolvidas, mudanças na eficiência da marcha, e deambulação com acessórios. Além disso, discutem-se as mudanças da marcha ao longo do ciclo de vida, bem como patologias comumente vistas na marcha. Também são apresentadas as várias mudanças nas demandas do movimento articular durante diferentes velocidades de corrida.

O Capítulo 13 apresenta informações clínicas sobre a ergonomia envolvida em tarefas comuns em atividades tanto domésticas como profissionais. A ergonomia é também apresentada no que concerne ao fisioterapeuta. Também faz parte desse capítulo uma análise das funções envolvidas nas condições patológicas, incluindo transferência de mobilidade.

O Capítulo 14 apresenta informações sobre a análise das atividades da vida diária com ênfase nas demandas sobre os membros superiores. Atividades comuns da vida diária são investigadas no que se refere a suas demandas de mobilidade articular, atividade muscular e sequenciamento.

O Capitulo 15 é o último. Ele identifica atividades comuns de esporte e lazer, e analisa suas demandas cinesiológicas. Atividades comumente estudadas por fisioterapeutas são utilizadas como exemplo nesse capítulo.

Os Capítulos 13 a 15 estão presentes para auxiliá-lo a iniciar a análise de movimento em uma variedade de casos, desde atividades diárias que todos precisamos realizar a atividades especializadas que podem ser específicas a cenários, ambientes e populações distintos. Esses capítulos não incluem todas as atividades das categorias de cada capítulo, mas fornecem exemplos de análise de movimento. Todos os fisioterapeutas precisam conhecer as demandas das atividades de seus pacientes para definir programas de reabilitação apropriados que permitam que tais pacientes apresentem uma capacidade ideal a fim de realizar suas atividades. Para tanto, os fisioterapeutas precisam entender as demandas cinesiológicas de cada tarefa e traduzir essas demandas para o programa de reabilitação oferecido aos pacientes. Após completar esses capítulos, espera-se que o leitor seja capaz de entender como abordar essas e outras atividades.

CAPÍTULO 12

Postura e marcha

"A verdadeira medida de um homem não está na forma como ele se comporta em momentos de conforto e conveniência, mas em como se mantém em tempos de controvérsia e desafio."
– *Martin Luther King, Jr., 1929-1968. Pastor norte-americano, ativista e líder no movimento dos direitos civis dos afro-americanos*

CONTEÚDO

Objetivos de aprendizado
Caso clínico
Introdução
Postura
  Forças necessárias para manter a postura
  Oscilação postural
  Equilíbrio de forças na postura simétrica: aplicações funcionais
  Estratégias de recuperação
Marcha
  Terminologia da marcha
  Tarefas funcionais da marcha
  Cinemática da marcha
  Cinética da marcha
  Músculos da marcha
  Análise da marcha
Aspectos da marcha relativos ao desenvolvimento: mudanças ao longo da vida
  Marcha imatura
  Marcha madura
  Mudanças na marcha na terceira idade
Eficiência da marcha
  Determinantes da marcha
  Obstáculos à eficiência da marcha
Corrida
  Fases
  Cinemática
  Mudanças em diferentes velocidades
  Atividade muscular no quadril, no joelho e no tornozelo durante a corrida
  Cinética da corrida
Resumo
Solução do caso clínico
Questões para discussão
Atividades de laboratório
Referências bibliográficas

OBJETIVOS DE APRENDIZADO

Este capítulo oferece uma análise descritiva do controle da postura ereta e da marcha. Após a leitura deste capítulo, você estará apto a:

❑ Indicar o alinhamento típico observado na postura ereta e resumir os mecanismos que mantêm o controle da postura ereta.
❑ Utilizar a terminologia da marcha com fluência ao descrever ou analisar a marcha humana.
❑ Descrever a marcha utilizando os descritores cinemáticos espaciais e temporais observados na caminhada.
❑ Resumir as principais tarefas associadas à marcha.
❑ Identificar as fases do ciclo de marcha e as principais tarefas associadas a cada fase.
❑ Resumir os deslocamentos angulares básicos da articulação da pelve, do quadril, do joelho e do tornozelo que ocorrem durante o ciclo de marcha, e traduzi-los em exigências de amplitude de movimento funcional mínima para a marcha.
❑ Explicar o padrão de ativação muscular do tronco, da pelve e dos membros inferiores que ocorre durante o ciclo de marcha.
❑ Resumir as diferenças relacionadas com a idade vistas nas características da marcha em crianças, adultos e idosos.
❑ Exemplificar métodos comuns de análise da marcha.
❑ Explicar a eficiência da marcha e os fatores que contribuem para ela.
❑ Descrever a consequência funcional na locomoção de condições patológicas encontradas com frequência.
❑ Contrastar e comparar a caminhada à corrida.

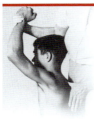

CASO CLÍNICO

Morgan está tratando Cody, um corredor de distância que lesionou o joelho direito enquanto esquiava downhill durante as férias. O joelho foi colocado em uma joelheira e Cody foi restringido a não sustentação do peso sobre o membro por três semanas. Agora que ele progrediu para a sustentação do peso completa conforme tolerado, é responsabilidade de Morgan fazer com que ele avance da caminhada para a corrida novamente. No primeiro dia em que Cody colocou peso sobre o membro direito, ficou incapaz de andar normalmente. Morgan esperava isso e está preparado para instruir Cody sobre a técnica adequada.

Introdução

Este primeiro capítulo da Unidade 4 descreve e resume as duas tarefas mais comuns presentes no dia a dia: controle da postura e caminhada. É impressionante como essas duas tarefas diárias são realizadas de forma harmoniosa e como o nosso corpo as coordena com eficiência e sem esforço consciente. Quando foi a última vez que você parou para pensar em qual músculo estava utilizando, por exemplo, quando ficou em uma fila para comprar livros ou ingressos para um jogo ou show? Você tem noção de que, quando caminha, mais de mil músculos estão sincronizados para movimentar mais de 200 ossos ao redor de cem articulações?[1] Seu estudo sobre cinesiologia nos capítulos anteriores preparou você para investigar o próximo passo da cinesiologia clínica: análise do movimento humano. É mais fácil e lógico iniciar com uma atividade estática, como a postura em pé, e dar continuidade com o que, sem dúvida, é a atividade mais comum que realizamos no dia a dia, caminhar.

Este capítulo é dividido em três seções principais: a primeira trata das propriedades da postura ereta adequada, a segunda analisa a marcha e a última investiga a corrida. Como tem sido feito ao longo de todo o livro, o primeiro passo primordial para nós será definir e descrever a terminologia específica a essas atividades para que nos comuniquemos com uma linguagem comum.

Ao contrário de nossos amigos de quatro patas, os seres humanos são **bípedes** (do latim, *bi*, dois, mais *pes*, pé). Na maioria das vezes, alcançamos a independência para ficar em pé e caminhar em torno do primeiro ano de vida. O movimento de um lugar a outro é definido em termos gerais como **locomoção** (do latim, *locus*, lugar, mais *movere*, mover; neste caso, mover-se de um lugar a outro) e inclui muitas formas de movimento, como rolar, engatinhar, rastejar, caminhar, correr, pular e saltar. A locomoção na forma bípede *ereta* em específico ocorre ao longo de uma sequência progressiva que se inicia com a posição em pé, avança para a caminhada e, então, para a corrida. Essas atividades exigem habilidades como tomar impulso, parar, mudar de direção e alterar a velocidade.[2]

A **marcha** é a locomoção ereta com uma forma particular de movimentar o pé, a qual pode ser como caminhada, *jogging* ou corrida. **Caminhar** é uma forma particular de marcha e é o padrão mais comum de locomoção. A **deambulação** (do latim, *ambulare*, deslocar-se) é definida em termos gerais como um tipo de locomoção e é um termo mais utilizado no sentido clínico para descrever se um indivíduo consegue ou não caminhar sem empecilhos ou com o auxílio de algum acessório.

Postura

Postura é um termo geral definido como um alinhamento dos segmentos corporais ou uma posição do corpo, a disposição relativa das partes do corpo para uma atividade específica ou uma maneira característica de sustentar o próprio corpo. Postura e movimento são intimamente relacionados; o movimento começa a partir de uma postura e pode terminar em uma postura diferente no mesmo local ou na mesma postura em uma localização diferente, como quando uma pessoa se levanta da posição sentada ou atravessa a rua a pé.

Os ajustes posturais são rápidos e automáticos na função normal. Esse controle postural necessita de múltiplos sistemas de interação, como os sistemas sensoriais proprioceptivo, visual e vestibular, que trabalham em conjunto com o sistema musculoesquelético (ver Cap. 3). A apresentação completa da postura inclui a descrição da postura em pé, da postura sentada e da miríade de complexidades do controle postural. Como este capítulo trata sobretudo da marcha, limitaremos a discussão à postura e aos conceitos cinesiológicos relacionados à manutenção de uma postura ereta em pé efetiva e eficiente, como uma preparação para a marcha. Consulte outras obras para uma discussão aprofundada e para outras informações sobre o controle postural.

Compreender os princípios da biomecânica na postura ereta é fundamental para entender e corrigir as posturas anormais que os fisioterapeutas encontram com frequência nos pacientes que tratam. A postura normal varia pouco entre os indivíduos e é influenciada por tamanho, idade, sexo e tipo físico. Apesar de todas essas variações, a posição em pé estática, para todos, possui

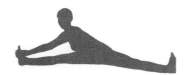

APLICAÇÃO PRÁTICA

O corpo pode assumir uma grande variedade de posturas confortáveis por longos períodos e muitas delas estão relacionadas ao mesmo propósito. Em muitas culturas, por exemplo, as pessoas não se sentam em cadeiras, mas, em vez disso, empregam uma grande variedade de posturas para se sentar no solo, como com as pernas cruzadas, sentada de lado ou agachamento profundo. A postura em pé também possui muitas variações, dependendo da tarefa e da situação. Por exemplo, para manter a posição em pé por um longo período, o indivíduo tem uma grande variedade de opções. Uma preferência comum é permanecer com o peso em um membro e, periodicamente, trocar para o outro membro inferior; o pé contralateral que toca o solo sustenta pouco peso. Outra postura em pé comum é com o peso distribuído nos dois pés em uma base ampla, tendo os joelhos e quadris em extensão. A postura dos braços também é muito variável e pode ser com as mãos ao lado do corpo, atrás, nos quadris, nos bolsos ou cruzadas na frente do peito. Quando ocorre desconforto como resultado de compressão articular, tensão ligamentar, contração muscular contínua ou restrição circulatória, o corpo normalmente assume uma nova postura. A necessidade de mudança de posição costuma resultar mais de insuficiência vascular na cartilagem articular comprimida e tensão dos ligamentos que de fadiga muscular. Por exemplo, uma pessoa parada em pé por algum tempo sem realizar contração isométrica dos músculos da panturrilha ou da coxa pode sentir o acúmulo de sangue venoso nos membros, o que causa um retorno venoso inadequado que leva a débito cardíaco insuficiente para o cérebro, resultando em desmaio. Se uma articulação for mantida em uma posição por um longo período, a pessoa saudável se move e estende a articulação e os músculos. A postura habitual sem mudanças de posição pode acabar levando a adaptações teciduais, limitação de movimento ou deformidade postural. Indivíduos com deficiência sensorial podem não perceber o desconforto da oclusão vascular. Se essa pressão oclusiva não for aliviada com mudanças de posição periódicas, os tecidos ficam isquêmicos e se rompem; com frequência, esses episódios resultam em *úlceras de pressão*. Além disso, se as articulações não forem movimentadas em sua amplitude de movimento ativa ou passivamente, os músculos e tecidos moles que as circundam encurtam-se como uma medida adaptativa, resultando em contratura e perda de movimento. É importante para os fisioterapeutas que tratam pacientes com distúrbios neurológicos ou ortopédicos manter um bom comprimento tecidual e uma boa mobilidade articular em seus pacientes.

algumas características em comum. Embora seja clinicamente importante avaliar variações posturais, pode-se utilizar essas características comuns como diretrizes para realizar a avaliação postural de um indivíduo.

A avaliação do alinhamento postural normal é mais bem realizada com o indivíduo relaxado com os pés posicionados aproximadamente na largura dos quadris, os braços relaxados ao lado do corpo e os olhos voltados para a frente. O alinhamento de cabeça, ombros, tronco, quadris, joelhos e tornozelos é avaliado a partir da vista anterior, posterior e sagital (Figs. 12.1A, B, C). É vantajoso utilizar um **fio de prumo** como referência para a linha de gravidade do corpo. Os músculos que sustentam a postura ereta na posição anatômica são chamados de **músculos antigravitacionais**. Esse grupo muscular inclui, principalmente, os extensores do pescoço e das costas, os extensores do quadril e do joelho, e, em menor grau, os flexores do pescoço e do tronco, além dos abdutores e adutores do quadril (ver áreas sombreadas na Fig. 12.1C).

Forças necessárias para manter a postura

Como se pode observar na vista sagital da Figura 12.1C, a linha de gravidade incide através do acrômio; anteriormente à curva cifótica torácica; através do trocanter maior, imediatamente posterior ao eixo de articulação do quadril; anteriormente à articulação do joelho, mas posteriormente à patela; e anteriormente à articulação do tornozelo. Lembre-se da discussão no Capítulo 2 de que, se a linha de gravidade incide através do eixo da articulação, pouco ou nenhum torque é gerado para rodar o segmento. Por outro lado, se recai anterior ou posteriormente ao eixo da articulação, a gravidade cria um braço de momento que aplica uma força rotacional à articulação. Por exemplo, a linha de gravidade recai anteriormente à articulação do tornozelo e, portanto, a gravidade exerce um torque que traciona a tíbia anteriormente no tornozelo (Fig. 12.2). Essa tração gravitacional gera um momento externo, tracionando a perna para a frente; portanto, uma força de contrapeso deve ser exercida pelos músculos da região posterior da perna para manter a perna em uma posição estática e vertical. Observamos uma posição semelhante no joelho, em que a linha de gravidade é anterior ao eixo da articulação do joelho, mas, no quadril, a linha de gravidade recai posteriormente à articulação. Conforme continuamos a seguir a linha de gravidade do corpo, podemos ver que ela incide sobre o lado côncavo de cada curvatura vertebral, exigindo uma força contrária do lado convexo. Na região do tronco, os eretores da espinha reagem à tração gravitacional anterior na coluna torácica, enquanto a musculatura anterior da cabeça e do pescoço e os abdominais, geram um contrapeso nas áreas da cervical e lombar, respectivamente. Em regiões do corpo onde a linha de gravidade incide diretamente através do eixo, não existe aplicação de momento externo, então, o corpo não precisa produzir uma força contrária nessas articulações para manter a posição delas.

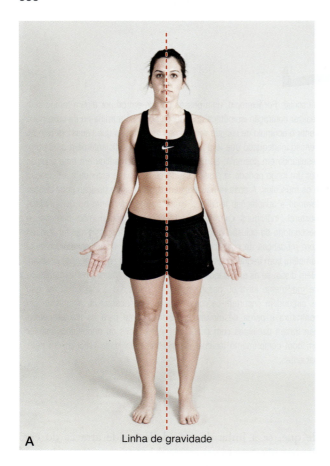
A   Linha de gravidade

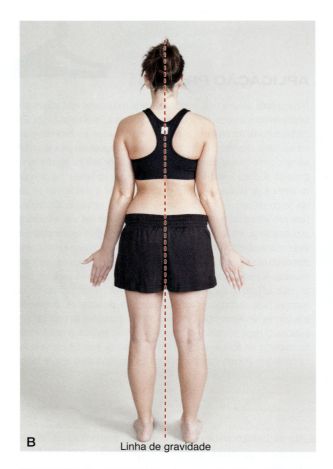
B   Linha de gravidade

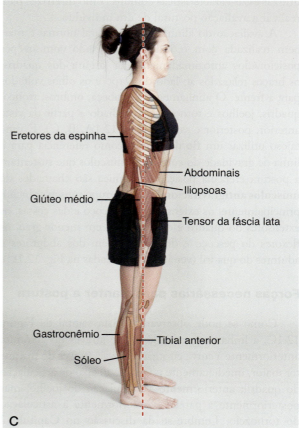
C

Figura 12.1 Linha gravitacional em vistas **A)** anterior, **B)** posterior e **C)** sagital. Na posição em pé relaxada, a linha de força gravitacional através do centro de massa recai atrás da articulação do quadril, na frente da articulação do joelho e na frente da articulação do tornozelo. Em **C**, são destacados os músculos considerados *antigravitacionais*. Observe, nos membros inferiores, a necessidade de contração ativa dos músculos para a obtenção de equilíbrio, mas principalmente nos músculos gastrocnêmio e sóleo e, em menor grau, no tibial anterior.

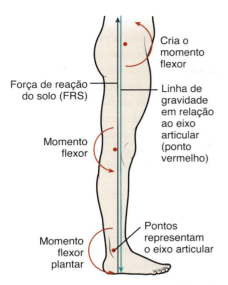

Figura 12.2 O desenho representa como a linha de gravidade exerce uma força de torque que precisa ser neutralizada por uma força de reação interna no lado oposto da articulação.

Oscilação postural

Para manter a posição em pé, o centro de gravidade (CG) ou de massa (CM) do corpo, que é relativamente alto, em S_2, precisa se manter dentro da base de sustentação, relativamente pequena. O corpo é incapaz de manter uma postura em pé perfeitamente parada. As funções contínuas dos órgãos, como respiração e contrações cardíacas, e adaptações neurais contínuas causam pequenos movimentos, de modo que o corpo procura restabelecer o equilíbrio de maneira automática e ininterrupta, o que é denominado **oscilação postural** (Fig. 12.3). A oscilação postural é o movimento de um corpo ereto, caracterizado pelo deslocamento e pelas correções constantes e minúsculas para manter o CM sobre a base de sustentação (BS) do corpo. O corpo oscila na direção anteroposterior, bem como de um lado para o outro.[3] Essa oscilação ocorre sobretudo no segmento tornozelo-pé, como evidenciado por contrações alternantes de baixo nível nos músculos antagonistas do tornozelo, principalmente o tibial anterior e o sóleo.

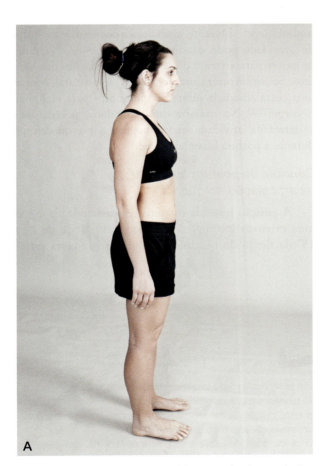
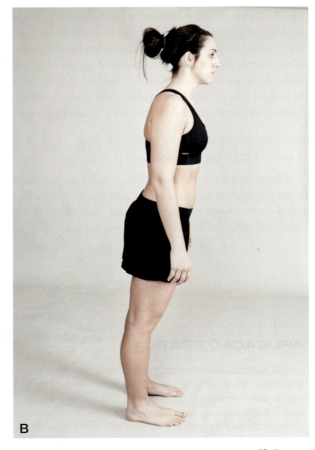

Figura 12.3 A oscilação postural é caracterizada por ajustes automáticos, sobretudo no tornozelo, para manter o equilíbrio na postura ereta. **A)** Posterior. **B)** Anterior. Valores comuns são medidos em uma plataforma de equilíbrio: amplitude média de inclinação em milímetros = 3,30 × 3,81 Y; comprimento da oscilação = 817,88; velocidade = 13,72 mm/s. Em caso de perda de equilíbrio, uma estratégia de tornozelo é utilizada para se restabelecer o equilíbrio: **A)** perturbação posterior ativa o tibial anterior e **B)** perturbação anterior ativa o músculo sóleo.

A postura em pé é mais estável em adultos com cerca de 20 a 60 anos, enquanto os mais jovens e os mais velhos apresentam maiores valores médios e mais variabilidade em todas as medições do centro de pressão da base de suporte (onde o peso do corpo é distribuído na planta do pé) em termos de tamanho da área de equilíbrio utilizada, comprimento do trajeto do CM na BS, da velocidade com que os ajustes são feitos e da amplitude máxima de oscilação.[4] Tanto o grupo etário mais jovem como o mais velho apresentam tempos de reação de atividade muscular a perturbações da postura mais lentos que o grupo de idade adulta.[5] As crianças aproximam-se dos valores dos adultos na estabilidade postural entre os 12 e 15 anos de idade, mas apresentam uma alta variabilidade até a idade adulta.[6] O aumento da oscilação postural na terceira idade é altamente relacionado à incidência de quedas.[7]

Equilíbrio de forças na postura simétrica: aplicações funcionais

Na postura normal, as tensões gravitacionais são mínimas, já que o alinhamento dos segmentos corporais é ideal. Nesta seção, estuda-se o modo como o corpo reage à gravidade. Na presença de anormalidades posturais, mais tensões são impostas a diferentes segmentos do corpo. Qual segmento corporal recebe a maior tensão depende da anormalidade postural. Os quadros "Aplicação prática" desta seção identificam essas anormalidades e os mecanismos do corpo para se adequar a elas.

Controle da postura funcional na articulação do tornozelo

Como acabamos de identificar, a linha de gravidade do corpo recai anteriormente à articulação do joelho, criando uma força de rotação para realizar a flexão dorsal da tíbia no tálus. Felizmente, os músculos da panturrilha contrapõem esse movimento com uma contraforça igual para manter a posição em pé. O músculo sóleo é responsável por esse equilíbrio, embora o gastrocnêmio também fique ativo.[10] Durante a oscilação postural, é raro (senão inconcebível) que o peso corporal passe atrás dos eixos das articulações do tornozelo; como resultado, os músculos da panturrilha permanecem continuamente ativos em graus variados durante a postura.[11] Nenhuma outra atividade muscular foi identificada durante a postura bilateral relaxada.

Controle da postura funcional na articulação do joelho

A massa corporal acima das articulações dos joelhos consiste em cabeça, braços, tronco (CBT) e coxas. A linha de gravidade do corpo incide de modo ligeiramente anterior ao eixo da articulação medial-lateral do joelho (Fig. 12.1C). A gravidade cria uma força rotatória que produz um momento extensor nos joelhos. A contraforça necessária contra a gravidade ocorre na face posterior do joelho e é gerada pela combinação de resistência passiva nos tecidos posteriores extra-articulares (sobretudo a cápsula articular) e resistência ativa dos músculos isquiotibiais.[11] Durante a oscilação postural, essa linha de gravidade pode ocasionalmente, embora seja raro, se mover para a frente do eixo das articulações dos joelhos. Se isso ocorrer durante a oscilação postural, ocorre uma curta atividade súbita do quadríceps para realinhar o corpo.[12,13] Na maioria dos indivíduos, porém, não é detectada atividade eletromiográfica no quadríceps durante a postura bilateral em pé.[14]

Controle da postura funcional na articulação do quadril

A posição relaxada costuma ser caracterizada como uma extensão incompleta do quadril, variando de 2° a 15° da flexão do quadril.[12] Embora exista certa varia-

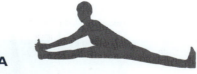

APLICAÇÃO PRÁTICA

A oscilação postural exige um controle multissensorial com influxo aferente dos sistemas visual, vestibular e proprioceptor. Em crianças com até 2 anos de idade, a visão possui um papel menor na estabilidade postural, ao passo que os receptores proprioceptivos e vestibulares lhes proporcionam um importante *feedback* postural. A importância do papel do sistema visual aumenta gradativamente durante a idade adulta. Por exemplo, em adultos saudáveis, a estabilidade diminui 30% quando os olhos estão fechados. Naqueles com mais de 60 anos, a perda de estabilidade é de 50% quando os olhos estão fechados, o que torna a visão um fator primordial de equilíbrio na terceira idade.[8] A visão fraca em pessoas com média de idade de 82 anos foi significativamente correlacionada ao aumento da oscilação postural em superfícies lisas e da incidência de quedas.[9] Os fisioterapeutas devem ter essas variações de mecanismos posturais em mente ao trabalhar tanto com indivíduos jovens como com idosos.

Na clínica, devem-se instruir o paciente e os familiares com relação a ajustes no ambiente a fim de reduzir o risco de quedas, sobretudo no caso de idosos e indivíduos com deficiências de equilíbrio. Remoção de tapetes, correção de desníveis do solo e aumento da luminosidade são modificações que auxiliam na redução de quedas.

ção na literatura a respeito da localização da linha de gravidade com relação ao eixo do quadril, é de comum acordo que a linha de gravidade incide posteriormente à articulação do quadril, de modo que pouca atividade do ilíaco é necessária para reagir ao momento de gravidade a fim de mover o corpo posteriormente.[14]

Controle da postura funcional na cabeça e no tronco

Na posição em pé, a linha de gravidade incide sobre o lado côncavo de cada curva vertebral. Anteriormente à cifose torácica, cria-se uma tendência para o tronco se flexionar, exigindo, assim, atividade tônica dos extensores primários, os eretores da espinha, a fim de neutralizar essa força. O reto do abdome fica basicamente inativo e há apenas uma leve atividade observada ocasionalmente dos músculos oblíquos internos do abdome.[14] O centro de massa da cabeça é localizado cerca de 2,5 cm acima do eixo transverso da articulação atlantoccipital, de modo que a cabeça se mantém em equilíbrio instável. A articulação atlantoccipital é uma alavanca de primeira classe semelhante a uma gangorra. A linha de gravidade da cabeça recai um pouco anterior ao eixo transverso para a flexão e a extensão na postura normal (Fig. 12.4A). Por essa razão, nas posturas em pé e sentada, os músculos posteriores do pescoço estão moderadamente ativos para impedir que a cabeça caia para a frente. Se o pescoço é flexionado para a frente, como costuma estar quando se está lendo ou escrevendo, a demanda sobre esses músculos aumenta (Fig. 12.4B). Quando a cabeça se move para a frente, porém, o ligamento nucal fica tenso e a atividade muscular não é mais necessária. Se a cabeça for inclinada para trás, a linha de gravidade incide posteriormente ao eixo transverso (Fig. 12.4C) e os flexores do pescoço entram em ação para deter ou controlar o movimento.

Estratégias de recuperação

Conforme o corpo se ajusta para manter o controle postural, diferentes estratégias de movimento podem ser utilizadas. Embora cada estratégia seja diferente, elas são comuns e atendem à direção e ao grau de dificuldade apresentado;[15] quanto maior for a perturbação postural, mais o corpo precisa trabalhar para manter a postura desejada.[16] Esses ajustes posturais servem para manter

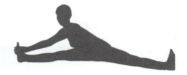

APLICAÇÃO PRÁTICA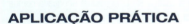

Um paciente com músculos da panturrilha fracos pode compensar essa força insuficiente mantendo sua linha de gravidade sobre o eixo das articulações talocrurais. Essa posição exige menos dos músculos da panturrilha. Quando a linha de gravidade do corpo passa posteriormente à articulação talotibial, os dorsiflexores do joelho neutralizam o braço de momento da gravidade, agora posterior; entretanto, a amplitude segura dessa oscilação para a frente é extremamente limitada. Como depender do dorsiflexor do tornozelo é difícil e incômodo, as compensações mais comumente observadas à fraqueza dos músculos da panturrilha são: (1) uso de uma base maior de sustentação, (2) segurar em objetos próximos em busca de estabilidade ou (3) movimento contínuo de um pé para o outro.

Em termos clínicos, a reabilitação de pacientes com lesões ou deficiências requer uma avaliação cuidadosa da estabilidade e da mobilidade do indivíduo. Por exemplo, o posicionamento de um pé protético em flexão dorsal neutra em uma prótese acima do joelho aumenta a estabilidade deste, embora permitir a flexão dorsal além do neutro (0°) faça com que o joelho se torne instável, uma vez que lhe é aplicado um torque de flexão. Por outro lado, um jovem ativo com rigidez excessiva no tendão do calcâneo pode usar a postura de flexão do quadril para que a linha de gravidade recaia à frente do tornozelo.

Pacientes incapazes de controlar os membros inferiores compensam isso movimentando o CM de cabeça, braços e tronco posteriormente à articulação do quadril. Por exemplo, um paciente com paraplegia permanece ereto utilizando suas órteses para travar o joelho e posiciona seu tronco posteriormente aos quadris de maneira ativa; essa posição faz com que a linha de gravidade fique posterior ao quadril e o alinhamento anterior do quadril gere uma força contra a gravidade, permitindo que o paciente se mantenha na postura ereta (ver Fig. 9.13). A postura ereta desses pacientes com órteses bilaterais de joelho, tornozelo e pé é sustentada no quadril pelos ligamentos iliofemorais (Y). Se esses ligamentos estiverem comprimidos ou se existir espasticidade nos flexores do quadril, o paciente ficará incapaz de posicionar seu quadril em extensão; pacientes com essas deficiências podem apresentar aumento da lordose lombar em uma tentativa de manter a posição ereta.

o centro de gravidade dentro de sua base de sustentação a fim de permitir o movimento voluntário seguro e eficiente.[16] Essas estratégias de recuperação são categorizadas como de tornozelo, quadril, pisada ou alcance.

Estratégia de tornozelo

O controle postural iniciado a partir dos tornozelos e dos pés é chamado de **estratégia de tornozelo**. Esse é o ajuste mais comum para a oscilação anteroposterior[17] (Fig. 12.3A, B). O uso dessa estratégia resulta em movimento da cabeça e do corpo como uma unidade sobre os pés, com o mínimo de movimento do quadril ou do joelho.[18] Ela costuma ser a estratégia de preferência quando a perturbação é pequena, lenta e permanece perto da linha média do corpo.[15] Antigamente, acreditava-se que os gatilhos do tornozelo forneciam a resposta nos músculos da perna, causando correções na oscilação distal-proximal observadas na estratégia de tornozelo. Entretanto, pesquisas recentes demonstraram que os gatilhos do tronco e do pescoço ocorrem simultaneamente aos do tornozelo, sugerindo que vários outros influxos proprioceptores contribuem para as respostas posturais.[19]

Estratégia de quadril

O controle da postura iniciado no quadril, na pelve e no tronco é chamado de **estratégia de quadril**. Quando o corpo é obrigado a manter a postura contra grandes alterações na linha de gravidade do corpo, a estratégia de tornozelo é insuficiente para fazer a correção necessária. A estratégia de quadril é preferida quando a alteração postural é muito grande, rápida ou quando a superfície de sustentação é muito pequena para acomodar as forças do tornozelo mencionadas anteriormente. Cada vez mais, a importância da resposta do tronco e do quadril em contribuir para a postura em pé e seu papel na formação de uma estratégia de equilíbrio têm sido descobertos.[19] Todo seu papel, porém, ainda não está por ser elucidado.

Estratégias de passada ou alcance

Estratégias de passada ou **alcance** são utilizadas para mudanças muito grandes ou muito rápidas e resultam no realinhamento do CM dentro da base de sustentação por meio de passos, saltos ou extensões na direção da mudança.[17] É facilmente perceptível que

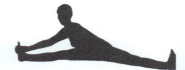

APLICAÇÃO PRÁTICA

Do ponto de vista fisioterápico, é importante lembrar que os músculos cervicais, sobretudo os posteriores, trabalham continuamente enquanto um indivíduo está sentado ou em pé; o único momento em que eles descansam é quando o indivíduo está em decúbito. Ao se tratar pacientes com entorses cervicais, eles devem ser instruídos a se reclinarem durante o dia, quando sentem maior dor nos músculos cervicais, especialmente na fase inicial do tratamento; é possível que os músculos lesionados não consigam tolerar o estresse normal de manter a cabeça em uma postura adequada porque estão enfraquecidos por conta da lesão.

Pacientes com postura da cabeça para a frente têm maiores demandas de gasto energético normal dos músculos cervicais anteriores e posteriores. O braço de momento da gravidade torna-se excessivo com essa postura, e não só aumenta as demandas de atividade muscular como também aumenta as tensões nos discos cervicais e nas vértebras.

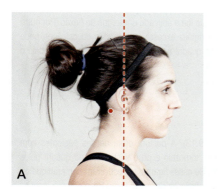
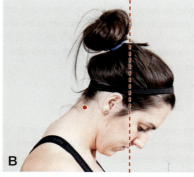
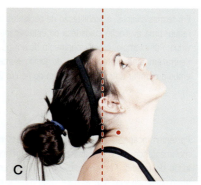

Figura 12.4 Relação entre a linha do centro de gravidade da cabeça e o eixo das articulações atlantoccipitais em diferentes posições da cabeça. **A)** Cabeça ereta, centro de gravidade levemente anterior ao eixo, músculos posteriores do pescoço moderadamente ativos. **B)** Cabeça inclinada para a frente, maior atividade dos músculos posteriores do pescoço. **C)** Cabeça inclinada para trás, centro de gravidade posterior ao eixo, músculos anteriores do pescoço ativados.

essas estratégias são necessárias com mudanças bruscas de posição do corpo para evitar casos como colisão com outros corpos ou objetos, ajuste a uma força avassaladora ou mudanças na posição exigida por causa de uma necessidade imprevista.

Marcha

A marcha é o método pelo qual os mamíferos terrestres se movimentam de um lugar a outro. Também pode ser referida como *locomoção*, mas esta inclui todo método de movimento de um lugar a outro. O termo utilizado como sinônimo de marcha é *deambulação*. Embora cada um de nós desenvolva um estilo próprio de marcha, existem parâmetros normais dentro dos quais todos nos movemos para nos munir de um método eficiente de transporte. É interessante perceber que as pessoas muitas vezes são reconhecidas por sua marcha, ainda que a marcha normal apresente semelhanças surpreendentes entre os indivíduos. Na presença de anormalidades anatômicas ou patologias funcionais, devem ocorrer modificações na marcha para que haja a deambulação. Esta seção apresenta informações sobre a marcha normal e anormal. Também se estuda como a marcha muda ao longo da vida. A marcha inclui tanto a caminhada como a corrida; esta unidade irá tratar primeiro da caminhada e, depois, da corrida.

Terminologia da marcha

Marcha é definida como a maneira ou estilo da caminhada. A marcha é discutida e investigada por sua unidade mais fundamental, o ciclo de marcha. Um **ciclo de marcha** é o período de quando o calcanhar de um pé toca o solo até o momento em que ele volta a tocá-lo. O ciclo de marcha é também conhecido como **passada**. O ciclo de marcha é dividido em duas fases: apoio (Fig. 12.5A) e balanço (Fig. 12.5B). As fases de apoio e balanço são subdivididas e descritas de várias formas. Você vai encontrar algumas diferenças ao ler textos de diferentes autores e perceber que eles utilizam pequenas variações nos sistemas terminológicos. O sistema tradicional de terminologia foi desenvolvido primeiro e seus componentes do ciclo de marcha foram descritos pelo nome do evento ou pela ação necessária associada a cada fase, como movimento do calcanhar, apoio do pé, saída do calcanhar e saída dos dedos do pé. O segundo sistema é a terminologia de Rancho Los Amigos (RLA), desenvolvida por Jacquelin Perry, uma pesquisadora de marcha de destaque por seu importante centro de análise da marcha na Califórnia, que enfatiza as tarefas funcionais associadas a cada fase.[20] Os institutos norte-americanos podem utilizar tanto a terminologia RLA como a tradicional, dependendo da preferência regional. Como alguns fisioterapeutas experientes costumam alternar entre os sistemas de terminologia, é, portanto, importante que os iniciantes se familiarizem com ambos.

Nós empregaremos o sistema de terminologia RLA neste livro (Tab. 12.1). Esse sistema divide a fase de apoio em cinco subfases e a de balanço, em três.[20] Como a caminhada pode ser realizada em diferentes velocidades, um ciclo completo de marcha é identificado com 100%, enquanto as fases e subfases são indicadas pela porcentagem do ciclo completo. Quando o pé faz o primeiro contato com o solo, inicia-se o ciclo de marcha; assim, o início do ciclo é em 0% e continua até um ciclo completo de 100%, quando o mesmo pé começa a tocar o solo novamente. Em velocidades normais de caminhada, a fase de apoio compreende cerca dos primeiros 60% (62%) e a fase de balanço inclui os últimos 40% (38%) de um único ciclo de marcha; assim, o final da fase de balanço ocorre nos 100% do ciclo. Em velocidades nor-

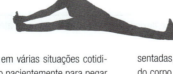

APLICAÇÃO PRÁTICA

O uso de estratégias para recuperação ocorre em várias situações cotidianas. Imagine-se em pé em uma fila, esperando pacientemente para pegar uma bandeja para o almoço. De repente, alguém passa na frente e pega uma bandeja. A resposta automática é deslocar o peso da parte anterior do pé para os tornozelos a fim de evitar o contato. Uma volta rápida pode ser necessária; essa é a estratégia de tornozelo em ação para manter o corpo equilibrado e evitar a queda.

O uso de estratégias de quadril e de passada ou alcance pode ocorrer durante o movimento do corpo ou quando o corpo está posicionado estaticamente. Um exemplo de ajuste ocorre quando um indivíduo volta a seu lugar na arquibancada para o segundo tempo de uma partida emocionante de basquete. Na tentativa de não derrubar refrigerante nas pessoas já sentadas, utiliza-se um deslocamento de peso nos quadris. A parte superior do corpo se movimenta para a frente e para trás a fim de segurar o objeto na mão de forma estável, enquanto o indivíduo encontra seu equilíbrio no espaço limitado entre os assentos. Imaginando as atividades no percurso dentro do estádio, a estratégia de quadril pode impedir que a pessoa caia nos degraus no momento em que se vira para ver por que a multidão está torcendo e começa a perder o equilíbrio.

Por fim, a estratégia de passada ou alcance impede que outro espectador caia quando ele não percebe que existe mais um degrau antes de alcançar o solo e balança seus braços e pernas enquanto se esforça para recuperar o controle postural e o equilíbrio.[18]

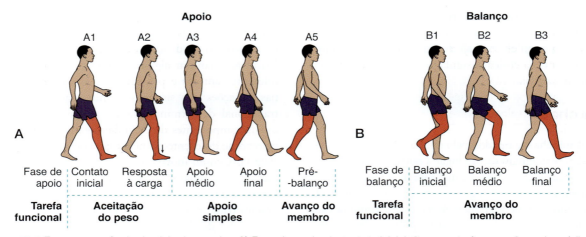

Figura 12.5 Fases e sequência do ciclo da marcha. **A)** Fase de apoio: 1. contato inicial; 2. resposta à carga; 3. apoio médio; 4. apoio final; 5. pré-balanço. **B)** Fase de balanço: 1. balanço inicial; 2. balanço médio; 3. balanço final.

Tabela 12.1 | Fases e subfases do ciclo da marcha: definição e sequência

Fase	Definição e descrição	Membro contralateral
Fase de apoio 60% do ciclo da marcha: 0 a 60%		
Contato inicial 0 a 2%	Contato com o solo, tipicamente com o calcanhar. É o período inicial do apoio duplo.	Fim do apoio final
Resposta à carga 2 a 10%	O peso do corpo é transferido à perna e o pé desce em direção ao solo. *Apoio duplo continua.*	Pré-balanço
Apoio médio 10 a 30%	Inicia-se em posição unilateral quando o pé oposto é levantado até que CBT estejam alinhados sobre uma única perna. *Apoio unilateral*	Balanço médio
Apoio final 30 a 50%	O calcanhar sobe, as pernas avançam sobre o antepé e o tronco se move sobre o membro de sustentação, que agora está em extensão.	Balanço final
Pré-balanço 50 a 60%	O contato com o solo é em direção às cabeças dos metatarsais, coincidindo com o pé oposto, que faz contato; termina com o levantamento dos dedos. *Início do segundo período de apoio duplo.*	Contato inicial – resposta à carga
Fase de balanço 40% do ciclo da marcha: 60 a 100%		
Balanço inicial 60 a 73%	Com o pé levantado, os joelhos se flexionam para encurtar a perna e atender à necessidade de aceleração.	Início do apoio médio
Balanço médio 73 a 87%	Agora, a perna está sob e, em seguida, anterior a CBT, posicionada quase diretamente oposta à perna contralateral de apoio; flexão máxima do joelho.	Fim do apoio médio
Balanço final 87 a 100%	Inicia-se com a tíbia perpendicular ao solo durante todo o avanço da perna à frente à medida que o membro se desacelera para o contato inicial	Apoio final

mais da caminhada adulta, um ciclo dura 1 segundo e apresenta 1,4 m de extensão.[20,21] A Figura 12.5 descreve um ciclo de marcha completo dos membros inferiores direito e esquerdo. Observe que o membro direito está sombreado na figura e será a perna de referência ao longo deste capítulo. É importante observar também que existem dois momentos no ciclo de marcha em que os dois pés estão em contato com o solo, totalizando cerca de 20% (22%) do ciclo de marcha: 10% no início e 10% no final da fase de apoio. Esse período em que os dois pés estão em apoio é chamado de **apoio duplo**. Durante os 40% no meio dessa fase, os membros inferiores estão em **apoio simples**. A duração do apoio duplo é inversamente proporcional à velocidade da caminhada. Em uma caminhada lenta, esse período é comparativamente longo em relação à fase de balanço; por outro lado, à medida que a velocidade aumenta, o tempo do apoio duplo diminui.

Como mencionado, cada fase do ciclo de marcha é dividida em subfases. A fase de apoio inclui as subfases de contato inicial, resposta à carga, apoio médio, apoio final e pré-balanço. A fase de apoio se inicia quando o pé faz o primeiro contato com o solo. O calcanhar costuma ser a seção do pé que faz o **contato inicial**, mas outras partes do pé fazem contato com o solo primeiro em algumas condições patológicas. Após o pé fazer o contato inicial, o pé movimenta toda sua superfície plantar e entra em contato com o solo; essa é a fase de resposta à carga. Durante essa fase, são absorvidas as forças de impacto do corpo com o solo. Com a continuidade da fase de apoio, o CM do corpo move-se diretamente sobre o pé; é o **apoio médio**. Conforme o corpo continua o movimento para a frente e o calcanhar se eleva do solo a fase de apoio avança para o **apoio final**. O apoio termina no **pré-balanço**, quando os dedos deixam o solo. A fase de balanço inclui o balanço inicial, balanço médio e balanço final. O balanço começa no momento em que o pé não está mais em contato com o solo; é o **balanço inicial**. Quando a tíbia está perpendicular ao solo e durante a parte média do balanço, ocorre a fase de **balanço médio**. O **balanço final** é a terceira porção final da fase de balanço; a perna se prepara para fazer o contato com o solo novamente durante o balanço final. No momento em que o pé entra em contato com o solo, a fase de balanço termina e a fase apoio se inicia novamente. Como a Figura 12.5 mostra os membros direito e esquerdo, pode-se observar uma comparação de tempo durante a posição de um membro e do balanço do membro contralateral (ver Tab. 12.1). Tenha em mente que, na presença de patologia, algumas dessas subfases podem não ocorrer ou ocorrer em um tempo diferente. Essas subfases são apresentadas em mais detalhes nas seções seguintes.

Tarefas funcionais da marcha

Do ponto de vista funcional, existem três tarefas fundamentais associadas com a marcha humana: aceitação do peso, apoio simples e avanço do membro.[22] A fase de apoio representa um papel em todas essas três tarefas básicas e cada uma de suas subfases contribui em graus variados.[23] O contato inicial e a resposta à carga são as duas subfases principalmente responsáveis pela aceitação de peso. O apoio simples ocorre no apoio médio e é nesse momento da deambulação que o equilíbrio é mais precário. O centro de massa do corpo muda lateralmente e, nesse momento, centra-se sobre apenas um membro de suporte. O avanço do membro cria um movimento para a frente do corpo e inclui as subfases do apoio de apoio final e pré-balanço; essas subfases geram forças propulsoras para o membro avançar e, com isso, movem o corpo para a frente. As subfases do apoio utilizam a absorção de força efetiva e o gasto energético eficiente para realizar essas tarefas.[24]

A fase de balanço se foca em apenas uma das três tarefas fundamentais: avanço do membro. O avanço do membro durante a fase de balanço necessita de espaço suficiente entre o pé e o solo. O membro realiza essa atividade durante a primeira metade do balanço e prepara para o contato inicial durante a última metade. Durante as duas primeiras subfases da fase de balanço, o balanço inicial e médio, o membro flexiona o quadril, o joelho e o tornozelo para encurtar funcionalmente o membro a fim de que o pé se afaste do solo. O joelho, então, inicia uma rápida extensão no balanço terminal para alongar o membro; esse movimento aumenta o tamanho do passo e promove um membro rígido na preparação para a estabilidade no contato inicial.[24] A Tabela 12.2 resume os requisitos da marcha, o propósito de cada subfase, as amplitudes de movimento e as principais demandas musculares de atividade em cada subfase.

Cinemática da marcha

O estudo da cinemática inclui a descrição da marcha em termos de suas características espaciais e temporais (como e quando o pé encosta no solo) e como todo o corpo e seus segmentos se movem através do espaço. A seção a seguir descreve a marcha normal a partir de uma perspectiva cinemática.

Características espaciais e temporais da marcha

As **características espaciais** são as variáveis facilmente visualizadas observando-se os pés enquanto eles seguem um padrão de caminhada no solo, como ao serem visíveis as pegadas produzidas durante uma caminhada na areia da praia. Essas características incluem: tamanho do passo, comprimento da passada, largura do passo e ângulo de progressão (Fig. 12.6). O **comprimento do passo** é a distância entre o contato inicial (medido no ponto médio do calcanhar) do pé para o contato inicial do pé oposto. Em outras palavras, quando você pisa para a frente com o pé direito, o comprimento do passo direito conta de onde seu pé esquerdo toca o solo (usualmente no calcanhar) ao ponto correspondente onde seu pé direito toca o solo (Fig. 12.6). O **comprimento da passada** é a distância entre o contato inicial de um pé e o

Tabela 12.2 | Requisitos funcionais das subfases da marcha

Fase	Tarefa funcional	Requisito de ângulo articular	Principal força muscular
Contato inicial	Contato com a superfície Aceitação do peso	Tornozelo: 0° Joelho: 3° a 5° de flexão Quadril: 25° a 30° de flexão	Tibial anterior Quadríceps Glúteos máximo e médio
Resposta à carga	Aceitação do peso Absorção de choque	Tornozelo: 15° de flexão plantar Joelho: até 15° de flexão Quadril: 25° a 30° de flexão	Tibial anterior Quadríceps Glúteo máximo
Apoio médio	Apoio simples	Tornozelo: de 15° de flexão plantar a 15° de flexão dorsal Joelho: 5° de flexão Quadril: extensão total	Gastrocnêmio e sóleo Glúteos máximo, médio, mínimo e tensor da fáscia lata
Apoio final	Apoio simples Propulsão	Tornozelo: de 15° de flexão dorsal a 20° de flexão plantar Joelho: move-se em extensão total Quadril: 10° de extensão	Gastrocnêmio
Pré-balanço	Propulsão	Tornozelo: 20° de flexão plantar Joelho: 40° de flexão Quadril: 10° de extensão	Gastrocnêmio Adutores do quadril Reto femoral
Balanço inicial	Encurtamento da perna para o levantamento do pé	Tornozelo: à flexão dorsal neutra Joelho: 40° a 60° de flexão Quadril: de extensão a 25° a 30° de flexão	Tibial anterior Isquiotibiais Iliopsoas
Balanço médio	Encurtamento da perna para o levantamento do pé Geração de momento	Tornozelo: neutro Joelho: 60° de flexão Quadril: 25° a 30° de flexão	Tibial anterior Iliopsoas
Balanço final	Avanço da perna Preparação para o contato inicial Desaceleração	Tornozelo: neutro Joelho: extensão total Quadril: 25° a 30° de flexão	Tibial anterior Glúteo máximo e isquiotibiais

Adaptado de: Bertoti DB. *Functional Neurorehabilitation through the Life Span*. Philadelphia; FA Davis Company, 2004.

contato inicial do mesmo pé. O comprimento da passada equivale à soma do comprimento de um passo direito e um esquerdo. Em geral, o comprimento dos passos é igual, exceto durante a caminhada rápida, na qual a perna dominante possui um comprimento levemente maior em virtude de sua maior força propulsora.[25] Em condições patológicas, o comprimento da passada pode ser significativamente distinto entre o membro envolvido e o não envolvido.[26,27] A **largura do passo** é a distância horizontal entre os dois pés, medida do ponto médio do contato de um calcanhar até o ponto médio do calcanhar seguinte. Em geral, a largura do passo mede entre 5 e 10 cm em adultos; esse padrão também não ocorre em algumas condições patológicas. O **ângulo de progressão** é o ângulo formado entre a linha de progressão em uma linha reta e uma linha que corta o pé no ponto médio do calcanhar, e corre entre o segundo e o terceiro dedo. A saída do pé em torno de 7° é comum em adultos.[28]

As **características temporais** são as variáveis que descrevem qualquer característica que tenha a ver com o tempo, como **velocidade**, **duração do passo** e **cadência**. **Velocidade** é a distância coberta durante uma unidade de tempo como metros por segundo ou quilômetros por hora. O número de passos completados por unidade de tempo, usualmente dado em passos por minuto, é chamado de **cadência**.[29] A velocidade normal de caminhada inclui uma grande latitude de velocidades. Uma vez que existe tamanha variação na velocidade da caminhada, uma descrição do padrão da marcha de um indivíduo inclui a cadência. Um adulto saudável caminha a distância de cerca de 50 a 120 ou 130 passos por minuto. Calculada de forma diferente, a velocidade média normal de caminhada é de cerca de 80 m/min.[30] É interessante observar que a velocidade ideal para uma caminhada eficiente em indivíduos altos também é essa.[30] Velocidades maiores ou menores que essas necessitam de maior esforço muscular e produção de energia.

A velocidade da caminhada é importante na análise da marcha uma vez que mudanças na velocidade influenciam outros fatores, como medidas de tempo e distância, gasto energético e atividade muscular. Indivíduos saudáveis conseguem alterar sua velocidade de um passeio a uma caminhada rápida e a uma corrida, dificultando as comparações. Cada pessoa, porém, apresenta uma velo-

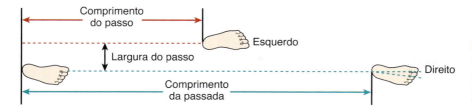

Figura 12.6 Características espaciais da marcha: comprimento do passo, comprimento da passada, largura do passo, ângulo de progressão.

cidade de caminhada livre ou confortável em uma superfície plana nivelada que é a mais eficiente em termos de energia para ela. Parte dessa variabilidade entre os indivíduos observada na velocidade da caminhada depende do comprimento da passada, que é devido ao comprimento da perna. A velocidade livre de caminhada costuma ser utilizada em estudos sobre a marcha porque representa a eficiência ideal de cada indivíduo, e o indivíduo fisicamente apto reproduz os mesmos valores se a superfície da caminhada e o calçado permanecerem os mesmos.[30] Em um estudo feito por Perry,[20] o comprimento médio da passada foi de 1,4 m e a cadência média, de 113 passos por minuto. A velocidade média do adulto caminhando em ritmo livre foi de 82 m/min, ou cerca de 4,8 km por hora.[20] Os homens caminharam mais rápido e apresentaram um maior comprimento de passada e cadência mais lenta que as mulheres (Tab. 12.3). A velocidade típica de caminhada dos homens é de 100 a 120 passos por minuto; das mulheres, é de 105 a 125 passos.[20] Taxas acima ou abaixo desses valores são classificadas como velocidades de caminhada rápidas ou lentas.

Mudanças na velocidade da caminhada são feitas alterando-se o comprimento da passada ou a cadência; os indivíduos saudáveis normalmente alteram ambos os parâmetros. O aumento da velocidade resulta na diminuição da duração de todas as fases do componente do ciclo de marcha: balanço, apoio e apoio duplo, de modo que a fase de apoio duplo diminui até zero e a fase de balanço diminui o mínimo.[20]

Deslocamentos angulares da articulação

A cinemática, ou "geometria", da caminhada é estudada e registrada observando-se o movimento angular de cada segmento corporal em todos os três planos. Avanços nas técnicas de fotografia e tecnologia da computação permitiram um estudo mais preciso a partir de uma perspectiva tridimensional. Como os movimentos no plano sagital são os maiores e mais fáceis de acompanhar, eles foram os mais pesquisados e, portanto, há um consenso geral em relação a esses valores. Por outro lado, deslocamentos nos planos frontal e transverso são menores e mais difíceis de mensurar; portanto, os resultados são menos precisos, menos confiáveis, e mais divergentes e inconsistentes. Apesar das variações quanto aos

Tabela 12.3 | Valores médios de passadas em adultos saudáveis de 20 a 80 anos de idade na caminhada livre ou em velocidade de caminhada habitual em uma superfície regular[20]

	Homens	Mulheres	Total
Número de indivíduos	135	158	293
Velocidade (metros por minuto)	86	77	82*
Comprimento da passada (metros)	1,46	1,28	1,41*
Cadência (passos por minuto)	111	117	113*

*Médias
Fonte: Dados de Perry, J. *Gait Analysis: Normal and Pathological Function*. Thoroughfare, NJ: Slack, 1992.

valores exatos na literatura, o padrão e a sequência dos movimentos articulares durante a marcha são altamente previsíveis. As próximas seções resumem os movimentos da articulação nos três planos em cada segmento corporal durante a marcha normal (Fig. 12.7A, B, C).

Conforme o corpo anda, o centro de movimento oscila nos planos sagital e frontal de movimento. No plano sagital, o CM se move para cima e para baixo duas vezes durante um ciclo de marcha, ao passo que se move uma vez da esquerda para a direita no plano frontal. Esses movimentos do CM do corpo, assim como o movimento da articulação durante o ciclo de marcha, estão presentes na discussão de cada um dos três planos do movimento do corpo durante a caminhada.

Movimento no plano sagital

No plano sagital, as duas oscilações verticais do CM do corpo seguem uma leve curva sinusoidal. O ponto alto da curva ocorre no apoio médio de cada pé, enquanto o segmento mais baixo da curva sinusoidal ocorre no apoio duplo. O deslocamento vertical real do CM varia de 2 a 5 cm, dependendo do comprimento da passada e da velocidade de caminhada. Movimentos angulares de flexão e extensão ocorrem no quadril, no joelho e no tornozelo no plano sagital (Fig. 12.7A).

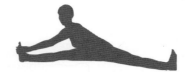

APLICAÇÃO PRÁTICA

Embora não se tenham proposto padrões mínimos de atividades de vida diária com base na comunidade, a Organização Mundial de Saúde (OMS), por meios da classificação internacional de funcionalidade, deficiência e saúde (FDS),[31] e pesquisadores sobre reabilitação estão no processo de investigar as necessidades comunitárias funcionais para que os pacientes retornem a seus ambientes normais. Duas das principais questões são a segurança e a funcionalidade da deambulação. A segurança na deambulação envolve a estabilidade durante a marcha na comunidade, assim como a capacidade de caminhar rápido o suficiente para atravessar a rua. Sabe-se que a velocidade segura para essas demandas é de 30 m/min.[32] Além da velocidade, a distância de deambulação deve ser suficiente para que o indivíduo realize funções básicas e normais dentro da comunidade, como ir às compras, ao banco, às consultas médicas e outras funções comuns. A distância determinada como nível funcional para a deambulação na comunidade é 342 metros;[32] essa é a distância necessária para um indivíduo andar do estacionamento ao supermercado, fazer as compras e retornar ao carro. Infelizmente, muitos fisioterapeutas não exigem que seus pacientes façam a deambulação por essa distância durante o programa de reabilitação; verificou-se que a distância média alcançada durante o tratamento e o cuidado de reabilitação é de 60 metros, apenas uma fração do necessário para ser funcionalmente independente na sociedade.[32] Os fisioterapeutas ofereceriam um tratamento muito mais adequado se os estimulassem a deambular distâncias da vida real antes de lhes dar alta.

Além de garantir a distância de deambulação, é importante identificar a velocidade da caminhada para que o indivíduo seja funcional na comunidade. A velocidade de caminhada, o comprimento de passada e a cadência médios de um indivíduo podem ser determinados cronometrando-se o tempo que ele leva para cruzar uma distância de pelo menos 15 metros e contando-se o número de passos dados.[33]

Pelve

A pelve precisa ser multifuncional durante a marcha, proporcionando tanto estabilidade como mobilidade para os membros superiores e inferiores. A pelve oferece uma base de sustentação estável para o membro inferior e para CBT, mas também deve permitir as contribuições dos movimentos da coluna torácica e lombar. Além disso, a pelve deve se manter estável o suficiente para transmitir e transferir o peso de um membro para o outro, além de manter o acetábulo em uma posição favorável para o movimento do quadril. No plano sagital, a pelve permanece relativamente nivelada, apresentando uma excursão de inclinação anteroposterior média de apenas 3° durante o ciclo de marcha. Embora pequeno, esse movimento é um complemento importante para o movimento do quadril e dos membros inferiores. Dois ciclos completos do movimento sinusoidal ocorrem a cada passo; imediatamente após o contato inicial, a pelve roda primeiro em uma inclinação posterior e, em seguida, anterior e, no meio da segunda inclinação posterior, o membro inicia a fase de balanço e a pelve termina essa fase e se move por sua inclinação anterior.[33] Olhando mais precisamente as subfases do ciclo de marcha, a pelve atinge o contato inicial em uma posição próxima à neutra e move-se ao longo da fase de apoio médio em uma posição de leve inclinação posterior. No final da fase de apoio médio, quando o quadril se move em extensão, a pelve se inclina apenas ligeiramente para a frente. No momento em que o membro atinge o pré-balanço, a pelve volta a inclinar-se posteriormente. Durante o balanço, a pelve primeiro completa a inclinação posterior e, em seguida, inclina-se anteriormente do balanço inicial ao balanço médio. No balanço final, ela se move em direção a uma inclinação posterior, preparando-se para aterrissar novamente. Existe um ritmo fluido que ocorre conforme os movimentos de inclinação da pelve complementam a flexão e a extensão do quadril, descritas a seguir. A inclinação associada da pelve ocorre para gerar o movimento extra necessário no quadril durante a deambulação. Em específico, uma inclinação pélvica anterior acompanha a extensão do quadril à medida que o quadril se hiperestende do final do apoio médio ao início do pré-balanço.

A magnitude da inclinação pélvica anterior e posterior depende da mobilidade dos tecidos moles da região e da velocidade da caminhada. O total de mobilidade na cápsula articular do quadril e a flexibilidade dos músculos da pelve e do quadril determinam o grau de inclinação anterior e posterior durante a caminhada. Pressupondo-se mobilidade normal dos tecidos moles, com o aumento da velocidade de caminhada, o total de inclinação pélvica também aumenta para gerar um alongamento funcional do membro a fim de aumentar o comprimento do passo.

Quadril

O quadril se move até 40° de movimento sagital em um único ciclo de marcha. No contato inicial, o quadril é flexionado entre 25° e 30°. Com a continuação da fase de apoio, o quadril progressivamente se move em extensão, alcançando a extensão máxima em 10° de hiperextensão no apoio final. A partir do contato inicial do apoio médio, o tronco se move para a frente sobre o pé e continua o movimento adiante a fim de avançar à frente do pé logo após o apoio médio. A hiperextensão do quadril no apoio final é acompanhada por extensão da coluna lombar e inclinação pélvica anterior. Depois que o quadril alcança a extensão máxima no apoio final,

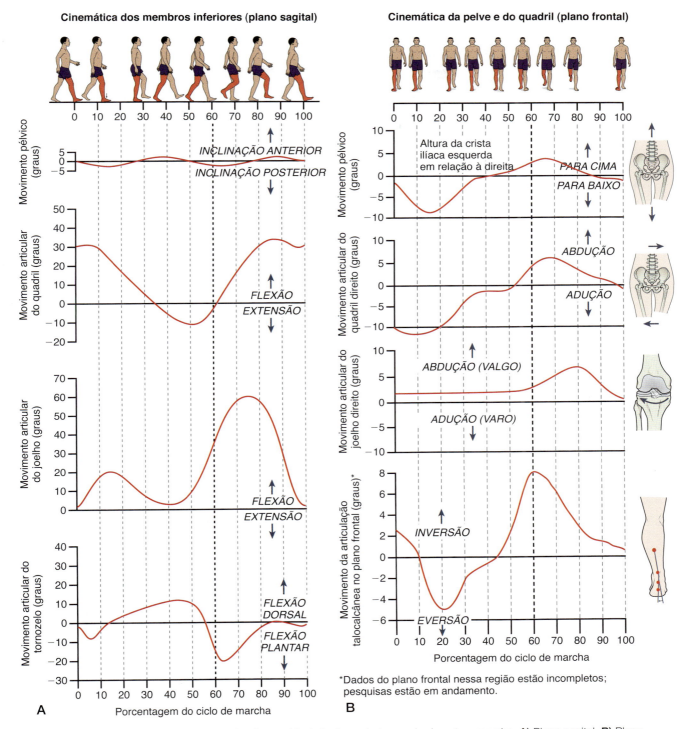

Figura 12.7 Deslocamento articular angular do quadril, do joelho e do tornozelo durante a marcha. **A)** Plano sagital. **B)** Plano frontal. *(continua)*
Adaptado de Neumann;[33] modificado a partir de várias fontes.

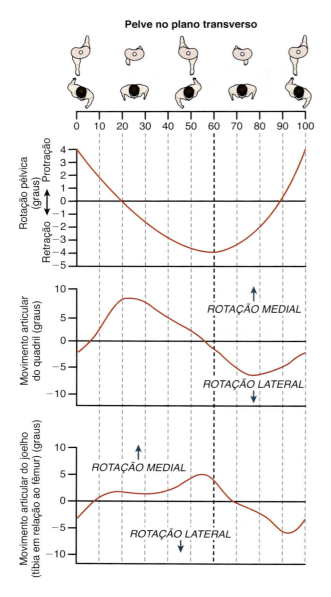

*Ver movimento do pé em 12.7B. Dados do plano transverso nessa região estão incompletos; pesquisas estão em andamento.
C

Figura 12.7 – (*continuação*) **C)** Plano transverso. Adaptado de Neumann;[33] modificado a partir de diversas fontes.

ele inicia o movimento de flexão para a frente durante o pré-balanço e prepara para levantar o membro do solo; no final do apoio, o quadril está perto da posição neutra e, à medida que os membros iniciam a fase de balanço, o quadril continua um aumento constante em flexão até o apoio médio, quando está flexionado a pouco mais de 30°. Após o apoio médio, essa flexão diminui levemente e é mantida até o balanço final quando o quadril começa a se mover em direção à extensão para o preparo do contato inicial. Essas excursões típicas no plano sagital de 10° de hiperextensão a 30° de flexão ocorrem durante uma velocidade normal de caminhada, mas são um pouco maiores na caminhada rápida.[34]

Joelho

A articulação do joelho se movimenta através de dois ciclos de flexão e extensão durante um ciclo de marcha. No contato inicial, o joelho está próximo da extensão total (cerca de 3° a 5° de flexão). Logo após o contato inicial, o joelho se flexiona durante a resposta à carga. Esse movimento de flexão proporciona a absorção do choque das forças de compressão, que ocorrem quando o peso do corpo impacta o solo, e também auxilia na transferência do peso conforme o corpo começa a se mover para a frente no apoio simples. No final da fase de resposta à carga, o joelho é flexionado em 15° a 20°. O joelho, então, move-se em direção à extensão durante o apoio médio, o que diminui o esforço muscular necessário durante a sustentação de peso sobre um único membro. A extensão máxima do joelho ocorre durante o apoio final. Logo após alcançar a extensão total, o joelho começa a se flexionar à sua flexão máxima na fase de apoio, 35° a 40°, perto do pré-balanço. Durante o apoio inicial e médio, o joelho se flexiona para encurtar o membro e afastar o pé do solo. A flexão máxima do joelho em todo o ciclo de marcha ocorre durante o apoio médio, com o joelho flexionado entre 60° e 65°. No apoio médio, a tíbia fica perpendicular ao solo. Durante o apoio final, o joelho se estende quase à extensão total, de modo a auxiliar as articulações do outro membro para alcançar o comprimento adequado do passo, avançando o membro e preparando-o para o contato inicial mais uma vez.[20,21,33]

Tornozelo e pé

O tornozelo realiza duas vezes a flexão plantar e a flexão dorsal durante o ciclo de marcha. No momento do contato inicial, a articulação do tornozelo está em neutro no plano sagital. Durante a resposta à carga, o tornozelo rapidamente realiza a flexão plantar para que toda a superfície plantar do pé entre em contato com o solo. Após a resposta à carga, a tíbia avança para a frente sobre o pé fixo, entrando no apoio médio, de modo que, ao final dessa fase, o tornozelo fique em cerca de 10° de flexão dorsal. Dez graus de flexão dorsal do joelho é a posição de máxima estabilidade do tornozelo e gera a congruência máxima da articulação talocrural. Quando o calcanhar sai do solo durante o apoio final, ocorre uma segunda onda de flexão plantar, atingindo o máximo de 20° no pré-balanço. Esse movimento de flexão plantar impulsiona o membro para a fase de balanço. O pé faz a flexão dorsal para neutro, ou leve flexão dorsal, para afastar os dedos do solo e mantém essa posição em toda a fase de balanço.

Ocorre mais flexão plantar que flexão dorsal durante o ciclo de marcha no movimento no plano sagital; a amplitude de flexão plantar é de 0° a 20°, enquanto a de flexão dorsal é de 0° a 10°. A maior amplitude de flexão plantar e flexão dorsal ocorre durante a fase de apoio.

Um movimento essencial, mais muitas vezes negligenciado, no plano sagital ocorre nas articulações metatarsofalângicas (MTF) durante a fase de apoio, do apoio médio ao pré-balanço. Durante a resposta à carga, as articulações MTFs estão em uma posição neutra. Elas se hiperestendem conforme o CM do corpo se move para a frente do membro que sustenta o peso e o tornozelo inicia a flexão plantar. A extensão se torna mais aparente durante o apoio final até que as MTFs atingem seu movimento máximo, de 55° a 60°, no final do pré-balanço (Fig. 12.7). Durante a fase de balanço, a hiperextensão da articulação MTF é mantida em cerca de 30° a 40°[35] para o afastamento do pé em relação ao solo, mas gradualmente diminui a 25° por volta do contato inicial. As MTFs permanecem em neutro depois que o membro se move da resposta à carga até pouco antes do balanço final. Dor ou restrição de movimento das articulações MTFs podem ter efeitos devastadores na capacidade de caminhar.

Movimento no plano frontal

Como mencionado, o movimento sinusoidal do CM do corpo é de apenas um ciclo completo no plano frontal conforme o corpo passa por um ciclo de marcha completo de cada membro. Esse movimento lateral faz com que o CM seja sempre mantido sobre a base de sustentação. Não só a pelve se desloca, mas o conjunto de CBT também se desloca lateralmente à medida que a base de sustentação muda de posição durante a deambulação (Fig. 12.7B). O deslocamento lateral máximo ocorre durante o apoio unilateral e é de cerca de 2 cm para a esquerda e para a direita. Quando visualizado no plano sagital ou frontal durante a caminhada, o CM do corpo está em seu ápice no plano sagital e na sua posição mais lateral no frontal ao mesmo tempo, durante a fase unilateral no apoio médio (p. ex., da perna direita). Durante a deambulação saudável, o CM se move para baixo e para a linha média no apoio duplo durante os últimos 10% de apoio do membro que sustenta peso (perna direita) e nos primeiros 10% do membro que aceita o peso (p. ex., perna esquerda), e se move para cima e para a lateral em direção ao membro em fase de apoio ipsilateral (perna esquerda).

Pelve

A pelve inclina-se lateralmente no plano frontal em cerca de 8° em cada lado.[36] Essa inclinação lateral ocorre na perna de balanço enquanto a perna de apoio aduz. Esse movimento pequeno, mas importante, serve para dois propósitos: ele posiciona os músculos abdutores do quadril da perna de apoio em leve extensão, colocando-os, assim, em maior vantagem de comprimento-tensão; além disso, reduz a ascensão do centro de massa da perna de balanço. Antigamente, acreditava-se que essa elevação do CM do membro era importante na redução do gasto energético.[37] Entretanto, essa teoria sugerida por Saunders et al.[37] não foi comprovada; e, embora o movimento ocorra, sua importância em termos de redução de gasto energético para a deambulação foi questionada recentemente com o uso de modelos mecânicos.[38] Essa questão é apresentada em mais detalhes adiante neste capítulo como "eficiência da marcha".

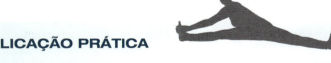

APLICAÇÃO PRÁTICA

Como o iliopsoas se origina na coluna lombar e no ílio, a tensão nesses flexores do quadril também afeta a pelve e a coluna lombar durante a deambulação. Durante o apoio, a tensão dos flexores do quadril é visível por uma inclinação pélvica anterior e lordose lombar agravadas. Do apoio final ao balanço inicial, o fisioterapeuta pode observar um agravamento ainda maior dessas patologias em pacientes com tensão extrema.

Patologias ortopédicas como restrição da mobilidade de extensão do joelho ou síndrome de dor femoropatelar causam marchas patológicas muito diferentes. O paciente com extensão do joelho reduzida secundária a lesão ou cirurgia é incapaz de estender completamente o joelho o suficiente durante o balanço final ou contato inicial. Esse paciente pode ter um comprimento de passada mais curto e deambular sem nunca alcançar a extensão do joelho. Por outro lado, o paciente com síndrome de dor femoropatelar (SDFP) ficará relutante a flexionar o joelho por causa de dor com aumento de compressão femoropatelar e/ou fraqueza do quadríceps. Uma marcha típica com síndrome de dor femoropatelar inclui a extensão prolongada do joelho desde o contato inicial até toda a fase de apoio. Em casos extremos de SDFP, o quadril pode se flexionar para mover o CM do corpo anteriormente ao joelho a fim de reduzir ainda mais as demandas sobre a articulação durante a fase de apoio.

Quadril

Como visto anteriormente, os movimentos do quadril no plano frontal impactam diretamente o movimento da pelve. Os movimentos do quadril no plano frontal oferecem contribuições cruciais para a estabilidade e a eficiência durante a marcha. No contato inicial, o quadril é aduzido cerca de 10° e aduz mais 5° durante a resposta à carga, servindo para colocar o glúteo médio no lado de apoio em leve estiramento. Como mencionado na seção anterior, sobre a pelve, essa posição coloca o glúteo médio em estiramento, o que pode gerar a força necessária para estabilizar e manter a pelve contralateral nivelada durante o apoio unilateral. Do apoio médio ao apoio final, a coxa se coloca em uma posição relativamente neutra. O quadril abduz cerca de 5° durante a fase de balanço para auxiliar o afastamento do pé em relação ao solo e retornar ao neutro conforme se aproxima do fim do balanço final.

Joelho

O movimento total de abdução-adução do joelho é mínimo por causa dos estáveis ligamentos colaterais que sustentam a articulação. No contato inicial, o joelho fica em leve abdução e se move ao máximo de cerca de 3° de abdução durante a fase de resposta à carga. Durante a fase de balanço, o joelho se move para uma abdução máxima de até cerca de 8°, quando está na altura de sua flexão no plano sagital.[20,33]

Tornozelo e pé

Embora a articulação talocrural seja a principal articulação do movimento no plano sagital, as funções das articulações talocalcânea e tarsal transversa são multiplanares, portanto, serão discutidas juntas aqui.[39] Todas as articulações do pé e do tornozelo possuem um papel na mecânica do pé durante a deambulação.

Articulação talocalcânea

Durante a marcha, ocorrem os movimentos de inversão e eversão da articulação talocalcânea. A articulação talocalcânea está em leve inversão no contato inicial e imediatamente se move para eversão após entrar em contato com o solo. A articulação talocalcânea rapidamente se movimenta por sua amplitude máxima de eversão, cerca de 5°,[40] após a resposta à carga e no momento em que o membro entra na fase de apoio médio. No apoio médio, a articulação talocalcânea começa a se movimentar para a inversão. Em torno do pré-balanço, ela está na sua posição máxima de inversão, cerca de 8°[40] a 11°.[39] Durante a fase de balanço, a articulação talocalcânea retorna ao neutro e está em uma leve inversão quando o membro está no balanço terminal.

Articulação transversa do tarso

Assim como no restante do pé, a articulação transversa do tarso segue o movimento da articulação talocalcânea durante todas as fases da deambulação. As duas articulações que compreendem a articulação transversa do tarso, a articulação talonavicular e a calcaneocuboide, têm, cada uma, cerca de 11° a 15° de movimento total no plano frontal durante a deambulação saudável.[41] Imediatamente após o contato inicial, a articulação transversa do tarso se aplaina para absorver a força do impacto e permitir que o pé toque o solo por completo. Uma vez no apoio médio, o arco se eleva, seguindo o movimento de inversão das articulações transversa do tarso e talocalcânea, para mover a articulação do antepé em posições mais congruentes em preparação para o apoio final e o pré-balanço.

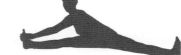

APLICAÇÃO PRÁTICA

Como o tornozelo se movimenta por 30° em um curto espaço de tempo durante a fase de apoio, a falta de mobilidade normal do tornozelo resulta em uma marcha cambaleante muito característica. Os fisioterapeutas logo reconhecem esse tipo de marcha uma vez que o paciente não apresenta a mobilidade para alterações rápidas de movimento exigidas do tornozelo para uma marcha suave. Para compensar essa perda de movimento, o indivíduo faz a deambulação com uma curta fase de apoio no membro afetado e apresenta uma rápida transferência da sustentação do peso do membro contralateral.

Pacientes com gota ou entorse da articulação metatarsofalângica relutam a realizar a flexão dorsal (hiperextensão) do dedo do pé durante o apoio final e o pré-balanço. O fisioterapeuta pode facilmente observar a marcha patológica nesses pacientes porque eles deambulam com o membro rodado lateralmente, a fim de reduzir a amplitude de hiperextensão necessária na articulação MTF, ou não executam apoio final e pré-balanço, mas levantam o membro do solo prematuramente após o apoio médio, de modo a permitir a hiperextensão da articulação.

Dedos

A articulação mais importante dos dedos é a metatarsofalângica. Seu movimento primário já foi discutido com os movimentos no plano sagital. As investigações não focaram no movimento do plano frontal da primeira articulação metatarsofalângica, mas pode-se presumir que o movimento da articulação nesse plano é, provavelmente, mínimo na marcha normal.

Movimento no plano transverso

Rotações no plano transverso, ao redor dos eixos verticais, ocorrem nas vértebras, na pelve, no quadril, nos joelhos, no tornozelo e nos pés. Essas rotações são observadas durante a caminhada pelos movimentos suaves vistos no tronco e nos membros. Movimentos no plano transverso incluem movimentos recíprocos dos ombros e da pelve, conforme o braço direito e a perna esquerda, oposta, balançam para a frente (Fig. 12.7C). Os ombros e as vértebras superiores rodam no sentido anti-horário conforme a perna esquerda balança para a frente, e, então, revertem para o horário conforme a perna direita balança para a frente. Essa rotação complementar aumenta com a velocidade da caminhada, sendo o ponto mínimo de rotação localizado perto da sétima vértebra torácica.[34]

Pelve

A rotação da pelve no plano transverso envolve protração ou retração. Assim como acontece com a escápula, a protração pélvica (rotação anterior) move a face anterior da pelve para a frente conforme a pelve roda ao redor de um eixo vertical, ao passo que a retração move a face anterior da pelve para trás à medida que ela roda. Se uma hemipelve roda em protração, a hemipelve contralateral roda em retração. Como a flexão do quadril e a rotação lateral da pelve trabalham de forma cooperativa durante a rotação no plano transverso, a pelve rodará anteriormente, isto é, para a frente, com a flexão do quadril e a rotação lateral. A pelve roda anteriormente, isto é, protrai, no lado de balanço em 4°, e roda posteriormente, ou retrai, no lado de apoio em 4°, gerando um total de 8° de movimento no plano transverso. A magnitude dessa rotação pélvica aumenta 10° a 20° com o aumento da velocidade.[30] Como descrito, a pelve também se inclina lateralmente no plano frontal em cerca de 5°. Todos esses movimentos pélvicos ocorrem para minimizar o movimento do CM do corpo e geram um movimento recíproco suave durante a deambulação. A quantidade máxima de rotação pélvica anterior ocorre no contato inicial em combinação com a flexão máxima do quadril (30°); esses movimentos trabalham em cooperação para proporcionar uma passada mais longa.

Quadril

Durante cada passada, o membro se movimenta através de um arco de rotação medial e lateral no plano transverso. No contato inicial, o quadril está em leve rotação lateral, sustentada pela posição protraída da pelve. Logo após a resposta à carga, porém, o quadril roda medialmente e mantém a posição de rotação medial durante a resposta à carga e o apoio médio até que o quadril se mova em extensão. Do apoio médio ao apoio final, o quadril se move para a rotação neutra e continua em rotação lateral no pré-balanço. Durante o balanço inicial, o quadril está em rotação lateral e oscila entre a rotação medial e lateral até retornar a uma leve rotação medial quando o membro se prepara para entrar em contato com o solo. O pico de rotação medial do quadril ocorre no final da resposta à carga, e a rotação lateral máxima ocorre no final do pré-balanço. Estudos demonstraram que a rotação total do quadril varia entre 8° e 14° em adultos saudáveis.[20,30]

Joelho

Durante todo o ciclo de marcha, o joelho roda um total de cerca de 10° a 20°.[20,30] Desse total, o fêmur roda na tíbia de 6° a 7° medial e lateralmente, enquanto a tíbia roda de 8° a 9° em cada direção.[33,42] No contato inicial, o joelho está em leve inclinação lateral (tíbia em relação ao fêmur), mas roda medialmente à medida que o membro aceita o peso. Conforme o pé prona durante a resposta à carga, a tíbia roda medialmente cerca de 8°, fazendo com que o joelho se flexione. Após o apoio médio, o fêmur e a tíbia começam a rodar lateralmente no plano transverso durante o pré-balanço. Quando o peso do corpo é deslocado para a outra perna no pré-balanço, a tíbia é levada à rotação lateral pelo pé em supinação e o membro entra em balanço, durante o qual a coxa, o joelho e a perna se movem em rotação medial até o balanço final, quando rodam lateralmente em preparação para o contato inicial.[42]

Combinação de tornozelo e pé

A rotação tibial durante a sustentação do peso costuma ser iniciada pela articulação entre o tálus e o calcâneo; da mesma forma, a articulação mais distal do pé também é influenciada pela articulação talocalcânea. Quando o tálus faz eversão na sustentação do calcâneo, a tíbia é forçada a rodar medialmente através de sua ligação com a articulação do tornozelo. A eversão da articulação talocalcânea faz com que o pé rode em pronação. O movimento da articulação talocalcânea também faz com que os eixos das articulações talonavicular e calcaneocuboide fiquem paralelos uns aos outros; esse arranjo aumenta a flexibilidade da articulação transversa do tarso e abaixa o arco longitudinal. Essa rotação do mediopé na parte inicial da fase de apoio é essencial para a absorção do choque e permite que o pé se adapte a superfícies irregulares conforme passa para a resposta à carga. No apoio médio, as articulações do tarso rodam em supinação para transformar o pé em uma alavanca rígida que permita a propulsão do corpo para a frente à medida que o pé toma impulso no solo. Essa transformação ocorre conforme as articulações talo calcâneas fazem a inversão para movimentar a articulação distal do pé em sua congruência máxima. A inversão talocalcânea faz com que o eixo das articulações talonavicular e calcaneocuboide se afastem, resultando em bloqueio ou rigidez da articulação transversa do tarso. Acompanhando a inversão do tarso, a tíbia rola para a frente em rotação lateral.

À medida que o calcanhar sai do solo durante o apoio final, as articulações MTFs são passivamente forçadas em hiperextensão; esse movimento cria um efeito de "molinete", tensionando a aponeurose plantar, o que aumenta ainda mais a supinação e promove a rigidez do pé (Cap. 11). Embora os movimentos das articulações intertarsais sejam pequenos, eles são uma parte importante do ciclo de marcha. Se os movimentos dessas articulações aumentarem, diminuírem ou ocorrerem na fase errada do ciclo de marcha, não apenas ocorrerá dor ou disfunção, como também haverá sintomas em toda a cadeia cinética. Por exemplo, com a pronação prolongada, a perna e a coxa possuem rotação medial em excesso após o contato inicial, quando deveriam estar em posição neutra. Essa sequência patológica aplica tensões excessivas nas estruturas, as quais acabam tornando-se aparentes como dor no joelho ou síndrome de dor femoropatelar.

Demandas de amplitude de movimento da marcha normal

Para o movimento funcional, as demandas de amplitude de movimento em cada articulação são as seguintes:

- pelve: 5° a 8° de inclinação lateral no plano frontal, 3° de inclinação anterior e posterior no plano sagital, e um total de 8° de protração e retração no plano transverso;
- quadril: de 10° de extensão a 25° a 30° de flexão no plano sagital; de 15° de adução a 5° de abdução no plano frontal e de 8° a 14° no plano transverso;
- joelho: de extensão máxima a 60° de flexão no plano sagital, de 3° a 8° no plano frontal e de 10° a 20° no plano transverso;
- tornozelo e pé: de 10° de flexão dorsal a 20° de flexão plantar no plano sagital, e de 5° a 8° de inversão e eversão.[20]

Se houver alguma limitação na amplitude de movimento em qualquer um desses segmentos corporais, ocorrerá um padrão de marcha compensatório, resultando em uma ineficiência global e maior tensão em outros segmentos corporais.

Cinética da marcha

Aplicada no estudo da marcha, a cinética inclui uma análise das principais forças internas que geram a deambulação, bem como das principais forças externas resistentes que o corpo enfrenta cada vez que um passo é dado. As forças externas que enfrentamos incluem inércia, gravidade e atrito, e as internas incluem forças musculares e tensão passiva de estruturas de tecido conjuntivo, como ligamentos, tendões e cápsulas articulares.

Forças de reação do solo

As forças transmitidas pelo corpo e sobre o corpo obedecem à Terceira Lei de Newton do Movimento: para cada ação, existe uma reação igual e oposta (Capítulo 2). Quando o corpo dá um passo, ele transmite uma força para o solo e o solo gera uma força de reação igual no sentido oposto. Esta é a **força de reação do solo (FRS)**. Assim como outras forças, a FRS é uma força resultante e, assim, possui magnitude, direção e sentido. Como as funções corporais são tridimensionais, as forças são transmitidas de maneira tridimensional. Essas três direções diferentes são vertical, anteroposterior e medial-lateral. Como o pé é o ponto de contato com o solo, a FRS entre o solo e o pé produz impacto nesse local, como ilustrado na Figura 12.8. O maior desses componentes é a força vertical (Y), diretamente perpendicular ao solo. Essa força representa uma força de aceleração ou desaceleração do movimento para a frente do corpo. É maior em dois pontos específicos da fase de apoio: no contato inicial, quando o membro de apoio chega ao solo, e no pré-balanço, quando a massa corporal acelera para impulsionar a perna e o corpo para a frente. Esse componente de força excede o peso corporal. A diminuição da força que ocorre entre os dois picos para abaixar o peso corporal no apoio médio se deve à elevação do CM; como o CM se move para cima durante esse período de apoio, a força para baixo diminui.

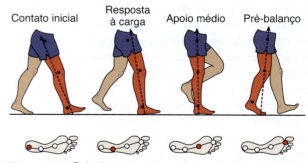

Figura 12.8 Relação entre a força de reação do solo (FRS) e os eixos articulares durante a fase de apoio. Note como o caminho do centro de pressão (CP) se movimenta do calcanhar, no contato inicial, ao longo do pé e até o hálux, no final do apoio.

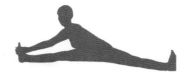

APLICAÇÃO PRÁTICA

Uma das primeiras perguntas que os indivíduos ativos fazem ao fisioterapeuta é: "Quando posso voltar a correr?". Apesar de a corrida ser apresentada no final deste capítulo, é importante que o fisioterapeuta veja a condição do paciente em perspectiva. Para tanto, o fisioterapeuta precisa saber quais são os movimentos normais necessários para a deambulação e imaginar que movimentos ainda maiores serão necessários para atividades de corrida. Entretanto, se o paciente possuir uma flexão de joelho menor que 60°, por exemplo, é importante deixar claro para ele que é essencial que, primeiro, ele possua movimento de caminhada antes de poder considerar a possibilidade de corrida.

O vetor Z representa as forças anteroposteriores direcionadas ao pé durante o contato inicial e o pré-balanço; elas são forças de cisalhamento. A força anterior do pé que ocorre no contato inicial é neutralizada pela força posterior do solo, gerando atrito para evitar que o pé escorregue para a frente. A direção dessas duas forças muda no pré-balanço para que o pé produza uma força posterior enquanto o solo cria uma força anterior; o atrito criado nesse momento proporciona a tração necessária para avançar o CM para a frente. Além de permitir que o atrito assegure uma posição, a força AP no contato inicial fornece, essencialmente, a desaceleração do membro, retardando a perna na transição da não sustentação para a sustentação do peso. Na outra extremidade da fase de apoio, a força AP torna-se um acelerador do membro à medida que a força produzida durante o pré-balanço converte o atrito em impulso do membro para a frente, quando ele não sustenta peso. Quando um membro desacelera, o outro acelera, gerando uma transição suave de um membro para o outro ao longo de toda a marcha. Durante uma caminhada com velocidade normal, essa força anteroposterior é de cerca de 20% do peso corporal.[43] Com o aumento do comprimento do passo, as magnitudes das forças do contato inicial para o pré-balanço também aumentam.

O componente de força X é a interação medial-lateral entre o pé e o solo. Essa força é a menor das três forças componentes que consistem nas forças de reação do solo. Esse componente depende do movimento lateral do CM do corpo conforme o corpo se move de um membro inferior para outro; como a quantidade desse movimento lateral é variável e depende de vários fatores, como tamanho, peso, tamanho do passo e força dos músculos laterais do quadril do indivíduo, existe uma grande variação nas forças de cisalhamento entre os indivíduos. À medida que o pé faz o contato inicial com o solo, ocorre uma aplicação de força de lateral para medial do calcanhar, visto que o lado lateral do calcanhar é o que primeiro entra em contato com o solo. Esse movimento de sentido medial do membro é neutralizado pelas forças de reação do solo, de sentido lateral. Conforme o membro se move para o apoio simples, tanto o CM como a força de reação do solo movem-se medialmente. No pré-balanço, o pé é supinado sobre os dedos, de modo que as forças são direcionadas um tanto lateralmente.[33]

Compreender a influência e a aplicação das FRS auxilia no entendimento da complexa atividade muscular que ocorre na marcha. No contato inicial, as FRS são posteriores ao eixo do tornozelo; essa posição cria um torque na flexão plantar, o qual é controlado pela contração excêntrica dos músculos dorsiflexores. Como as FRS passam pelo eixo do joelho no contato inicial, elas não aplicam torque no joelho. Entretanto, a linha de aplicação da força de reação do solo é anterior ao quadril, criando um torque de flexão que é neutralizado pelos extensores do quadril. Conforme o membro se move à resposta à carga, a FRS se torna posterior ao joelho; assim, o quadríceps ativa-se excentricamente para controlar movimento do joelho. No apoio médio, a FRS fica bem à frente do eixo do tornozelo; o torque de flexão dorsal criado pela força de reação do solo nesse momento é controlado pelos músculos gastrocnêmio e sóleo.

As forças de reação do solo são medidas em laboratório utilizando uma plataforma de força que registra várias forças, incluindo a oscilação postural e as forças de reação do solo. O ponto dentro do pé onde as forças de reação são aplicadas é o **centro de pressão (CP)**, o qual se move no curso ao longo do pé, do calcanhar até os dedos, durante toda a fase de apoio, como mostrado na Figura 12.8. No contato inicial, o CP é imediatamente lateral ao ponto médio do calcanhar. À medida que o peso do corpo se move sobre os pés, o CP também continua na progressão para a frente perto do centro do mediopé no apoio médio e, então, passa a ficar mais medial ao antepé, entre as cabeças dos metatarsais do primeiro e do segundo dedo no apoio final e no pré-balanço.

Músculos da marcha

A marcha é caracterizada por um padrão recorrente de atividade muscular seguido por períodos de repouso muscular. O gasto energético do corpo durante a deambulação é mantido relativamente baixo graças ao mínimo de movimentos necessários produzidos pela função muscular eficiente e pelo sistema mecânico efetivo das alavancas articulares. Essas são algumas das razões por que as pessoas conseguem deambular por longas distâncias.

Padrões de ativação muscular

A eletromiografia (EMG) detecta quando os músculos estão ou não se contraindo durante o ciclo de marcha. O dado mais valioso obtido em estudos com EMG são as informações relacionadas à *coordenação* da contração muscular e aos *pontos de pico de forças*, em vez de informações quantitativas relacionadas à força ou à tensão muscular. A eletromiografia registra apenas a atividade elétrica da contração da fibra muscular.[44] Apesar de suas limitações, a EMG é uma ferramenta valiosa para compreender a função muscular durante a marcha. Estudos eletromiográficos regularmente demonstram que o pico de atividade muscular ocorre durante a fase de apoio, em particular durante o contato inicial, ao passo que ocorre atividade muscular mínima durante a fase de balanço.[20,45,46]

Os músculos realizam inúmeras funções durante a marcha, podendo atuar como estabilizadores, aceleradores ou desaceleradores. Quando os músculos proporcionam estabilização, em geral eles trabalham isometricamente para posicionar um segmento ou articulação, enquanto outro segmento ou articulação se move. Se os músculos trabalham como aceleradores, costumam contrair-se concentricamente para movimentar o segmento à frente. Se atuarem como desaceleradores, contraem-se excentricamente para reduzir um movimento ou absorver a força produzida por este. Para avaliar a participação dos músculos na marcha, devemos ser capazes de visualizar não somente o movimento do membro em termos de aceleração, mas também o que acontece enquanto ele desacelera.

Resumo dos padrões de ativação muscular ao longo do ciclo de marcha

Os músculos são recrutados em um padrão previsível e uniforme durante o ciclo normal da marcha. Os padrões de ativação muscular recrutados durante a marcha humana geram sequências com períodos em que um músculo trabalha e períodos em que ele repousa, coreografando o controle do tempo dos músculos de modo a criar uma sequência muito suave e eficiente.[24] Existem vários momentos durante a marcha em que um músculo muda de uma função excêntrica para uma concêntrica em frações de segundos, enquanto outros músculos podem realizar apenas um tipo de atividade. A função muscular durante a caminhada normal necessita de uma quantidade surpreendentemente pequena de força total. A atividade muscular é necessária em um período relativamente curto do ciclo de marcha, e existem grandes intervalos no ciclo de marcha em que o membro é, na verdade, levado à frente pela própria inércia.[47] Outras forças musculares são necessárias durante a caminhada rápida e em superfícies como terrenos irregulares, inclinações ou escadas. Em toda a fase de apoio, os músculos fornecem a aceitação do peso, a estabilização do membro, a absorção de energia e a propulsão do membro para a fase de balanço. Nesta seção, olharemos a atividade muscular no que concerne à geração dessas funções em cada fase da marcha.

Contato inicial

Durante o contato inicial, o membro é posicionado para aceitar o peso. Os músculos tibial anterior e gastrocnêmio-sóleo se cocontraem para manter o tornozelo neutro e estável. Os músculos isquiotibiais, ativados durante a segunda metade da fase de balanço, exercem uma força de desaceleração para reduzir a velocidade do joelho conforme o membro se prepara para chegar ao

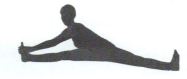

APLICAÇÃO PRÁTICA

As forças de reação do solo podem ser boas ou ruins. É possível observar sua ausência, em especial das forças medial-lateral e para a frente e para trás, quando se caminha no gelo; dar um passo grande demais para a frente faz com que percamos a tração, uma vez que a força para a frente é maior que a capacidade do solo de gerar uma força de atrito para trás. Do mesmo modo, se empurramos o gelo dando um passo grande demais, o gelo impede que o solo gere uma adequada força de cisalhamento para a frente e, assim, percebemos que nosso pé perde a tração. Por outro lado, os fisioterapeutas podem identificar problemas associados às FRS e diagnosticar o problema com base no relato do indivíduo sobre onde a dor se localiza no pé e em qual parte da fase de apoio ela ocorre. Por exemplo, se o paciente indicar dor na parte anterior do pé do apoio final ao pré-balanço, é provável que as cabeças dos metatarsais não estejam capazes de tolerar as tensões de impacto das forças verticais de reação do solo; o fisioterapeuta pode instruir o paciente a dar um passo menor para reduzir as forças ou usar um calçado com uma sola mais firme ou espessa para que as tensões sejam absorvidas pelo calçado.

solo. Os músculos quadríceps fazem a cocontração com os isquiotibiais para preparar e posicionar o joelho para o contato com o solo. Embora o quadril esteja flexionado no contato inicial, ele é ativamente estabilizado pelos músculos glúteo médio e máximo.

Resposta à carga

A resposta à carga possibilita uma suave transição da não sustentação à sustentação do peso. A desaceleração do membro ocorre durante essa fase, que vem logo após o contato inicial. Como há uma rápida mudança da não sustentação à sustentação do peso, estabilizadores são rapidamente recrutados para garantir a segurança da transição. Visto que a principal atividade dos músculos nesse momento é a desaceleração, a maioria dos músculos atua de maneira excêntrica. O tibial anterior atua excentricamente para controlar a velocidade com que o pé é baixado até o solo. Conforme o joelho se move em certo grau de flexão, ocorrem a absorção do choque e a aceitação do peso no joelho, com o controle excêntrico do quadríceps e uma leve cocontração auxiliar dos isquiotibiais. A atividade do músculo glúteo máximo aumenta para proporcionar a estabilização do quadril durante a resposta à carga à medida que o peso corporal é transferido para o outro membro. A atividade do glúteo máximo também evita que o tronco se flexione.

Apoio médio

Como o apoio médio é o período de apoio em um único membro, essa é a fase mais precária do apoio, exigindo esforço significativo dos grupos musculares da sura e do quadril. A estabilidade é a principal demanda durante essa fase. O gastrocnêmio e o sóleo mantêm o tornozelo em uma posição vertical estável durante o apoio médio. Apesar de o quadril ser relativamente inativo nesse período, o controle do joelho é proporcionado pelo gastrocnêmio e restringe o movimento para a frente da tíbia no fêmur, possibilitando, assim, um apoio estável para o joelho. Os músculos abdutores do quadril – sobretudo o glúteo médio, o glúteo mínimo e o TFL – trabalham em conjunto para estabilizar a pelve no plano frontal durante esse período de apoio unilateral. Os adutores do quadril também representam uma função, cocontraindo-se com os abdutores a fim de auxiliar na estabilização do quadril e de manter o CM sobre o único membro de apoio.

Apoio final e pré-balanço

A geração de força ocorre no preparo para o impulso do membro para a frente no apoio final. Essa geração de força ocorre, principalmente, pela atividade muscular concêntrica. A maior parte dessa força é gerada pelo músculo gastrocnêmio, que realiza a flexão plantar do tornozelo e do calcanhar enquanto os dedos do pé saem do solo. A força de impulso continua durante o pré-balanço, com contribuições suplementares do sóleo, do adutor do quadril e do iliopsoas.[48] Nessas duas fases de apoio, a flexão do joelho resulta passivamente dos movimentos combinados de flexão do quadril e flexão plantar do tornozelo.

Fases de balanço

Durante toda a fase de balanço, os músculos atuam para controlar o momento, avançar o membro e preparar o membro para o apoio. Na fase de balanço, atuam menos músculos que na de apoio. Durante a primeira metade da fase de balanço, os músculos atuantes agem, sobretudo, como aceleradores; na segunda metade, os músculos desaceleram para abaixar o membro e preparar para fazer contato com o solo. O iliopsoas e o reto femoral, no quadril, e o tibial anterior, no tornozelo, contraem-se excentricamente durante o balanço inicial e médio para, respectivamente, flexionar o quadril e fazer a flexão dorsal do tornozelo a fim de afastar o pé do solo sem bater os dedos. A aceleração do membro para a frente durante o balanço inicial também é responsabilidade do iliopsoas e do reto femoral. A flexão máxima do joelho ocorre no balanço médio para efetivamente afastar o membro do solo, mas a maior parte desse movimento é realizada pelo momento pendular, e não pela contração muscular ativa. Durante o balanço médio, o iliopsoas e o reto femoral estão inativos, uma vez que suas atividades anteriores geraram um momento de balanço capaz de continuar o movimento do membro para a frente. Após o balanço médio, o glúteo máximo e os isquiotibiais são excentricamente ativados para desacelerar o movimento para a frente no quadril e no joelho. No balanço final, o quadríceps também é ativado, trabalhando com os isquiotibiais a fim de preparar o joelho para a aceitação do peso, além de aumentar o comprimento do passo. O tibial anterior mantém uma posição estável do tornozelo na flexão dorsal neutra em preparação para o contato com o solo. A Tabela 12.2 resume essas demandas funcionais da marcha fase por fase.[24]

Identificação dos padrões de ativação muscular por segmento corporal

Esta seção aborda a atividade muscular do ponto de vista dos segmentos, em vez da perspectiva do ciclo de marcha, abordada na seção anterior. As informações apresentadas aqui também ampliam os resumos das atividades da seção anterior. A marcha eficiente necessita de ativação muscular em fases específicas do ciclo de marcha. Pode ser surpreendente notar que a marcha requer ativação de outros músculos além daqueles dos membros inferiores. A identificação das contribuições dos membros superiores, do tronco e dos membros inferiores está incluída nesta seção.

Função	Músculos	Fase da marcha
Absorção do choque (atividade excêntrica)	Quadríceps Dorsiflexores	Contato inicial Resposta à carga
Estabilizadores (atividade isométrica)	Glúteos máximo, médio e mínimo Tensor da fáscia lata Eretores da espinha Eversores do tornozelo Tibial posterior	Apoio
Propulsão (atividade concêntrica)	Gastrocnêmio Flexores do dedo Sóleo	Apoio final Pré-balanço
Aceleradores (atividade concêntrica)	Adutores longo e magno Sartório Iliopsoas Reto femoral	Pré-balanço Balanço inicial
Controle do pé (atividade isométrica)	Tibial anterior	Balanço
Desaceleradores (atividade excêntrica)	Isquiotibiais Dorsiflexores	Balanço final ao contato inicial

Músculos dos membros superiores

Embora haja um grande número de análises e investigações sobre os membros inferiores na deambulação, existem muito menos informações disponíveis sobre a atividade dos membros superiores durante a marcha.[49,50] Antigamente considerado como um movimento balístico passivo produzido pelos movimentos dos membros inferiores e do tronco, agora se sabe que o movimento recíproco dos braços é feito sob controle muscular.[51] O balanço do braço contribui para a marcha auxiliando na estabilização do corpo e reduzindo o movimento lateral do CM do corpo.[52] Estudos eletromiográficos dos braços em adultos saudáveis demonstram atividade moderada nos deltoides posterior e médio, a qual se inicia pouco antes de os braços começarem seu balanço para trás e continua até a conclusão deste; não ocorre nenhuma atividade dos flexores do ombro quando o ombro e o cotovelo estão se flexionando.[51,53] Embora o latíssimo do dorso e o redondo maior sejam extensores do ombro, o balanço dos braços para a frente em velocidades baixas de caminhada resulta da reação das estruturas articulares passivas ao estiramento durante o movimento de extensão do ombro e a gravidade. Com o aumento da velocidade da caminhada, ocorre uma atividade leve a moderada do tríceps braquial. Os músculos posteriores aceleram o balanço para trás e desaceleram o balanço para a frente.

Músculos do tronco

Os músculos transversoespinal, eretores da espinha e quadrado do lombo ficam ativos durante o ciclo de marcha, sobretudo no contato inicial.[20,36,51,53] Esses músculos contrabalançam o torque de flexão do tronco que ocorre durante a desaceleração à medida que o pé toca o solo.[54] A atividade eletromiográfica registrada nos músculos reto do abdome, oblíquo externo do abdome e oblíquo interno do abdome é variável e parece depender da velocidade de caminhada. Com o aumento da velocidade de caminhada, ocorre um aumento constante do recrutamento dos músculos abdominais em todo o ciclo de marcha.[20,55,56] Os oblíquos interno e externo demonstram uma baixa atividade fásica contínua no balanço final durante velocidades de caminhada confortáveis ou rápidas.[20]

Uma das funções dos músculos do tronco é minimizar o movimento da cabeça à medida que o corpo passa da aceleração para a desaceleração durante a marcha. Manter o movimento da cabeça ao mínimo possibilita uma plataforma estável para que os olhos possibilitem uma visão confiável durante o movimento do corpo.[57] A pelve também auxilia nessa função e se move para cima e para baixo, desloca-se de um lado para o outro, inclina-se anterior e posteriormente e roda de um lado a outro à medida que ele facilita as excursões do CM em todos os planos durante a marcha. A pelve consegue isso porque, embora CBT componham 60% do peso corporal, o ângulo médio do tronco no plano sagital varia apenas de 2° a 5° em uma passada.[57,58]

Músculos dos membros inferiores

Os músculos dos membros superiores e do tronco oferecem uma contribuição importante para um sistema eficiente de deambulação. Os músculos dos membros

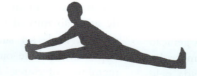

APLICAÇÃO PRÁTICA

Entender a contribuição funcional dos diferentes grupos musculares para as tarefas da caminhada possibilita uma interpretação imediata dos dilemas fisioterápicos encontrados por pacientes com determinada deficiência que afete esses músculos ou tarefas funcionais.

inferiores, porém, geram a maior parte do esforço que impulsiona os indivíduos de um local a outro. Cada segmento trabalha com os demais para tornar a marcha eficiente. O sequenciamento da atividade muscular, com períodos de atividades seguidos por períodos de repouso no ciclo de marcha, permite que as pessoas deambulem por longas distancias sem se cansar. Quando esse sequenciamento temporal é disfuncional, a marcha exige mais esforço e maior gasto energético.

Flexores do quadril

Os principais flexores do quadril – iliopsoas, reto femoral, sartório e tensor da fáscia lata – estão ativos do final do apoio até o início do balanço. Esses músculos movem o quadril da extensão máxima, que ocorre no apoio final, para a flexão, conforme os membros começam a se mover à frente do tronco. Essa atividade muscular avança o membro para a frente conforme ele se eleva para afastar o pé do solo.[20,30,57-59]

Extensores do quadril

O glúteo máximo, os isquiotibiais e a porção posterior do adutor magno começam a atuar excentricamente no balanço final para desacelerar o membro. Esses músculos continuam atuando durante o contato inicial e a resposta à carga, mas passam a realizar contração concêntrica a fim de estender o quadril e manter o tronco ereto sobre o membro que sustenta o peso. O glúteo máximo é mais ativo durante a resposta à carga. Através de sua inserção no trato iliotibial, o glúteo máximo também contribui para a desaceleração da adução do quadril, proporcionando estabilização ao membro durante o início do apoio.[20]

Abdutores do quadril

Os glúteos médio e mínimo e o tensor da fáscia lata estabilizam a pelve no plano frontal durante o apoio unilateral. A atividade do glúteo médio inicia-se durante o balanço final e aumenta acentuadamente para chegar a seu ápice no apoio médio, quando o membro está em apoio unilateral; o glúteo médio exerce força para minimizar a queda da pelve contralateral no plano frontal. Durante o apoio médio, o quadril que sustenta peso aduz cerca de 5°, e o glúteo médio se contrai para limitar a queda da pelve contralateral, resultante dessa adução do quadril. Os músculos tornam-se inativos no apoio final, depois que o calcanhar deixa o solo e ambos os membros dividem a carga do peso corporal.

O tensor da fáscia lata é composto por fibras anteromediais e posterolaterais, que são ativadas de forma independente e possuem funções distintas.[59] As fibras posterolaterais se tornam ativas no contato inicial, enquanto as anteromediais ficam relativamente inativas nesse período. Levantou-se a hipótese de que as fibras posterolaterais estabilizam a banda iliotibial contra a contração do glúteo máximo no contato inicial.[30] Em maiores velocidades de caminhada, as fibras anteromediais tornam-se ativas no balanço inicial, contribuindo para a flexão do quadril e para a rotação medial.[30]

Adutores do quadril

Os adutores apresentam dois picos de atividade no início e no final do apoio. Eles se cocontraem com o glúteo máximo e os abdutores, oferecendo sustentação à pelve, no plano frontal, e estabilidade ao quadril. Seu primeiro pico de atividade é quase simultâneo aos picos do quadríceps, dos isquiotibiais, dos abdutores e do glúteo máximo, quando ocorrem a desaceleração e transferência do peso corporal.

Observando alguns dos músculos adutores individualmente, podem-se verificar certas diferenças individuais de função e sequenciamento. O adutor magno fica ativo no início do apoio, desempenhando seu papel como extensor do quadril; o adutor longo é mais ativo no final do apoio; e a maior atividade do grácil ocorre no balanço inicial.[20,60] A interpretação individual da função de cada um dos adutores na marcha é difícil em razão das mudanças de alavanca ao longo da amplitude de movimento do membro, bem como por causa das múltiplas ações que esses músculos produzem. Como esse grupo é uma grande massa muscular capaz de exercer força significativa, seu papel é mais importante em atividades mais vigorosas, como corrida, salto, escalada e esqui.

Extensores do joelho

Embora o quadríceps esteja mais ativo durante o apoio, ele também se contrai no balanço final, quando dá início à atividade para preparar o membro para o contato. A partir do contato inicial e durante os primeiros 15% da fase de apoio, quando os joelhos atingem cerca de 15° de flexão, a atividade excêntrica do quadríceps é mais visível.[20] A atividade excêntrica possibilita a absorção do choque a fim de reduzir as forças de impacto que ocorrem no contato com o solo, além de controlar a taxa de flexão durante o apoio inicial e manter o controle de uma leve flexão dos joelhos para que eles não se curvem.[20] Depois da flexão do quadril, ocorre a extensão passiva do joelho como consequência das mudanças biomecânicas nas articulações do quadril e do tornozelo. Além disso, como o CM do corpo permanece anterior à articulação do joelho após o movimento do quadril e do tornozelo, o controle ativo do joelho não é necessário do apoio médio ao balanço médio.

A atividade do quadríceps registrada no pré-balanço é quase toda do reto femoral atuando no quadril para auxiliar na flexão deste. O movimento do joelho durante o balanço inicial e médio é produzido pelo momento, e não por atividade muscular.

Flexores do joelho

A atividade dos isquiotibiais começa no final do apoio médio, antes de o quadríceps iniciar sua atividade, e chega ao máximo no contato inicial. A atividade dos isquiotibiais durante o balanço é excêntrica no quadril e no joelho; durante a segunda metade do balanço, o joelho se estende mais de 70°, enquanto o quadril se flexiona de 25° a 35°.[20] Essa atividade dos isquiotibiais desacelera o movimento de flexão do quadril e o rápido balanço da perna. Durante o contato inicial, os isquiotibiais auxiliam o glúteo máximo a manter a extensão do quadril.[30] A atividade dos isquiotibiais se encerra no período de resposta à carga, e permanece relaxada durante todo o restante da fase de apoio, bem como na fase de balanço durante o balanço inicial e médio.[61]

Dorsiflexores do tornozelo

O tibial anterior, auxiliado pelo extensor longo do hálux e pelo extensor longo dos dedos, fica ativo isometricamente em toda a fase de balanço a fim de manter o tornozelo e os dedos neutros para que se afastem do solo. A atividade máxima desse grupo ocorre na fase de apoio, logo após o contato inicial. Esses músculos contraem-se excentricamente durante a resposta à carga para controlar a velocidade em que o pé baixa em direção ao solo. Essa atividade também proporciona a absorção de impacto. Além disso, o tibial anterior, que possui inserções distais no cuneiforme medial e no primeiro metatarsal, desacelera a pronação do pé durante a resposta à carga.

Flexores plantares do tornozelo

A atividade do gastrocnêmio e do sóleo começa na resposta à carga, tornando-se cada vez maior durante todo o restante da fase de apoio até o último terço, quando atinge seu pico de produção. Antes de o CM do corpo se mover anteriormente ao tornozelo no apoio médio, a atividade dos músculos da panturrilha é, sobretudo, excêntrica, oferecendo controle para uma progressão suave da tíbia sobre o pé. Durante o contato inicial e a resposta à carga, o sóleo trabalha sobre o tornozelo, enquanto o gastrocnêmio age para auxiliar o controle do joelho. Da resposta à carga ao apoio médio, a tíbia avança rapidamente para a flexão dorsal, enquanto o joelho continua a se flexionar, exigindo um esforço considerável do gastrocnêmio e do quadríceps para um movimento suave. O pico de atividade dos músculos gastrocnêmio e sóleo ocorre logo após o apoio final, quando o calcanhar sai do solo. Embora haja debate, alguns pesquisadores indicam que a função do gastrocnêmio e do sóleo é gerar uma força de explosão para propulsionar o membro do solo e propelir o corpo à frente.[62] Por outro lado, outros descrevem que a elevação do calcanhar do apoio final coloca o peso do corpo sobre as cabeças dos metatarsais, exigindo uma maior contração do gastrocnêmio e do sóleo, já que mais esforço é necessário para se ficar na ponta dos pés; esses pesquisadores descrevem que o verdadeiro avanço para a frente do CM ocorre por uma combinação de inércia e rolamento do pé enquanto ele sai do solo, e não por uma propulsão do gastrocnêmio e do sóleo.[20]

Embora classificados como flexores plantares, o tibial posterior, o flexor longo dos dedos e o flexor longo do hálux contribuem pouco nesse papel por causa de seu pequeno tamanho e de sua fraca alavanca, gerando apenas em torno de 10% do torque de flexão plantar do sóleo.[20] No entanto, eles possuem importantes atividades sobre as articulações do tarso e dos dedos. O tibial posterior tem dois picos de atividade, no início do apoio, durante a resposta à carga, e próximo ao fim do apoio, logo após o calcanhar se levantar do solo. O tibial posterior fica inativo ao longo da fase de balanço.[20,63] Ele age de forma excêntrica na resposta à carga a fim de proporcionar uma desaceleração suave do mediopé em pronação e ajustar o pé ao contorno do solo. Do apoio médio ao pré-balanço, o tibial posterior contrai-se concentricamente para fazer a supinação do pé e, assim, estabilizar as articulações do tarso. O flexor longo dos dedos e o flexor longo do hálux ativam-se após a resposta à carga, atingem o pico no apoio final e, então, permanecem inativos durante a fase de balanço. Esses músculos flexores longos dos dedos sustentam o arco longitudinal conforme ele se achata e se eleva em pronação e supinação, respectivamente, e ajudam a estabilizar os dedos no solo.

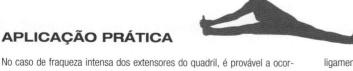

APLICAÇÃO PRÁTICA

No caso de fraqueza intensa dos extensores do quadril, é provável a ocorrência do desvio de marcha conhecido como *guinada para trás*. No contato inicial, o paciente inclina o tronco para trás do quadril, colocando o CM posterior à articulação do quadril; tal movimento evita que o tronco caia para a frente. Essa compensação alivia os fracos extensores do quadril de sua responsabilidade de manter o tronco ereto e utiliza a tensão passiva do forte ligamento iliofemoral para estabilizar o tronco conforme o membro aceita o peso corporal. Uma compensação alternativa em casos de fraqueza menos importante dos extensores do quadril é a inclinação para a frente do tronco no contato inicial e na resposta à carga; nesses casos, os extensores do quadril estão atuantes, mas não têm força adequada para manter o alinhamento adequado do tronco.

Fibulares

Os músculos fibulares curto e longo demonstram uma atividade fásica similar aos músculos gastrocnêmio e sóleo, com início da contração no começo da fase de apoio, após a resposta à carga, e pico depois do apoio final, quando o peso corporal está sobre as cabeças dos metatarsais e sobre os dedos.[30] Esses músculos, com a ajuda do tibial posterior, proporcionam o controle dos arcos do pé e das articulações do tarso; esse controle permite o ajuste do pé ao contorno da superfície, além de estabilidade medial-lateral do tornozelo. Com suas inserções distais na superfície plantar do pé, o fibular longo é a principal sustentação muscular dos três arcos do pé e estabiliza a cabeça do primeiro metatarsal no solo a fim de convertê-la em uma rígida alavanca durante os momentos finais do apoio, depois que o calcanhar deixou o solo.[60]

Músculos intrínsecos do pé

Os músculos intrínsecos do pé (abdutor do dedo mínimo, abdutor do hálux, extensor curto dos dedos, flexor curto dos dedos e interósseos) apresentam atividade durante a segunda metade da fase de apoio, mas não durante a fase de balanço ou a de apoio antes do apoio médio.[64] Ocorre atividade intrínseca quando o pé, flexível, passa a ser uma alavanca rígida. Os músculos plantares, intrínsecos, e os flexores dos dedos, extrínsecos, auxiliam a fáscia plantar nessa função.

Análise da marcha

A marcha é analisada de duas diferentes perspectivas: da pesquisa e da fisioterapia. Antes que os fisioterapeutas pudessem comparar a deambulação de seus pacientes a uma marcha "saudável", a pesquisa teve de identificar aspectos da marcha que poderiam ser utilizados para essa referência de comparação. Saber o que é típico permite ao fisioterapeuta identificar a marcha patológica. Nesta seção, apresentaremos uma pequena história dessa ciência e da evolução da análise da marcha. Julgamos que essas informações são importantes, pois tornarão seu conhecimento sobre a análise de marcha mais amplo e profundo. Ao final desta seção, são descritas aplicações fisioterápicas para guiar você ao longo de uma análise sistemática da marcha.

Avanços na análise da marcha em laboratório

A análise da marcha evoluiu e se desenvolveu ao longo do tempo com o enriquecimento e o avanço do conhecimento científico e da tecnologia disponível. Embora Giovanni Borelli (1608-1679), fisiologista, físico e matemático italiano do Renascimento, e Aristóteles (384-322 a.C.), filósofo grego que viveu muito antes de Borelli, tenham teorizado sobre a maneira como os seres humanos caminhavam, ainda não havia tecnologia disponível para que nenhum dos dois pudesse oferecer alguma medida registrável de importância. No entanto, seus desenhos e equações matemáticas ainda são úteis e, em essência, corretos. Foi apenas no final do século XIX, cerca de 200 anos após Borelli, que avanços na tecnologia fotográfica se tornaram suficientes para permitir o desenvolvimento inicial da tecnologia de medidas. Esses primeiros passos foram dados em 1836 pelos pioneiros irmãos Weber na Alemanha (Wilhelm Eduard Weber, 1804-1891; Ernst Heinrich Weber, 1795-1878), Étienne-Jules Marey em Paris (1830-1904) e Eadweard Muybridge nos Estados Unidos (1830-1904). Marey, importante fisiologista francês, gravou a locomoção fotograficamente a partir de 1890 com métodos que acabariam levando ao desenvolvimento dos filmes e da indústria cinematográfica. O método de Marey consistia em fazer uma série de exposições de um indivíduo em movimento em uma placa fotográfica. Por meio de um obturador rotacional, foram feitas exposições em intervalos de 0,1 segundo. Como a sobreposição de várias fotos umas sobre as outras resultam em uma imagem confusa, a "cronofotografia geométrica" evoluiu. Para esse processo, o indivíduo se vestia de preto. Foram presos às roupas botões metálicos e faixas brilhantes para representar articulações e segmentos ósseos (Fig. 12.9A). O indivíduo era fotografado enquanto caminhava em frente a uma tela preta. Apenas os pontos e linhas apareciam na placa fotográfica, pois o corpo não era visto contra o fundo preto (Fig. 12.9B).[65] Em 1887, Muybridge publicou fotografias extraordinárias de seres humanos caminhando, correndo, pulando, escalando e levantando

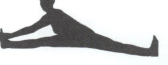

APLICAÇÃO PRÁTICA

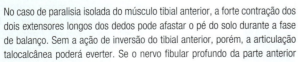

No caso de paralisia isolada do músculo tibial anterior, a forte contração dos dois extensores longos dos dedos pode afastar o pé do solo durante a fase de balanço. Sem a ação de inversão do tibial anterior, porém, a articulação talocalcânea poderá everter. Se o nervo fibular profundo da parte anterior da perna estiver paralisado, o afastamento do pé em relação ao solo ocorre graças à flexão excessiva durante o balanço e é seguido pela batida característica do pé no solo durante a resposta à carga, uma vez que o tornozelo e o pé não possuem controle excêntrico após o contato inicial.

objetos, bem como padrões de marcha de mais de 30 animais e sequências de voos de pássaros (Fig. 12.10). Ele usou 48 câmeras eletrofotográficas organizadas em três agrupamentos que tiraram exposições laterais, anteroposteriores e oblíquas simultaneamente do indivíduo em movimento, utilizando velocidades de câmera que variavam até 1/6.000 de segundo. Mais de 4 mil fotografias de sua pesquisa sobre seres humanos e de 4 mil sobre animais foram reimpressas desde então.[66,67]

Por causa dos resultados de suas brilhantes fotografias, Eadweard Muybridge é considerado o pai da análise de marcha moderna. Uma história interessante ilustra como as técnicas que ele desenvolveu para o uso na fotografia foram, então, adaptadas e aplicadas ao estudo do movimento humano. Muybridge foi contratado por seu amigo Leland Stanford para resolver uma discussão. Stanford, industrialista e entusiasmado dono de cavalos de corrida, era o fundador da Universidade de Stanford. Ele insistia que há um momento durante a marcha do cavalo de corrida em que as quatro patas estão fora do solo. Seus amigos e sócios discordavam com veemência e houve uma grande discussão. Stanford contratou Muybridge para ajudar a provar sua opinião e resolver o que tinha se tornado, na verdade, um debate nacional e um motivo de aposta amigável, mas elevada. Muybridge inventou uma maneira de gravar o movimento do cavalo de corrida de Stanford utilizando múltiplas câmeras, emulsões fotográficas e arames de disparo para registrar os movimentos de todos os quatro membros do cavalo de corrida durante instantes no tempo. Ele provou que Stanford estava correto, e a análise de marcha dos tempos modernos nasceu de sua engenhosidade fotográfica. Seu sucesso foi o início não só da análise moderna de movimento, mas também da indústria cinematográfica.[68-70]

No início do século XX, o matemático alemão Otto Fischer e o anatomista Wilhelm Braune calcularam as trajetórias, as velocidades, as acelerações, as forças e os torques de articulações e segmentos do corpo em 31 fases do ciclo de marcha para definir as bases científicas da cinemática e da cinética da marcha humana. Entre seus muitos achados, havia cálculos provando que a perna em balanço fazia não só um movimento pendular (como se acreditava até então), mas um movimento que exigia forças musculares. Embora esse trabalho monumental tenha sido originalmente publicado entre 1890 e 1907, ele ainda é citado na literatura.[71-73]

Houve grandes desenvolvimentos na análise da marcha depois da Segunda Guerra Mundial utilizando a análise de movimento tridimensional, com avanços pioneiros do dr. Vern Inman, professor de ortopedia da Universidade da Califórnia, em Berkley, e, depois, de seus dois residentes, dra. Jacquelin Perry e dr. David Sutherland. A literatura é repleta de artigos, livros e contribuições desses três cientistas da reabilitação mundialmente renomados.

Os equipamentos do início do século XX incluíam sistemas digitais videocomputadorizados automáticos que registravam a posição de marcadores reflexivos colocados em segmentos e centros articulares do corpo.[74] Duas ou mais câmeras eram necessárias para registrar os três planos, e a colocação dos marcadores exigia grande precisão para resultados apurados. Vários problemas ocorreram em virtude de dificuldades na identificação de pontos de referência, obesidade, movimento da pele e dificuldades de resolução por causa das pequenas distâncias entre os marcadores.[20] A eletrogoniometria surgiu mais tarde como uma técnica que permitia o registro contínuo de movimentos articulares e goniômetros paralelogramos triaxiais foram desenvolvidos para registrar os movimentos articulares em três planos.[20] Os avanços na tecnologia na segunda metade do século XX permitiram a integração da cinematografia com a EMG, as informações de placas registradoras de força e a digitalização de todas essas informações, no que ficou conhecido como *sistema de análise de movimento* (Fig. 12.11).

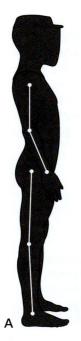
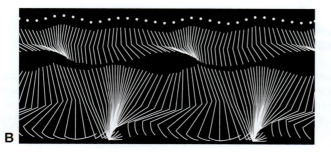

Figura 12.9 A) Representação artística do tipo de roupa preta utilizada por indivíduos no início da cronofotografia. Os botões e faixas prateados permitiam a fácil identificação do movimento. B) À medida que o sujeito se movia em frente a uma tela preta, fotos eram tiradas utilizando-se um obturador rotacional com exposições tiradas a intervalos de 0,1 segundo.

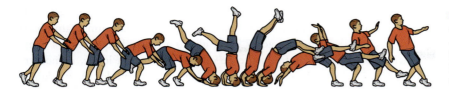

Figura 12.10 Representação artística do tipo de resultado obtido utilizando-se cronofotografia geométrica em seu início, similar a uma imagem criada por Marey conhecida como o "saltador com vara" em 1883.

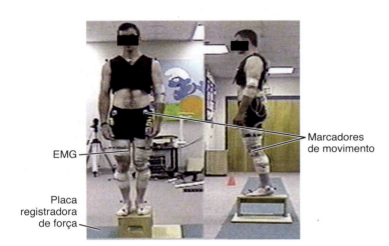

Figura 12.11 Exemplo de um sistema de análise de movimento.

Atualmente, a análise de marcha moderna inclui vários componentes, disponíveis em uma ampla gama de complexidade e custos. De costume, os componentes básicos da análise de marcha clínica laboratorial atual consistem em cinco elementos-chave: exame de gravação em vídeo, mensuração de parâmetros gerais temporais e espaciais, análise cinemática, mensuração cinética e EMG cinesiológico. O componente da análise cinemática requer o uso de marcadores externos que representem os centros articulares para que a cinemática angular possa ser medida e estudada por um sistema de análise de movimento tridimensional. Existem mais de 30 sistemas de análise de movimento atualmente, como o Sistema Vicon (VICON 512 System, Oxford, Reino Unido) ou o Peak Performance System (Peak Performance Technologies, Englewood, CO, EUA). O componente de análise cinética emprega o uso de placas registradoras de força para determinar as forças de reação do solo, enquanto a EMG (em especial, a EMG cinesiológica) registra a atividade muscular fásica. Todas essas informações são combinadas com dados antropométricos, como comprimento e circunferência dos membros, e um software interativo produz, em seguida, uma análise detalhada.[68,75,76] Para uma discussão em mais detalhes sobre a análise de movimento, recomenda-se recorrer a outras fontes.[69,75,77-82] Com o desenvolvimento contínuo da tecnologia, avanços futuros continuarão a melhorar os métodos de análise de movimento humano, incluindo a marcha. Antecipa-se que ferramentas cinemáticas baseadas em vídeo irão tornar-se mais acessíveis e cada vez mais úteis em ambiente fisioterápicos.[77,81] Um exemplo de tecnologia emergente é o software de telerreabilitação, que captura sequências de vídeo de um paciente caminhando diretamente de um link de videoconferência, de modo a permitir avaliações de marcha on-line de local remoto.[78] Também é provável que a análise de marcha tridimensional em vídeo seja utilizada com frequência no futuro próximo.

Análise observacional da marcha no ambiente clínico

Embora os laboratórios de pesquisa tenham equipamentos sofisticados e tecnologia para analisar a marcha, o custo de tais equipamentos e tecnologia costuma acabar impossibilitando sua utilização em um ambiente fisioterápico. A marcha é rotineiramente avaliada em ambientes fisioterápicos por meio de observações visuais sistemáticas e metódicas feitas pelo clínico. Para a execução de uma análise da marcha, é fundamental que o fisioterapeuta tenha conhecimento dos componentes da marcha, bem como da ordem de ocorrência, das demandas e das funções desses componentes. Tal conhecimento guia o fisioterapeuta de forma que a observação, a análise e o tratamento/intervenção subsequentes possam ser efetivos, precisos e com resultados positivos.

A análise da marcha de um paciente é realizada verificando-se minuciosamente os elementos de cada subfase da marcha. A observação cuidadosa e a análise de uma articulação e de um movimento por vez revelam disfunções e permitem a progressão lógica a um plano de tratamento fisioterápico.

A análise da marcha requer uma investigação global e específica. A investigação global envolve observações gerais que permitem ao fisioterapeuta ter uma impressão inicial da marcha do indivíduo e incluem a análise do comprimento e da largura da passada, da cadência, do balanço dos braços, do alinhamento da cabeça e do tronco, e da atrofia ou assimetria muscular. A investigação específica da análise da marcha pode ocorrer de uma ou duas formas: por meio da avaliação articular ou da avaliação das subfases da marcha. Em outras palavras, o fisioterapeuta pode escolher concentrar-se em uma articulação ao longo do ciclo de marcha e, então, seguir para outra articulação, ou observar o que cada articulação faz durante o contato inicial, em seguida observá-las na resposta à carga, e assim por diante ao longo de todo o ciclo de marcha. Ambos os métodos produzem os mesmos resultados finais: identificação de desvios da marcha. Depois desses achados, são feitos testes para confirmar deficiências específicas observadas durante a análise da marcha. A Tabela 12.4 apresenta um exemplo de estratégia observacional de análise da marcha.

O método ideal de análise da marcha é a utilização de uma câmera de vídeo, o que permite mudanças na velocidade do filme. Diminuir a velocidade do filme pode dar ao fisioterapeuta oportunidades para observar movimentos que ocorrem rapidamente durante o ciclo de marcha. Em uma velocidade de marcha normal de um ciclo por segundo, a perna balança para a frente em uma velocidade de 32 a 48 quilômetros por hora. Além disso, as mudanças rápidas de neutro para flexão plantar, flexão dorsal e de volta para flexão plantar em cerca de 0,6 segundo dificultam a visualização dos movimentos. Como a caminhada na esteira e no solo revelam padrões de marcha semelhantes,[83, 84] usar uma esteira pode permitir uma análise de marcha eficiente caso não haja equipamentos de vídeo à mão. Se nenhuma dessas opções estiver disponível, o fisioterapeuta pode ter de pedir que o paciente percorra trajetos repetitivos em um espaço de 3 a 5 metros para observar sua marcha. Independentemente da técnica utilizada para obter a análise da marcha, é fundamental que o fisioterapeuta consiga, primeiro, informações globais e, na sequência, informações específicas.

Aspectos da marcha relativos ao desenvolvimento: mudanças ao longo da vida

Embora a marcha não seja algo que tenhamos de pensar para realizar, ela é uma função extremamente complexa. O simples fato de termos levado vários anos até que conseguimos sair de uma posição em pé desequilibrada ao primeiro ano de idade para uma caminhada madura aos 7 anos, aliado ao fato de que ela é a causa mais frequente de quedas na terceira idade, demonstra que a caminhada não é uma tarefa simples. As mudanças que ocorrem na deambulação conforme envelhecemos são apresentadas aqui.

Marcha imatura

O padrão de marcha de uma criança (Fig. 12.12A) é muito diferente daquele de um adulto maduro (Fig. 12.12B). Em geral, a idade média da caminhada independente varia de 11 a 15 meses de idade.[82] As crianças apresentam uma marcha de base ampla, com os passos iniciando principalmente nos quadris, enquanto os joelhos permanecem relativamente rígidos. O contato inicial costuma ser com o pé inteiro, com rotação lateral evidente no quadril. Os passos são curtos e há um tempo exagerado de apoio duplo, em comparação com os adultos. Quando as crianças começam a caminhar pela primeira vez, os membros superiores são essenciais para o equilíbrio. Vários pesquisadores[85-88] identificaram um padrão de marcha imatura em todas as crianças de até 3 anos de idade que inclui as seguintes características:

1. Tamanho da passada desigual.
2. A fase de balanço inclui flexão excessiva do quadril e do joelho, abdução do quadril e rotação lateral.
3. A fase de apoio inclui um contato inicial com o pé plano, em vez de um contato com o calcanhar, hiperextensão do joelho ao longo do apoio, resposta à carga e sustentação do peso na fase intermediária do apoio sobre um pé pronado.
4. A base de sustentação é mais larga que as dimensões laterais do tronco.
5. Membros superiores em posição de guarda alta, média e, então, baixa (Fig. 12.12A). A transição de uma **posição em guarda** alta para o início de uma **oscilação recíproca dos braços** começa a ocorrer 4 a 5 meses depois de começar a andar.
6. Falta de mobilidade da pelve, como inclinação ou rotação.
7. O comprimento das passadas é menor e a cadência, maior.[21,24,46]

Para aumentar a velocidade conforme necessário, a criança deve aumentar a cadência, já que o comprimento da passada é restringido pelo tamanho da perna e pela mobilidade pélvica limitada. Em torno dos 2 anos de idade, o contato inicial passa a ocorrer no calcanhar, surge a primeira onda de flexão do joelho no apoio, os braços estão mais baixos – a maioria das crianças nessa idade apresenta oscilação recíproca dos braços –, a rotação lateral

Tabela 12.4 | Análise observacional da marcha[24]

Segmento corporal	Questões-guia
Análise no plano sagital: realizar observando-se os lados esquerdo e direito.	
Cabeça, tronco e braços	A cabeça mantém uma postura ereta na posição neutra?
	Os braços oscilam ritmicamente com as pernas opostas?
	O tronco roda para a frente e para trás com o braço em balanço?
	Há alguma inclinação excessiva do tronco para a frente ou para trás, em especial durante o início da fase de apoio, quando o peso é aceito?
Pelve e quadril	A pelve roda para a frente no lado em balanço e para trás com o lado de apoio?
	Enquanto o peso é aceito sobre a perna de apoio, o quadril continua a estender-se em sustentação da perna e em preparação para estabilidade e, então, propulsão?
	Durante o balanço, o quadril flexiona-se suavemente para a frente em preparação para o contato inicial?
Joelhos	O movimento do joelho é suave ou irregular enquanto se move da flexão à extensão e, novamente, à flexão durante o apoio?
	O joelho parece estável enquanto aceita e sustenta peso?
	Durante o balanço, o joelho se flexiona de maneira adequada para levantar a perna?
Pés e tornozelos	Qual é a característica do contato inicial? Trata-se de um contato do calcanhar ou com o pé plano? É tranquilo?
	Durante o balanço, o pé realiza a flexão dorsal adequadamente de forma que o pé se afaste do solo?
Análise no plano frontal: realizar observando-se anterior e posteriormente.	
Cabeça e tronco	A cabeça está voltada para o plano frontal na linha média?
	O tronco está alinhado na linha média do plano frontal ou existe alguma assimetria óbvia?
	Os cíngulos dos membros superiores estão retraídos ou protraídos, elevados ou abaixados?
	Os cotovelos estão relaxados ou flexionados?
Pelve e quadril	A pelve inclina-se levemente para baixo no lado em balanço?
	Parece haver qualquer deslocamento vertical excessivo da pelve ou do quadril?
	Há abdução ou adução excessiva do quadril?
	A estabilidade da extensão do quadril parece ser adequada para a aceitação do peso e para a propulsão?
	Durante o balanço, qual é a característica do percurso da perna? Há algum excesso de rotação lateral ou medial, ou quaisquer sinais de circundução?
Joelhos	Há quaisquer sinais de varo ou valgo nos joelhos?
	As patelas estão direcionadas para a frente durante a fase de apoio?
Pés e tornozelos	O complexo do tornozelo e do pé parece estável durante a sustentação do peso?
	O alinhamento normal do pé é mantido ou ele é posicionado em supinação ou pronação excessiva ou prolongada?
	Qual é a largura da base entre os pés direito e esquerdo?
	De uma vista posterior, vê-se o mesmo número de dedos na lateral de cada pé?

Organize seus achados.
Reimpresso com permissão: Bertoti DB. *Functional Neurorehabilitation through the Life Span*. Philadelphia: FA Davis Company, 2004.

dos quadris diminui e a base de sustentação se estreita. Os movimentos nas articulações lembram o padrão adulto aos 3 anos de idade, e padrões maduros estão bem definidos aos 7 anos. A Tabela 12.5 salienta as principais mudanças funcionais da marcha durante a infância.

Marcha madura

De acordo com Gage,[69] existem cinco grandes atributos da marcha madura normal:

1. estabilidade no apoio;
2. distância suficiente do pé ao chão no balanço;
3. pré-posicionamento apropriado do pé durante o balanço para o contato inicial;
4. comprimento de passo adequado;
5. gasto energético eficiente.

É importante entender que esses atributos maduros não aparecem magicamente, mas se desenvolvem ao longo de vários anos, iniciando com os primeiros movimentos na infância, mudando ao longo dos primeiros anos, quando a criança começa a andar, e, enfim, culminando na apresentação de um padrão de caminhada adulto aos 7 anos de idade. O desenvolvimento da marcha madura com esses atributos depende muito de que, antes, estejam presentes pré-requisitos da marcha normal: controle motor adequado e maturação do CNS (o que implica em sistema neurológico intacto), ADM adequada, força, composição e estrutura óssea apropriadas e sentidos intactos.[24] Além dos atributos de Gage, Burnett e Johnson[85,86] identificam componentes-chaves necessários para a marcha madura:

1. inclinação e rotação pélvicas;
2. contato inicial com o impacto do calcanhar;
3. flexão do joelho no apoio médio;
4. relação madura entre os mecanismos do quadril, do joelho e do tornozelo;
5. base de sustentação madura;
6. balanço recíproco dos braços (Fig. 12.12B).

A velocidade de caminhada livre aumenta com a idade até a adolescência, quando se estabiliza até a senescência. Com a maturidade, os padrões de ativação muscular tornam-se mais refinados e a eficiência energética melhora. A Tabela 12.5 resume as características de um padrão de marcha adulto maduro.

Mudanças na marcha na terceira idade

A capacidade de equilíbrio, as mudanças na força dos músculos da perna, a flexibilidade, a amplitude de movimento e as informações sensoriais alteram as características da marcha na terceira idade. Fatores cognitivos também podem ter uma contribuição importante nas alterações da marcha.[24] Idosos saudáveis caminham mais devagar, com passadas mais curtas e passos de menor comprimento que adultos jovens. As capacidades locomotoras antecipatórias também mudam com a idade, de maneira que os idosos levam mais tempo para monitorar o ambiente visual e pisam com mais cuidado para evitar obstáculos.[89]

As características da marcha dos muito jovens e dos muito idosos apresentam várias semelhanças. Ambos os grupos demonstram menor duração do apoio simples e maior tempo de apoio. Tanto em um como em outro, isso é interpretado como uma indicação de deficiências de equilíbrio.[88,90,91] A marcha dos mais jovens possui uma larga base de sustentação, o que é necessário para o equilíbrio; essa característica também é comum em idosos. Os padrões de ativação muscular de crianças e idosos demonstram coativação de grupos musculares agonistas e antagonistas durante a marcha. Esse pode ser um mecanismo adaptativo para aumentar a rigidez muscular, o que ajuda no controle do equilíbrio.[92,93]

Características comuns da marcha na terceira idade incluem uma base de sustentação mais larga, diminuição do balanço recíproco dos braços e menor cadência (Fig. 12.12C). O comprimento da passada diminui e o tempo de apoio duplo aumenta. Essas mudanças na marcha decorrem de uma combinação de mudanças musculoesqueléticas relacionadas à idade e de um declínio no sistema neurossensorial. As adaptações da marcha na terceira idade podem ser associadas a uma diminuição geral na força muscular decorrente da perda de neurônios motores, fibras musculares e capacidade aeróbia.[94] Estudos indicam que as mudanças vistas nos padrões locomotores de idosos costumam ser caracterizadas por menor comprimento de passo e maior tempo na fase de apoio duplo.[95] Na terceira idade, há evidências de um retorno aos padrões de coativação agonista e antagonista, como originalmente visto em crianças de 1 a 3 anos. Esse padrão de coativação pode ser uma estratégia adaptativa para compensar o menor controle postural e os déficits de equilíbrio.[93]

Mudanças na marcha na terceira idade comparadas às mudanças daqueles com menos de 60 anos são descritas na Tabela 12.5 e resumidas da seguinte maneira:

Características temporais
1. Menor velocidade.
2. Mais tempo na fase de apoio.
3. Mais tempo no apoio duplo.
4. Menos tempo na fase de balanço.

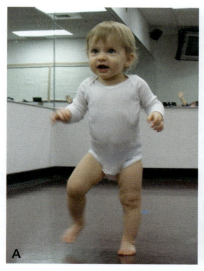
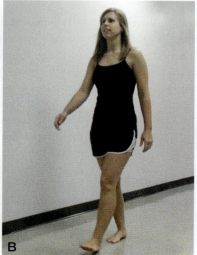
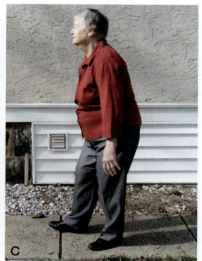

Figura 12.12 Mudanças na marcha ao longo da vida. **A)** Marcha na primeira infância. **B)** Marcha adulta típica. **C)** Marcha na terceira idade.

Tabela 12.5 | Mudanças na marcha ao longo da vida[28,70,85-87,89,91,151-161]

Idade	Mudanças na marcha
18 meses	Surgimento do impacto do calcanhar como ponto de contato inicial Surgimento do balanço recíproco dos braços A maioria das crianças consegue aumentar voluntariamente a velocidade de caminhada com fins funcionais
2 anos	Presença mais constante da flexão do joelho durante o apoio
3 anos	Maturação do padrão de marcha: todos os componentes adultos presentes, exceto pela maior cadência e pelo menor comprimento do passo Surgimento da corrida (com uma fase sem sustentação)
42 meses	Base de sustentação igual ou menor que a extensão pélvica
4 anos	Balanço recíproco dos braços firmemente estabilizados
6-7 anos	Padrão de marcha adulto O comprimento da passada continuará a aumentar de acordo com o aumento do comprimento da perna
Marcha adulta madura	Inclinação e rotação pélvica Contato inicial com o calcanhar Discreta flexão do joelho no apoio médio Relação madura entre os mecanismos do quadril, do joelho e do tornozelo Base de sustentação madura Balanço recíproco dos braços Padrões aprimorados de ativação muscular Eficiência energética ideal
Terceira idade (60 a 80)	Redução da velocidade e da cadência Redução do comprimento do passo e da passada Aumento da largura da passada e da base de sustentação Maior tempo na fase de apoio e no apoio duplo Diminuição do balanço dos braços Diminuição da flexão do quadril, do joelho e do tornozelo Maior incidência de pé plano no contato inicial Menor estabilidade dinâmica durante o apoio Ressurgimento dos padrões de coativação muscular

Reimpresso com permissão de: Bertoti DB. *Functional Neurorehabilitation through the Life Span.* Philadelphia; FA Davis Company, 2004.

Características espaciais
1. Menor comprimento do passo.
2. Menor comprimento da passada.
3. Maior largura da passada.

Mudanças cinemáticas
1. Menos movimento vertical do centro de gravidade.
2. Menos balanço dos braços.
3. Menos flexão do quadril, do joelho e do tornozelo.
4. Maior incidência do pé plano no contato inicial.
5. Menor estabilidade dinâmica durante o apoio.

Pesquisas sobre a marcha de idosos não conseguiram, até agora, apresentar uma imagem nítida do tempo das mudanças relacionadas à idade por causa das muitas outras variáveis que afetam a marcha (i. e., velocidade, tamanho da perna), da dificuldade de excluir pacientes com patologias que afetem a marcha, e de metodologias de pesquisa diferentes. Pequenas mudanças começam a aparecer em alguns indivíduos após os 60 a 65 anos de idade, mas há variabilidade entre os indivíduos.

Eficiência da marcha

A eficiência da marcha inclui tanto a mecânica da caminhada como o gasto energético necessário para caminhar. O corpo possibilita um grande número de ajustes na forma como se propele de um local a outro, e a eficiência com a qual ele realiza essa atividade depende de vários fatores, que incluem a função articular, a força muscular, o controle neurológico e as fontes de energia. Embora o gasto energético seja brevemente mencionado aqui, como esse livro é sobre cinesiologia, e não fisiologia, o foco desta seção é a eficiência mecânica da caminhada.

Determinantes da marcha

Saunders, Inman e Eberhart[37] foram os primeiros a descrever seis fatores principais, chamados de "determinantes da marcha", que, em tese, minimizariam o gasto energético durante a caminhada por reduzirem o deslocamento do centro de gravidade, bem como as mudanças súbitas na sua direção. Embora os avanços recentes na análise biomecânica tenham levado a abandonar a caracterização desses fatores como "determinantes" na minimização do gasto energético,[96-98] eles continuam a ser úteis na identificação de como as funções biomecânicas do corpo são sincronizadas durante a marcha.[96,99] Esses fatores demonstram como o tronco, a pelve e os membros inferiores atuam juntos, de maneira cooperativa, ao longo do ciclo de marcha.[100] Apresentamos, de acordo com a literatura atual, a lista de determinantes específicos de Saunders et al. para demonstrar essa cooperação dos segmentos corporais durante a marcha.

Determinantes da pelve e do quadril

A pelve mantém sua estabilidade relativa no plano frontal pela ação dos eretores da espinha no lado da perna de balanço, associada com a ação do glúteo médio no lado do apoio para minimizar, de maneira eficaz, a inclinação pélvica lateral no plano frontal. Esse esforço muscular minimiza a elevação do CM ao ocasionar uma inclinação da pelve para baixo de cerca de 5° no lado de balanço.

Além desse movimento da pelve no plano frontal, há também seu movimento de cerca de 8° no plano transverso. Esse eixo vertical de rotação gera movimentos cruciais da pelve e dos membros inferiores durante a marcha. Especificamente, essa rotação transversa move a pelve no lado do balanço para a frente, tornando o membro efetivamente mais longo e, assim, prevenindo que o CM caia enquanto o calcanhar se move em direção ao solo. Do mesmo modo, a rotação para trás da pelve no lado da perna de apoio permite que esse membro "alongue-se" funcionalmente, contribuindo para uma passada maior.

Determinantes do quadril, do joelho, do tornozelo e do pé

Movimentos pequenos, mas importantes, ocorrem no plano transverso no quadril, no joelho, no tornozelo e no pé, e transformam o que seria um arco abrupto de movimento do plano sagital em uma suave curva sinusoidal. O movimento do joelho no plano sagital, de 15° a 20° de flexão, durante a resposta à carga ajuda a absorver as forças recebidas durante o impacto, além de abaixar o CM. Imagine o choque que seu corpo sentiria quando o pé comprime o solo se o joelho não se flexionasse para absorver as forças.

O fêmur aduzido, o ângulo tibiofemoral e o ângulo femoral de inclinação de 125°, no plano frontal, diminuem a magnitude das translações laterais do CM. Se o ângulo colo-corpo for menor (coxa vara), ocorrem grandes desvios laterais do tronco para posicionar o CM sobre o pé de apoio. Se esses ângulos não estivessem presentes, o deslocamento do CM durante a marcha seria de um total de 15 cm.[37]

Efeito geral dos determinantes

Como mencionado, os determinantes demonstram os movimentos cooperativos da pelve, dos quadris, joelhos, tornozelos e pés, que minimizam o movimento do CM durante a marcha. Como resultado, a caminhada normal ocorre com deslocamentos verticais e horizontais mínimos do CM do corpo. O deslocamento total do CM é limitado a cerca de 5 cm em movimentos verticais e em torno do mesmo em movimentos laterais.

Obstáculos à eficiência da marcha

Sob condições normais, nossos sistemas de controle motor se desenvolvem e se tornam capazes de permitir, automaticamente, que um indivíduo caminhe sem esforço consciente. Doenças ou lesões do sistema neural ou musculoesquelético podem distorcer o padrão de marcha normal. Quando ocorre essa distorção, vários mecanismos compensatórios são recrutados para manter a deambulação funcional. Essas compensações se manifestam como padrões anormais de caminhada e são métodos de marcha ineficientes.

O corpo humano possui uma capacidade compensatória extraordinária para caminhar na presença de uma variedade de anormalidades, desde entorses articulares a paralisias e amputações. Seja qual for a compensação utilizada, o preço a ser pago é o aumento do gasto energético e tensões exageradas em outros segmentos. A caminhada humana saudável é tão eficiente em termos de energia que quaisquer anormalidades da marcha, pequenas ou grandes, aumentam o gasto energético na mesma velocidade ou distância.[101-104] O gasto energético aumenta na presença de compensação porque (1) a marcha anormal produz deslocamentos excessivos do CM do corpo, (2) os músculos podem ter de agir em maiores intensidades e por períodos prolongados no ciclo de marcha ou (3) mais músculos podem ser recrutados para ajudar na marcha. Disfunções e dores articulares muitas vezes são ocasionadas por microtrauma repetitivo advindo do alinhamento anormal em longo prazo, resultando em sobrecarga dos ligamentos e desgaste da cartilagem.

Marcha deficiente em condições patológicas neurológicas comuns

A patomecânica que ocorre na marcha pode ser dividida em dois grandes tipos com base na fonte da patologia: neurológica ou ortopédica. Esta seção descreve, em poucas palavras, algumas das marchas patológicas mais comuns de cada categoria. As marchas ortopedicamente comprometidas não costumam ser tão complicadas ou difíceis de analisar quanto as neurologicamente comprometidas, já que não há tantos elementos da marcha afetados. Da mesma forma, disfunções da marcha causadas por patologia ortopédica não são tão difíceis de corrigir. As Figuras 12.13 e 12.14 demonstram várias marchas apresentadas por indivíduos com deficiência neurológica.

Marcha neurológica: paralisia cerebral

Indivíduos com paralisia cerebral (PC) muitas vezes demonstram várias diferenças patocinemáticas na marcha, incluindo anormalidades na amplitude, no sequenciamento e no faseamento da atividade muscular. Os movimentos, incluindo os da marcha, são caracterizados pela coativação ou excitação recíproca de grupos musculares, em vez da inibição recíproca e do faseamento muscular suave.[105,106] As principais deficiências na marcha de pessoas com PC são as seguintes:

1. De uma perspectiva cinemática, os padrões de movimento articular durante a marcha demonstram mais adução, flexão e rotação medial do quadril; flexão do joelho exagerada durante o apoio; e um padrão de impacto com o antepé. O contato inicial costuma ser feito com o joelho em uma flexão considerável, seguido de uma extensão ou flexão excessiva ao longo do apoio.[107] O gastrocnêmio fraco não é capaz de restringir, de maneira efetiva, o movimento da tíbia para a frente no apoio, fazendo com que o joelho permaneça em flexão. Com frequência, a falta de flexão dorsal no tornozelo prejudica o movimento suave da tíbia sobre o tálus e pode agir para cessar o movimento anterior do tronco. Isso pode ocasionar tanto hiperextensão do joelho como o deslocamento na ponta dos dedos, com o quadril e o joelho flexionados.

2. De uma perspectiva muscular, há fraqueza em todos os membros inferiores. Com frequência, observa-se fraqueza nos músculos glúteo máximo, glúteo médio, quadríceps, gastrocnêmio e tibial anterior. A produção inadequada de força cria uma instabilidade no apoio e uma propulsão para a frente ineficaz do apoio final ao pré-balanço.

O custo energético da deambulação em indivíduos com PC é mais alto que para indivíduos sem disfunção.[107,109-111] Em geral, os indivíduos com PC deambulam com cerca de metade da velocidade dos indivíduos sem PC, com uma demanda de energia estimada em três vezes a necessária para uma pessoa sem disfunção neurológica.[112,113] O custo energético é alto por causa dos seguintes fatores: níveis desnecessários de atividade muscular que não resultam em movimento, ativação

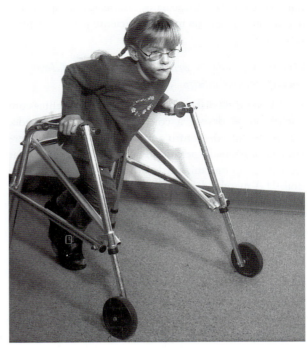

Figura 12.13 Exemplo de padrão de marcha comumente visto em crianças com paralisia cerebral: marcha agachada.

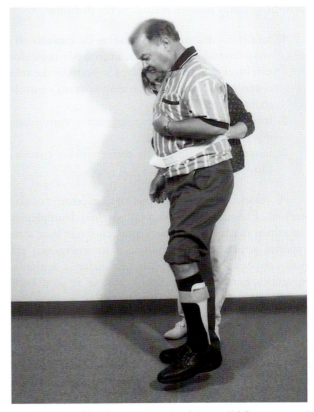

Figura 12.14 Marcha comumente vista em adultos com hemiplegia.

muscular e disparos musculares erráticos, e incapacidade de transferir o peso de maneira eficiente para o membro de apoio.[107]

Marcha neurológica: acidente vascular encefálico e hemiplegia no adulto

As causas da disfunção da marcha em pacientes com hemiplegia se devem a controle motor desordenado, fraqueza e falta de controle muscular voluntário, interferência ocasionada pelo tônus e pela rigidez muscular anormal, e um mecanismo desordenado de controle postural.[114] A marcha das pessoas com hemiplegia é assimétrica entre o membro envolvido e o não envolvido, e possui várias características comuns (Fig. 12.14). Durante o balanço, disparos musculares atípicos, padrões de iniciação inapropriados e incapacidade de manter os disparos apropriados são mais perceptíveis. O momento para a frente geralmente está perdido, resultando em uma marcha entrecortada e ineficiente. Se a pelve estiver retraída, o início da fase de balanço costuma ocorrer com a elevação pélvica e o encurtamento do tronco. O comprimento do passo da perna envolvida é menor. A fase de apoio é caracterizada por um tempo de apoio duplo maior, o que reflete o maior tempo sobre o membro afetado. Dados cinéticos demonstram uma perda do faseamento normal e da modulação da atividade muscular ao longo do ciclo da marcha. Embora haja variações individuais, foram identificados três padrões relativamente distintos:

1. tendência dos músculos flexores de estarem ativos sobretudo durante o balanço e dos músculos extensores de estarem ativos sobretudo durante o apoio em pacientes que demonstram controle motor de padrão único;[20]
2. tendência de atividade prematura e continuada dos músculos de apoio;
3. tendência de padrões de cocontração e coativação.[115]

A velocidade diminui após um acidente vascular cerebral. Pacientes que sofreram paralisia hemiplégica caminham mais de 50% mais lentamente que suas contrapartes saudáveis.[116] Embora o gasto energético em qualquer período específico não seja maior, a demanda energética geral é mais elevada porque se leva mais tempo para cobrir a mesma distância.[20,117]

Marcha neurológica: mal de Parkinson

As principais deficiências motoras associadas ao mal de Parkinson incluem rigidez muscular, tremor de repouso, bradicinesia e acinesia (Capítulo 3). A acinesia refere-se à dificuldade de *iniciar* o movimento, o que dificulta o início do deslocamento do peso para que o paciente comece a caminhar. A bradicinesia refere-se à lentidão ou à dificuldade para *manter* o movimento depois de iniciado. A incapacidade gerada pela rigidez e pela fraqueza dos músculos voluntários também afeta a utilização funcional dos membros inferiores e as habilidades de locomoção. Os pacientes com mal de Parkinson sofrem dificuldades em todas as três subtarefas da marcha: aceitação do peso, apoio simples e avanço do membro. Essas limitações funcionais são causadas pela constelação de disfunções e sintomas que afligem o paciente com mal de Parkinson: fraqueza, rigidez, ativação e sequenciamento muscular anormais, perda de flexibilidade, deformidades e formação de contraturas, além de coordenação dos movimentos debilitada. Nos membros inferiores, é comum o desenvolvimento de contraturas nos flexores do quadril e do joelho, nos adutores do quadril e nos flexores plantares. Essas mudanças geram um efeito negativo sobre a capacidade de sustentar, adequadamente, o peso do membro inferior, uma função que exige extensão do quadril, controle do joelho e flexão dorsal do tornozelo pelo menos até o ponto neutro. O tronco flexionado para a frente costuma levar a uma deformação cifótica, a qual, com o tempo, compromete a mobilidade do tronco e a força antigravitacional dos grupos musculares flexor e extensor.

Em virtude dessas mudanças e dos sintomas de acinesia e bradicinesia, o padrão de marcha de um paciente com mal de Parkinson tem várias características clínicas peculiares. Os movimentos do quadril, do joelho e do tornozelo são reduzidos, e há uma falta de extensão generalizada do quadril e do joelho, bem como de flexão dorsal no tornozelo. Os movimentos do tronco e da pelve estão reduzidos, resultando na falta do balanço recíproco dos braços, rotação e dissociação limitadas, além de incapacidade do movimento pélvico de contribuir efetivamente para o ciclo de marcha limitando a rotação, diminuindo o torque e reduzindo o avanço do membro. O comprimento da passada está bem menor, de forma que o paciente caminha com passos pequenos e "arrastados". A postura patologicamente encurvada contribui para o desenvolvimento de uma **marcha em bloco**, caracterizada por aumento progressivo da velocidade associado à diminuição do tamanho da passada.[118] A marcha adota uma qualidade aceleradora chamada de **marcha propulsiva**, exigindo, certas vezes, que o paciente toque em um objeto ou uma parede para poder parar. Pacientes com mal de Parkinson apresentam grandes dificuldades para se virar e mudar de direção durante a caminhada. A velocidade geral pode estar diminuída, mas a cadência é maior, contribuindo para a ineficiência. Não ocorre o contato do calcanhar no contato inicial, mas sim um pé plano ou uma progressão dos dedos para o calcanhar. O tronco pode estar encurvado, flexionado e rigidamente limitado em rotação. Como mencionado, em geral os pacientes com mal de Parkinson não demonstram balanço recíproco dos braços, o que condiz com sua falta de flexibilidade e de rotação do tronco.[24,89,118]

Marcha neurológica: ataxia

Evidências de dismetria, decomposição do movimento, disdiadococinesia e sequenciamento anormal de movimentos poliarticulares são características frequentes da ataxia (Capítulo 3). Como um sintoma de distúrbio do controle motor, a ataxia pode acompanhar muitos distúrbios neurológicos, como esclerose múltipla, doença cerebelar, cerebral ou medular, ataxia de Friedreich, alcoolismo crônico e alguns tipos de PC. A ataxia é muito comum na esclerose múltipla (EM).

Na marcha atáxica, o comprimento do passo é desigual, a largura é irregular, não há ritmo e os pés costumam ser levantados muito alto. A relação normal entre as fases de apoio e balanço da marcha está alterada e, em geral, não há balanço dos braços.[120] Tipicamente, o movimento é de base ampla, e há evidências de estabilidade proximal insuficiente na altura dos ombros e da pelve. O movimento durante a marcha também é afetado, secundariamente, por geração de força inadequada, anormalidades de sequenciamento e incapacidade de regular a postura. A função de apoio pode ser afetada por interferência de várias restrições, como fraqueza, sobretudo nos extensores do quadril e do joelho, contratura, disfunção sensorial e tônus anormalmente baixo ou movimento descoordenado. Durante o balanço, são mais notáveis a ativação muscular atípica, padrões de iniciação inadequados e a incapacidade de manter uma ativação muscular adequada. O avanço para a frente do membro costuma apresentar base ampla e abdução do membro, com evidências de dismetria, ocasionando mau posicionamento do membro durante o apoio. Em geral, o momento está ausente, resultando em um balanço muito irregular e ineficaz.

Marcha deficiente em condições patológicas ortopédicas frequentes

Como se pode ver, muitas condições patológicas neurológicas afetam a marcha em vários aspectos. As condições patológicas ortopédicas, porém, possuem efeitos mais localizados, o que não significa, porém, que apenas uma articulação seja afetada por uma patologia

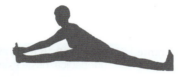

APLICAÇÃO PRÁTICA

Em termos fisioterápicos, quatro padrões característicos de marcha são observados em pacientes com PC: marcha agachada, marcha caracterizada por *genu recurvatum*, marcha com as pernas rígidas ou marcha típica de hemiplegia.[20,108] A mais comum, a **marcha agachada**, é uma deficiência bilateral caracterizada por flexão excessiva do quadril e do joelho, flexão dorsal e, em geral, inclinação anterior da pelve (Fig. 12.13). É provável que a flexão excessiva do quadril e do joelho seja causada por uma combinação de hiperatividade dos flexores do quadril e do joelho e da fraqueza dos extensores do joelho e do quadril, que são antigravitacionais. Acredita-se que o controle inadequado do músculo gastrocnêmio seja a principal deficiência da marcha agachada. O músculo gastrocnêmio enfraquecido não restringe de maneira efetiva o movimento da tíbia para a frente na fase de apoio, fazendo com que o joelho se mantenha flexionado. A fraqueza do quadríceps não é considerada um dos principais fatores contributivos para o controle do apoio na marcha agachada, mas, em vez disso, contribui para um comprimento de passo ineficiente por não estender o membro o bastante no balanço final.

O *genu recurvatum* representa o quadro clínico oposto. O joelho assume uma posição de hiperextensão durante o apoio e, com frequência, o tornozelo faz flexão plantar excessiva. O quadril pode ainda continuar a demonstrar flexão excessiva enquanto o tronco se move para a frente a fim de compensar.[20] A **marcha com as pernas rígidas** é caracterizada por extensão do tronco, inclinação posterior da pelve e extensão excessiva do quadril e do joelho, geralmente em combinação com rotação medial e adução dos quadris. De costume, os tornozelos estão em flexão plantar.[105] A marcha de um paciente com PC hemiplégica é caracterizada por assimetria, sustentação do peso e comprimento do passo desiguais, assim como retração do quadril, flexão do joelho e contato com o calcanhar ineficiente, geralmente com o tornozelo em flexão plantar. Órteses e acessórios são prescritos conforme a necessidade para ajudar na obtenção de uma deambulação segura. A intervenção inclui atividades para melhorar a geração de força funcional, gerenciamento do tônus muscular anormal e treinamento direcionados às tarefas, de modo a reduzir as limitações funcionais e promover uma mobilidade independente.

Do ponto de vista fisioterápico, a intervenção para corrigir a marcha na hemiplegia foca-se no aumento da extensão do quadril associado ao controle da extensão do tronco para que ele se mantenha alinhado sobre a pelve, no início do deslocamento do peso do membro inferior para a frente e no restabelecimento do controle do tornozelo, do joelho e do quadril. É durante o apoio simples que os indivíduos com hemiplegia costumam passar pelo maior risco de instabilidade, já que o CM está em seu ponto mais elevado durante o apoio médio. Várias abordagens são possíveis para melhorar o controle durante a deambulação: (1) no quadril, a intervenção é direcionada ao deslocamento e ao movimento para a frente sem movimento lateral excessivo do tronco; (2) a intervenção no joelho foca-se no retreinamento e no fortalecimento da musculatura em torno do joelho, tendo-se em vista o controle isométrico, concêntrico e excêntrico; e (3) no tornozelo, a intervenção é direcionada a aumentar o controle concêntrico e excêntrico dos dorsiflexores durante as fases apropriadas ao longo do ciclo de marcha.

ortopédica. Como o membro inferior trabalha em um sistema de cadeia cinética fechada durante a maior parte do ciclo de marcha, outras articulações podem ser afetadas, mas a extensão do impacto de uma lesão ortopédica sobre a marcha não é tão global como no caso das patologias neurológicas.

Marcha ortopédica: fraqueza do quadríceps

A fraqueza do músculo quadríceps é uma ocorrência comum após uma lesão aguda ou crônica do joelho, cirurgia, dor, edema e não sustentação de peso.[121,122] A fraqueza do quadríceps afeta a marcha[123] (Fig. 12.15). Pacientes com fraqueza do quadríceps possuem alterações características que compensam a fraqueza e ainda permitem a deambulação. O músculo quadríceps atua mais no finalzinho do balanço, para controlar o posicionamento do joelho, e ao longo da primeira metade da fase de apoio, com o controle excêntrico do joelho para absorver as forças de impacto. O paciente com fraqueza do quadríceps coloca o joelho em extensão ou hiperextensão. Durante o balanço final, a extensão do joelho é controlada pelo glúteo máximo através de sua inserção da banda iliotibial na face anterolateral da tíbia.[20] O rápido balanço que coloca o quadril em flexão é seguido por uma rápida extensão do quadril conforme o glúteo máximo se contrai para mover o fêmur posteriormente enquanto a tíbia continua seu movimento para a frente gerado pelo momento.[20] No contato inicial e durante a resposta à carga, o joelho se estende por um de dois mecanismos possíveis. Se os extensores do quadril forem utilizados para manter o quadril estendido e os flexores plantares do tornozelo fizerem a flexão plantar, o joelho é forçado a se estender. O outro método de manter a extensão do joelho ocorre quando o indivíduo faz a fle-

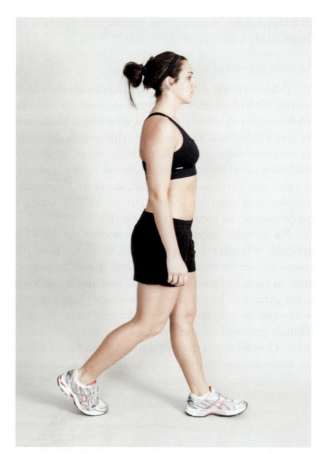

Figura 12.15 Marcha em paciente com disfunção ortopédica; neste exemplo, fraqueza do quadríceps esquerdo.

xão do tronco após o contato inicial, colocando o CM do corpo à frente do joelho para forçar a articulação a se

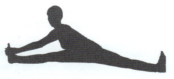

APLICAÇÃO PRÁTICA

Há várias atividades de reabilitação que o fisioterapeuta pode oferecer ao paciente com mal de Parkinson para auxiliar na melhora da marcha. O treinamento de força funcional pode ser utilizado com eficácia para aumentar a força dos músculos de importância vital para o controle do apoio: estabilizadores pélvicos, extensores do quadril, extensores do joelho, tibial anterior e gastrocnêmio. Técnicas de alongamento tradicionais podem ser utilizadas para alongar flexores do quadril, flexores do joelho e flexores plantares encurtados. Aumentar a flexão ativa do quadril e a extensão ativa do joelho permite um avanço do membro mais efetivo e uma passada mais longa. Atividades que envolvam deslocamento do peso oferecem múltiplas oportunidades para integrar a força funcional e as respostas posturais em um padrão de movimento. Técnicas terapêuticas durante o apoio podem incluir atividades que estimulem o contato do calcanhar no contato inicial, a aceitação do peso efetiva sobre um membro inferior estável estendido e deslocamento do peso de um membro para o outro. Atividades que estimulem o controle suave da força de momento gerada no final do período de apoio oferecem ao paciente a oportunidade de controlar o membro que avança. O treinamento de tarefas funcionais que incluam passar por obstáculos, lidar com terreno desnivelado e mudar a velocidade pode ser praticado em vários ambientes. Pacientes com Parkinson podem exigir um foco no treinamento de força excêntrico para que se possa canalizar um maior controle voluntário nas tarefas de desaceleração dos músculos que se alongam naturalmente durante a marcha – extensores do quadril, isquiotibiais, quadríceps, e dorsiflexores e flexores plantares do tornozelo. Deve-se prestar atenção ao início da marcha durante a prática suave de ambas as fases, apoio e balanço, de forma a aproveitar a vantagem do momento natural que ocorre durante o ciclo de marcha.[23,119]

estender. Enquanto a massa corporal continua deslocando-se para a frente, a tração do gastrocnêmio na parte posterior do joelho ajuda a manter a extensão do joelho. Um comprimento de passada maior também estimula uma hiperextensão passiva prolongada do joelho durante o apoio. Se o indivíduo mover o CM do corpo à frente do membro que sustenta o peso, a marcha pode parecer um arremesso do corpo sobre o membro com uma inclinação anterior do tronco durante a primeira metade do apoio sobre o membro afetado.

Marcha ortopédica: restrição do movimento do joelho

Após uma lesão do joelho, como entorses e estiramentos agudos, ou cirurgias envolvendo qualquer procedimento, desde desbridamento artroscópico até colocação de prótese da articulação do joelho, a perda de movimento é sempre uma preocupação. Pacientes cujo joelho foi imobilizado por longos períodos pós-trauma estão em risco ainda maior de perder o movimento articular. Se o paciente não conseguir estender o joelho por completo, seja por causa de encurtamento na articulação do joelho ou de perda de flexibilidade nos isquiotibiais, o contato inicial não ocorre no calcanhar, mas sim mais próximo da região do mediopé. Como o joelho está incapaz de se estender por completo durante o balanço final, a passada é mais curta em virtude da menor excursão do balanço, o que pode gerar uma cadência perceptivelmente irregular e uma passada mais longa do membro não afetado. O joelho não alcança a extensão normal no contato inicial, no apoio médio ou no apoio final, e permanece em flexão durante a fase de apoio. A marcha pode apresentar-se como uma marcha em rolamento, com um CM mais baixo durante o apoio no membro afetado, e um aumento da flexão do quadril e da flexão dorsal do tornozelo do membro. A pelve pode apresentar uma queda visível nos planos frontal e transversal durante o balanço final e o contato inicial, já que o joelho é incapaz de se estender por completo para alcançar o solo.

Marcha ortopédica: restrição do movimento do tornozelo

A redução do movimento do tornozelo após entorses do tornozelo é bastante comum. A flexão dorsal é o movimento comum que pode perder vários graus, de modo a criar, como consequência, uma marcha patológica muito típica. Quando o movimento de flexão dorsal está restrito, o maior desvio da marcha ocorre durante o apoio médio. Normalmente, o tornozelo está em flexão plantar na resposta à carga e passa rapidamente à flexão dorsal no apoio médio, mas, se o movimento de flexão dorsal estiver limitado, o indivíduo manca para a frente, levantando o calcanhar do solo e indo rapidamente para o apoio final. Durante o apoio, o indivíduo também pode posicionar o quadril em rotação lateral para permitir que o apoio médio ocorra sem mancar tanto, já que essa posição permite que as articulações transversas do tarso caiam, compensando a flexão dorsal reduzida do tornozelo. Dependendo do grau de redução da flexão dorsal, os dedos podem acabar não se afastando o bastante do solo se o tornozelo não conseguir realizar a flexão dorsal até a posição neutra; nesse caso, o indivíduo afasta o pé do solo durante o balanço, aumentando a flexão do quadril e do joelho ou rodando o membro durante o balanço.

Marcha ortopédica: fraqueza do glúteo médio

A fraqueza do glúteo médio pode ocorrer como lesão direta ao músculo ou como consequência de uma lesão em outro aspecto do membro. A marcha típica vista com a presença de fraqueza do glúteo médio é a **marcha de Trendelenburg** (ver Fig. 9.28C). Como você deve lembrar das discussões sobre o quadril no Capítulo 9, a deficiência do glúteo médio produz uma queda da pelve contralateral durante a sustentação do peso no apoio simples. Durante a fase de apoio médio da marcha, o membro está em posição de sustentação

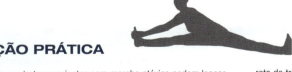

APLICAÇÃO PRÁTICA

Os fisioterapeutas que tratam pacientes com marcha atáxica podem lançar mão de várias estratégias de reabilitação específicas ao déficit particular da marcha. Atividades em pé e de caminhada devem enfatizar a transferência adequada do peso com rotação do tronco e retreinamento para restabelecer um balanço recíproco dos braços, ainda que limitado. A intervenção deve assegurar um controle de movimento compatível entre a parte proximal e a distal. Os objetivos do controle do movimento proximal focam-se no aumento da extensão do quadril associado ao controle da extensão do tronco, a fim de manter o alinhamento sobre a pelve com controle postural adequado. O fisioterapeuta intervém para corrigir e indicar a posição correta do tronco e da pelve com o objetivo de iniciar o deslocamento de peso do membro inferior para a frente e de restabelecer o controle do tornozelo, do joelho e do quadril. Além disso, os problemas de ativação muscular e sequenciamento são retreinados com o membro de apoio para a frente para replicar as demandas do ciclo de balanço. O uso de pesos na região proximal ou distal pode ajudar a diminuir os movimentos atáxicos e a melhorar a precisão do balanço. A prática e a repetição ajudam a fazer uma passagem mais suave do pré-balanço a uma flexão controlada e ao avanço do membro em movimento.

do peso em apoio simples, de modo que o quadril e a pelve opostos caem durante essa fase se o glúteo médio não tiver força suficiente para manter o nível da pelve. Por exemplo, se o glúteo médio direito estiver fraco, quando o paciente estiver no apoio médio à direita, o quadril e a pelve esquerda cairão. Essa é a marcha de Trendelenburg.

Outra maneira de o indivíduo compensar a deficiência do glúteo médio é inclinando o tronco lateralmente para o lado ipsilateral da fraqueza durante o apoio médio. Mover CBT diretamente sobre o membro reduz a alavanca de CBT, de forma que o glúteo médio fraco não precisa fazer tanta força; esse movimento do CM diminui o torque total exigido do glúteo médio.

Independentemente do tipo de marcha empregada no caso de fraqueza do glúteo médio, um equipamento acessório costuma ser recomendado para permitir uma marcha mais saudável. Em geral, utiliza-se uma bengala ou muleta. O acessório na mão contralateral propicia uma plataforma de força por meio da qual a pelve permanece nivelada (ver Fig. 9.28D). Durante a deambulação, o acessório e o membro inferior afetado sustentam peso ao mesmo tempo. A força em sentido superior transmitida do solo, através do acessório, ao membro superior e, então, para o tronco, ajuda a manter a pelve nivelada no lado que não está sustentando o peso. Mesmo uma pequena força para cima da bengala ou muleta propicia uma redução significativa das forças exigidas do glúteo médio. Essa redução de força é possível porque o braço de alavanca da bengala está a uma distância relativamente longa do eixo de movimento em relação ao CM do corpo. O braço de alavanca entre a bengala e o centro de gravidade é de 4 a 5 vezes mais longo que aquele entre o centro de gravidade e a articulação do quadril.[30] Um braço de alavanca tão longo exige apenas de 2 a 10% de peso corporal equivalente através da bengala para proporcionar uma sustentação adequada[30] (ver Fig. 9.28E).

Efeito de um acessório nas tarefas funcionais e na eficiência da marcha

O uso de um equipamento acessório altera a natureza da tarefa de caminhar. A marcha de um indivíduo utilizando um equipamento acessório demonstra características diferentes daquelas de um ciclo de marcha típico. Um equipamento acessório é prescrito apropriadamente para melhorar a estabilidade de uma pessoa em pé, alargar a base de sustentação e permitir mobilidade funcional em face a limitações ou restrições significativas. Quando o paciente utiliza um equipamento acessório que exige o envolvimento simultâneo de ambos os membros superiores, estes atuam de maneiras diferentes durante a marcha em comparação a uma caminhada sem assistência. Nesse caso, os membros superiores deixam de fazer o balanço recíproco; como consequência, as demandas no tronco mudam, a capacidade do tronco de rodar livremente é reduzida, e os braços, impulsionando-se por um acessório, tornam-se parte do ciclo de marcha.[24] Com a exceção de uma marcha com rápida oscilação entre as muletas, como demonstrado por algumas pessoas que as utilizam com proficiência, caminhar com um equipamento acessório é mais lento e, em todo caso, demanda mais energia.[124,125] Por exemplo, o gasto energético de caminhar com uma marcha com oscilação entre as muletas exige de 3 a 9 vezes mais energia que uma marcha normal.[102,126,127] A energia é consumida pelo envolvimento dos membros superiores nessa atividade de cadeia cinética fechada. O uso de um equipamento acessório também exige maiores demandas cognitivas do usuário, o que pode ter um impacto na execução da própria tarefa de caminhar.[128]

Corrida

Correr é diferente de caminhar no sentido de que o corpo se move em uma velocidade maior. No entan-

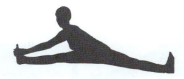

APLICAÇÃO PRÁTICA

Como mencionado, a correção de uma marcha patológica ortopédica é menos complicada que a de uma marcha anormal neurológica. Depois que o desvio da marcha é observado, é responsabilidade do fisioterapeuta descobrir a fonte desse desvio. Depois de determinar a causa, o fisioterapeuta é capaz de organizar um programa de reabilitação para corrigir a patologia ortopédica ou minimizar o efeito da disfunção neurológica. É comum, em reabilitação, que o fisioterapeuta não só corrija ou minimize a patologia, mas também ofereça ao paciente um treinamento da marcha para desenvolver "novos" hábitos de deambulação após uma lesão ou disfunção que tenha causado a patologia da marcha. No caso de problemas ortopédicos, algumas vezes um problema está gerando mais que um desvio de marcha e corrigi-lo eliminará vários desvios, ao passo que, outras vezes, vários problemas estão criando a marcha anormal do indivíduo. Por exemplo, se o paciente apresentar apenas um encurtamento articular no joelho, a marcha terá várias características patológicas, incluindo maior flexão do quadril, maior flexão dorsal do tornozelo, nenhuma extensão do joelho no contato inicial nem no apoio final, fase de balanço mais curta, cadência assimétrica, maior queda do quadril no lado ipsilateral e maior rotação pélvica para a frente no contato inicial. O fisioterapeuta deve ser capaz de reconhecer todos os desvios em relação à marcha saudável e entender as possíveis causas desses desvios antes de corrigi-los.

to, com o aumento da velocidade da marcha, também mudam sua cinética e sua cinemática. A corrida é um tipo de deambulação com velocidades variadas, o que dificulta a identificação das variáveis específicas da corrida. A corrida inclui *jogging*, corrida lenta, corrida rápida e *sprint*; todas essas formas de marcha entram na categoria geral de corrida. A **corrida** é definida como uma marcha na qual a fase de balanço é mais longa que a de apoio e na qual há dois períodos durante o ciclo de marcha em que nenhum dos membros inferiores está em contato com o solo.

A caminhada e a corrida possuem diferenças e semelhanças. Tanto uma como a outra apresentam uma fase de apoio e uma de balanço, além de períodos de apoio simples. Ambas propelem o corpo à frente em uma direção linear. Durante a caminhada, porém, o corpo se move de maneira similar a um pêndulo invertido, produzindo um movimento sinusoidal do CM, ao passo que a corrida faz com que o CM se mova de forma mais semelhante a uma bola quicando ou um pula-pula, utilizando a rigidez muscular para gerar uma liberação de energia elástica a fim de propelir o corpo à frente.[129] Quando o corpo passa da caminhada à corrida, ocorrem mudanças nas variáveis espaciais e temporais da marcha; a variável espacial do comprimento do passo aumenta, assim como os fatores temporais de velocidade e cadência quando a duração do passo diminui. As forças de reação do solo também aumentam com a corrida. Durante a caminhada, o momento para a frente ocorre durante a fase de apoio, mas, na corrida, o movimento dos braços e das pernas gera o momento durante a fase de balanço. A marcha da caminhada tem uma fase de apoio mais longa e uma fase de balanço mais curta, mas a corrida tem o inverso, uma fase de balanço mais longa e uma fase de apoio mais curta. Na caminhada, o momento de sobreposição da atividade entre os dois membros inferiores ocorre durante o apoio, ao passo que, na corrida, essa atividade ocorre durante a fase de balanço. Por fim, a corrida se diferencia da caminhada nos seguintes pontos: a corrida demanda maior amplitude de movimento de todas as articulações dos membros inferiores, há mais atividade excêntrica dos músculos durante a corrida, o CM está mais baixo ao longo do ciclo de corrida, não há fase de suporte duplo na corrida, e há um período sem contato entre nenhum dos membros e o solo durante a corrida.

A corrida é definida pela velocidade. O fator de confusão para definir com clareza as diferentes categorias de corrida se relaciona ao fato de que vários pesquisadores usam suas próprias definições para *jogging*, corrida e *sprint*. Embora o ritmo médio de caminhada seja de cerca de 1,4 m/s, o ritmo da corrida pode variar de 2,2 a 5 vezes a velocidade da caminhada.[130] As velocidades de corrida examinadas possuem uma ampla gama de variabilidade com médias incluindo: 2,74 m/s;[131] 9,66 km/h para o *jogging* e 19,31 km/h para a corrida;[35] 1,96 m/s,[132] e 10 a 15 km/h.[133] Em uma tentativa de padronizar os resultados e propiciar um maior controle das condições, pesquisadores colocaram os sujeitos em esteiras para coletar dados.[133] As velocidades de corrida aceitáveis determinadas para os estudos da corrida ficaram entre 1,5 m/s (5,4 km/h) e 6 m/s (21,6 km/h), com uma velocidade média em torno de 4 m/s (14,4 km/h).[134]

Diferentemente da corrida, o ***sprint*** possui uma definição mais simples: correr o mais rápido possível por distâncias curtas.[135] Os dois principais fatores que influenciam qualquer velocidade de corrida são o comprimento da passada e a frequência da passada, ou cadência.[136] Portanto, até mesmo o *sprint* pode ter velocidades variadas dependendo do comprimento da passada do indivíduo e da velocidade com a qual ele consegue movimentar os membros. Em nossa discussão sobre corrida, iremos comparar e contrastar as diferenças entre caminhada, corrida e *sprint*. Essas três categorias são usadas, já que as maiores diferenças na cinética e na cinemática ocorrem quando o corpo passa da caminhada para a corrida e da corrida para o *sprint*. Existem diferenças menos perceptíveis nas diferentes velocidades na categoria de corrida, da mesma forma que há diferenças nominais nas diferentes velocidades de caminhada; portanto, os fisioterapeutas não estão tão preocupados com as diferenças, digamos, entre corrida lenta e *jogging* como estão com os contrastes entre a corrida e o *sprint*. As Tabelas 12.6 a 12.9 apresentam comparações de características cinéticas e cinemáticas fundamentais da caminhada, da corrida e do *sprint* no tronco e na pelve (Tab. 12.6), no quadril (Tab. 12.7), no joelho (Tab. 12.8), e no tornozelo e no pé (Tab. 12.9), que serão mais discutidas na seção a seguir.

Fases

Como mencionado, a corrida e o *sprint* possuem fases de apoio e de balanço, assim como a caminhada. A corrida e o *sprint* são divididos em fases semelhantes, por isso, nesta seção, discutiremos ambos como, essencialmente, uma única categoria. A fase de apoio na corrida é dividida em duas subfases, absorção e propulsão, as quais são separadas no apoio médio; a fase de balanço também possui duas fases, balanço inicial e balanço final, os quais são delimitados pelo balanço médio.[137] Na caminhada, o apoio médio e o balanço médio são períodos específicos do ciclo de marcha em que ocorrem atividade e movimento, porém, na corrida, servem apenas como pontos de separação para delimitar as duas metades das fases de apoio e de balanço, respectivamente. No início do balanço inicial e no fim do balanço final, há um período em que nenhum dos membros está em contato com o solo; é o período chamado de **flutuação dupla** (Fig. 12.16) ou, simplesmente, **fase de flutuação**. Esse período de flutuação dupla possibilita um maior tempo de balanço e um menor tempo de apoio. Quanto mais rápido o indivíduo corre, maior é o tempo da fase de balanço, e há uma redução concomitante do tempo da fase de apoio.

Fase de apoio: absorção

A fase de absorção do apoio é o tempo do contato inicial do pé ao período do apoio médio. Quando o pé faz contato com o solo durante a corrida, assim como na caminhada, a parte lateral do calcanhar faz o primeiro contato, com o pé em posição de leve supinação.[138] Cerca de 80% dos corredores fazem o contato inicial no calcanhar, enquanto os outros 20% fazem sobre o mediopé.[139] O impacto inicial ocorre de maneira bastante rápida e o membro move-se imediatamente para uma posição de pé plano, assim como na caminhada, embora em velocidade muito superior. Como o nome da fase implica, sua função é absorver as forças de impacto entre o pé e o solo. Portanto, essa fase termina quando o corpo começa os preparativos para se mover ou propelir o corpo à frente.

Fase de apoio: propulsão

Enquanto o CM do corpo se move sobre o pé que está sustentando o peso durante o apoio médio, o membro oposto está balançando para a frente. Na parte inicial dessa fase, o calcanhar da perna de apoio deixa o solo. Enquanto o calcanhar de apoio se afasta do solo no momento em que inicia sua propulsão para a frente, a perna de balanço continua seu avanço adiante e inicia os preparativos para o apoio. Depois que o pé deixa o solo, a fase de apoio acaba e o membro entra na primeira fase de flutuação dupla.

Fase de balanço: balanço inicial

A primeira metade do balanço inicial é a primeira fase de flutuação dupla, em que ambos os membros estão fora do solo. A perna de balanço está movendo-se para a frente em direção ao solo, preparando-se para a aceitação do peso, e a perna de apoio está movendo-se para cima e para a frente, a fim de avançar o membro e todo o corpo à frente. Durante a segunda metade do balanço inicial, o outro membro faz contato com o solo e começa seu próprio contato inicial e seu ciclo de sustentação de peso. O membro de balanço acelera para a frente com o momento gerado pela força utilizada para impulsionar-se do solo e balançar a perna para a frente.

No começo da fase de balanço inicial, o membro é abduzido em resposta à rotação pélvica, a qual também impacta o membro contralateral, que logo se torna o membro de apoio ao rodá-lo em rotação lateral e supinação. O tornozelo é mantido em flexão dorsal ao longo da fase de balanço. A flexão do joelho e do quadril também aumenta durante esse período.

Fase de balanço: balanço final

A segunda metade da fase de balanço é marcada por uma mudança de aceleração para desaceleração em preparação para o contato inicial. Conforme a perna de apoio se move do levantamento dos dedos, começa a segunda metade de balanço final. É nesse período que acontece a segunda fase de flutuação dupla. As articulações dos membros se movem em preparação para o contato inicial.

Cinemática

Como você se lembra, a cinemática lida com o movimento sem consideração às forças que o causam. Identificaremos os movimentos que ocorrem durante as fases da corrida, mas suas amplitudes não serão apresentadas, já que os graus variam muito de acordo com a velocidade, o tamanho e o treinamento do indivíduo.[139]

Movimento no plano sagital

Mais pesquisas sobre a corrida identificaram movimentos no plano sagital que nos planos frontal ou trans-

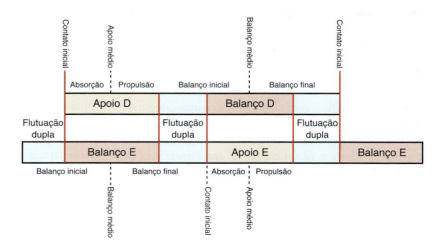

Figura 12.16 Fases da corrida. A fase de apoio é mais curta que a de balanço. A fase de balanço contém uma fase de flutuação dupla.

verso. Isso pode ser pelo fato de ocorrer mais movimentos no plano sagital que nos outros planos de movimento durante a corrida. O movimento das articulações no plano sagital também é o mais importante, pois é o que produz o movimento do corpo para a frente durante a caminhada, a corrida e o *sprint*.

Tronco e pelve

Quanto mais rápido a pessoa se movimenta, mais baixo fica seu centro de massa; o CM é mais elevado durante a caminhada e mais baixo durante o *sprint*. Além de um CM mais baixo, ocorre uma inclinação progressiva do tronco para a frente e uma inclinação pélvica anterior com a elevação na velocidade da marcha da caminhada para a corrida e para o *jogging*. A inclinação anterior da pelve e do tronco mantém as forças de reação do solo à frente do CM para possibilitar a aceleração do corpo para a frente.[139] Durante a fase de absorção da fase de apoio, a pelve está em leve inclinação posterior a fim de atingir uma posição de mínima inclinação anterior.[140] Depois de alcançar essa posição, a pelve muda de direção, movendo-se anteriormente para atingir sua inclinação anterior máxima logo antes de o pé sair do solo. Durante o balanço inicial, a pelve move-se um pouco para trás e, depois, para a frente durante o balanço final; essa inclinação posterior seguida de inclinação anterior resulta das forças direcionadas através da pelve pelo membro contralateral.[140]

Quadril

O movimento do quadril no plano sagital durante a corrida é semelhante ao que ocorre durante a caminhada, com exceção de que a extensão ocorre um pouco depois, no momento do levantamento dos dedos, e não no levantamento do calcanhar.[139] Na segunda parte do balanço final, o quadril se move em extensão, de forma que o CM não fique muito atrás do pé no contato inicial. Colocar o CM atrás do ponto de contato servirá para desacelerar o movimento adiante. Quando o pé toca o solo, o quadril faz uma leve flexão para absorver as forças de impacto.[138] Após esse breve período de flexão, o quadril faz uma extensão por todo o resto da fase de apoio até que, como mencionado, ocorra a extensão máxima, seja no final da fase de apoio ou logo antes de o pé deixar o solo.[140] O quadril atinge sua flexão máxima durante o início do balanço final e, depois, durante a segunda metade do balanço final, ele realiza extensão enquanto o membro começa a se preparar para o apoio. A flexão máxima do quadril na perna de balanço ocorre aproximadamente ao mesmo tempo que o levantamento dos dedos do membro contralateral.[140]

Joelho

Assim como no caso do quadril, o padrão de movimento no plano sagital é semelhante na caminhada e em várias velocidades de corrida, porém, os extremos de movimento são muito diferentes.[139] Durante a fase de apoio na corrida, o joelho move-se de cerca de 45° durante a fase de absorção para sua maior extensão, de 20°, no final da fase de propulsão do apoio.[139] Após o joelho alcançar essa extensão máxima e o pé deixar o solo, o joelho move-se progressivamente em flexão, alcançando sua flexão máxima em torno do balanço médio. Nesse período, o joelho pode se flexionar de 90° a 130°.[139] Após o balanço médio, o joelho move-se em extensão em preparação para a aterrissagem.

Tornozelo e pé

O pé toca o solo em flexão dorsal e a tíbia move-se para a frente após o contato inicial, fazendo ainda mais flexão dorsal para ajudar na absorção da força. O tornozelo chega à flexão dorsal máxima de 20° logo antes do apoio médio.[138] A fase de propulsão inicia a flexão plantar, enquanto o gastrocnêmio e o sóleo se preparam para propelir o membro e o corpo à frente. A contração ativa do gastrocnêmio e do sóleo acelera a perna de apoio durante esse último segmento da fase de apoio. Como o pé segue o avanço em supinação, ele propicia uma alavanca rígida pela qual os músculos gastrocnêmio e sóleo propelem o corpo adiante. Conforme o pé deixa o solo, os grupos musculares extensores do quadril e do joelho geram outro impulso que permite ao corpo entrar na fase de flutuação. Imediatamente depois do levantamento dos dedos, o tornozelo continua a fazer flexão plantar, enquanto o momento do gastrocnêmio e do sóleo continua seu efeito. Em torno da metade do balanço inicial, o tornozelo começa a fazer flexão dorsal. A flexão dorsal continua até a última metade do balanço final, quando o tornozelo reduz sua flexão dorsal ao se preparar para a aterrissagem.

Movimento no plano frontal

O movimento no plano frontal não é tão significativo quanto no sagital, nem no caso da caminhada nem no da corrida. As pesquisas sobre movimentos do plano frontal durante a corrida limitam-se, sobretudo, ao tronco, à pelve e aos quadris. Há pouquíssimas informações relevantes sobre outros movimentos articulares nesse plano durante as atividades de corrida.

Tronco e pelve

No plano frontal, o tronco inclina-se em direção à perna que sustenta o peso durante a corrida: quando o membro direito do indivíduo começa a fase de apoio, o tronco inclina-se lateralmente para a direita e, então, faz o movimento inverso, para a esquerda, durante o início da fase de apoio à esquerda.[139]

A inclinação pélvica no plano frontal começa no contato inicial, com a pelve levemente mais elevada no lado da perna de apoio e levemente mais baixa no lado da perna de balanço. Quando o membro atinge o apoio médio, a pelve já se moveu para baixo no lado da perna de apoio e para cima no lado da perna de balanço, de maneira a ficar nivelada. Após o apoio médio, a pelve do lado da perna de balanço continua sua rotação no sentido superior enquanto a do lado da perna de apoio roda no sentido inferior, atingindo sua posição mais inferior no momento do levantamento dos dedos.[140] Quando o membro realiza seu balanço inicial, a pelve ipsilateral roda para cima para tirar o membro do solo enquanto a pelve contralateral roda para baixo, preparando-se para o contato inicial. Durante o balanço médio e o balanço final, a pelve continua a se deslocar para cima no lado da perna de balanço até atingir sua rotação máxima para cima durante a segunda metade do balanço final.[140]

Quadril

Basicamente, o movimento do quadril é igual ao movimento da pelve.[139] O quadril é aduzido no contato inicial durante a corrida para posicionar a base de sustentação sob o CM do corpo. Conforme as forças são absorvidas logo após o contato inicial, o quadril aduz um pouco mais. Enquanto o membro está no apoio médio, o quadril está preparando-se para a fase de propulsão do apoio e realizando abdução até atingir uma posição de leve abdução no levantamento dos dedos. A abdução continua durante o balanço inicial até haver a abdução máxima, que ocorre por volta do balanço médio. Em seguida, o quadril faz adução durante o balanço final em preparação para o contato inicial. Acredita-se que a abdução do quadril ocorra durante o levantamento dos dedos e o balanço inicial, para auxiliar o membro contralateral, em balanço, a permanecer acima do solo.[140] Do mesmo modo, a adução do quadril durante a última porção do balanço final pode servir para posicionar melhor o membro para uma aterrissagem estável.[141]

Joelho

Quando o pé toca o solo, o joelho está em leve abdução e, a seguir, move-se para cerca de 12° de adução no apoio médio.[142] Durante a fase de propulsão, o joelho se move em direção à abdução, embora se mantenha em leve adução relativa ao longo de todo o ciclo.[142]

Tornozelo e pé

Como a articulação talocrural se move apenas no plano sagital, a articulação talocalcânea é a parte do complexo do tornozelo que se movimenta no plano frontal. A articulação talocalcânea faz o contato inicial com cerca de 10° de inversão e imediatamente realiza eversão.[143] Esse movimento de eversão auxilia a flexão do quadril e do joelho na absorção de força. O retropé e o mediopé, então, continuam a realizar pronação, em uma velocidade mais lenta, ao longo da primeira metade da fase de apoio. Enquanto o membro se move ao longo da fase de propulsão, a articulação talocalcânea roda em inversão.

Movimento no plano transverso

Como esses movimentos são muito difíceis de visualizar sem equipamentos laboratoriais tridimensionais de alto custo, poucas informações estão atualmente disponíveis sobre os movimentos no plano transverso durante as atividades de corrida. Também nesse caso, a pelve e o quadril receberam a maior parte da atenção dos pesquisadores; as informações disponíveis são apresentadas aqui.

Tronco e pelve

O movimento do tronco no plano transverso é dividido em movimentos opostos entre a parte superior e inferior da coluna. A parte inferior gira para trás de maneira coordenada com a extensão da perna de trás, enquanto a parte superior simultaneamente gira para a frente em sincronia com o braço do lado ipsilateral, de maneira a haver um equilíbrio durante a corrida.[140]

Como mencionado, a rotação pélvica anterior ocorre quando um lado da pelve (hemipelve) se move para a frente e a rotação pélvica posterior ocorre quando um lado se move para trás; quando um lado da pelve faz rotação anterior, o lado oposto faz rotação posterior. O movimento da pelve durante a corrida é diferente daquele durante a caminhada.[139] Na verdade, os movimentos da pelve durante a corrida são opostos aos da caminhada. No contato inicial a pelve está em leve rotação posterior e continua a mover-se nessa direção até o apoio médio.[140] Durante o apoio do membro, o membro oposto está oscilando para a frente. A rotação pélvica decorrente do movimento do membro em balanço causa um momento de rotação lateral do membro de apoio. Após o apoio médio e ao longo da fase de propulsão do apoio, a pelve move-se em direção à rotação anterior, de forma que, quando o membro está no final do levantamento dos dedos, a pelve está em rotação neutra. A pelve continua seu movimento de rotação anterior até o balanço médio, quando alcança sua rotação anterior máxima.[140] Durante o balanço final, ela começa seu movimento em direção à rotação posterior, enquanto se prepara para o contato inicial. Acredita-se que a pelve se movimente nesse padrão durante a corrida para gerar eficiência energética ao reduzir o componente posterior da força de reação do solo no contato inicial.[140]

Quadril

O quadril está rodado medialmente durante a fase de absorção do apoio; no entanto, depois do apoio médio, o quadril começa a rodar lateralmente, de forma a chegar a uma posição neutra no instante do levantamento dos dedos.[139] Conforme o quadril se move ao longo da fase de balanço, ele mantém uma posição de mínima rotação medial.[141]

Joelho

No contato inicial, o joelho está em leve rotação lateral e move-se imediatamente em rotação medial ao longo da fase de absorção.[142] A rotação medial da tíbia causa abdução do tálus e, em consequência, pronação.[142] Durante a fase de propulsão do apoio, o joelho roda lateralmente e continua a fazê-lo até o levantamento dos dedos.[142] Quando o pé está pronto para o contato inicial, a tíbia já retornou a uma posição de leve rotação lateral.

Tornozelo e pé

Como mencionado, o tálus que está sustentando o peso aduz, ocasionando uma rotação medial da tíbia. Como resultado, a articulação talocalcânea prona quando o pé recebe a carga na fase de absorção. Nos últimos instantes da absorção, imediatamente antes do apoio médio, atinge-se a pronação máxima do pé como resultado da orientação paralela dos eixos da articulação transversa do tarso; essa posição permite a mobilidade máxima do pé para que ele se adapte a qualquer superfície em que esteja. Esse ponto de máxima pronação marca o final da fase de absorção no apoio.[138] É durante a fase de propulsão, quando a articulação talocalcânea inverte, que as articulações talocalcânea e tarsometatarsais realizam a supinação. Enquanto o membro oposto oscila para a frente, passando adiante do membro de apoio, esse realinhamento da articulação talocalcânea que sustenta peso trava os eixos das articulações transversas do tarso, reduzindo suas mobilidades e produzindo uma alavanca rígida para propelir o membro acima do solo. Durante o balanço inicial, o pé está em pronação, pois está relaxado, mas move-se em supinação durante o balanço final[141] e permanece em supinação ao longo da fase de balanço.[144]

Mudanças em diferentes velocidades

Com a mudança na velocidade de locomoção da caminhada para a corrida e para o *sprint*, há algumas diferenças nas demandas de movimento, no sequenciamento de atividade e em outros parâmetros. Observações gerais das mudanças vistas com cada aumento progressivo na velocidade incluem centro de massa mais baixo, passada mais longa, cadência mais rápida, um período mais curto de apoio e um mais longo de balanço, e maiores amplitudes de movimento em quase todas as articulações. Como mencionado, a caminhada inclui dois períodos de apoio duplo, enquanto a corrida incorpora dois períodos de flutuação dupla ao longo de uma passada. Há outras mudanças específicas que ocorrem em cada segmento também. As Tabelas 12.6 a 12.9 salientam as principais mudanças que ocorrem em cada um dos segmentos durante os três tipos de locomoção. A Figura 12.17 apresenta as amplitudes de movimento das articulações durante a caminhada, a corrida e o *sprint*.

Atividade muscular no quadril, no joelho e no tornozelo durante a corrida

Foi mencionado que as forças de impacto são absorvidas pelos vários segmentos no momento do contato inicial, então, você já pode ter suposto que os músculos desses segmentos trabalham excentricamente para absorver a energia criada nesse período do ciclo de corrida. Esse momento de absorção é seguido por uma geração de potência, conforme os segmentos se preparam para propelir o corpo para a frente. Por essa razão, assim como nas atividades de caminhada, as atividades de corrida produzem a maior quantidade de atividade muscular logo após o contato inicial, durante a última metade da fase de apoio (a fase de propulsão) e na última porção do balanço final. A principal diferença é que, com pouquíssimas exceções, o momento do início da atividade muscular é um pouco anterior e a intensidade dessa atividade é maior na corrida que na caminhada; essa situação de início adiantado ocorre ainda mais rapidamente com a maior atividade muscular no *sprint* (Fig. 12.18).

Grupos musculares do quadril

A produção de força e o sequenciamento da função do glúteo máximo são os mesmos na caminhada e na corrida, seja qual for a velocidade.[145] Logo antes e logo após o contato inicial, os extensores do quadril estão

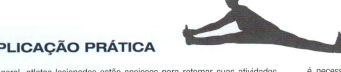

APLICAÇÃO PRÁTICA

Em geral, atletas lesionados estão ansiosos para retomar suas atividades de corrida após a lesão. Uma das questões mais comuns com a qual os fisioterapeutas se deparam durante a primeira sessão de tratamento após uma lesão é: "quando poderei voltar a correr?". Antes que paciente esteja pronto para voltar a correr, não apenas o problema da lesão deve estar resolvido, mas também o paciente deve ter uma amplitude de movimento suficiente nas articulações nos membros inferiores. Quanto movimento é necessário em cada articulação depende da velocidade de corrida do paciente. **Sprinters** necessitam de muito mais movimento que praticantes de *jogging*, por exemplo. Embora sejam necessários apenas 60° de flexão do joelho para uma caminhada normal, um corredor precisa ter 90° de flexão do joelho para correr, enquanto corredores de velocidade necessitam de ainda mais. Esses são os requisitos que o fisioterapeuta deve compreender e incluir ao estabelecer metas para o tratamento.

Tabela 12.6 | Comparações de tronco e pelve

Fase da marcha	Caminhada	Corrida	Sprint
Fase de apoio	O tronco permanece ereto todo o tempo. A pelve permanece próxima do neutro todo o tempo.	Leve inclinação anterior do tronco no contato inicial. A pelve apresenta inclinação anterior.	Maior inclinação do tronco no contato inicial. A pelve apresenta inclinação anterior maior que na corrida.
Fase de balanço	O tronco permanece ereto todo o tempo.	Inclinação anterior do tronco.	Leve inclinação anterior do tronco.

Tabela 12.7 | Comparações de quadril

Fase da marcha	Caminhada	Corrida	Sprint
Fase de apoio	Atinge extensão máxima no levantamento do calcanhar.	A extensão máxima ocorre após o levantamento dos dedos.	O quadril nunca atinge a extensão completa. Ocorre produção de força do glúteo máximo significativamente maior que na caminhada ou na corrida.
Fase de balanço	A flexão máxima do quadril ocorre no final da fase de balanço e no contato inicial, e é de 30°.	A flexão máxima do quadril ocorre após o balanço médio e antes da segunda metade do balanço final. Na corrida, o quadril se flexiona cerca de 20° a mais que na caminhada.[162]	A flexão máxima do quadril pode ser maior que 80°.[162] Ocorre produção de força dos flexores do quadril significativamente maior que na caminhada ou na corrida.

Tabela 12.8 | Comparações de joelho

Fase da marcha	Caminhada	Corrida	Sprint
Fase de apoio	O joelho se estende quase por completo no contato inicial e por completo no levantamento do calcanhar.	A extensão do joelho nunca ocorre.	A extensão do joelho nunca ocorre.
Fase de balanço	A flexão máxima é de 60°.	A flexão máxima é de cerca de 90°.	A flexão máxima é de cerca de 130°.

Tabela 12.9 | Comparações de tornozelo e pé

Fase da marcha	Caminhada	Corrida	Sprint
Fase de apoio	O contato inicial é feito com o calcanhar. Ocorre rápida flexão plantar depois do contato inicial. Uma explosão de atividade dos músculos da panturrilha ocorre no final da fase de apoio. A absorção de impacto após o contato inicial realizada pelo quadríceps e pela panturrilha ocorre em momentos diferentes.	O contato inicial é feito na parte posterolateral do pé ou no mediopé. Ocorre rápida flexão dorsal depois do contato inicial. O rápido movimento de inversão para eversão durante o contato inicial ocorre 5 vezes mais rápido que na caminhada.[42] Explosões quase simultâneas de absorção e produção de energia ocorrem na panturrilha e nos quadríceps após o contato inicial e no final do apoio.	O contato inicial é feito pelos dedos. Ocorre flexão dorsal após o contato inicial e o calcanhar pode não tocar o solo.
Fase de balanço	O tornozelo faz flexão dorsal para afastar o pé do solo.	O tornozelo faz flexão dorsal, mas é a flexão do joelho e do quadril que gera o afastamento do pé do solo.	O tornozelo faz flexão dorsal, mas é a flexão do joelho e do quadril que gera o afastamento do pé do solo.

ativos. Os extensores do quadril estão revertendo o movimento do quadril, reduzindo a quantidade de flexão do quadril em preparação para a aterrissagem antes do contato inicial e, então, atuando para absorver as forças de impacto ao controlar os movimentos do quadril após o contato inicial. Por outro lado, o sequenciamento da

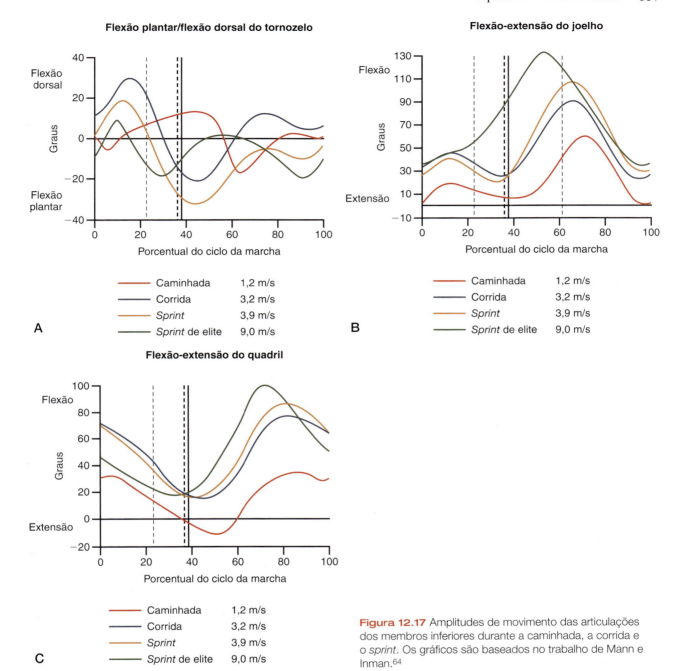

Figura 12.17 Amplitudes de movimento das articulações dos membros inferiores durante a caminhada, a corrida e o *sprint*. Os gráficos são baseados no trabalho de Mann e Inman.[64]

atividade do glúteo médio também é o mesmo para a caminhada e a corrida, mas, com o aumento da velocidade, também aumenta a amplitude de força muscular.[145]

Os flexores do quadril propelem o quadril em flexão conforme o membro deixa o solo, entrando na fase de balanço inicial. O pico de flexão do quadril ocorre durante a porção média do balanço, tanto na corrida como no *sprint*.[139] Durante a porção final do apoio, os flexores do quadril desaceleram a extensão do quadril à medida que o membro se prepara para a fase de balanço.

A atividade dos músculos adutores é diferente na corrida que na caminhada. Como apresentado, os adutores estão ativos durante o contato inicial e o levantamento dos dedos a fim de ajudar a estabilizar a coxa durante essas fases da caminhada. Por outro lado, os adutores estão continuamente ativos durante a fase de apoio na corrida para estabilizar e resistir ao movimento pélvico produzido pela perna de balanço contralateral.[138] Períodos de pico de atividade dos adutores na corrida ocorrem durante o apoio médio, o balanço médio e no fim do balanço final.[145] Com o membro em uma posição de adução durante o apoio, os adutores trabalham excentricamente para estabilizar o corpo sobre o membro, enquanto o membro contralateral está em balanço, passando para a frente do membro de

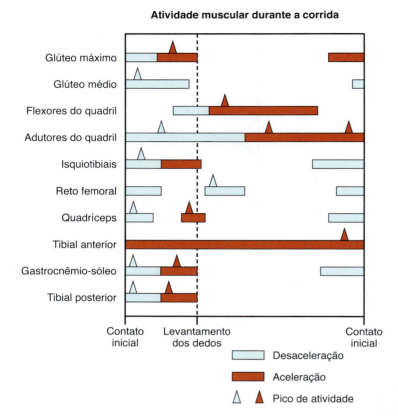

Figura 12.18 Atividade muscular durante a corrida. Com base nas pesquisas de Kunz e Kaufmann,[136] Thordarson,[137] Dugan e Bhat,[138] Novachek,[139] McClay e Manal,[142] e Gazendam e Huf.[145]

apoio. Durante o balanço médio, o membro começa a aduzir, enquanto, nos momentos finais do balanço, se posiciona para uma aterrissagem em adução, a fim de posicionar a base de sustentação abaixo do CM do corpo. Os adutores do quadril também estão ativos durante a fase de balanço na corrida, trabalhando concentricamente para mover o fêmur em direção à linha média; basicamente, esses músculos estão ativos ao longo de todo o ciclo de marcha da corrida.[138] Os abdutores do quadril estão ativos durante e logo após o contato inicial para ajudar na estabilização do quadril quando o pé toca o solo.[138]

Acredita-se que a principal função dos isquiotibiais durante a corrida ocorra no quadril.[138] O glúteo máximo e os isquiotibiais estão ativos concentricamente na extensão do quadril durante o balanço final para fornecer um impulso extensor para a propulsão e, na primeira parte da absorção, trabalhando excentricamente para absorver as forças de impacto logo após o contato inicial.[139] Os isquiotibiais estão ativos ao longo da fase de apoio da corrida, agindo excentricamente na primeira metade (absorção) e concentricamente no quadril na segunda metade (propulsão).[138]

Grupos musculares do joelho

O sequenciamento da atividade do quadríceps é mais longo na corrida que durante a caminhada. Durante a caminhada, o quadríceps está ativo durante os últimos 10% da fase de balanço até cerca de 15% da fase de apoio até o final da resposta à carga, ao passo que, na corrida, o quadríceps age dos últimos 20% da fase de balanço até o final da fase de absorção.[137] Uma duração ainda maior da atividade do quadríceps ocorre durante o *sprint*, em que esse grupo muscular permanece ativo durante 80% do apoio e durante toda a fase de balanço final.[137] O quadríceps apresenta dois picos durante a marcha da corrida. A primeira explosão de atividade ocorre excentricamente no início da fase de absorção e a segunda ocorre no final da propulsão, após o levantamento dos dedos, continuando durante o balanço inicial.[48] Acredita-se que o quadríceps realize mais trabalho negativo (absorção) que positivo (propulsão).[142] Como ele está mais ativo durante a primeira metade da fase de apoio, essa é uma conclusão plausível.

A porção do reto femoral do quadríceps possui uma dupla responsabilidade durante a primeira fase de apoio da corrida. Um dos seus papéis é flexionar o quadril para controlar a altura do CM do corpo e o outro é controlar excentricamente a quantidade de flexão do joelho quando o CM está posterior à articulação do joelho.[138]

Embora os isquiotibiais atuem concentricamente como extensores do quadril durante a fase de propulsão, eles também estão ativos no joelho. Os isquiotibiais auxiliam o quadríceps na estabilização do joelho durante a fase de absorção da corrida e continuam com essa responsabilidade, cocontraindo-se com o quadríceps enquanto o CM se desloca à frente da articulação do joelho.[138]

Grupos musculares do tornozelo e do pé

De todos os grupos musculares envolvidos na caminhada e na corrida, os que apresentam maiores mudanças na quantidade de força gerada e na responsabilidade são os grupos musculares do tornozelo e do pé. Esses músculos são divididos em grupos musculares dos compartimentos anterior e posterior, ou da panturrilha. O grupo da panturrilha está ativo durante a última metade da fase de apoio na caminhada, mas, durante a corrida, esse grupo está ativo durante os primeiros 80% da fase de apoio, até o levantamento dos dedos, e nos últimos 25% da fase de balanço.[137] Durante a fase de propulsão da fase de apoio, os músculos da panturrilha geram uma tensão equivalente a até 250% do peso corporal.[137] Durante a fase de absorção, logo após o contato inicial, o grupo muscular posterior da panturrilha trabalha excentricamente, proporcionando estabilidade para o tornozelo e controlando o avanço da tíbia para a frente gerado pelo momento e pela atividade possível do compartimento anterior.[138] Depois que o membro entra na fase de propulsão, os músculos posteriores contraem-se concentricamente para gerar a potência necessária para mover a perna e o corpo para a frente. Se o corredor estiver em um *sprint* na ponta dos pés, os músculos intrínsecos também estarão ativos para estabilizar o pé durante essa fase.[146] Assim que o pé deixa o solo, os músculos posteriores deixam de trabalhar e os músculos anteriores assumem o comando. Ao contrário do quadríceps, acredita-se que o gastrocnêmio-sóleo produza mais trabalho positivo que negativo.[142] Como ele produz forças equivalentes a 250% do peso corporal durante a fase de propulsão, essa é uma conclusão plausível. Durante a caminhada, o papel dos músculos posteriores parece ser mover o corpo na horizontal, mas, durante a corrida, há maior propulsão vertical.

O grupo muscular do compartimento anterior também tem seu sequenciamento e suas responsabilidades modificados da caminhada para a corrida. Durante a caminhada, esses músculos trabalham concentricamente do pré-balanço, durante toda a fase de balanço, até o contato inicial, quando se ativam excentricamente para controlar a descida do pé ao solo. No entanto, durante a corrida, atuam concentricamente sobre o tornozelo após o contato inicial para estabilizar o pé e, talvez, acelerar a tíbia sobre o pé fixo com o objetivo de manter ou elevar a velocidade.[138] Uma vez que o membro esteja na fase de balanço, o tornozelo se mantém em flexão dorsal ao longo de toda a fase de balanço pela contração concêntrica dos músculos anteriores; basicamente, o tibial anterior permanece ativo durante todo o ciclo de corrida.

Como o membro está em uma posição aduzida em relação ao CM do corpo no contato inicial, a articulação talocalcânea desloca-se de sua posição inicial de inversão imediatamente para eversão quando o pé toca o solo. A mudança de posição da articulação talocalcânea ocorre passivamente por causa da relação entre o ponto de contato com o solo e o CM do corpo; no entanto, esse movimento de eversão é controlado por uma contração excêntrica do tibial posterior[142] e é auxiliado pelo gastrocnêmio-sóleo.[138]

Cinética da corrida

A cinética envolve o estudo das forças que causam o movimento. Existem forças internas e externas produzidas quando o indivíduo corre. As forças internas são aquelas produzidas pelo corpo e por seus músculos e tecidos inertes, como ligamentos e tendões; a principal força externa em que estamos interessados é a gravidade. Por causa da gravidade, seja na caminhada ou na corrida, ocorrem forças de reação do solo. As forças internas e de reação do solo são brevemente apresentadas aqui.

Forças internas

O propósito da corrida é mover o corpo rapidamente de um ponto a outro. Como estamos lidando com o tempo como um fator relativo à marcha, a potência é o elemento de força envolvido. Com base em Novacheck,[139] as principais fontes de potência utilizadas para produzir propulsão para a frente na corrida incluem:

1. os músculos extensores do quadril atuando durante o final do balanço e o início do apoio;
2. os músculos flexores do quadril atuando após o levantamento dos dedos;
3. o quadríceps, o glúteo médio e os flexores plantares trabalhando ao longo do apoio.

Em outras palavras, os grupos musculares mais importantes que geram potência para a corrida são os

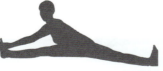

APLICAÇÃO PRÁTICA

Embora, de praxe, os adutores do quadril não sejam considerados músculos influentes na reabilitação, eles são importantes no caso de pacientes que desejam reiniciar atividades de corrida após uma lesão. O fisioterapeuta deve entender tanto o importante papel que os adutores do quadril desempenham no ciclo da corrida como as demandas de atividade contínua ao longo do ciclo da corrida desse grupo muscular.

grupos flexor, extensor e abdutor do quadril, extensor do joelho e gastrocnêmio-sóleo. Cada um deles é responsável por gerar potência em momentos específicos durante o ciclo de marcha para permitir que o indivíduo corra. Durante a primeira parte do apoio, quando o CM está atrás do pé, o glúteo máximo e os isquiotibiais devem estender o quadril para mover o corpo para a frente. Depois que o CM ultrapassa o pé, o quadríceps estende o joelho e os músculos da panturrilha flexionam o tornozelo plantarmente para continuar a propelir o corpo à frente, impulsionando-o adiante. Os abdutores do quadril podem propiciar mais eficiência ao manter a pelve estabilizada lateralmente e talvez gerar um levantamento extra.[139] Na sequência, os flexores do quadril aceleram o quadril para a frente adentrando a fase de balanço. Com o aumento da velocidade, a potência gerada por esses músculos também aumenta.

Propelir o corpo como uma mola utiliza o reflexo de estiramento e produz energia extra durante a retração dos tendões e músculos.[139] Quando um músculo se estira, como ao realizar atividade excêntrica, a maior parte da energia é absorvida pelos tendões, de maneira que, quando o movimento é invertido e a unidade musculotendínea se encurta, o tendão produz a maior parte do trabalho. Em essência, há uma absorção de energia potencial durante a fase excêntrica e uma liberação dessa energia na forma de potência durante a fase concêntrica. Pode-se comparar o funcionamento da unidade musculotendínea ao de uma mola: quando está alongada (p. ex., o tendão do calcâneo durante a fase de absorção), ela ganha energia e, então, subitamente a libera durante a fase de propulsão enquanto o tornozelo realiza uma rápida flexão plantar. Tanto uma mola comprimida como um tendão alongado ganham energia e a utilizam para aumentar seus movimentos desejados, criando um efeito mais forte e potente.

Deve-se observar que as contribuições dos membros superiores não foram discutidas nessa unidade. Existem pouquíssimas informações disponíveis sobre o papel dos membros superiores durante a corrida e as que existem não são conclusivas nem concordantes. Alguns pesquisadores indicam que os braços propiciam um levantamento durante a corrida, enquanto outros afirmam que eles geram uma velocidade horizontal mais constante por equilibrarem a rotação dos membros inferiores.[139] Infelizmente, ainda não há dados disponíveis para dar qualquer informação significativa.

Forças de reação do solo

Quando o pé faz contato com o solo, o corpo segue a terceira lei do movimento de Newton, que trata das forças de ação e reação: para cada ação, há uma reação igual e oposta. Portanto, quando o pé impacta o solo, este empurra de volta com uma força igual e oposta em todos os sentidos às forças transmitidas ao solo pelo pé. A maior força transmitida ao solo pelo pé é uma força vertical para baixo. Assim como no contato inicial durante a caminhada, como discutido anteriormente neste capítulo, há também uma força lateromedial e uma força anteroposterior aplicada durante a corrida. Há consideravelmente mais força de reação vertical do solo aplicada durante a corrida que durante a caminhada, pois o corpo deixa o solo durante a corrida, criando um contato vigoroso com o solo no impacto inicial.[147]

Como se pode recordar da seção anterior sobre caminhada, a força de reação do solo (FRS) durante a caminhada cria uma configuração de picos duplos nas forças verticais aplicadas ao corpo. Há também um padrão de picos duplos nas FRSs durante a corrida, mas o formato é diferente. Há um pequeno pico de força de impacto associado com o contato inicial nos primeiros 20% da fase de apoio, depois há um impacto mais amplo e mais longo durante a fase de propulsão.[138] A fase de propulsão possui uma força vertical maior que o primeiro impacto de FRS vertical; essa maior força de impacto é criada pelas forças geradas para a propulsão, significativamente maiores que para a absorção. As magnitudes também são diferentes entre a corrida e a caminhada. As forças de impacto da caminhada variam de 1,3 a 1,5 vezes o peso do corpo, enquanto os picos de força de impacto durante a corrida podem chegar a 2 a 3 vezes o peso corporal.[141] A Figura 12.19 compara as forças de reação verticais do solo da caminhada e da corrida.

Durante a corrida, também ocorrem forças de reação do solo mediais-laterais e anteroposteriores. Assim como durante a caminhada, a magnitude dessas forças é mínima quando comparada à das forças verticais de

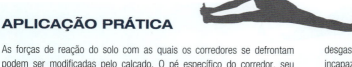

APLICAÇÃO PRÁTICA

As forças de reação do solo com as quais os corredores se defrontam podem ser modificadas pelo calçado. O pé específico do corredor, seu estilo de corrida e a superfície de corrida são fatores a serem levados em consideração na seleção cautelosa de um calçado de corrida. O calçado também altera as forças de reação do solo que impactam o corpo. Calçados desgastados e que não mais proporcionam uma sustentação adequada ou incapazes de sustentar as forças de impacto da corrida podem ser uma causa de lesões para o corredor. Embora a seleção adequada do calçado esteja além da alçada deste livro, existem várias outras fontes para guiá-lo e instruí-lo nessa busca.[148-150]

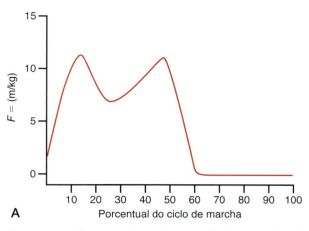
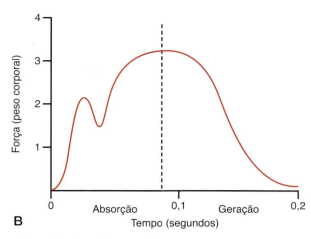

Figura 12.19 Comparação das forças verticais de reação do solo na **A)** caminhada e **B)** na corrida.

reação do solo. Essas FRS de direção anteroposterior e medial-lateral também são comparáveis em magnitude às forças criadas durante a caminhada.[141]

Resumo

Este capítulo descreve nossos movimentos funcionais mais comuns: manter uma postura em pé estável, caminhar e correr. De início, a postura em pé é definida e descrita em termos de como os segmentos corporais são equilibrados e contrapõem com eficiência a constante força da gravidade. São resumidos os pequenos ajustes posturais automáticos que fazemos para permanecer em pé. Na sequência, a terminologia da marcha é amplamente revisada. Mantendo os moldes de organização deste livro, a marcha, como movimento funcional, é descrita em termos cinemáticos e cinéticos. Discutem-se as mudanças na marcha ao longo da vida. São descritos os obstáculos para a eficiência da marcha e as consequências funcionais da marcha disfuncional. A cinemática da corrida e do *sprint* é descrita e contrastada com a da caminhada.

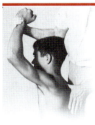

SOLUÇÃO DO CASO CLÍNICO

A experiência de Morgan diz que ela deve utilizar instruções-chave específicas que ajudarão Cody a retornar à marcha normal. Ela também sabe as máximas amplitudes de movimento que cada articulação do membro inferior precisa ter para uma deambulação normal, portanto, antes de instruí-lo sobre a marcha saudável, ela deve verificar a mobilidade das articulações do quadril, do tornozelo e do joelho. Cody está ansioso para voltar a correr, portanto, Morgan precisa explicar as características que ele deve ter na marcha e a quantidade de movimento adicional que suas articulações precisam ter antes que ele possa avançar para a corrida.

Questões para discussão

1. Como o equilíbrio das forças em volta de cada segmento corporal contribui para um controle efetivo e eficiente da postura em pé?
2. Como o uso da terminologia convencional da marcha contribui para a análise fisioterápica da marcha e para a intervenção nos pacientes?
3. Como você compararia e contrastaria a terminologia convencional da marcha e a terminologia RLA? Quais são as vantagens específicas de cada uma?
4. Quais são as principais tarefas funcionais associadas a cada fase da marcha?
5. Quais são as principais mudanças da marcha ao longo da vida?
6. Como deficiências comuns afetam a eficiência funcional da tarefa diária de caminhar?
7. Explique como o corpo se propele durante a corrida. Como os fatores-chave que produzem potência geram os resultados desejados da corrida?

8. Quais músculos estão ativos ao longo do ciclo da corrida? Identifique suas funções.

9. Quais grupos musculares possuem funções semelhantes durante a caminhada, a corrida e o *sprint*? Que diferenças apresentam entre os três tipos distintos de marcha?

10. Em qual momento do ciclo de corrida os músculos realizam a maior parte de suas atividades? Que tipo de atividade muscular costuma ser apresentada durante essas fases e por quê?

11. Com base no caso clínico e na solução apresentada, identifique quais amplitudes de movimento são necessárias para as articulações do tornozelo, do joelho e do quadril para uma marcha normal. Se Cody é um corredor de fundo que corre a 12,8 km/h, estime quais movimentos essas articulações devem apresentar para que ele possa voltar à corrida. Se Cody demonstrasse força e movimento suficientes, mas estivesse apreensivo quanto a sustentar peso no membro inferior direito ao caminhar sem muletas, como sua marcha se apresentaria? Como sua marcha seria se ele tivesse um movimento do joelho de 10° a 45°?

Atividades de laboratório

1. Usando a Figura 12.1, realize uma análise postural visualizando seu colega de laboratório de uma vista anterior, posterior e sagital e usando uma linha de prumo para representar a gravidade.

2. Enquanto caminha o mais lentamente possível, cite as oito subfases do ciclo de marcha enquanto realiza um ciclo. Concentre-se na tarefa funcional associada com aquela subfase e a amplitude de movimento e as demandas musculares necessárias para completar a tarefa.

3. Análise observacional da marcha: usando a Tabela 12.4, a seguinte abordagem irá lhe oferecer uma oportunidade para praticar e aprimorar uma estratégia de análise de marcha observacional. Primeiramente, a análise observacional de qualquer movimento deve ser executada em uma área bem iluminada e sem obstáculos, em uma superfície plana com o observado descalço ou com calçados confortáveis. As seguintes diretrizes são propostas:

    a. Observe o indivíduo caminhando em uma área bem iluminada sem quaisquer obstáculos, descalço ou com calçados confortáveis e utilizando um equipamento acessório se prescrito.

    b. A observação deve ser de várias passadas, uma distância de vários metros com o observador situado no meio dessa distância para poder se concentrar na caminhada típica, e não nas porções de aceleração ou desaceleração da caminhada.

    c. Observe de uma vista sagital e frontal, dos lados direito e esquerdo, anterior e posteriormente;

    d. Observe de uma maneira sistemática, a começar pela cabeça e pelo pescoço, e seguindo para o tronco, os membros superiores, a pelve, o quadril, o joelho e o tornozelo/pé, como descrito na Tabela 12.4, usando a série de perguntas como um guia para a realização da análise observacional da marcha.

4. A análise dos movimentos da marcha normal e a identificação dos desvios da marcha anormal exigem o desenvolvimento da habilidade de focar seletivamente em uma articulação ou segmento por vez de maneira rápida para cobrir todos os membros *e* o tronco. Essa habilidade também pode ser treinada observando-se um indivíduo caminhar em uma esteira. Trabalhando em grupos de 3 a 5, analise a marcha de cada pessoa do grupo. Para cada análise, os observadores devem observar de lado, no plano sagital, e por trás, no plano frontal. Se houver uma plataforma adequada mais alta que o indivíduo observado, ele pode ser visualizado por cima, no plano transverso. Observe e liste todos os desvios da marcha que vir, mesmo que sejam sutis. Dê atenção às seguintes partes do corpo:

    a. O topo da cabeça para ver as oscilações verticais e laterais.

    b. No plano sagital, observe os movimentos do quadril do lado mais próximo, depois o joelho, depois o tornozelo e depois os dedos.

    c. Vá para o outro lado da esteira para ver os movimentos da outra perna.

    d. No plano frontal, olhando por trás, observe a queda normal do quadril durante o período de apoio simples e, em seguida, observe a pronação e a supinação do pé.

    e. Rotações do quadril e do joelho são mais bem visualizadas de frente, mas costumam ser obstruídas pela esteira.

    f. Peça para o indivíduo remover seus calçados e caminhar na esteira.

5. Mantendo os mesmos grupos da atividade 4, cada pessoa deverá correr na esteira, com e sem calçados. Faça observações semelhantes às listadas na atividade 4. Identifique desvios nos padrões da corrida e compare-os aos achados quando o indivíduo estava caminhando. Os desvios encontrados na caminhada diminuem ou aumentam quando o indivíduo corre? Em grupo, encontre os motivos por que isso acontece.

6. Ao final da aula, cada grupo apresenta um estudo de caso de um membro do grupo para a turma, identificando os desvios da marcha e quando eles ocorrem durante o ciclo de marcha na caminhada e na corrida. Pode ser que mais de um indivíduo de cada grupo possua um desvio que deva ser identificado para a turma.

Referências bibliográficas

1. Clark JE. Dynamical systems perspective on gait. In Craik RB, Oatis CA (eds): *Gait Analysis: Theory and Application*. St. Louis: Mosby, 1995, pp 79–86.
2. DeLisa JA. Gait Analysis in the Science of Rehabilitation. Washington, DC: Veterans Health Administration/Diane Publishing, 1998.
3. Danis CG, Krebs DE, Gill-Body KM, Sahrmann SA. Relationship between standing posture and stability. *Physical Therapy* 78(5):502–517, 1998.
4. Hytönen M, Pyykkö I, Aalto H, Starck J. Postural control and age. *Acta Oto-Laryngologica* 113(1–2):119–122, 1993.
5. Woollacott MH. Posture and gait from newborn to elderly. In Amblard B, Berthoz G, Clarac F (eds): *Posture and Gait*. Amsterdam: Excerpta Medica, 1988, pp 3–13.
6. Taguchi K, Tada C. Change of body sway with growth in children. In Amblard B, Berthoz G, Clarac F (eds): *Posture and Gait*. Amsterdam: Excerpta Medica, 1988, pp 177–186.
7. Crilly RG, Delaquerrière Richardson L, Roth JH, Vandervoort AA, Hayes KC, Mackenzie RA. Postural stability and Colles' fracture. *Age and Aging* 16(3):133–138, 1987.
8. Pyykkö I, Jäntti P, Aalto H. Postural control in elderly subjects. *Age and Aging* 19(3):215–221. 1990.
9. Lord SF, Clark RD, Webster OW. Visual acuity and contrast sensitivity in relation to falls in an elderly population. *Age and Aging* 20:175, 1991.
10. Joseph J. *Man's Posture: Electromyographic Studies*. Springfield, IL: Charles C Thomas, 1960.
11. Smith JW. The forces operating at the human ankle joint during standing. *Journal of Anatomy* 91(4):545–564, 1957.
12. Åkerblom B. *Standing and Sitting Posture*. Stockholm: Nordiska Bokhandeln, 1948.
13. Joseph J, Nightingale A. Electromyography of muscles of posture: Thigh muscles in males. *Journal of Physiology* 126(1):81–85, 1954.
14. Basmajian JV. *Muscles Alive: Their Function Revealed by Electromyography*, ed 4. Baltimore: Williams & Wilkins, 1978.
15. Umphred D. *Neurological Rehabilitation*, ed 4. St. Louis: Mosby, 2001.
16. Frank J, Earl M. Coordination of posture and movement. *Physical Therapy* 70(12):855–863, 1990.
17. Horak F. Clinical measurement of postural control in adults. *Physical Therapy* 67(12):1881–1885, 1987.
18. Emery C. Management disorders of postural control and balance. In Bertoti DB (eds): *Functional Neurorehabilitation Through the Life Span*. Philadelphia: F A Davis, 2004, pp 267–294.
19. Allum JH, Bloem B, Carpenter MG, Hullinger M, Hadders-Algra M. Proprioceptive control of posture: A review of new concepts. *Gait & Posture* 8(3):214–242, 1998.
20. Perry J. *Gait Analysis: Normal and Pathological Function*. Thorofare, NJ: Slack, Inc, 1992.
21. Winter DA. *Biomechanics and Motor Control of Human Gait*, ed 2. Waterloo, ON, Canada: University of Waterloo Press, 1991.
22. Craik RB, Oatis CA (eds). *Gait Analysis: Theory and Application*. St. Louis: Mosby, 1995.
23. Carr R, Shepherd J. *Neurological Rehabilitation: Optimizing Motor Performance*. Oxford: Butterworth Heinemann, 1998.
24. Bertoti DB. *Functional Neurorehabilitation through the Life Span*. Philadelphia: FA Davis, 2004.
25. Seeley MK, Umberger BR, Shapiro R. A test of the functional asymmetry hypothesis in walking. *Gait & Posture* 28(1):24–28, 2008.
26. Archer KR, Castillo RC, Mackenzie EJ, Bosse MJ. Gait symmetry and walking speed analysis following lower-extremity trauma. *Physical Therapy* 86(12):1630–1640, 2006.
27. Lin C, Gross MT, Weinhold P. Ankle syndesmosis injuries: Anatomy, biomechanics, mechanism of injury, and clinical guidelines for diagnosis and intervention. *Journal of Orthopaedic and Sports Physical Therapy* 36:372–384, 2006.
28. Murray MP. Gait as a total pattern of movement. *American Journal of Physical Medicine* 46(1):290–333, 1967.
29. Larsson LE, Odenrick P, Sandlund B, Weitz P, Oberg PA. The phases of the stride and their interaction in human gait. *Scandinavian Journal of Rehabilitation Medicine* 12(3):107–112, 1980.
30. Inman VT, Ralston HJ, Todd F. *Human Walking*. Baltimore: Williams & Wilkins, 1981.

31. Ustün TB, Chatterji S, Bickenbach J, Kostanjsek N, Schneider M. The International Classification of Functioning, Disability and Health: A new tool for understanding disability and health. *Disability and Rehabilitation* 25:565–571, 2003.
32. Robinett CS, Vondran MA. Functional ambulation velocity and distance requirements in rural and urban communities: A clinical report. *Physical Therapy* 68(9):1371–1373, 1988.
33. Neumann DA. *Kinesiology of the Musculoskeletal System: Foundations for Physical Rehabilitation.* St. Louis: Mosby, 2002.
34. Smidt GL. Hip motion and related factors in walking. *Physical Therapy* 51(1):9–22, 1971.
35. Mann RA, Hagy JL. The function of the toes in walking, jogging, and running. *Clinical Orthopaedics and Related Research* 142:24–29, 1979.
36. Eberhart HD, Inman VT, Bresler B. The principle elements in human locomotion. In Klopsteg PE, Wilson PD (eds): *Human Limbs and Their Substitutes*. New York: McGraw-Hill, 1954, pp 437–471.
37. Saunders JB, Inman VT, Eberhart HD. The major determinants in normal and pathological gait. *Journal of Bone and Joint Surgery Am* 35(3):543–558, 1953.
38. Kuo AD. The six determinants of gait and the inverted pendulum analogy: A dynamic walking perspective. *Human Movement Science* 26(4):617–656, 2007.
39. deAsla RJ, Wan L, Rubash HE, Li G. Six DOF in vivo kinematics of the ankle joint complex: Application of a combined dual-orthogonal fluoroscopic and magnetic resonance imaging technique. *Journal of Orthopaedic Research* 24(5):1019–1027, 2006.
40. Arndt A, Westblad P, Winson I, Hashimoto T, Lundberg A. Ankle and subtalar kinematics measured with intracortical pins during the stance phase of walking. *Foot & Ankle International* 25(5):357–364, 2004.
41. Lundgren P, Nester C, Liu A, et al. Invasive in vivo measurement of rear-, mid- and forefoot motions during walking. *Gait & Posture* 28(1):93–100, 2008.
42. Chan CW, Rudins A. Foot biomechanics during walking and running. *Mayo Clinic Proceedings* 69(5):448–461, 1994.
43. Elftman H. Measurement of external force in walking. *Science* 88(2276):152–153, 1938.
44. Basmajian JV, DeLuca CJ. *Muscles Alive: Their Functions Revealed by Electromyography,* ed 5. Baltimore: Williams & Wilkins, 1985.
45. Chang WN, Lipton JS, Tsirikos AI, Miller F. Kinesiological surface electromyography in normal children: Range of normal activity and pattern. *Journal of Electromyography and Kinesiology* 17(4):437–445, 2007.
46. Sutherland DH. The evolution of clinical gait analysis. Part I: Kinesiological EMG. *Gait & Posture* 14(1):61–70, 2001.
47. Winter DA. Concerning the scientific basis for the diagnosis of pathological gait and for rehabilitation protocols. *Physiotherapy Canada* 37:245–252, 1985.
48. Ounpuu S. The biomechanics of walking and running. *Clinics in Sports Medicine* 13(4):843–863, 1994.
49. Cimolin V, Galli M, Romkes J, et al. Quantification of upper limb movements during gait in healthy subjects and in patients with cerebral palsy. *Gait & Posture* 24S:S242–S244, 2006.
50. Lee D. *The Pelvic Girdle*. Edinburgh: Churchill Livingstone, 1989.
51. Hinrichs RN. Whole body movement: Coordination of arms and legs in walking and running. In Winters JM, Woo SL (eds): *Multiple Muscle Systems*. New York: Springer-Verlag, 1990, pp 694–705.
52. Ortega JD, Fehlman LA, Farley CT. Effects of aging and arm swing on the metabolic cost of stability in human walking. *Journal of Biomechanics* 41(16):3303–3308, 2008.
53. Hogue RE. Upper extremity muscular activity at different cadences and inclines during normal gait. *Physical Therapy* 49(9):963–972, 1969.
54. Anderson GBJ, Winters JM. Role of muscle in postural tasks: Spinal loading response and postural stability. In Winters JM, Woo SL (eds): *Multiple Muscle Systems*. New York: Springer-Verlag, 1990, pp 377–395.
55. Sheffield FJ. Electromyographic study of the abdominal muscles in walking and other movements. *American Journal of Sports Medicine* 41:142–147, 1962.
56. Waters RL, Morris JM. Electrical activity of muscles of the trunk during walking. *Journal of Anatomy* 111:191–199, 1962.
57. Winter D, Ruder GK, MacKinnon DC. Control of balance of upper body during gait. In Winters JM, Woo SL (eds): *Multiple Muscle Systems*. New York: Springer-Verlag, 1990, pp 534–541.
58. Krebs DE, Wong D, Jevsevar D, Riley PO, Hodge WA. Trunk kinematics during locomotor activities. *Physical Therapy* 72:505–514, 1992.
59. Paré EB, Stern JT, Jr., Swartz JM. Functional differentiation within the tensor fasciae latae. *Journal of Bone and Joint Surgery Am* 63(9):1457–1471, 1981.

60. Kapandji IA. *The Physiology of the Joints, Vol 2, Lower Limb*, ed 5. Edinburgh: Churchill Livingstone, 1987.
61. Knutson LM, Soderberg GL. EMG: Use and interpretation in gait. In Craik RL, Oatis CA (eds): *Gait Analysis: Theory and Application*. St. Louis: Mosby, 1995.
62. Gottschall JS, Kram R. Energy cost and muscular activity required for propulsion during walking. *Journal of Applied Physiology* 94(5):1766–1772, 2003.
63. Kaye RA, Jahss MH. Tibialis posterior: A review of anatomy and biomechanics in relation to support of the medial longitudinal arch. *Foot & Ankle* 11(4):244–247, 1991.
64. Mann R, Inman VT. Phasic activity of intrinsic muscles of the foot. *Journal of Bone and Joint Surgery Am* 46:469, 1964.
65. Marey EJ. *Animal Mechanism: A Treatise on Terrestrial and Aerial Locomotion*. New York: D Appleton and Co, 1890.
66. Muybridge E. *The Human Figure in Motion*. New York: Dover Publications, 1955.
67. Muybridge E. *Animals in Motion*. New York: Dover Publications, 1957.
68. Baker R. The history of gait analysis before the advent of modern computers. *Gait & Posture* 26(3):331–342, 2007.
69. Gage JR. *Gait Analysis in Cerebral Palsy*. London: MacKeith Press, 1991.
70. Gage JR. The clinical use of kinetics for evaluation of pathologic gait in cerebral palsy. *Instructional Course Lectures* 44:507–515, 1995.
71. Barrack RL, Lund PJ, Skinner HB. Knee joint proprioception revisited. *Journal of Sport Rehabilitation* 3:18–42, 1994.
72. Braune W, Fischer O. *On the Centre of Gravity of the Human Body*. Berlin: Springer-Verlag, 1984.
73. Braune W, Fischer O. *The Human Gait*. Berlin: Springer-Verlag, 1987.
74. Kadaba MP, Ramakrishnan HK, Wootten ME. Measurement of lower extremity kinematics during level walking. *Journal of Orthopaedic Research* 8(3):383–392, 1990.
75. Sutherland DH. The evolution of clinical gait analysis. Part III: Kinetics and energy assessment. *Gait & Posture* 21:447–461, 2005.
76. Vaughan CL, Davis BL, O'Connor JC. *Dynamics of Human Gait*, ed 2. Cape Town, South Africa: Kiboho Publishers, 1999.
77. Churchill AJ, Halligan PW, Wade DT. RIVCAM: A simple video-based kinematic analysis for clinical disorders of gait. *Computer Methods and Programs in Biomedicine* 69(3):197–209, 2002.
78. Russell TG, Jull GA, Wootton R. The diagnostic reliability of internet-based observational kinematic gait analysis. *Journal of Telemedicine and Telecare* 9(Suppl 2):S48–S51, 2003.
79. Sutherland DH. The role of the ankle plantar flexors in normal walking. *Journal of Bone and Joint Surgery Am* 62:354–363, 1980.
80. Sutherland DH. The evolution of clinical gait analysis. Part III—Kinetics and energy assessment. *Gait & Posture*, 21(4):447–461, 2005.
81. Watelain E, Froger J, Rousseaux M, et al. Variability of video-based clinical gait analysis in hemiplegia as performed by practitioners in diverse specialties. *Journal of Rehabilitation Medicine* 37(5):317–324, 2005.
82. Wyatt MP. Gait in children. In Smidt G (ed): *Gait in Rehabilitation*. New York: Churchill Livingstone, 1990.
83. Nymark JR, Balmer SJ, Melis EH, Lemaire ED, S. M. Electromyographic and kinematic nondisabled gait differences at extremely slow overground and treadmill walking speeds. *Journal of Rehabilitation Research and Development* 42(4):523–534, 2005.
84. Riley PO, Dicharry J, Franz J, Croce UD, Wilder RP, Kerrigan DC. A kinematics and kinetic comparison of overground and treadmill running. *Medicine & Science in Sport & Exercise* 40(6):1093–1100, 2008.
85. Burnett CN, Johnson EW. Development of gait in childhood. II. *Developmental Medicine and Child Neurology* 13(2):207–215, 1971.
86. Burnett CN, Johnson EW. Development of gait in childhood. I. Method. *Developmental Medicine and Child Neurology* 13(2):196–206, 1971.
87. Sutherland DH, Olshen R, Cooper L, Woo SL. The development of mature gait. *Journal of Bone and Joint Surgery* 62:336–353, 1980.
88. Sutherland DH, Olshen RA, Biden EN, Wyatt MP. *The Development of Mature Walking*. Philadelphia: JB Lippincott, 1988.
89. Shumway-Cook A, Woollancott MH. *Motor Control: Translating Research into Clinical Practice*, ed 3. Philadelphia: Lippincott, Williams & Wilkins, 2007.
90. Bril B, Breniere Y. Posture and independent locomotion in childhood: Learning to walk or learning dynamic posture control? In Savelsbergh GJP (ed): *The Development of Coordination in Infancy*. Amsterdam: North Holland, 1993, pp 337–358.

91. Gabell A, Nayak US. The effect of age on variability in gait. *Journal of Gerontology* 39(6):662–666, 1984.
92. Winter DA, Patla AE, Rietdyk S, Ishac MG. Ankle muscle stiffness in the control of balance during quiet standing. *Journal of Neurophysiology* 85(6):2630–2633, 2001.
93. Woollancott M. Gait and postural control in the aging adult. In Savelsbergh GJP (ed): *The Development of Coordination in Infancy*. Amsterdam: North Holland, 1993 pp 327–336.
94. Bendall MJ, Bassey EJ, Pearson MB. Factors affecting walking speed of elderly people. *Age and Aging* 18(5):327–332, 1989.
95. Hausdorff JM, Nelson ME, Kaliton D, et al. Etiology and modification of gait instability in older adults: A randomized controlled trial of exercise. *Journal of Applied Physiology* 90(6):2117–2129, 2001.
96. Gard SA, Childress DS. What determines the vertical displacement of the body during normal walking? *Journal of Prosthetics and Orthotics* 13(3):64–69, 2001.
97. Kerrigan DC, Croce UD, Marciello M, Riley PO. A refined view of the determinants of gait: Significance of heel rise. *Archives of Physical Medicine and Rehabilitation* 81(8):1077–1080, 2000.
98. Whittle MW. *Gait Analysis*, ed 4. Philadelphia: Elsevier, 2007.
99. Gard SA, Childress DS. The influence of stance-phase knee flexion on the vertical displacement of the trunk during normal walking. *Archives of Physical Medicine and Rehabilitation* 80(1):26–32, 1999.
100. Crosbie J, Vachalathiti R. Synchrony of pelvic and hip joint motion during walking. *Gait & Posture* 6(3):237–248, 1997.
101. Waters R, Campbell J, Thomas L, Hugos L, Davis P. Energy costs of walking in lower-extremity plaster casts. *Journal of Bone and Joint Surgery* 64A(6):896–899, 1982.
102. Waters RL, Lunsford BR. Energy cost of paraplegic locomotion. *Journal of Bone and Joint Surgery Am* 67(8):1245–1250, 1985.
103. Waters RL, Mulroy S. The energy expenditure of normal and pathologic gait. *Gait & Posture* 9:207–231, 1999.
104. Waters RL, Perry J, Antonelli D, Hislop H. The energy cost of walking of amputees: The influence of level of amputation. *Journal of Bone and Joint Surgery Am* 58(1):42–46, 1976.
105. Cowan MM, Stilling DS, Naumann S, Colborne GR. Quantification of antagonist muscle coactivation in children with spastic diplegia. *Clinical Anatomy* 11(5):314–319, 1998.
106. Mykelbust BM. A review of myotatic reflexes and the development of motor control and gait in infants and children: A special communication. *Physical Therapy* 70(3):188–203, 1990.
107. Olney SJ. *Topics in pediatrics: Lesson 1.* Alexandria, VA: American Physical Therapy Association, 1989.
108. O'Byrne JM, Jenkinson A, O'Brien TM. Quantitative analysis and classification of gait patterns in cerebral palsy using a three-dimensional motion analyzer. *Journal of Child Neurology* 13(3):101–108, 1998.
109. Olney SJ, Costigan PA, Hedden DM. Mechanical energy patterns in gait of cerebral palsied children with hemiplegia. *Physical Therapy* 67(9):1348–1354, 1987.
110. Olney SJ, MacPhail HE, Hedden DM, Boyce WF. Work and power in hemiplegic cerebral palsy gait. *Physical Therapy* 70(7):431–438, 1990.
111. Rose SJ, Gamble JG, Medeiros J, Burgos A, Haskell WL. Energy cost of walking in normal children and in those with cerebral palsy: Comparison of heart rate and oxygen uptake. *Journal of Pediatric Orthopedics* 9(3):276–279, 1989.
112. Campbell J, Ball J. Energetics of walking in cerebral palsy. *Orthopaedic Clinics of North America* 9(2):374–377, 1978.
113. Mossberg KA, Linton KA, Friske K. Ankle-foot orthoses: Effect on energy expenditure of gait in spastic diplegic children. *Archives of Physical Medicine and Rehabilitation* 71(7):490–494, 1990.
114. Mauritz KH. Gait training in hemiplegia. *European Journal of Neurology* 9(Suppl 1):23–29, 2002.
115. Montgomery J. Assessment and treatment of locomotor deficits in stroke. In Duncan P, Badke MB (eds): *Stroke Rehabilitation: The Recovery of Motor Control*. Chicago: Year Book, 1987, pp 223–266.
116. Waters RL, Hislop HJ, Perry J, Antonelli D. Energetics: Application to the study and management of locomotor disabilities. Energy cost of normal and pathological gait. *Orthopaedic Clinics of North America* 9(2):351–356, 1978.
117. Gersten JW, Orr W. External work of walking in hemiparetic patients. *Scandinavian Journal of Rehabilitation Medicine* 3(1):85–88, 1971.
118. O'Sullivan SB, Schmitz TJ (eds). *Physical Rehabilitation,* ed 5. Philadelphia: F.A. Davis, 2007.
119. Halliday SE, Winter DA, Frank JS, Patla AE, Prince F. The initiation of gait in young, elderly, and Parkinson's disease subjects. *Gait & Posture* 8(1):8–14, 1998.
120. Melnick ME, Oremland B. Movement dysfunction associated with cerebellar problems. In Umphred DA (ed): *Neurological Rehabilitation*, ed 4. St. Louis: Mosby, 2001, pp 717–740.
121. Mohr KJ, Kvitne RS, Pink MM, Fideler B, Perry J. Electromyography of the quadriceps in patellofemoral pain with patellar subluxation. *Clinical Orthopaedics and Related Research* 415:261–271, 2003.

122. Young A, Stokes M, Iles JF. Effects of joint pathology on muscle. *Clinical Orthopaedics* 219:21–27, 1987.
123. Powers CM, Perry J, Hsu A, Hislop HJ. Are patellofemoral pain and quadriceps femoris muscle torque associated with locomotor function? *Physical Therapy* 77:1063–1078, 1997.
124. Foley MP, Prax B, Crowell R, Boone T. Effects of assistive devices on cardiorespiratory demands in older adults. *Physical Therapy* 76(12):1313–1319, 1996.
125. Franks CA, Palisano RJ, Darbee JC. The effect of walking with an assistive device and using a wheelchair on school performance in students with myelomeningocele. *Physical Therapy* 71(8):570–577, 1991.
126. Clinkingbeard JR, Gersten JW, Hoehn D. Energy cost of ambulation in the traumatic paraplegic. *American Journal of Physical Medicine* 43:157–165, 1964.
127. Gordon EE, Vanderwalde H. Energy requirements in paraplegic ambulation. *Archives of Physical Medicine and Rehabilitation* 37(5):276–285, 1956.
128. Wright DL, Kemp TL. The dual-task methodology and assessing the attentional demands of ambulation with walking. *Physical Therapy* 72(4):306–312, 1992.
129. Diedrich FJ, Warren WH, Jr. Why change gaits? Dynamics of the walk-run transition. *Journal of Experimental Psychology: Human Perception and Performance* 21(1):183–202, 1995.
130. Perry J. Gait analysis in sports medicine. *Instructional Course Lectures* 39:319–324, 1990.
131. Ishikawa M, Pakaslahti J, Komi PV. Medial gastrocnemius muscle behavior during human walking and running. *Gait & Posture* 25:380–384, 2007.
132. Sasaki K, Neptune RR. Differences in muscle function during walking and running at the same speed. *Journal of Biomechanics* 39(11):2005–2013, 2006.
133. Paróczai R, Kocsis L. Analysis of human walking and running parameters as a function of speed. *Technology and Health Care* 14(4–5):251–260, 2006.
134. Queen RM, Gross MT, Liu H-Y. Repeatability of lower extremity kinetics and kinematics for standardized and self-selected running speeds. *Gait & Posture* 23:282–287, 2006.
135. *Webster's II New College Dictionary,* ed 3. Boston: Houghton Mifflin, 2001.
136. Kunz H, Kaufmann DA. Biomechanical analysis of sprinting: Decathletes versus champions. *British Journal of Sports Medicine* 15(3):177–181, 1981.
137. Thordarson DB. Running biomechanics. *Clinics in Sports Medicine* 16(2):239–247, 1997.
138. Dugan SA, Bhat KP. Biomechanics and analysis of running gait. *Physical Medicine and Rehabilitation Clinics of North America* 16(3):603–621, 2005.
139. Novacheck TF. The biomechanics of running. *Gait & Posture* 7(1):77–95, 1998.
140. Schache AG, Bennell KL, Blanch PD, Wrigley TV. The coordinated movement of the lumbo-pelvic-hip complex during running: A literature review. *Gait & Posture* 10(1):30–47, 1999.
141. Ounpuu S. The biomechanics of running: A kinematic and kinetic analysis. *Instructional Course Lectures* 39:305–318, 1990.
142. McClay I, Manal K. A comparison of three-dimensional lower extremity kinematics during running between excessive pronators and normals. *Clinical Biomechanics* 13(3):195–203, 1998.
143. Cavanagh PR. The biomechanics of lower extremity action in distance running. *Foot & Ankle* 7(4):197–217, 1987.
144. Rodgers MM. Dynamic biomechanics of the normal foot and ankle during walking and running. *Physical Therapy* 68:1822–1830, 1988.
145. Gazendam MGJ, Hof AL. Averaged EMG profiles in jogging and running at different speeds. *Gait & Posture* 25:604–614, 2007.
146. Mann RV. A kinetic analysis of sprinting. *Medicine & Science in Sport & Exercise* 13(5):325–328, 1981.
147. Farley CT, Ferris DP. Biomechanics of walking and running: Center of mass movements to muscle action. *Exercise and Sport Sciences Reviews* 26:253–285, 1998.
148. Enke RC, Laskowski ER, Thomsen KM. Running shoe selection criteria among adolescent cross-country runners. *PM & R: The Journal of Injury, Function, and Rehabilitation* 1(9):816–819, 2009.
149. Heckman B. Selection of a running shoe: If the shoe fits—run. *Journal of Orthopaedic and Sports Physical Therapy* 2(2):65–68, 1980.
150. Yamashita MH. Evaluation and selection of shoe wear and orthoses for the runner. *Physical Medicine and Rehabilitation Clinics of North America* 16(3):801–829, 2005.
151. Blanke DJ, Hageman PA. Comparison of gait of young men and elderly men. *Physical Therapy* 69:144–148, 1988.
152. Hageman PA, Blanke DJ. Comparison of gait of young women and elderly women. *Physical Therapy* 66(9):1382–1387, 1986.

153. Leiper CI, Craik RL. Relationships between physical activity and temporal-distance characteristics of walking in elderly women. *Physical Therapy* 71(11):791–803, 1991.
154. Murray MP, Clarkson BH. The vertical pathways of the foot during level walking. II. Clinical examples of distorted pathways. *Physical Therapy* 46(6):590–599, 1966.
155. Murray MP, Drought AB, Kory RC. Walking patterns of normal men. *Journal of Bone and Joint Surgery Am* 46:335–360, 1964.
156. Murray MP, Kory RC, Clarkson BH. Walking patterns in healthy old men. *Journal of Gerontology*. 1969;24(2):169-178.
157. Murray MP, Kory RC, Sepic SB. Walking patterns of normal women. *Archives of Physical Medicine and Rehabilitation* 51(11):637–650, 1970.
158. Prince F, Corriveau H, Hébert R, Winter DA. Gait in the elderly. *Gait & Posture* 5(2):128–135, 1997.
159. Smidt GL. Aging in gait. In Smidt GL (ed). *Gait in Rehabilitation*. New York: Churchill Livingstone, 1990.
160. Wilder PA. *Developmental changes in the gait patterns of women: A search for control parameters*. Madison, WI: University of Wisconsin, 1992.
161. Winter DA, Patala AE, Frank JS, Walt SE. Biomechanical walking pattern changes in the fit and healthy elderly. *Physical Therapy* 70:340, 1990.
162. Mann RA, Hagy J. Biomechanics of walking, running, and sprinting. *American Journal of Sports Medicine* 8(3): 345–350, 1980.

CAPÍTULO 13
Cinesiologia aplicada às atividades funcionais diárias

"O que podemos ou não podemos fazer, o que consideramos possível ou não, raramente depende da nossa verdadeira capacidade. Costuma depender muito mais de nossas crenças sobre nós mesmos."
– Anthony Robbins, autor e apresentador norte-americano.

CONTEÚDO

Objetivos de aprendizado
Caso clínico
Introdução
Mobilidade
  Mobilidade no chão: rolar e transferência para a posição em pé
  Transferência da posição sentada para em pé
Atividades diárias e profissionais
  Atividades de levantamento
  Atividades domésticas
  Atividades profissionais
Atividades clínicas
  Medidas de proteção ao paciente: auxílio durante a deambulação
  Ergonomia clínica: resistência manual
Resumo
Solução do caso clínico
Questões para discussão
Atividades de laboratório
Referências bibliográficas

OBJETIVOS DE APRENDIZADO

Após a leitura deste capítulo, você estará apto a:

- Apresentar uma análise cinemática dos movimentos funcionais comuns.
- Descrever a cinemática da mobilidade no chão como rolar e se levantar.
- Descrever a cinemática da atividade de levantar-se da posição sentada.
- Descrever a cinemática das atividades ocupacionais diárias comuns como levantar um objeto.
- Descrever a cinemática realizada durante as atividades domésticas comuns como usar o aspirador de pó.
- Descrever a cinemática das atividades comuns de trabalho como trabalhar em um computador ou em uma linha de montagem.
- Descrever a cinemática relevante para realizar as medidas comuns de proteção ao paciente como proteger durante a assistência à deambulação.
- Descrever a cinemática relevante para uma rotina clínica de atividades como a aplicação de resistência manual.

CASO CLÍNICO

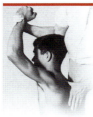

O estudante universitário Juan trabalha durante meio período na biblioteca da universidade para ajudar a pagar seus estudos. Ele trabalha 20 horas por semana, colocando informações no computador para a biblioteca eletrônica. Nas duas últimas semanas, tem ficado muitas horas extras no seu computador terminando três relatórios importantes a serem entregues em breve para duas matérias que está cursando neste semestre. Ele notou que seu punho começou a doer recentemente depois de usar o computador por 30 minutos. Seu pescoço também dói ao final do dia. Ele não pode diminuir as horas de trabalho tampouco parar de fazer as tarefas. Ele acha que está fazendo algo errado, no trabalho ou em casa, mas não tem certeza. Ele só sabe que tem de solucionar o problema, seja qual for, antes que piore.

Introdução

Este Capítulo descreve a cinemática das atividades funcionais do cotidiano. Ele foi feito pra guiá-lo em pensar com uma análise cinemática, usando e aplicando o seu recém-adquirido conhecimento de cinesiologia para analisar os movimentos comuns. Este Capítulo não tem a intenção de lhe dar uma lista exaustiva das diárias atividades diárias das quais participamos, mas sim oferecer alguns exemplos para ilustrar o processo envolvido nas análises cinesiológicas das atividades comuns. Lendo e estudando os exemplos ilustrados, você terá uma visão sobre os movimentos articulares e os pré-requisitos das atividades musculares necessários para produzir movimentos seguros e bem-sucedidos. Uma vez que tenha desenvolvido essas habilidades, você poderá aplicá-las de forma geral em qualquer atividade do seu próprio cotidiano ou dos pacientes com que trabalha na área clínica.

Cada análise dessas habilidades dividirá a atividade em três elementos. O primeiro identifica a sequência das atividades realizadas desde o início até a finalização da atividade. O segundo elemento apresenta a descrição dos movimentos articulares durante a atividade. O terceiro e último elemento diferencia os músculos e como eles atuam para produzir os movimentos articulares a fim de realizar uma atividade bem-sucedida.

Mobilidade

A mobilidade é importante para a capacidade de se mover de uma posição para a outra e de mover o corpo em posições que permitam as funções desejadas. Ela é vital para a função. Sem a capacidade de mobilizar o corpo e seus segmentos, a função é muito limitada. Nesta seção, são apresentados os tipos básicos de mobilidade e mudanças na posição do corpo.

Mobilidade no chão: rolar e transferência para a posição em pé

Uma das primeiras atividades de mobilidade que os bebês aprendem é o rolar. É logo depois de adquirirem essa capacidade que as crianças aprendem a rastejar e engatinhar e, apenas alguns meses a partir delas, que progridem para a posição em pé e, então, para a marcha. Essa progressão dos seres humanos em relação à mobilidade é relativamente lenta quando comparada a de outros mamíferos; no entanto, as atividades que os seres humanos adquirem durante sua progressão pelas fases da mobilidade são muito mais utilizadas em todo o ciclo da vida. Entre essas atividades, o rolar e a transferência para a posição em pé são as duas atividades de mobilidade utilizadas com mais frequência; elas serão examinadas nesta seção.

Rolar

Durante o desenvolvimento da locomoção, o rolar é o primeiro padrão utilizado para a mobilidade no chão e continua sendo uma importante habilidade da mobilidade ao longo da vida. O **rolar** é definido como o movimento do decúbito dorsal ao ventral ou vice-versa, em geral envolvendo certa quantidade de rotação do tronco. O rolar é o refinamento da reação de retificação porque, assim que a cabeça roda, o resto do corpo roda para se alinhar a ela. O rolar é um importante padrão de locomoção precoce usado durante os estágios da vida por sua relevância óbvia nas atividades diárias como a mobilidade na cama e levantar-se do chão. Portanto, ao longo da vida, rolar é uma habilidade motora importante e funcional.

Durante a infância, o desenvolvimento de um padrão maduro de rolamento segue de perto o aparecimento e o desenvolvimento de componentes de movimento funcional. O padrão de rolamento se desenvolve, se altera e se refina conforme a criança apresenta domínio cada vez maior na força antigravitacional dos músculos flexores e extensores. O rolar progride de um movimento espontâneo até um movimento voluntário à medida que a criança começa a dominar as habilidades fundamentais do movimento. Quando o rolar começa, inicia-se primeiramente na cabeça e no pescoço, e ocorre de forma não segmentar usando o corpo como um todo (Fig. 13.1 A), mas, com a prática, torna-se um padrão de movimento segmentar fluente com a separação dos movimentos entre a pelve e os ombros (Fig. 13.1B).[1]

O padrão de rolamento de um adulto saudável do decúbito dorsal ao ventral é descrito na seção a seguir. Por uma questão de facilidade de leitura e padronização, descrevemos o rolamento da direita para a esquerda, embora ele possa ser realizado para qualquer uma dessas posições. Depois de estudar esta análise, você pode analisar você mesmo ou outra pessoa rolando do decúbito dorsal ao ventral.

Do decúbito dorsal ao ventral

Dos dois movimentos, rolar do decúbito dorsal ao ventral é mais difícil do que o contrário. Embora possa haver diversas maneiras para esse movimento ocorrer, olharemos somente um método. Você pode preferir investigar outras maneiras possíveis de rolar do decúbito dorsal ao ventral após ter terminado esta seção.

Sequência do movimento

Existem variações individuais no rolar, especialmente no início do movimento. Nesse exemplo, descreveremos o padrão de rolamento iniciado sobretudo pelo movimento do membro superior (Fig. 13.2 A, B). Outros padrões incluem o início do movimento pela cabeça e pelo pescoço ou pelo quadril. A sequência do rolar para a direita começa com o membro superior esquerdo alcançando a outra metade do corpo com o movimento iniciado pelo úmero e pela escápula e é seguida imediatamente pelos movimentos do cotovelo, do punho e da mão esquerdos. O movimento do braço é seguido pelo movimento da cabeça, rodando para a direita a fim de olhar na direção do movimento. O movimento da cabeça é seguido imediatamente pela rotação do tronco para o lado direito. Com a rotação do tronco, o quadril esquerdo começa seu movimento. Pouco antes de o peso do corpo mover-se sobre o membro superior direito, este membro dobra-se próximo ao corpo para permitir que o rolamento do corpo continue desimpedido. Assim que ocorre o movimento de rotação completo para o decúbito dorsal, o peso do corpo rola em direção ao braço esquerdo conforme o membro direito se move para debaixo do corpo a fim de se alinhar em uma posição confortável.

Movimento articular

O braço esquerdo é direcionado pela protração da escápula, bem como pela flexão e pela adução horizontal do ombro, para mover-se obliquamente até o tronco anterior. Imediatamente após o complexo do ombro esquerdo começar sua atividade, o cotovelo esquerdo se move em direção à extensão, o antebraço realiza a pronação com o punho na posição neutra, e os dedos se estendem e abduzem para ampliar o alcance do braço obliquamente ao corpo. O braço direito se prepara para sair do caminho no rolar do corpo, de modo a ser posicionado

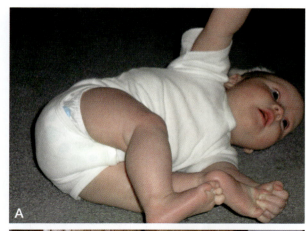
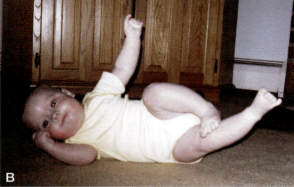

Figura 13.1 Rolar durante a primeira infância. **A)** Não segmentar. **B)** Segmentar.

Na idade adulta, os padrões de rolamento são levemente diferentes de como eram na infância. As diferenças mais significativas dos padrões de rolamento entre o adulto e o bebê é que, durante a vida adulta, rotação e dissociação entre os segmentos do corpo continuam a ser evidentes, mas o padrão específico usado pelos adultos pode se diferenciar entre eles, dependendo da relação entre a força do membro superior e a do membro inferior, a força do abdome e do tronco, e se o indivíduo apresenta alguma limitação na flexibilidade. Os padrões de rolamento mudam ao longo da vida adulta.[2] Por exemplo, é provável que ocorra uma mudança relacionada à idade se o indivíduo desenvolver uma doença articular degenerativa com dor articular e encurtamento secundários; nesse caso, o paciente pode achar mais fácil rolar como a criança, usando a forma não segmentar ou o padrão de rolamento total do corpo. Variações na iniciação dos padrões de rolamento permitem ao indivíduo realizar atividades significativas à função, como o movimento de atender ao telefone ou pegar um copo de água na mesa ao lado da cama. A capacidade de rolar permite ao indivíduo mudar de posição e passar do decúbito dorsal à posição sentada na beira da cama.

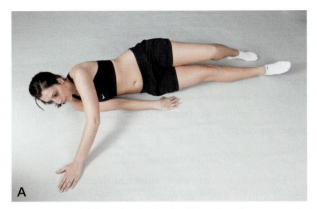 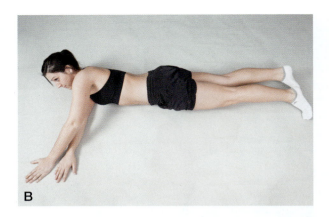

Figura 13.2 Adulto rolando do decúbito dorsal para o ventral.

próximo à lateral; o ombro direito se estende próximo à parte lateral com retração escapular, o cotovelo se estende com o antebraço na posição média, e o punho e os dedos se estendem. A cabeça roda para a direita, o pescoço roda e flexiona-se lateralmente para a direita, e o tronco flexiona-se levemente e roda para a direita. Conforme o movimento continua, a cabeça e o tronco movem-se em flexão, rotação e flexão lateral. O lado esquerdo da pelve roda para a frente, o quadril esquerdo se flexiona e aduz, o joelho se flexiona, e o tornozelo e o pé estão em posição neutra ou ajudam empurrando o chão na posição neutra ou, ainda, em leve flexão plantar (Fig. 13.2 A). O membro inferior direito está em extensão durante todo o movimento. Uma vez que o peso do corpo tenha passado sobre o braço direito, o ombro direito realiza a flexão acompanhada de rotação superior da escápula, flexão de cotovelo e pronação do antebraço; o punho e a mão ajudam, se necessário, a controlar a velocidade do rolamento empurrando o chão em uma posição estendida. Uma vez em decúbito lateral, o ombro esquerdo continua a flexionar conforme o pescoço e o tronco superior estendem-se simultaneamente para começar a permitir que o braço direito se movimente adequadamente e o peso se desloque para os dois membros superiores. Os membros inferiores acompanham e o pescoço e o tronco flexionam com controle excêntrico em um decúbito ventral confortável (Fig. 13.2 B). O pescoço e as costas se estendem para deslocar o peso do corpo antes de se ajustar em um decúbito ventral relaxado.

Atividade muscular

A escápula esquerda protrai mediante a ação dos músculos serrátil anterior, partes ascendente e descendente do trapézio, ao passo que a articulação glenoumeral é flexionada pelo deltoide anterior, pela porção clavicular do peitoral maior e pelo coracobraquial. Como em todos os movimentos dos membros superiores, os músculos do manguito rotador atuam para estabilizar a cabeça do úmero na cavidade glenoidal durante o movimento do braço. Ao mesmo tempo, o úmero também é aduzido horizontalmente em direção ao lado direito por uma contração excêntrica do deltoide anterior e do peitoral maior até que o braço ultrapasse a linha média do corpo, momento em que o deltoide posterior controla horizontalmente a adução do ombro exercendo uma contração excêntrica contra a gravidade. O cotovelo se estende pela contração do tríceps e o antebraço prona mediante esforços combinados dos pronadores quadrado e redondo. O punho está em leve extensão graças a forças dos extensores radiais longo e curto do carpo, bem como do extensor ulnar do carpo. Os dedos são estendidos pelos extensores dos dedos e abduzidos pelos interósseos dorsais. O polegar se estende graças à ação do extensor do polegar.

A cabeça roda para a direita conforme o pescoço roda e se flexiona lateralmente para o mesmo lado mediante as ações dos músculos esternocleidomastóideo esquerdo e escalenos direitos. O tronco se flexiona contra a gravidade usando a força gerada pelo reto do abdome, faz a rotação para a direita usando o abdominal oblíquo interno e, para a esquerda, usando o abdominal oblíquo externo. Uma vez que o peso do corpo tenha se deslocado além do decúbito lateral, em preparação para acomodar o peso do corpo, o ombro esquerdo se flexiona, sendo, então, movimentado pelo deltoide anterior, pela porção clavicular do peitoral maior e pelo coracobraquial enquanto a escapula é abduzida pelo serrátil anterior e pelas partes ascendente e descendente do trapézio. O cotovelo e o antebraço são estendidos e pronados pelos músculos pronadores já identificados, enquanto o punho, os dedos e o polegar são movidos em extensão pelo extensor ulnar do carpo, pelos extensores radiais longo e curto do carpo, pelos extensores dos dedos e pelo extensor do polegar conforme o membro superior é posicionado em prono com apoio dos membros superiores nos cotovelos para receber o peso do corpo. Os dedos são abduzidos pelo músculo interósseo dorsal. Para completar o movimento, o pescoço e o tronco superior são os primeiros a estender-se graças à contração concêntrica dos músculos esplênios da cabeça e do pescoço, bem como do músculo eretor da espinha. Assim que os braços estão na posição, esses mesmos músculos contraem-se excentricamente para ajudar a posicionar o pescoço e o dorso em decúbito ventral com estabilidade controlada.

Transferência do chão para em pé

A capacidade de se levantar do chão requer movimento articular e ação muscular de todo o corpo. Assim como o rolar, essa habilidade passa por inúmeras mudanças ao longo da vida. Por exemplo, uma criança primeiro realiza essa atividade usando os braços para se segurar na mobília e impulsiona o corpo para cima com eles, ficando primeiramente de joelhos e, então, semiajoelhado antes de chegar à posição em pé. Com o desenvolvimento, o indivíduo levanta do chão sem usar os braços. Com a idade, muitas vezes há um retorno à maior necessidade de suporte. O exemplo aqui descreve a sequência típica que muitos indivíduos, como estudantes universitários saudáveis, usam para se levantar do chão a partir da posição sentada no solo. Pode-se preferir realizar a atividade ao longo da descrição do movimento. Vamos supor que a posição de início seja sentada com as pernas cruzadas no chão e que o movimento para a posição em pé seja para o lado direito.

Sequência do movimento

A partir da posição sentada no chão, a cabeça e o tronco permanecem na posição ereta enquanto os membros inferiores se acomodam e o movimento é preparado; os braços estão descomprometidos. Os joelhos se estendem à frente e os quadris continuam flexionados enquanto o indivíduo assume a posição sentada com as pernas estendidas (Fig. 13.3 A). Assim que o peso do corpo é transferido para o quadril direito, o braço direito sustenta parte do peso do tronco com a mão no chão, enquanto os joelhos e quadris se flexionam, estando a perna esquerda em cima da perna direita na posição sentada de lado. Essa posição resulta em leve rotação do tronco e da pelve (Fig. 13. 3B). A partir dela, o tronco e a pelve rodam ainda mais para mover os dois braços a uma posição de sustentação de peso e os joelhos são movidos debaixo do corpo para suportar o peso do corpo na posição em quatro apoios (Fig. 13.3C). Na sequência, o indivíduo estende os quadris, movendo-se para a posição ajoelhada (Fig. 13.3D, E), da qual o peso é deslocado para o joelho direito a fim de colocar o pé esquerdo plano no chão (Fig. 13.3F, G). O tronco se flexiona sobre a coxa esquerda enquanto o membro esquerdo se estende para levantar o corpo para a posição em pé ereta (Fig. 13. 3H, I).

Movimento articular

Durante o movimento, a cabeça e o tronco estão alinhados um ao outro. A partir de uma posição sentada no chão, a cabeça e o tronco permanecem na vertical na posição neutra, enquanto os membros inferiores são posicionados com os quadris flexionados em 90° e os joelhos estendidos na posição sentada com as pernas estendidas (Fig. 13.3A). Para iniciar a sequência do movimento, primeiro o peso se desloca para a nádega direita, enquanto o braço esquerdo é colocado em extensão, rotação medial e leve abdução do lado direito. O cotovelo direito, o punho, os dedos e o polegar estão todos estendidos para permitir a descarga de peso sobre

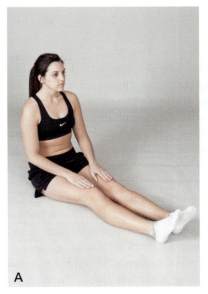
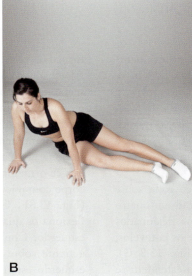
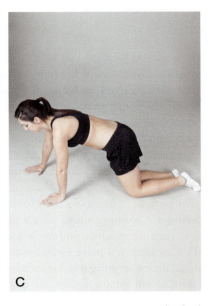

Figura 13.3 Sequência de movimento do chão para a posição em pé. *(continua)*

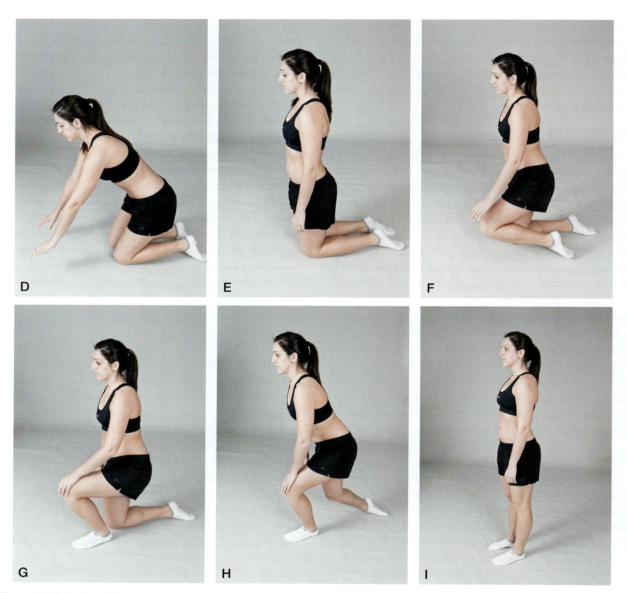

Figura 13.3 *(continuação)*.

o membro. O pescoço e o tronco rodam e flexionam-se lateralmente para a direita. Os quadris podem se flexionar um pouco mais e os joelhos se flexionam, a fim de mover o corpo para a posição sentada de lado, na qual a perna esquerda está sobre a direita, o quadril direito está levemente abduzido e lateralmente rodado, e o quadril esquerdo está aduzido e medialmente rodado (Fig. 13.3B).

Da posição sentada de lado, o tronco roda sobre as pernas e o corpo se move para a posição em quatro apoios, com os quadris, ombros e joelhos flexionados a 90°, a escápula e a pelve estabilizadas, e os cotovelos, punhos, dedos e polegares estendidos (Fig. 13.3 C). Da posição em quatro apoios, os quadris estendem-se enquanto a coluna permanece alinhada para mover o tronco na vertical na posição ajoelhada. (Fig. 13.3D, E). Ajoelhado, o corpo transfere o peso para o joelho direito, mantendo o quadril direito em extensão. O pescoço e o tronco são mantidos em alinhamento ereto na linha média. O quadril esquerdo abduz, depois se flexiona e roda lateralmente, ao passo que o joelho esquerdo se flexiona enquanto o tornozelo faz a flexão dorsal para mover o membro e colocar o pé no chão na frente do corpo com o joelho e o quadril flexionados a 90° ou mais (Fig. 13.3F, G). A partir dessa posição, o indivíduo flexiona os quadris para mover o tronco sobre o joelho esquerdo. Conforme o centro de massa se move para a frente sobre a perna esquerda, o quadril e o joelho esquerdo estendem-se à medida que o corpo se move para a posição em pé (Fig. 13.3H, I).

Atividade muscular

Os flexores e extensores do pescoço (esternocleidomastóideos, escalenos, esplênios da cabeça e do pescoço) em conjunto com o eretor da espinha e os abdominais no tronco cocontraem para manter a estabilidade da cabeça e do tronco na posição sentada na preparação para iniciar o movimento. Uma vez que o movimento começa para se deslocar para a posição sentada de lado, a escápula direita retrai e deprime mediante a contração concêntrica dos músculos romboides e partes ascendente e transversa do trapézio. Os músculos que produzem extensão, abdução e rotação medial do úmero incluem o latíssimo do dorso, o redondo maior, o deltoide posterior, o deltoide médio, o supraespinal, o subescapular, o peitoral maior, o redondo menor e o infraespinal. O manguito rotador estabiliza ativamente a cabeça do úmero dentro da cavidade glenoidal. O cotovelo é estendido para dar suporte ao braço pela ação do tríceps, enquanto o punho, o polegar e os dedos estendem-se pela ação dos músculos extensor ulnar do carpo, extensores radiais longo e curto do carpo, e extensores do polegar. O pescoço se flexiona um pouco lateralmente para a direita graças ao esternocleidomastóideo e aos escalenos, enquanto o tronco e a pelve são flexionados lateralmente e rodados para a direita pelos músculos abdominais e pela contração excêntrica do quadrado do lombo e do glúteo médio esquerdos. Os flexores do quadril, principalmente o iliopsoas, o reto femoral e o pectíneo, flexionam um pouco mais o quadril, enquanto os músculos posteriores da coxa flexionam os joelhos. Os músculos do glúteo do quadril esquerdo continuam a trabalhar excentricamente para retornar a coxa em adução contra a gravidade.

Ao mover-se da posição sentada de lado para a posição em quatro apoios, o tronco roda para a direita, acionado pelo oblíquo externo esquerdo e pelo oblíquo interno direito até que o braço esquerdo seja levado totalmente ao outro lado do corpo, a fim de se apoiar ao lado do braço direito. O movimento do braço esquerdo ocorre como resultado da protração da escápula pelos músculos serrátil anterior esquerdo e peitoral menor, e o movimento glenoumeral de flexão e adução ocorre graças à atividade do peitoral maior e do deltoide anterior com estabilização articular do manguito rotador. O cotovelo esquerdo estende-se com o antebraço em pronação, sendo controlado pela contração dos pronadores quadrado e redondo. O punho, os dedos e o polegar realizam a extensão mediante a ativação do extensor ulnar do carpo, dos extensores radiais longo e curto do carpo, dos extensores dos dedos e do extensor do polegar. O braço direito mantém a posição do cotovelo, do punho, do polegar e dos dedos graças à contração isométrica dos músculos previamente identificados.

Quando realizado corretamente, o movimento da posição em quatro apoios para a posição ajoelhada na realidade vem dos quadris, e não das costas. Em vez de utilizar as costas como muitas pessoas fazem incorretamente, o movimento deve ser dos quadris, começando primeiro a 90° para aumentar a flexão (Fig. 13.3D) com a contração concêntrica dos músculos posteriores da coxa no joelho e contrações excêntricas do glúteo. O eretor da espinha e o músculo abdominal contraem-se isometricamente para manter a coluna ereta durante os movimentos do quadril e do joelho.

Da posição ajoelhada para a semiajoelhada (Fig. 13.3G), o glúteo máximo direito mantém a extensão do quadril direito; os estabilizadores da pelve nos dois lados (glúteos médios e mínimos), os abdominais e o eretor da espinha se contraem para dar suporte ao peso do corpo que se desloca para o joelho direito enquanto a coxa esquerda abduz e o tronco se flexiona lateralmente para mover o centro de massa sobre o membro direito. Uma vez que o joelho esquerdo esteja sem o peso do corpo, o quadril esquerdo abduz graças à ação dos glúteos médio e mínimo, bem como do tensor da fáscia lata (TFL). Mais adiante, o movimento de abdução com o quadril flexionado e lateralmente rodado é realizado pela ação do músculo sartório (Fig. 13.3F). O iliopsoas flexiona o quadril e os rotadores laterais profundos trabalham com o sartório para flexionar o quadril lateralmente até uma amplitude de movimento capaz de levantar o membro inferior do chão. A coxa é, em seguida, rodada em adução para alinhar o pé esquerdo ao quadril esquerdo. O joelho, flexionando-se até 90° ou mais na posição ajoelhada, primeiro flexiona usando os músculos posteriores da coxa para garantir o espaço entre o tronco e o chão. Estando esse espaço garantido, o joelho pode estender-se levemente usando o quadríceps para alcançar um angulo de 90° do joelho. O tornozelo é mantido na posição neutra pela ação concêntrica do músculo tibial anterior a fim de assegurar a retirada do pé do chão. Uma vez que o pé esquerdo tenha sido colocado no chão à frente na posição semiajoelhada, o tornozelo é estabilizado pela cocontração do sóleo e do gastrocnêmio, bem como do tibial anterior (Fig. 13.3G).

Movendo-se para a posição em pé, o músculo eretor da espinha controla excentricamente a coluna ereta durante o movimento anterior do tronco conforme o centro de massa é deslocado anteriormente sobre o quadril e o joelho esquerdos. O glúteo máximo e os músculos posteriores da coxa estão contraídos excentricamente do lado esquerdo para controlar a velocidade de deslocamento anterior sobre o quadril, que se flexiona a aproximadamente 70° assim que o joelho esquerdo começa a não sustentar o peso. O tornozelo esquerdo mantém sua posição estável graças ao controle excêntrico do gastrocnêmio, enquanto a tíbia avança sobre o pé e o centro de massa se move anteriormente ao tornozelo. Logo que a perna esquerda esteja estabilizada nessa posição de movimento anterior, o quadril direito estende-se pelas ações do glúteo máximo e dos posteriores da coxa, o joelho é estendido pelo quadríceps, e o pé direito empurra o chão fazendo a flexão plantar do tornozelo, impulsionado pela força do gastrocnêmio. Assim que o pé empurra o chão, o joelho simultaneamente estende-se pela contração do quadríceps, o quadril esquerdo estende-se usando o glúteo máximo, e o pé está estabilizado no chão pelo gastrocnêmio e por outros músculos da panturrilha.

Transferência da posição sentada para em pé

A transferência refere-se ao movimento de uma superfície ou posição para outra e pode ser realizada de maneira independente ou com assistência. O movimento principal da transferência é mudar o centro de gravidade do corpo da posição sentada em uma superfície para a posição em pé ou sentada sobre outra superfície. Existem muitos tipos diferentes de trabalhos de transferência. O método específico selecionado depende da capacidade e da função do indivíduo, bem como dos dispositivos auxiliares disponíveis. Por ser a atividade de transferência mais comum, a transferência de sentado para em pé será discutida aqui. Uma discussão avançada dos variados tipos de transferência costuma ser apresentada no curso de reabilitação e você pode aplicar a análise cinemática estratégica aprendida aqui para outros tipos de transferência. Vamos analisar o movimento de levantar partindo da posição sentada.

Para se levantar da posição sentada, o indivíduo precisa ser capaz de controlar o tronco e as pernas, além de ter equilíbrio dinâmico. O centro de massa muda e sai de uma base de suporte relativamente ampla (quadris, coxas e pés) para uma base de suporte pequena (pés) conforme o corpo se move da posição sentada para a em pé. Essa atividade se dificulta quando a força e o equilíbrio não estão funcionando adequadamente.

A verdadeira atividade de levantar-se da posição sentada requer uma geração de força de muitos músculos, desde os membros inferiores até o tronco. A revisão da literatura demonstra que essa atividade tem os seguintes elementos comuns:

1. Músculo tibial anterior – ativado para a preparação da colocação do pé para trás e para a estabilização da tíbia.
2. O começo simultâneo da atividade nos extensores do quadril (glúteo máximo e bíceps femoral) e extensores do joelho (músculo reto femoral, vasto medial e lateral). A atividade desses extensores chega ao pico máximo quando a coxas são levantadas do assento e, em diferentes graus, o músculo gastrocnêmio e o sóleo desempenham um importante papel no controle da postura.[7-9]
3. Embora mover-se da posição sentada para a em pé e, depois, voltar a sentar partindo da posição em pé pareçam ser fundamentalmente a mesma atividade no sentido contrário, essas duas atividades têm demandas musculares diferentes. A execução do movimento da articulação no quadril, no joelho e no tornozelo são similares, mas, retornando para a posição sentada, os músculos dos membros inferiores agem excentricamente. Os mesmos músculos são ativados ao se levantar, mas agem concentricamente. Existem evidências de que o tronco é menos importante nesse aspecto da atividade de transferência, enquanto a maior demanda ocorre no joelho.[9,10]
4. Em geral, a maneira como as pessoas idosas realizam essa atividade reflete as mudanças normais da idade vistas no sistema musculoesquelético. Artrite nas articulações que suportam peso e na coluna vertebral ou fraqueza nos membros inferiores e nos músculos extensores das costas requer que os idosos desenvolvam uma estratégia adaptativa quando se transferem entre as posições sentada e em pé.

Levantar-se a partir da posição sentada usando os braços da cadeira

Pessoas de todas as idades usam os braços para ajudar a levantar-se da cadeira (Fig. 13.4A). Pessoas com lesões nas pernas, com pouco equilíbrio ou idosos podem necessitar da assistência dos braços da cadeira sempre que se levantam da posição sentada.[7,8,11]

Sequência do movimento

Antes de se levantar, o corpo é posicionado de maneira a preparar os membros inferiores para receber o peso do corpo. Os quadris se movem para a borda da cadeira e o corpo se inclina para a frente, a fim de colocar o centro de massa do tronco sobre as pernas. As mãos estão sobre os braços da cadeira. As forças são direcionadas para baixo nas mãos, o centro de massa move-se anteriormente sobre os pés, enquanto as pernas estendem-se simultaneamente. Quando os membros chegam à posição de extensão máxima, o tronco se move para a posição ereta, a fim de colocar o centro de massa do corpo sobre os pés, enquanto as mãos se movem para descansar ao lado das coxas.

Movimento articular

Em preparação para se levantar da cadeira, os quadris se movem para a frente na cadeira quer "caminhando os quadris para a frente" quer empurrando as costas contra o encosto. Caminhando os quadris para a frente, o peso do corpo se move de um lado da pelve para o outro, enquanto a pelve sem sustentação de peso roda para a frente até que os quadris fiquem na beira do assento. Se a pessoa se move à frente, empurrando-se contra o

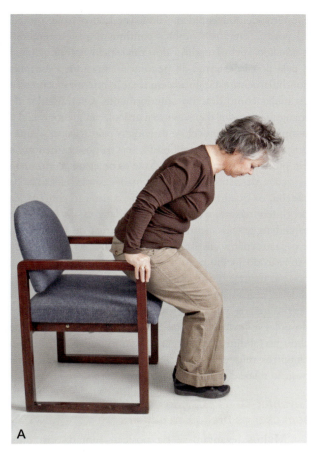 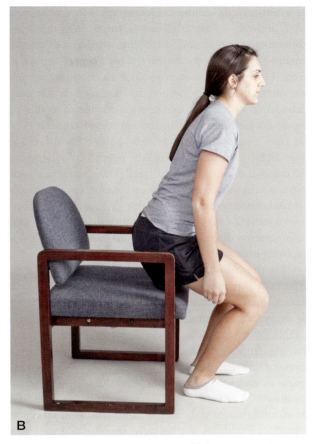

Figura 13.4 Transferência da posição sentada para a posição em pé. **A)** Usando os braços da cadeira. **B)** Sem usar os braços.

encosto da cadeira, as costas estendem-se na cadeira para permitir que os quadris deslizem adiante; em seguida, o tronco se move para a posição ereta quando os quadris estão na beira da cadeira. Também na preparação para o movimento, as mãos são colocadas nos braços da cadeira com os cotovelos flexionados a cerca de 90° (dependendo da altura do braço da cadeira e do comprimento do tronco da pessoa), os ombros são hiperestendidos com os cotovelos atrás do tronco e os quadris são flexionados para posicionar o tronco para a frente, sobre as coxas. Os joelhos são flexionados além de 90° para mover os pés inferiormente aos quadris e realizar a flexão dorsal dos tornozelos. Para manter a coluna ereta, a pessoa deve olhar para a frente. A posição do antebraço depende de como a pessoa segura os braços da cadeira; eles podem estar em pronação ou na posição média neutra.[8-10] Os punhos estão em extensão e os dedos e polegares estão flexionados, segurando os braços da cadeira.

Assim que o movimento de se levantar começa, os ombros movem-se da hiperextensão para uma ligeira hiperextensão ou extensão neutra, os cotovelos se estendem e os punhos movem-se para a posição neutra, enquanto as mãos saem dos braços da cadeira. O pescoço passa da hiperextensão para alinhar-se com o tronco na posição neutra enquanto os quadris e joelhos se estendem. Antes de os quadris se estenderem para mover o corpo na posição ereta, a cabeça precisa se mover para a frente dos pés, posicionando, assim, o centro de massa sobre os pés (Fig. 13.4A). Se isso não acontecer, é provável que a pessoa tenha dificuldade em se levantar sem assistência. Os pés permanecem firmemente plantados no chão, mas os tornozelos movem-se da flexão dorsal para a posição neutra. À medida que o movimento continua e o peso do corpo é totalmente recebido pelos membros inferiores, as mãos soltam os braços da cadeira, e os polegares e dedos se movem para a posição de repouso.

Atividade muscular

A preparação ocorre com uma atividade muscular de baixa intensidade do tronco e das pernas. Os músculos dos membros superiores também realizam uma atividade mínima para posicionar os braços durante a fase de preparação. Se o indivíduo movimenta os quadris para a frente, os músculos quadrado do lombo e glúteos médio e mínimo no quadril elevado erguem e rodam a pelve para a frente, enquanto o lado de descarga de peso contralateral se alonga. Se a coluna for empurrada contra o encosto da cadeira para mover os quadris adiante, os extensores da coluna contraem-se concentricamente para deslizar os quadris para a frente. Os músculos abdominais (reto do abdome, oblíquos interno e externo) então se flexionam para mover o tronco para a posição ereta. Os músculos posteriores da coxa contraem-se para aumentar a flexão do joelho para que o pé deslize para debaixo da cadeira. O músculo gastrocnêmio auxilia na flexão do joelho e também contrai para estabilizar o pé no chão enquanto os tornozelos são fletidos sobretudo pelo tibial anterior. O deltoide posterior, o latíssimo do dorso e o redondo maior realizam o movimento de extensão do ombro enquanto os rotadores inferiores da escápula (romboides e levantador da escápula) posicionam a escápula. O cotovelo e o punho são posicionados passivamente durante o movimento do ombro e a colocação da mão no braço da cadeira.

Os músculos do tronco, especialmente o eretor da espinha, contraem-se isometricamente para estabilizar o tronco durante a maior parte da atividade. Os músculos da escápula também se contraem isometricamente para estabilizar a escápula; especificamente, esses músculos incluem os rotadores inferiores (romboides, peitoral menor e levantador da escápula) e depressores da escápula (parte ascendente do trapézio, peitoral menor e latíssimo do dorso). A atividade moderada do latíssimo do dorso, do redondo maior e da cabeça externa do peitoral maior estendem e aduzem a articulação glenoumeral, e depois atuam como estabilizadores do braço à medida que o cotovelo se estende.[12] Os músculos do manguito rotador estabilizam a articulação do glenoumeral para evitar a força que puxa a cabeça do úmero para baixo, movendo, assim, a cabeça do úmero para a parte superior da cavidade glenoidal. A extensão do cotovelo ocorre como resultado da contração concêntrica do tríceps. Se o antebraço estiver em uma posição média, os supinadores cocontraem com os pronadores redondo e quadrado; porém, se o antebraço estiver totalmente pronado, os pronadores agem sozinhos. Os dedos são flexionados pelos flexores superficiais e profundos dos dedos e aduzidos pelos interósseos palmares. O punho é mantido em extensão pelo peso do corpo nas mãos, mas pode haver uma coativação dos músculos flexor e extensor do carpo, visto que eles trabalham sinergicamente a fim de estabilizar o punho. O tronco é mantido sobre os quadris pela contração excêntrica do músculo eretor da espinha. Os músculos abdominais e multífidos estabilizam a coluna lombar e a pelve.

Uma vez que o movimento começa, o pescoço e o tronco contraem-se isometricamente para manter a posição da coluna usando os músculos esplênio cervical e eretor da espinha. À medida que o corpo continua se levantando, o pescoço passa da posição de hiperextensão para a posição neutra graças à contração excêntrica dos extensores cervicais (eretor cervical da espinha e parte descendente do trapézio) e à leve cocontração dos flexores cervicais (escalenos e esternocleidomastóideos) uma vez que o tronco esteja na posição ereta. Os ombros continuam a ser estendidos e aduzidos pelo latíssimo do dorso, pelo redondo maior e pela porção esternal do peitoral maior, com a escápula continuamente estabilizada em rotação inferior e depressão escapular como descrito anteriormente. Os músculos do manguito rotador dão suporte à articulação glenoumeral o tempo todo. O cotovelo é estendido pelo tríceps; o antebraço continua a ser estabilizado, seja na posição neutra ou em pronação, o punho, os dedos e os polegares continuam as ações descritas. Quando as nádegas são elevadas da cadeira, os quadris se estendem via contração concêntrica do glúteo máximo e dos posteriores da coxa. Os joelhos se estendem graças à contração concêntrica do quadríceps, e o gastrocnêmio assiste excentricamente no controle da extensão do joelho e do movimento do tornozelo para a posição neutra. Assim que as mãos se soltam do braço da cadeira, elas se abrem mais adiante com leve abdução dos dedos, gerada pelos interósseos dorsais e pelo extensor do polegar (extensor longo e curto do polegar), além de abdução (abdutor do polegar). Esses músculos, bem como os outros músculos dos braços, os movimentam até uma posição relaxada com eles ao lado do corpo.

Levantar-se da posição sentada sem usar os braços da cadeira

Muitos levantam-se da posição sentada em uma cadeira sem requerer o uso dos braços para se empurrar pra cima (Fig. 13.4B). Nesse caso, todos os movimentos articulares, ações musculares e sequências descritos acima são os mesmos. A única diferença é que os braços simplesmente estarão em repouso ao lado do corpo ou, talvez, segurando um objeto na hora em que a atividade de levantar acontece. Sem a assistência dos membros superiores, os músculos do membro inferior têm de gerar mais força para o movimento. Portanto, a sequência e a ativação serão similares às apresentadas, mas a energia para realizar o movimento será maior.

Atividades diárias e profissionais

Há inúmeras atividades que realizamos durante o dia sem sequer pensar sobre a exigência feita no corpo para realizá-las. Algumas são simples, ao passo que outras são mais complexas, mas todas exigem uma sequência específica de eventos realizada com a precisão na amplitude de movimento e na tensão muscular para que sejam completadas com sucesso. Apresentados aqui estão alguns exemplos de atividades diárias comuns que muitas pessoas realizam em casa ou no trabalho.

Atividades de levantamento

Levantamento é uma atividade comum realizada tanto no trabalho como em casa. É também uma atividade frequentemente realizada de forma incorreta. Indivíduos que carregam peso vivem sob o risco de lesão cumulativa se realizarem a tarefa de levantamento de maneira incorreta. Um dos principais elementos de uma atividade de levantamento segura é a importância da mecânica apropriada do corpo, a qual garante que a coluna esteja bem protegida e que os movimentos exigidos na contribuição das partes do corpo não sejam somente efetivos, mas eficientes. A segurança deve ser maximizada e o gasto de energia, minimizado durante o levantamento. Como exemplo desses conceitos, vamos analisar como pegar uma caixa grande do chão (Fig. 13.5).

Sequência do movimento

O movimento começa com uma atividade postural "definida" pela cabeça, pelo tronco e pela pelve. O indivíduo mantém a cabeça e o tronco alinhados na linha média, e estabiliza a coluna lombar com o movimento da pelve na posição neutra. Em nenhum momento durante a atividade o indivíduo deve flexionar a coluna, a qual deve permanecer em sua posição adequadamente alinhada, usando os quadris para mover o tronco em vez das costas. Antes do levantamento, o indivíduo testa o objeto a ser carregado para ter uma ideia do peso. A pessoa, então, estabelece uma base de suporte alargada, ficando em pé próximo ao objeto no momento em que se prepara para levantá-lo. Movendo-se para a posição de agachamento, o quadril roda lateralmente cerca de 45° e flexiona-se cerca de 90°. O tornozelo move-se em flexão dorsal enquanto a tíbia move-se para a frente sobre o pé e os joelhos flexionam-se para abaixar o corpo, de modo que as mãos possam segurar a caixa. A posição de abdução e rotação lateral do quadril é mantida durante toda a fase de preparação. À medida que o agachamento aproxima as mãos do indivíduo da caixa, os quadris se flexionam e movem o tronco sobre a caixa, mantendo a coluna reta na posição neutra. Assim que o agachamento abaixa o indivíduo para perto da caixa, os membros superiores movem-se para a frente em flexão de ombro com os cotovelos estendidos para pegar e segurar o objeto com firmeza (Fig. 13.5A).

Para começar a levantar a caixa, as mãos seguram-na com uma preensão firme e com flexão dos dedos por meio da cíngulo do membro superior, do cotovelo e dos músculos do punho "prontos" para receber o peso. A caixa é, então, movida para perto do corpo; com o tronco ereto, o indivíduo fica em pé (Fig. 13.5B). Uma vez segurando a caixa, o movimento de ficar em pé é realizado pela força nos membros inferiores. O movimento de ficar em pé é iniciado pelos quadris e pelos joelhos. Assim que o indivíduo fica em pé, a caixa permanece perto do corpo, o tronco mantém sua posição neutra e os pés mantêm uma base de suporte alargada (Fig. 13.5C).

Movimento articular

O movimento começa com o posicionamento da cabeça, do tronco e da pelve. Esses segmentos são

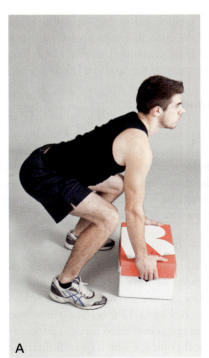 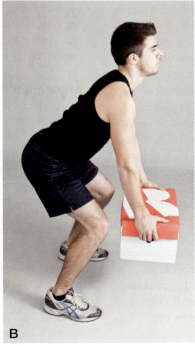 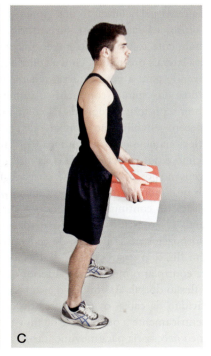

Figura 13.5 Levantar uma caixa. **A)** Agachamento próximo à caixa para começar a levantá-la. **B)** A caixa é levantada e trazida ao peito. **C)** A caixa é levantada e segurada na posição em pé.

"definidos" pela cocontração dos músculos anteriores e posteriores para manter sua estabilização durante o levantamento. Os membros superiores se movem para realizar a tarefa de levantamento enquanto o corpo e os membros inferiores estão estabilizados.

Para começar a levantar a caixa, os rotadores da escápula (inferiores e superiores) se cocontraem para estabilizar a escápula enquanto os ombros se movem em cerca de 60° de flexão, aduzidos próximo ao tronco com os ombros na metade do movimento entre a rotação medial e lateral. Os cotovelos e antebraços estão em extensão e posição média para alcançar a caixa e segurá-la. Os punhos estendem-se até a posição funcional, enquanto os polegares e dedos movem-se primeiro em extensão total e abdução para alcançar a caixa e, em seguida, em flexão e adução para segurá-la. Os ombros são aduzidos em direção ao tronco, e a escápulas são estabilizadas contra o tronco. Uma vez estando a caixa bem segura e posicionada mais perto do tronco, os quadris e joelhos movem-se em extensão, mantendo uma base de suporte alargada com os quadris em leve abdução e rotação lateral.

Atividade muscular

A postura "definida" para estabilizar o corpo para esse movimento requer ativação de todos os músculos de controle postural: flexores do pescoço (esternocleidomastóideo e escalenos) e extensores (esplênios). O eretor da espinha e os abdominais contraem-se para estabilizar o tronco. A pelve e a coluna lombar mantêm a posição neutra pela cocontração dos músculos transverso abdominal e multífidos. A larga base de suporte na abdução é realizada pela contração dos glúteos médio e mínimo, do tensor da fáscia lata e do sartório. Os quadris são lateralmente rodados pelo glúteo máximo e pelos rotadores laterais profundos, com a contribuição do sartório. Movendo para a posição de agachamento, os músculos eretores da espinha contraem-se isometricamente para manter a posição apropriada da coluna e os abdominais fornecem estabilização lombar. Os quadris e joelhos se flexionam usando a contração excêntrica do glúteo máximo e dos posteriores da coxa no quadril e dos quadríceps no joelho. Conforme o agachamento se torna mais profundo, os rotadores profundos, o glúteo máximo e o sartório continuam mantendo o quadril em rotação lateral. Os músculos sóleo e gastrocnêmio estabilizam os tornozelos nessa posição de cadeia fechada no chão. Além disso, o gastrocnêmio é ativado excentricamente para controlar o movimento anterior da tíbia sobre o pé em flexão dorsal. Assim que o agachamento aproxima o indivíduo da caixa, os extensores do quadril controlam excentricamente a quantidade de movimento anterior de tronco necessária para movimentar-se anteriormente em direção à caixa; durante essa parte da fase de preparação, o eretor da espinha mantém a "preparação" da posição da coluna com a contração isométrica. Para executar o levantamento, os membros superiores irão agora se engajar para realizar a tarefa assim que o corpo e os membros inferiores fiquem estabilizados nessa posição.

Assim que a caixa é levantada do chão, os ombros movem-se em flexão por intermédio da porção clavicular do peitoral maior, do deltoide anterior e do coracobraquial, e são aduzidos ao lado do tronco pelo peitoral maior, pelo latíssimo do dorso e pelo redondo maior, em um ponto intermediário entre a rotação medial e lateral pelos músculos subescapular, deltoide anterior, infraespinal e redondo menor. Como os ombros não estão muito elevados durante esse movimento, as escápulas mantêm suas posições com a cocontração dos rotadores superiores e inferiores para fornecer uma base estável para a cabeça do úmero. Os cotovelos são mantidos em extensão pela cocontração do tríceps e dos flexores do cotovelo (bíceps braquial, braquial e braquiorradial). Os punhos estão estabilizados na posição funcional pela cocontração dos extensores do punho (extensores radiais longo e curto do carpo e extensor ulnar do carpo) e dos flexores dos dedos (flexores superficial e profundo dos dedos); os dedos também são aduzidos pelos interósseos palmares. O polegar é aduzido e flexionado pelo flexor do polegar e pelo adutor do polegar para poder segurar nas bordas laterais da caixa. Estando a caixa firmemente segura, todos esses músculos mantêm a contração isométrica para pegá-la e segurá-la com firmeza. Quando o indivíduo está pronto para erguê-la, os joelhos e os quadris estendem mediante a contração concêntrica do glúteo máximo e dos posteriores da coxa na articulação do quadril e do quadríceps na articulação do joelho. A base de suporte permanece larga na abdução do quadril; a rotação lateral é gerada pela contração do glúteo máximo e dos rotadores laterais profundos para levantar-se segurando a caixa.

Atividades domésticas

Existem muitas tarefas de casa que podem ser escolhidas para uma análise do movimento. Selecionamos uma como exemplo: usar o aspirador de pó. Utilizando a análise de movimento delineada neste capítulo, você pode analisar outras, como varrer, remover a neve com a pá e lavar roupa, para citar alguns exemplos.

Usar o aspirador de pó

Usar o aspirador de pó para limpeza é um bom exemplo da realização de uma atividade de empurrar e puxar usando os braços para servir como entregador das forças das pernas. A Figura 13.6 retrata o movimento descrito aqui. Note que o indivíduo está em pé, com um membro na frente do outro, e que o quadril direito está na frente do esquerdo e é flexionado de modo que o pé direito se posiciona anteriormente e o membro superior

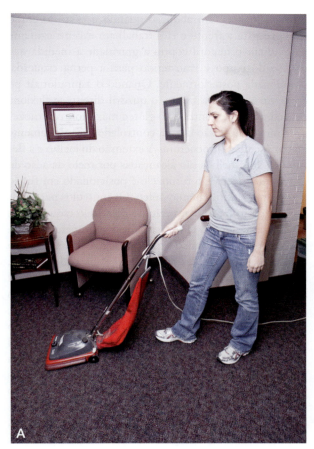 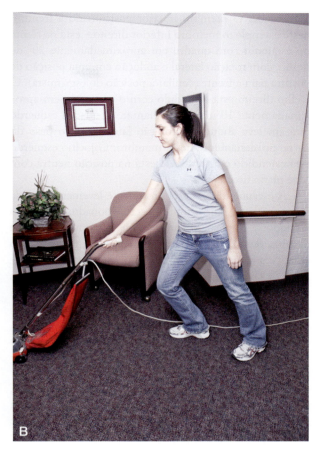

Figura 13.6 Sequência de movimento no uso do aspirador de pó.

direito se posiciona de tal maneira que a mão direita segura a alça do aspirador de pó. O braço esquerdo está livre ao lado do corpo.

Sequência do movimento

O movimento começa com o indivíduo em pé com um membro à frente do outro; a cabeça e o tronco são mantidos na posição neutra com o tronco alinhado aos quadris. O quadril direito é flexionado com o joelho estendido e o tornozelo em flexão plantar. O quadril esquerdo e o joelho são estendidos e o tornozelo está na posição neutra com o peso do corpo principalmente sobre o membro inferior posicionado atrás. Os dois quadris estão em rotação lateral e levemente abduzidos. A escápula direita está levemente em protração porque o ombro está flexionado; o antebraço está na posição média e a mão fechada segura o pegador do aspirador de pó (Fig. 13.6A). O cotovelo estende-se alternadamente com alguma flexão adicional do ombro para empurrar o aspirador de pó à frente e, então, flexiona-se com o ombro em hiperextensão para puxar o aspirador sobre o carpete.

Embora esse movimento de aspirar o pó ocorra em certo grau no ombro e no cotovelo, o impulso da força é transmitido pelas pernas conforme o peso é transferido para trás e para a frente entre as costas e a parte anterior dos membros inferiores. Assim que o ombro se move em flexão com o cotovelo em extensão, o peso se transfere para a parte anterior do membro inferior, empurrando a perna de trás (Fig. 13.6B) e, quando o ombro se move em extensão com o cotovelo em flexão, o peso é empurrado da perna da frente para a de trás. Assim que a perna posicionada anteriormente recebe o peso do corpo, seu joelho flexiona-se um pouco mais e o joelho da perna posicionada posteriormente também se flexiona e, depois, move-se em extensão à medida que o peso é transferido novamente para a perna de trás. O membro superior esquerdo está livre em uma posição de descanso ao lado do corpo. Isso pode fornecer algum equilíbrio ao longo da realização do movimento. Continuando com o movimento de passar o aspirador de pó sobre o tapete, o indivíduo anda para a frente, conduzindo o movimento com o membro inferior direito e, depois, dando um passo à frente com o membro inferior esquerdo para chegar a uma nova área que precisa ser limpa.

Movimento articular

A cabeça, o pescoço, o tronco e a pelve mantêm sua posição neutra e um alinhamento adequado durante toda a atividade. O membro inferior posicionado à frente – neste exemplo, o membro inferior direito – está na frente do esquerdo com quadril em aproximadamente 20° de flexão, com rotação lateral e abdução em uma posição de postura para a frente (similar à posição do esgrimista). O joelho direito está estendido com o tornozelo em aproximadamente 10° de flexão plantar. O quadril esquerdo está em leve abdução e rotação lateral com o peso do corpo primariamente nesse membro. O joelho esquerdo está estendido e o tornozelo está na posição neutra com o pé plano no chão.

A escápula direita está protraída e levemente rodada superiormente, pois o ombro está flexionado. Quando o aspirador é empurrado para a frente, o cotovelo move-se de uma flexão parcial para a extensão completa com o antebraço na posição média. A mão segura a alça do aspirador de pó bem apertado com o polegar em oposição aos dedos, que estão flexionados e aduzidos. O punho está em extensão. Para puxar o aspirador de pó de volta ao corpo, o antebraço, o punho e a mão permanecem na posição, mas o cotovelo se flexiona e o ombro move-se em direção à extensão. A extensão do úmero e, depois, a hiperextensão é acompanhada pela inclinação, pela rotação inferior e pela retração da escápula. Durante todo o movimento, o ombro é mantido em um ponto intermediário entre a rotação lateral e a medial. A força para o movimento de passar o aspirador de pó é gerada pela transferência de peso entre o membro inferior que está à frente e o que está atrás. Conforme o aspirador de pó é empurrado para a frente, o indivíduo empurra o peso do corpo da perna detrás para a perna da frente; assim, o quadril direito se move em direção à flexão, o joelho se flexiona e a tíbia move-se anteriormente sobre a planta do pé para a flexão dorsal enquanto a perna esquerda (ou à direita do membro) estende e abduz no quadril e o tornozelo esquerdo faz a eversão. À medida que o peso é transferido para a perna de trás, o aspirador é puxado de volta. Durante essa transferência de peso, o quadril direito volta a se mover em direção à extensão e a sequência se repete.

Atividade muscular

Os músculos do controle postural estabilizam a cabeça, o pescoço e o tronco na posição ereta. O eretor da espinha e os abdominais estão controlando a extensão do tronco e a estabilização lombar na posição ereta. O tronco é rodado levemente para a direita pelos músculos abdominais oblíquos esquerdos e pelos abdominais oblíquos internos direitos. Os dois músculos glúteos médios são ativamente requisitados para controlar o nível da pelve e deslocar o peso de uma perna para a outra. O grupo adutor do quadril direito trabalha de forma excêntrica e concêntrica quando o peso do corpo se move para a frente e para trás, respectivamente. Os abdutores do quadril esquerdo trabalham concentricamente para mover o quadril em abdução quando o peso do corpo se move para a frente e eles trabalham excentricamente para aduzir o quadril contra a gravidade à medida que o peso do corpo é transferido para a perna esquerda, posicionada posteriormente. Quando o aspirador de pó é empurrado para a frente, o quadril direito se flexiona pela contração excêntrica do glúteo máximo e o tornozelo se move em flexão dorsal, controlado excentricamente pelo músculo gastrocnêmio. A extensão do joelho e a flexão dos dois joelhos são alcançadas por meio da ação do grupo quadríceps e o tornozelo é posicionado em flexão plantar pelo gastrocnêmio-sóleo. Os músculos peroneais longo e curto fazem a eversão do tornozelo esquerdo.

Durante todo o tempo, a cabeça do úmero é deprimida dentro da cavidade glenoidal pelos músculos do manguito rotador para manter a estabilidade umeral. A escápula direita protrai graças à atividade do serrátil anterior e roda superiormente pela ação de algumas forças das partes ascendente e descendente do trapézio, bem como do serrátil anterior. O ombro é flexionado pelo deltoide anterior, pela porção clavicular do peitoral maior e pelo coracobraquial. O antebraço é mantido na posição média pela ação combinada do supinador e dos pronadores quadrado e redondo. Para acompanhar o empurrar para a frente, o cotovelo estende-se pela contração do tríceps. O oponente do polegar opõe o polegar, enquanto os flexores superficial e profundo dos dedos, bem como os interósseos palmares, flexionam e aduzem os dedos para agarrar a alça do aspirador. Esse movimento de agarrar é sinergicamente acompanhado pelo extensor ulnar do carpo e pelos extensores radiais longo e curto do carpo, que realizam a extensão do punho. O ombro é posicionado em um ponto intermediário entre a rotação lateral e medial, sendo estabilizado pelo subescapular, pelo infraespinal e pelo redondo menor.

Para puxar o aspirador de pó de volta, o braquial, o braquiorradial e o bíceps contribuem para a flexão do cotovelo com o antebraço na posição média. A escápula direita retrai e roda inferiormente graças à contração concêntrica da parte transversa do trapézio, dos romboides, do levantador da escápula e do peitoral menor conforme o ombro vai se movendo em direção à extensão pela atividade concêntrica dos músculos latíssimo do dorso, redondo maior e deltoide posterior. A escápula é deslocada para acompanhar a hiperextensão do úmero pelo peitoral menor.

Atividades profissionais

Com frequência, os fisioterapeutas têm de avaliar as tarefas no trabalho, especialmente quando trabalham com um funcionário lesionado. Outras vezes, podem ser necessários para dar sugestões e avaliar o local de trabalho, a fim de melhorar o ambiente de trabalho e prevenir lesões. Um dos elementos comuns que levam à lesão no cenário profissional é a natureza repetitiva das atividades no trabalho. Visto que muitas lesões profissionais tratadas pelos fisioterapeutas envolvem atividades repetitivas, selecionamos duas atividades repetitivas comuns no trabalho. Iremos analisar e descrever cinematicamente uma atividade repetitiva realizada na posição sentada – trabalhar em uma estação de computador – e uma realizada em pé – trabalhar na linha de montagem de uma fábrica.

Estação de computador

Muitas pessoas ficam horas diariamente realizando atividades no computador. A atividade mais óbvia e que talvez consuma a maior parte do tempo das pessoas no computador seja o uso do teclado (Fig. 13.7).

Antes de podermos analisar a atividade, é preciso identificar a posição apropriada que devemos assumir para trabalhar no computador. O primeiro elemento é selecionar a cadeira apropriada. A cadeira deve ser compatível com o indivíduo e terá o tamanho adequado se o indivíduo puder sentar-se nela com os quadris totalmente encostados no encosto e tiver aproximadamente 5 cm de espaço entre o assento da cadeira e a parte posterior do joelho. A altura correta do assento permite que os pés do indivíduo fiquem apoiados no chão com os quadris e joelhos a 90°. Com os ombros relaxados, os antebraços devem repousar confortavelmente próximo ao corpo (com os ombros não abduzidos) sobre os braços da cadeira. O ideal é que haja um rolo lombar no encosto da cadeira para dar suporte à coluna lombar. Em uma posição sentada adequada, a cabeça e os ombros do indivíduo estão diretamente sobre o túber isquiático, com a cabeça e a coluna vertebral em alinhamento neutro. A altura do encosto da cadeira não deve ser menor do que o ângulo inferior da escápula. Alguns encostos de cadeira vão até a parte superior do ombro, ao passo que outros podem ter a altura suficiente para apoiar a cabeça; estas cadeiras usualmente reclinam. Com a pessoa sentada corretamente, as teclas do teclado do computador são alcançadas pelos dedos com os cotovelos flexionados a 90° ou um pouco mais, os punhos em posição neutra e os dedos flexionados na articulação interfalângica. A tela do computador deve estar na mesma altura dos olhos (Fig. 13.7A).

Sequência do movimento e movimento articular

Como pouco movimento ocorre durante a digitação no computador, tanto a sequência do movimento como o movimento articular são apresentados juntos nesta seção. O movimento usado na digitação envolve sobretudo o punho e os dedos, com certa assistência dos cotovelos.

A atividade começa com o indivíduo sentado adequadamente em uma cadeira: cabeça, pescoço e tronco são mantidos em posição neutra. Os ombros são estabilizados em 0° de extensão ou em flexão bem leve para permitir que os dedos alcancem o teclado. Os cotovelos estão próximos a 90° de flexão e os antebraços estão pronados. Os punhos estão em sua posição funcional de leve extensão, enquanto os polegares e a articulação metacarpal dos dedos estão em 0° de extensão e leve abdução com as articulações interfalângicas em alguma flexão até que as teclas sejam alcançadas (Fig. 13.7A). Durante a tarefa, embora exista certo movimento do complexo do ombro, digitação é predominantemente executada pela ação dos cotovelos, punhos, dedos e polegar, enquanto o antebraço permanece pronado. A procura pelas teclas costuma ser efetuada pelo movimento de desvio radial e ulnar do punho, bem como pelos movimentos exigidos de flexão, extensão, abdução e adução (Fig. 13.7B).

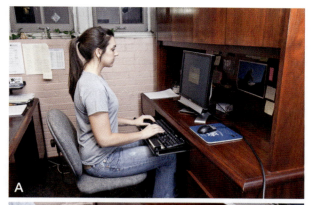
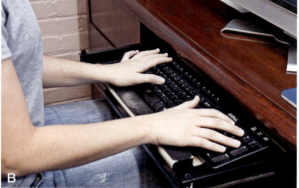

Figura 13.7 Trabalho em uma estação de computador.

Atividade muscular

O controle postural dos músculos do pescoço (flexores do pescoço-esternocleidomastóideos, escalenos; extensores-esplênios) e do tronco (eretor da espinha e abdominais) têm um nível mínimo, mas constante, de contração para manter a posição sentada apropriada. Se o indivíduo se inclina para a frente, ocorre movimento nos quadris mediante a contração excêntrica do glúteo máximo e dos posteriores da coxa, enquanto o eretor da espinha se contrai para manter o alinhamento correto da coluna. Os membros inferiores estão, por sua vez, relaxadas na posição sentada, ancorados entre o chão e a cadeira.

Os ombros estão ao lado do corpo ou ligeiramente flexionados. Eles podem estar em ligeira rotação medial em virtude do esforço do subescapular, embora isso seja variável e dependa do tamanho do indivíduo e do teclado. O úmero é estabilizado pelos músculos do manguito rotador e a escápula permanece estabilizada pelos seus músculos rotadores. Os cotovelos mantêm a flexão mediante a contração dos músculos braquial e redondo menor, com o antebraço pronado pelos dois pronadores. Em um alinhamento apropriado, se a cadeira possuir braços de descanso, eles podem ser usados para dar suporte aos cotovelos, de modo que a parte descendente do trapézio não seja forçada em excesso. Os punhos permanecem em posição neutra ou ligeiramente em extensão funcional pelo esforço de cocontração dos cinco músculos do carpo. O polegar e o dedo estão em extensão e abdução na articulação metacarpofalângica, impulsionados pelos extensores dos dedos, pelo extensor do polegar e pelos interósseos dorsais. Embora haja um mínimo movimento exigido pelos músculos do membro superior proximal para alcançar as teclas, a atividade de digitar propriamente dita é executada, sobretudo, pelas ações do punho e dos dedos, com estabilização dessas articulações proporcionada pelos músculos das articulações mais proximais. O movimento sobre as teclas é tipicamente realizado pelos rotadores mediais e laterais do ombro, e os músculos do manguito rotador (subescapular para a rotação medial; redondo menor e infraespinal para a rotação lateral). A ação de desvio radial é gerada pelo flexor radial do carpo e pelo extensor radial longo do carpo, ao passo que a ação de desvio ulnar é gerada pelos músculos flexor ulnar do carpo e extensor ulnar do carpo. As ações exigidas do punho, dos dedos e do polegar passarão da flexão ou extensão como necessário, ajudados pelos flexores ou extensores longos dos dedos.

Trabalhadores na linha de montagem

Vamos analisar os movimentos realizados pelo indivíduo que trabalha com uma prensa de perfuração em uma linha de montagem. No nosso exemplo, as atividades requerem que a operária alcance o condutor à sua frente e a seu lado direito, pegue um pedaço de metal e coloque-o sob a máquina de prensa. Em seguida, pressiona para baixo a alça da máquina de prensa para fazer um furo e recolocar a barra perfurada no transportador do seu lado esquerdo. As fotografias e sequências de movimento demonstram que essa operária experiente economiza nos movimento do corpo de tal forma que a barra é pega, perfurada e recolocada no transportador sem grande excursão articular e sem a necessidade de sair de uma posição postural estável. Ela usa uma boa mecânica corporal mantendo o quadril em posição neutra, a fim de minimizar a tensão na coluna lombar, e pega e recoloca a barra no transportador simplesmente

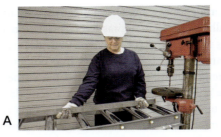

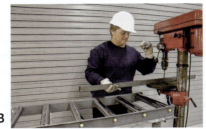

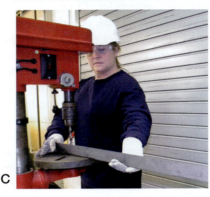

Figura 13.8 Sequência de movimento do trabalho em uma linha de montagem.

deslocando seu peso corporal em vez de dar um passo e rodar o tronco.

Sequência do movimento

O indivíduo está em uma postura lado a lado, de frente para a esteira. A cabeça, o pescoço e o tronco estão eretos em um alinhamento neutro. O movimento dessa atividade começa quando o indivíduo alcança com o braço direito a barra de metal, aproximando-a da correia transportadora. Quando o membro superior direito segura a barra de metal, o braço esquerdo se move em flexão para ajudar a levantar a barra (Fig. 13.8A). A barra é, então, removida da correia transportadora sendo segurada firmemente com as duas mãos. Esse ato é sinergicamente sustentado pela extensão do punho. Os dois antebraços estão em supinação e os cotovelos flexionam-se para levantar a barra da correia. Durante toda a retirada da barra, os braços estão estabilizados contra o tronco.

A barra de metal é colocada debaixo da furadeira. A operária a segura no lugar com a mão direita, enquanto alcança e segura o furador com a esquerda e, em seguida, pressiona a barra para perfurá-la. O furador está em uma altura que não requer que a operária levante a barra de metal mais do que alguns centímetros e mantém a barra abaixo da altura dos ombro para facilitar a operação de perfurar (Fig. 13.8B).

Uma vez que a barra tenha sido perfurada, a operária a desliza sobre a chapa de pressão com a mão direita enquanto a mão esquerda guia a barra de metal para o transportador a fim de recolocá-la do lado esquerdo (Fig. 13.8C).

Movimento articular

O indivíduo fica em pé em frente à correia transportadora. O tronco está alinhado em posição neutra e mantido nessa posição durante toda a atividade, a qual se inicia quando o indivíduo estende o braço direito para o mesmo lado, movendo-o em abdução e rotação lateral. Auxiliando esse movimento, a escápula é estabilizada pelos rotadores. O cotovelo direito estende-se com o antebraço em supinação, o punho estende-se em posição neutra ou em ligeira extensão, enquanto os dedos e o polegar flexionam e aduzem para segurar a barra. Quando a mão direita faz contato com a barra, o braço esquerdo auxilia no ato de pegar a barra com a flexão do cotovelo em supinação e o punho em extensão, ao passo que os dedos e o polegar estão em flexão e adução. O ombro esquerdo continua aduzido contra o tronco.

Uma vez estando a barra embaixo da furadeira, a operária mantém a altura dela com a mão direita posicionada de maneira confortável, enquanto a maior parte da atividade de segurar a barra é realizada com os cotovelos flexionados a 90° de supinação e o ombro em rotação lateral, aduzido e em extensão contra o tronco. Para executar a perfuração com a mão esquerda, a operária flexiona (em ligeira abdução) seu ombro esquerdo ao mesmo tempo em que flexiona o cotovelo em posição neutra, segura e pressiona a alavanca, e a empurra para baixo para fazer o orifício na barra de metal.

Estando a barra perfurada, a operária usa a mão direita para deslizá-la sobre a placa de prensa com a adução horizontal do ombro e a extensão do cotovelo. Em vez de dar um passo para o lado esquerdo, ela simplesmente joga o peso para a esquerda e guia a barra com a mão esquerda. O ombro esquerdo abduz em rotação lateral e o cotovelo se estende com o antebraço em supinação, abaixando a barra perfurada de volta ao transportador do seu lado esquerdo.

Atividade muscular

O controle postural dos músculos do pescoço (flexores-esternocleidomastóideos, escalenos e extensores, esplênios) e do tronco (eretor da espinha e abdominais) mantém a operária em postura correta durante toda a atividade. Os músculos da pelve e dos membros inferiores sustentam o alinhamento adequado desses segmentos por meio dos músculos abdominais, glúteos máximo, médio e mínimo, e gastrocnêmio-sóleo. O alcance com o braço direito para a direita é realizado pelo deltoide médio, pelo supraespinal, pelo infraespinal e pelo redondo menor, os quais trabalham juntos para abduzir e rodar lateralmente a articulação glenoumeral. Esses movimentos da articulação glenoumeral são sustentados pela estabilização ativa dos estabilizadores da escápula: serrátil anterior e partes ascendente e descendente do trapézio (rotação inferior), bem como a parte transversa do trapézio e romboides (retração). O cotovelo direito estende-se para alcançar a barra de metal mediante a contração excêntrica dos flexores do cotovelo (bíceps, braquial e braquiorradial). O músculo supinador supina o antebraço. O punho é sinergicamente estendido pelo extensor ulnar do carpo e pelos extensores radiais longo e curto do carpo, ao passo que os dedos e polegar aduzem e se flexionam para segurar a barra usando os flexores superficial e profundo dos dedos, os interósseos palmares, o flexor longo do polegar e o adutor do polegar. Instantes depois, o braço direito auxilia no ato de pegar a barra movendo o cotovelo em flexão com supinação, usando o bíceps braquial, o braquial e o supinador, enquanto o úmero permanece estabilizado em adução e extensão contra o tronco (peitoral maior, latíssimo do dorso, redondo maior e manguito rotador). Esses músculos, aliados aos rotadores inferiores e retratores (levantador da escápula, peitoral menor, romboides e parte transversa do trapézio) estabilizam a escápula. O alcance do membro esquerdo é ajustado para manter uma distância adequada por intermédio dos flexores de cotovelo. O principal movimento envolvido no mecanismo de agarrar inclui os músculos do punho, do dedo e do polegar citados anteriormente.

Uma vez que a barra de metal tenha sido colocada sob a prensa, a mão direita continua a manter uma posição de preensão pela ação sinérgica dos extensores do punho (extensores radiais longo e curto do carpo, e extensor ulnar do carpo) e flexores dos dedos (flexores superficiais e profundos dos dedos), enquanto a tarefa mais exigente de segurar a barra é realizada pelo bíceps braquial, pelo braquial e pelo supinador, mantendo o cotovelo flexionado a 90° de supinação. O ombro é aduzido, estendido e rodado lateralmente contra o tronco graças às ações do peitoral maior, do latíssimo do dorso, do infraespinal e do redondo maior, com a escápula estabilizada em rotação inferior e retração (levantador da escápula, peitoral menor, romboides e parte transversa do trapézio). Os músculos do manguito rotador de cada ombro estão ativos, estabilizando a cabeça do úmero na cavidade glenoidal. Para perfurar a barra, a operária flexiona o ombro esquerdo (leve abdução) usando a porção clavicular do peitoral maior, o deltoide anterior e o coracobraquial, acompanhados pela rotação inferior da escápula para estabilização (levantador da escápula, peitoral menor, romboides). Ela flexiona o cotovelo em posição média, com o braquiorradial, o braquial e a cocontração dos pronadores e supinadores enquanto a mão esquerda segura o puxador da prensa. A ação de agarrar é executada como descrito anteriormente.

Depois que a barra é perfurada, a operária aduz horizontalmente o ombro direito (peitoral maior e deltoide anterior), enquanto a escápula é protraída pelo serrátil anterior e o cotovelo é estendido pelo tríceps para deslizar a barra perfurada sobre o prato de pressão. Em vez de dar um passo para o lado esquerdo, ela simplesmente transfere o peso para a esquerda e usa uma força muscular mínima conforme o peso da barra é guiado em direção ao transportador pelo braço esquerdo. O ombro esquerdo é abduzido em rotação lateral pelo deltoide médio, pelo supraespinal, pelo infraespinal e pelo redondo menor, enquanto a escápula é posicionada e estabilizada pelas partes ascendente e descendente do trapézio, pelo serrátil anterior, pela parte transversa do trapézio e pelos romboides. O cotovelo estende-se com o controle excêntrico exercido pelo bíceps braquial com o antebraço em supinação (supinador), baixando a barra perfurada de volta ao transportador no seu lado esquerdo.

Atividades clínicas

A seção seguinte discute a perspectiva cinesiológica de atividades que os fisioterapeutas usam com frequência. O trabalho clínico requer a utilização da mecânica apropriada do corpo para realizar as atividades diárias de maneira efetiva e eficiente. O fisioterapeuta não somente aumenta a chance de lesão se as técnicas adequadas não forem usadas, mas a fadiga por causa da execução ineficiente das atividades desgasta fisicamente o fisioterapeuta. Antes de olharmos alguns exemplos de aplicação cinesiológica nas tarefas clínicas, é necessária uma revisão de alguns conceitos físicos que tornam o corpo mais eficiente.

Como você pode se lembrar do Capítulo 2, os conceitos físicos básicos relacionados ao movimento e ao posicionamento do corpo incluem os seguintes:

- Para ser estável, o centro de massa do corpo deve estar dentro da base de suporte. Como o fisioterapeuta deve estar estável para que o movimento de auxiliar ou resistir ao paciente seja realizado com segurança, o fisioterapeuta deve possuir uma base de suporte de tamanho suficiente para oferecer estabilidade adequada. Se o fisioterapeuta pretende receber ou produzir uma grande força, pode ser necessário aumentar o tamanho da base de suporte.
- A estabilidade durante a atividade dinâmica requer que os pés sejam colocados no sentido da aplicação das forças. Se o fisioterapeuta estiver movendo o paciente da esquerda para a direita, seus pés devem ser colocados um ao lado do outro. Por outro lado, se ele estiver oferecendo resistência em um movimento anteroposterior, os pés devem ser colocados um na frente do outro.
- Mais estabilidade ocorre se o centro de massa for abaixado. Portanto, se o fisioterapeuta estiver gerando força ou resistindo a ela, essa atividade será mais bem realizada se o corpo se mover em agachamento parcial para abaixar o centro de massa e melhorar a estabilidade.
- A coluna reta gera uma maior estabilidade para o tronco e uma transferência de forças mais eficiente das pernas para os braços. Em outras palavras, o fisioterapeuta deve manter a coluna em uma posição neutra durante toda a atividade. Se realizar resistência manual, seria uma boa ideia manter a coluna em posição neutra, assim, a força que vem das pernas podem ser utilizadas durante a transferência de forças para os braços, onde a força é aplicada.
- Nessa mesma linha, para maximizar a efetividade e preservar as articulações menores, é vantajoso usar os músculos fortes das pernas para promover um sistema de alavanca e força que minimize o grande estresse repetitivo nos segmentos superiores do corpo, que são menores e mais fracos.

Medidas de proteção ao paciente: auxílio durante a deambulação

Instruir durante a deambulação com ou sem dispositivo auxiliar é uma atividade clínica comum. Pacientes que requerem assistência impõem mais exigências ao fisioterapeuta. Técnicas específicas são empregadas para proteger tanto o paciente como o fisioterapeuta durante a instrução para a deambulação e a progressão para uma marcha independente. Suponhamos que o paciente tenha avançado de uma instrução de deambulação nas barras paralelas para a deambulação com muletas e que o fisioterapeuta já tenha dado instruções e demonstrações ao paciente, de modo que este está pronto para começar a deambulação. Esse paciente está com sustentação parcial de peso na perna esquerda. A técnica é esquematizada a seguir.

Sequência do movimento

Um cinto de marcha é colocado ao redor do paciente, que está em pé, pronto para caminhar com as muletas (Fig. 13.9A). O fisioterapeuta está em pé atrás e levemente ao lado do paciente, e segura no cinto com a mão mais próxima ao paciente. A outra mão é colocada na frente do ombro ipsilateral do paciente. O fisioterapeuta pode ficar do lado comprometido ou do lado não comprometido do paciente.[18] Alguns fisioterapeutas experientes preferem ficar do lado comprometido, supondo que, se o paciente cair, cairá desse lado; outros preferem ficar do

Capítulo 13   Cinesiologia aplicada às atividades funcionais diárias   611

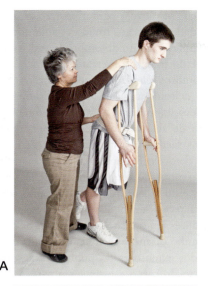
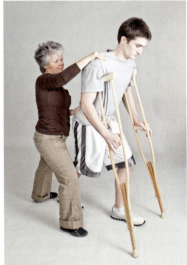
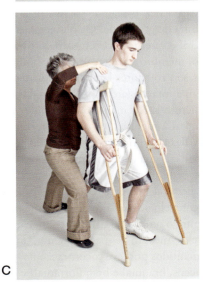

Figura 13.9 Posicionamento durante a assistência à deambulação.

lado não comprometido, imaginando um controle maior do paciente caso ele venha a apresentar uma assistência repentina. O cinto de marcha é obrigatório por motivos de segurança; contar com a roupa do paciente nunca é uma boa ideia, uma vez que ela pode se soltar quando houver a necessidade de segurar o paciente.

No nosso exemplo, o fisioterapeuta esta em pé atrás e do lado não comprometido do paciente, o direito. Portanto, o pé direito do fisioterapeuta é posicionado atrás do paciente e alinhado com a muleta e a perna direitas deste, ao passo que o pé esquerdo do fisioterapeuta está atrás e entre os dois pés do paciente (Fig. 13.9A). A perna direita do fisioterapeuta está na frente da perna de trás, em uma posição de apoio anteroposterior, alinhada na direção do movimento. À medida que o paciente se movimenta para a frente com as muletas, o fisioterapeuta move seu pé direito para a frente (Fig. 13.9B) e, quando o paciente dá um passo, o fisioterapeuta move o pé esquerdo adiante. É importante que o fisioterapeuta mantenha a posição de apoio anteroposterior enquanto o paciente deambula, assim, ele será capaz de controlar os movimentos do paciente se, de repente, for necessário para prevenir a queda ou permitir uma queda segura.

Se o paciente perder o equilíbrio e começar a flexionar o tronco, o fisioterapeuta puxa o ombro para estender o tronco e empurra o quadril no cinto para mover a pelve adiante e colocar o centro de massa sobre a base de suporte (Fig. 13.9C). Todavia, se parecer que o paciente vai cair, o fisioterapeuta o puxa em direção a si mesmo para ajudar no movimento seguro para o chão.

Movimento articular

Como o fisioterapeuta está com os membros inferiores em uma posição anteroposterior, o quadril direito está com leve flexão parcial do joelho e leve flexão plantar do tornozelo. O fisioterapeuta começa com a maior parte do seu peso na perna esquerda; o quadril, o joelho e o tornozelo estão próximos da posição neutra no plano sagital. O quadril esquerdo está levemente rodado lateralmente. A cabeça, o pescoço e o tronco estão alinhados sobre a pelve.

O braço esquerdo do fisioterapeuta é posicionado com o ombro em leve flexão, o cotovelo é flexionado a cerca de 90° (a quantidade real de flexão depende da altura do fisioterapeuta e do paciente), o antebraço está supinado, o punho está em sua posição mais forte em ligeira extensão e a mão segura firme ao redor do cinto, atrás do paciente. O braço direito do fisioterapeuta está em flexão de ombro com rotação da escápula para cima (a quantidade real de flexão glenoumeral e rotação da escápula depende da altura do paciente), o cotovelo está em flexão, o antebraço está pronado, o punho está em leve flexão e os dedos estão em ligeira flexão para fazer contato com a parte anterior do ombro do paciente.

Quando o paciente movimenta a muleta para a frente, o profissional move a perna direita também para a frente, a fim de colocá-la mais à frente do seu próprio corpo, flexionando levemente o quadril e o joelho, e realizando flexão plantar do tornozelo. Os dois ombros movem-se mais em flexão e os cotovelos movem-se mais em extensão para manter a posição das mãos no paciente. Quando o paciente move seu corpo para a frente, o fisioterapeuta transfere o peso do seu corpo para a perna direita, movendo o quadril e os joelhos em direção à extensão e o tornozelo em direção à flexão dorsal. O quadril e o joelho da perna esquerda movem-se em flexão, enquanto o tornozelo faz a flexão dorsal para levantar a perna do chão e dar um passo à frente. Simultaneamente, os ombros e cotovelos movem-se em direção à posição inicial enquanto o fisioterapeuta se aproxima mais do paciente.

Se o paciente perde o equilíbrio quando o tronco se move em flexão, talvez pela falta de controle da quantidade de movimento criada pelo movimento do seu corpo para a frente, o fisioterapeuta abduz seus quadris e flexiona ligeiramente seus joelhos para aumentar sua base de suporte e abaixar seu centro de gravidade, aumentando, assim, a estabilidade, ao mesmo tempo em que se move para puxar o ombro do paciente em direção a si próprio, flexionando o ombro esquerdo a fim de mover o quadril do paciente para a frente. Enquanto o ombro direito é estabilizado para controlar o movimento do tronco do paciente para a frente, o cotovelo direito se flexiona; quando o ombro esquerdo se flexiona, o cotovelo esquerdo se move em direção à extensão para empurrar os quadris do paciente sob ele (Fig. 13.9C).

Atividade muscular

Para mover o corpo do fisioterapeuta para a posição, os membros inferiores são posicionados primeiro. A perna direita é posicionada usando-se o iliopsoas e o reto femoral para mover o quadril em leve flexão, enquanto os músculos do glúteo rodam lateralmente e estabilizam o quadril. A posição dos joelhos é realizada pelo quadríceps e a posição do centro de massa do corpo sobre a perna detrás move o tornozelo direito em leve flexão plantar, visto que a cocontração do gastrocnêmio-sóleo e da tíbia anterior mantém o tornozelo em sua posição no plano sagital. A perna esquerda é mantida próximo da posição neutra no plano sagital sobretudo pela contração excêntrica do glúteo máximo no quadril, do quadríceps no joelho e do gastrocnêmio-sóleo no tornozelo. O quadril está em rotação lateral graças ao esforço dos seis pequenos rotadores, assistidos pelos glúteos. A posição do tronco é mantida durante toda a atividade pelos estabilizadores (abdominais, multífidos). O eretor da espinha fornece controle excêntrico ao tronco quando o corpo se move para a frente e os abdominais fornecem contração concêntrica durante os movimentos do membro superior.

Os braços se movem para a posição em preparação para a atividade graças aos rotadores superiores da escápula do complexo direito do ombro (partes ascendente e descendente do trapézio e serrátil anterior) e os úmeros dos dois ombros elevam-se pela função do peitoral maior e do deltoide anterior. Como o ombro esquerdo tem uma elevação mínima, a escápula é estabilizada pela cocontração de seus rotadores. Os dois cotovelos são posicionados mediante a contração excêntrica dos seus flexores do cotovelo (bíceps, braquial e braquiorradial). O antebraço esquerdo faz a supinação graças à ação dos supinadores e do bíceps braquial, enquanto o antebraço direito faz a pronação mediante a contração excêntrica dos supinadores, que se cocontraem com os dois pronadores. O punho direito é flexionado usando a contração excêntrica dos extensores do punho (extensores radiais longo e curto do carpo e extensor ulnar do carpo). Os dedos são posicionados em ligeira flexão para repousar na parte superior e anterior do ombro direito do paciente mediante a contração excêntrica do extensor longo dos dedos. O punho esquerdo está com leve extensão e é mantido nessa posição pela atividade dos extensores radial e ulnar do carpo, enquanto os dedos seguram o cinto mediante a contração excêntrica dos flexores superficial e profundo dos dedos. O polegar se opõe à mão fechada utilizando o oponente e o flexor do polegar.

Conforme o paciente move as muletas para a frente, as mãos do fisioterapeuta mantêm sua posição no paciente, agora envolvendo ativamente os flexores dos dedos para segurar o ombro e o cinto de marcha do paciente. O quadril direito do fisioterapeuta se flexiona para mover o membro anteriormente mediante a contração concêntrica do iliopsoas e do reto femoral (Fig. 13.9B). O joelho é controlado pelo quadríceps e o tornozelo realiza flexão plantar passiva pela sua posição anterior à linha de gravidade. Os glúteos médio e máximo do quadril esquerdo recebem o peso total do corpo conforme o membro direito se move anteriormente, enquanto os seis rotadores laterais, auxiliados pelos glúteos, mantêm a rotação lateral do quadril. Os quadríceps e o gastrocnêmio-sóleo mantêm o joelho e o tornozelo no plano sagital à medida que o membro recebe o peso do corpo. A flexão do ombro é controlada pelo deltoide anterior e peitoral maior, enquanto a escápula é estabilizada pelos seus rotadores (trapézio, serrátil anterior, romboides, peitoral menor e levantador da escápula). A posição do cotovelo ocorre secundariamente para manter a conexão entre o ombro do fisioterapeuta e o do paciente, assim, eles movem-se passivamente, mas são, na sequência, mantidos por leve cocontração dos flexores do cotovelo (bíceps, braquial e braquiorradial) e do tríceps.

À medida que o paciente se move para a frente, aproximando-se das muletas, o fisioterapeuta transfere o peso do corpo para a perna direita. Ao fazer isso, o quadril direito estende-se mediante a contração ativa dos glúteos máximo e médio, ao passo que o joelho se estende pela contração do quadríceps. O tornozelo se move em direção à flexão, que ocorre passivamente graças à transferência do centro de massa sobre a perna, mas é controlada pela contração excêntrica do grupo gastrocnêmio-sóleo. O quadril esquerdo se flexiona mediante contração do iliopsoas e do reto femoral, levantando o membro do chão. Conforme o membro se levanta, o quadríceps controla a flexão do joelho e o tornozelo realiza flexão dorsal mediante contração concêntrica do tibial anterior. À medida que o membro inferior altera sua posição, o membro superior – ombros e cotovelos – retornam a suas posições no início do movimento.

Se o paciente perder o equilíbrio e necessitar de assistência do fisioterapeuta para permanecer em pé, este se move rapidamente na seguinte sequência. Ele abduz os dois quadris usando os glúteos médio e mínimo e flexiona os joelhos usando a contração excêntrica do quadríceps para ter uma base de suporte estável, enquanto a mão direita usa a contração concêntrica dos flexores profundo e superficial dos dedos, bem como dos flexores do cotovelo (já listados) e dos extensores do ombro (latíssimo do dorso, deltoide posterior e redondo maior), com os estabilizadores inferiores da escápula (rotadores) para puxar o ombro do paciente em sua direção. Ao mesmo tempo, usa a mão direita para manter uma firme preensão no cinto de marcha com forte contração dos flexores longos dos dedos e dos adutores (interósseos palmares e lumbricais), além de contração isométrica dos flexores e extensores do punho para estabilizar o punho conforme estende o cotovelo com força, enquanto o deltoide anterior e o peitoral maior proporcionam certa flexão de ombro. Como o ombro não se eleva consideravelmente durante essa manobra, os rotadores da escápula trabalham para estabilizar o úmero na cavidade glenoidal. Esses movimentos do fisioterapeuta colocam o centro de massa do paciente sobre o pé a fim de estabilizá-lo e evitar que ele caia.

Ergonomia clínica: resistência manual

Como mencionado anteriormente, é importante que o fisioterapeuta entenda a mecânica corporal correta e use seu corpo de modo seguro e eficaz para se proteger de lesões e para conservar energia. Os conceitos gerais envolvidos na mecânica corporal correta foram revisados no início desta seção, mas vejamos como eles são especificamente colocados em uso durante alguns exemplos de oferecimento de resistência manual ao paciente durante exercícios dos membros inferiores e superiores. Para dificultar as atividades, vamos supor que o paciente apresenta um grau de força muscular de quatro quintos no músculo resistido em cada exemplo. Também vamos supor que o paciente é do sexo masculino e a fisioterapeuta do sexo feminino. O paciente conhece os exercícios apresentados, portanto, a fisioterapeuta não precisa dar instruções ou demonstrações antes da execução. À medida que o paciente empurra a fisioterapeuta em cada exercício, ela oferece uma força equivalente que permite um movimento suave durante toda a amplitude de movimento.

Resistência do membro superior

Se o paciente estiver em decúbito dorsal e a fisioterapeuta oferecer resistência manual à abdução do ombro, ela fica ao lado do paciente com uma mão apenas proximal à parte lateral do punho e a outra mão proximal à parte lateral do cotovelo. O antebraço da fisioterapeuta está supinado (supinador) com os punhos estendidos (atividade excêntrica dos músculos flexores do carpo). Os cotovelos estão em leve flexão, controlados pela cocontração dos flexores de cotovelo (bíceps e braquial) com o tríceps. Os polegares estão no plano anterior do braço do paciente, enquanto os dedos estão no plano posterior; os polegares estão colocados em oposição aos dedos mediante a atividade do oponente do polegar. Os dedos e polegares não são obrigados a segurar o braço, portanto, podem estar relaxados em flexão parcial. Os dois ombros estão em leve flexão via contração do deltoide anterior e do peitoral maior com estabilização da escápula gerada pelos rotadores da escápula (trapézio, serrátil anterior e romboides). À medida que o paciente abduz o ombro, a fisioterapeuta resiste ao movimento com a contração isométrica desses músculos (Fig. 13.10). Conforme o braço se move pela abdução completa, a fisioterapeuta usa a força das pernas para controlar a velocidade de abdução do ombro. Os músculos do glúteo e os posteriores da coxa controlam o movimento de extensão do quadril, o quadríceps controla o movimento do joelho, e o gastrocnêmio e o sóleo controlam o movimento da tíbia sobre o tornozelo, conforme a fisioterapeuta caminha em direção à cabeceira da mesa, enquanto o paciente move seu ombro até uma abdução completa. Quando cada pé é levantado do chão, o tibial anterior realiza a flexão dorsal para que ele saia completamente do chão. O tronco da fisioterapeuta deve permanecer na posição neutra durante toda a atividade, assim, as forças de suas pernas podem ser transferidas e usadas nos braços. A posição do seu braço permanece igual durante toda a amplitude de movimento do paciente. Ao se completar a repetição do movimento, a fisioterapeuta mantém o controle do braço do paciente e caminha para retornar ao lado dele, pronta para outra repetição.

Resistência do membro inferior

Neste exemplo, o paciente está prestes a receber resistência manual para a extensão do joelho. O paciente está sentado na beirada da maca, com os joelhos pendendo para fora da e as pernas suspensas. Uma toalha enrolada é colocada sob a parte distal da coxa para nivelá-la

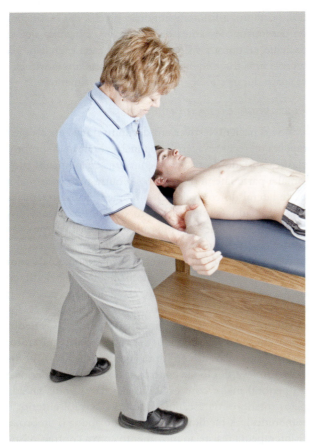

Figura 13.10 Fisioterapeuta oferecendo resistência manual ao membro superior.

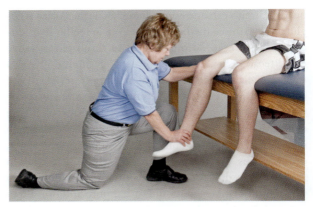

Figura 13.11 Fisioterapeuta oferecendo resistência manual ao membro inferior.

com a mesa. O joelho a receber o exercício é o joelho direito do paciente.

A fisioterapeuta fica de frente para o paciente, levemente à direita do joelho direito dele. Ela se ajoelha em seu joelho direito e mantém um bom alinhamento da coluna vertebral. Sua perna esquerda é flexionada no quadril e no joelho, com o pé plano no chão e à frente do joelho direito. Ela coloca sua mão direita no tornozelo anterior do paciente. Nessa posição, o quadril direito da fisioterapeuta é estendido (músculos do glúteo e posteriores da coxa), enquanto o quadril esquerdo é flexionado (iliopsoas e reto femoral) (Fig. 13.11). Os seus dois joelhos estão flexionados em cerca de 90° (posteriores da coxa). À medida que a fisioterapeuta se inclina adiante a partir dos quadris, seu glúteo máximo e seus posteriores da coxa controlam excentricamente a quantidade de movimento. A sua mão direita é posicionada com o polegar opondo-se aos outros dedos (oponente do polegar) e todos os dedos estão em certo grau de flexão (flexores longos e curtos dos dedos e do polegar). O punho está em extensão e desvio radial (extensores radiais longo e curto do carpo, e flexor radial do carpo). O cotovelo está inicialmente posicionado em certa flexão pelos flexores de cotovelo (bíceps, braquial e braquiorra-

dial), mas, depois que o movimento começa, o tríceps e esses músculos cocontraem-se para manter o cotovelo na posição. O ombro move-se em certa flexão graças ao esforço do deltoide anterior, do coracobraquial e do peitoral maior. Como o movimento do ombro é menor do que 60°, a escápula é mantida em posição estabilizada pelos seus rotadores, como mencionado anteriormente. Se o paciente for forte, a fisioterapeuta pode preferir apoiar seu corpo colocando a mão esquerda na parte superior da superfície da maca. Se isso for feito, o ombro esquerdo se eleva para a frente; os músculos usados para realizar esse movimento são os mesmos usados para o cíngulo do membro superior direito, com exceção dos rotadores superiores da escápula (serrátil anterior e partes ascendente e descendente do trapézio), que a rodam para alcançar a elevação desejada do ombro. O cotovelo está perto da extensão e o antebraço está pronado com a palma da mão em contato com o topo da maca. Para chegar a essa posição, o tríceps move o cotovelo em direção à extensão enquanto os pronadores quadrado e redondo pronam o antebraço. Os dedos movem-se em extensão e abdução (extensores longos dos dedos e do polegar, e interósseos dorsais), assim, a superfície palmar fica em contato com o topo da maca.

Conforme o quadríceps do paciente se contrai para estender o joelho, a fisioterapeuta oferece uma resitência que proporciona um movimento constante durante toda a amplitude de movimento do joelho. Com o corpo em frente ao seu braço, ela inicialmente transfere o peso da frente do pé para trás da perna e, à medida que o joelho do paciente continua a se estender, ela se levanta de maneira que seu braço direito não altera sua posição em relação ao membro do paciente. Conforme ela oferece resistência, os músculos da escápula, do ombro, do cotovelo e do punho contraem-se isometricamente, de modo semelhante ao exemplo de resistência do membro superior. As costas são mantidas em posição neutra e estável, enquanto a força dos quadris e das coxas é usada para controlar a resistência aplicada ao paciente.

Resumo

Este capítulo demonstrou como realizar a analise cinemática e como descrever em termos cinesiológicos a sequência de movimento, o movimento articular e a atividade muscular que ocorrem durante movimentos funcionais comuns. A estratégia empregada incluiu a descrição e a análise do movimento por meio do estudo abrangente de um movimento e de sua descrição nos seguintes passos: descrição da sequência do movimento, movimentos articulares e, por fim, atividade muscular usada no desempenho da atividade. Exemplos comuns de atividades diárias, tarefas profissionais e atividades clínicas aplicadas foram oferecidos para auxiliar no entendimento de como a análise cinesiólogica ocorre e por que é necessária. Uma vez que você tenha identificado as atividades envolvidas em uma tarefa, passa a ser capaz de fazer um programa de reabilitação mais resoluto e apropriado para o indivíduo. Agora que compreendeu como se dá a análise cinesiólogica de uma atividade, vamos entrar em aplicações mais específicas. Os dois próximos capítulos ampliam a análise e olham o envolvimento do membro superior em atividades da vida diária (Cap. 14) e o envolvimento total do corpo em esportes e atividades de lazer (Cap .15).

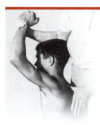

SOLUÇÃO DO CASO CLÍNICO

Juan percebe que nem a estacão de computador que usa em casa ou na biblioteca está montada adequadamente para ele. Na biblioteca, ele senta-se com o corpo inclinado para a frente, as costas arredondadas, os cotovelos abaixo das mãos e os punhos em hiperextensão. Em casa, sua cadeira é alta demais, então, ele se senta com a coluna arqueada para conseguir tocar o chão com os pés. A tela de seu computador em casa requer que ele mova a cabeça para cima toda vez que olha para a tela. Seu objetivo é ter os dois locais de trabalho em condições apropriadas até o final do dia. Ele não vê a hora de corrigi-los para que não tenha mais problemas com o pescoço ou o punho.

Questões para discussão

1. Revise cada análise cinemática descrita neste capítulo e responda as seguintes questões com base no que aprendeu com a revisão:
   a. Dos segmentos articulares envolvidos, qual é o mais requisitado? E qual é o menos?
   b. Das articulações envolvidas na realização da tarefa, qual segmento ou articulação sofre o maior risco de lesão com o passar do tempo em razão do movimento repetitivo ou do impacto?
2. Identifique os problemas de Juan no local de trabalho e em seu computador em casa. Liste as mudanças que você sugeriria para corrigi-los.
3. Com base nas descrições de cinesiologia sobre como resistir manualmente ao paciente durante a abdução do ombro e durante os exercícios de extensão do joelho, como você poderia descrever a posição e o movimento do fisioterapeuta se o movimento resistido fosse a flexão do quadril com o paciente em decúbito dorsal?
4. Agora que você entende o movimento e as atividades envolvidas no uso do aspirador de pó, como você explicaria os requisitos para varrer o chão com uma vassoura?
5. Descreva os movimentos necessários para que o indivíduo mova uma caixa da altura da cintura para a altura da cabeça. Quais cuidados se devem ter em relação a essa tarefa?
6. Usando uma boa mecânica corporal, descreva como você poderia ajudar a empurrar um carro atolado na lama. Como você transferiria a força dos quadris e pernas para os braços?
7. Você acha que é mais fácil puxar ou empurrar um objeto pesado? Explique sua resposta. Descreva como realizar essa tarefa da maneira mais cinesiologicamente correta.
8. Se você esta em pé em um ônibus em movimento, como deve posicionar os membros inferiores? Explique sua resposta.

Atividades de laboratório

1. Trabalhando com um colega ou em um grupo pequeno, revise cada uma das análises cinemáticas descritas neste capítulo e ofereça uma modificação da atividade, dadas algumas restrições que se podem prever no ambiente clínico.

2. Usando o modelo de análise cinemática apresentado neste capítulo – sequência do movimento, movimento articular e atividade muscular –, pratique analisando as seguintes atividades funcionais comuns:

   a. lavar e enxugar louças;
   b. encher a máquina de lavar roupa;
   c. dobrar a roupa;
   d. tirar a roupa da máquina de secar;
   e. usar escova e secador;
   f. tomar banho;
   g. colocar um casaco de inverno;
   h. colocar uma blusa;
   i. fechar o zíper;
   j. amarrar o cadarço do tênis;
   k. remover a neve;
   l. usar o mouse do computador para pesquisar na internet;
   m. polichinelo na aula de aeróbica;
   n. dançar (você escolhe a dança!).

Sinta-se livre para desafiar você mesmo e seus colegas trazendo mais exemplos. Divirta-se!

Referências bibliográficas

1. McGraw MB. *The Neuromuscular Maturation of the Human Infant*. New York: Haffner Press, 1945.
2. Richter RR, VanSant AF, Newton RA. Description of adult rolling movements and hypothesis of developmental sequences. *Physical Therapy* 69:63–71, 1989.
3. Bertoti DB. *Functional Neurorehabilitation through the Life Span*. Philadelphia: F A Davis Company, 2004.
4. Cech DJ, Martin S. *Functional Movement Development across the Life Span*. Philadelphia: WB Saunders, 2002.
5. Shumway-Cook A, Woollacott MH. *Motor Control: Translating Research into Clinical Practice*, ed 3. Philadelphia: Lippincott, Williams & Wilkins, 2007.
6. Van Sant A. Rising from a supine position to erect stance. *Physical Therapy* 68:185, 1988.
7. Kelley DL, Dainis A, Wood GK. Mechanics and muscular dynamics of rising from a seated position. In Komi PV (ed): *Biomechanics*, Baltimore: University Park Press, 1976, pp 127–134.
8. Millington PJ, Myklebust BM, Shambes GM. Biomechanical analysis of the sit-to-stand motion in elderly persons. *Archives of Physical Medicine and Rehabilitation* 73:609–617, 1992.
9. Richards CL. EMG activity level comparisons in quadriceps and hamstrings in five dynamic activities. In Winter DA, Norman RP, Wells RP (eds): *International series on biomechanics IX-A*, Champaign, IL: Human Kinetics Publishers, 1985, pp 313-317.
10. Carr R, Shepherd J. *Neurological Rehabilitation: Optimizing Motor Performance*. Oxford: Butterworth Heinemann, 1998.
11. Janssen W, Bussmann H, Stam H. Determinants of the sit-to-stand movement: A review. *Physical Therapy* 82:866–879, 2002.
12. Magermans DJ, Chadwick EKJ, Veeger, HEJ, van der Helm FCT. Requirements for upper extremity motions during activities of daily living. *Clinical Biomechanics* 20(6):591–599, 2005.
13. Cools A, Witvrouw E, Declercq G, Danneels L, Cambier D. Scapular muscle recruitment patterns: Trapezius muscle latency with and without impingement symptoms. *American Journal of Sports Medicine* 31(4):542–549, 2003.
14. Tyler AE, Karst GM. Timing of muscle activity during reaching while standing: Systematic changes with target distance. *Gait & Posture* 20(2):126–133, 2004.
15. Haugstvedt JR, Berger RJ, Berglund LJ. A mechanical study of the moment-forces of the supinators and pronators of the forearm. *Acta Orthopaedica Scandinavica* 72(6):629–634, 2001.
16. Nachemson A. Lumbar intradiscal pressure. *Acta Orthopaedica Scandinavica* 43:1–104, 1960.
17. Archambault P, Pigeon P, Feldman AG, Levin MF. Recruitment and sequencing of different degrees of freedom during pointing movements involving the trunk in healthy and hemiparetic individuals. *Experimental Brain Research* 126(1):55–67, 1999.
18. Pierson FM, Fairchild SL. *Principles & Techniques of Patient Care*, ed 3. Philadelphia: Saunders, 2002.

CAPÍTULO 14

Cinesiologia aplicada às atividades da vida diária realizadas pelo membro superior

Ingrid Provident, EdD, OTR/L, e Peggy A. Houglum, Ph.D, PT, ATC

"Às vezes, a criatividade consiste simplesmente no trabalho diário de ajudar os outros a ver um problema de outra maneira."
– *Joseph L. Badaracco, John Shad Professor de Business Ethics na Harvard Business School*

CONTEÚDO

Objetivos de aprendizado
Caso clínico
Introdução
Aplicações funcionais
  Atividades que requerem principalmente o movimento do complexo do ombro
  Atividades que requerem principalmente o movimento do cotovelo
  Atividades que requerem principalmente o movimento do antebraço
  Atividades que requerem principalmente o movimento do punho
Resumo
Solução do caso clínico
Questões para discussão
Atividades de laboratório
Referências bibliográficas

OBJETIVOS DE APRENDIZADO

Após a leitura deste capítulo, você estará apto a:

❏ Relacionar os músculos que são os motores principais nas atividades de vida diária (AVD) comuns.
❏ Citar os grupos musculares que atuam para posicionar e mover o membro superior nas atividades funcionais específicas.
❏ Identificar os padrões de preensão manual usados durante as atividades diárias comuns.
❏ Apresentar um modelo sistemático para análise da atividade.
❏ Realizar a sua própria análise das AVD.

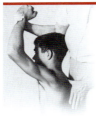

CASO CLÍNICO

Sam está tratando Nathaniel há 1 mês na reabilitação de uma lesão de cotovelo que Nathaniel sofreu quando trabalhava com reforma de interiores e construção. Nathaniel está agora pronto para retornar ao trabalho, mas, antes, Sam vai encontrá-lo em seu local de trabalho nesta tarde para avaliar o ambiente e os requisitos para o desempenho. Sam quer ter certeza de que preparou Nathaniel adequadamente para retornar ao trabalho realizando suas habilidades profissionais com segurança e eficácia.

Introdução

Todos os dias, os seres humanos realizam movimentos simples e complexos envolvidos em atividades da vida diária, autocuidado, tarefas profissionais, recreativas e de lazer. Todo indivíduo realiza essas atividades de maneira única; portanto, há uma alta variabilidade na forma como os músculos são requisitados e usados durante atividades similares. Por exemplo, talvez você se levante da cama pela manhã de maneira diferente do seu irmão, e a sua rotina de se vestir e se preparar para ir à faculdade seja diferente da rotina dos seus amigos ou colegas de quarto. Para que o fisioterapeuta seja capaz de prestar assistência a um paciente em atividades adaptativas para superar distúrbios do movimento, deve-se ter, antes, um entendimento do movimento saudável. Por essa razão, os exemplos dados neste capítulo supõem o movimento normal. As descrições de movimento apresentadas neste capítulo não incluem todos os músculos envolvidos na tarefa, mas apenas os que mais contribuem a ela. As atividades descritas neste capítulo são organizadas da direção proximal para a distal, citando, primeiro, exemplos que utilizam principalmente os movimentos do ombro, depois do cotovelo e, por fim, atividades que requerem mais movimento da mão e dos dedos.

Aplicações funcionais

As aplicações funcionais neste capítulo incluem somente atividades e músculos do membro superior. Se a pessoa estiver em pé ao realizar uma atividade com o braço, os músculos das pernas e do tronco também estarão envolvidos na atividade. Para evitar que este capítulo fique com o conteúdo extenso, porém, o foco irá permanecer somente nas funções do membro superior. Seria, claro, impossível incluir todas as atividades do membro superior envolvidas em todas as atividades e funções diárias em um único capítulo. Um dos propósitos deste capítulo é dar exemplos de algumas atividades mais comuns do membro superior para que você possa compreender os conceitos gerais da análise funcional do movimento. Uma vez que você consiga entender esses métodos gerais de análise de movimento, pode progredir para assimilar sua própria análise de movimento de outras atividades funcionais que encontrará nos pacientes que irá tratar. Um estudo complementar em seu currículo profissional irá se basear nestes exemplos básicos de aplicações cinesiológicas funcionais.

Cada uma das atividades descritas seguirá uma sequência de apresentação de informações que facilite entender e comparar. Em primeiro lugar, apresenta-se a sequência em que os movimentos ou atividades musculares ocorrem. Em seguida, identificam-se as articulações e os movimentos articulares envolvidos no membro superior. Por fim, apresentam-se os músculos de cada articulação e suas funções para dar um quadro completo da atividade.

Atividades que requerem principalmente o movimento do complexo do ombro

Como você se lembra dos capítulos anteriores, o papel do ombro é posicionar a mão para que ela possa ser usada na função. Como o complexo do ombro costuma iniciar o movimento do ombro durante as atividades da vida diária (AVD), ele é apresentado primeiro na sequência deste capítulo. Nesta seção, são apresentados cinco tipos de atividades envolvendo o ombro.

Alcance acima e à frente da cabeça

Para realizar muitas AVD, como alcançar uma prateleira alta em uma estante para pegar um livro ou pendurar uma jaqueta em um cabide no armário, o ombro requer uma amplitude de movimento variada, mas ideal (Fig. 14.1). Para que o fisioterapeuta possa identificar as capacidades funcionais do paciente, ele deve saber quais requisitos devem estar presentes para a realização das atividades.

Sequência do movimento

Antes de o ombro se mover, os músculos do tronco devem preparar o corpo para esse movimento.[5] Em seguida, a parte descendente do trapézio e o serrátil anterior estabilizam a escápula à medida que o úmero começa a se elevar. Quando a elevação do úmero começa, o manguito rotador estabiliza a cabeça do úmero na cavidade glenoidal. Conforme o alcance se eleva, os músculos da escápula também começam a produzir rotação superior e pronação da escápula, ao passo que

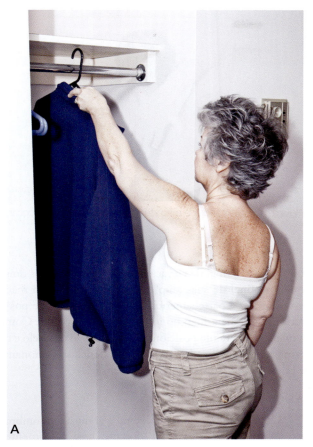 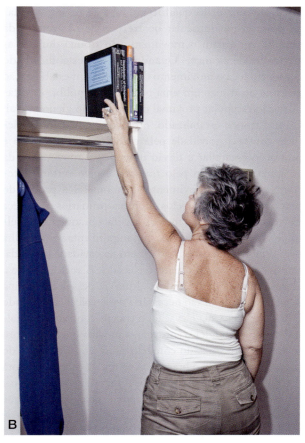

Figura 14.1 A) Pendurar um cabide no guarda-roupa ou **B)** alcançar uma prateleira alta requer movimentos do ombro, do cotovelo, do punho e da mão.

os músculos do manguito rotador continuam a estabilizar a cabeça do úmero na fossa glenoidal. Conforme o membro se eleva mais, a extensão do cotovelo ocorre de maneira progressiva para posicionar a mão com precisão para segurar o objeto. Conforme a mão se aproxima do alvo – o livro ou cabide –, os dedos se estendem e aperfeiçoam sua posição (pelos extensores dos dedos), de modo a corresponder ao tamanho do objeto. Quando o objeto está na mão, os dedos se flexionam para adaptar a mão ao livro ou cabide e os extensores do punho contraem-se sinergicamente para estabilizá-lo em leve flexão. Assim que o objeto é segurado, ocorre atividade isométrica dos músculos nos estabilizadores da escápula, na articulação glenoumeral, nos flexores e extensores do cotovelo, bem como nos flexores e extensores do punho, para permitir que o indivíduo pegue o objeto antes que os músculos glenoumerais elevem o úmero a fim de levantar o objeto da prateleira ou o cabide do armário.

Movimento articular

As atividades diárias que requerem grande amplitude de movimento na elevação glenoumeral incluem o alcance acima da cabeça e o ato de escovar os cabelos.[1] Os movimentos e as articulações envolvidos nas atividades do complexo do ombro acima da cabeça incluem rotação superior e protração da escápula, flexão glenoumeral e extensão do cotovelo. Quando a pessoa está na frente do guarda-roupa ou da estante e realiza a flexão verdadeira do ombro, o movimento do ombro e do cotovelo ocorre no plano sagital e no eixo frontal. O movimento do antebraço depende da necessidade específica de posicionamento da mão, podendo incluir supinação ou pronação. O punho está em leve extensão, enquanto os dedos estão em certo grau de flexão para segurar ou manter a posição de segurar.

Atividade muscular

Assim como em muitas outras atividades, os músculos mais afastados do local da atividade ativam-se antes dos músculos que a realizam. No caso do alcance, o músculo que se contrai primeiro é o tibial anterior, logo seguido pelo quadríceps.[2] Esses músculos atuam como estabilizadores do corpo. Os músculos eretores da espinha, na verdade, começam a atividade depois do tibial anterior e do quadríceps; esse atraso na atividade desse grupo muscular ocorre porque os eretores da espinha controlam o movimento do tronco durante as atividades de alcance.[2] Quando ocorre a estabilidade do corpo, começa o movimento do ombro com estabilização postural do tronco em uma postura de equilíbrio e estabilização escapular proximal da articulação glenoumeral. Com o tronco estabilizado, o braço é, em seguida, elevado contra a gravidade pela combinação de rotação e protração escapular e flexão umeral.[3] O movimento da escápula é realizado pelo trapézio e pelo serrátil anterior, enquanto o movimento glenoumeral é produzido predominantemente pelos motores primários: a cabeça clavicular do peitoral maior, o coracobraquial e o deltoide anterior. Além disso, o manguito rotador trabalha para estabilizar a cabeça do úmero na cavidade glenoidal inferior conforme o úmero é elevado. A relação entre a altura exata da prateleira e a altura da pessoa determina a quantidade de flexão necessária para o alcance. Quando o braço começa sua elevação, o tríceps contrai-se inicialmente para estender o cotovelo; à medida que o membro se eleva, os flexores do cotovelo assumem o controle do cotovelo.[4] Quando o braço está acima da cabeça, embora o cotovelo esteja em extensão, a força antigravitacional do cotovelo é gerada pelo bíceps e pelo braquial, que trabalham excentricamente para posicionar o cotovelo de modo a permitir que a mão segure o objeto. A posição da mão também é determinada pela quantidade de pronação e supinação do antebraço, bem como pelo grau de flexão ou extensão de punho necessário para posicionar a mão corretamente para que o objeto possa ser manipulado como se deseja. O punho é posicionado como necessário e, então, é estabilizado pela cocontração dos flexores e extensores do punho (flexor ulnar do carpo, extensores radiais longo e curto do carpo, extensor ulnar do carpo). A mão assume uma apreensão esférica para pegar o livro da prateleira. Se for um cabide sendo colocado no guarda-roupa, a mão irá assumir a preensão em gancho ao redor do cabide até que ele seja posicionado na haste.

Alcance acima e atrás da cabeça

Alcançar acima e ao redor para coçar as costas entre as escápulas é uma atividade que também requer a quantidade máxima de movimento do ombro (Fig. 14.2). O posicionamento da mão engloba a elevação do ombro em mais de um plano de movimento.

Sequência do movimento

A escápula está estabilizada quando começa a atividade do ombro. A flexão do ombro inicia o movimento de elevação umeral, mas o movimento muda para abdução de ombro antes do fim da elevação. Conforme se eleva, o ombro roda lateralmente, enquanto o cotovelo se

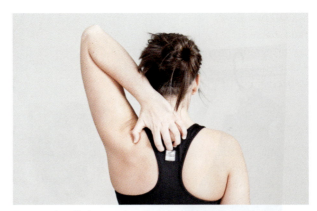

Figura 14.2 O alcance da mão até o meio das costas para coçar.

flexiona até o final da elevação do ombro quando os dois estão no final de suas amplitudes. Uma vez que a mão esteja atrás da parte superior das costas, o deltoide posterior posiciona a mão no local correto das costas. Com a mão corretamente posicionada, o ombro, o cotovelo e o punho são estabilizados enquanto os dedos se flexionam e se estendem para aliviar a coceira.

Movimento articular

Ocorrem flexão, rotação lateral e abdução do ombro na articulação glenoumeral durante esse movimento em três planos. Rotação superior e retração da escápula também ocorrem no complexo do ombro. A flexão do cotovelo e a supinação do antebraço, além da flexão e da extensão dos dedos, ocorrem enquanto o punho permanece em posição estática neutra.

Atividade muscular

A rotação superior da escápula é realizada pelas partes ascendente e descendente do trapézio, e pelo serrátil anterior. A escápula também se retrai pela atividade dos romboides e da parte transversa do trapézio. O movimento de flexão do ombro é realizado pela cabeça clavicular do peitoral maior e pelo deltoide anterior. A abdução do ombro ocorre graças à atividade do supraespinal e do deltoide médio, enquanto os outros músculos do manguito rotador estabilizam a cabeça do úmero na cavidade glenoidal inferior. O deltoide posterior também representa um papel importante no posicionamento da mão na parte superior das costas ao mover o úmero para a posição desejada acima da cabeça. A rotação lateral do úmero resulta da atividade do infraespinal e do redondo menor. A articulação do cotovelo é inicialmente flexionada pela contração concêntrica do bíceps e o antebraço roda em supinação completa pela atividade concêntrica dos supinadores para que a mão seja posicionada corretamente entre as escápulas para coçar as costas. Com a mão acima da cabeça, o tríceps controla excentricamente o abaixamento dela até as costas. O punho é estabilizado na posição neutra pela coativação dos flexores e extensores do punho, a fim de permitir que os flexores e extensores dos dedos flexionem e estendam os dedos, respectivamente, para coçar a área das costas.

Passatempo ou atividade profissional: lixar madeira

Uma atividade de trabalho comum do membro superior realizada no trabalho ou em casa é lixar madeira (Fig. 14.3). Muitas pessoas têm obrigações profissionais, atividades recreativas ou realizam projetos que requerem esse tipo de ação. Portanto, essa atividade é selecionada como uma atividade de trabalho a ser analisada aqui. Especificamente, estudaremos o ato de lixar o topo de um pedaço grande de móvel para fazer o acabamento.

Sequência do movimento

Os músculos do tronco se contraem para manter a estabilidade do tronco antes e durante toda a atividade do ombro. Os rotadores da escápula a estabilizam durante toda a atividade. A retração da escápula ocorre com abdução horizontal da glenoumeral e ocorre, também, protração da escápula com adução horizontal da escápula. O punho permanece estaticamente posicionado pela contração isométrica de seus músculos durante a atividade. Os flexores dos dedos também trabalham estaticamente para manter a preensão na lixa de papel. Se for usada uma lâmina de lixa, o indivíduo pode usar a preensão lateral. Se, como representado na Figura 14.3, for utilizado um bloco de lixa, a preensão pode ser em gancho ou cilíndrica.

Deve-se notar que a sequência de disparo no complexo do ombro pode mudar de acordo com as diferenças na velocidade da atividade. Pesquisadores descobriram que a velocidade altera a sequência de excitação entre o deltoide e os músculos da escápula[6] e quando o indivíduo não é capaz de antecipar o movimento.[5] Quando o movimento é antecipado, a parte descendente do trapézio e o serrátil anterior disparam antes dos músculos glenoumerais.[4] Contudo, se o movimento se tornar rápido ou a demanda da atividade for imprevisível, os músculos da escápula disparam imediatamente depois do músculo deltoide começar o movimento glenoumeral.[6]

Movimento articular

Tal projeto requer movimento do ombro com abdução e adução horizontal e um nível mínimo de elevação do ombro. Além desses movimentos do ombro, estão a protração e a retração da escápula, a extensão e a flexão do cotovelo, a extensão do punho e a flexão dos dedos.

Atividade muscular

Os músculos do tronco e do quadril trabalham durante a atividade para estabilizar o tronco e os membros inferiores durante o movimento do membro superior. Para condizer com outros exemplos neste capítulo, somente o membro superior e, nesta seção em específico, os ombros são apresentados para análise. A pessoa inicialmente engaja os rotadores da escápula para agir como estabilizadores e os flexores (cabeça clavicular do peitoral maior e deltoide anterior) e extensores (latíssimo do dorso e redondo maior) da glenoumeral para estabilizar o membro superior na altura correta no plano sagital. A retração da escápula é de responsabilidade dos romboides e da parte transversal do trapézio, que se contrai concentricamente, ao passo que a protração da escápula ocorre pela contração concêntrica do serrátil anterior e do peitoral menor. A abdução horizontal ocorre pela contração concêntrica do deltoide posterior conforme ele move o braço obliquamente sobre a superfície e lateralmente ao corpo. O ato de retornar para o primeiro ponto que se lixou (Fig. 14.3) ocorre com adução horizontal à medida que os músculos peitoral maior, coracobraquial e deltoide anterior se contraem concentricamente. O punho é posicionado em leve extensão pela cocontração dos músculos flexores e extensores do punho (extensor radial longo e curto do carpo, extensor ulnar do carpo, além de flexores radial e ulnar do carpo). Os dedos mantêm sua preensão cilíndrica no bloco de lixa de papel com flexão e adução dos flexores superficiais e profundos dos dedos e dos músculos interósseos. O polegar mantém sua preensão mediante a contração dos flexores longo e curto do polegar, bem como do adutor do polegar.

Atividade de higiene: cuidado oral

Sem dúvida, as AVD incluem a higiene. A rotina de higiene da manhã e da noite consiste em escovar os dentes (Fig. 14.4). Como essa é uma atividade que todos realizam, ela é analisada aqui como um exemplo típico de AVD.

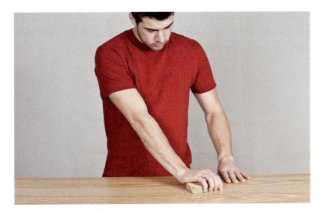

Figura 14.3 Atividades de trabalho manual, como lixar, requerem a estabilização e a contração dos músculos do membro superior, especialmente do complexo do ombro.

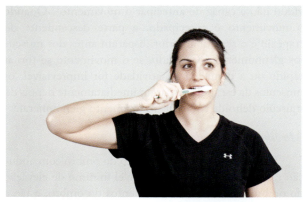

Figura 14.4 Escovar os dentes é uma atividade da vida diária que todos nós realizamos. A atividade é muito mais complicada do que parece e requer movimentos cooperativos de todas as articulações do membro superior.

Sequência do movimento

Uma vez que o tronco e a escápula estejam estabilizados, o ombro é elevado para que a articulação glenoumeral esteja a cerca de 80° de elevação, próximo ao plano da escápula. Em seguida, o cotovelo é flexionado pelo bíceps para trazer a escova de dente até a boca, e o antebraço é pronado para colocá-la sobre os dentes. Uma vez que a escova de dente esteja na posição adequada, pequenos movimentos de todas as articulações do membro superior realizam a atividade de escovar os dentes; o cotovelo, o punho e os músculos de preensão da mão, bem como o complexo do ombro, fazem pequenos ajustes à medida que a escova é movimentada a várias partes da boca e sobre os dentes pra limpá-los.

Movimento articular

Esta atividade da vida diária usa muito movimento articular glenoumeral, a saber: flexão, abdução, abdução horizontal e adução horizontal. Rotação escapular com protração e retração acompanham esses movimentos articulares. O cotovelo flexiona-se e estende-se levemente. O antebraço mantém a pronação, mas o punho alterna entre um pequeno movimento de desvio radial e ulnar com leve flexão e extensão durante a escovação.

Atividade muscular

Esta atividade relativamente simples requer que muitos músculos trabalhem de maneira cooperativa para produzir os resultados desejados. Mais uma vez, os músculos do tronco o estabilizam durante a realização da atividade do braço. Os músculos da escápula têm mais de uma função: os rotadores superiores (partes ascendente e descendente do trapézio, e serrátil anterior) posicionam a escápula em certa rotação superior e, na sequência, atuam como estabilizadores para manter a posição dela durante a atividade de escovar os dentes. Os protratores da escápula (serrátil anterior e peitoral menor) e os retratores da escápula (romboides e parte transversa do trapézio) trabalham concentricamente em conjunto com os adutores horizontais glenoumerais (peitoral maior, deltoide anterior e coracobraquial) e o abdutor horizontal (deltoide posterior), respectivamente. Manter o braço em uma posição elevada durante toda a atividade requer um esforço contínuo do deltoide e do manguito rotador trabalhando como uma força dupla na articulação glenoumeral para manter essa posição de abdução e elevação da glenoumeral. Como o movimento do cotovelo ocorre à medida que o antebraço e o braço mantêm o alinhamento horizontal em relação ao chão no nível do ombro, a pequena quantidade de flexão de cotovelo é controlada pela atividade do braquial e do bíceps braquial, enquanto a extensão do cotovelo resulta da contração concêntrica do tríceps. A mão assume uma preensão em gancho modificada na escova de dente com uma pinça lateral para controlar a estabilidade da escova. Os dentes são escovados com movimentos para a frente e para trás originados por contrações dos músculos agonistas e antagonistas que controlam a abdução e a adução glenoumeral horizontal com retração e protração da escápula. Pequenas excursões do cotovelo ocorrem durante a atividade em flexão e extensão; esses movimentos são controlados pela contração alternada dos flexores e dos extensores de cotovelo. Embora os movimentos sejam pequenos, os flexores e extensores do punho, em conjunto com os flexores radial e ulnar, desempenham um papel muito importante no posicionamento da escova de dente e na angulação dela para que alcance todos os dentes.

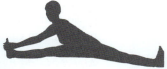

APLICAÇÃO PRÁTICA

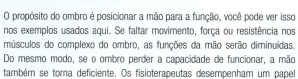

O propósito do ombro é posicionar a mão para a função, você pode ver isso nos exemplos usados aqui. Se faltar movimento, força ou resistência nos músculos do complexo do ombro, as funções da mão serão diminuídas. Do mesmo modo, se o ombro perder a capacidade de funcionar, a mão também se torna deficiente. Os fisioterapeutas desempenham um papel importante na identificação e no tratamento das deficiências das regiões glenoumeral e escapulotorácica do complexo do ombro. Se a restauração completa não for possível, o profissional deve elaborar métodos alternativos para a realização bem-sucedida das atividades cotidianas e profissionais.

Atividades que requerem principalmente o movimento do cotovelo

Como certamente você deve ter notado, as atividades que acabamos de discutir impõem a maioria dos esforços exigidos no complexo do ombro. Há muitas AVD que exigem menos esforço dos músculos do complexo do ombro e mais dos que controlam o cotovelo. A principal responsabilidade do cotovelo é posicionar a mão relativamente ao corpo, seja perto ou longe dele. Duas dessas atividades funcionais na qual posicionam a mão são apresentadas aqui.

Alimentação

A alimentação é uma atividade que requer sincronismo de muitos movimentos articulares do membro superior, incluindo flexão de ombro e cotovelo, e supinação do antebraço.[7] Utensílios usados para comer requerem estabilização principalmente das atividades do ombro, do punho e da mão, embora o cotovelo seja a articulação que mais se move (Fig. 14.5). Seus músculos são responsáveis por controlar a quantidade, a direção de movimento e a quantidade de força necessária para completar a atividade com sucesso.

Sequência do movimento

Assim como na maioria das outras atividades funcionais, os músculos estabilizadores contraem-se assim que o movimento começa. Portanto, os estabilizadores da escápula e da glenoumeral contraem-se quando os flexores dos dedos pegam a colher ou o garfo. O antebraço prona para pegar a comida (Fig. 14.5A) e, em seguida, há um movimento simultâneo do antebraço em supinação e do cotovelo em flexão à medida que a comida é levada à boca. (Fig. 14.5B). Se for necessária alguma elevação do ombro, é durante essa parte da atividade que ela ocorre para auxiliar no movimento de levar o utensílio à boca. Esses movimentos ocorrem em ordem inversa quando o indivíduo retorna o garfo ou colher ao prato ou tigela para pegar mais comida.

Movimento articular

Alimentar-se é uma atividade que requer uma amplitude de movimento considerável na articulação do cotovelo.[1] O ato de levar a mão à boca requer que a pessoa mantenha uma preensão adequada do utensílio, a qual costuma ser a preensão dinâmica de três dedos, usando o polegar, o indicador e o dedo médio (Fig. 14.5A). O cotovelo se flexiona para levar a mão à boca para o consumo de comida. O cotovelo move-se em direção à extensão, mas requer que o cotovelo se mova em aproximadamente 30° de flexão quando o indivíduo retorna o utensílio para pegar outro pedaço de comida do prato. Durante esse trajeto do cotovelo, o sutil posi-

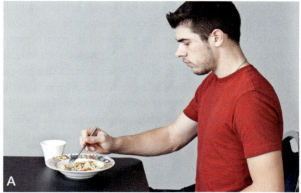
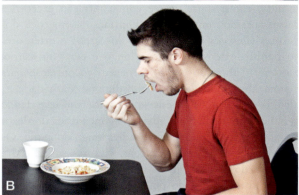

Figura 14.5 A) A preensão mais comum para alimentação é a preensão com três dedos. **B)** À medida que o cotovelo flexiona, o antebraço realiza supinação para levar a comida até a boca.

cionamento da mão e do utensílio costuma ser necessário para pegar a comida e deixar a colher alinhada enquanto o alimento é levado à boca. Em geral, esses movimentos incluem certa pronação do antebraço no posicionamento da mão para pegar comida e supinação do antebraço para levar o utensílio até a boca. O ombro costuma ser mantido no plano da escápula, levemente afastado do corpo durante a atividade.

Atividade muscular

Os estabilizadores glenoumerais e escapulares geram estabilização proximal do membro durante os movimentos do cotovelo mediante contração isométrica. Os estabilizadores escapulares incluem os rotadores superiores (trapézio e serrátil anterior) e inferiores (romboides, levantador da escápula e peitoral menor), ao passo que os estabilizadores da glenoumeral incluem o manguito rotador e o deltoide, os quais mantêm a cabeça do úmero na fossa. Pode haver uma mínima atividade dos grandes músculos para elevar o braço quando o garfo ou a colher se aproxima da boca. Se essa elevação glenoumeral for necessária, o deltoide anterior e o peitoral maior ativam-se concentricamente; esses mesmos músculos trabalham excentricamente para abaixar o braço conforme o indivíduo retorna para pegar mais comida. À medida que o utensílio é levado à boca, o bíceps braquial e o braquial controlam a flexão de cotovelo concentricamente. Quando o utensílio é retornado para o prato ou tigela, os mesmos flexores de cotovelo contraem-se excentricamente, controlando a velocidade e a direção da extensão do cotovelo contra a gravidade. Mover o garfo ou colher até a boca requer a contração concêntrica do supinador e do bíceps braquial, que supinam para rodar o antebraço anteriormente a fim de posicionar o utensílio na horizontal para que a comida não caia antes de chegar à boca. A rotação do antebraço em pronação quando o utensílio é retornado ao prato ou tigela para pegar mais comida, como sopa, ocorre com contração excêntrica desses mesmos músculos. A contração isométrica dos flexores (flexores radial e ulnar do carpo) e extensores do punho (extensores radiais longo e curto do carpo, e extensor ulnar do carpo) fornecem cocontração para manter a estabilidade do punho durante a atividade. À medida que o utensílio é levado à boca, um leve desvio radial ocorre mediante a atividade concêntrica do flexor radial do carpo e do extensor radial longo do carpo. Os flexores dos dedos e do polegar (flexores superficial e profundo dos dedos, e flexor longo do polegar), com leve contração do adutor do polegar, mantêm uma posição isometricamente flexionada dos primeiros três dedos para manter a preensão do utensílio.

Vestir meia ou calça

Embora não pareçam, em termos de movimento e atividade muscular requerida dos membros superiores, vestir meias ou calças são atividades muito parecidas (Figs. 14.6 e 14.7). Essas funções requerem o uso da atividade dos músculos do cotovelo e certa atividade dos músculos de outras articulações dos membros superiores.

Sequência do movimento

O movimento começa quando o indivíduo flexiona o tronco para pôr a meia no pé (Fig. 14.6A). Como a flexão de tronco é controlada pela contração excêntrica dos músculos eretores da espinha, os ombros se elevam para alcançar o pé. Segurando a meia com os dedos da mão, ela é colocada sobre os dedos do pé e, em seguida, puxada na direção do pé, ao redor do tornozelo e do calcanhar, e até a perna. À medida que a meia é puxada sobre o pé, os cotovelos se flexionam (Fig. 14.6B). No caso de vestir a calça, uma vez que ela tenha alcançado a coxa, o indivíduo se levanta (Fig. 14.7 B). Com os punhos estabilizando as mãos para manter o ato de agarrar a calça, os

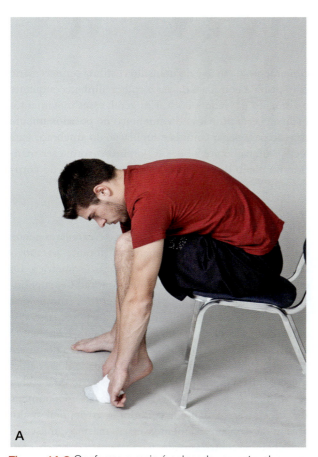
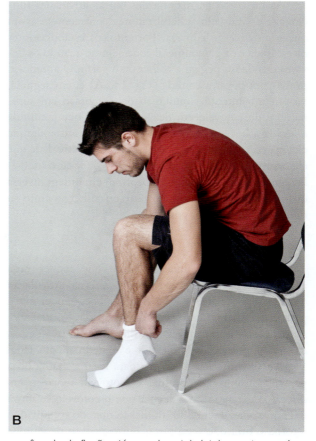

Figura 14.6 Conforme a meia é colocada, os cotovelos aumentam seu ângulo de flexão até que ela esteja inteiramente no pé.

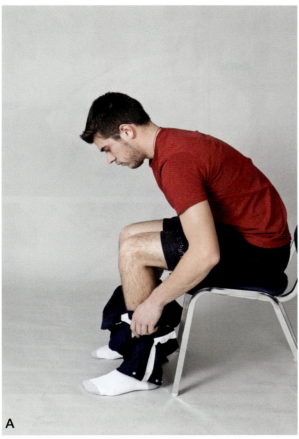 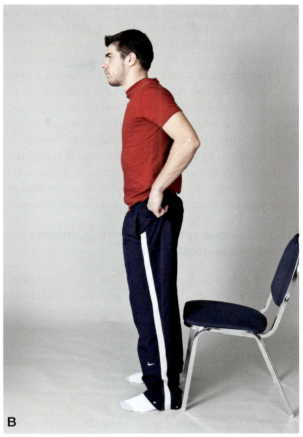

Figura 14.7 A) Vestir a calça também requer uma atividade do membro superior similar à de vestir as meias. **B)** Depois que a calça é colocada até a perna, a pessoa se levanta para vesti-la por completo e, ao contrário do ato de vestir a meia, deve usar maior flexão de cotovelo e maior hiperextensão do ombro para completar a tarefa.

cotovelos continuam a flexionar-se enquanto os ombros se movem em hiperextensão e a escápula roda para baixo.

Movimento articular

Para essa AVD, a pessoa começa em uma posição sentada. No começo da atividade, os ombros estão flexionados e os cotovelos, totalmente estendidos. O punho começa em uma posição funcional, levemente estendido, e as mãos assumem uma preensão em pinça lateral. Uma vez que o movimento se inicia, o punho se flexiona. O cotovelo se move da semiextensão para a flexão durante a atividade até que as meias sejam puxadas até a panturrilha. Se o indivíduo estiver colocando uma calça, ele continua o movimento colocando a perna na outra perna da calça antes de transferir para a posição em pé, a fim de puxar a calça completamente acima da coxa e dos quadris; esse movimento requer flexão contínua do cotovelo. Durante esse processo, a articulação glenoumeral se move da posição inicial de leve flexão para a de hiperextensão e a escápula roda inferiormente. Se o indivíduo apresentar dificuldade de equilíbrio, a calça é levada até os joelhos com o indivíduo sentado, que, então, se deita na cama com os quadris e os joelhos flexionados e realiza uma ponte para levantar os quadris para que a calça possa ser puxada sobre eles.

Atividade muscular

O controle e o equilíbrio do tronco são exigidos para que o indivíduo se incline para a frente a fim de começar a colocar as meias. A contração excêntrica do eretor da espinha controla a flexão do tronco para permitir que as mãos alcancem os pés. Os estabilizadores da escápula e da glenoumeral, como mencionado nas atividades anteriores, estão ativos para estabilizar a escápula sobre o tórax e a cabeça do úmero na cavidade glenoidal, respectivamente. Os flexores do ombro, incluindo o peitoral maior e deltoide anterior, estão ativos para mover os ombros em flexão até 90°. O punho começa em posição funcional mediante a cocontração dos flexores (flexores ulnar e radial do carpo) e extensores do punho (extensor ulnar do carpo e extensores radiais longo e curto do carpo), mas logo se move para uma posição flexionada enquanto os flexores radial e ulnar do carpo se tornam os músculos dominantes do punho para puxar as meias sobre os pés. Conforme a roupa é levada ao longo das pernas, as mãos continuam a segurar o material da meia ou calça com a preensão lateral, enquanto o cotovelo é predominantemente controlado pelos músculos bíceps e braquial para puxar a meia até a panturrilha ou a perna da calça até a coxa. Agora, a meia já está vestida e a preensão é liberada. No caso de continuar a colocar a calça, os cotovelos continuam a se flexionar pela contração concêntrica continuada do bíceps e do braquial. A extensão glenoumeral ocorre com a atividade concêntrica do latíssimo do dorso e do redondo maior, ao passo que a rotação inferior da escápula é controlada pelos romboides, pelo peitoral menor e pelo levantador da escápula.

Atividades que requerem principalmente o movimento do antebraço

Muitas atividades ao longo do dia requerem o movimento do antebraço. Pronação e supinação podem não parecer movimentos importantes, mas, sem eles, mesmo uma tarefa simples como dar partida no carro seria difícil. Há três atividades descritas aqui e, sem dúvida, você poderá identificar muitas outras depois de ter completado esta seção.

Dirigir

Dirigir um veículo é uma atividade complexa que requer que muitos segmentos do corpo funcionem ao mesmo tempo e que o cérebro opere em muitos níveis diversos simultaneamente. Para nosso propósito aqui, iremos nos focar na função do antebraço durante a operação de usar o volante (Fig. 14.8). Neste exemplo, nos concentraremos na ação de usar os braços para virar à direita enquanto dirigimos.

Sequência do movimento

A supinação simultânea do antebraço proximal (direção da curva) e a pronação do antebraço distal (direção oposta à curva) ocorre com a rotação lateral do ombro proximal simultânea à rotação medial do ombro distal. A cocontração do punho, dos dedos e dos músculos da escápula ocorre à medida que o ombro e os músculos do antebraço movem o volante.

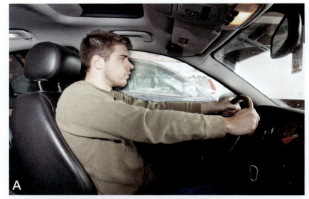

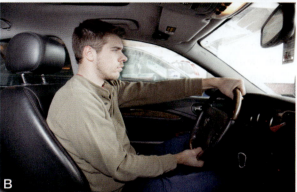

Figura 14.8 A) Posição inicial com as mãos no volante em 10h e 2h. **B)** Quando o volante é virado, é necessário o movimento dos antebraços e dos ombros.

Movimento articular

Dirigir um veículo exige que a pessoa tenha um movimento ativo do antebraço para girar o volante. Manter as mãos no volante ocorre com a preensão em gancho. Com as mãos colocadas nas posições recomendadas de 10h00 e 2h00, há uma leve pronação do antebraço (Fig. 14.8A). Girar o volante requer a supinação e a pronação do antebraço (Fig. 14.8B). Os cotovelos e ombros são mantidos em uma posição relativamente fixa com o cotovelo em um ângulo de 60° a 90°, dependendo da posição do assento com relação ao volante. Do mesmo modo, os ombros estão em leve flexão, dependendo da posição do volante.

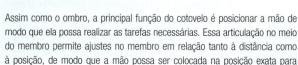

APLICAÇÃO PRÁTICA

Assim como o ombro, a principal função do cotovelo é posicionar a mão de modo que ela possa realizar as tarefas necessárias. Essa articulação no meio do membro permite ajustes no membro em relação tanto à distância como à posição, de modo que a mão possa ser colocada na posição exata para exercer sua função. Se uma lesão ou incapacidade impedir a força ou o movimento total, o indivíduo sofre grandes empecilhos na capacidade de alcance e posicionamento do membro para atividades funcionais. É preciso que haja compensação do tronco ou de outras articulações no membro superior.

Quando o motorista gira o volante, o principal movimento dos segmentos inclui o antebraço e os ombros. Se o motorista usar a técnica de mão sobre mão para rodar o volante, o membro superior do lado da curva se move em rotação lateral do ombro com supinação do antebraço, enquanto o membro do lado oposto da curva roda medialmente o ombro com leve adução horizontal e prona o antebraço (Fig. 14.8B).

Atividade muscular

Uma vez que as mãos estejam apoiadas no volante, o cíngulo do membro superior e os músculos do cotovelo têm pouca atividade. Se as mãos segurarem o volante com firmeza, os músculos de todo o membro superior cocontraem-se isometricamente para estabilizar a articulação a fim de permitir a função de uma articulação mais distal.

Se o volante for virado pra a direita, os rotadores laterais da glenoumeral do lado direito (infraespinal e redondo menor) contraem-se concentricamente, ao passo que os outros músculos do manguito rotador e o deltoide estabilizam o úmero na cavidade glenoidal. O subescapular esquerdo roda medialmente o ombro esquerdo enquanto o peitoral maior e o deltoide anterior se ativam para aduzir o ombro horizontalmente durante o movimento do membro para a posição de 12h à medida que o volante é virado. Como não há elevação relativa do ombro, os rotadores da escápula a estabilizam para permitir que ocorra o movimento da glenoumeral. Os flexores e extensores do cotovelo dos dois membros se cocontraem para estabilizar o cotovelo, enquanto o supinador e o bíceps braquial do antebraço direito o supinam. Os punhos dos dois braços permanecem em uma posição funcional durante a cocontração dos extensores e dos flexores, enquanto o flexor longo dos dedos mantém a preensão no volante. Se a curva não estiver finalizada ao fim desses movimentos, a mão direita é levantada e cruza a direção do volante para pegá-lo do outro lado da mão esquerda enquanto esta é reposicionada à esquerda da mão direita, sobre o volante, e o processo ocorre novamente. Para que esse reposicionamento aconteça, os dedos devem se estender para soltar sua preensão e os ombros se elevam ligeiramente para levantar as mãos do volante e, em seguida, abaixam os ombros para reposicionar as mãos sobre o volante. Uma leve adução horizontal do ombro direito e uma leve abdução horizontal do ombro esquerdo ocorrem durante essa manobra de reposicionamento da mão.

Servir café

Outra atividade comum do dia a dia que requer pronação do antebraço é servir café em uma xícara (Fig. 14.9). Outros líquidos, como suco de laranja, chá, água ou leite, também podem ser servidos para começar seu dia, mas, independentemente do que seja servido, os elementos da atividade são os mesmos. A principal diferença é determinada pelo formato do recipiente no qual o líquido é servido; isso altera a preensão, mas os outros componentes são essencialmente os mesmos.

Sequência do movimento

Com a cafeteira ou o recipiente sendo segurado pelas mãos, o punho, o cotovelo e os músculos do cíngulo do membro superior se contraem para estabilizar suas respectivas articulações. Em seguida, ocorre a pronação do antebraço enquanto esses músculos controlam a articulação do outro membro superior conforme o café ou outro líquido é colocado na xícara ou no copo.

Movimento articular

A cafeteira é segurada com uma preensão em gancho com o antebraço inicialmente posicionado em alinhamento neutro, entre a pronação e a supinação. Normalmente, a pessoa posiciona o braço próximo ao corpo com o cotovelo a 90° de flexão. O café é servido com a articulação glenoumeral movendo-se no plano escapular e o antebraço movendo-se em pronação até que a xícara esteja cheia; em seguida, o membro retoma sua posição anterior com o antebraço em posição neutra. Em alguns casos, esse movimento pode estar combinado com a abdução do ombro. (Observação: em situações patológicas, a abdução do ombro é um substituto comum do movimento para a pronação do antebraço.)

Atividade muscular

Os músculos da escápula, da glenoumeral e do cotovelo se contraem para estabilizar o ombro e o cotovelo a fim de que o antebraço seja capaz de pronar. Se for utilizada a elevação do ombro nessa manobra, o peitoral maior e o deltoide anterior realizam esse movimento. Os músculos do punho estabilizam a mão e os flexores longos dos dedos seguram o recipiente (Fig. 14.9A). A pronação do antebraço ocorre pela contração excêntrica do supinador e do bíceps braquial (Fig. 14.9B). Conforme o recipiente é colocado de volta em sua posição original, o antebraço volta a supinar à sua posição neutra durante a atividade concêntrica do supinador e do bíceps (Fig. 14.9C).

Girar a chave

Girar a chave em uma fechadura é outro exemplo de movimento que exige, sobretudo, o movimento do antebraço. Quer a fechadura esteja na porta da sua casa, no seu armário ou no seu carro, se uma chave é usada para abri-la, o movimento é o mesmo em todas as situações.

Sequência do movimento

A chave é segurada na mão. Conforme o indivíduo se aproxima da fechadura, o cotovelo é flexionado na altura do alvo (buraco da fechadura) com sua posição

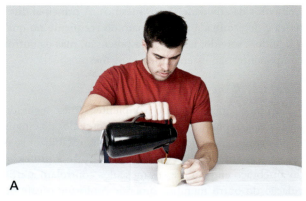
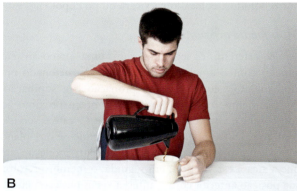
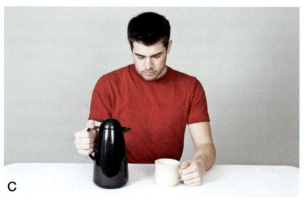

Figura 14.9 Servir café em uma caneca requer o movimento do antebraço e do ombro enquanto outros músculos mantêm contração isométrica. Perceba a mudança na posição do antebraço de A e B em pronação para C, em posição média.

no buraco da fechadura e o antebraço supina, rodando na direção do teto. Em sua maioria, as fechaduras são feitas para serem abertas com supinação, por este ser um movimento mais forte do que a pronação.[8]

Durante essa atividade, ocorrem pequenos movimentos de outras articulações. Pode ser necessária uma leve flexão da articulação do ombro para avançar a chave na fechadura. A quantidade de flexão de cotovelo necessária depende da altura da fechadura com relação à altura do indivíduo. A chave é segurada com uma preensão lateral. Uma vez que o membro esteja posicionado com o braço na lateral ou perto da lateral, o cotovelo esteja fle-

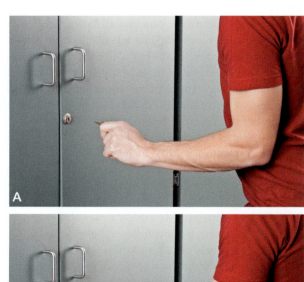
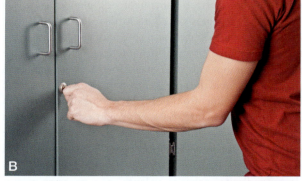
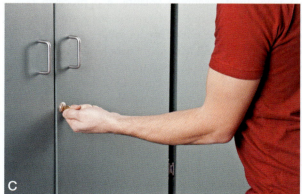

Figura 14.10 Virar a chave para abrir uma fechadura é uma ação predominantemente realizada pelos supinadores do antebraço enquanto outros músculos mantêm uma contração isométrica.

lateral mantida pelos músculos umeral e escapular (Fig. 14.10A). Uma leve flexão anterior do ombro pode ser necessária para colocar a chave na fechadura (Fig. 14.10B). Depois que a chave entra na fechadura, o supinador, auxiliado pelo tríceps braquial, roda a chave para abri-la (Fig. 14.10C).

Movimento articular

A chave normalmente é girada para abrir a fechadura mediante rotação nos sentidos horário e anti-horário. Na Figura 14.10, a mão esquerda segura a chave, coloca-a xionado em cerca de 90°, com o punho em leve extensão, os dedos parcialmente flexionados e os polegares aduzidos em pinça lateral, basicamente o único movimento que ocorre é a supinação do antebraço.

Atividade muscular

Abrir a fechadura requer somente o esforço de estabilização de quase todos os outros músculos dos segmentos do membro superior com exceção do antebraço. Os rotadores da escápula a estabilizam enquanto o úmero é mantido ao lado. Se for necessária uma leve elevação da glenoumeral para levar a chave até o buraco da fechadura, ocorre a estabilização pelo manguito rotador enquanto uma leve atividade do deltoide anterior e do peitoral maior avançam o braço para a frente. O bíceps braquial e o braquial movem e mantêm o cotovelo no grau apropriado de flexão necessário para corresponder a altura da mão à da fechadura, e os flexores e extensores do punho se contraem para manter o punho em sua posição funcional de leve extensão. O ato de rodar a chave é realizado pelo supinador e pelo bíceps braquial. Embora o supinador seja recrutado durante a supinação lenta e sem resistência, o bíceps é recrutado em atividades de supinação rápida e resistida, portanto, a dificuldade de girar a chave e a velocidade em que o indivíduo realiza o movimento dependem do recrutamento específico de cada um desses músculos.[9]

Como a chave é segurada com preensão, são usados músculos intrínsecos, que incluem o oponente do polegar, o adutor do polegar e os lumbricais, que trabalham isometricamente para manter a preensão lateral. Os flexores longos dos dedos (flexores superficial e profundo dos dedos) contraem-se isometricamente e mantêm os dedos em posição de flexão parcial.

Atividades que requerem principalmente o movimento do punho

Os músculos do punho costumam ser usados como estabilizadores do punho para permitir que a mão realize suas funções. No entanto, muitas atividades diárias também exigem um movimento específico do punho além de ser uma plataforma estável para os dedos e as atividades das mãos.

Usar um martelo

Martelar um prego é uma atividade comum tanto no trabalho como em casa. À primeira vista, essa atividade parece exigir uma atividade do punho mais frequentemente incorporada para estabilizar a função da mão dos dedos, mas um olhar mais atento mostra a importância do movimento do punho no ato de martelar um prego.

Sequência do movimento

A mão segura o martelo e, então, os músculos do complexo do ombro posicionam o braço (Fig. 14.11A). O grau de elevação do úmero depende da altura em que o prego está em relação ao resto do corpo. Uma vez com o ombro posicionado, o cotovelo se flexiona e o punho desvia-se radialmente para "concluir" o movimento descendente do martelo para o prego (Fig. 14.11B). O golpe do martelo sobre o prego se inicia no ombro e rapidamente vai para o braço, movendo primeiro o cotovelo e, na sequência, o punho. Essa sequência produz um somatório de forças, de modo que o prego é comprimido com uma força maior do que apenas a gerada pela mão e pelo peso do martelo.

Movimento articular

Em geral, o uso de ferramentas manuais exige movimentos do punho em desvio ulnar e radial, além de flexão e extensão. Usar o martelo para colocar o prego na parede requer que a pessoa posicione o membro superior a uma altura acima da madeira e do prego. A flexão da glenoumeral é necessária para essa atividade; a quantidade de flexão necessária depende da posição da superfície em que o prego será colocado e da altura do indivíduo que martela. Por exemplo, se o prego for martelado na parede para pendurar um quadro, o ombro deve estar elevado com mais de 90°, mas, se o prego for colocado em uma tábua de madeira no chão, será usada uma flexão de ombro menor. O ombro é movido em flexão para levar o martelo para cima e, depois, move-se em direção

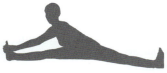

APLICAÇÃO PRÁTICA

A pronação e a supinação do antebraço representam papéis importantíssimos na função manual. A perda desses movimentos restringe diretamente a função da mão. Por exemplo, um indivíduo cujo punho está imobilizado em decorrência de uma fratura de Colles fica impedido de realizar tarefas básicas, como escovar os dentes, pentear o cabelo e se alimentar. Substituições, incluindo maior uso do ombro e do cotovelo durante o movimento restrito do antebraço, costumam ser necessárias enquanto o punho está imobilizado, mas se tornam hábitos difíceis de quebrar após o retorno da mobilidade. Os fisioterapeutas devem estar cientes dessas substituições e criar exercícios que promovam e reeduquem a execução correta da atividade.

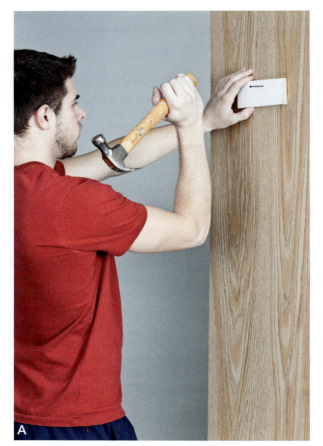 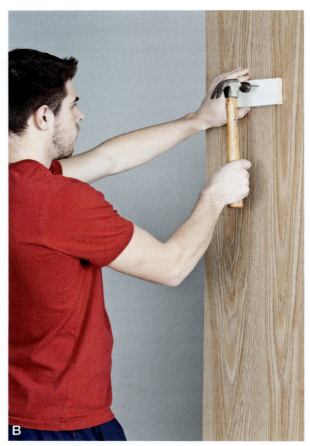

Figura 14.11 Martelar um prego requer coordenação de forças aplicadas pelo membro superior. Perceba a mudança de posição do punho de A) desvio radial para B) desvio ulnar.

à extensão à medida que o golpe de martelo é impingido ao prego. O cotovelo também se move da flexão para a extensão durante a preparação para o movimento, mas a quantidade de movimento necessária costuma ser maior no cotovelo do que no ombro. Nenhuma articulação costuma alcançar a extensão completa durante o movimento. Embora o punho seja mantido no plano sagital em sua posição funcional de leve extensão, ele se move do desvio radial para o ulnar do começo ao fim do movimento, respectivamente. Os dedos mantêm uma preensão cilíndrica firme no martelo durante toda a atividade.

Atividade muscular

Como a quantidade de rotação superior da escápula depende da quantidade da elevação do úmero, se o ombro não estiver elevado a mais de 30°, esses músculos trabalham para estabilizar a escápula, e não para movê-la. Se o úmero estiver posicionado a mais de 60°, os rotadores superiores (trapézio e serrátil anterior) movem a escápula em rotação superior conforme necessário para rodar a escápula à posição apropriada; o deltoide anterior e a cabeça clavicular do peitoral maior elevam o úmero. Cada um desses músculos usa uma contração concêntrica.

Conforme o martelo é levado para baixo em direção ao prego, esses músculos contraem-se excentricamente para abaixar o martelo, mas, quando o martelo acerta a cabeça do prego, os rotadores inferiores da escápula, incluindo os romboides, o levantador da escápula e o peitoral menor, contraem-se concentricamente para transmitir a força. Do mesmo modo, o deltoide anterior e a cabeça clavicular do peitoral maior usam movimento excêntrico para controlar a velocidade de descida do martelo, mas o latíssimo do dorso, o redondo maior e o deltoide posterior se contraem quando o martelo bate no prego. Não esqueça que o deltoide e os músculos do manguito rotador trabalham simultaneamente como uma força dupla para posicionar a cabeça do úmero na cavidade glenoidal.

A posição em que o braço é preparado para a atividade determina quais músculos movem o cotovelo em flexão. Se o ombro for posicionado abaixo da altura da cabeça, o bíceps braquial e o braquial flexionam o cotovelo usando o movimento concêntrico, mas, se o braço estiver acima da cabeça, o tríceps trabalha excentricamente contra a gravidade para controlar a flexão do cotovelo. Quando o martelo se move em direção ao prego, sejam quais forem os músculos que inicialmente posicionaram

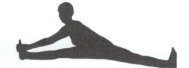

APLICAÇÃO PRÁTICA

Lesões na mão ou nos dedos também costumam resultar em perda de movimento ou fraqueza nos músculos do punho, cujo uso passa a ser, em grande medida, inibido. Em geral, o punho fica estabilizado durante as funções da mão, mas, se ocorrer lesão da mão ou dos dedos, também ocorre fraqueza no punho, já que sua função é reduzida enquanto a mão ou os dedos se recuperam da lesão. Esses déficits do punho criam instabilidade durante as atividades da mão e dos dedos. Portanto, é importante que os fisioterapeutas incluam exercícios de movimentação e fortalecimento do punho sempre que estiverem tratando lesões da mão ou dos dedos.

---

o cotovelo são eles mesmos que realizam o movimento agora, contraindo-se excentricamente se, de início, tiverem se contraído concentricamente, e vice-versa. Uma vez que o contato com o prego tenha sido feito, o tríceps contrai-se concentricamente para emitir a força.

Os flexores e extensores do punho se cocontraem para manter a posição funcional da extensão do punho. Se o martelo estiver abaixo do nível da cabeça do indivíduo, uma contração concêntrica simultânea dos flexores radiais longo e curto do carpo, bem como do extensor ulnar do carpo, move o punho em direção ao rádio em desvio radial. Esses mesmos músculos contraem-se excentricamente à medida que o martelo é abaixado para o prego; no momento do impacto, o flexor ulnar do carpo e o extensor ulnar do carpo transmitem a força para bater no prego.

Durante todo o movimento, as mãos mantêm a preensão cilíndrica no cabo do martelo. Os flexores superficial e profundo dos dedos, os flexores longo e curto do polegar, e o oponente do polegar mantêm essa preensão. Quanto mais pesado for o martelo e quanto mais força for aplicada com ele, maior será o recrutamento necessário de unidades motoras complementares desses músculos e de todos os músculos do membro.

Resumo

As AVD são movimentos complexos realizados por vários músculos do membro superior e guiados por informações visuais e sensoriais. Neste capítulo, foram analisados movimentos do membro superior, de forma muito parecida como seriam analisados por terapeutas ocupacionais observando pacientes em suas AVD. Entender esses movimentos comuns pode servir como um guia útil na intervenção terapêutica, uma vez que os fisioterapeutas costumam pedir aos pacientes para participar de atividades rotineiras a fim de praticar movimentos motores e a amplitude de movimento saudável.

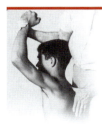

SOLUÇÃO DO CASO CLÍNICO

Nathaniel trabalha no ramo da construção. Como parte de suas tarefas, ele ergue paredes em casas novas que estão sendo construídas. Suas responsabilidades incluem atividades diversas, como levantar e carregar um tijolo pesado de 1 m × 2 m, martelar pregos, preparar a terra e lixar madeira. Como cada uma dessas atividades requer estratégias diversas de recrutamento muscular e diferentes amplitudes de movimento, Sam decide que a melhor maneira de abordar essa análise é olhar as necessidades de cada atividade individualmente. Conforme Nathaniel explica cada atividade, Sam identifica os movimentos, a atividade muscular e a sequência de movimento de cada uma delas. Sam percebe que, ao dividir cada tarefa, sua capacidade de realizar a análise se torna menos maçante e consegue identificar as exigências do trabalho de Nathaniel. Com base no exame físico de Nathaniel e em sua análise das atividades do paciente, a avaliação de Sam é que Nathaniel está pronto para retornar ao trabalho. Você é capaz de identificar, assim como fez Sam, o movimento e a atividade muscular necessários para o trabalho de Nathaniel?

Questões para discussão

Pense sobre os conceitos apresentados durante este livro relacionados com os graus de liberdade de movimento em cada articulação e como eles contribuem para o movimento funcional de todo o segmento. Debata como uma lesão poderia mudar os graus de liberdade em cada uma das articulações que contribuem – escápula, articulação glenoumeral, articulação do cotovelo, articulação radiulnar, punho, dedos ou polegar – e como ela pode alterar os movimentos simples descritos neste capítulo:

- alcance acima da cabeça e à frente;
- alcance acima da cabeça e atrás;
- impulso para levantar-se da posição sentada;
- lixar madeira;
- escovar os dentes;
- alimentar-se;
- colocar meia ou calça;
- dirigir;
- servir café;
- virar a chave;
- usar o martelo.

1. Como fisioterapeuta, pense sobre o processo de tomada de decisão clínica que você pode ter de se incumbir ao se defrontar com uma situação dessas; considere, também, os problemas relacionados ao auxílio do paciente ao longo da intervenção para remediar o dano ou ao longo do processo de ensinar um movimento adequado de compensação ou adaptação.

2. Em relação ao caso clínico de abertura deste capítulo, quais informações Sam deve ter para ser capaz de avaliar o local de trabalho de Nathaniel? Considerando-se que Nathaniel tenha sofrido uma lesão no cotovelo, em que Sam deve estar particularmente interessado com relação às exigências do trabalho de Nathaniel a fim de determinar se Nathaniel está pronto ou não para voltar ao trabalho?

Atividades de laboratório

1. Realize as 10 atividades seguintes com um parceiro e relacione os movimentos da parte superior do corpo (ombro, cotovelo e mão) usados para realizá-las normalmente. Liste os principais músculos envolvidos no posicionamento inicial do membro (se aplicável) e, então, relacione os músculos envolvidos na realização da tarefa.

    a. segurar uma bola lançada acima da cabeça;
    b. puxar uma mala de rodinha atrás de você;
    c. colocar um casaco;
    d. abotoar uma camisa;
    e. virar uma maçaneta;
    f. tirar a jaqueta;
    g. aplicar bronzeador nas próprias costas;
    h. segurar o pegador da panela;
    i. escovar o cabelo;
    j. ligar a ignição do carro.

2. Pense sobre o membro superior do ponto de vista das articulações, de proximal para distal. Começando pelo complexo do ombro e seguindo até os dedos, relacione pelo menos cinco atividades funcionais que exijam predominantemente:

    a. flexão do ombro;
    b. extensão do ombro;
    c. adução e abdução horizontais do ombro;
    d. rotação medial e lateral do ombro;
    e. flexão do cotovelo;

f. extensão do cotovelo;
   g. supinação do antebraço;
   h. pronação do antebraço;
   i. flexão do punho;
   j. extensão do punho;
   k. flexão dos dedos (fechar o punho);
   l. pinça lateral;
   m. pinça de três dedos;
   n. preensão de ponta a ponta (pinça de dois dedos).
3. Identifique cinco AVD que você realiza todo dia e analise os movimentos e atividades musculares delas. Relacione os movimentos do membro superior (ombro, cotovelo e mão) que usa para realizá-las normalmente. Relacione os principais músculos envolvidos no posicionamento inicial do membro (se aplicável) e, então, relacione os músculos envolvidos na realização da tarefa.
4. Explique por que é importante identificar as áreas de fraqueza mesmo em articulações que não foram afetadas por lesão. Por exemplo, se você está tratando uma distensão no punho de um paciente que trabalha como encanador, por que também deve examinar o cíngulo do membro superior, o cotovelo e a mão?

Referências bibliográficas

1. Magermans DJ, Chadwick EK, Veeger HE, van der Helm FC. Requirements for upper extremity motions during activities of daily living. *Clinical Biomechanics* 20(6):591–599, 2005.
2. Tyler AE, Karst GM. Timing of muscle activity during reaching while standing: Systematic changes with target distance. *Gait & Posture* 20(2):126–133, 2004.
3. Cools A, Witvrouw E, Declercq G, Danneels L, Cambier D. Scapular muscle recruitment patterns: Trapezius muscle latency with and without impingement symptoms. *American Journal of Sports Medicine* 31(4):542–549, 2003.
4. Gabriel DA. Shoulder and elbow muscle activity in goal-directed arm movements. *Experimental Brain Research* 116(2):359–366, 1997.
5. Archambault P, Pigeon P, Feldman AG, Levin MF. Recruitment and sequencing of different degrees of freedom during pointing movements involving the trunk in healthy and hemiparetic individuals. *Experimental Brain Research* 126(1):55–67, 1999.
6. Cools AM, Witvrouw EE, De Clercq GA, et al. Scapular muscle recruitment pattern: Electromyographic response of the trapezius muscle to sudden shoulder movement before and after a fatiguing exercise. *Journal of Orthopaedic and Sports Physical Therapy* 32(5):221–229, 2004.
7. Engen TJ, Spencer WA. Method of kinematic study of normal upper extremity movements. *Archives of Physical Medicine and Rehabilitation* 49(1):9–12, 1968.
8. Askew LJ, An KN, Morrey BF, Chao EY. Isometric elbow strength in normal individuals. *Clinical Orthopaedics and Related Research* 222:261–266, 1987.
9. Haugstvedt JR, Berger RA, Berglund LJ. A mechanical study of the moment-forces of the supinators and pronators of the forearm.

CAPÍTULO

15

Esportes e recreação

"Uma pessoa feliz não é uma pessoa em determinado conjunto de circunstâncias, mas sim uma pessoa com determinado conjunto de atitudes."
– *Hugh Downs, apresentador de televisão norte-americano, produtor e autor.*

CONTEÚDO

Objetivos de aprendizado
Caso clínico
Introdução
Atividades esportivas
  Arremesso no beisebol
  Arremesso de lançamento rápido no softball
  Chute com o dorso do pé no futebol
  Nado livre na natação
Atividades de lazer
  Tacada de golfe
  Saque no tênis
  Ciclismo
Resumo
Solução do caso clínico
Questões para discussão
Atividades de laboratório
Referências bibliográficas

OBJETIVOS DE APRENDIZADO

Após a leitura deste capítulo, você estará apto a:

❑ Realizar a analise cinesiológica de atividades esportivas comuns.
❑ Descrever os movimentos articulares e a atividade muscular do arremesso no beisebol.
❑ Descrever os movimentos articulares e a atividade muscular do chute com o dorso do pé no futebol.
❑ Descrever os movimentos articulares e a atividade muscular do arremesso rápido no *softball*.
❑ Descrever os movimentos articulares e a atividade muscular no nado livre.
❑ Descrever os movimentos articulares e a atividade muscular de uma tacada de golfe completa.
❑ Descrever os movimentos articulares e a atividade muscular do saque no tênis.
❑ Descrever os movimentos articulares e a atividade muscular da extremidade inferior no ciclismo.

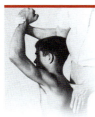

CASO CLÍNICO

Cody pratica salto em altura na equipe de atletismo do ensino médio e está em seu último ano no colégio Bessemer. Há cerca de 5 semanas, ele sofreu uma lesão no ligamento cruzado anterior e, por isso, teve de sofrer cirurgia duas semanas atrás para substituir o ligamento. Morgan está trabalhando com Cody em seu programa de reabilitação e sabe que Cody quer retornar ao salto em altura depois de ter completado sua reabilitação. Morgan tem mantido contato com o técnico de Cody para entender a biomecânica e a demanda do salto em altura e está pronta para incorporar a progressão de exercícios que sejam adequados aos objetivos de Cody de retornar ao salto em altura. Morgan está confiante de que os exercícios específicos que serão adicionados ao programa no momento adequado irão fortalecer os músculos de que Cody irá precisar, de modo que possa retornar para completar seu último ano de atletismo no colégio.

Introdução

Como a medicina preventiva e a medicina moderna combinam forças para gerar uma população mais saudável, a longevidade da expectativa de vida aumenta. Até o ano 2030, estima-se que haja 70 milhões de pessoas com mais de 65 anos de idade nos Estados Unidos.[1] Como os idosos são mais saudáveis hoje do que nas gerações passadas, eles são também mais ativos. Além disso, um aumento no tempo livre implica que mais pessoas podem participar de atividades esportivas e recreativas.[2] Mais crianças e adolescentes participam em atividades esportivas organizadas do que no século passado. Clubes esportivos e campeonatos interescolares dão a milhões de pré-adolescentes e adolescentes oportunidades para participar em esportes. Médicos defendem o exercício para indivíduos de todas as idades, do jovem ao idoso. Mais pessoas participando de atividades esportivas e recreativas implica que os fisioterapeutas estão mais suscetíveis a tratar indivíduos que sofrem lesões nessas atividades. Sem contar os indivíduos da terceira idade que sofreram lesões relacionadas a atividades esportivas e recreativas, cerca de 3 milhões de jovens são lesionados a cada ano em esportes organizados nos Estados Unidos.[3] A maioria desses indivíduos, jovens ou idosos, quer retornar às suas atividades esportivas e recreativas.

Parte dos programas de tratamento e reabilitação usados para controlar essas lesões inclui os métodos tradicionais usados para tratar lesões ortopédicas. Entretanto, para aqueles pacientes que desejam voltar às atividades recreativas e esportivas, o fisioterapeuta deve ter outros recursos para atender ao objetivo do paciente. Esses profissionais devem ser capazes de incorporar no programa de reabilitação atividades que proporcionem a função ideal dos pacientes em suas atividades esportivas e recreativas. Para fazer isso, os fisioterapeutas devem entender a atividade e saber que demanda física elas impõem ao corpo e quais são as habilidades necessárias para realizá-las. A cinesiologia clínica utiliza essa compreensão das habilidades da atividade, a observação e a análise do movimento feitas pelos fisioterapeutas para permitir que os eles forneçam a assistência necessária aos pacientes que queiram voltar às atividades esportivas.

Para que o fisioterapeuta possa dar ao paciente a assistência para readquirir as habilidades esportivas, ele deve ter ideia do que envolve a habilidade, com o que se parece, o nível da habilidade do paciente e deve ser capaz de dividir as habilidades em suas partes componentes. Em essência, o que fazemos para entender as exigências de uma atividade é realizar a **análise quantitativa** da atividade. Não agimos como biomecânicos, que empregam fórmulas e medições quantitativas para realizar uma análise detalhada, mas sim como fisioterapeutas, empregando, sobretudo, a pesquisa de outros, para saber o que é normal em termos de movimentos musculares e articulares, em conjunto com a nossa própria habilidade de observação para comparar o que é esperado naquilo que o indivíduo realiza. Ao fazer isso, podemos oferecer ao indivíduo correções e dicas para melhorar seu desempenho. Portanto, as informações neste Capítulo apresentam relatos de pesquisadores que identificaram os movimentos musculares e articulares durante cada atividade selecionada. Uma vez com a informação do que é "normal", torna-se mais fácil identificar quais aspectos do desempenho do indivíduo precisam de correção. Embora as atividades realizadas geralmente envolvam um movimento suave e contínuo, cada atividade é dividida em segmentos ou fases, para que seja mais fácil discutir as informações e identificar as expectativas da execução. Se o fisioterapeuta desconhece determinado esporte ou atividade, há inúmeras fontes disponíveis para obter as informações necessárias para ajudar o paciente. Algumas fontes incluem técnicos locais, livros, vídeos e recursos *on-line*.

Para que você comece a processar e entender uma atividade, este Capítulo é dividido em duas seções. A primeira seção destina-se aos esportes competitivos comuns em níveis escolares, universitários, de clube, profissionais e recreativos; a segunda seção trata de atividades comuns que muitos praticam recreativa ou competitivamente. Uma atividade específica dentro de cada uma dessas seleções é analisada em relação à habilidade e às exigências de movimento. Como dito anteriormente, são apenas exemplos para ajudar você a passar para outras atividades e oferecer sua própria análise de qualquer outro movimento que possa encontrar.

As informações neste capítulo são apresentadas de maneira um pouco diferente do que nos capítulos anteriores da unidade de análise do movimento. Os capítulos anteriores prepararam você para analisar a coordenação de sequenciamento muscular, as exigências dos movimentos e atividade muscular, a fim de entender e avaliar os componentes necessários do movimento. Em vez de separar esses elementos, neste Capítulo iremos avançar para a fase seguinte: colocar todos juntos e olhar para o corpo como um todo durante a atividade. Parte do processo de aprendizado é pegar uma atividade e dividir seus elementos, mas, uma vez que isso tenha sido realizado, é também necessário colocá-los em seu contexto normal. Iremos discutir as fases de cada atividade, identificar o começo e o final de casa fase, olhar que movimentos ocorrem em cada uma delas e, em seguida, identificar os músculos que produzem tais movimentos. A capacidade de avaliar a atividade como um todo e seus segmentos permite ao fisioterapeuta obter uma imagem completa não somente da demanda da atividade, mas de como selecionar técnicas dentro de um espectro completo de possibilidades para instruir corretamente a realização da atividade.

Atividades esportivas

As atividades esportivas selecionadas como exemplos de análise de movimento incluem movimentos de esportes vistos com frequência em muitas atividades interescolares, intercolegiais, clubes e ligas recreativas. Elas foram selecionadas porque é provável que os fisioterapeutas encontrem lesões nesses esportes. Está além do âmbito deste Capítulo fornecer uma análise de todos os movimentos necessários de cada esporte, portanto, somente um movimento foi selecionado de cada esporte.

Arremesso no beisebol

De todos os movimentos que foram analisados biomecanicamente no esporte, é provável que o arremesso no beisebol seja uma das atividades analisadas com mais frequência. Para desenvolver um entendimento dos componentes do arremesso, assim como na análise da marcha, ele foi dividido em diferentes fases; alguns investigadores usam de quatro a seis fases[5,6] para descrever o arremesso no beisebol. Para coincidir com a maioria dos investigadores, iremos dividir o arremesso rápido em cinco fases. Essas fases incluem: 1) preparação; 2) armação precoce; 3) armação tardia; 4) aceleração; e 5) finalização (Fig. 15.1). Algumas vezes, a fase de armação precoce é também chamada de fase do "passo grande" e, outras, a continuação é chamada de desaceleração ou finalização tardia.[6] Como a maioria dos arremessadores são destros, a descrição aqui se baseia em um arremessador destro. Como a maioria dos arremessadores de beisebol são homens, o gênero referido nessa seção é o masculino.

Fase de preparação

Em pé, com as mãos juntas na frente do corpo e a luva escondendo a bola do batedor, o arremessador começa a fase de preparação no início do movimento. A fase de preparação termina quando a bola se separa da luva.[7] Em vez de segurar a bola na palma da mão, o arremessador usa os dedos para segurá-la, podendo, assim, manter o contato da bola com a mão o maior tempo possível antes de lançá-la.

Como se pode imaginar, essa é a fase mais calma da atividade. É durante esse tempo que o arremessador se prepara para realizar o arremesso, portanto, o corpo todo está em seu estado mais inativo. Normalmente, o corpo está posicionado em uma de duas posições.[8] Uma é com o corpo totalmente de frente para o alvo, ou rebatedor, com os dois pés em contato com a placa de borracha; essa é chamada de posição de preparação (Fig. 15.2A). A outra posição comum é com o lado da mão da luva de frente para o rebatedor; essa é chamada de posição de alongamento (Fig. 15.2B). A parte de trás do pé do arremessador está em paralelo e em contato com a parte anterior da placa de borracha até que a bola seja lançada. O pé que está à frente, ou o que está ipsilateral ao braço com a luva,[4] é da perna que realiza o passo ou impulso para a frente enquanto o pé pivô está ipsilateral ao braço de arremesso – no caso do arremessador destro, a perna de pivô é a perna direita, que toca a placa de borracha com o peso do arremessador principalmente sobre ela. Arremessadores e técnicos acreditam que a perna de impulso fornece um lançamento mais rápido da bola, por isso, usam essa postura quando os corredores estão nas bases. No entanto, um estudo

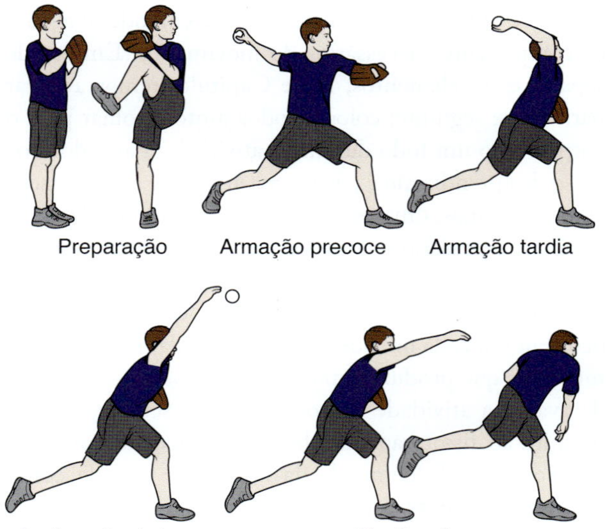

Figura 15.1 Fases do arremesso no beisebol.

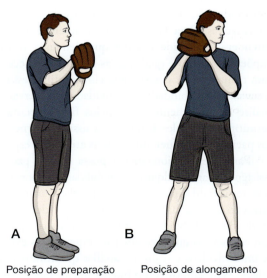

Posição de preparação   Posição de alongamento

Figura 15.2 Posições alternativas na fase de preparação no beisebol. **A)** Posição de frente para o rebatedor na postura de preparação. **B)** Posição de lado com o ombro e a luva apontados para o rebatedor em uma postura com as pernas afastadas.

sobre as duas posturas não demonstrou nenhuma diferença do tempo de arremesso da bola para a placa.[8] À medida que as mãos se separam, o peso do corpo começa a se transferir da perna posicionada à frente para a perna de trás. Conforme as mãos se separam, os ombros começam a se mover em flexão para levar os braços acima da cabeça. Além desses procedimentos, a preparação varia muito de um arremessador para outro, portanto, pode-se observar uma variedade de posições em diferentes arremessadores.

Os movimentos durante a preparação incluem a transferência do peso do corpo da perna da frente para a perna de trás e a preparação do membro inferior à frente e do tronco ao redor da perna pivô. O quadril e o joelho da frente são flexionados em cerca de 90° cada. À medida que o braço é levantado e a mão com a bola se separa da com a luva, o quadril e o joelho da frente se flexionam, e a coluna também se flexiona para produzir essa preparação do corpo.

Em termos de contração muscular, ocorre pouca atividade entre os músculos durante essa fase.[4] Conforme o peso se move da perna da frente para a de trás, a perna da frente empurra o peso do corpo para trás, sobre a perna de pivô. Os músculos da perna de pivô que agem para absorver o peso do corpo são principalmente os abdutores, adutores e extensores do quadril. Algum movimento de flexão do tronco ocorre com contração excêntrica dos extensores da coluna com auxílio dos extensores do quadril. Quando o peso do corpo sai da perna anterior, os flexores do quadril do membro trabalham concentricamente para flexionar o quadril, enquanto os extensores de joelho controlam excentricamente a quantidade (variável) de flexão que ocorre durante a flexão de quadril. À medida que os braços se separam e se movem para a flexão, não há atividade concêntrica do deltoide anterior ou do peitoral maior na articulação glenoumeral, e as partes ascendente e descendente do trapézio e o serrátil anterior se contraem para produzir a rotação superior da escápula. Os músculos abdominais trabalham para rodar e estabilizar a flexão de tronco que ocorre com a flexão de quadril. O Gráfico 15.1 indica quando os músculos estão ativos nos níveis alto, moderado ou mínimo durante todo o arremesso no beisebol. Via de regra, a contração de um músculo menor do que 30% de sua contração isométrica máxima (MVIC) está em um nível mínimo, um nível de potência de 35 a 65% de MVIC é um nível moderado e acima de 65% é um nível alto.

Fase de armação precoce (passo grande)

A fase de armação precoce vai do final da fase de preparação até o momento em que o pé da frente toca

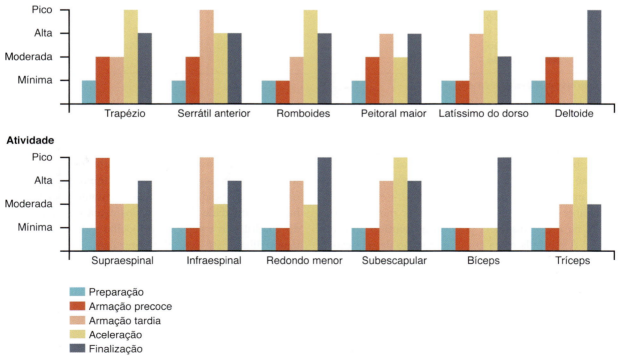

Gráfico 15.1A | Atividade muscular do ombro e do cotovelo durante o arremesso no beisebol*

*Com base nos dados de Moynes et al.[4] e Jobe et al.[20]

638 Unidade 4 Atividades funcionais

Gráfico 15.1B | Atividade muscular do antebraço e do tronco durante o arremesso de beisebol*

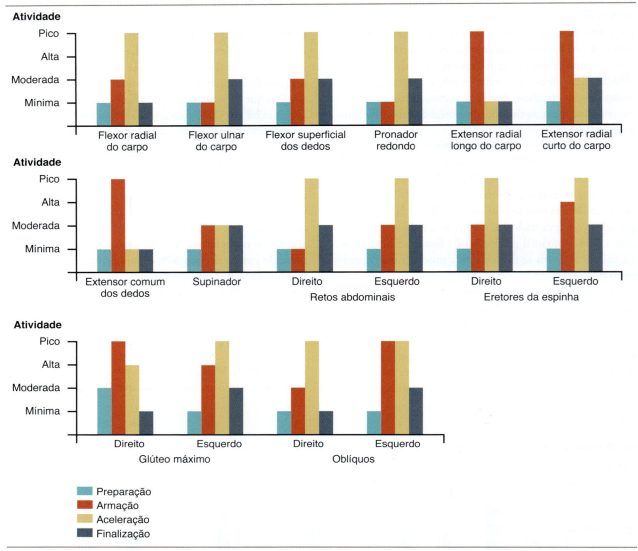

*Com base nos dados de Watkins et al[18] e Hamilton et al.[16]

o chão, dando o chamado "passo grande".[6] Durante esse período, o corpo começa seu movimento anterior em direção ao alvo, portanto, o peso do corpo se move para a perna anterior.

Durante esse período, o arremessador move a mão e a bola na maior distância possível no sentido oposto do alvo.[4] A escápula entra em uma posição de retração, o cotovelo se flexiona e o úmero move-se em abdução, rotação lateral e extensão horizontal (abdução). O corpo começa a mover-se anteriormente, deixando o braço atrás do corpo. Essa posição se torna importante durante a aceleração, visto que o corpo irá propelir o braço para a frente, aumentando sua velocidade de aceleração.

O movimento do corpo da perna detrás para a da frente ocorre conforme os extensores e abdutores do quadril, os flexores do joelho e os flexores plantares da perna de trás movem o peso do corpo para a perna da frente.[11] Os músculos da perna da frente recebem apenas parte do peso do corpo nesse momento, portanto, há certa atividade excêntrica dos extensores e adutores do quadril, dos extensores do joelho e dos músculos da panturrilha, visto que eles controlam a velocidade de flexão do quadril e do joelho, além de realizarem a flexão dorsal do tornozelo para abaixar o centro de gravidade do corpo.[10] Os músculos abdominais fornecem uma base estável para os ombros e pernas, ao passo que os extensores da coluna mantêm o tronco ereto. Os retratores da escápula a posicionam enquanto o deltoide move o úmero para elevar o cotovelo ao nível do ombro e estendê-lo horizontalmente. O supraespinal, o infraespinal

Gráfico 15.1C | Atividade muscular do membro inferior durante o arremesso no beisebol*

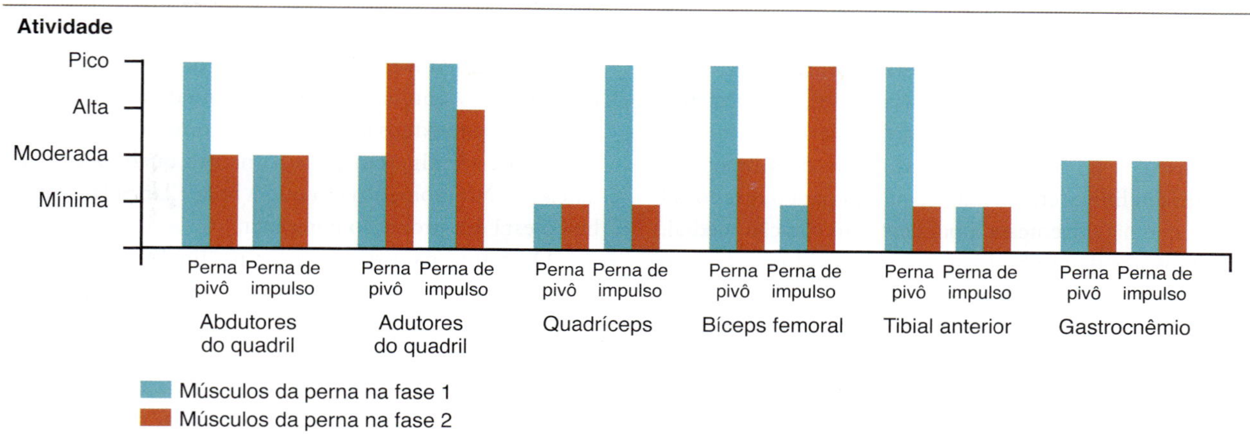

- Músculos da perna na fase 1
- Músculos da perna na fase 2

A fase 1 vai do começo do arremesso até logo antes de a perna de impulso tocar o chão
A fase 2 vai do momento em que a perna de impulso toca o chão até o final do arremesso

*Com base nos dados de Yamanouchi.[11]

---

e o redondo menor trabalham com o deltoide durante a elevação, enquanto o infraespinal e o redondo menor trabalham com o deltoide para começar o movimento do úmero em rotação lateral. O bíceps está um pouco ativo na armação precoce.[4]

Fase de armação tardia

A fase de armação tardia começa quando o pé que está à frente toca o chão e termina quando o ombro do arremesso alcança o máximo de rotação lateral.[6] Uma vez que o pé toca o chão, o pé que dá o passo adiante fica de frente para o alvo com leve flexão do joelho pivô.[9] O pé do arremessador destro que dá o passo à frente está à esquerda de uma linha imaginária que vai do *home plate* até o centro de borracha do arremessador; a posição do pé que realiza a passada irá permitir o máximo de rotação da pelve e do tronco no momento em que é mais necessário: quando a bola é lançada.[9,10] Na armação tardia, o tronco está perpendicular ao alvo, de frente para a terceira base (para o destro). É durante essa fase que o braço se move em sua posição ótima para impulsionar a bola para a frente. Enquanto a perna de impulso se aproxima do alvo, a mão se distancia dele; essa postura produz um alongamento máximo do corpo para permitir o acúmulo de forças dentro dele.[12] Durante o final dessa fase, a posição do membro superior é finalizada e preparada para a fase seguinte.

A armação precoce flui para a armação tardia à medida que o cotovelo do arremessador se eleva até cerca do nível do ombro no plano da escápula. Nessa posição, a escápula está retraída e o cotovelo está flexionado a 90°, ao passo que o úmero abduz cerca de 90°, estende-se horizontalmente e roda lateralmente; o punho está na posição neutra.[9] No final dessa fase, o úmero alcança sua rotação lateral máxima de cerca de 175°.[13] É possível que não se trate de uma rotação glenoumeral pura, mas sim de uma combinação de rotação glenoumeral com rotação escapulotorácica e extensão de tronco.[9] Há indícios de que 120° de rotação lateral venham da articulação glenoumeral.[14] O punho está em extensão máxima e completamente armado no final dessa fase.[15]

Durante essa fase, os quadris, a pelve e o tronco transferem a energia que seus músculos estão produzindo para a extremidade superior. Isso fornece mais força disponível do que seria produzida se os músculos do braço fossem o único mecanismo de geração de forças. Esses grandes músculos fornecem mais de 50% da força para o arremesso e são, portanto, uma parte importante do movimento de arremesso. Com o pé de impulso ancorado ao solo, a pelve começa seu movimento em direção ao *home plate* em cerca de 600°/s.[17]

Há muitos músculos em todo o corpo que estão ativos durante esse período. Os extensores do quadril, os flexores do joelho e os músculos da panturrilha da perna de trás continuam a contrair-se concentricamente para transferir suas forças à cadeia cinética. Os músculos abdominais controlam a estabilidade e a rotação do tronco, enquanto os extensores da coluna mantêm a postura ereta com certo grau de extensão lombar.[18] No complexo do ombro, a escápula é mantida em retração pelos romboides e pela parte transversa do trapézio, enquanto o deltoide posterior, o deltoide médio e o supraespinal se contraem concentricamente para elevar e estender o úmero horizontalmente.[4] Como mencionado, o subescapular controla a rotação lateral do úmero mediante contração excêntrica depois que o úmero passa a rotação neutra; antes desse ponto, os rotadores laterais contraem-se concentricamente para rolar o úmero em rotação lateral até que o subescapular assuma o movimento. É durante a fase de armação que o braço contralateral também se eleva a cerca de 90° de abdução; esse movimento ocorre mediante a atividade concêntrica do deltoide e dos músculos do manguito rotador. Os dois braços se alinham em linha reta do lado esquerdo para o direito. O ombro que não arremessa a bola está em rotação medial. Os extensores de punho (extensores radial longo e curto do carpo, e extensor ulnar do carpo) estão mais ativos quando o punho alcança a sua extensão máxima no final da fase de armação.[15]

Para resumir a atividade muscular durante a fase de armação tardia, os músculos estão ativos para posicionar a mão para o lançamento da bola durante a fase seguinte. Esses músculos realizam essa responsabilidade por meio de níveis altos de atividade durante a fase de armação. Essa atividade alta dos músculos inclui o trapézio para mover a escápula; o deltoide, o supraespinal, o infraespinal e o redondo menor para mover a articulação glenoumeral; e o bíceps para posicionar o cotovelo.[4] Esses músculos se tornam menos ativos durante a próxima fase, a aceleração.[4]

Fase de aceleração

A fase de aceleração começa logo depois de o ombro ter alcançado a rotação lateral máxima, iniciando-se com seu movimento para a frente, em direção ao alvo, e terminando com o lançamento da bola.[6] O momento é produzido à medida que o corpo finaliza e impulsiona seu peso para a frente em direção ao *home plate*. Essa é a fase mais explosiva do arremesso e dura cerca de 1/20 de segundo.[9] É durante esse período que a energia produzida pela finalização dos quadris, da pelve e do tronco é somada às forças rotacionais que ocorrem no ombro. O tronco atinge sua velocidade de rotação máxima conforme roda para ficar de frente para o rebatedor quando começa a fase de aceleração.[9] Depois da rotação da pelve, o tronco roda cerca de 1.000°/s mais rápido do que a pelve, mas não tanto quanto o ombro irá rodar, uma vez que este começa a sua fase pós-preparação.[17] O ombro está atrás do tronco para que a pelve e a rotação do tronco gerem um impulso para propelir o membro superior para a frente. Em outras palavras, essa adição do torque de forças da pelve para o tronco age como um chicote, permitindo que o braço se mova em uma velocidade máxima de pouco menos de 9.200°/s e em uma velocidade média de mais de 6.000°/s durante essa fase.[9] Quando o tronco termina a sua rotação, o braço começa sua finalização. Durante a fase de aceleração, a excursão de rotação do ombro é de 122° no início da aceleração para 48° de rotação lateral quando a bola é lançada. A escápula se protrai à medida que o úmero roda e se move em direção à extensão.

O movimento do cotovelo em aceleração passa a ser extensão, de modo que sua posição muda de 90° de flexão para 120° de flexão. No momento em que a bola é lançada, o cotovelo está em cerca de 25° da extensão completa.[9] O antebraço se prona à medida que o cotovelo entra em extensão.[9] O punho começa essa fase em extensão e termina em posição neutra quando a bola é lançada.[9] No momento em que a bola é lançada, o antebraço está em pronação completa.

De frente para o rebatedor no final da aceleração, o tronco também está flexionado.[14] Há diferenças individuais na posição lateral do tronco; alguns apresentam uma nítida flexão lateral do tronco e podem até ter a aparência de lançamento no braço lateral do arremesso, enquanto outros parecem jogar por cima, em virtude de pequena flexão lateral do tronco. A perna que dá o passo recebe a maioria do peso do corpo com seu quadril e joelho flexionados perto de 90° cada. A perna pivô está posicionada com o quadril em extensão, o joelho em flexão e o tornozelo em flexão plantar.

A atividade muscular durante esse período é, sobretudo, concêntrica. O subescapular, com o auxílio da cabeça externa do peitoral maior, proporciona rotação medial glenoumeral.[14] O serrátil anterior está muito ativo durante a aceleração, enquanto a escápula se protrai. O peitoral maior, o latíssimo do dorso e o tríceps também estão muito ativos durante a aceleração para mover o ombro e o cotovelo em direção à extensão obliquamente ao corpo.[4,19] O punho e os músculos do antebraço, incluindo os flexores radial e ulnar do carpo e o pronador redondo, atingem seu estado mais ativo durante essa fase enquanto o punho se move em flexão. O flexor superficial dos dedos também está mais ativo durante esse período, visto que mantém a preensão na bola antes de ela ser lançada no final dessa fase.[15]

Fase de finalização (desaceleração)

A fase de finalização é o período do lançamento da bola até o final do movimento.[9] A primeira parte da finalização envolve uma grande desaceleração do braço, conforme o ombro se move à completa rotação medial; a segunda parte da finalização termina com o braço aduzido obliquamente ao corpo.[6] Durante a porção de desaceleração da finalização do movimento, há uma enorme força aplicada ao ombro e ao cotovelo, porque as articulações estão, de repente, mudando o movimento em vários milhares de graus por segundo até parar. Os músculos estão "pisando nos freios", desacelerando em uma média de 500.000°/s².[9]

O final da rotação medial completa do ombro marca o final da porção de desaceleração da fase de continuação e é completada em menos de 0,1 segundo.[4] O ombro continua a aduzir obliquamente em relação ao corpo conforme diminuem a rotação do tronco e o movimento escapular.

Os músculos em atuação agem principalmente de forma excêntrica, uma vez que são responsáveis por essa desaceleração. O serrátil anterior, os romboides e o trapézio desaceleram o movimento de protração da escápula; o subescapular, o peitoral maior, o latíssimo do dorso e o bíceps desaceleram a articulação do ombro;[19,20] e, juntos, o tríceps e o bíceps controlam o cotovelo com muito mais esforço da contração excêntrica do bíceps.[4] Com a sequência do processo de desaceleração, o ombro continua seu movimento de flexão horizontal (adução) e rotação medial, o cotovelo se flexiona em cerca de 45° e o antebraço prona.[9] O tronco termina seu movimento de flexão com a contração excêntrica dos extensores da coluna e, depois, durante a fase final da finalização, uma contração concêntrica move o tronco para uma posição mais ereta.[14] Durante o restante da fase de finalização, o resto do corpo "alcança" o braço, continuando a progressão anterior da perna pivô; assim, o arremessador pode mover sua posição no campo para responder à batida do rebatedor. Os flexores do quadril da perna de pivô movem-na anteriormente.

Arremesso de lançamento rápido no *softball*

Embora não tão extensamente examinado como o arremesso de beisebol, algumas pesquisas investigativas analisaram a mecânica e a cinética do *softball* de lançamento rápido. Além de haver várias ligas de *softball* de lançamento rápido em todos os Estados Unidos, há também inúmeras ligas interescolares e intercolegiais. Mais uma vez, há muitos estilos diferentes de arremesso usados no *softball* de lançamento rápido. Um dos mais comuns é o arremesso em moinho de vento, que, portanto, será o examinado aqui. Assim como no lançamento rápido do beisebol, iremos dividir essa atividade em fases. As fases do arremesso em moinho de vento são seis: 1) preparação; 2) fase da posição 6 horas; 3) fase da posição 3 horas; 4) fase da posição 12 horas; 5) fase da posição 9 horas; e 6) finalização.[21] Essas fases do relógio são assim intituladas com base em seu final, mas, como em qualquer fase, é na verdade o movimento entre o final da fase anterior e o final da atual o de principal interesse. Volta-se a repetir que o movimento verdadeiro é contínuo, mas é dividido em fases para facilitar sua discussão. Como a maioria dos arremessadores de *softball* de lançamento rápido são mulheres, a referência ao arremessador nesta seção é no feminino.

O arremesso em moinho de vento é assim nomeado por seu padrão circular de movimento do ombro. O braço de arremesso começa ao lado com o ombro em extensão neutra. Quando o arremessador começa o lançamento, o braço move-se anteriormente em flexão até que esteja totalmente estendido acima da cabeça (Fig. 15.3). O movimento circular, então, continua com o movimento do ombro em um arco atrás do corpo até que a mão venha ao lado e a bola seja lançada. O movimento circular total do ombro durante todo o arremesso engloba cerca de 450° a 500° do movimento do ombro.[22]

Fase de preparação

A fase de preparação começa quando o movimento é iniciado e termina quando o braço de arremesso move a bola para a posição 6 horas.[23] Há inúmeras variações na fase de preparação. Na maioria das vezes, o corpo começa de frente para o alvo. No entanto, a quantidade de inclinação do tronco, flexão de cotovelo e hiperextensão de ombro com relação ao plano sagital do corpo é individualizada.[21] Em geral, os arremessadores ficam em uma postura com os pés um na frente do outro, com o pé de pivô na borracha de arremesso e a perna de impulso atrás do pé de pivô. O peso começa na perna de trás. À medida que a arremessadora começa o movimento do braço, ela empurra a borracha de arremesso com o pé de pivô, e o corpo move-se para a frente em direção ao rebatedor.[22] Durante a maioria dos arremessos, o punho fica estabilizado em extensão com preensão de força com os dedos segurando a bola.

Assim como no arremesso de beisebol, existe uma atividade muscular relativamente pequena durante essa fase do movimento. Apesar da atividade mínima, há músculos que realizam atividade durante essa fase. Conforme o peso do corpo se move para a frente em direção ao rebatedor, a perna de trás usa o quadril, os extensores do joelho e os flexores plantares para fornecer transferência do peso do corpo em direção ao pé de pivô, em contato com a borracha de arremesso. A perna pivô aceita o peso do corpo mediante a contração excêntrica do quadril e dos extensores do joelho. Os flexores do ombro (peitoral

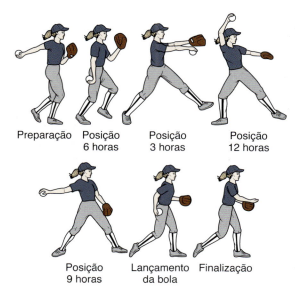

Figura 15.3 Fases do arremesso rápido de moinho de vento no softball.

maior e deltoide anterior) movem o ombro para a posição 6 horas. Como tanto os membros superiores como os inferiores se movem durante essa atividade, os músculos abdominais trabalham para manter a estabilidade do tronco para os membros durante as fases. O Gráfico 15.2 fornece níveis de atividade musculares que foram investigados durante o lançamento rápido de moinho de vento.

Fase da posição 6 horas

O braço de arremesso move-se da posição 6 horas para a 3 horas durante essa fase. O peso do corpo está na perna ipsilateral ao braço de arremesso, mas se desloca para a frente. O braço de arremesso roda medialmente e eleva cerca de 90°, ficando, assim, logo à frente do plano da escápula.[23]

Durante essa fase, os braços começam seu movimento em direção à posição acima da cabeça. Além da elevação do úmero, a escápula começa a rodar superiormente. O cotovelo continua razoavelmente reto durante esse movimento até que a mão esteja acima da cabeça. A velocidade da flexão do ombro é muito rápida durante essa fase; o mais rápido que o ombro se move nesta fase é cerca de 5.000°/s.[22] O tronco começa a rodar sobre o braço de arremesso (de frente para a terceira base).

O infraespinal e o supraespinal produzem seu maior rendimento durante essa fase, quando começam a acelerar e elevar o ombro acima da cabeça. O deltoide anterior e o peitoral maior promovem níveis moderados de força concêntrica para mover o ombro para cima. A rotação da escápula para cima ocorre em razão da atividade concêntrica do trapézio e do serrátil anterior. O tríceps mantém o cotovelo em extensão relativa, enquanto os flexores e extensores do punho se contraem para manter este em uma posição funcional. Obviamente, os flexores dos dedos mantêm a preensão na bola. Como o peso do corpo está se deslocando para a frente na perna pivô, seus extensores do quadril e do joelho aceitam o peso e controlam a flexão dessas articulações, a fim de manter uma posição próximo à extensão para absorver as forças de impacto. O quadril, os extensores do joelho e os flexores plantares da perna que está atrás começam a empurrar o peso do corpo em direção à que está à frente.

Fase da posição 3 horas

Durante essa fase, conforme o braço sai da posição 3 horas, ele completa seu movimento acima da cabeça e continua ganhar a aceleração. Ao final da fase, o ombro está em 180° de abdução e flexão, e em rotação lateral.[21]

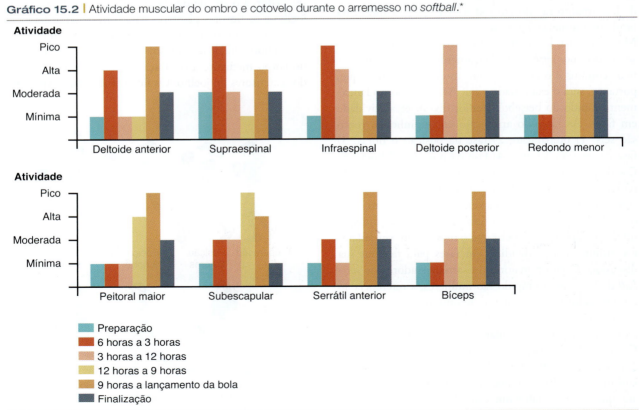

Gráfico 15.2 | Atividade muscular do ombro e cotovelo durante o arremesso no *softball*.*

*Com base nos dados de Maffet et al.[21] e Barrentine et al.[22]

Também durante essa fase, o peso do corpo move-se anteriormente, à medida que o corpo roda em direção ao braço de arremesso.[21] A perna de impulso move-se para a frente a fim de mover a pelve anteriormente. O pé esta apontando em direção ao alvo.[25]

A estabilização do tronco e da escápula é importante durante essa fase. A estabilização da pelve e do tronco ajuda nas transferências de forças da perna e do quadril para o membro superior e a estabilização da escápula fornece uma base estável para a articulação glenoumeral ser posicionada acima da cabeça.[24] Por isso, os músculos do abdome e do quadril estão ativos, assim como os músculos da escápula.[23] Os músculos infraespinal e redondo menor, do manguito rotador, também atingem a sua ativação máxima para mover a articulação glenoumeral em rotação lateral e estabilizar contra as forças que distraem a articulação do ombro.[24] O deltoide posterior está em sua atividade máxima quando o ombro é movido posteriormente e rodado lateralmente acima da cabeça.[24] Como o músculo supraespinal é mais usado para iniciar a elevação nas posições mais baixas, a sua atividade cai para mais ou menos a metade dos seus níveis anteriores durante essa fase; há indícios de que ele trabalha para aproximar a cabeça do úmero da glenoide enquanto o deltoide continua a elevação.[21] O bíceps braquial continua a aumentar sua atividade para controlar o posicionamento do cotovelo à medida que o membro superior se move ao longo do movimento de moinho de vento. A atividade do tríceps permanece relativamente constante durante toda essa parte inicial do arremesso.

Fase da posição 12 horas

Com o braço acima da cabeça e o corpo rodado próximo ao braço de arremesso, o peso do corpo começa a se transferir para o pé contralateral. O braço de arremesso está aduzido.[23]

Essa é a fase na qual o ombro começa ou inicia sua aceleração medial rotacional enquanto se prepara para lançar a bola. Mover o ombro da rotação lateral para a medial enquanto o braço inicia o lançamento é de grande ajuda para dar velocidade à bola no momento do lançamento.[24] O corpo inicia o retorno do movimento, a começar pela pelve, tronco e, por fim, braço, de modo que o torque rotacional gere uma soma de forças para aumentar a velocidade e o lançamento da bola. A perna de impulso fica bem afastada à frente do corpo, cujo peso é fortemente transferido para ela com um impulso da perna pivô.

Graças à rotação medial profunda, o subescapular e o peitoral maior estão muito ativos nessa fase.[21] O subescapular está ativo nessa fase para servir como estabilizador da cabeça do úmero na cavidade glenoidal. O serrátil anterior está ativo à medida que tenta estabilizar a escápula para que a glenoide fique em sua posição adequada enquanto o úmero roda rapidamente em rotação medial.[25] Com o serrátil anterior, o trapézio contribui excentricamente para a rotação escapular inferior à medida que o úmero é abaixado da posição acima da cabeça. A transição da atividade do tríceps para o bíceps ocorre conforme o braço inicia o movimento nessa fase. O bíceps se contrai para controlar a posição do cotovelo e o mover em flexão durante essa fase. À medida que o peso do corpo é transferido para a frente sobre a perna de impulso, os músculos da perna completam suas funções que começaram na fase anterior: os flexores de quadril controlam a perna de impulso enquanto os extensores de quadril e os extensores de joelho na perna pivô empurram o corpo para a frente. Ocorre certa inclinação lateral do tronco para o braço de arremesso ocorre devida à contração excêntrica dos músculos abdominais contralaterais.

Fase de posição 9 horas

À medida que o corpo começa a retornar da fase de preparação, a força rotacional é transferida para o braço, maximizando a força transmitida através do braço para a bola no momento do lançamento.[23] Durante essa fase, o braço está lateralmente rodado e perto do corpo no plano frontal. O cotovelo está em leve flexão, mas se estende um pouco antes do lançamento da bola.[26] A pelve se move para a frente, assim como o tronco no momento em que a bola é lançada.

Muitos músculos estão mais ativos durante essa fase do arremesso do *softball*. A maior atividade do bíceps braquial ocorre nesse momento.[23] No geral, ele é mais ativo durante o arremesso de moinho de vento no *softball* do que durante o arremesso rápido do beisebol.[23] O serrátil anterior produz seu melhor resultado durante essa fase ao estabilizar a escápula para a rotação rápida do úmero.[21] O trapézio trabalha com o serrátil anterior para controlar o movimento da escápula. Antes de a bola ser arremessada, o peitoral maior aduz o ombro para aproximá-lo do corpo no plano frontal. O subescapular e o peitoral maior também promovem seu melhor desempenho enquanto trabalham excentricamente para garantir que outras forçam não atinjam a articulação glenoumeral depois do lançamento da bola.[27] O bíceps continua a manter uma leve flexão do cotovelo e os flexores de punho posicionam o punho em flexão no momento do lançamento da bola. A rotação da pelve e do tronco ocorre graças aos rotadores do quadril e aos oblíquos do abdome. O último impulso da perna pivô, realizado pelos extensores do quadril e do joelho, além dos flexores plantares, move todo o peso do corpo para a perna de impulso.

Fase de finalização

Uma vez que a bola é lançada, começa a fase de finalização. Imediatamente depois do lançamento da bola, o braço faz contato com a coxa e o quadril lateral, parando o movimento anterior do braço.[23] Permitir que o braço colida com o quadril e com a coxa possibilita que a perna absorva uma parte muito maior das forças de desaceleração.[21] O braço do arremesso continua seu movimento com o ombro prosseguindo com flexão crescente, aliada à flexão do cotovelo e do punho.[28] O corpo do arremessador continua a mover-se anteriormente até que o centro de massa do corpo esteja sobre a perna de impulso; a perna pivô pode continuar a mover-se continuamente até se aproximar da perna de impulso ou ultrapassá-la.

A atividade muscular do membro superior é relativamente baixa em comparação à atividade no arremesso rápido no beisebol. Durante essa fase do arremesso no beisebol, muitos músculos estão muitos ativos ao desacelerarem o membro superior. Por outro lado, os músculos produzem uma atividade relativamente branda durante o arremesso no *softball*. Os flexores de cotovelo continuam a flexionar o cotovelo, ao passo que os flexores e adutores do ombro movem o braço obliquamente na frente do corpo enquanto o punho continua a flexionar na fase de finalização do movimento.[28] A perna de impulso segura o peso de todo o corpo; assim, os extensores do quadril e do joelho são os principais músculos trabalhando com os abdutores e adutores de quadril para estabilizar o corpo sobre o membro. As costas e os músculos abdominais trabalham para manter a posição ereta do tronco. Os flexores do quadril da perna pivô levantam o membro para cima e para a frente.

Chute com o dorso do pé no futebol

O futebol é o esporte mais popular no mundo.[29] Ele é praticado por, literalmente, milhões de pessoas de todas as idades. De todas as habilidades envolvidas nesse esporte, o movimento de chutar é provavelmente um dos mais importantes. Dos vários tipos de chute no futebol, um dos usados com mais frequência é o chute com o dorso ou peito do pé.[30] Esse chute é analisado aqui. Como em outras atividades esportivas, o chute com o dorso do pé é dividido em fases: (1) impulso para trás; (2) armação da perna; (3) aceleração; e (4) finalização do movimento (Fig. 15.4).[31]

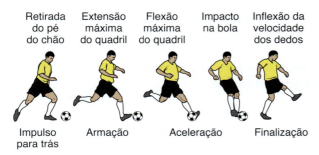

Figura 15.4 Fases do chute com o dorso do pé.

Assim como na maioria dos outros esportes e habilidades esportivas, há uma diferença na execução do movimento entre um jogador habilidoso e um não habilidoso. Um jogador sem experiência geralmente tem mais movimento envolvido na sua execução motora com movimentos mais mal coordenados; no futebol, o chute envolve predominantemente a aproximação antes do chute, de modo que os jogadores habilidosos executam passos mais largos e utilizam a sua aproximação como parte do movimento do chute.[32] Um jogador de futebol habilidoso parece ter algumas qualidades em comum durante a realização do chute com o dorso do pé. De acordo com Shan e Westerhoff,[29] essas qualidades incluem:

- o "arco de tensão" no começo do chute, que ocorre como uma combinação excessiva de extensão-abdução do quadril e da rotação do tronco em direção ao lado ipsilateral da perna do chute;
- a liberação deste arco de tensão por um movimento de chicote da perna de chute em direção à bola com rotação simultânea do tronco em direção ao lado do chute;
- uma distância máxima entre o quadril do lado do chute e o ombro do lado oposto.

Tais investigações acreditam que essas características cinemáticas geram uma velocidade ideal da bola após o chute.[29] Como estudado nos movimentos de outros esportes, a fase de preparação do corpo e o desenrolar sequencial permitem a transferência de forças através do corpo. De maneira semelhante à brincadeira de "estalar o chicote" (Cap. 1), o grande movimento do segmento distal se dá quando o movimento de "chicote" ocorre rotacionalmente, com cada força transferida do segmento para as pessoas no final da sequência. No chute de futebol, portanto, a ideia é preparar tanto o membro como o tronco para permitir que o pé chute a bola em sua maior velocidade.

Durante o chute, o membro superior proporciona equilíbrio e auxilia a manter o centro de massa sobre o membro de apoio. Os ombros são os principais responsáveis por realizar essa função. Seus músculos posicionam os braços em leve abdução afastada do corpo e em posições variáveis de flexão horizontal e extensão horizontal para compensar a posição da perna do chute e, ainda assim, manter a linha de gravidade sobre a perna de suporte.

Quando o jogador se aproxima da bola, o ângulo ideal com a bola é de 30° a 45°[33] durante o contato com a bola com o dorso do pé.[34] O jogador mantém o olhar sobre a bola durante todo o chute. Nessa discussão, o jogador chutará a bola com o pé direito. Para facilitar a discussão, suporemos que o jogador é do sexo masculino.

Fase de impulso para trás

O início do chute no futebol começa com o movimento do membro do chute para trás, conforme o pé deixa o chão e o quadril se move em direção à extensão máxima. Os braços estão elevados em abdução e o braço contralateral está em leve extensão horizontal, enquanto a perna do chute se move para trás da linha de gravidade. Como o braço está levemente elevado, os rotadores da escápula fornecem uma base estável para que o úmero se mova em certa abdução pela ação do deltoide e dos músculos do manguito rotador. Entretanto, o braço esquerdo é elevado a cerca de 90° de abdução e extensão horizontal. Portanto, a escápula esquerda é retraída pela contração da parte transversa do trapézio e dos romboides, enquanto o úmero é elevado pela atividade concêntrica do deltoide médio e do manguito rotador. O deltoide posterior estende horizontalmente o úmero atrás do tronco. O tronco é mantido na posição ereta pela cocontração dos músculos do tronco anteriores e posteriores (músculos abdominais e espinais), mas a parte superior do tronco é rodada distalmente no sentido oposto à perna de chute, com extensão horizontal do braço contralateral.

Conforme o jogador corre em direção à bola, sua perna de suporte avança enquanto a perna do chute move-se atrás dele. Logo antes de a perna de suporte chegar entre cerca de 30 cm antes da bola até ao lado dela, a perna do chute passa pela fase de impulso posterior. Durante esse período, o quadril direito se move em extensão, rotação medial e abdução conforme a pelve se inclina anteriormente. O joelho se move em flexão enquanto o tornozelo continua estável em neutro no plano sagital. O quadril esquerdo se move em flexão conforme a perna prepara o pé para tocar o chão. O joelho esquerdo se move em direção à extensão enquanto o tornozelo está em flexão dorsal para não tocar o chão. Os ombros estão elevados em certo grau de abdução com o braço esquerdo (contralateral à perna de chute) próximo a 90° de abdução e movendo-se em extensão horizontal.

Com a perna de chute, os glúteos dos extensores do quadril e os posteriores da coxa trabalham como agonistas para estender o quadril.[31] Os glúteos médio e mínimo abduzem o quadril, além de, com a colaboração do grácil e do tensor da fáscia lata, rodarem medialmente a coxa. Os posteriores da coxa também estão começando a flexionar o joelho, enquanto o bíceps femoral também roda a tíbia lateralmente. O tibial anterior realiza a flexão dorsal, e os fibulares longo e curto fazem a eversão do tornozelo. Na perna de suporte, o quadril se move à flexão mediante ação do iliopsoas e do reto femoral enquanto o quadríceps estende o joelho e o tibial anterior mantém o tornozelo em flexão dorsal. O Gráfico 15.3 identifica os

Gráfico 15.3A | Atividade muscular do membro inferior durante o chute com o dorso do pé no futebol, perna do chute*

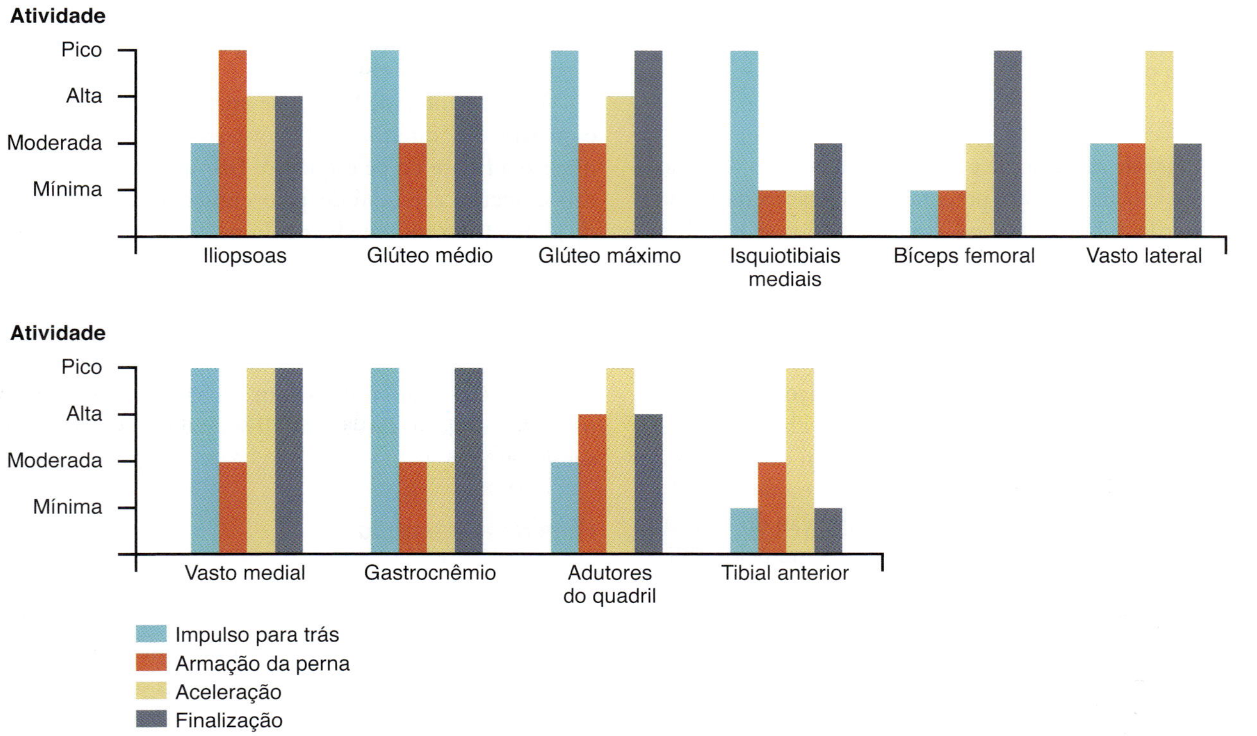

*Com base nos dados de Brophy et al.[34] e Kellis et al.[35]

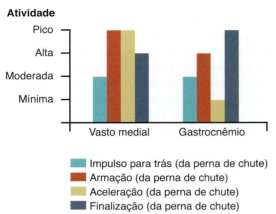

Gráfico 15.3B | Atividade muscular do membro inferior durante o chute com o dorso do pé no futebol, perna de apoio*

*Com base nos dados de Brophy et al.;[34] Fields et al.[31] e Kellis et al.[35]

níveis de atividade investigados dos músculos dos membros inferiores de chute e de suporte durante o chute com dorso do pé.

Fase de armação da perna

A fase de armação da perna começa quando o joelho se move em flexão para preparar a aceleração da perna em direção à bola, e a fase continua até que o joelho alcance o máximo de flexão.[31] Os ombros mantêm sua posição relativa de leve elevação do braço ipsilateral com o braço contralateral em extensão horizontal em torno da altura do ombro durante essa fase. A parte superior do tronco está com rotação em direção ao braço esquerdo, e a pelve está rodada em direção à perna do chute afastando o braço esquerdo da perna direita a fim de criar uma torção no tronco. O impulso do ombro esquerdo e do quadril direito é responsável por essa posição do tronco, o qual, porém, é controlado excentricamente pelos oblíquos interno e externo. A contração excêntrica do reto do abdome gera uma leve flexão do tronco.

Conforme os glúteos continuam a estender o quadril direito, os posteriores da coxa trabalham ativamente para flexionar o joelho.[31] O quadril também mantém o joelho rodado medialmente na posição abduzida, usando os músculos já identificados. O bíceps femoral faz a rotação do joelho lateralmente enquanto este se move em flexão. O pé está em flexão plantar mediante a contração do gastrocnêmio e do sóleo.

Nesse ponto, o centro de massa está entre o pé esquerdo e o direito, mas move-se anteriormente em direção à frente do pé esquerdo. Isso implica que o quadril esquerdo é estendido pelo empenho dos músculos do glúteo (máximo, médio e mínimo), enquanto o joelho esquerdo também é estendido, pela contração concêntrica do quadríceps. Como o centro de massa está atrás do pé, o tornozelo está em flexão plantar, sendo controlado pelos músculos gastrocnêmio e sóleo. Ao final dessa fase, o pé está em total contato com o chão, portanto, esses músculos estão todos muito ativos para mover o corpo sobre o pé.

Fase de aceleração

Depois da extensão máxima do joelho, o membro começa a acelerar em direção à bola. A fase de aceleração começa quando o membro inferior inicia seu movimento à frente e termina quando o pé entra em contato com a bola.[31] O joelho de chute está sobre a bola e o centro de massa está logo atrás do pé de apoio. O tronco está retornando à sua fase inicial vindo de sua posição mais aberta para a posição mais fechada, a fim de promover uma geração de força ideal. A força do chute é gerada durante essa fase e continua a crescer até o pé entrar em contato com a bola.[31] Os dois ombros estão mais elevados nessa fase e, conforme o membro do chute avança para a frente, o braço contralateral se move em maior elevação e flexão horizontal obliquamente ao corpo, enquanto o braço ipsilateral se move em extensão. O peitoral maior e o deltoide anterior do ombro esquerdo movem o úmero na frente do corpo enquanto os rotadores da escápula estabilizam o ombro para proporcionar ao úmero uma base estável. O deltoide posterior, o latíssimo do dorso e o redondo maior do ombro direito estendem o ombro, ao passo que os rotadores inferiores da escápula (romboides, peitoral menor e levantador da escápula) posicionam e estabilizam a escápula esquerda. Os tríceps dos dois braços mantêm o cotovelo em extensão. O movimento do punho é variável. O tronco também está rodando, com sua parte superior rodando para a direita e a pelve rodando em direção à esquerda conforme a perna do chute se move anteriormente. A rotação ocorre por meio da contração concêntrica do abdominal oblíquo externo esquerdo e do interno direito. O tronco também se move em flexão pela contração excêntrica dos músculos eretores da espinha.

Nessa fase, os músculos do chute da perna dominante incluem os flexores de quadril e quadríceps, que trabalham ativamente para flexionar o quadril e estender o joelho ao mesmo tempo.[35] Os adutores do quadril também estão ativos quando o chute se move da abdução para a adução de modo transversal ao corpo. Os posteriores da coxa contraem-se excentricamente logo antes do contato com a bola, a fim de controlar o contato e prevenir que o joelho se hiperestenda.[31] O tibial anterior atinge seu pico máximo de atividade quando mantém o pé na posição para chutar a bola.

Os músculos da perna de apoio que trabalham mais durante essa fase incluem o glúteo médio, que mantém o apoio unipodal e a pelve estáveis, uma vez que o centro de massa está atrás do pé esquerdo durante esse período, mas avança para a frente rapidamente. O quadríceps está muito ativo nessa fase para manter o joelho em leve flexão enquanto o peso do corpo é ancorado pelo membro à medida que a bola é chutada pela outra perna.

Fase de finalização

A fase de finalização ocorre do contato com a bola até a conclusão da atividade. Como em outras atividades, a finalização do movimento é importante para reduzir o risco de lesões por meio da dissipação de forças e, quanto mais tempo o pé for mantido em contato com a bola, maior será a energia aplicada a ela.[32] Durante essa fase, o ombro contralateral e o quadril do chute se movem um em direção ao outro enquanto o tronco continua sua rotação. Em outras palavras, o ombro esquerdo se move em flexão horizontal pela contração do deltoide anterior e do peitoral maior, enquanto o cotovelo se flexiona mediante a atividade do bíceps braquial e do braquiorradial. O ombro direito está em abdução e extensão horizontal graças à contração do deltoide posterior, do latíssimo do dorso e do redondo maior com apoio dos rotadores inferiores da escápula (romboides, peitoral menor e levantador da escápula). O tríceps move o cotovelo em extensão. Os movimentos do punho dos dois braços são variáveis. O tronco também continua a flexão anterior com o impulso da perna do chute, enquanto os eretores da espinha estão ativos para controlar e desacelerar a flexão do tronco. A perna do chute move-se transversalmente em relação ao corpo, em flexão de quadril e extensão de joelho. Os posteriores da coxa estão bastante ativos ao desacelerarem a extensão do joelho. O glúteo máximo também está muito ativo enquanto desacelera a flexão do quadril. O gastrocnêmio desacelera a flexão dorsal do tornozelo.

Na perna de apoio, o glúteo médio trabalha para manter o nível da pelve, enquanto o glúteo máximo continua a manter a extensão do quadril. O quadríceps mantém a extensão do joelho e o gastrocnêmio move o tornozelo em flexão plantar conforme o centro de massa do corpo se move adiante, para a frente do membro de apoio.

Nado livre na natação

O nado livre, como o futebol, é uma atividade que atrai uma ampla gama de faixas etárias. No entanto, diferentemente do futebol, essa atividade pode ser realizada como membro de uma equipe ou individualmente, seja de forma competitiva ou recreativa. Escolhemos colocar a natação aqui com outros esportes competitivos, pois muitas das lesões vistas nessa atividade ocorrem em indivíduos membros de equipes competitivas. O nado livre foi escolhido porque é o tipo de nado que as pessoas mais conhecem e podem relacionar em termos de sua própria experiência com o nado. O nado livre também é o tipo de nado com mais lesões no ombro. O nado livre é dividido em duas fases principais: de propulsão e de recuperação.[36] A fase de propulsão é dividida em 1) entrada da mão; 2) pegada; 3) puxada intermediária; e 4) puxada final. Embora a fase de recuperação seja por vezes tratada como uma etapa de duas fases, de recuperação inicial e final, iremos tratá-la aqui como somente uma fase (Fig. 15.5).

Muitos dos investigadores da natação olham as necessidades fisiológicas ou os membros superiores. Poucas pesquisas identificaram outros dois componentes importantes de cada braçada na natação, as pernas e o tronco. Antes de analisarmos a braçada no nado livre, será importante entender as exigências do corpo se tratarmos primeiro a pernada e a rotação no tronco.

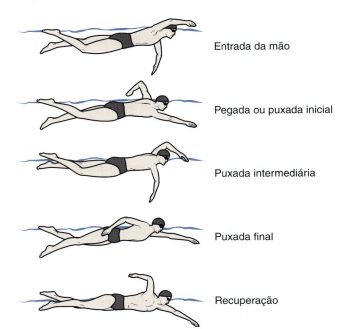

Figura 15.5 Fases da braçada no nado livre.

Pernada

Embora poucos estudos tenham sido realizados com foco nas pernas na natação, elas representam um papel importante em cada braçada.[37,38] As pernas contribuem com cerca de 10% da velocidade do nadador,[39] além de fornecerem uma braçada suave que, sem elas, poderia ser descoordenada na propulsão intermitente do braço.[40] As pernas melhoram a eficiência do movimento do corpo na água ao mantê-lo na horizontal, em que há menos arraste de resistência à água. Para cada braçada, há três pernadas.[37] A perna produz um ciclo de duas braçadas: a batida descendente da perna ocorre quando o membro é empurrado para baixo na água, e a batida ascendente, quando o membro é movido para cima na água. A batida descendente é a fase de força e a ascendente é a fase de recuperação. Vamos dar uma olhada em como os braços e pernas estão coordenados em um exemplo para entendermos esse conceito mais facilmente: a entrada do braço direito na água ocorre ao mesmo tempo da batida descendente da perna direita; quando o braço passa para a fase da braçada, a perna esquerda produz uma batida descendente na água; e, por fim, quando o braço se move para a fase final da braçada e começa a mover-se para cima na água, ocorre outra batida descendente da perna direita.[37] Como resultado, durante um ciclo de nado dos braços, cada perna passa por três ciclos, o que às vezes é denominado ciclo de seis pernadas.

Muitos dos movimentos das pernas ocorrem nos quadris. Os joelhos permanecem estendidos, mas se movimentam com o movimento similar a um chicote, seguido de força de propulsão dos quadris durante todo o ciclo da natação. Os tornozelos permanecem em flexão plantar. Durante a batida descendente da perna, o quadril se move em flexão. Os joelhos permanecem próximos à extensão e passam a força da batida descendente para o tornozelo, que permanece em flexão plantar.

Os músculos que atuam nos membros inferiores são, portanto, principalmente os músculos do quadril. Os músculos do glúteo e os posteriores da coxa proporcionam o movimento de extensão do quadril, enquanto o iliopsoas e o reto femoral geram força para a flexão do quadril. Os joelhos se movem durante a transferência de forças do quadril e a contração do quadríceps. O gastrocnêmio e o sóleo são também os principais músculos que mantêm a posição do tornozelo em flexão plantar e proporcionam alguma força durante a pernada.

Rotação

A rotação do corpo durante o nado livre varia muito entre os investigadores. Alguns encontraram 35°,[41] enquanto outros chegaram a registrar de 60° a 80°[42] de rotação em um lado durante o nado livre. A rotação do corpo durante o nado livre é muito importante por vários motivos. Mais obviamente, porque permite que a boca do nadador ultrapasse o nível da água para que se possa respirar durante o nado. Menos óbvio, talvez, é o fato de que a rotação permite que o braço seja levado para fora da água com menos tensão no ombro; com a rotação do tronco quando os braços saem da água, são necessárias menos extensão horizontal e rotação lateral para levantar o braço, protegendo o ombro contra lesões de tecidos moles durante a elevação do ombro. Se o corpo não roda adequadamente, o ombro sofre tensões e a mão não é posicionada corretamente para a entrada na água, aumento a tensão no membro.[40]

O corpo gira como três unidades: cabeça, parte superior do tronco, e pelve. A decisão do nadador de respirar ou não durante a braçada depende de qual unidade roda primeiro. Quando o nadador respira, a cabeça roda primeiro, seguida pela parte superior do tronco, que é imediatamente seguida pela pelve; porém, se o nadador não respira durante a braçada, a pelve roda primeiro, sendo seguida pela parte superior do tronco e pela cabeça.[41] Um estudo demonstrou, porém, que a diferença de tempo do início do movimento da pelve e do tronco de cada grupo examinado não é significativa,[41] portanto, basicamente, pode se considerar que a parte superior do tronco e a pelve rodam ao mesmo tempo.

Braçada

Essa parte do nado livre começa quando a mão entra na água e termina quando sai da água. Essa é a fase de propulsão do movimento. O corpo é impulsionado pela água usando principalmente os braços, mas, como mencionado, o tronco e as pernas também representam um papel importante nessa fase. As pernas auxiliam os braços durante o ciclo da natação, coordenando a rotação do corpo para gerar força durante a fase da braçada.[42] A fase da braçada do ciclo do nado representa cerca de 65% de todo o movimento.[40] Os dois braços estão na água ao mesmo tempo durante essa parte do movimento.[40] Conforme cada braço se move através da água, a mão cria um movimento em forma de S. À medida que o ombro se move da abdução quando a mão entra na água e o cotovelo entra em flexão, movendo a mão para debaixo do tronco, e, depois, à medida que o cotovelo estende e o ombro abduz para afastar a mão do corpo antes que ela saia da água, a mão faz um grande padrão em "S" na água. (Fig. 15.6).

Como a articulação glenoumeral se move por meio de grandes amplitudes de movimento durante o ciclo do nado livre, a estabilização da escápula é crucial do começo ao fim, promovendo uma base estável para a glenoide, de onde o úmero se move através dessa grande amplitude de movimento, fornecendo aos músculos da glenoumeral a plataforma de que precisam para gerar a força, a fim de mover o corpo pela água. Esses músculos ativos da escápula incluem o levantador da escápula, os romboides, o trapézio e o serrátil anterior. Naturalmente, os músculos do manguito rotador também servem como importantes estabilizadores para a articulação glenoumeral do complexo do ombro. É interessante notar que o flexor ulnar do carpo se contrai de maneira significativa durante toda a braçada do nado livre, com níveis de força que variam de 50 a 80% de sua força isométrica máxima.[43] Essa é um exigência extenuante para um músculo, sobretudo quando ele está ativo durante as fases de impulso e de recuperação. Não se sabe se essa alta demanda de atividade acontece por exigências feitas ao músculo do punho, do cotovelo ou de ambos. A atividade muscular que ocorre durante a braçada no nado livre pode ser visto no Gráfico 15.4.

Fase de entrada da mão na água

Os primeiros elementos a entrar na água são as pontas dos dedos, que mergulham na frente da cabeça entre a linha média do corpo e o final do ombro.[42] Os dedos estão juntos e a mão está posicionada com o polegar apontado para baixo, a fim de reduzir a quantidade de tração ou resistência.[42] A entrada da mão na água cria "um buraco" pelo qual o punho e o cotovelo também entram. O posicionamento da mão ao entrar na água é importante, pois o posicionamento incorreto pode causar lesão.[40] Quando o punho e o cotovelo entram na água, a mão se estende para a frente a fim de estender o braço à frente do corpo.[42]

Como se pode esperar, os movimentos articulares incluem rotação superior da escápula com elevação do ombro em abdução. O ombro também está rodado medialmente. O cotovelo está parcialmente flexionado, movendo-se em extensão, enquanto o punho já está em extensão e os dedos estão aduzidos. A rotação do corpo começa nessa fase, assim como primeira pernada descendente da perna ipsilateral.

Logo depois de a mão tocar a água, o tríceps começa a estender o cotovelo. Como mencionado, os estabilizadores da escápula estão ativos, assim como o manguito rotador. O deltoide médio e o supraespinal trabalham para abduzir o ombro, ao passo que o subescapular começa a se contrair conforme o braço se prepara para começar a rotação medial depois de tocar a água. O serrátil anterior e o subescapular estão ativos em diferentes níveis durante toda a braçada.[44] É durante a entrada da mão que a escápula se move em sua maior rotação superior e que o serrátil anterior está mais ativo.[44]

Fase de pegada ou puxada inicial

A fase de pegada ou puxada inicial começa imediatamente depois de o braço chegar a seu ponto mais estendido no final da fase de entrada da mão e continua até que o braço esteja em seu ponto mais fundo na água.

No começo dessa fase, o punho está flexionado em cerca de 40°, enquanto o ombro e o antebraço rodam para ficar com a palma da mão apontada para o lado oposto do corpo.[42] As mãos se afastam do ombro para baixo na água, enquanto o ombro abduz, move-se em extensão e roda para a posição neutra. O tronco roda em direção ao ombro em cerca de 60° a fim de posicionar o ombro embaixo da água.[40] No final dessa fase, a mão está em seu ponto mais profundo na água e pode estar a até 45 cm abaixo da superfície da água, no caso das mulheres, e até 60 cm, no

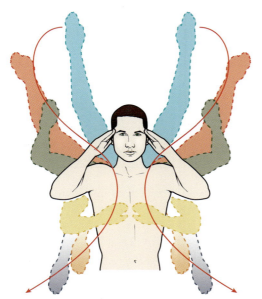

Figura 15.6 O padrão em S da mão durante o nado livre na natação.

Gráfico 15.4 | Atividade muscular do ombro e do cotovelo durante a braçada no nado livre*

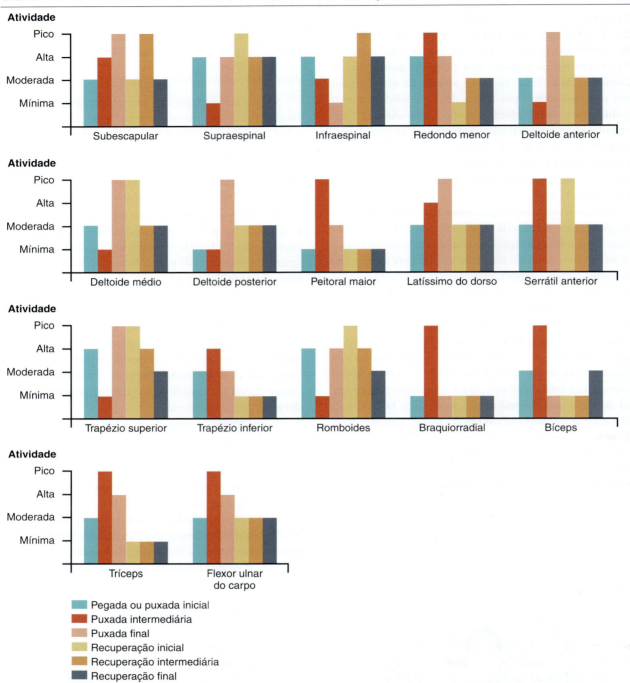

*Com base nos dados de Moynes et al.;[4] Nuber et al.;[45] Scovazzo et al.;[45] Clarys e Rouard;[43] e Pink et al.[44]

caso dos homens.[42] A perna contralateral produz a pernada descendente antes do final dessa fase e continua até a parte inicial da fase seguinte.

Os músculos do úmero envolvidos nos movimentos de abdução e, depois, extensão incluem os deltoides médio e posterior, o redondo maior, o latíssimo do dorso e os rotadores inferiores da escápula (romboides, levantador da escapula e peitoral menor), que coordenam os movimentos escapulares durante o movimento do ombro.[45] Os músculos do cotovelo envolvidos na atividade incluem o bíceps e o braquial, que se cocontraem com o tríceps para estabilizar o cotovelo depois de os flexores o terem posicionado.[46] A estabilização do punho e da mão também ocorrem mediante a cocontração dos seus músculos flexores e extensores, como previamente mencionado. Os músculos envolvidos na geração de rotação do tronco também foram discutidos, assim como os músculos do membro inferior que geram o movimento da perna.

Fase da puxada intermediária

A fase de puxada intermediária inicia-se no final da pegada e termina quando o braço está abaixo e perpendicular ao tronco. No início dessa fase, a palma da mão roda para dentro conforme se aproxima do peito do nadador.[42] Outros movimentos articulares incluem a rotação inferior da escápula, combinada à adução e à extensão ininterruptas do úmero. O úmero também roda medialmente. O cotovelo se flexiona em cerca de 90°, enquanto o antebraço supina. O punho se mantém em leve flexão, enquanto os dedos permanecem estendidos e aduzidos. Ao final dessa fase, passando-se para a fase seguinte, a perna ipsilateral produz a segunda pernada descendente. Ao final dessa fase, também, o corpo começa a rodar de volta à posição neutra para preparar a entrada da outra mão na água.[36]

O latíssimo do dorso e o peitoral maior estão em seu estado mais ativo quando se impulsionam contra a água para mover o corpo sobre o braço. O ombro aduz e estende mediante a atividade concêntrica desses músculos, que também trabalham com o subescapular para rodar medialmente o úmero.[44] Os rotadores inferiores da escápula (peitoral maior, romboides e levantador da escápula) movem a escápula concomitantemente. Os músculos bíceps e coracobraquial promovem a forte flexão do cotovelo.[42] O braquiorradial promove seu maior rendimento nessa fase.[43] O extensor ulnar do carpo e o flexor ulnar do carpo se cocontraem para manter a posição do punho.[47] Os flexores e extensores longos dos dedos (flexores profundo e superficial dos dedos, e extensor longo dos dedos) e os lumbricais mantêm os dedos em extensão e abdução para formar uma nadadeira com as mãos.

Fase da puxada final

Essa fase começa de onde o braço está perpendicular ao corpo e termina quando a mão sai da água.[42] Durante esta, a mão continua a se mover para cima e para trás em direção à superfície da água.[42] Outros movimentos articulares incluem o movimento contínuo de rotação inferior da escápula sobre o tórax e a extensão com adução e rotação medial do ombro de maneira que, dos dedos, o dedo mínimo seja o primeiro a sair da água. Ocorre extensão do cotovelo durante essa fase. A perna ipsilateral completa outra batida descendente na parte inicial dessa fase.

Durante essa fase, a atividade do deltoide posterior é seguida pela ativação dos deltoides médio e anterior conforme as mãos saem da água.[44,45] O latíssimo do dorso e o redondo maior continuam sua atividade enquanto o ombro continua estendendo-se. Os músculos da escápula também continuam a ser disparados durante a extensão do ombro e, depois, abduzem conforme o corpo roda. A flexão do cotovelo é mantida pelo controle excêntrico do tríceps e, depois, pela atividade concêntrica quando o cotovelo se move em extensão.

Fase de recuperação

A fase de recuperação compõe os 35% restantes da braçada no nado livre.[48] Começa com a saída da mão da água e continua até que ela volte a entrar na água. Durante esse período, o cotovelo se flexiona e é elevado no ar, saindo da água primeiro. Os músculos agem durante essa fase para mover o braço atrás do corpo para acima da cabeça, preparando-o para a reentrada na água. É importante que esses músculos posicionem o membro superior de modo ideal na água para promover uma propulsão máxima.

A rotação da parte superior do tronco ajuda a remover o membro da água. O tronco roda o suficiente para levantar o ombro acima do nível da água.[42] Os movimentos do ombro durante a fase de recuperação começam na articulação glenoumeral nas posições de rotação medial, extensão e adução. No momento em que a mão está pronta para entrar na água novamente, o ombro é elevado em flexão com leve abdução e medialmente rodado para colocar primeiro o dedo indicador na água. A escápula move-se da rotação inferior no início da fase de recuperação para a rotação superior no final da fase. O cotovelo está flexionado durante essa fase até o final e quando ele se move em direção à extensão. O corpo roda para o lado contralateral quando a mão sai da água e depois roda para a posição neutra quando ela está prestes a reentrar na água.

O grande músculo eretor da espinha, posteriormente, e os músculos oblíquos, anteriormente, proporcionam a rotação da parte superior do tronco para fora da água e, depois, retornam para a posição neutra no momento em que a mão volta a entrar na água.[42] Os flexores e extensores do quadril, aliados aos flexores plantares do tornozelo, auxiliam a rotação gerando força durante a atividade de pernada.[42] Os músculos do complexo do ombro que atuam durante a fase de recuperação incluem os rotadores superiores da escápula (serrátil anterior e trapézio), os retratores (parte transversa do trapézio e romboides), todos os quatro músculos do manguito rotador e o deltoide para elevar e rodar medialmente a articulação glenoumeral. O infraespinal trabalha excentricamente para rodar medialmente o ombro enquanto ele se prepara para reentrar na água.[44]

Atividades de lazer

Três tipos de atividades foram selecionados para a análise das atividades de lazer. São atividades recreativas comuns de que muitos membros da população geral participam ao longo dos ciclos de vida. Como a corrida foi vista no Capítulo 12, ela não está incluída aqui, embora certamente seja uma atividade recreativa comum de que muitos participam. As três atividades de lazer nesta seção incluem o golfe, o ciclismo e o tênis. Assim como nas atividades esportivas, um aspecto de cada uma delas será identificado e analisado.

Tacada de golfe

Assim como existem diferentes tipos de tacos de golfe que o jogador de golfe usa durante uma partida, há também diferentes tipos de tacadas que ele usa. Portanto, iremos analisar uma tacada de golfe completa, que pode ser dividida em quatro fases: 1) preparação; 2) *swing* para a frente; 3) aceleração; e 4) finalização[49] (Fig. 15.7).

Como a análise da tacada de golfe é facilitada se distinguirmos os membros direitos e esquerdos, vamos supor que o jogador de golfe é destro. Portanto, os membros esquerdos são os que conduzem o movimento, estando em direção ao alvo, enquanto os membros do lado direito são os que arrastam, estando mais longe do alvo.

Assim como em outras atividades, em que é necessário transferir forças dos membros inferiores para os superiores, as costas permanecem eretas no plano sagital durante o movimento. O multífido e o transverso abdominal desempenham um papel importante na manutenção do alinhamento da coluna para o jogador de golfe.[50] Embora esses músculos não serão mencionados na análise da tacada no golfe, deve-se ter em mente que eles atuam durante a maior parte da atividade. Os músculos oblíquos abdominais e o eretor da espinha auxiliam na estabilização da coluna e na rotação do tronco durante a tacada de golfe.[50,51] Esses grandes músculos do tronco são capazes de reduzir o estresse na articulação intervertebral por transmitirem forças das pernas, da coluna e da pelve para os braços através da fáscia toracolombar.[50]

Ao longo da análise, pode-se observar que o deltoide está relativamente imóvel durante o movimento, o que é incomum, pois o deltoide normalmente representa um papel importante na função do membro superior.[4] Supõe-se que a razão para o deltoide estar relativamente inativo durante essa atividade é que o ombro não é elevado de maneira significativa durante nenhuma parte da tacada.[52]

Até que a bola seja atingida, a cabeça permanece baixa para que o jogador olhe para a bola de golfe. Durante a preparação, isso significa que a cabeça está, basicamente, em rotação para a esquerda. Depois que a bola é atingida, o jogador segue o movimento da bola com os olhos, de modo que o pescoço se estende em neutro e a cabeça é rodada para a direita. Os músculos responsáveis por esses movimentos incluem os eretores da espinha, visto que trabalham para posicionar a cabeça para olhar para baixo conforme o SMC contralateral e o trapézio ipsilateral fazem a rotação da cabeça. Os músculos e seus níveis de atividades investigados durante a tacada de golfe estão apresentados no Gráfico 15.5.

Fase de preparação

A fase de preparação começa com o afastamento do taco em relação à bola e termina com ele na parte mais alta do *backswing* (movimento ascendente do taco antes de bater na bola). A fase de preparação é também conhecida como fase do *backswing* ou do *take away* (afastamento). Para padronizar com as atividades já apresentadas, usaremos o termo fase de preparação.

Antes de o taco ser movimentado, o golfista move-se para a posição. Os quadris são flexionados em cerca de 45°, com os joelhos flexionados em cerca de 20° a 25°, pelo menos metade do peso do corpo distribuído no pé detrás e o ombro direito levemente inclinado para baixo, lateralmente a partir de uma inclinação lateral direita da coluna.[53] Como a mão direita pega o taco de golfe abaixo da esquerda, a escápula direita está em leve depressão e rotação para baixo.[53] As mãos seguram o taco de golfe com preensão de força, usando um intertravamento do dedo indicador esquerdo ao redor do dedo mínimo

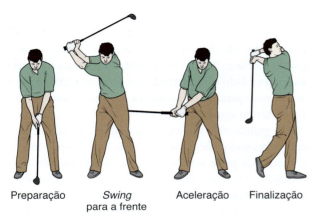

Figura 15.7 Fases da tacada completa do golfe.

Gráfico 15.5A | Atividade muscular do membro que conduz o movimento (esquerdo no caso do golfista destro) durante a tacada de golfe*

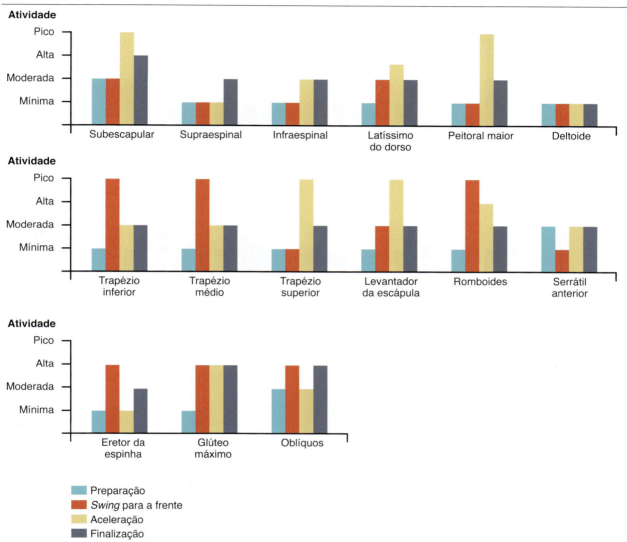

*Com base nos dados de Jobe et al.;[58] Kao et al.;[59] Bulbulian et al.;[51] Watkins et al.;[43] e Pink et al.[44]

direito, e a mão direita está mais distal no cabo do que a esquerda. Como as mãos estão rodadas no sentido horário no punho, o dorso da mão esquerda está visível quando o jogador de golfe abaixa o olhar para o punho. As mãos estão com leve flexão e desvio ulnar de punho.[54] A linha do corpo está paralela à linha da bola ao alvo.

Com o início do movimento, cerca de 60% do peso do corpo se transfere para o aspecto anterior e medial da perna que arrasta no chão,[53,55] enquanto o tronco e a pelve rodam ao redor dela. O tronco e os ombros rodam um pouco mais rápido do que a pelve embora o movimento desta seja completado antes da rotação do ombro.[56] Isso leva o joelho a se flexionar mais, enquanto o quadril esquerdo roda lateralmente em relação ao alinhamento pélvico; é importante entender isso porque, à primeira vista, desconsiderando-se a posição da pelve, pode parecer que a coxa roda medialmente. O movimento do peso do corpo com flexão de joelho mais para a perna que arrasta causa o movimento do pé em eversão enquanto ela permanece no chão. As mãos se movem para cima e para trás do golfista, o braço direito abduz até atingir cerca de 75° a 90° de elevação e roda lateralmente cerca de 90° conforme o cotovelo se flexiona.[53] O ombro esquerdo, por sua vez, aduz transversalmente o corpo e roda medialmente com uma quase extensão do cotovelo.[53] No topo do *backswing*, a escápula esquerda está protraída e em leve rotação para cima. Os punhos estão na posição de função, extensão e certo desvio radial, embora essa variável dependa da força e da flexibilidade do indivíduo.[54,55]

Gráfico 15.5B | Atividade muscular do membro que acompanha o movimento (direito no caso do golfista destro) durante a tacada de golfe*

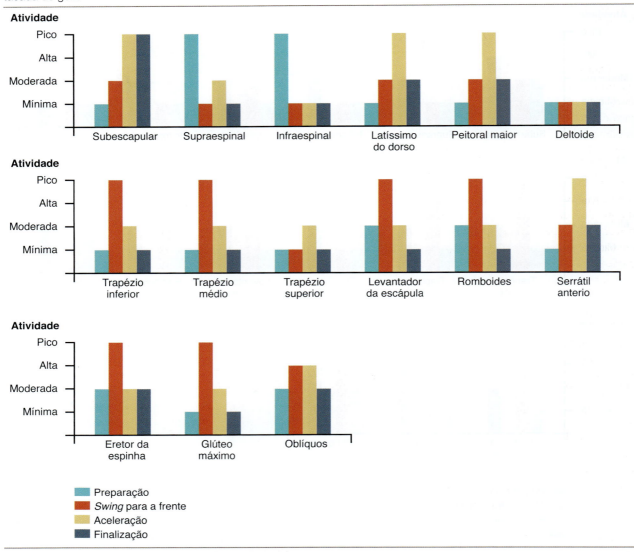

*Com base nos dados de Jobe et al.;[55] Kao et al.;[56] Bulbulian et al.;[48] Watkins et al.;[54] e Pink et al.[49]

Embora obviamente haja certa atividade enquanto o corpo move os braços acima da cabeça em direção ao lado do corpo que arrasta, a potência dos músculos em todo o corpo é relativamente menor. O músculo eretor da espinha direito e os dois músculos oblíquos são provavelmente os mais ativos, embora apenas moderadamente.[57] Como a elevação do ombro não é significativa durante o *backswing*, os músculos do manguito rotador e o deltoide dos dois ombros estão relativamente em repouso durante a elevação do braço.[4] Embora o supraespinal e o infraespinal estejam ativos em somente 25% de sua contração máxima, esta é a fase de maior potência durante a tacada de golfe.[25] O subescapular do braço que guia o movimento apresenta a maior atividade do manguito rotador conforme o ombro se move em rotação medial durante a elevação atrás do ombro.[58] O serrátil anterior também está moderadamente ativo conforme a escápula protrai e faz a rotação para cima.[59] A atividade moderada dos levantadores da escápula e dos romboides do braço que segue o movimento promovem a retração da escápula. A cocontração do bíceps e do tríceps mantém o taco de golfe no ponto mais alto do movimento. Os flexores e extensores de punho também se cocontraem para posicionar o punho enquanto os flexores longo dos dedos seguram o taco de golfe. A atividade excêntrica do glúteo, dos posteriores da coxa e do quadríceps mantém o quadril e os joelhos em certa flexão durante o *backswing*. A descarga de peso nos membros com rotação da pelve por meio da atividade dos rotadores laterais profundos fornece o posicionamento passivo dos membros inferiores. Os fibulares controlam a eversão do tornozelo, embora o movimento se inicie com a rotação da pelve.

Fase de swing para a frente

Esta fase começa do topo do *backswing* e termina quando o taco está horizontal ao chão.[58] Durante essa fase, os músculos começam a atividade conforme o taco é abaixado à posição para se acelerar. Os músculos geralmente têm mais atividade nessa fase ou na fase de aceleração.

A pelve inicia o desenrolar do movimento antes de a parte superior do tronco terminar seu movimento de preparação, embora esta acelere mais durante esta fase do que durante a fase de preparação. Ao mesmo tempo, o tornozelo esquerdo supina e roda o quadril esquerdo enquanto o tronco mantém sua posição sagital, mas começa a rodar para a esquerda.[53] O peso começa sua transferência da perna de arraste para a que lidera o movimento. Durante o *swing* para a frente, o ombro esquerdo roda lateralmente conforme se move em direção à linha média do corpo. O ombro direito roda medialmente e abduz enquanto o cotovelo realiza a extensão.[53] O punhos mantém a posição vertical durante essa fase, mas começam a deixar essa posição, movendo-se em desvio ulnar à medida que o corpo inicia a fase de aceleração.

Os extensores (glúteo máximo) e abdutores (glúteo médio e mínimo, TFL) do quadril direito e os adutores (especialmente o adutor magno) do quadril esquerdo iniciam o movimento pélvico no começo dessa fase. Esse é o período de pico da atividade do músculo glúteo máximo direito, conforme ele começa a direcionar a energia em direção à aceleração do taco de golfe.[57] O glúteo máximo está muito ativo nessa fase e na fase de aceleração, uma vez que estabiliza o corpo durante a transição de grande parte do peso corporal do membro inferior direito para o esquerdo.[50] O músculo eretor da espinha contrai-se excentricamente para manter a posição vertical da coluna.[57] Durante essa fase, o abdominal oblíquo externo esquerdo e o abdominal oblíquo interno direito estão em sua atividade máxima. Os romboides das duas escápulas estão mais ativos quando a escápula se move em rotação para baixo, acompanhando o esforço do latíssimo do dorso e do peitoral maior de cada ombro conforme movem o braço em direção à extensão.[58,59] O tríceps esquerdo mantém a posição do cotovelo próximo à extensão enquanto o tríceps direito move o cotovelo em direção à extensão.

Fase de aceleração

A aceleração começa quando o taco de golfe está horizontal ao chão e termina com o contato com a bola.[58] Durante esse período, a velocidade do taco aumenta em função da transferência de forças da execução dos movimentos dos quadris, da pelve e do tronco para os braços. O peso se transfere para a perna dominante e o movimento do braço segue a direção da transferência de peso. No momento em que o taco atinge a bola, sua cabeça deve estar apontada ao alvo.

A pelve e o tronco continuam a execução do movimento em um ritmo acelerado até logo após o contato com a bola; eles se movem mais rápido à medida que se aproximam quase em neutro no plano transversal no momento em que a bola é rebatida.[56] Conforme a pelve roda para a esquerda, o quadril direito aduz, o joelho direito se flexiona e o pé faz a eversão para empurrar o peso do corpo com sua parte medial. Os ombros se movem em extensão com o braço direito aduzindo enquanto o braço esquerdo abduz. O ombro direito também roda medialmente enquanto o ombro esquerdo se move em direção à rotação lateral. À medida que o ombro direito roda medialmente, o antebraço está pronando, de modo que a bola é rebatida com o dorso da mão apontando para o alvo. O ombro esquerdo está em leve flexão lateral com o antebraço supinado.

Essa é a fase de maior atividade muscular em todo o corpo. Conforme o corpo continua a rotação durante a aceleração, o controle dos músculos espinais move-se excentricamente dos músculos eretor da espinha e oblíquo direitos, que controlam a postura, para os músculos oblíquo e eretor da espinha esquerdos, que se tornam mais ativos conforme o corpo passa para o lado esquerdo.[53] A pelve roda graças aos esforços dos adutores do quadril direito e aos rotadores laterais do quadril esquerdo (rotadores profundos). A flexão do joelho direito é controlada pela atividade excêntrica do quadríceps. Os eversores do tornozelo direito (fibulares) e o grupo gastrocnêmio–sóleo promovem o empurrar do pé direito para auxiliar na transferência do peso do corpo para o membro esquerdo. O peitoral maior e o latíssimo do dorso do lado esquerdo atingem seu maior rendimento durante essa fase. À medida que o ombro direito roda medialmente, o subescapular aumenta sua atividade durante essa fase para seu maior nível durante a tacada. O tríceps esquerdo está ativo enquanto o cotovelo se move em extensão no momento do contato com a bola. Os pronadores do antebraço direito (pronadores redondo e quadrado) e os supinadores do antebraço esquerdo (supinador e bíceps) promovem o movimento e o posicionamento do antebraço nessa fase. O punho muda de posição do desvio radial para o ulnar imediatamente antes de o taco de golfe atingir a bola, adicionando propulsão a ela. Os músculos flexor e extensor ulnar do carpo geram esse movimento. A cocontração dos estabilizadores do punho mantém a posição funcional do punho enquanto o flexor longo dos dedos mantém a preensão no taco de golfe.

Fase de finalização

A fase de finalização começa no contato com a bola e termina com a realização do movimento da tacada.[58] Como nos outros movimentos de finalização em outras atividades, os músculos atuam durante essa fase principalmente em funções excêntricas para diminuir o movimento dos membros. A maior parte do movimento durante essa fase é resultado da quantidade de movimento dos braços de uma posição baixa no momento do contato com a bola para uma posição alta no final da tacada. A perna direita segue o trajeto do movimento conforme o peso do corpo se transfere da perna direita para a esquerda.

No final da realização da fase de finalização, o tronco e a pelve estão direcionados para o alvo em leve flexão lateral. O peso do corpo está principalmente na perna esquerda. O membro inferior direito está com o quadril em posição neutra ou leve extensão no plano sagital com certa rotação medial, enquanto o joelho está parcialmente flexionado e o tornozelo está em flexão plantar. A perna que conduz o movimento está rodada medialmente no quadril e tem seu grau de flexão reduzido ao final desta fase. O pé esquerdo está no chão em inversão. No final da tacada, o ombro esquerdo está abduzido e rodado lateralmente com sua escápula em retração. O cotovelo esquerdo está flexionado. Por outro lado, o ombro direito está flexionado horizontalmente, elevado um pouco mais de 90° e rodado medialmente. O cotovelo direito está em leve flexão. Os dois punhos estão em desvio radial.

Os músculos mais ativos nessa fase incluem o glúteo máximo esquerdo, o subescapular direito e os oblíquos esquerdos do abdome. O glúteo máximo esquerdo mantém o corpo ereto enquanto controla o peso corporal sobre o membro inferior esquerdo. Enquanto o membro superior direito permanece em contato com o taco de golfe, o subescapular segue o sentido do taco para chegar ao redor do quadrante superior direito do golfista. O oblíquo do abdome esquerdo diminui o movimento do braço para baixo à medida que o corpo inicia o movimento de parada. A rotação medial do quadril ocorre graças à atividade do TFL, dos glúteos médio e mínimo, e do grácil. O movimento do joelho é controlado pelo quadríceps. A inversão do tornozelo esquerdo é controlada pelo tibial posterior. A flexão plantar do tornozelo direito é auxiliada pelos músculos gastrocnêmio e sóleo. Nos membros superiores, a maioria dos músculos está relativamente imóvel. Os músculos da escápula esquerda promovem o posicionamento escapular contra o tórax e a retração (trapézios, romboides, serrátil anterior e levantador da escápula), enquanto a porção clavicular do peitoral maior fornece o movimento superior do úmero. O músculo mais ativo da escápula direita, o serrátil anterior está em um nível moderado de atividade enquanto a escápula retrai com adução umeral transversalmente ao corpo, o que é proporcionado pela cabeça esternal do seu peitoral maior. A rotação medial do úmero direito é gerada pelo latíssimo do dorso e pelo subescapular. A flexão do cotovelo ocorre através da cocontração dos flexores e extensores do cotovelo à direita e cocontração dos flexores do cotovelo à esquerda. O desvio radial ocorre inicialmente em função dos músculos extensor e flexor radial do carpo, mas, depois que o punho se move acima da cabeça o movimento continua graças à contração excêntrica dos músculos flexor e extensor ulnar do carpo.

Saque no tênis

O saque no tênis é uma atividade recreativa popular. Existem vários tipos de golpes no tênis e alguns deles podem se tornar muito complicados pela adição de fatores como dar giro a bola e produzir um aumento de velocidade. Dos golpes, iremos analisar o saque reto. O saque é mais complicado do que o *forehand* (bater na bola com a raquete com a palma da mão virada para a frente) ou o revés e o mais rigoroso dos ataques.[60] Portanto, depois de termos investigados os aspectos do saque, pode ser mais fácil identificar os elementos envolvidos nos outros golpes. Assim como nas outras atividades apresentadas neste Capítulo, o tênis também exige um alto nível de habilidade. Do mesmo modo, existem vários tipos de saque no tênis. Vamos apresentar uma forma-padrão de saque. Existem quatro fases em um saque no tênis, que são: (1) preparação do movimento; (2) armação; (3) aceleração; e (4) finalização (Fig. 15.8).[4]

Assim como em várias outras atividades esportivas, o tênis necessita da fase inicial de preparação do movimento do corpo para maximizar a força transferida das pernas e do tronco para os braços. Os ombros produzem apenas 13% da energia total gasta durante o saque no tênis, por isso, o resultado deverá vir de outros segmentos do corpo.[12] A cadeia cinética permite que as transferências de forças desenvolvidas nos membros inferiores e no tronco passem para as mãos e, então, para a raquete. Os ombros e os cotovelos atuam como um condutor para transmitir as forças que vêm do tronco e das pernas, além

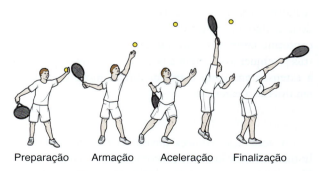

Figura 15.8 Fases do saque no tênis.

de forças resultantes de seus próprios movimentos. A sequência temporal da atividade, portanto, é importante para o crescimento e para as transferências das forças para onde precisam ir – as mãos – no momento certo.

Para facilitar a discussão, vamos supor que o tenista é destro. Obviamente, tudo que será demonstrado aqui será o contrário para o jogador canhoto.

Fase de preparação do movimento

A fase de preparação inicia-se quando o tenista começa o movimento para lançar a bola e termina quando esta é liberada das mãos por completo.[4] Durante essa fase, o jogador inicia o movimento jogando a bola acima e à frente o corpo. No braço contrário ao da raquete (esquerdo, no caso do jogador destro), ocorre atividade mínima, sobretudo do ombro, que se move em flexão para impulsionar a bola para cima. O cotovelo é levemente flexionado com o antebraço supinado. O punho fica em leve flexão, enquanto os dedos são flexionados para manter uma leve preensão na bola. O ombro direito está em leve abdução distante do corpo.

A perna à frente, assim como o pé esquerdo, no caso do jogador destro, aponta para um lugar entre o alvo e a linha lateral, enquanto a coxa direita está rodada lateralmente, e o pé aponta entre a linha lateral e um ponto atrás do tenista. De início, o peso é maior na perna direita e, depois, transfere-se para a perna esquerda, durante o processo final da fase de armação; os quadris e os joelhos estão parcialmente flexionados. O tronco permanece em posição neutra, com inclinação para a frente provocada pela flexão dos quadris. No final dessa fase, o tronco inclina-se lateralmente para a direita.

Assim como nas outras atividades, os músculos abdominais (multífidos e transverso do abdome) se contraem para estabilizar a coluna vertebral. O eretor da espinha esquerdo contrai-se excentricamente em um nível moderado a fim de controlar a posição do tronco em direção à segunda metade da fase à medida que o tronco se inclina da perna esquerda para a direita.[61,62] Os rotadores laterais (rotadores profundos) dos dois quadris os posicionam em rotação lateral, enquanto os glúteos (máximo, médio e mínimo) controlam excentricamente os flexores do quadril e estabilizam a pelve. O quadríceps mantém a flexão parcial do joelho à medida que o gastrocnêmio e o sóleo de cada membro inferior mantêm certo grau de flexão dorsal dos tornozelos. Os estabilizadores da escápula do complexo do ombro direito (todos os rotadores) mantêm a escápula na posição sobre o tórax enquanto o deltoide e o supraespinal posicionam o ombro em leve abdução. O tríceps direito mantém a extensão do cotovelo enquanto o punho e os dedos estão em flexão graças à atividade dos flexores do punho (flexores ulnar e radial do carpo) e dos flexores dos dedos (flexores superficial e profundo dos dedos).

O polegar é posicionado em preensão de força durante todo o movimento graças aos flexores do polegar e ao oponente do polegar. Como o ombro esquerdo se eleva pela contração do deltoide anterior, do supraespinal e do peitoral maior, os outros músculos do manguito rotador (infraespinal, redondo menor e subescapular) mantêm o úmero na glenoide, enquanto os rotadores superiores da escápula (serrátil anterior, partes ascendente e descendente do trapézio) rodam superiormente e estabilizam a escápula. À medida que a escápula aumenta sua rotação superior, ela também se retrai pelo esforço dos romboides e da parte transversa do trapézio. O cotovelo esquerdo está em extensão durante a atividade excêntrica dos flexores do cotovelo (bíceps, braquial e braquiorradial). Os dedos se estendem conforme a bola é lançada mediante contração excêntrica dos flexores dos dedos. Embora esses músculos estejam todos ativados, sua potência é relativamente leve, já que não há nenhuma resistência a esses movimentos, exceto a gravidade.[4]

Fase de armação

A fase armação se inicia quando a bola deixa a mão e continua até que o ombro da raquete esteja em sua rotação lateral máxima.[4] Durante essa fase, o corpo começa o movimento em preparação para a fase de aceleração, quando as forças do corpo convertem a energia potencial criada na fase de armação em energia cinética liberada durante a aceleração.[60] Essa transferência de energia ocorre conforme os músculos são pré-alongados durante a fase de armação e convertidos em movimento concêntrico durante a fase de aceleração.[63]

O peso se move da perna direita para, sobretudo, a esquerda conforme o tronco roda, se estende e começa a inclinar-se para a esquerda. Os quadris e joelhos estão parcialmente flexionados até o final dessa fase, quando começam a se mover em extensão. Os tornozelos também começam o movimento de flexão plantar perto do final da fase. O ombro esquerdo reduz sua elevação e pode estar em cerca de 90° de abdução até o final dessa fase, embora essa altura seja variada. O posicionamento do ombro direito nessa fase é essencial na determinação do sucesso da fase de aceleração. O ombro direito se move em abdução e rotação lateral, alcançando sua rotação lateral máxima ao final da fase. O cotovelo se torna totalmente flexionado depois que o ombro se move à sua mais alta elevação.[60] O cotovelo está flexionado em mais de 115° e o antebraço está em leve supinação.[26]

Muitos músculos alcançam sua atividade máxima nessa fase (Gráfico 15.6A, B). Os músculos da escápula começam sua atividade antes dos músculos da glenoumeral.[64] Os rotadores superiores da escápula movem-se a uma posição de rotação de até 60° e mantêm uma plataforma estável da qual o manguito rotador é ativado.[64] Como a escápula também está retraída no final da

Gráfico 15.6A | Atividade muscular do ombro e do cotovelo durante o saque no tênis*

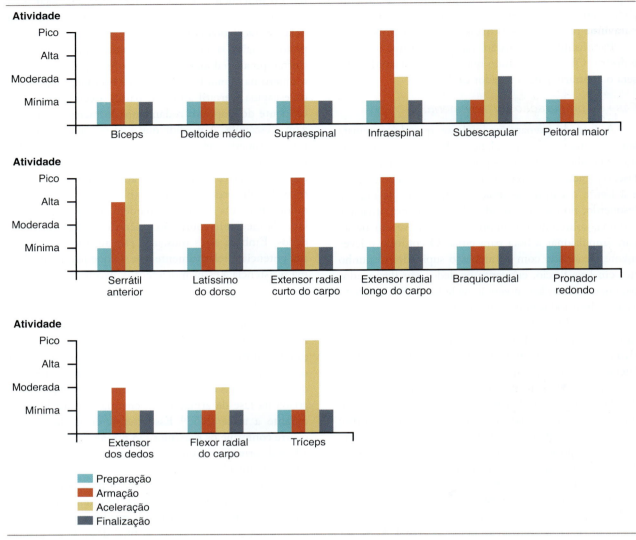

*Com base nos dados de Ryu et al.[61] e Morris et al.[20]

armação, a parte transversa do trapézio e os romboides ajudam a manter essa posição de estabilidade. Com o ombro em rotação lateral e abdução, os músculos do manguito rotador, especialmente o supraespinal e o infraespinal, estão ativos, uma vez que auxiliam na elevação do úmero e estabilizam sua cabeça na cavidade glenoidal. Em direção ao fim dessa fase, o subescapular se torna mais ativo para desacelerar a rotação lateral enquanto o braço se prepara para a fase de aceleração.[4] A atividade do bíceps é alta durante essa fase, uma vez que o cotovelo se flexiona. A extensão do punho com desvio radial é produzida pela forte contração dos extensores radiais longo e curto do carpo. Os extensores dos dedos se contraem em um nível moderado; é provável que isso aconteça em virtude de seu efeito de tenodese nos dedos, que aumenta a força de pegada.

Perto da segunda metade da fase, os quadris e joelhos começam a estender-se para fornecer a progressão das forças de aceleração das pernas para o tronco e para os braços. Os músculos do glúteo, quadríceps e gastrocnêmio-sóleo começam a atividade concêntrica durante o final dessa fase. À medida que o tronco se estende e se inclina para a direita, ele é estabilizado pela cocontração dos músculos eretores da espinha e oblíquos do abdome.[65] Os músculos reto do abdome esquerdo e oblíquo do abdome externo estão especialmente ativos, uma vez que fornecem a rotação do tronco para a direita.[65]

Fase de aceleração

A fase de aceleração começa quando o ombro da raquete inicia a rotação medial e termina quando a raquete toca a bola.[4] Embora essa seja a fase mais curta do saque,

Gráfico 15.6B | Atividade muscular do tronco e dos membros inferiores (no caso de um tenista destro) durante o saque no tênis*

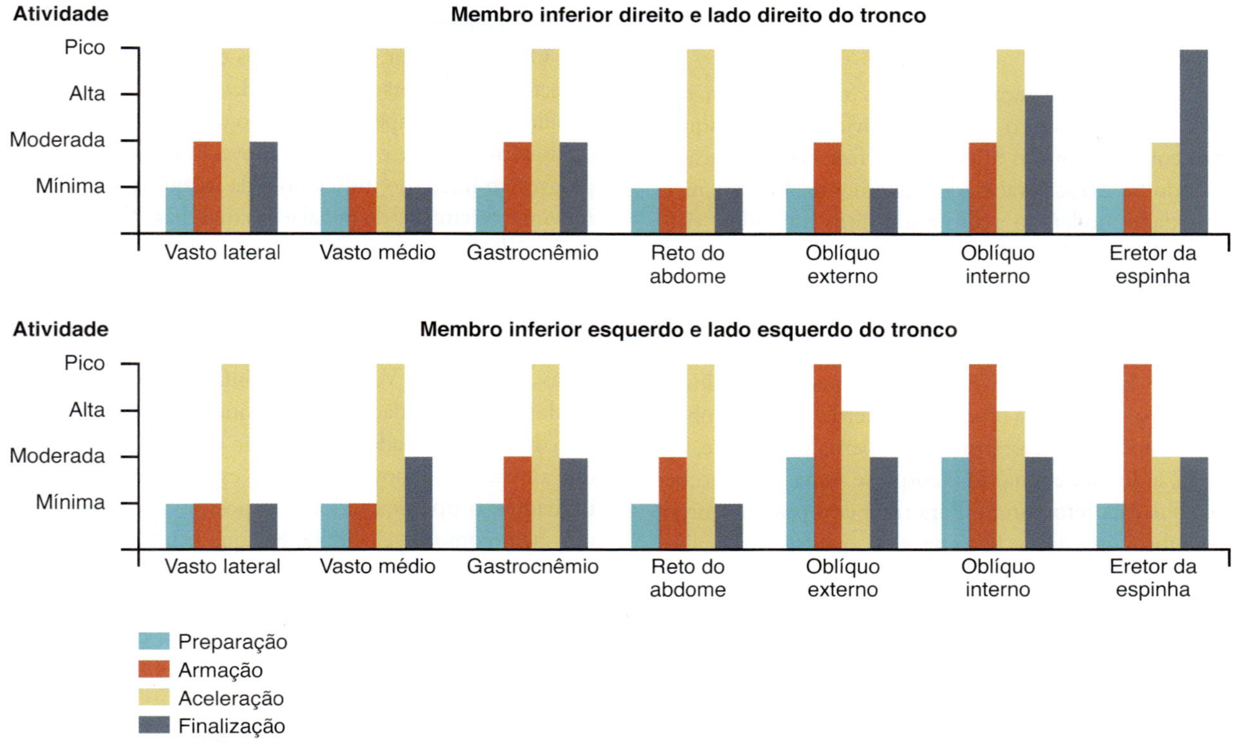

*Com base nos dados de Ryu et al.[62] e Chow et al.[61,65]

a maioria dos músculos alcança o máximo de sua potência durante ela, uma vez que o corpo realiza o movimento, criando a força que gera a aceleração para o corpo e, em seguida, para a bola.

Imediatamente depois que o ombro atinge sua rotação lateral máxima, o corpo se move para golpear a bola. O ombro direito se flexiona e abduz; em seguida, ocorre extensão do cotovelo, desvio ulnar do punho, rotação medial do ombro com pronação do antebraço, e flexão de punho.[60] Desses movimentos, a rotação medial do ombro e a flexão do punho contribuem ao máximo para a velocidade da bola, em virtude de sua rápida conversão do movimento excêntrico para o concêntrico.[63] Grandes contribuições do tríceps e do pronador redondo também ajudam na produção e na determinação da velocidade da bola.[26] A força do membro inferior geralmente faz com que o corpo saia do chão antes do impacto da bola com a raquete.[63] O tronco roda da direita para a esquerda enquanto também se flexiona para a frente e lateralmente para a esquerda. O movimento do membro superior esquerdo é variado, mas move-se em extensão do ombro à medida que o tronco gira da direita para a esquerda.

A atividade muscular está em seu máximo no membro inferior nesse momento. Os músculos do glúteo estendem os quadris, enquanto o quadríceps estende os joelhos, e o grupo gastrocnêmio-sóleo realiza a flexão plantar dos tornozelos. Todos os músculos do tronco estão ativos para controlar e estabilizar o tronco. O eretor da espinha e o oblíquo do abdome do lado direito estão particularmente ativos excentricamente conforme o corpo se inclina e gira para a esquerda. A atividade do eretor da espinha também auxilia o jogador a alcançar o ponto mais alto da bola.[65] O eretor da espinha direito aumenta sua atividade constantemente na fase de armação e continua em níveis altos de atividade durante a fase de finalização do movimento para gerar rotação e controle da coluna conforme o tronco se move em rotação e flexão esquerdas.[65]

O membro superior direito também produz a maior parte de sua atividade muscular durante essa fase. Imediatamente depois de os músculos da perna e do tronco terem alcançado seu desempenho máximo, o complexo do ombro produz sua explosão de atividade.[4] O serrátil anterior produz sua potência máxima enquanto mantém a escápula contra o tórax.[4] O subescapular, o latíssimo do dorso e o peitoral maior geram a rotação medial do ombro, enquanto o tríceps estende o cotovelo e o pronador redondo prona o antebraço. Imediatamente antes de a raquete tocar a bola, o bíceps se contrai para prevenir a hiperextensão do cotovelo.[4] A contração dos músculos do punho, com mais atividades do flexor radial do carpo, proporciona a estabilidade do punho no momento do contato com a bola.

Fase de finalização

A fase de finalização ocorre do momento em que a bola é atingida até o final do movimento do saque.[4] Assim como em outras atividades, a fase de finalização é o período de desaceleração do movimento. Há um nível de atividade moderado a alto em muitos músculos, visto que trabalham, sobretudo, excentricamente para diminuir o movimento das articulações e dos segmentos.

Como o corpo continua a se mover à frente depois de a bola ter sido atingida, o tronco se move em flexão anterior e lateral para a esquerda enquanto termina o movimento da direita para a esquerda. Os membros inferiores tocam o chão: primeiro, a perna esquerda e, em seguida, a direita, enquanto o corpo se move para receber a bola que está retornando. Para receber o peso do corpo, os membros inferiores flexionam os quadris, os joelhos e os tornozelos durante a fase de finalização. O braço esquerdo move-se em abdução do ombro em resposta ao movimento rotacional do tronco e do corpo.

Os eretores da espinha e os oblíquos se cocontraem para estabilizar a coluna enquanto o eretor da espinha e os oblíquos direitos também continuam a desacelerar a rotação do tronco para a esquerda. Os músculos do glúteo e os posteriores da coxa trabalham excentricamente para controlar o movimento anterior do tronco e a flexão do quadril conforme os membros inferiores tocam o chão. Os joelhos e tornozelos são controlados excentricamente pelo quadríceps e pelo grupo gastrocnêmio-sóleo, respectivamente. O movimento do ombro esquerdo ocorre mediante estabilização da escápula e abdução do úmero. A estabilização da escápula ocorre por meio de contração dos seus rotadores, enquanto a abdução glenoumeral ocorre pela ação do supraespinal e do deltoide, com estabilidade umeral provocado pelos outros músculos do manguito rotador.

A atividade do membro superior direito é principalmente excêntrica conforme diminui seu movimento para a frente. Seus músculos estão mais ativos durante a primeira metade da fase de finalização.[4] O latíssimo do dorso e o peitoral maior rapidamente reduzem seus níveis de atividade conforme o braço relaxa. O cotovelo está em leve flexão e o punho está em leve extensão enquanto os músculos do cotovelo e do punho relaxam depois do contato com a bola, deixando a gravidade e a própria velocidade de movimento gerarem a maior parte do movimento.

Ciclismo

Assim como em muitas atividades esportivas, o ciclismo tem diferentes níveis de habilidades de desempenho, desde recreativas até competitivas profissionalmente.

Todavia, ao contrário de muitos esportes, o ciclismo é uma atividade na qual o indivíduo está em contato contínuo com a máquina e os dois, juntos, determinam o resultado da atividade.

O ciclismo tem muitos estilos e, dentro deles, alguns aspectos são universais, independentemente do nível, da habilidade, da competição, do tipo de equipamento usado ou do terreno sobre o qual o se move. O ciclismo gera uma progressão linear do indivíduo e da máquina por meio do movimento circular do pedal e das marchas. No movimento do ciclismo, estão duas fases: a fase de força e a de recuperação. A fase de força é a pedalada para baixo, enquanto a de recuperação é a pedalada para cima (Fig. 15.9).

Existem muitas variáveis que poderiam ser consideradas no ciclismo. Variáveis que influenciam os músculos usados e a intensidade muscular incluem fatores como o tipo de bicicleta usado, a inclinação e o tipo de terreno em que a bicicleta se move, o nível de experiência e a idade do indivíduo, o tipo de guidom e a posição do ciclista que o usa, bem como a velocidade em que o indivíduo conduz a bicicleta.[66-68] Há indícios de grande variabilidade de uma pessoa para outra no ciclismo;[69,70] em sua maioria, porém, os investigadores chegaram a um consenso geral

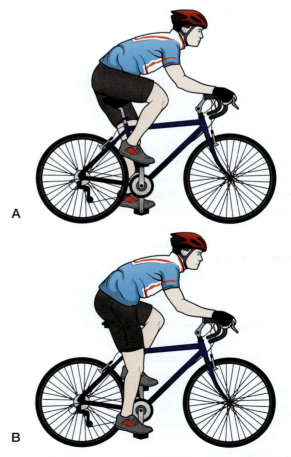

Figura 15.9 Fases da perna durante o ciclismo. **A)** Fase de força. **B)** Fase de recuperação.

em relação aos pontos-chave que serão mencionados aqui. Naturalmente, os músculos mais importantes que atuam no ciclismo são os dos membros inferiores. Os músculos do tronco e dos membros superiores são usados em níveis variados e dependem de diversos fatores. Na maior parte do tempo, o tronco permanece na posição neutra enquanto a pelve é inclinada anteriormente. Isso permite que o membro superior forneça estabilidade enquanto o membro inferior fornece força durante o ciclismo. Para não complicar a discussão sobre ciclismo, mencionamos que o latíssimo do dorso, o bíceps e o tríceps representam um papel importante durante o ciclismo, mas iremos focar somente nos músculos dos membros inferiores por enquanto.

Supomos que, nessa atividade, o indivíduo se senta no banco da bicicleta durante todo o movimento, pedala em um terreno plano e está usando tênis apropriado. Supomos também que a bicicleta é adequada ao tamanho do ciclista, o indivíduo é um ciclista competente e sua velocidade de pedalada é de cerca de 80 revoluções por minuto.

Fase de força

Olhando para o pedal da bicicleta, a fase de força o move da posição 12 horas para a 6 horas. No entanto, ciclistas e pesquisadores costumam se referir a essas duas posições como 0° e 180°, respectivamente. Dentro da fase de força, estão dois segmentos que movem o pedal na manivela, primeiro de 0° a 90° e, depois, de 90° a 180°. O movimento para baixo da manivela fornece ao ciclista a força de propulsão para a frente da bicicleta.

Como a perna inicia no topo da fase de força, o quadril e o joelho estão em flexão. O tornozelo começa na posição neutra no início da fase de força. O membro permanece em alinhamento sagital durante o movimento.

Os músculos uniarticulares, como o glúteo máximo, os vastos medial e lateral, o tibial anterior e o sóleo, são os principais produtores de força durante essa fase.[69] Por outro lado, há indícios de que os músculos biarticulares promovam a transferência de energia entre as articulações durante momentos importantes do ciclo para que o movimento seja suave e potente.[69] Com a exceção dos músculos do tornozelo, os músculos do membro inferior não começam ou terminam sua atividade no começo ou final das fases de força ou recuperação. Conforme o membro se aproxima do início de cada fase, os músculos do quadril e do joelho começam a se contrair, para que possam gerar sua força máxima quando necessário.[71]

Com o pedal no topo da fase de força, o glúteo máximo está mais ativo, iniciando o movimento em cerca de 130° em rotação.[70] Durante a parte central da fase de força, os posteriores da coxa juntam forças com o glúteo máximo para estender o quadril.[72] Quando o membro se aproxima da posição de 180°, ao final da pedalada de força, os posteriores da coxa ainda atuam para estender o quadril, mas o glúteo máximo relaxa. Os posteriores da coxa também começam a transição para flexionar o joelho na fase de recuperação. Tudo indica que a sequência de disparo deles facilite o vasto medial e o reto femoral.[73] Conforme os posteriores da coxa começam sua atividade na fase de força, o músculo quadríceps relaxa e, depois, quando os posteriores da coxa relaxam no meio da fase de recuperação, o reto femoral se contrai (Gráfico 15.7).

No joelho, o reto femoral começa a atividade antes de os músculos vastos atingirem o início da pedalada de força, mas todos eles param sua atividade em cerca de 90°.[70] Embora os posteriores da coxa trabalhem como extensores na primeira parte da fase de força, eles passam a atuar no joelho durante a parte final dessa fase e na fase de recuperação. É durante a segunda metade da fase de força que a perna começa um movimento de força tipo varredura, como ao limpar a lama do sapato no capacho antes de entrar em casa.[74] É provável que os posteriores da coxa promovam esse movimento de varredura e que essa seja a causa de seu alto nível de atividade, conforme os músculos multiarticulares (semitendíneo e bíceps femoral) promovem a transferência de força do quadril para o joelho.[75]

O movimento do tornozelo durante a fase de força é o movimento da posição neutra para a flexão plantar a fim de aumentar a força da pedalada para baixo. O sóleo se contrai antes do gastrocnêmio em direção ao final da fase de recuperação e relaxa também antes dele antes do final da fase de força.[73] Com efeito, o gastrocnêmio trabalha durante a maior parte de todo o ciclo e apresenta sua potência máxima durante a segunda metade da fase de força.[67] O rendimento máximo do sóleo ocorre na primeira metade da fase de força.[67] O tibial posterior e os fibulares estão ativos durante a mesma fase que o gastrocnêmio e o sóleo; é muito provável que esses músculos atuem para estabilizar a perna no plano frontal mediante a atividade potente no plano sagital durante a fase de força.

Fase de recuperação

A fase de recuperação move o pedal na manivela de 180° para o início da rotação em 0°, também chamado de posição de 360° quando se discute o final da fase. Assim como a fase de força, a fase de recuperação também é dividida em dois segmentos de 90° cada. O primeiro é de 180° para 270° e o segundo, de 270° a 360°, ou o retorno à posição inicial da fase de força. O esforço muscular durante essa fase serve para retornar o pedal e a perna para a posição de força, a fim de começar a propulsão no topo da posição do pedal.

À medida que o tornozelo passa da extensão máxima para a flexão, o tornozelo move-se de sua posição de flexão plantar para flexão dorsal. O primeiro segmento da fase é, na verdade, a maior parte da recuperação, já que a maioria dos músculos é relaxada. Os músculos mais ativos durante esse período são o tibial anterior e

Gráfico 15.7 | Atividade muscular do membro inferior durante uma fase do ciclismo*

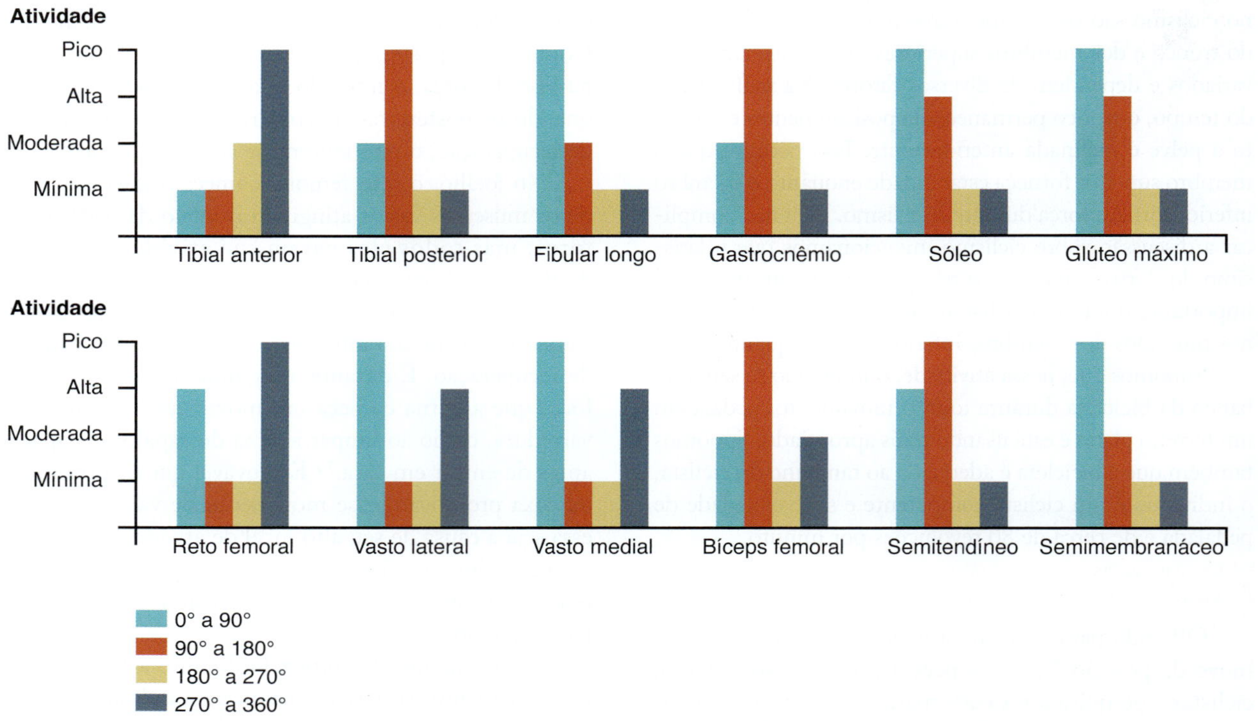

*Com base nos dados de Baum & Li.;[71] Chapman et al.;[67] Mohr et al.;[70] e Gregor et al.[69]

o gastrocnêmio, que devem cocontrair para estabilizar o tornozelo antes que este se mova em flexão dorsal. O gastrocnêmio pode também auxiliar na flexão do joelho para puxar o pedal.[75]

Na segunda metade da fase de recuperação, a atividade muscular aumenta. O tibial anterior está altamente ativo, realizando a flexão dorsal do pé e impulsionando-o para cima no pedal a fim de levá-lo à sua posição mais alta.[70] Os outros músculos que atuam nessa fase preparam o membro para a fase de força. O reto femoral está muito ativo, na medida em que flexiona o quadril; os músculos vastos estão ativos, mas não em seu pico como o reto femoral está, conforme se preparam para produzir a potente força de extensão do joelho depois de o membro atingir o topo da posição do pedal.

Resumo

Este capítulo reuniu informações de todo o livro para uma conclusão útil em que são estudadas várias atividades esportivas, recreativas e competitivas. Analisamos as atividades muscular e articular envolvidas nos eventos de esportes competitivos como o arremesso no beisebol e no *softball* de arremesso rápido, o chute com o dorso do pé no futebol e o nado livre. As atividades esportivas recreativas e de lazer que analisamos incluem a tacada de golfe completa, o saque no tênis e a mecânica da perna no ciclismo. O conteúdo deste Capítulo delineou uma sequência de eventos dos movimentos articulares e atividades musculares e os combinou em uma aplicação mais clínica, como se espera no ambiente clínico.

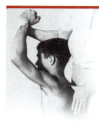

SOLUÇÃO DO CASO CLÍNICO

Depois que Morgan entendeu o salto em altura e a flexibilidade, a força, a coordenação e a sequência dos eventos que ocorrem nessa atividade, ela pôde planejar os exercícios de reabilitação para atender a essas demandas. Ela trata muitos pacientes cujas profissões e atividades eram estranhos para ela, mas, depois de entrar em contato com o supervisor ou técnico responsável e encontrar outras fontes na biblioteca e na internet, ela passou a conseguir planejar os programas que atendem às necessidades dos pacientes. Embora ela nunca tivesse trabalhado antes com um atleta de salto em altura, ela seguiu o mesmo processo que usou antes para adquirir o conhecimento necessário para planejar o programa de Cody. Ela sabe que ele deve ter força e explosão no quadríceps, nos músculos do glúteo, no gastrocnêmio e no sóleo para saltar. Sabe também que ele precisará praticar sua passada e sua aterrissagem para se reacostumar a essas atividades depois de um longo período afastado. Com efeito, ela tem toda uma progressão de atividades planejadas para ele. Morgan sabe que, com o avanço do programa, as atividades vão ficando mais ativas e desafiadoras, mas também sabe que Cody conseguirá realizá-las uma vez que já se mostrou determinado e dedicado, e trabalha duro para alcançar seus objetivos.

Questões para discussão

1. Identifique os principais grupos musculares que Cody (do caso clínico) usa durante sua atividade de salto em altura. Com base nessas demandas, identifique dois exercícios para cada grupo muscular principal que você gostaria de incluir no programa de reabilitação de Cody.

2. A partir das informações deste capítulo, você deve ter notado que a atividade é dividida em partes com base nas mudanças na função muscular. Por exemplo, há a fase de preparação de determinado tipo de movimento, seguida pela fase de aproximação e/ou aceleração e, por fim, a fase de finalização. Usando esse modelo, identifique o que você pensa que são as fases das seguintes atividades e identifique que mudanças na função muscular você prevê em cada uma delas:

    a. arremesso no futebol americano;

    b. revés no tênis;

    c. saque no voleibol;

    d. arremesso com salto no basquetebol;

    e. passe no hóquei no gelo;

    f. salto a distância no atletismo.

3. Neste capítulo, foi apresentada a tacada completa de golfe. Olhando os gráficos de atividade muscular, identifique o que você acha que poderia ser mudado no nível de atividade desses músculos se o jogador de golfe realizasse meia tacada.

4. Agora que você já concluiu este capítulo, identifique quais músculos do membro superior e do tronco você acha que estão ativos durante o ciclismo.

5. Pense na posição do atleta durante o ciclismo. Identifique o que você estima ser a máxima amplitude de movimento necessária para os quadris, joelhos e tornozelos.

6. Olhe para a Tabela 15.1B e explique o que os músculos que estão em seu pico de atividade estão fazendo e o que os músculos que estão em níveis médios e altos de atividade estão fazendo durante a fase de aceleração do arremesso no beisebol.

7. Se você tiver uma paciente que é arremessadora de *softball* de arremesso rápido, identifique os músculos do membro superior que você terá de assegurar que estejam fortes antes que ela prossiga com o arremesso.

8. Olhando a Tabela 15.3A e B da atividade muscular durante o chute com o peito do pé, explique por que a perna de apoio parece ter mais demanda de atividade muscular do que a perna do chute. Com base nessa informação, como você poderá identificar a perna dominante do indivíduo usando a habilidade de chutar a bola?

9. Com base nas informações da Tabela 15.4, quais músculos você identifica como os mais importantes para o nadador? Explique seu raciocínio.

10. Com base nas informações das Tabelas 15.6A e B, identifique os músculos que você poderia incluir no programa de treino pré-temporada para um tenista.

Atividades de laboratório

1. Selecione um esporte; pode ser seu esporte favorito de que participa ou a que gosta de assistir. Identifique quatro atividades diferentes desse esporte e liste o que você acha que são os principais músculos responsáveis pela geração de cada atividade.

2. Analise o movimento do seu parceiro de laboratório ao subir e descer as escadas. Identifique os músculos envolvidos para subir a escada e os envolvidos para descê-la.

3. Analise a sequência do movimento, as exigências do movimento e os músculos usados para abrir a porta e entrar em casa. Depois de ter completado a atividade, peça a seu parceiro que realize a mesma atividade e verifique se sua resposta está correta.

4. Empurre a mesa de laboratório e, em seguida, puxe-a em sua direção. Identifique os músculos do ombro e do quadril usados para cada uma dessas atividades. É mais fácil puxar ou empurrar a mesa? Por quê?

5. Se você tem um paciente que deve andar com muletas sem descarga de peso na perna direita, quais músculos ele deve usar? Identifique um exercício que você poderia usar para fortalecer cada músculo identificado.

Referências bibliográficas

1. Best TM, Hart L. A growing concern: The older athlete. *Clinical Journal of Sports Medicine* 18(6):477–478, 2008.
2. Kallinen M, Markku A. Aging, physical activity and sports injuries: An overview of common sports injuries in the elderly. *Sports Medicine* 20(1):41–52, 1995.
3. Koester MC. Adolescent and youth sports medicine: A "growing" concern. *Athletic Therapy Today* 7(6):6–12, 2002.
4. Moynes DR, Perry J, Antonelli DJ, Jobe JW. Electromyography and motion analysis of the upper extremity in sports. *Physical Therapy* 66:1905–1911, 1986.
5. Escamilla RF, Fleisig GS, Barrentine SW, Zheng N, Andrews JR. Kinematic comparisons of throwing different types of baseball pitches. *Journal of Applied Biomechanics* 14(1):1–23, 1998.
6. Park S, Loebenberg M, Rokito A, Zuckerman J. The shoulder in baseball pitching: Biomechanics and related injuries. Part 2. *Bulletin of the Hospital for Joint Diseases* 61(1/2):80–88, 2002.
7. Park SS, Loebenberg ML, Rokito AS, Zuckerman JD. The shoulder in baseball pitching: Biomechanics and related injuries. Part 1. *Bulletin of the Hospital for Joint Diseases* 61(1/2):68–79, 2002.
8. Dun S, Kingsley D, Fleisig GS, Loftice J, Andrews JR. Biomechanical comparison of the fastball from wind-up and the fastball from stretch in professional baseball pitchers. *American Journal of Sports Medicine* 36(1):137–141, 2008.
9. Pappas AM, Zawacki RM, Sullivan TJ. Biomechanics of baseball pitching: A preliminary report. *American Journal of Sports Medicine* 13:216–222, 1985.
10. Hay J. *The biomechanics of sports techniques*, ed 4. Englewood Cliffs, NJ: Prentice-Hall, 1993.
11. Yamanouchi T. EMG analysis of the lower extremities during pitching in high-school baseball. *Kurume Medical Journal* 45(1):21–25, 1998.
12. Lintner D, Noonan TJ, Kibler WB. Injury patterns and biomechanics of the athlete's shoulder. *Clinics in Sports Medicine* 27(4):527–551, 2008.
13. Escamilla R, Barrentine S, Fleisig G, et al. Pitching biomechanics as a pitcher approaches muscular fatigue during a simulated baseball game. *American Journal of Sports Medicine* 35(1):23–33, 2007.
14. Perry J. Anatomy and biomechanics of the shoulder in throwing, swimming, gymnastics, and tennis. *Clinics in Sports Medicine* 2:247–270, 1983.
15. Hamilton CD, Glousman RE, Jobe FW, Brault J, Pink M, Perry J. Dynamic stability of the elbow: Electromyographic analysis of the flexor pronator group and the extensor group in pitchers with valgus instability. *Journal of Shoulder and Elbow Surgery* 5(5):347–354, 1996.
16. Mullaney MJ, McHugh MP, Donofrio TM, Nicholas SJ. Upper and lower extremity muscle fatigue after a baseball pitching performance. *American Journal of Sports Medicine* 33(1):108–113, 2005.
17. Fleisig G, Barrentine S, Escamilla R, Andrews J. Biomechanics of overhand throwing with implications for injuries. *Sports Medicine* 21(6):421–437, 1996.
18. Watkins RG, Dennis S, Dillin WH, et al. Dynamic EMG analysis of torque transfer in professional baseball pitchers. *Spine* 14(4):404–408, 1989.
19. Jobe FW, Moynes DR, Tibone JE, Perry J. An EMG analysis of the shoulder in pitching: A second report. *American Journal of Sports Medicine* 12(3):218–220, 1984.
20. Jobe FW, Tibone JE, Perry J, Moynes D. An EMG analysis of the shoulder in throwing and pitching: A preliminary report. *American Journal of Sports Medicine* 11(1):3–5, 1983.
21. Maffet MW, Jobe FW, Pink MM, Brault J, Mathiyakom W. Shoulder muscle firing patterns during the windmill softball pitch. *American Journal of Sports Medicine* 25(3):369–374, 1997.
22. Barrentine SW, Fleisig GS, Whiteside JA, Escamilla RF, Andrews JR. Biomechanics of windmill softball pitching with implications about injury mechanisms at the shoulder and elbow. *Journal of Orthopaedic and Sports Physical Therapy* 28(6):405–414, 1998.
23. Rojas IL, Provencher MT, Bhatia S, et al. Biceps activity during windmill softball pitching: Injury implications and comparison with overhand throwing. *American Journal of Sports Medicine* 37(3):558–565, 2009.
24. Werner SL, Guido JA, McNeice RP, Richardson JL, Delude NA, Stewart GW. Biomechanics of youth windmill softball pitching. *American Journal of Sports Medicine* 33:552–560, 2005.
25. Escamilla RF, Andrews JR. Shoulder muscle recruitment patterns and related biomechanics during upper extremity sports. *Sports Medicine* 39(7):569–590, 2009.
26. Loftice J, Fleisig GS, Zheng N, Andrews JR. Biomechanics of the elbow in sports. *Clinics in Sports Medicine* 23(4):519–530, 2004.
27. Werner SL, Fleisig GS, Dillman CJ, Andrews JR. Biomechanics of the elbow during baseball pitching. *Journal of Orthopaedic and Sports Physical Therapy* 17(6):274–278, 1993.

28. Read D. Checking the windmill. *Training & Conditioning* 16:7, 2006.
29. Shan G, Westerhoff P. Full-body kinematic characteristics of the maximal instep soccer kick by male soccer players and parameters related to kick quality. *Sports Biomechanics* 4(1):59–72, 2005.
30. Markovic G, Dizdar D, Jaric S. Evaluation of tests of maximum kicking performance. *Journal of Sports Medicine & Physical Fitness* 46(2):215–220, 2006.
31. Fields KB, Bloom OJ, Priebe D, Foreman B. Basic biomechanics of the lower extremity. *Primary Care: Clinics in Office Practice* 32:245–251, 2005.
32. Barfield WR. Biomechanics of kicking in soccer. *Clinics in Sports Medicine* 17(4):711–728, 1998.
33. Lees A, Nolan L. The biomechanics of soccer: A review. *Journal of Sport Sciences* 16(3):211–234, 1998.
34. Brophy RH, Backus SI, Pansy BS, Lyman S, Williams RJ. Lower extremity muscle activation and alignment during the soccer instep and side-foot kicks. *Journal of Orthopaedic and Sports Physical Therapy* 37(5):260–268, 2007.
35. Kellis E, Katis A. The relationship between isokinetic knee extension and flexion strength with soccer kick kinematics: An electromyographic evaluation. *Journal of Sports Medicine & Physical Fitness* 47(4):385–394, 2007.
36. Richardson AB, Jobe FW, Collins HR. The shoulder in competitive swimming. *American Journal of Sports Medicine* 8:159–163, 1980.
37. Siefert L, Choliet D, Allard P. Arm coordination symmetry and breathing effect in front crawl. *Human Movement Science* 24(2):234–256, 2005.
38. Chollet D, Chalies S, Chatard JC. A new index of coordination for the crawl; Description and usefulness. *International Journal of Sports Medicine* 21(1):54–59, 2000.
39. Deschodt VJ, Arsac LM, Rouard AH. Relative contribution of arms and legs in humans to propulsion in 25-m sprint frontcrawl swimming. *European Journal of Applied Physiology* 80(3):192–199, 1999.
40. Murphy TC. Shoulder injuries in swimming. In Wilk KE (ed): *The Athlete's Shoulder*. New York, 1994, Churchill Livingstone, pp 411–424.
41. Lee J, Mellifont R, Winstanley J, Burkett B. Body roll in simulated freestyle swimming. *International Journal of Sports Medicine* 29(7):569–593, 2008.
42. Troup JP. The physiology and biomechanics of competitive swimming. *Clinics in Sports Medicine* 18(2):267–285, 1999.
43. Clarys JP, Rouard AH. The front crawl downsweep: Shoulder protection and/or performance inhibition. *Journal of Sports Medicine & Physical Fitness* 36(2):121–126, 1996.
44. Pink M, Perry J, Browne A, Scovazzo ML, Kerrigan J. The normal shoulder during freestyle swimming. *American Journal of Sports Medicine* 19:569–576, 1991.
45. Scovazzo ML, Browne A, Pink M, Jobe FW, Kerrigan J. The painful shoulder during freestyle swimming: An electromyographic cinematographic analysis of twelve muscles. *American Journal of Sports Medicine* 19(6):577–582, 1991.
46. Rouard AH, Billat RP. Influences of sex and level of performance on freestyle stroke: An electromyographic and kinematic study. *International Journal of Sports Medicine* 11(2):150–155, 1990.
47. Caty V, Aujouannet Y, Hintzy F, Bonifazi M, Clarys JP, Rouard AH. Wrist stabilisation and forearm muscle coactivation during freestyle swimming. *Journal of Electromyography and Kinesiology* 17(3):285–291, 2007.
48. Nuber GW, Jobe FW, Perry J, Moynes DR, Antonelli D. Fine wire electromyography analysis of muscles of the shoulder during swimming. *American Journal of Sports Medicine* 14:7–11, 1986.
49. McHardy A, Pollard H. Muscle activity during the golf swing. *British Journal of Sports Medicine* 39(11):799–804, 2005.
50. Gluck GS, Bendo JA, Spivak JM. The lumbar spine and low back pain in golf: A literature review of swing biomechanics and injury prevention. *Spine Journal* 8(5):778–788, 2008.
51. Bulbulian R, Ball KA, Seaman DR. The short golf backswing: Effects on performance and spinal health implications. *Journal of Manipulative & Physiological Therapeutics* 24(9):569–575, 2001.
52. Pink M, Jobe FW, Perry J. Electromyographic analysis of the shoulder during the golf swing. *American Journal of Sports Medicine* 18(2):137–140, 1990.
53. Hume PA, Keogh J, Reid D. The role of biomechanics in maximising distance and accuracy of golf shots. *Sports Medicine* 35(5):429–449, 2005.
54. Cahalan TD, Cooney WP, III, Tamai K, Chao EY. Biomechanics of the golf swing in players with pathologic conditions of the forearm, wrist and hand. *American Journal of Sports Medicine* 19(3):288–293, 1991.
55. Adlington GS. Proper swing technique and biomechanics of golf. *Clinics in Sports Medicine* 15(1):9–26, 1996.
56. Burden AM, Grimshaw PN, Wallace ES. Hip and shoulder rotations during the golf swing of sub-10 handicap players. *Journal of Sport Sciences* 16(2):165–176, 1998.

57. Watkins RG, Uppal GS, Perry J, Pink M, Dinsay JM. Dynamic electromyographic analysis of trunk musculature in professional golfers. *American Journal of Sports Medicine* 24(4):535–538, 1996.
58. Jobe FW, Moynes DR, Antonelli DJ. Rotator cuff function during a golf swing. *American Journal of Sports Medicine* 14:388–392, 1985.
59. Kao JT, Pink M, Jobe FW, Perry J. Electromyographic analysis of the scapular muscles during a golf swing. *American Journal of Sports Medicine* 23(1):19–23, 1995.
60. Elliott B, Fleisig G, Nicholls R, Escamilla R. Technique effects on upper limb loading in the tennis serve. *Journal of Science and Medicine in Sport* 6(1):76–87, 2003.
61. Chow JW, Shim JH, Lim YT. Lower trunk muscle activity during the tennis serve. *Journal of Science and Medicine in Sport* 6(4):512–518, 2003.
62. Ryu RKN, McCormick J, Jobe FW, Moynes DR, Antonelli DJ. An electromyographic analysis of shoulder function in tennis players. *American Journal of Sports Medicine* 16:481–485, 1988.
63. Girard O, Micallef JP, Millet GP. Lower-limb activity during the power serve in tennis: Effects of performance level. *Medicine & Science in Sport & Exercise* 37(6):1021–1029, 2005.
64. Kibler WB. Biomechanical analysis of the shoulder during tennis activities. *Clinics in Sports Medicine* 14:79–85, 1995.
65. Chow JW, Park SA, Tillman MD. Lower trunk kinematics and muscle activity during different types of tennis serves. *Sports Medicine, Arthroscopy, Rehabilitation, Therapy, & Technology* 13(1):24, 2009.
66. Li L, Caldwell GE. Muscle coordination in cycling: Effect of surface incline and posture. *Journal of Applied Physiology* 85(3):927–934, 1998.
67. Chapman AR, Vicenzino B, Blanch P, Hodges PW. Leg muscle recruitment during cycling is less developed in triathletes than cyclists despite matched cycling training loads. *Experimental Brain Research* 181:503–518, 2007.
68. Suzuki S, Watanabe S, Homma S. EMG activity and kinematics of human cycling movements at different constant velocities. *Brain Research* 240(2):245–258, 1982.
69. Gregor RJ, Broker JP, Ryan MM. The biomechanics of cycling. *Exercise and Sport Sciences Reviews* 19:127–169, 1991.
70. Hug F, Laplaud D, Lucia A, Grelot L. EMG threshold determination in eight lower limb muscles during cycling exercise: A pilot study. *International Journal of Sports Medicine* 27(6):458–462, 2006.
71. Baum BS, Li L. Lower extremity muscle activities during cycling are influenced by load and frequency. *Journal of Electromyography and Kinesiology* 13:181–190, 2003.
72. Mohr KJ, Kvitne RS, Pink MM, Fideler B, Perry J. Electromyography of the quadriceps in patellofemoral pain with patellar subluxation. *Clinical Orthopaedics and Related Research* 415:261–271, 2003.
73. Timmer CAW. Cycling biomechanics: A literature review. *Journal of Orthopaedic and Sports Physical Therapy* 14(3):106–113, 1991.
74. Olsen B. Bicycle biomechanics. www.wheelwerksbikes.com. Accessed 12 December 2009.
75. Mohr T, Allison JD, Patterson R. Electromyographic analysis of the lower extremity during pedaling. *Journal of Orthopaedic and Sports Physical Therapy* 2(4):163–170, 1981.

Glossário

A

Abdução *(Capítulos 1, 11)*. Posição ou movimento do plano frontal do segmento do corpo de afastamento da linha mediana. No pé, a abdução ocorre em um plano transverso em torno de um eixo vertical.

Abdução radial *(Capítulos 1, 7)*. Na posição anatômica, é o movimento do punho no plano frontal através de um eixo anteroposterior que distancia a mão da lateral do corpo em direção ao polegar. Também conhecido como flexão radial ou desvio radial.

Abdução ulnar *(Capítulos 1, 7)*. Na posição anatômica, é o movimento do punho no plano frontal através do eixo anteroposterior que move a mão em direção ao lado do corpo e o dedo mínimo. Também conhecida como flexão ulnar ou desvio ulnar.

Aceleração *(Capítulo 2)*. Índice de aumento de velocidade.

Acetábulo *(Capítulo 9)*. Espaço em forma de xícara da pelve em que a cabeça do fêmur se encaixa para formar a articulação do quadril, estruturalmente comprimida por partes dos três ossos da pelve.

Acinesia *(Capítulos 3, 12)*. Dificuldade de iniciar um movimento. É uma condição que normalmente ocorre na doença de Parkinson.

Actina *(Capítulos 3, 4)*. Filamento proteico mais fino que contém troponina e tropomiosina, que controlam a união entre a actina e a miosina que ocorre durante a contração muscular.

Adução *(Capítulos 1, 11)*. Posição ou movimento do plano frontal do segmento do corpo em direção à linha mediana. No pé, a adução ocorre no plano transverso em torno de um eixo vertical.

Agonista *(Capítulo 4)*. Músculo ou grupo muscular que é responsável principalmente pela produção de movimento.

Alavanca *(Capítulo 2)*. Máquina simples que consiste em uma barra rígida que gira em torno de um fulcro ou eixo.

Amplitude de movimento (ADM) *(Capítulo 3)*. Excursão de uma articulação através de seu arco de movimento.

Análise qualitativa *(Capítulo 15)*. Análise de um movimento que o divide em segmentos e avalia estes em relação à sua atividade muscular e articular sem quantificá-los.

Anfiartrose *(Capítulo 1)*. Classificação articular caracterizada por uma estrutura com combinações de cartilagem fibrosa e hialina (ou articular) e tipicamente um disco entre os parceiros ósseos, dessa forma a estabilidade e a mobilidade podem ser alcançadas, como visto nas articulações intervertebrais da coluna vertebral, a sínfise púbica e a primeira articulação esternocostal.

Ângulo cubital *(Capítulo 6)*. É o ângulo de transporte criado entre o úmero e o antebraço com o cotovelo em extensão total, pelo qual o antebraço desvia lateralmente em relação ao úmero uma vez que o eixo para flexão e extensão do cotovelo não é completamente perpendicular ao corpo do úmero; esse ângulo varia um pouco em indivíduos, normalmente sendo mais aparente em mulheres do quem em homens.

Ângulo de inclinação *(Capítulos 5, 8, 9)*. O ângulo que é formado entre as cabeças do úmero ou do fêmur e seus respectivos corpos ósseos. No úmero, o ângulo de inclinação é criado pelas linhas que cruzam o corpo e a cabeça do úmero. O ângulo normal de inclinação do úmero é de 130° a 150° com aproximadamente 125° em um adulto. Há também um ângulo de inclinação no quadril; este é formado entre o corpo do fêmur e o eixo longo do colo do fêmur. O ângulo femoral de inclinação é de aproximadamente 127°.

Ângulo de inclinação pélvica *(Capítulo 9)*. A inclinação em graus da quantidade da amplitude de movimento da inclinação pélvica anterior e posterior, visualizada por meio de uma linha que representa um plano oblíquo através da espinha ilíaca posterossuperior e a parte principal da sínfise púbica, resultando em um ângulo deste plano com o plano transverso ou horizontal.

Ângulo de progressão *(Capítulo 12)*. Esse é o ângulo na marcha que é formado entre a linha de progressão em uma linha reta e a linha que bissecciona o pé na parte média do calcanhar e passa entre o segundo e o terceiro dedos. Uma rotação lateral de aproximadamente 7° é comum em adultos mais velhos.

Ângulo de torção *(Capítulos 5, 9)*. Ângulo formado entre o plano da cabeça do úmero e o plano dos côndilos do úmero. O ângulo normal de torção está em 30° de retroversão. No quadril, é o ângulo formado entre o corpo e o colo no plano transverso, visualizado por uma linha que bissecciona a cabeça e o colo do fêmur e que a sobrepõe sobre uma linha que passa entre os côndilos femorais mediais e laterais; esse ângulo é o reflexo da rotação natural no fêmur, assim a cabeça e o colo são girados anteriormente de 13° a 15°.

Ângulo de transporte *(Capítulo 6)*. É anatomicamente conhecido como o ângulo cubital. Criado entre o úmero e o antebraço, pelo qual o antebraço desvia lateralmente em relação ao úmero, visto que o eixo para flexão e extensão do cotovelo não está completamente perpendicular ao corpo do úmero; esse ângulo varia de certa forma em indivíduos e normalmente ocorre mais em mulheres do que em homens.

Ângulo Q *(Capítulo 10)*. Ângulo do quadríceps. É formado pela intersecção da linha da espinha ilíaca anterossuperior ao centro da patela e da linha da tuberosidade da tíbia ao centro da patela. O normal é 170°.

Anquilose *(Capítulo 8)*. Restrição do movimento articular causada por uma disfunção na articulação.

Antagonista *(Capítulo 4)*. Músculo ou grupo muscular responsável principalmente por produzir movimento que é diretamente oposto ao movimento desejado ou pretendido.

Antecubital *(Capítulo 6)*. O aspecto anterior do cotovelo, no vinco ou na dobra do complexo do cotovelo.

Antepé *(Capítulo 11)*. O antepé é a parte do pé formada por todos os metatarsos e as falanges.

Anteversão *(Capítulo 9)*. Um aumento no ângulo femoral da torção, clinicamente apresentado como rotação medial ou "dedos de pombo".

Apoio médio *(Capítulo 12)*. Subfase média da fase de apoio da marcha. Durante este período, o peso do corpo está inteiramente sobre um membro. O centro de massa está em seu ponto mais alto.

Apoio terminal *(Capítulo 12)*. A quarta subfase da fase de apoio da marcha. É neste momento que o cotovelo é erguido do solo.

Aponeurose plantar *(Capítulo 11)*. Cobertura fascial espessa do aspecto plantar do pé. Consiste em uma série de bandas fasciais que começam a 2 a 3 cm proximalmente à tuberosidade do calcâneo e terminam distalmente sobre os dedos. Fornece ao pé um mecanismo de guindaste que converte os ossos tarsos e metatarsos do pé em uma alavanca rígida para permitir que os dedos sejam erguidos. Os arcos são acentuados por este mecanismo. Essa estrutura também é conhecida como fáscia plantar.

Apraxia *(Capítulo 3)*. Distúrbio neurológico em que ocorre perda da habilidade em realizar movimentos precisos, de maneira que estes normalmente apresentam-se lentos e desajeitados, com debilidade proximal amena e perda da coordenação em torno das articulações proximais.

Aprendizagem motora *(Capítulo 3)*. Área de estudo focada principalmente em como as habilidades motoras são adquiridas, aperfeiçoadas, transferidas e retidas.

Arco neural *(Capítulo 8)*. Certas vezes chamado de arco neural posterior. Forma o canal vertebral através do qual a medula espinal cursa seu trajeto.

Arraste *(Capítulo 4)*. Alongamento do tecido com a aplicação de uma força de nível baixo ao longo do tempo.

Arreflexia *(Capítulo 3)*. Ausência dos reflexos; sinal de uma condição patológica.

Articulação "bola e soquete" *(Capítulo 1)*. Articulação triaxial com uma "bola" do tipo esférica acoplada a um espaço côncavo em formato de xícara, como visto na articulação do quadril e glenoumeral.

Articulação biaxial *(Capítulo 1)*. Articulação que move-se em dois planos em torno de dois eixos, tendo dois graus de liberdade; inclui três tipos estruturais: condiloide, elipsoidal e selar.

Articulação condiloide *(Capítulo 1)*. Tipo de articulação biaxial; o formato de uma articulação condiloide pode ser descrito como uma superfície convexa esférica acoplada a uma superfície côncava superficial, como ocorre nas articulações metacarpofalângicas da mão (os nós dos seus dedos) e do pé.

Articulação de Chopart *(Capítulo 11)*. Essa articulação é a articulação transversa do tarso, também conhecida como a articulação talonavicular do mediopé. É chamada articulação de Chopart e recebeu esse nome como homenagem ao físico francês, François Chopart, que viveu e praticou medicina em Paris no século XVIII.

Articulação do ombro *(Capítulo 5)*. Conexão entre a cavidade glenoidal e a cabeça do úmero.

Articulação elipsoidal *(Capítulo 1)*. Tipo de articulação biaxial que possui formato de fuso com uma superfície convexa parcialmente achatada, articulando-se com uma superfície côncava um pouco profunda como na articulação radiocarpal no punho.

Articulação em pivô *(Capítulo 1)*. Tipo de articulação uniaxial, como a articulação radiulnar.

Articulação gonfose *(Capítulo 1)*. Encaixe de um dente em seu local; um tipo de articulação sinartrodial.

Articulação selar *(Capítulo 1)*. Superfície articular chamada dessa forma porque as superfícies assemelham-se ao encaixe de um cavaleiro na sela, ambas as superfícies tendo superfícies convexas e côncavas perpendiculares uma a outra, como observado na articulação carpometacarpal do polegar e do tornozelo (articulação talocrural).

Articulação sinovial *(Capítulo 1)*. Termo usado de forma alternada com a articulação diartrodial.

Articulação triaxial *(Capítulo 1)*. Articulação que move-se em três planos, em torno de três eixos que tem três graus de liberdade, como na articulação do quadril e glenoumeral.

Articulação uniaxial *(Capítulo 1)*. Articulação que move-se em um plano em torno de um eixo que possui um grau de liberdade; incluindo dois tipos – gínglimo e pivô.

Articulações de Lisfranc *(Capítulo 11)*. As articulações tarsometatarsais, nomeadas em homenagem ao cirurgião francês Jaques Lisfranc.

Articulações zigoapofisárias *(Capítulo 8)*. Também chamadas de facetas articulares ou articulações apofisárias. Essas articulações são formadas pelos processos articulares inferiores de uma vértebra superior e os processos articulares superiores da vértebra inferior imediatamente adjacente. Há um processo inferior e um superior que formam duas articulações zigoapofisárias com suas vértebras inferiores e superiores em cada lado da vértebra, respectivamente. As articulações zigoapofisárias são articulações sinoviais.

Artrocinemática *(Capítulo 1)*. Subdivisão da cinemática, focada em uma descrição do movimento das superfícies articulares uma sobre a outra.

Artrologia *(Capítulo 1)*. (do grego *arthron*, articulação) O estudo da classificação, da estrutura e da função das articulações.

Ataxia *(Capítulo 3)*. Descoordenação muscular que se manifesta quando se tenta realizar movimentos musculares voluntários, frequentemente vistos como movimentos de base ampla; um sintoma clínico comum de dano cerebelar.

Atetose *(Capítulo 3)*. Distúrbio do movimento distônico caracterizado por desfiguração ou torções involuntárias lentas, geralmente envolvendo os membros superiores mais do que os membros inferiores, de forma que o tônus muscular parece flutuar de uma maneira imprevisível de baixo para cima; mais comumente manifestada como um tipo de paralisia cerebral.

Ativação isométrica *(Capítulo 4)*. Quando um músculo torna-se tenso, ou produz força, sem movimento.

Ativação isotônica *(Capítulo 4)*. Quando um músculo produz força que produz a mesma tensão ao longo deste movimento. Isso ocorre no laboratório, mas não no corpo humano.

Atrofia *(Capítulo 4)*. Redução do tamanho de uma célula muscular, da circunferência total de um músculo e de força após lesão, desuso, doença ou envelhecimento.

Atrofia por desuso *(Capítulo 3)*. Atrofia muscular, secundária a imobilização ou repouso absoluto.

B

Balanço *(Capítulo 1)*. Sinônimo para o movimento articular básico de "rolagem". Ver rolamento.

Balanço inicial *(Capítulo 12)*. É a primeira subfase da fase de balanço da marcha quando a perna está afastada do solo e começa a balançar para a frente. Durante essa fase, o membro acelera à frente. Também chamado oscilação inicial.

Balanço médio *(Capítulo 12)*. A segunda e a subfase do meio da fase de balanço da marcha. É a metade do balanço, quando o membro que não está sustentando o peso corporal está se movendo sob o tronco.

Balanço postural *(Capítulo 12)*. Pequenos movimentos automáticos exigidos quando buscamos e restabelecemos continuamente o equilíbrio como consequência dos movimentos do corpo que ocorrem conforme a respiração, o batimento cardíaco e as funções metabólicas.

Balanço recíproco do braço *(Capítulo 12)*. A maneira de balançar o membro superior ritmicamente com o membro inferior contralateral durante a caminhada; por exemplo, o MSD balança para a frente em flexão do ombro quando o MIE pisa à frente no contato inicial.

Balanço terminal *(Capítulo 12)*. Terceira subfase e final da fase de balanço da marcha. O membro prepara-se para o impacto com o solo.

Base de sustentação (BS) *(Capítulo 2)*. A área da superfície total que sustenta um corpo ou um objeto. Quanto maior a base de sustentação, mais estabilidade o corpo ou o objeto possui.

Biomecânica *(Capítulo 1)*. Aplicação dos princípios e da análise da mecânica ao corpo humano vivo.

Bipodal *(Capítulo 12)*. Refere-se à marcha sobre os dois membros.

Bolsa (ou bursa) *(Capítulo 1)*. Uma bolsa preenchida com fluido cujo propósito é diminuir a fricção e oferecer certa proteção adicional ou absorção de impacto entre as superfícies articulares; pode ser natural ou adquirida.

Bolsa anserina *(Capítulos 9, 10)*. Região proximal anterior da tíbia medial em que os tendões do sartório, do grácil e do semitendíneo são inseridos. Essa região é chamada dessa forma porque o local de inserção assemelha-se à pata de um ganso.

Bolsa suprapatelar *(Capítulo 10)*. Uma bolsa formada pela expansão proximal da linha sinovial do joelho. Estende-se proximal à patela e situa-se entre o fêmur e o músculo quadríceps. Fornece uma área em que a patela move-se durante a flexão do joelho para por fim fornecer uma habilidade acentuada para flexionar o joelho.

Braço da força *(Capítulo 2)*. Também chamada de braço de alavanca. A distância perpendicular da força aplicada para produzir movimento até o eixo do movimento.

Braço de momento *(Capítulo 2)*. O braço de força, ou braço de alavanca, ao tratar-se de forças rotacionais. É a distância perpendicular do vetor de força ao eixo do movimento. Ver braço de torque.

Braço de momento externo *(Capítulo 2)*. A distância perpendicular do eixo da articulação até a força externa.

Braço de momento interno *(Capítulo 2)*. A distância perpendicular do eixo da articulação ao músculo.

Braço de resistência *(Capítulo 2)*. A distância perpendicular da força de resistência aplicada a um segmento ao eixo de movimento.

Braço de torque *(Capítulo 2)*. Braço do momento (braço de alavanca) de uma força rotacional.

Bradicinesia *(Capítulos 3, 12)*. Lentidão ou dificuldade de manter o movimento uma vez que foi iniciado.

Bruxismo *(Capítulo 8)*. Ranger dos dentes.

C

Cabeça do fêmur *(Capítulo 9)*. Um grande e redondo aspecto proximal do fêmur; articula-se no acetábulo como um parceiro de articulação na articulação do quadril.

Cabeça do rádio *(Capítulo 6)*. A proeminência superior do rádio.

Cadeia cinemática *(Capítulo 1)*. Combinação de diversas articulações unindo segmentos sucessivos, posteriormente explicada como cadeia cinemática aberta (segmento distal livre) ou fechada (segmento distal fixo).

Cadeia cinemática aberta (CCA) *(Capítulos 1, 4)*. Movimento que ocorre durante a ausência da sustentação do peso corporal quando a parte distal do segmento está livre para mover-se e cada parte do segmento pode mover-se independentemente das outras. Esses movimentos são usados para a produção de velocidade em vez de força. Também chamado de movimento em cadeia aberta.

Cadência *(Capítulo 12)*. Uma característica temporal da marcha que é definida conforme o número de passos completos por unidade de tempo tais como passos por minuto.

Caminhada *(Capítulo 12)*. Forma particular da marcha; o padrão de locomoção mais comum dos seres humanos.

Capítulo *(Capítulo 6)*. A proeminência óssea distal do úmero que se articula com o rádio profundo na articulação do cotovelo.

Características espaciais *(Capítulo 12)*. Variáveis que são definidas em relação ao comprimento, à largura e à profundidade. Elas identificam características que incluem o espaço. Na marcha, incluem itens como largura do passo e comprimento do passo e da passada.

Características temporais *(Capítulo 12)*. Variáveis que são definidas de acordo com o tempo; exemplos incluem velocidade, aceleração, potência e cadência.

Catalisador *(Capítulo 3)*. Substância que atua para acelerar uma reação química, mas não é permanentemente modificada pela reação química.

Centro de gravidade (CG) *(Capítulos 1, 2)*. Centro ao redor do qual a massa está centralizada. Identifica o ponto em que a gravidade exerce sua influência sobre o centro de massa de um objeto ou corpo.

Centro de massa (CM) *(Capítulo 2)*. O ponto em torno do qual a massa de um objeto ou corpo é igualmente distribuída. O centro de gravidade para o corpo humano, localizado anterior à segunda vértebra sacral em humanos. Ver centro de gravidade.

Centro de pressão (CP) *(Capítulo 12)*. O local do ponto de aplicação da força de reação ao solo resultante no pé.

Centro instantâneo de rotação (CIR) *(Capítulo 10)*. O eixo de rotação teórico de uma articulação que muda quando a superfície da articulação rola e desliza. Devido ao mecanismo da articulação, o centro de rotação, ou seu eixo, muda quando a articulação é modificada por sua amplitude de movimento.

Choque cerebral *(Capítulo 3)*. Tempo de depressão profunda da função motora em que todos os músculos dos segmentos afetados do corpo estão envolvidos, usado para descrever o estado flácido temporário nos músculos da pessoa após uma lesão cerebral quando o sistema nervoso está em estado de choque após uma lesão de início agudo.

Choque espinal *(Capítulo 3)*. Tipo de depressão profunda da função motora em que todos os músculos dos segmentos do corpo afetado são envolvidos; usado para descrever o estado flácido temporário na pessoa com lesão da medula espinal quando o sistema nervoso está em um estado de choque após uma lesão ou choque grave.

Ciclo alongamento-encurtamento *(Capítulo 4)*. Um tipo de atividade que usa uma atividade excêntrica rápida de um músculo seguido rapidamente por uma repentina atividade concêntrica de força do mesmo músculo. Também é mais comumente chamado de pliometria (ou exercícios pliométricos) e é usado em muitas atividades desportivas.

Ciclo da marcha *(Capítulo 12)*. Principal unidade da marcha humana, descrita através do estudo de eventos associados quando o pé entra em contato com o solo, balança no ar e então entra em contato com o solo novamente. O momento em que um pé contata o solo até o próximo momento em que entra em contato novamente.

Ciclo de Krebs *(Capítulo 3)*. Ou ciclo de ácido tricarboxílico, é o processo pelo qual as reservas de energia química para a contração muscular são restabelecidas pelo metabolismo oxidante ou pelas gorduras, pelos carboidratos e pelas proteínas nas mitocôndrias das fibras musculares. Enzimas dividem as grandes moléculas em unidades menores que podem ser oxidadas em uma série de reações químicas produzindo produtos finais de reação de dióxido de carbono, água e ATP, que são usados para restabelecer e manter os estoques de energia ou são liberados na respiração.

Cifose *(Capítulo 8)*. Uma curvatura convexa posterior exagerada da coluna vertebral.

Cinemática *(Capítulo 1)*. Descrever e medir o movimento humano focando no tipo, na direção e na quantidade de movimento sem relação com as forças que podem produzi-lo; posteriormente subdividida em osteocinemática e artrocinemática.

Cinestesia *(Capítulo 3)*. Consciência do movimento articular dinâmico.

Cinética *(Capítulo 1)*. Ciência que lida com as forças que produzem, interrompem ou modificam o movimento dos corpos como um todo ou em segmentos individuais do corpo. O estudo das forças que atuam sobre o corpo.

Cíngulo do membro superior *(Capítulo 5)*. Combinação da escápula, da clavícula e do manúbrio, junto com os componentes direto e esquerdo que formam uma cinta em torno do tórax superior.

Circundução *(Capítulos 1, 7)*. Movimento realizado durante o qual o segmento em movimento move-se em um trajeto similar à superfície de um cone e a ponta do segmento traça um trajeto circular; ocorre normalmente em articulações triaxiais.

Clônus *(Capítulo 3)*. Alterações espasmódicas de contrações musculares entre grupos musculares antagonistas, causadas por reflexos hiperativos; um sintoma de disfunção do sistema nervoso central.

Coativação *(Capítulo 6)*. Padrão de recrutamento muscular em que o agonista e o antagonista são ativados, geralmente visto em movimentos novos ou sem prática.

Colo do fêmur *(Capítulo 9)*. Área estreita inferior à cabeça do fêmur, conectando-se ao corpo femoral.

Colo do rádio *(Capítulo 6)*. Área mais estreita inferior à cabeça do rádio.

Complexo do ombro *(Capítulo 5)*. Ver cíngulo do membro superior.

Complexo do tornozelo *(Capítulo 11)*. A articulação talocrural e as articulações subtalares do tornozelo e do pé são frequentemente chamadas de complexo do tornozelo. Juntas, elas trabalham para fornecer mobilidade e adaptabilidade ao pé e ao tornozelo, principalmente durante atividades em cadeia fechada.

Componente elástico em série *(Capítulo 4)*. O termo dado aos tendões de um músculo devido ao alinhamento tendão--músculo-tendão. A transmissão de força é fornecida em séries de músculo para o tendão e para o osso.

Componente elástico paralelo *(Capítulo 4)*. Os tecidos conjuntivos que envolvem ou encontram-se paralelos ao músculo.

Componente elástico passivo *(Capítulo 4)*. A fáscia, ou tecido conjuntivo, que envolve o músculo, desde todo o músculo até o menor componente muscular. Quando um músculo é estirado, o componente elástico da fáscia do músculo fornece força muscular adicional quando o músculo se contrai.

Composição de forças *(Capítulo 2)*. Soma de todas as forças que atuam sobre um corpo ou segmento.

Comprimento da passada *(Capítulo 12)*. A distância entre o contato inicial de um pé ao contato inicial do mesmo pé novamente; equivalente a um ciclo da marcha.

Comprimento do passo *(Capítulo 12)*. A distância entre o contato inicial de um pé até o contato inicial do pé oposto.

Côndilo *(Capítulo 6)*. Saliências arredondadas de ossos longos, como o fêmur e o úmero.

Côndilo femoral lateral *(Capítulo 10)*. Uma grande extremidade distal do fêmur de formato redondo, formando parte da conexão femoral na articulação do joelho.

Côndilo femoral medial *(Capítulo 10)*. Uma grande extremidade distal do fêmur em formato redondo, formando parte da conexão femoral na articulação do joelho.

Contato inicial *(Capítulo 12)*. A primeira subfase da fase de apoio da marcha durante a caminhada. Durante a corrida, o contato inicial não é o toque do calcanhar, já que a maioria dos corredores não realiza o primeiro contato com o solo com o calcanhar. O contato inicial ocorre quando o pé realiza contato com o solo. Também chamado de toque do calcanhar.

Contranutação *(Capítulo 8)*. Movimento do sacro pelo qual o promontório sacral move-se superior e posteriormente enquanto o sacro distal e o cóccix movem-se anteriormente. Durante a contranutação, as cristas ilíacas separam-se e as túberes isquiáticos aproximam-se.

Controle motor *(Capítulo 3)*. Um campo de estudo direcionado ao estudo do movimento como resultado de um complexo conjunto de processos neurológicos, físicos e comportamentais. Controle motor é a habilidade do indivíduo de manter e mudar a postura e o movimento com base na interação entre o indivíduo, a tarefa e o ambiente.

Corda oblíqua *(Capítulo 6)*. Uma faixa de fáscia plana no antebraço ventral que passa da incisura radial da ulna até a tuberosidade do rádio; reforça e estabiliza a articulação radiulnar proximal.

Corpo do fêmur *(Capítulo 9)*. Corpo ósseo do osso femoral.

Corrida *(Capítulo 12)*. Marcha em que a fase de balanço é mais longa do que a fase de apoio e há dois períodos dentro do ciclo de uma marcha, quando nenhum dos membros inferiores está em contato com o solo.

Coxa valga *(Capítulo 9)*. Aumento constante no ângulo cervicodiafisário em que o ângulo de inclinação é maior que 130°, resultando em diversas consequências funcionais: o membro parecerá ser mais longo em uma posição aduzida durante a sustentação do peso corporal, resultando em um aumento funcional do comprimento do membro.

Coxa vara *(Capítulo 9)*. Condição em que o ângulo cervicodiafisário femoral é menor que o normal de 125° (aproximando-se de 90°), resultando em diversas consequências funcionais: uma redução funcional no comprimento da perna; o membro parece assumir uma posição mais abduzida com uma base de sustentação ampla.

Crista ilíaca *(Capítulo 9)*. Borda óssea superior do ílio da pelve proeminente e facilmente palpável, uma no lado direito e outra no lado esquerdo.

Crista supracondilar lateral *(Capítulo 6)*. Crista óssea superior ao epicôndilo lateral do úmero; um local de inserção para o músculo braquiorradial.

Crista troclear *(Capítulo 6)*. Crista que passa entre a tróclea. É observada quando um osso como o úmero articula-se com mais do que um osso – o rádio e a ulna – na sua articulação distal.

Curva cifótica *(Capítulo 12)*. Considerada funcionalmente como a principal curvatura da coluna vertebral porque é a primeira curva demonstrada da coluna.

Curva lordótica *(Capítulo 12)*. Ocorre primeiro na região cervical da coluna quando o bebê desenvolve o controle da cabeça em posição de decúbito ventral e então na região lombar quando a criança é capaz de sentar-se e ficar em pé. As curvas que se desenvolvem quando a criança passa a rolar e sentar são chamadas curvas secundárias.

Curva tensão-deformação *(Capítulo 4)*. A relação entre a habilidade da estrutura de absorver as forças aplicadas a ela. Cada estrutura possui sua qualidade de estiramento único para deformar-se quando um estresse é aplicado de forma progressiva a ela e cada estrutura também possui seu ponto de fratura em que não é mais tolerado o estresse. Também chamado de princípio de tensão-deformação.

Curvilíneo *(Capítulo 1)*. Subconjunto de movimento linear pelo qual o movimento cursa um trajeto curvado como o que ocorre ao jogar uma bola para um amigo.

D

Dembulação *(Capítulo 12)*. Definida como um tipo de locomoção, porém é mais usada no meio clínico para descrever se alguém pode ou não mover-se, caminhar livremente ou com a ajuda de aparelhos.

Debilidade muscular *(Capítulo 3)*. Incapacidade de gerar níveis normais de força muscular.

Deficiências *(Capítulo 3)*. Consequências típicas de doenças ou processos patológicos indicados por sinais e sintomas.

Deformação de Gunstock (varo cubital) *(Capítulo 6)*. Ângulo de transporte de menos que o normal de 5° a 15° de angulação em valgo.

Depressão *(Capítulo 5)*. Movimento escapular em que a escápula desliza para baixo sobre o tórax em relação à sua posição de repouso.

Desaceleração *(Capítulo 2)*. Índice de redução de velocidade.

Deslizamento *(Capítulo 1)*. Tipo translacional ou linear de movimento articular básico em que um ponto de referência contata novos pontos ao longo da superfície adjacente e o movimento de uma superfície articular é paralela ao plano da superfície articular adjunta, como quando um patinador "desliza" sobre o gelo.

Deslocamento *(Capítulo 2)*. Quando o movimento de um corpo ou do segmento de um corpo ocorre com a aplicação de uma força.

Despolarização *(Capítulo 3)*. Troca rápida de íons positivos e negativos através da membrana celular muscular ou nervosa para uma carga mais positiva.

Desvio radial *(Capítulos 1, 7)*. Ver abdução radial.

Desvio ulnar *(Capítulos 1, 7)*. Ver abdução ulnar.

Diagrama livre do corpo *(Capítulo 2)*. Desenhos simplificados do corpo com os vetores de força atuando sobre o corpo ou um segmento.

Diagrama no espaço *(Capítulo 2)*. Ver diagrama livre do corpo.

Diartrose *(Capítulo 1)*. Articulações cujo principal objetivo é fornecer mobilidade; estruturalmente marcadas pela presença de uma cápsula articular sinovial; posteriormente subdivididas em articulações uniaxiais, biaxiais e triaxiais.

Disco intervertebral *(Capítulo 8)*. Estrutura fibrocartilaginosa contendo uma seção externa anelar fibrosa e um núcleo pulposo gelatinoso. Com exceção da primeira e da segunda vértebras cervicais e do sacrocóccix, um disco intervertebral posiciona-se entre cada vértebra da coluna vertebral. Eles permitem movimento e transferem peso entre as vértebras.

Dismetria *(Capítulo 3)*. Incapacidade de determinar a distância do alcance ou da passada; sintoma clínico comum de dano no cerebelo.

Distensão *(Capítulo 4)*. A habilidade do corpo, do segmento ou do músculo de suportar um estresse que é aplicado a ele. A quantidade de deformação que ele é capaz de tolerar antes de ceder ao estresse.

Distonia *(Capítulo 3)*. Síndrome dominada por contrações musculares sustentadas e tônus muscular em disfunção, frequentemente causando posturas anormais, movimentos de contorção e posturas anormais repetidas, geralmente associadas a um distúrbio dos gânglios da base.

Dor muscular tardia (DMT) *(Capítulo 4)*. Dor que se desenvolve em músculos aproximadamente 24 horas após o exercício, especialmente atividades excêntricas.

Duração do passo *(Capítulo 12)*. Característica temporal da marcha definida de acordo com a quantidade de tempo que o pé está em contato com o solo.

E

Eixo *(Capítulos 1, 2)* O ponto ao redor do qual a rotação ocorre.

Eixo de rotação *(Capítulos 1, 2)*. Ponto de apoio para o movimento angular na articulação, localizado na ou perto da superfície da articulação.

Eixo triplanar *(Capítulo 11)*. Eixo articular que não é perpendicular aos planos cardinais, mas intersecciona todos os três planos.

Elasticidade *(Capítulo 4)*. A habilidade do tecido de ceder a uma força de alongamento e então retornar ao seu comprimento normal quando a força é liberada.

Eletromiografia (EMG) *(Capítulo 8)*. Usada como ferramenta para diagnóstico na medicina ou de investigação em pesquisas. Detecta atividade elétrica dos músculos e nervos. Os três tipos de eletrodos usados para realizar a EMG incluem os de superfície, fio e agulha. Os eletrodos de agulha são usados em técnicas de diagnóstico, enquanto os de superfície e fio são mais frequentemente usados em investigações de pesquisa para identificar a atividade muscular.

Elevação *(Capítulo 5)*. A escápula desliza para cima, sobre o tórax, em relação à sua posição de repouso.

Elevação da escápula *(Capítulo 5)*. Elevação dos ombros no plano escapular. Esse termo foi primeiramente utilizado pelo Dr. J. Perry e tornou-se um termo aceito universalmente para esse movimento.

Endomísio *(Capítulo 4)*. Camada fascial que envolve as fibras musculares individuais.

Engatinhar *(Capítulo 13)*. Avanço na posição de decúbito ventral em que a barriga fica em contato com a superfície de sustentação e as extremidades são usadas de forma recíproca para impulsionar o corpo para a frente e para trás.

Epicôndilo *(Capítulos 6, 10)*. Proeminência ou eminência superior a um côndilo. Os mais observados estão sobre o úmero distal e o fêmur distal. Servem como locais para inserções dos músculos e ligamentos.

Epicôndilo medial *(Capítulos 6, 10)*. Proeminência óssea superior a um côndilo medial que serve como local de inserção para tendões e ligamentos; por exemplo, há epicôndilos mediais no cotovelo e no joelho.

Epicôndilos femorais mediais *(Capítulo 10)*. Aspecto superior palpável do côndilo femoral medial.

Epicôndilos laterais *(Capítulos 6, 10)*. Uma proeminência óssea que é superior a um côndilo lateral e serve como local de inserção para tendões e ligamentos; por exemplo, há epicôndilos laterais no cotovelo e no joelho.

Epimísio *(Capítulo 4)*. Camada fascial que envolve todo o músculo.

Epônimo *(Capítulo 11)*. Algo nomeado a partir do nome de um indivíduo, real ou fictício.

Equilíbrio *(Capítulo 2)*. Quando um sistema está estabilizado, ele está em equilíbrio. Uma direção de forças igual à direção oposta de forças.

Equilíbrio estável *(Capítulo 2)*. Quando o centro da gravidade de um corpo é levemente perturbado e o corpo tende a retornar o centro da gravidade para sua posição anterior.

Equilíbrio instável *(Capítulo 2)*. O centro da gravidade de um corpo é perturbado e o corpo não retorna o centro da gravidade para sua posição anterior e cai.

Equilíbrio neutro *(Capítulo 2)*. Quando o centro da gravidade é deslocado, ele permanece no mesmo nível; p. ex., não cai nem retorna à posição anterior.

Equivalente metabólico (MET) *(Capítulo 3)*. São as exigências de energia de atividades calculadas com base no consumo do oxigênio restante de um indivíduo. 1 MET = 3,5 ml de oxigênio/kg do peso do corpo/min.

Escoliose *(Capítulo 8)*. Desvio postural em que há uma curvatura lateral da coluna vertebral.

Espasticidade *(Capítulo 3)*. Condição de tônus muscular acentuado que produz contrações involuntárias e rápidas, relaxamentos e uma resposta de hiper-reflexo associada. Ver hipertonia.

Espinha ilíaca anteroinferior (EIAI) *(Capítulo 9)*. É um ponto de referência não facilmente palpável localizado inferior à espinha ilíaca anterossuperior sobre o aspecto anterior do ílio da pelve.

Espinha ilíaca anterossuperior *(Capítulo 9)*. Proeminência facilmente palpável situada no aspecto mais anterior e superior da crista do ílio da pelve.

Espinha ilíaca posteroinferior *(Capítulo 9)*. Ponto de referência não facilmente palpável, localizada inferior à espinha ilíaca posterossiperior no aspecto posterior do ílio da pelve.

Espinha ilíaca posterossuperior *(Capítulo 9)*. Proeminência na região mais posterior e superior da crista do ílio da pelve.

Espondilolistese *(Capítulo 8)*. Condição patológica geralmente vista na região lombar da coluna em que o corpo vertebral de um segmento desliza para frete de um abaixo dele.

Esqueleto axial *(Capítulo 8)*. A parte do esqueleto ósseo que comprime a coluna vertebral, o crânio e as costelas.

Estratégia de alcance *(Capítulo 12)*. Ver estratégia de passada ou alcance.

Estratégia do quadril *(Capítulo 12)*. Controle da postura derivado de movimentos de ajuste produzidos no quadril, na pelve e no tronco.

Estratégia do tornozelo *(Capítulo 12)*. Controle da postura que inicia a partir dos tornozelos e dos pés.

Estratégias de passada ou alcance *(Capítulo 12)*. O uso de passos, saltos ou alcances para manter o centro de massa dentro da base de sustentação. Essa estratégia geralmente é usada durante mudanças rápidas da linha da gravidade e requer um ajuste da posição do CM.

Estrato fibroso *(Capítulo 1)*. Camada externa espessa da cápsula articular formada de tecido fibroso irregular denso, carregado de receptores articulares.

Estrato sinovial *(Capítulo 1)*. Camada altamente vascular interna da cápsula articular; produz e elimina o fluido sinovial.

Estresse *(Capítulo 4)*. Sobrecarga ou força aplicada a um corpo, segmento ou músculo.

Eversão *(Capítulos 1, 11)*. Movimento do plano transverso na articulação subtalar de virar o pé para fora.

Excitável *(Capítulo 3)*. Membrana ou célula que responde quando um estímulo suficiente é aplicado a ela.

Excursão funcional (de um músculo) *(Capítulo 4)*. A distância que um músculo é capaz de encurtar-se após ter sido alongado desde que a articulação sobre a qual ele passa permita isso.

Extensão *(Capítulo 1)*. Movimento de endireitamento em uma articulação em que um parceiro ósseo distancia-se do outro e há um aumento no ângulo articular; ocorre no plano sagital.

Extensão do repouso *(Capítulo 4)*. A extensão do repouso de um músculo é o ponto em que há mais pontes cruzadas de actina e miosina.

Extensibilidade *(Capítulo 4)*. A habilidade de estirar, alongar ou expandir.

F

Fadiga *(Capítulo 3)*. Falha em manter a força exigida ou esperada da contração muscular, devido a qualquer um dos diversos mecanismos fisiológicos.

Fadiga da estrutura *(Capítulo 4)*. Fadiga de uma estrutura que ocorre com a aplicação de estresses repetidos de forma que o acúmulo de estresses causa falha da estrutura.

Fáscia *(Capítulo 4)*. Tecido conjuntivo, composto principalmente de colágeno, que envolve o tecido. É uma camada fibrosa que separa as células musculares, os fascículos e as camadas.

Fascículo *(Capítulo 3)*. Termo usado para descrever a organização de fibras musculares esqueléticas em feixes, cada um chamado de fascículo. (Capítulo 4) Feixe de fibras musculares ou um feixe de fibras nervosas. Se for um feixe muscular, é envolvido por perimísio. Se for um feixe nervoso, é envolvido por perineuro.

Fase de apoio *(Capítulo 12)*. O período do ciclo da marcha quando o pé está em contato com o solo.

Fase de balanço *(Capítulo 12)*. O período do ciclo da marcha em que o pé não está em contato com o solo.

Fase de flutuação *(Capítulo 12)*. Durante a corrida, no início do balanço inicial e novamente no final do balanço terminal, quando nenhum dos membros está em contato com o solo; isso fornece mais tempo durante o balanço e menos tempo durante o apoio. Também chamada flutuação dupla.

Fase de flutuação dupla *(Capítulo 12)*. A parte do ciclo da marcha durante a corrida quando nenhum membro inferior está em contato com o solo. Há duas fases de flutuação dupla, uma no início do balanço inicial e outra no final do balanço terminal. Também chamada de fase de flutuação.

Fásico *(Capítulo 3)*. Descrição qualitativa dada a um receptor ou a um músculo referindo-se ao tipo de atividade que ele gera; nesse caso, representando um estágio ou fase diferente.

Fadiga da estrutura *(Capítulo 4)*. Fadiga de uma estrutura que ocorre com a aplicação de estresses repetidos de forma que o acúmulo de estresses causa falha da estrutura.

Fator de alavancagem *(Capítulo 2)*. Conceito sobre a produção de força muscular que afirma que quanto maior é a distância perpendicular entre a linha de ação do músculo e o centro da articulação (distância do braço do momento), maior é o componente rotacional produzido pelo músculo naquela articulação.

Fibra do tipo I *(Capítulo 3)*. Também chamada de contração lenta ou oxidação lenta; contém grande número de mitocôndrias e alta concentração de mioglobina, usa enzimas oxidantes e metabolismo aeróbico e é resistente à fadiga.

Fibra do tipo II *(Capítulo 3)*. Também chamada de contração rápida ou glicolítica rápida; contém poucas mitocôndrias e pouca mioglobina, usa enzimas glicolíticas e metabolismos anaeróbicos e chega à fadiga rapidamente.

Fibras de contração lenta *(Capítulo 3)*. Fibras musculares do tipo I ou tônicas; usam um processo metabólico oxidante lento e são resistentes à fadiga.

Fibras de contração rápida *(Capítulo 3)*. Fibra muscular do tipo II ou fásica; utiliza um processo metabólico glicolítico rápido e chega à fadiga facilmente.

Fibras musculares *(Capítulo 3)*. Tecido contrátil formado por grupos de miofibrilas.

Fibras musculares extrafusais *(Capítulo 3)*. Fibras musculares esqueléticas.

Fibras musculares intrafusais *(Capítulo 3)*. Elementos contráteis (dois tipos – fibras de saco nuclear e de cadeia nuclear) dentro do receptor sensorial do fuso muscular, inervados pelos neurônios motores gama (γ).

Fibrocartilagem triangular (FCT) *(Capítulo 7)*. Nome dado ao disco articular na articulação radiulnar distal ou inferior, nomeada dessa forma devido ao seu formato.

Flácido *(Capítulo 3)*. Perda completa do tônus muscular com uma ausência dos reflexos dos tendões profundos. Pode ocorrer após uma lesão do neurônio motor ou em estágio avançado de uma lesão do neurônio motor superior.

Flexão *(Capítulo 1)*. Movimento de inclinação em uma articulação em que um parceiro ósseo move-se em direção ao outro e há uma redução no ângulo articular; ocorre no plano sagital.

Flexão dorsal *(Capítulos 1, 11)*. Movimento de flexão do dorso do pé próximo ao plano sagital em direção ao aspecto anterior da tíbia.

Flexão lateral *(Capítulo 1)*. Movimento de inclinação lateral do pescoço e do tronco no plano frontal.

Flexão plantar *(Capítulos 1, 11)*. Movimento do tornozelo próximo do plano sagital em que o dorso do pé distancia-se da região anterior da perna.

Fluido sinovial *(Capítulo 1)*. Fluido pálido e viscoso secretado pela cápsula no espaço articular, constantemente nutrindo e lubrificando as superfícies articulares.

Forame de Weitbrecht *(Capítulo 5)*. Área entre os ligamentos glenoumerais anteriores médio e superior que é um local comum de luxações da articulação glenoumeral anterior devido à debilidade da cápsula na região.

Forame obturado *(Capítulo 9)*. Abertura no osso pélvico através da qual diversos vasos e nervos passam em direção ao membro inferior.

Força *(Capítulo 2)*. Retração ou tração que causa deslocamento. A fórmula matemática para a força é F = m x a, em que F é a quantidade de força gerada, m é a massa do objeto e a é a aceleração do objeto. *(Capítulo 4)* A habilidade de um músculo de desenvolver ou produzir força ou gerar tensão ativa.

Força de reação articular *(Capítulo 2)*. A quantidade de força comprimindo ou desviando as superfícies articulares quando forças como a força muscular e a gravidade são aplicadas a um segmento do corpo. Também chamada de força articular.

Força de reação do solo (FRS) *(Capítulo 12)*. Força resultante formada por forças de reação atuando sobre o pé que ocorrem em três direções diferentes – vertical, anteroposterior e mediolateral.

Fossa coronóidea *(Capítulo 6)*. Uma cavidade no aspecto anterior do úmero distal; recebe o processo coronoide da ulna quando o cotovelo está em flexão total.

Fossa do acetábulo *(Capítulo 9)*. Área central do acetábulo, desprovida de cartilagem hialina, que abriga a camada de gordura fibroelástica e o ligamento redondo.

Fossa do olécrano *(Capítulo 6)*. Cavidade óssea profunda no aspecto posterior do úmero distal, fornecendo uma superfície articular estável para a ulna superior.

Fossa ilíaca *(Capítulo 9)*. Grande cavidade côncava na superfície interna do ílio, na qual se insere uma parte do grande músculo iliopsoas.

Fossa intercondilar *(Capítulo 10)*. A separação do fêmur distal entre os côndilos medial e lateral que fica evidente no aspecto mais distal do osso e posteriormente. Esta é a fossa através da qual os ligamentos cruzados atravessam entre a tíbia e o fêmur.

Fossa poplítea *(Capítulo 10)*. Região posterior do joelho posterior. A fossa contém a artéria poplítea, veia e nervo.

Fossa radial *(Capítulo 6)*. Cavidade no úmero distal anterior superior ao capítulo; recebe a cabeça do rádio durante a flexão total do cotovelo.

Fóvea *(Capítulos 6, 7)*. Depressão côncava na base do processo estiloide ulnar que fornece inserção para o disco fibrocartilaginoso do punho. Há também uma fóvea articular côncava que serve como superfície articular sobre a cabeça do rádio.

Fóvea radial *(Capítulo 6)*. Concavidade profunda acima da cabeça do rádio; articula-se com o capítulo umeral.

Fratura por estresse *(Capítulo 4)*. Aplicação de uma força repetitiva sobre um osso que causa a ruptura desse osso; aplicação do princípio estiramento-estresse ao osso.

Fricção *(Capítulo 2)*. A resistência ao movimento entre duas superfícies ou objetos em contato um com o outro, normalmente em uma direção horizontal.

Fuso muscular *(Capítulo 3)*. Tipo único de proprioceptor, localizado entre as fibras do músculo esquelético, que possui propriedades sensoriais e motoras. Detecta mudança no comprimento muscular (estiramento) e o nível da mudança, além de ter parte no estabelecimento do tônus muscular de repouso.

G

Gânglios *(Capítulo 3)*. Agregações de neurônios funcional e anatomicamente relacionados no sistema nervoso central; também chamados de núcleos.

Geno valgo *(Capítulo 10)*. Quando o joelho possui um ângulo Q e ângulos mediais excessivos. Também chamado de joelho em X.

Geno varo *(Capítulo 10)*. Ou pernas arqueadas, quando o joelho possui um ângulo Q reduzido ou o joelho é lateralmente convexo.

Geradores de padrão central *(Capítulo 3)*. Padrões complexos de ativação muscular que produzem movimento proposital por meio de conexão neural no nível da coluna.

Gínglimo *(Capítulo 1)*. Tipo de articulação uniaxial; por exemplo, a articulação umeroulnar.

Glicólise *(Capítulo 3)*. Colapso do glicogênio dos reservatórios em músculos e no fígado com o objetivo de fornecer energia.

Goniometria *(Capítulo 1)*. Aplicação do sistema coordenado a uma articulação para medir os graus de movimento presentes em cada plano da articulação.

Goniômetro *(Capítulo 1)*. Instrumento de medida que parece um transferidor com dois braços presos a um fulcro. É posicionado paralelo aos dois segmentos do corpo a serem medidos: o eixo da articulação e o eixo (fulcro) do goniômetro sobrepostos de forma que o ângulo na articulação possa ser medido e registrado.

Graus de liberdade *(Capítulos 2, 3)*. O número de planos através do qual uma articulação é capaz de mover-se. Para cada grau de liberdade, há um eixo de movimento. Em termos cinesiológicos, o número de movimentos planares independentes permitidos em uma articulação funcionalmente transforma-se em quantas opções de movimento existem naquela articulação ou naquele segmento do corpo.

H

Hálux valgo *(Capítulo 11)*. Desvio lateral da primeira articulação metatarsofalângica fazendo com que o dedo fique em um ângulo em direção aos outros dedos. Geralmente, é resultado de uma pronação excessiva.

Heterarquia *(Capítulo 3)*. Quando os sistemas de contribuição não estão dispostos de forma hierárquica; em vez disso, todos os sistemas de contribuição trabalham paralelos um ao outro.

Hierarquia *(Capítulo 3)*. Quando os sistemas contribuintes estão dispostos de forma linear, em que um é mais importante do que o outro e o de nível mais baixo é supervisionado pelo de nível acima.

Hiper-reflexia *(Capítulo 3)*. Reflexos exagerados; sinal de uma condição patológica.

Hipermóvel *(Capítulo 1)*. Mais movimento articular do que o esperado ou normal.

Hiperpolarização *(Capítulo 3)*. Potencial negativo acentuado (mais negativo do que o potencial de repouso) da membrana celular.

Hipertonia *(Capítulo 3)*. Disfunção motora caracterizada por um aumento dependente de velocidade no reflexo com solavancos do tendão resultantes de hiperexcitabilidade. Comum em lesões do neurônio motor superior.

Hipertrofia *(Capítulo 4)*. Aumento no tamanho de uma célula do músculo e na circunferência muscular total que acompanha ganhos na força muscular.

Hipocinesia *(Capítulo 3)*. Atividade reduzida, geralmente percebida em adultos idosos.

Hipomóvel *(Capítulo 1)*. Menos movimento articular do que o esperado ou normal.

Hiporreflexia *(Capítulo 3)*. Reflexos reduzidos; um sinal de uma condição patológica.

Hipotonia *(Capítulo 3)*. Uma redução da rigidez muscular caracterizada por tônus muscular baixo, debilidade e uma habilidade reduzida para sustentar a ativação muscular.

I

Ílio *(Capítulo 9)*. O mais anterior e superior dos três ossos pélvicos; o osso que você sente quando você "coloca as mãos sobre os quadris".

In vivo *(Capítulo 4)*. Refere-se ao corpo vivo. Geralmente, é comparado com *in vitro*, que é um ambiente experimental em que, por exemplo, uma fibra muscular, um osso, ou outro tecido pode ser isolado e investigado em um laboratório sem relação com seu ambiente normal.

Incisura isquiática maior *(Capítulo 9)*. Abertura no osso pélvico através da qual o nervo isquiático e o músculo piriforme passam.

Incisura radial *(Capítulo 6)*. Ponto de referência ósseo côncava na ulna lateral proximal, articulação entre a ulna e o rádio na articulação radiulnar proximal.

Incisura semilunar *(Capítulo 6)*. Também chamada de incisura troclear. Superfície côncava, em formato de meia lua, na ulna proximal que articula-se com a tróclea do úmero na articulação do cotovelo.

Incisura sigmoide *(Capítulo 7)*. Ver incisura ulnar.

Incisura troclear *(Capítulo 6)*. Superfície côncava que relaciona-se com uma incisura troclear. Um exemplo é a incisura semilunar da ulna proximal articulando-se com a tróclea do úmero na articulação do cotovelo.

Incisura ulnar *(Capítulo 7)*. A incisura ulnar distal no rádio que serve como superfície articular para a articulação radiulnar distal. Também chamada incisura sigmoide.

Inclinação anterior *(Capítulo 5)*. Rotação da escápula em torno de um eixo mediolateral de forma que o aspecto superior da escápula gira para a frente e anteriormente. O movimento ocorre quando a articulação glenoumeral está hiperestendida.

Inclinação lateral *(Capítulo 5)*. Ou rotação lateral da escápula, é a rotação da escápula em torno de um eixo vertical para distanciar a cavidade glenoidal do corpo. Esse movimento ocorre na articulação AC.

Inclinação medial *(Capítulo 5)*. Rotação da escápula em torno de um eixo vertical para girar a cavidade glenoidal em direção à linha mediana do corpo. Também chamada rotação medial da escápula. Esse movimento ocorre na articulação AC.

Inclinação pélvica *(Capítulo 8)*. Alinhamento da pelve quando a espinha ilíaca anterossuperior e a sínfise púbica não se alinham na mesma linha vertical. Há uma inclinação pélvica acentuada ou à frente, quando as espinhas ilíacas anterossuperiores estão à frente da sínfise púbica e uma inclinação pélvica posterior, ou para trás, quando as espinhas ilíacas anterossuperiores estão atrás da sínfise púbica. Em uma inclinação pélvica anterior, a flexão do quadril aumenta; na inclinação pélvica posterior, a flexão do quadril diminui.

Inclinação posterior *(Capítulo 5)*. Rotação da escápula em torno de um eixo mediolateral de forma que a escápula superior gira para trás ou posteriormente. O movimento ocorre quando a escápula retorna à posição de repouso a partir de uma posição inclinada anteriormente.

Inércia *(Capítulo 2)*. Resistência de um corpo para mudar seu estado atual, seja parado ou em um movimento uniforme. A primeira lei do movimento de Newton aborda este conceito.

Inervação recíproca *(Capítulo 3)*. Mecanismo da coluna vertebral em que os músculos antagonistas relaxam quando os músculos agonistas são ativados; permite fluidez do movimento humano.

Inibição autogênica *(Capítulo 3)*. Mecanismo de inibição não recíproca mediada pelo OTD pelo qual a ativação do OTD pela tensão musculotendinosa suficiente causará a inibição do músculo agonista e a excitação do músculo antagonista (oposto).

Inserção distal *(Capítulo 4)*. O ponto em que um músculo insere-se em um osso. A inserção distal é chamada de inserção por ser uma oposição à sua origem. Este local é mais distal do corpo do que a outra extremidade do local de inserção muscular.

Inserção proximal *(Capítulo 4)*. O local em que uma extremidade de um músculo insere-se no osso. O local da inserção proximal é o local mais próximo do centro do corpo. Anteriormente, era conhecido como a origem do músculo.

Insuficiência ativa *(Capítulo 4)*. Quando um músculo que cruza mais de uma articulação está em sua posição mais curta, mas a articulação ainda possui mais movimento disponível. Os locais de sobreposição de actina e miosina do músculo são esgotados, mas a articulação ainda não atingiu o final de seu movimento. Isso ocorre em músculos que cruzam mais de uma articulação; por exemplo, os isquiotibiais são usados para estender completamente o quadril, mas são incapazes de flexionar completamente o joelho simultaneamente.

Insuficiência passiva *(Capítulo 4)*. Quando músculos tornam-se alongados sobre duas ou mais articulações simultaneamente, eles alcançam um comprimento que não permite movimento adicional do músculo oposto. Isso geralmente ocorre em músculos que cruzam mais de uma articulação e é o resultado do músculo sendo estirado o máximo possível, mas insuficientemente para permitir movimento completo de cada articulação que ele cruza; p. ex., os isquiotibiais são estirados na extensão completa do joelho, mas o quadril é incapaz de flexionar completamente, pois os isquiotibiais não possuem mais habilidade para alongar.

Interação articular *(Capítulo 1)*. Quantidade de movimento articular adicional capaz de ser diferenciado pelo examinador; ocorre apenas em resposta a força externa. Essas translações passivas leves que ocorrem na maioria das articulações são descritas através da definição da translação: anteroposterior, mediolateral e superoinferior.

Interneurônios *(Capítulo 3)*. Neurônios no corno ventral e nas áreas intermediárias da medula espinal que estão essencialmente envolvidos na transmissão e na regulagem do movimento através de sua ação sobre os neurônios motores alfa e gama.

Inversão *(Capítulos 1, 11)*. Movimento do plano transverso na articulação subtalar de girar o pé para dentro.

Irritável *(Capítulo 3)*. Capaz de responder a um estímulo.

J

Junção mioneural *(Capítulo 3)*. Junção sináptica entre nervo e músculo na placa motora terminal.

L

Lâmina *(Capítulo 8)*. A parte de uma vértebra que é parte do arco neural e encontra-se entre o processo transverso da vértebra e o processo espinhoso. Esta seção da vértebra geralmente é removida em uma laminectomia.

Largura do passo *(Capítulo 12)*. A distância horizontal entre os dois pés medidos a partir do ponto médio de um calcanhar até o ponto médio do próximo contato do calcanhar, normalmente de 7 a 9 cm para adultos.

Lei do tudo ou nada *(Capítulo 3)*. Princípio em que todas as fibras musculares em uma unidade motora se contrairão até o limite quando o nervo for ativado.

Libra *(Capítulo 2)*. Medida de força no sistema americano. 1 libra = 4.448 N.

Ligamento amarelo *(Capítulo 8)*. Ligamento composto principalmente de fibras elásticas que conecta uma lâmina às lâminas do nível adjacente ao longo da coluna vertebral.

Ligamento anular *(Capítulo 6)*. Ligamento fibroso, revestido com a cartilagem hialina, que forma um anel em torno da cabeça do rádio como sustentação principal na articulação radiulnar proximal.

Ligamento colateral radial *(Capítulo 6)*. O ligamento estabilizante de três partes localizado na parte lateral da região do cotovelo; contribui com certa estabilidade no plano frontal. Também chamado de ligamento colateral lateral do cotovelo.

Ligamento colateral ulnar *(Capítulo 6)*. O ligamento estabilizador de três partes localizado no lado medial do cotovelo. Contribui para a principal estabilidade no plano frontal. Também chamado de ligamento colateral medial do cotovelo.

Ligamento coronário *(Capítulo 10)*. O ligamento que conecta a borda lateral de cada menisco à tíbia. É um ligamento frouxo que permite certo movimento dos meniscos durante o movimento do joelho. Também conhecido como ligamento meniscotibial.

Ligamento interespinal *(Capítulo 8)*. Esse ligamento conecta o processo espinhoso das vértebras adjacentes um ao outro.

Ligamento intertransversário *(Capítulo 8)*. Esse ligamento conecta os processos transversos das vértebras adjacentes um ao outro.

Ligamento meniscotibial *(Capítulo 10)*. Ver ligamento coronário.

Ligamento nucal *(Capítulo 8)*. Ligamento da nuca. Uma faixa de ligamento sagital espessa no pescoço posterior que estende-se lateralmente da protuberância occipital externa até a borda posterior do forame magno e caudalmente até o sétimo processo espinhoso cervical.

Ligamento quadrado *(Capítulo 6)*. O ligamento que surge da incisura radial da ulna até o colo do rádio; ele reforça a cápsula articular e estabiliza a articulação radiulnar proximal.

Ligamento radiulnar anterior *(Capítulo 6)*. Ligamento que estabiliza o aspecto anterior da articulação radiulnar distal.

Ligamento radiulnar dorsal (posterior) *(Capítulo 6)*. Ligamento que estabiliza o aspecto posterior da articulação radiulnar distal.

Ligamento radiulnar palmar *(Capítulo 6)*. Ou ligamento radiulnar anterior. O ligamento que estabiliza o aspecto anterior da articulação radiulnar distal.

Ligamento radiulnar posterior *(Capítulo 6)*. Também chamado de ligamento radiulnar dorsal. É o ligamento que estabiliza o aspecto posterior da articulação radiulnar distal.

Ligamento supraespinal *(Capítulo 8)*. Este ligamento está na região cervical e se insere nas bordas superiores dos processos espinhosos das vértebras nesta área. Ele se une ao ligamento amarelo.

Linha áspera *(Capítulo 9)*. Crista proeminente que cruza quase todo o comprimento do fêmur posterior; serve como uma inserção para alguns dos músculos adutores.

Linha da gravidade (LG) *(Capítulo 2)*. A direção da tração da força da gravidade. É perpendicular à superfície da terra.

Linha de Feiss *(Capítulo 11)*. Linha traçada do ápice do maléolo medial até a superfície plantar da primeira articulação metatarsofalângica. Se o arco longitudinal medial for normal, o tubérculo navicular estará situado sobre ou próximo a essa linha.

Linha pectínea *(Capítulo 9)*. A pequena linha localizada entre o trocanter maior e a linha áspera no fêmur proximal posteromedial, nomeada dessa forma porque o músculo pectíneo se insere ali.

Locomoção *(Capítulo 12)*. Mover-se de um plano para outro, incluindo muitas formas de movimento como rolar, engatinhar e rastejar, caminhar, correr, saltar e pular.

Lordose *(Capítulo 8)*. Convexidade anterior (ou concavidade posterior) da coluna vertebral a partir de uma vista sagital. Normalmente vista nas regiões vertebrais lombar e cervical. A lordose pode ser normal ou excessiva.

Luxação *(Capítulo 1)*. Os dois parceiros ósseos na articulação são completamente removidos ou desassociados um do outro, normalmente significando que algum dano, até mesmo uma ruptura da cápsula, ocorreu.

M

Maléolo *(Capítulo 11)*. São as marcações nas regiões medial e lateral do tornozelo. O maléolo medial é formado pela projeção distal da tíbia e o maléolo lateral é formado pela projeção distal da fíbula.

Marcha *(Capítulo 12)*. Maneira ou estilo de caminhar.

Marcha com perna rígida *(Capítulo 12)*. Caracterizada ela extensão no troco, inclinação posterior da pelve e extensão do quadril e do joelho excessiva em conjunto com rotação medial e rotação dos quadris.

Marcha de Trendelenburg *(Capítulos 9, 12)*. Marcha patológica causada pela debilidade do glúteo médio. Durante a fase de apoio, o quadril contralateral inclina-se já que o glúteo médio é incapaz de manter o nível da pelve.

Marcha do glúteo médio *(Capítulos 9, 12)*. Ou marcha de Trendelenburg, é uma compensação da marcha percebida em pessoas com debilidade grave do abdutor do quadril, demonstrada pela flexão lateral do tronco durante a fase de apoio da marcha sobre o membro de apoio. Essa manobra modifica o centro da gravidade e o peso de CBT lateralmente sobre o eixo da articulação do quadril, minimizando a exigência do torque sobre os abdutores debilitados.

Marcha em bloco *(Capítulo 12)*. Marcha típica percebida em pacientes de Parkinson que inclui uma aceleração da marcha confusa com uma redução do comprimento da passada.

Marcha propulsiva *(Capítulo 12)*. Marcha que possui uma característica de aceleração, certas vezes exigindo que o paciente entre em contato com um objeto ou uma parede para parar.

Massa *(Capítulo 2)*. É a quantidade de matéria contida em um objeto. Medida em quilogramas ou *slugs*.

Mecanismo de pivô *(Capítulo 10)*. A rotação lateral terminal da tíbia sobre o fêmur que ocorre durante a não sustentação do peso corporal porque o côndilo femoral lateral completou seu movimento, mas o côndilo femoral medial não, então os côndilos laterais giram quando os côndilos mediais completam seu movimento. O movimento na sustentação de peso é a rotação medial do fêmur sobre a tíbia. Também é chamado de rotação terminal do joelho.

Mecanismo extensor *(Capítulo 7)*. Disposição única dos tendões extensores longos dos dedos e das inserções dos músculos intrínsecos da mão. Também conhecido como mecanismo do capuz extensor, expansão extensora, aparato, aponeurose, retináculo ou capuz.

Mediopé *(Capítulo 11)*. É composto pelos ossos navicular, cuboide e três cuneiformes.

Membrana interóssea *(Capítulos 6, 11)*. Tecido conjuntivo fibroso forte localizado entre o rádio e a ulna e entre a tíbia e a fíbula.

Menisco *(Capítulo 10)*. Estrutura fibrocartilaginosa em formato crescente entre a tíbia e o fêmur. O joelho possui um menisco medial e um lateral.

Metabolismo aeróbico *(Capítulo 3)*. Metabolismo oxidante de gorduras, carboidratos e proteínas para a produção de energia no músculo.

Metabolismo anaeróbico *(Capítulo 3)*. Reações que não requerem o gasto de oxigênio como fonte de energia.

Miofibrila *(Capítulo 4)*. As estruturas contráteis do músculo esquelético. Contém os miofilamentos de actina e miosina.

Miofilamentos *(Capítulo 4)*. Estruturas de proteína do músculo esquelético que fornecem contração muscular. Miosina é o filamento mais espesso que possui as cabeças de ponte cruzada (cabeças de miosina) que conectam-se à actina. Actina é o filamento proteico mais fino que contém troponina e tropomiosina, o que controla a união entre actina e miosina que ocorre durante a contração muscular.

Miosina *(Capítulos 3, 4)*. É o filamento proteico mais espesso que possui cabeças de ponte cruzada (cabeças de miosina) que conectam-se à actina.

Modelo de sistema de ação dinâmica *(Capítulo 3)*. Modelo teórico que visualiza o movimento como derivado da cooperação dinâmica de muitos subsistemas em uma tarefa e um contexto específico do ambiente.

Momento *(Capítulo 2)*. Termo abreviado para o momento da força.

Momento da força *(Capítulo 2)*. Torque gerado em torno de um eixo. É o produto de uma força e seu braço do momento. Em termos matemáticos, um momento (M) é o produto desta distância (d) e força (F): M = d X F.

Movimento *(Capítulo 2)*. Deslocamento de um corpo ou objeto de um lugar para outro.

Movimento angular (rotacional) *(Capítulo 1)*. Movimento que ocorre em torno de um eixo ou um ponto de apoio. Ver movimento rotacional.

Movimento concêntrico *(Capítulo 4)*. Ativação muscular que produz encurtamento do músculo quando move a articulação.

Movimento em cadeia fechada *(Capítulos 1, 4)*. Quando a parte distal do segmento está presa, o movimento de uma parte do segmento influencia as outras partes do segmento. Esses movimentos são usados normalmente para produção de força em vez de velocidade. Também chamado de cadeia cinética fechada.

Movimento excêntrico *(Capítulo 4)*. Ativação muscular em que o músculo alonga-se quando produz tensão para controlar o movimento articular. O movimento articular é produzido por uma força externa e a força do músculo controla a mudança da amplitude de movimento.

Movimento linear (translacional) *(Capítulo 1)*. Movimento pelo qual todos os pontos no objeto em movimento cursam a mesma distância, na mesma direção, com a mesma velocidade, ao mesmo tempo; posteriormente explicado como retilíneo se o movimento ocorre em linha reta ou curvilíneo se o movimento cursa um trajeto em curva como observado ao jogar uma bola a um amigo.

Movimento rotacional *(Capítulo 2)*. Movimento em torno de um eixo que ocorre em um arco ou movimento circular. Também chamado de deslocamento angular ou movimento angular. O movimento articular é um movimento rotacional.

Movimento translacional *(Capítulo 2)*. Movimento em que todos os pontos sobre o objeto de movimento cursam a mesma distância, na mesma direção com a mesma velocidade e ao mesmo tempo; posteriormente explicado como sendo retilíneo se o movimento é em linha reta ou curvilíneo se em que movimentos cursam um trajeto curvado como o percebido ao jogar uma bola a um amigo. Também chamado de movimento linear.

Movimentos acessórios *(Capítulo 1)*. Também conhecidos como movimentos componentes. Movimentos que ocorrem em uma articulação como um acompanhamento suave natural para ativar a amplitude do movimento.

Movimentos coreiformes *(Capítulo 3)*. Tipo de movimento distônico caracterizado por movimentos rápidos, involuntários, espasmódicos, rápidos ou irregulares pelo qual o tônus muscular parece flutuar de uma forma imprevisível de baixo para cima.

Movimentos de acoplamento *(Capítulo 8)*. Movimentos que ocorrem em um plano formado pelo movimento(s) simultâneo(s) em outro(s) plano(s) devido à orientação dos planos das articulações. Um exemplo é a flexão lateral da coluna vertebral e a rotação da coluna – não é possível isolar a flexão lateral nem a rotação da coluna vertebral.

Músculo bipeniforme *(Capítulo 4)*. Disposição da fibra muscular com dois grupos de fibras paralelas direcionadas ao tendão central do músculo, similar à disposição de uma pena.

Músculo fusiforme *(Capítulo 4)*. Disposição do fascículo muscular que é paralelo, criando um músculo em forma de fuso com extremidades afiladas. Desenvolvido para a velocidade do movimento em vez de força. Também conhecido como músculo em fita.

Músculo peniforme *(Capítulo 4)*. Disposição do fascículo muscular em formato de pena e oblíqua ao tendão comum do músculo. Mais músculos peniformes fornecem maior força. Sua disposição peniforme pode ser unipeniforme, bipeniforme ou multipeniforme. Relaciona-se à força do movimento.

Músculos antigravitacionais *(Capítulos 3, 4, 12)*. Músculos posturais que mantêm o corpo em uma posição vertical contra a gravidade. Eles possuem mais fibras musculares do tipo I do que do tipo II. Esses músculos incluem principalmente os extensores do pescoço e das costas, os extensores do quadril e do joelho e, em menor grau, os flexores do pescoço e do tronco e os abdutores e adutores do quadril.

Músculos de mobilidade *(Capítulo 4)*. Músculos com mais fibras de contração rápida ou fibras do tipo II do que fibras do tipo I. Eles chegam à fadiga rapidamente, mas são capazes de produzir força e potência rapidamente. Também chamados de músculos não posturais.

Músculos extrínsecos *(Capítulos 7, 11)*. Músculos da mão ou do pé que originam-se mais proximalmente no membro e inserem-se na mão ou no pé. Esses músculos geralmente são desenvolvidos para a produção de energia ou força.

Músculos intrínsecos *(Capítulos 7, 11)*. Músculos da mão ou do pé que se originam e se inserem na não e no pé, respectivamente. Eles não vêm da parte externa do segmento dessas partes do corpo. Esses músculos são usados para movimentos finos e estabilidade da mão ou do pé.

Músculos multipeniformes *(Capítulo 4)*. Músculos cujas fibras possuem mais de dois grupos peniformes inserindo-se em mais de um tendão centralizado.

Músculos não posturais *(Capítulo 4)*. Ver músculos de mobilidade.

Músculos posturais *(Capítulo 4)*. Ver músculos antigravitacionais.

Músculos pré-tibiais *(Capítulo 11)*. São os músculos da região anterior da perna (tibial anterior, extensor longo dos dedos, extensor longo do hálux e fibular terceiro), assim chamados por causa de sua posição em relação à tíbia.

Músculos unipeniformes *(Capítulo 4)*. Músculos cujas fibras possuem uma disposição de fibras paralela.

N

Nervos aferentes *(Capítulo 3)*. Nervos sensoriais que enviam impulsos ao sistema nervoso central.

Nervos eferentes *(Capítulo 3)*. Nervos que enviam uma resposta do sistema nervoso central para os músculos.

Neurônio de associação *(Capítulo 3)*. Interneurônios na associação dos córtices do sistema nervoso central.

Neurônio de primeira ordem *(Capítulo 3)*. Neurônio sensorial a partir do receptor que possui um axônio ininterrupto e entra no corno dorsal da medula espinal; a fibra principal normalmente sobe através da medula espinal para realizar sinapse em outro neurônio no sistema nervoso central.

Neurônio motor alfa (α) *(Capítulo 3)*. Grande neurônio que inerva o músculo esquelético.

Neurônio motor inferior *(Capítulo 3)*. Nervo motor (eferente) cujo corpo celular e o axônio originam-se no corno ventral da medula espinal e realizam sinapse diretamente no músculo esquelético. Geralmente, é chamado de trajeto final comum entre o sistema nervoso e o sistema muscular.

Neurônios de segunda ordem *(Capítulo 3)*. Neurônios sensoriais que recebem impulsos sinápticos de um neurônio sensorial periférico (de um neurônio de primeira ordem) e conduzem potenciais de ação da medula espinal ou do tronco encefálico para centros sensoriais no sistema nervoso central.

Neurônios fusimotores *(Capítulo 3)*. Ou neurônios motores gama (γ); nomeados dessa forma porque os neurônios fornecem impulsos motores às fibras do fuso muscular intrafusais.

Neurônios motores gama (γ) *(Capítulo 3)*. Neurônios que inervam o elemento contrátil chamados de fibras musculares intrafusais (dentro do fuso). Elemento contrátil dentro do receptor sensorial do fuso muscular, composto de dois tipos de fibras – fibras de saco nuclear e fibras de cadeia nuclear.

Neurônios motores superiores *(Capítulo 3)*. Neurônios localizados no sistema nervoso central.

Neurotransmissor *(Capítulo 3)*. Substância química liberada durante a sinapse.

Newton *(Capítulo 2)*. Unidade de força no Sistema Internacional de Unidades (SI).

Núcleos *(Capítulo 3)*. Agregações de neurônios relacionados funcionalmente e anatomicamente no sistema nervoso central; também chamados de gânglios.

Nutação *(Capítulo 8)*. Movimento do sacro em que o promontório sacral move-se inferiormente e anteriormente quando o sacro distal e o cóccix movem-se posteriormente. Nesse movimento, as cristas ilíacas movem-se em direção umas às outras e aos túberes isquiáticos distanciam-se.

O

Olécrano *(Capítulo 6)*. Proeminência óssea distinta da ulna superior no aspecto posterior.

Oposição *(Capítulo 7)*. Rotação do primeiro metacarpo sobre o trapézio para posicionar a ponta do polegar de forma oposta às postas dos dedos.

Órgão tendinoso de Golgi (OTD) *(Capítulo 3)*. Receptor sensorial localizado na junção musculotendínea que recebe estímulo de tensão.

Osso sesamoide *(Capítulo 10)*. Pequeno osso que encontra-se e dentro de um tendão. Serve para proteger o tendão e mudar o ângulo de tração do tendão.

Osteocinemática *(Capítulo 1)*. Subdivisão da cinemática, focada na descrição do movimento dos corpos dos ossos uns sobre os outros.

Osteófito *(Capítulo 8)*. Crescimento ósseo que geralmente ocorre em torno de uma articulação.

Ovoide *(Capítulo 1)*. Tipo de superfície articular oval em que o raio da curvatura varia de um ponto a outro e as superfícies articulares dos dois ossos formam uma relação acoplada convexo-côncava, com essa relação côncavo-convexa variando de "quase planar", como nas articulações do carpo e do tarso, a "quase esferoide", como nas articulações glenoumerais e do quadril.

P

Paralisia cerebral *(Capítulo 3)*. Termo geral usado para descrever um grupo de disfunções motoras que geralmente resulta de um dano ao cérebro em fase de desenvolvimento.

Patelectomia *(Capítulo 10)*. Remoção cirúrgica da patela.

Pé cavo *(Capítulo 11)*. Deformidade do pé que possui um arco longitudinal medial mais alto do que o normal. Geralmente é uma condição congênita. As articulações do pé geralmente são rígidas, permitindo pouca força de absorção pelo pé durante atividade de sustentação do peso corporal. É conhecido como pé torto congênito em casos extremos.

Pé plano *(Capítulo 11)*. Deformidade do pé em que as articulações do pé são flexíveis e não se movem como uma alavanca rígida nos momentos apropriados durante a sustentação do peso corporal ou durante a locomoção. Pode ser uma condição congênita ou adquirida. Conhecido como pé chato em casos extremos.

Pedículo *(Capítulo 8)*. A parte das vértebras que conecta o processo transverso ao corpo das vértebras.

Pelve *(Capítulo 9)*. Composta pelos dois ossos do quadril, formada pela união dos ossos ílio, ísquio e pube, unidos ao sacro posteriormente.

Perimísio *(Capítulo 4)*. É a camada fascial que envolve grupos de fibras musculares, ou fascículos.

Perseveração *(Capítulo 3)*. Discurso ou movimento repetitivo; sintoma de uma condição patológica.

Peso *(Capítulo 2)*. Força da gravidade que atua sobre uma massa; medida em Newtons (N).

Placa apofisária *(Capítulo 6)*. O centro de ossificação ou crescimento na extremidade longa de um osso.

Plano coronal (frontal) *(Capítulo 1)*. Plano XY, chamado dessa forma porque é paralelo ao osso frontal ao longo da sutura craniana coronal, dividindo o corpo em parte da frente e de trás. É o plano em que os movimentos de abdução e adução ocorrem.

Plano da escápula *(Capítulo 5)*. Situa-se 30° a 45° à frente do plano frontal, chamado dessa forma porque esse é o ângulo em que a escápula encontra-se no tórax posterior quando está em sua posição de repouso. Esse é o plano em que o manguito rotador é mais bem alinhado para produzir a elevação glenoumeral.

Plano frontal (ou coronal, ou plano XY) *(Capítulo 1)*. Nomeado dessa forma já que é paralelo ao osso frontal ao longo da sutura craniana coronal, dividindo o corpo em partes da frente e de trás. Este é o plano em que a abdução e a adução ocorrem.

Plano horizontal (ou transverso, plano XZ) *(Capítulo 1)*. Nomeado dessa forma porque fica paralelo ao horizonte e ao solo, dividindo o corpo em partes superior e inferior, como em uma visão de cima. Esse é o plano em que ocorrem os movimentos rotacionais.

Plano sagital *(Capítulo 1)*. Ou plano YZ, chamado dessa forma porque encontra-se paralelo à sutura sagital do crânio, dividindo o corpo em lado direito e esquerdo. É o plano em que ocorre cada movimento de flexão e extensão.

Plano transverso *(Capítulo 1)*. Plano de movimento chamado dessa forma porque é paralelo ao horizonte e o chão, dividindo o corpo em parte superior e inferior, como uma vista de cima. É o plano em que movimentos rotacionais ocorrem. Também chamado de plano XZ ou plano horizontal.

Planos cardinais *(Capítulo 1)*. Sistema coordenado tridimensional usado como padrão de referência para descrever e registrar a localização no espaço do corpo humano e o movimento em suas articulações.

Pliometria ou exercício pliométrico *(Capítulo 4)*. Ver ciclo alongamento-encurtamento.

Pontes cruzadas *(Capítulos 3, 4)*. "Cabeças" de miosina que se estendem a partir dos "braços" em ângulos a partir da miosina, cuja função é conectar a miosina à actina fornecendo, assim, a contração muscular.

Posição anatômica *(Capítulo 1)*. Posição de referência para o corpo humano ao posicionar-se de forma ereta com a cabeça, as palmas das mãos e os dedos posicionados à frente e com os dedos estendidos.

Posição de guarda *(Capítulo 12)*. Postura dos membros superiores durante o início da marcha em uma posição de guarda alta, média e baixa.

Posição de repouso *(Capítulo 1)*. Posição de uma articulação em que há menos congruência e mais frouxidão na cápsula e nos ligamentos; essa posição geralmente é próxima da amplitude média da articulação.

Posição em cadeia aberta *(Capítulo 1)*. Ou posição de repouso. Posição articular em que as superfícies articulares não se encaixam perfeitamente, mas são incongruentes, as estruturas ligamentares e capsulares são frouxas, e as superfícies articulares podem ser desviadas diversos milímetros.

Posição em cadeia fechada *(Capítulo 1)*. Posição articular em que as superfícies dos pares articulares encaixam-se em congruência máxima (coincidindo perfeitamente), quando ocorre uma área máxima de contato com a superfície, as inserções dos ligamentos ficam mais afastadas sob tensão, as estruturas capsulares tornam-se tensas e a articulação está mecanicamente comprimida e difícil de desviar (separar).

Posição fundamental *(Capítulo 13)*. É similar à posição anatômica, exceto em relação às palmas da mão, que ficam viradas para o corpo; os antebraços ficam em posição média neutra.

Postura *(Capítulo 12)*. Termo geral que é um alinhamento dos segmentos do corpo, uma posição ou atitude do corpo, a disposição relativa das partes do corpo para uma atividade específica ou uma forma característica de suportar o corpo de um indivíduo.

Potência *(Capítulo 3)*. É o nível em que o trabalho físico é realizado.

Potencial de ação *(Capítulo 3)*. Sinal eletroquímico propagado no sistema nervoso pelo qual uma célula nervosa ou muscular excitável é suficientemente despolarizada e então repolarizada.

Potencial de repouso *(Capítulo 3)*. Carga sobre a membrana nervosa ou muscular em equilíbrio; varia de -60 a -90 mV.

Pré-balanço *(Capítulo 12)*. Subfase final da fase de apoio da marcha. É durante esse tempo que o pé move-se do calcanhar erguido (apoio final) até erguer o pé do solo. Também chamado de retirada dos dedos do chão.

Pregas *(Capítulo 10)*. Dobras na membrana sinovial.

Pressão de contato *(Capítulo 10)*. A proporção entre a quantidade de força de reação articular e a área de contato. Quanto maior é a área de contato, menor é o estresse aplicado à estrutura.

Princípio côncavo-convexo *(Capítulo 1)*. Princípio mecânico, mas não uma regra fixa, que estabelece que se o osso com a superfície articular convexa move-se sobre o osso com a concavidade, as superfícies articulares convexas movem-se na direção oposta ao segmento do osso, enquanto que se o osso com a concavidade move-se sobre a superfície convexa, a superfície articular côncava move-se na mesma direção que o segmento do osso.

Processo coronoide *(Capítulo 6)*. Processo ósseo distinto na superfície superior anterior ou medial da ulna.

Processo espinhoso *(Capítulo 8)*. Processo no aspecto posterior da vértebra que forma o arco neural da vértebra. Os processos transversos são os outros dois processos junto com as lâminas que formam o arco neural.

Processo estiloide radial *(Capítulo 7)*. O processo distal do rádio que se estende mais distalmente do que o processo correspondente da ulna. O processo estiloide radial serve como local de inserção para o ligamento colateral radial do carpo e o músculo braquiorradial.

Processo estiloide ulnar *(Capítulo 7)*. Projeção óssea palpada, quando o antebraço está em pronação, no lado ulnar do punho. É a extremidade distal da ulna.

Processo transverso *(Capítulo 8)*. Há dois em cada vértebra. Eles situam-se em ambos os lados do processo espinhoso, e com o processo espinhoso e as lâminas formam o arco vertebral.

Promontório *(Capítulo 8)*. Crista ou protuberância. No sacro, é o topo do corpo do sacro que fica em contato com a vértebra lombar inferior. Projeta-se anteriormente e serve como um importante ponto de referência obstétrico.

Pronação *(Capítulos 1, 11)*. Movimento triplanar do pé e do tornozelo que ocorre de forma diferente na cadeia cinética aberta do que na cadeia cinética fechada. Na cadeia cinética aberta, os movimentos combinados incluem eversão, abdução e flexão dorsal. Na cadeia cinética fechada, os movimento incluem flexão plantar, adução e eversão.

Proporção de inervação *(Capítulo 3)*. Número médio de fibras musculares por unidade motora em um determinado músculo.

Propriocepção *(Capítulo 3)*. Refere-se ao uso do impulso sensorial dos receptores nos fusos musculares, tendões e articulações para diferenciar a posição articular e o movimento articular, incluindo direção, amplitude e velocidade, bem como a tensão relativa nos tendões.

Proprioceptores *(Capítulo 3)*. Classe dos receptores que gera impulsos sensoriais sobre a posição articular, o movimento articular e a extensão e tensão muscular; inclui os órgãos tendinosos de Golgi (OTG), diversos tipos diferentes de receptores articulares e fusos musculares.

Protração *(Capítulos 1, 5)*. A extremidade lateral da clavícula e a escápula movem-se anteriormente em torno da caixa torácica de forma curvilínea, com as bordas mediais da escápula distanciando-se da linha mediana de 13 a 15 cm. Esse movimento também é chamado de abdução da escápula.

Prumo *(Capítulo 12)*. Linha vertical usada como referência para avaliar a postura. Geralmente é um cordão ou corda com um peso na ponta para que o cordão fique esticado quando o peso é pendurado de forma livre.

Q

Quantidade vetorial *(Capítulo 2)*. Quantidade física que possui duas dimensões – magnitude e direção. As forças são quantidades direcionais.

Quantidades escalares *(Capítulo 2)*. Itens que possuem apenas uma dimensão. Possui magnitude, mas não direção; p. ex., 5 cavalos, 3 calçados, 1 milha.

Quilogramas *(Capítulo 2)*. Medida da massa no sistema métrico.

R

Raio *(Capítulo 11)*. Unidade do dedo que situa-se anterior ao mediopé e incorpora o cuneiforme com seu metatarso correspondente no caso dos três raios mediais e apenas os metatarsos no caso dos dois raios laterais.

Ramo isquiático *(Capítulo 9)*. Extensão óssea não facilmente palpável, que conecta medialmente o corpo do ísquio ao ramo do púbis; um local de inserção para o adutor magno e para alguns dos rotadores laterais pequenos do quadril.

Ramo púbico inferior *(Capítulo 9)*. O aspecto ósseo do osso púbico inferior; local de inserção para a maioria dos músculos que aduzem o quadril.

Ramo púbico superior *(Capítulo 9)*. Aspecto ósseo do osso púbico superior; local de inserção para a maioria dos músculos que aduzem o quadril.

Rastejar *(Capítulo 13)*. Avanço em quadrúpedes em que a barriga é afastada da base de sustentação e as extremidades movem-se reciprocamente para mover o corpo para a frente e para trás.

Reaferência *(Capítulo 3)*. Propriedade do cerebelo que dá a ele a habilidade de receber *feedback* sensorial dos receptores sobre os movimentos quando o movimento está ocorrendo.

Receptores articulares *(Capítulo 3)*. Localizados nas cápsulas articulares e nos ligamentos, são sensores aferentes; continuamente fornecem *feedback* para o sistema nervoso central informando-o sobre angulações momentâneas das articulações e sobre o índice de movimento das articulações.

Recrutamento *(Capítulo 3)*. Processo pelo qual a força da contração muscular ocorre através do aumento do número de unidades motoras ativadas simultaneamente.

Reflexo de estiramento *(Capítulo 3)*. Ou reflexo miotático é um arco de reflexo monossináptico simples, mediado no nível da medula espinal em que uma mudança no comprimento muscular (estiramento) de uma quantidade suficiente e em um índice suficiente ativará o fuso muscular gerando uma contração de reflexo do músculo agonista submetendo-se ao estiramento.

Reflexo miotático *(Capítulo 3)*. Ou reflexo, é um arco de reflexo monossináptico simples, mediado no nível da medula espinal, em que uma mudança no comprimento muscular (distensão) de uma quantidade suficiente e de nível suficiente ativará o fuso muscular gerando uma contração de reflexo do músculo agonista submetendo-se à distensão.

Reflexo por *feedback* de estiramento *(Capítulo 4)*. Mecanismo de reflexo que pretende contribuir para uma produção de força aperfeiçoada durante atividades pliométricas. Esse reflexo é desencadeado quando um músculo é estirado e ocorre ao mesmo tempo em que o reflexo do músculo. Além de excitar o músculo para contrair-se, ele também excita os sinergistas do músculo enquanto inibe os antagonistas do músculo. Acredita-se que essa excitação e inibição simultâneas aperfeiçoam o desempenho do músculo.

Reflexo por *feedback* de força *(Capítulo 4)*. É um reflexo inibitório causado por atividade muscular e ocorre com a ativação dos órgãos tendinosos de Golgi (OTG). Pouco se sabe sobre este reflexo, mas acredita-se que possui um papel importante no acoplamento de músculos antigravitacionais que cruzam diferentes articulações durante movimentos multiarticulares.

Repolarização *(Capítulo 3)*. Processo ativo de uma membrana celular excitável, ocorrendo imediatamente após a depolarização, para restabelecer o potencial da membrana restante.

Reposição *(Capítulo 7)*. O oposto da oposição do polegar ou o retorno do polegar para a posição anatômica a partir de uma posição de oposição.

Resistência *(Capítulo 3)*. A habilidade de realizar a mesma ação repetidamente por um período de tempo. A perda de resistência pode ser um sinal de problemas cardiopulmonares, musculares ou neurológicos.

Resposta à carga *(Capítulo 12)*. Ou pé plano, é a segunda subfase da fase de apoio da marcha durante a caminhada. Durante este tempo, o corpo absorve as forças de impacto e o pé é rebaixado até o solo.

Restrição de extensão *(Capítulo 10)*. Quando uma articulação é incapaz de alcançar extensão ativa completa, mas possui extensão passiva completa. Pode ser resultado de debilidade ou dor.

Restrições *(Capítulo 3)*. Limitação ou restrição imposta ao movimento.

Retículo endoplasmático *(Capítulo 3)*. Sistema de tubos entrelaçados no interior de uma fibra muscular que possui um papel importante na excitação e na contração do retículo sarcoplasmático e dos túbulos transversos.

Retículo sarcoplasmático *(Capítulos 3, 4)*. Componente do retículo endoplasmático de uma célula muscular; envolvido no armazenamento e da liberação de íons de cálcio durante o processo contrátil.

Retilíneo *(Capítulo 1)*. Um subgrupo de movimento linear em que o movimento ocorre em linha reta.

Retração *(Capítulos 1, 5)*. A extremidade lateral da clavícula e a escápula movem-se posteriormente em um trajeto curvilíneo e as bordas mediais da escápula aproximam-se da linha mediana. Esse movimento também é chamado de adução escapular. Na articulação esternoclavicular, a amplitude total para prostração e retração é de aproximadamente 25°.

Retropé *(Capítulo 11)*. Parte do pé formada pelo calcâneo e o tálus. O retropé guia o restante do pé.

Retroversão *(Capítulos 5, 9)*. Rotação posterior ou uma rotação para trás. No quadril, pode apresentar-se clinicamente como rotação lateral durante a posição vertical e a marcha.

Rigidez *(Capítulo 3)*. Resistência acentuada ao movimento passivo, mas independente da velocidade de uma distensão ou movimento. Mudança nas propriedades viscoelásticas do músculo que acompanham hipertonicidade, que contribui para a resistência acentuada à distensão passiva. Associada a lesões dos gânglios da base e parece ser o resultado da direção supraespinal excessiva agindo sobre um mecanismo de reflexo normal da coluna vertebral. Há dois tipos de rigidez, rigidez muscular intensa (tipo tubulação) e rigidez de engrenagem. Uma resistência constante ao movimento ao longo da amplitude de movimento caracteriza a rigidez muscular intensa, enquanto a rigidez *cogwheel* é caracterizada por episódios alternados de resistência e relaxamento. A rigidez é frequentemente associada a lesões dos gânglios da base, normalmente constatadas na doença de Parkinson.

Rigidez em roda dentada *(Capítulo 3)*. Tipo de rigidez caracterizada por episódios alternados de resistência e relaxamento, comumente percebida em pacientes com doença de Parkinson.

Rigidez em cano de chumbo *(Capítulo 3)*. Tipo de rigidez caracterizada por uma resistência constante ao movimento ao longo da amplitude de movimento.

Ritmo escapuloumeral *(Capítulo 5)*. O movimento síncrono entre a escápula e o úmero durante a elevação glenoumeral. Embora não seja consistentes, há aproximadamente uma proporção de 2:1 do movimento glenoumeral para o movimento escapular.

Rolamento *(Capítulos 1, 13)*. Ao analisar articulações, este é um tipo de movimento articular básico em que cada ponto subsequente em uma superfície articular contata um novo ponto na outra superfície, como ao "rolar" uma bola sobre o solo. Ao analisar o movimento do corpo, é mover o corpo da posição de decúbito dorsal para decúbito ventral, ou de decúbito ventral para decúbito dorsal, geralmente envolvendo certa quantidade de rotação do tronco.

Rotação *(Capítulo 1)*. Movimento angular de uma alavanca óssea em torno de um eixo.

Rotação externa (lateral) *(Capítulo 1)*. Movimento de girar para o lado ou para fora no plano transverso, certas vezes usado em vez de rotação lateral; rotação lateral é o termo mais usado no lugar de rotação externa já que indica mais adequadamente o movimento.

Rotação interna (medial) *(Capítulo 1)*. Movimento de girar para dentro do plano transverso, em direção à linha mediana, certas vezes usada em vez da rotação medial, termo mais adequado, uma vez que representa de forma mais adequada a direção do movimento.

Rotação terminal do joelho *(Capítulo 10)*. Ver mecanismo de pivô.

S

Sarcolema *(Capítulo 4)*. Membrana celular que cerca uma fibra celular.

Sarcômero *(Capítulos 3, 4)*. Unidade contrátil da fibra muscular; formado por miofilamentos de actina e miosina.

Segmento de movimento *(Capítulo 8)*. É o segmento mais básico da coluna vertebral que produz movimento. Um segmento de movimento consiste em duas vértebras adjacentes, três articulações intervertebrais (a articulação entre os corpos da vértebra e as duas facetas articulares), os tecidos moles do disco intervertebral, ligamentos longitudinais e intersegmentares e as cápsulas das facetas articulares.

Seio do tarso *(Capítulo 11)*. Canal que passa entre as articulações do tálus e o calcâneo, abrigando proprioceptores; pode ser palpado levemente distal e lateral ao domo talar.

Semifaceta *(Capítulo 8)*. Incisura no corpo vertebral torácico posterior superior e inferior (T1-T9) que articula-se com a cabeça da costela.

Sensação de posição *(Capítulo 3)*. Consciência da posição estática da articulação de um indivíduo.

Sensação firme no final do movimento (capsular) *(Capítulo 1)*. Sensação elástica e normal no final do movimento em que a limitação se dá a partir de estruturas ligamentares, capsulares ou musculares, como na flexão do punho.

Sensação forte no final do movimento (óssea) *(Capítulo 1)*. Sensação normal no final do movimento sentida quando o movimento é interrompido pelo contato de osso com osso, como na extensão do cotovelo quando o olécrano da ulna encaixa-se firmemente na fossa do olécrano do úmero.

Sensação no final do movimento *(Capítulo 1)*. Resistência a movimento adicional sentida pelo examinador quando uma articulação normal é movida passivamente até o final de sua amplitude de movimento; também chamada de sensação final do movimento fisiológico; categorizado em firme (capsular ou ligamentar) ou duro (ósseo).

Sensação no final do movimento em disfunção *(Capítulo 1)*. Sensação normal no final do movimento que ocorre em locais na amplitude do movimento ou em articulações de forma diferente do esperado ou é uma sensação final que não é característica da articulação.

Sensação suave no final do movimento *(Capítulo 1)*. Sensação que é sentida no final da amplitude articular quando o tecido mole, normalmente um feixe muscular corpulento, aproxima-se e interrompe o movimento adicional.

Sensação vazia no final do movimento *(Capítulo 1)*. Sensação final patológica que indica uma ausência anormal de resistência ao movimento e, certas vezes, de dor.

Sigma (Σ) *(Capítulo 2)*. Símbolo grego usado em fórmulas para representar a soma ou a adição total.

Sinal de Trendelenburg *(Capítulo 9)*. Sinal clínico caracterizado pela inclinação da pelve no lado sem peso durante o apoio unilateral; associado a debilidade severa ou paralisia do glúteo médio no membro de apoio.

Sinartrose *(Capítulo 1)*. Articulações cujo principal propósito é oferecer estabilidade e são altamente fibrosas na estrutura, como percebido nas suturas do crânio ou as sindesmoses na articulação tibiofibular.

Sindesmose *(Capítulo 1)*. Subtipo de articulação sinartrodial, como a encontrada longitudinalmente entre o rádio e a ulna e entre a tíbia e a fíbula, onde esses pares de ossos são unidos por uma membrana interóssea forte para manter uma relação próxima dos ossos próximos a cada um com pouca ou nenhuma mobilidade permitida.

Síndrome do desfiladeiro torácico *(Capítulo 8)*. Condição patológica que causa dor e disfunção. Nessa condição, as raízes do nervo ventral dos nervos cervicais e/ou dos vasos sanguíneos tornam-se comprimidos após anomalias anatômicas, hipertrofias, espasmos ou postura inadequada.

Sinergia *(Capítulo 3)*. Grupos musculares funcionais que trabalham juntos para produzir o comportamento motor. Em condições patológicas, a sinergia também é usada para descrever o controle motor deficiente em que os músculos são ativados como uma unidade.

Sinergista *(Capítulo 4)*. O músculo ou grupo muscular que auxilia o agonista a produzir o movimento desejado.

Sínfise *(Capítulo 8)*. O ponto de contato entre dois ossos que é separado no início do desenvolvimento ou no início da vida, mas une-se posteriormente em vida.

Sínfise púbica *(Capítulo 9)*. Conexão anfiartrodial entre os dois ossos púbicos anteriormente.

Sistema de ação dinâmica *(Capítulo 3)*. Qualquer sistema que demonstra mudança ao longo do tempo; usado para descrever o sistema de controle motor humano.

Sistema de força concorrente *(Capítulo 2)*. Duas ou mais forças atuando sobre um segmento ou corpo. O resultado dessas forças gera uma força resultante, e essa força resultante é uma combinação das forças originais com sua origem no mesmo local das duas forças originais.

Sistema de forças em equilíbrio *(Capítulo 5)*. Rotação em torno de um eixo por dois ou mais eixos que trabalham opostos um ao outro.

Sistema de movimento *(Capítulo 3)*. Interação funcional de diversos subsistemas e estruturas que contribuem para o ato de mover-se. Os sistemas contribuintes incluem os sistemas nervoso, somatossensorial e musculoesquelético.

Sistema nervoso central (SNC) *(Capítulo 3)*. Composto pelo cérebro e a medula espinal.

Sistema nervoso periférico *(Capítulo 3)*. Composto de receptores e efetores do corpo, gânglios periféricos e processos neuronais que conectam o sistema nervoso periférico ao sistema nervoso central.

Sistema retinacular *(Capítulo 7)*. Disposição fascial e ligamentar complexa que fornece funções para a região palmar e dorsal da mão. Essas funções incluem fechar, compartimentar e reter as articulações e os tendões bem como os nervos, os vasos sanguíneos e a pele.

Sistema tubular transverso *(Capítulo 3)*. Sistema "T". Um componente do retículo endoplasmático de uma célula muscular que acelera a transmissão de um potencial de ação muscular para todas as partes da fibra muscular.

Slug *(Capítulo 2)*. Termo para a massa no sistema americano. 1 *slug* = 14,59 kg.

Somatossensorial *(Capítulo 3)*. Que pertence à sensação.

Spinning *(Capítulo 1)*. Movimento articular rotacional ou angular básico em que um ponto de contato em cada superfície permanece em contato constante com um local fixo na outra superfície, como "girar" um peão.

Subluxação *(Capítulo 1)*. Condição anormal que ocorre quando há separação dos dois parceiros ósseos e os parceiros articulares são parcialmente desassociados um do outro, mas geralmente não há ruptura do tecido conjuntivo.

Substância branca *(Capítulo 3)*. Termo usado para descrever áreas do sistema nervoso central que contêm predominantemente tratos nervosos e axônios, coberta de mielina.

Substância cinzenta *(Capítulo 3)*. Região do sistema nervoso central em que corpos celulares nervosos estão concentrados; em cores, possui coloração cinza.

Suficiência ideal *(Capítulo 4)*. O resultado atingido quando um antagonista de um músculo multiarticular ou um grupo muscular posiciona-se e estabiliza uma articulação para alongar o músculo multiarticular ou grupo para permitir o funcionamento aperfeiçoado do agonista multiarticular em outra articulação; p. ex., os flexores do quadril posicionam o quadril em flexão (evitando a extensão do quadril) de forma que os isquiotibiais podem exercer sua força na flexão do joelho.

Sulco capitulotroclear *(Capítulo 6)*. Sulco sobre o úmero distal entre o capítulo e a tróclea, no qual o rádio desliza durante a flexão do cotovelo.

Sulco intercondilar *(Capítulo 10)*. Sulco em formato de roldana entre o côndilo medial e lateral do fêmur distal. É o componente femoral da articulação femoropatelar. Também conhecido como sulco troclear.

Sulco patelar *(Capítulo 10)*. Sulco sobre o fêmur distal anterior entre os dois côndilos femorais, fornecendo um caminho para o lado inferior da patela na articulação femoropatelar.

Sulco troclear *(Capítulo 11)*. Sulco que separa partes da tróclea do úmero. Ver sulco intercondilar.

Superfície articular inferior da tíbia *(Capítulo 11)*. Estrutura em forma de sela no aspecto inferior da tíbia.

Supinação *(Capítulos 1, 11)*. Movimento triplanar do pé e do tornozelo que ocorre diferentemente na cadeia cinética aberta do que na cadeia cinética fechada. Na cadeia cinética fechada, os movimentos combinados incluem inversão, adução e flexão plantar. Na cadeia cinética fechada, os movimentos incluem flexão dorsal, abdução e inversão.

Sustentação bipodal *(Capítulo 12)*. A parte do ciclo da marcha durante a caminhada em que ambos os membros inferiores estão em contato com o solo. Isso ocorre nos primeiros e nos últimos 10% de cada fase de apoio do membro.

Sustentação unipodal *(Capítulo 12)*. Quando apenas um membro inferior está na fase de apoio. Isso ocorre durante a metade dos 40% da fase de apoio.

Sustentáculo do tálus *(Capítulo 11)*. Parte do calcâneo médio que projeta-se medialmente para servir como um apoio sobre o qual o tálus é posicionado.

T

Tendinopatia *(Capítulo 4)*. Aplicação da curva estiramento-estresse a um tendão; estresse repetitivo aplicado a um tendão que não permite recuperação suficiente para restabelecer a força do tendão causa a ruptura desse tendão.

Tenodese *(Capítulos 4, 7)*. Quando a tensão passiva dos tendões produz movimentos de articulações quando o músculo é alongado sobre duas ou mais articulações. Por exemplo, o ato de estender o punho posiciona a tensão passiva sobre os flexores longos dos dedos, permitindo que os dedos segurem um objeto embora a flexão ativa dos dedos não ocorra.

Tensão ativa *(Capítulo 4)*. Força produzida pelo próprio músculo através da ativação da ponte cruzada entre as fibras de actina e miosina do tecido muscular. De todos os fatores que contribuem para a força muscular total, a tensão ativa é a maior.

Tensão passiva *(Capítulo 4)*. Tensão desenvolvida em um músculo quando ele está alongado. Essa tensão é o resultado do tecido conjuntivo que envolve o músculo (fibras elásticas paralelas) e o tendão (fibras elásticas em série) sendo estirado já que a frouxidão é eliminada do músculo durante a distensão.

Teoria do filamento deslizante *(Capítulo 3)*. Conceito teórico de que filamentos de actina e miosina deslizam um após o outro durante a contração muscular.

Tiro de corrida *(Capítulo 12)*. Corrida tão rápida quanto possível para distâncias curtas.

Tônico *(Capítulo 3)*. Descrição qualitativa dada a um receptor ou a um músculo, referindo-se ao tipo de atividade que ele gera; nesse caso, significando atividade contínua.

Tônus muscular *(Capítulo 3)*. Estado de alerta constante do sistema muscular para as exigências da tarefa a ser realizada; determinado pelo nível de excitabilidade de todo o grupo de neurônios motores que controla um músculo, a rigidez intrínseca do próprio músculo, um sistema nervoso central intacto e o nível de sensibilidade de muitos reflexos diferentes.

Tônus postural *(Capítulo 3)*. Desenvolvimento da tensão muscular em determinados músculos que são ativamente envolvidos na sustentação de diferentes partes do esqueleto em relações apropriadas para manter determinadas posturas.

Torção tibial *(Capítulo 11)*. Ângulo criado entre o alinhamento do joelho e o alinhamento do tornozelo. É causada pela rotação lateral longitudinal da tíbia. As medidas normais são de 15° a 40° em adultos.

Torque *(Capítulo 2)*. Força aplicada para produzir rotação. É o produto da força vezes a distância perpendicular da sua linha de ação até o eixo de movimento. É simbolizado em fórmulas como τ.

Trabalho negativo *(Capítulo 4)*. Ver movimento excêntrico.

Trabalho positivo *(Capítulo 4)*. Ver movimento concêntrico.

Transferência *(Capítulo 13)*. Movimento do corpo de uma superfície ou posição até outra. Pode ser realizada independentemente, com ajuda ou com supervisão.

Trato *(Capítulo 3)*. Feixes axonais de neurônios motores superiores com origem, função e terminação comuns.

Trato piramidal *(Capítulo 3)*. Anatomicamente conhecido como o trato corticospinal; nomeado dessa forma porque muitos dos corpos celulares localizados no córtex motor são de formato triangular e possuem aparência de pequenas pirâmides quando uma seção do córtex é descolorida e visualizada sob a luz de um microscópio. A maioria dos axônios corticospinais cruza o lado oposto no tronco encefálico dentro da pirâmide do bulbo.

Tremor *(Capítulo 3)*. Movimento rítmico, involuntário e oscilatório de uma parte do corpo, sintomático de dano no sistema nervoso central.

Tremor de repouso *(Capítulo 3)*. Tremor que ocorre em uma parte do corpo que não está sendo voluntariamente ativada e é sustentada contra a gravidade; um sintoma da doença de Parkinson, após disfunção dos gânglios da base.

Tremor intencional *(Capítulo 3)*. Certas vezes chamado de tremor de ação, um tremor evidenciado em um movimento proposital da parte do corpo, normalmente percebido durante o alcance com o membro superior, ou a passada com o membro inferior, um sintoma comumente presente em pacientes com lesões cerebelares.

Tríceps sural *(Capítulo 11)*. Os músculos posteriores superficiais da panturrilha do gastrocnêmio medial e lateral junto com o sóleo são chamados de tríceps sural.

Trocanter maior *(Capítulo 9)*. Proeminência lateral superior facilmente palpada do fêmur proximal, local de inserção para o glúteo médio e os músculos rotadores laterais. É um importante ponto de referência usado ao medir o comprimento da perna.

Trocanter menor *(Capítulo 9)*. Proeminência sobre o fêmur proximal localizada medialmente e posteriormente ao trocanter maior, servindo como local para inserção para o músculo iliopsoas.

Tróclea *(Capítulo 6)*. Proeminência óssea que geralmente articula-se com a superfície côncava como um sulco ou uma incisura. O úmero distal é um exemplo de uma tróclea.

Túber isquiático *(Capítulo 9)*. Uma grande e notável saliência palpável no aspecto mais inferior do ísquio da pelve; ponto de referência importante porque é a proeminência de sustentação do peso corporal sobre a qual você senta e serve como uma inserção comum para os músculos isquiotibiais.

Tubérculo adutor *(Capítulo 9)*. Projeção próxima ao epicôndilo medial no fêmur distal, nomeada dessa forma porque o adutor magno insere-se nela.

Tubérculo de Lister *(Capítulo 7)*. Um tubérculo na superfície dorsal distal do rádio que serve como uma polia para redirecionar a tração do extensor longo do polegar.

Tubérculo púbico *(Capítulo 9)*. Pequena proeminência no aspecto mais medial e superior do ramo superior do púbis em que o ligamento inguinal insere-se.

Tuberosidade da ulna *(Capítulo 6)*. Ponto de referência ósseo localizado na ulna proximal anterior, inferior ao processo coronoide; um local de inserção para o músculo braquial.

Tuberosidade do rádio *(Capítulo 6)*. Ponto de referência ósseo no rádio proximal anterior em posição distal à cabeça e ao colo do rádio; local de inserção para o músculo bíceps braquial.

Túnel do supraespinal *(Capítulo 5)*. A área sob o arco coracoacromial.

U

Unidade motora *(Capítulo 3)*. Um neurônio motor individual, junto com seu axônio e todas as fibras musculares que são inervadas pelo neurônio motor.

V

Valgo *(Capítulo 10)*. Condição em que a parte distal de um segmento articular é posicionada fora ou distante da linha mediana do corpo.

Valgo cubital *(Capítulo 6)*. Angulação lateral do antebraço em relação ao úmero; também conhecido como ângulo de transporte quando equivale a aproximadamente 15° ou menos. O termo também pode ser usado para representar angulação lateral excessiva do antebraço em relação ao úmero.

Varo *(Capítulo 10)*. Condição em que a parte distal de um segmento articular é posicionada dentro ou em direção à linha mediana do corpo.

Varo cubital *(Capítulo 6)*. Angulação medial do antebraço em relação ao úmero.

Velocidade *(Capítulo 4)*. O índice do movimento. *(Capítulos 2, 12)* Característica temporal; o índice de movimento em uma direção específica. Na marcha, é a distância coberta em uma unidade de tempo como metros por segundo ou milhas por hora.

Velocidade de condução *(Capítulo 3)*. Velocidade de transmissão de um impulso ao longo de um axônio nervoso; relacionado ao diâmetro do axônio e à presença ou ausência de mielina.

Vetor de força normal *(Capítulo 2)*. Em configurações vetoriais resultantes, esse vetor é o componente que produz rotação em torno do eixo de movimento. Em seu ponto mais alto, é aplicado a 90° ao braço de alavanca.

Vetor de força tangencial *(Capítulo 2)*. Nas configurações do vetor resultante, esse vetor é o componente que produz uma força compressiva ou de distração para um segmento movendo-se em torno de seu eixo. Quando o vetor de força é paralelo ao braço de alavanca, toda a força está comprimindo ou distraindo a articulação.

Vetor resultante *(Capítulo 2)*. Quando duas ou mais forças são aplicadas a um objeto ou segmento de um corpo, uma força resultante é gerada como uma combinação dessas forças. A força resultante terá uma direção e uma magnitude que reflete a combinação dessas forças e é o vetor resultante.

Vetores componentes *(Capítulo 2)*. Forças cujas magnitudes e sentidos combinados produzem um vetor resultante.

Vetores de força *(Capítulo 2)*. Força aplicada a um corpo possui duas dimensões – magnitude e sentido.

Viscoelasticidade *(Capítulo 4)*. Estrutura que possui as características de viscosidade e elasticidade. A maioria dos tecidos é viscoelástico; o tecido viscoelástico possui a habilidade de suportar forças ou sobrecargas para resistir à mudança de formato, mas se a força é suficiente, o formato da estrutura muda e não retorna ao seu formato original.

Viscosidade *(Capítulo 4)*. A resistência que uma estrutura possui a uma força externa ou sobrecarga que causa uma deformidade permanente da estrutura.

Índice remissivo

Observação: Páginas em *itálico* indicam figuras, quadros ou tabelas.

A

Abdominais, 409-410
Abdução, 9
    articulação do ombro, 180-182
    dedo, 302-303, *304*
    deltoide, 197
    pé, 480, *481*
    plano escapular glenoumeral, 183
    quadril e pelve, 385, *386-387*, 403-405, 412-414, *415*, 559-560
Abdutor curto do polegar, 279, *281*
Abdutor do dedo mínimo, 279, *282*, 512
Abdutor do hálux, 511, *512*, 516
Abdutor longo do polegar, 274, *279*
Ação-reação, 34-35
Acetábulo, 372, 374
    angulações biomecânicas do, 378-379
    articulação do quadril, 380-381
Acetilcolina, 94-95
Acidente vascular cerebral, 119, 569-570
    marcha e, 569-570
Acoplamento
    da coluna, 325-326
    excitação-contração, 95
Acrômio, 163-164
Actina, 91-93, 94,95
ADP. *Ver* Difosfato de adenosina
Adução, 9
    articulação do ombro, 180
    dedo, 302-303, *304*
    deltoide, 197
    pé, 480, *481*
    quadril e pelve, 385, *386-387*, 402-403, 415, 417, 560
Adutor curto, 390, 391, *395*, 402, *402*
Adutor do hálux, *514*
Adutor do polegar, 280, *283*, 286
Adutor longo, 390,391,*394*,402,*402*
Adutor magno, 390, 391, *395*, 402, *402*-403
Agachamento, *60*
Agachamento com levantamento de pesos, 357, *358*

Alavancagem
    e comprimento-tensão, interações 145-146
    fator, 73
Alavancas, 37-40
    atividade muscular e, 57-59, *60, 61*
    torque e, 44-45
Alavancas de primeira classe, 38-39
    torque e, 44-45
Alavancas de segunda classe, 38
Alavancas de terceira classe, *38*, 39
    força exigida pelos músculos como, 59
Alcance
    acima da cabeça e à frente, 618-620
    acima da cabeça e atrás, 620-621
    estratégias, 543
Alimentação, 623-624
Alinhamento femoropatelar estático e dinâmico, 440-441
Amplitude de movimento, 14, *15*, 23, 30
    articulação do cotovelo, 222
    exigências da marcha normal, 554
Amplitude elástica, 134
Amplitude máxima até a falha, 134
Análise laboratorial da marcha, 561-563
Análise observacional da marcha, 563-565
  Análise qualitativa, 635
Ancôneo, 240, 247
Anel fibroso, 322
Angulações biomecânicas do acetábulo, 378-379
    do fêmur, 375-378
Ângulo(s)
    centro-borda, 378
    cubital, 224
    de anteversão acetabular, 378-379
    de inclinação, 165, 375-377
    de progressão, 547
    de torsão, 165, 377-378, *378*
    de transporte, 224
    de Wiberg, 378

    forças que atuam sobre, 45-47, *48, 49*
    leis do triângulo retângulo e, 49-51
    Q, 441, 442
Antebraço. *Ver* Complexo do cotovelo e do antebraço
Antepé, 479
Anteversão, 377-378
    ângulo, acetabular, 378-379
Aplicação de resistências ao corpo, 69-70
Aplicação prática
    abdutores e adutores do quadril, 404, 412 acidente vascular cerebral, 111
    adução do ombro, 247
    amplitude do movimento, 13, 23,181
    ângulos Q, 442
    apoio, 56, 541
    arcos do pé, 521
    articulação do ombro, 176
    articulação do quadril, 381, 389
    articulação escapulotorácica, 176
    articulação sacroilíaca, 380
    atividades de resistência manual, 74
    atividades diárias e o ombro, 622
    atividades excêntricas, 147, 148
    atrofia muscular, 115
    banda iliotibial, 401
    base de sustentação, 57, 58
    braço da força e braço da resistência, 40
    braços de momento, 45
    bursite, 389
    bursite olecraniana, 228
    margem anterior da tíbia, 476
    canelite na região do tibial posterior, 525
    cápsula articular, 19
    cefaleia de tensão, 341
    centro de gravidade, 58
    conservação de energia, 244
    controle postural, 540
    corrida, 555, 579, 583, 584
    coxa valga e coxa vara, 378

debilidade do glúteo máximo, 411
deformação dos dedos, 305
deformidade em botoeira, 305
deformidade em pescoço de cisne, 305
deslocamento de carga, 357
disco fibrocartilaginoso, 265
disfunção articular, 22
disposição dos ossos do carpo, 256
distração articular leve, 70
doença de Parkinson, 112
doenças degenerativas do disco, 329
dor na sínfise púbica, 333
dor no calcanhar, 478
entorses dos dedos, 263
epicôndilos medial e lateral, 220
eretor da espinha, 343
escafoide, 258
espasticidade, 117
espondilolistese, 329
estabilização axial, 355
estabilização da atividade funcional, 130
estratégias de recuperação, 543
estresse e lesões, 56, 541
extensão dos dedos, 295
fascite plantar, 523
fator de alavancagem 73
fêmur, 375, 379
flexores do cotovelo, 232, 239, 240
flexores do quadril, 409, 551
força compressiva e apoio, 413
força da coluna, 325
força da tração, 37, 48
força de preensão, 295
força do gastrocnêmio-sóleo, 502
força do quadríceps, 461
força do rotador escapular, 210
forças articulares, 41
forças de reação do solo, 556
função do cotovelo, 626
função do flexor profundo dos dedos, 278
função dos músculos da coluna vertebral, 336
gínglimo uniaxial (articulação em dobradiça modificada), 223
graus de liberdade, 16
habilidades motoras, 113
hiperextensão do cotovelo, 223
idosos, 98
iliopsoas, 409
impacto glenoumeral, 205, 206
inércia, 34, 35
inervação recíproca, 462
inibição autogênica, 101
insuficiência passiva, 143
isolamento de um músculo ou tendão de outras estruturas adjacentes, 208

isquiotibiais, 404
lesão do ligamento colateral lateral, 483
lesão por distração, 231
lesões cerebelares, 111
lesões da mão, 631
lesões do extensor dos dedos, 287
ligamento colateral medial, 228, 434
ligamento tibiofibular, 483
limitações do movimento articular, 14
linha da gravidade, 541
luxação do cotovelo, 228
luxação *vs.* subluxação articular, 21
marcha, 551, 552, 558, 570, 571, 574
membrana interóssea, 231
movimento do tronco, 336
músculos fibulares, 505
músculos glenoumerais, 196
músculos intrínsecos do punho e da mão, 302, 310
músculos lombossacrais, 331
músculos multiarticulares, 245
músculos respiratórios, 350
nervo ulnar, 221, 309
nervos dos músculos do quadril, 391
órtese, 75
osteoartrite do compartimento medial, 458
paralisia, 54, 241, 243
paralisia do músculo pré-tibial, 510
paralisia do músculo quadríceps, 455
perda de sensibilidade, 119
piriforme, 406
planos de movimentos, 30
postura, 403, 537, 543
pronação e supinação, 518
  do antebraço, 629
redução de torque, 43
resistência externa, 33
reto femoral, 452
rotadores do quadril, 406, 417
rupturas do menisco, 430, 457
simetria pélvica, *373*
síndrome da dor femoropatelar (SDFP), 460
síndrome do túnel do carpo, 310
sistema retinacular, 288, 289
sistemas de força concorrente, 47
supinação, 247
tendão do bíceps, 183
tendões dos extensores dos dedos, 286
tenodese, 143, 292
tensão passiva e resposta de recuperação, 137
tibial posterior, 505
torque de resistência máxima, 69
transverso do abdome, 347
túberes isquiáticos, 374
unidades motoras, 99

Aplicações clínicas
  de forças aplicadas externamente, 70-75
  deficiências neuromusculares e, 113-116
Aplicações de força ao corpo, 51-52
  alavancas, atividade muscular e, 57-59, *60, 61*
  base de sustentação, 56-57, *58*
  cálculo das forças articulares e, 65-69
  cálculo das forças musculares e, 61-65
  diagramas livres do corpo, 60-61
  equilíbrio estável, 55-56
  equilíbrio instável, 55-56
  equilíbrio neutro, 55-56
  polias, 70-73
Aplicações para deficiências funcionais, complexo do ombro, 208-209
Apoio, 56-57, *58*. *Ver também* Marcha
  controle funcional na articulação do joelho, 540-541
  controle funcional na articulação do tornozelo, 540
  controle postural e, 539-540
  equilíbrio das forças que ocorrem no apoio simétrico, 540-542
  estratégias de recuperação, 542-543
  fase de apoio na corrida, 575-576
  forças necessárias para manter, 537-539
  linha da gravidade e, 537-539
  médio, 544, 557
  postura, 536-543
  simétrico, 540-542
  terminal, 544, 557
Aponeurose
  intertubercular, 233
  plantar, 521
Aprendizagem motora, 112
Arco
  coracoacromial, 179-180, 201
  longitudinal lateral, 477
  longitudinal medial, 477
  transverso, 477
Arcos do pé, 477, 520-523
Aristóteles, 3
Arraste, 134
Arremesso,
  arremesso de beisebol, 636-641
  arremesso rápido de softbol, 641-644
Articulação(ões)
  acetabulofemoral, 380-381
  acromioclavicular, 164, 166-168, 173-175
  amplitudes de movimento, 14, *15*
  anfiartrodiais, 12, *13*, 18
  atlantoaxial, 326-327
  biaxiais, 11, *12, 13*
  bola e soquete, 11, *12*

cadeias cinéticas, 16-17
calcaneocubóidea, 493-495
cálculo das forças, 65-69
cápsulas, 18-19
carpometacarpal, 260, *261, 261-262*, 305
casos especiais, 9
classificação por estrutura e função, *13*
coccígeas, 335
compressão, 69-70, 458-460
condiloides, 11, *12*
costoclavicular, 171
da coluna vertebral
    anterior, 322-324
    posterior, 324-326
    região cervical, 326-327
    região do sacro, 331-335
    região lombar, 329-330
da pelve, 379-380
    marcha e, 548, 550, 553
de Chopart, 492
de Lisfranc, 496
diartrodiais, *12, 13*, 18-19
disfunção, 22, 361-362
do complexo do cotovelo e do antebraço
    radiulnares, 229-232
    umeroulnar e umerorradial, 221-228
do complexo do ombro, 166-167, 210
    acromioclavicular, 164, 166-168, 173-175
    definição dos movimentos do cíngulo do membro superior e, 167-170
    escapulotorácica, 167-168, 175-176
    esternoclavicular, 166-168, 170-173
    glenoumeral, 176-183
do complexo do punho e da mão
    carpometacarpal, 260, *261, 261-262*, 305
    interfalângica, 262-263
    mediocarpal, 259
    metacarpofalângica, 260-262, 290-291, 300-302, 305
    movimento dos dedos e, 290-291
    radiocarpal, 259
do joelho
    ângulo Q, 441
    controle do apoio funcional, 540-541
    eixos para flexão e extensão, 436-437
    femoropatelar, 439-441, 458-460
    forças, 456-462
    marcha e, 550-551, 553, 554

músculos que atuam no joelho, 453-456
    rotação axial, 437-438
    tibiofemoral, 428-430, *431*, 436-439, 456-458
do ombro, 163, 166-168
    aplicações para deficiências funcionais, 208, 209
    arco coracoacromial, 179-180
    bursa, 180
    cinemática, 180-182
    definição, 176-177
    dinâmica da, 200-203
    estabilização passiva e movimentos artrocinemáticos, 182-183
    reforço capsular, 177-180
    ritmo escapuloumeral, 183-185
do quadril, 380-381. *Ver também* Fêmur
    artrocinemática, 388
    caminhada e, 550, 553-554, 568
    controle do apoio funcional na, 541
    ligamentos, 385, *386-387*, 388-389
    marcha e, 550, 553-554
    movimento na pelve, 385, *386-387*
    movimento no plano transverso, 415-417
    tecido mole na, 388-389
do tornozelo e do pé
    calcaneocubóidea, 493-495
    controle do apoio funcional na, 540
    interfalângica, 262-263, *488*, 497
    intermetatarsal, *488*, 496-497
    mediotarsal, 553
    metatarsofalângica, *488*, 497
    pronação e supinação e, 518-519
    talocalcânea, *484-486*, 489-492, *493*, 518-520, 553
    talocrural, 482-483, *484-485*, 489, 519-520
    talonavicular, *486*, 493
    tarsometatarsal, *487*, 495-496, 520
    terminologia do movimento e, 480
    tibiofibular, 480-482
    transversa do tarso, *486*, 492-495, *496*
eixos em funcionamento, 23-24
elipsoidais, 11, *12*
em "dobradiça frouxa", 222
em pivô, 11, *12*
escapulotorácica, 167-168, 175-176
esternoclavicular, 166-168, 170-173
esternocostais, *12*

estrutura, *13*, 18-20
femoropatelar, *433*, 439-441
    forças, 458-460
força de reação, 65-66
formatos que pertencem ao movimento artrocinemático, 22-23
gonfoses, 18
graus de liberdade, 11, *12*
hipermóveis, 24
hipomóveis, 24
identificar movimentos nas, 6-9
interação, 22
interfalângicas, 262-263, 497
    ligamentos, *488*
intermetatarsais, 496-497
    ligamentos, *488*
luxação *vs.* subluxação, 21
materiais encontrados em sinoviais, 19-20
mediocarpal, 259
mediotarsal, 553
meniscofemoral, *433*
metacarpofalângica, 259, 260-262, 305
    durante a preensão, 300-302
    ligamentos, 263-265
    movimentos dos dedos e, 290-291
metatarsofalângicas, 497
    ligamentos, *488*
mobilização *vs.* estiramento, 73-74
movimento da superfície, 17-25
não axiais, *13*
osteocinemática, 9-11, *12-13*
posições, cadeia aberta e cadeia fechada, 24
radiocarpal, 259
radiulnar, 229-232
radiulnar distal, 230
radiulnar proximal, 230
receptores, 99-105
sacroilíaca, 331-335
selares, 11, *12*
sinartrodiais, *12, 13*, 18
sindesmose, *12, 13*, 18
sinoviais, 18, 19-20
superfícies, 19, *20*
talocalcânea, 489-492, *493*, 518-520
    ligamentos, *484-486*
    marcha e, 553
    pronação e supinação, 518-519
talocrural, 482-483, 489, 519-520
talonavicular, 493
    ligamento, *486*
tarsometatarsais, 495-496, 520
    ligamentos, 487
temporomandibular (ATM), 317, *319*, 359-362
tibiofemoral, 428-430, *431*, 431-432
    artrocinemática, 439
    cinemática, 436-439

forças, 456-458
linha, 426
tibiofibular superior, 481-482
tibiofibulares, 480-482
transversa do tarso, 492-495, *496*
  ligamentos, *486*
triaxiais, 11, *12, 13*
umerorradiais
  artrocinemática, 223-224
  osteocinemática, 221-223
  tecidos moles, 224, 228
umeroulnares
  artrocinemática, 223-224
  osteocinemática, 221-223
  tecidos moles, 224, 228
uniaxiais, 11, *12, 13*
vertebrais cervicais, 327
Artrocinemática, 5, 17-25. *Ver também* Cinemática
  aplicações clínicas, 24-25
  articulação calcaneocubóidea, 494-495
  articulação do ombro, 183-183
  articulação esternoclavicular, 172-173
  articulação femoropatelar, 441
  articulação radiulnar proximal, 230
  articulação talocalcânea, 492
  articulação tibiofemoral, 439
  articulação tibiofibular, 482
  articulações umeroulnares e umerorradiais, 223-224
  definição de, 17
  eixos articulares em funcionamento, 23-24, *24*
  estrutura articular e, 18-20
  formas das articulações como pertencentes a, 22-23, *23*
  movimentos articulares básicos, 20-24
  movimentos do punho, 289-290
  movimentos dos dedos, 290-291
  pé, 489
  pelve e quadril, 388
  posições articulares em cadeia fechada e cadeia aberta, 24
  tipos de articulações e, 17
Artrologia, 18
Aspirar pó, 604-606
Ataxia, 571-572
Atetose, 119
Ativação muscular, 127-128
Atividade anatômica, músculo, 128-129
Atividade ATPase, 95, 96
Atividade funcional muscular, 129-131
  cabeça, pescoço e tronco, 351-359
  complexo do cotovelo e do antebraço, 243-247
  complexo do ombro e, 207-209
  controle do apoio, 540-542
  interação dos músculos e ligamentos no funcionamento do joelho, 462-464
  marcha, 545-546
  membros e tronco, 358-359
  perna e pé, 511, 516-525
  punho e mão, 291-303, 303-307
  quadril, 406-417
Atividade muscular
  alcance acima da cabeça e à frente, 619-620
  alcance acima da cabeça e atrás, 620-621
  anatômica, 128-129
  ao servir café, 627
  ativação, 127-128
  atividades clínicas e, 611-612
  atividades diárias e ocupacionais, 604
  atividades funcionais diárias, 598-599, 601-602
  características, 131-141
  concêntrica, 127
  dirigir, 627
  excêntrica, 127, 146
  força muscular e, 134-141
  funcional, 129-131
  girar uma chave, 629
  higiene bucal, 622
  inserções musculares na, 128-129
  isocinética, 128
  isométrica, 127, 137-138
  isotônica, 127-128
  lixar madeira, 621
  na alimentação, 623-624
  registro da, 136-127
  tarefas domésticas e, 606
  tarefas ocupacionais e, 607, 609
  utilizar um martelo, 630-631
  vestir meias ou calças, 627
  viscosidade e, 131
Atividades clínicas, 609-610
Atividades de higiene, 621-622
Atividades de lazer, 621.
  ciclismo, 660-663
  golfe, 652-656
  tênis, 656-660
Atividades desportivas.
  arremesso de beisebol, 636-641
  arremesso rápido de softbol, 641-644
  chute com o peito do pé, 647
  nado livre, 647-652
Atividades funcionais diárias
  alimentação, 623-624
  ao servir café, 627, *628*
  aspirar pó, 604-606
  atividades clínicas, 609-614
  dirigir, 626-627
  girar uma chave, 627-629
  mobilidade, 594-602
  ocupacional e, 602-609
  que requerem principalmente o movimento do complexo do ombro, 618-622
  que requerem principalmente o movimento do cotovelo, 623-626
  tarefas domésticas, 604-606
  tarefas ocupacionais, 606-609
  vestir meias ou calças, 624-626
Atividades ocupacionais e diárias, 602-609
ATP. *Ver* Trifosfato de adenosina
ATP em músculo vivo, 96
Atrito, 180
Atrofia, 135
  atrofia por desuso, 115
Axônios, 88-89
  gama, 101
  trato corticospinal, 109-110
  trato reticulospinal, 109

B

Balanço inicial, 545, 576
Balanço médio, 545
Balanço recíproco dos braços, 566
Balanço terminal, 545, 576
Banda anteromedial, 435
Banda posterolateral, 435
Bandas A, 94,95
Base de sustentação, 56-57, *58*
Bíceps braquial, 195-196, 201, 232, 239, 246, 248, *249*
Bíceps femoral, 390, *397*, 403, *445, 448*, 449
Biomecânica, 4
Bolsas, 180
  complexo do cotovelo, 228
  do olécrano, 228
  subacromial, 180
  subdeltóidea, 180
Borelli, Giovanni, 3
Braço da força, 38, 40
  vantagem mecânica e, 39-40
Braço(s)
  atividades de arremesso e, 636-644
  de alavanca, 32, 59
  de momento, 32, 45, 138-139, 205-206
    externo, 61, 63
    forças musculares do complexo do ombro, 205-206
    interno, 61, 63
  força, 38, 40
  manejo do golfe e, 652-656
  momento externo, 61,63
  momento interno, 61, 63
  resistência, 38, 40
  saque de tênis e, 656-660
Braquial, 232, 246, 248, *249*
Braquiorradial, 239, *240*, 240-241, 248, *249*
Bruxismo, 362
Bursite
  do trocanter maior, 389
  olecraniana, 228

C

Cabeça. *Ver* Crânio
Cabeça do fêmur, 375
Cabeça do rádio, 221, *226*
Cadeia cinética aberta *vs.* cadeia cinética fechada, 149-150
Cadeias cinéticas abertas (CCA), 16-17, 24
    complexo do cotovelo e, 247
    tornozelo e pé, *518*
Cadeias cinéticas fechadas (CCF), 16-17
    complexo do cotovelo e, 247
    tornozelo e pé e, 518
Cadência, 547
Caixa torácica, 321
Calcâneo, 478, 518-519, 524
Cálcio, 95
Cálculo
    de forças articulares, 65-69
    de forças musculares, 61-65
Capítulo do úmero 219
Cápsula articular, 18-19
    joelho, 435-436
    pé, 483
Capuz extensor, 287-288
Características musculares
    arraste, 134
    arraste muscular, 134
    elasticidade e extensibilidade, 131, 133
    tensão-deformação, 133-134
    viscosidade, 131
Carrinho de mão, 38
Cartilagem cricóidea, *320*
Cartilagem tireóidea, *320*
Catálise, 95
Cavidade glenoidal, 164-165, 318
Célula(s)
    membranas, 84-85
    muscular, 90
Centro de gravidade, 52-55, 58, *62*, 542
    da cabeça, dos braços e do tronco (CBT), 52-54
    equilíbrio estável, instável e neutro e, 55-56
    esqueleto axial, 315-316
Centro de massa, 52-55, 61, *62*, 539-540, 541, 548
    corrida e, 581-583
    determinantes da marcha e, 567-568
    forças de reação do solo e, 555-556
    marcha ortopédica e, 572-574
Centro de movimento, 56-57
Centro de pressão, 556
Centro instantâneo de rotação (CIR), 437
Centros de controle intermediário, 111-112
Centros motores cerebrais, 109-110
Cerebelo, 111
    disfunções, 119

CFTC. *Ver* Complexo da fibrocartilagem triangular do carpo
CG. *Ver* Centro de gravidade
Chave, girar uma, 627-629
Chutar
    chute com o peito do pé, 644-647
    nado livre, 647-648
Ciclismo, 660-663
Ciclo alongamento-encurtamento, 149
Ciclo da marcha, 543-545
Cifose, 315
Cinemática, 5, 25, 29. *Ver também* Artrocinemática; Osteocinemática
    articulação acromioclavicular, 174-175
    articulação calcaneocubóidea, 494
    articulação do ombro, 180-182
    articulação esternoclavicular, 171-172
    articulação femoropatelar, 440-441
    articulação radiulnar, 229-230
    articulação talocalcânea, 491-492
    articulação tibiofemoral, 436-439
    articulação tibiofibular, 481-482
    cadeias, 16-17
    caminhada, 548, *549*
    corrida, 576-578
    escapulotorácica, 173-174
    marcha, 546-554
Cinesiologia
    introdução à, 3-4
    objetivos de estudo, 4
    perspectiva histórica da, 3, *4*
    terminologia, 4-9
Cinestesia, 105-106
Cinética, 5, 29, 31
    corrida, 583-584
    marcha, 554-556
Cíngulo do membro superior, 162, 167-170
    depressão, 168, 174
    elevação, 168, 174
    protração, 168, 176
    retração, 168, 176
    ritmo escapuloumeral, 183-185
    rotação ascendente, 168, 176
    rotação descendente, 168, 176
Circundução, 11
Classificação(ões)
    das fibras nervosas motoras e sensoriais com base no diâmetro axonal no sistema nervoso periférico, 88-89
    das fibras sensoriais com base na origem da fibra no sistema nervoso periférico, 89
    do sistema nervoso, 86-87
Clavícula, 163
    articulação esternoclavicular e, 166-168, 170-173
    ausente, 172

CM. *Ver* Centro de massa; Centro de movimento
Coativação, 115
Cóccix, 320-321
Colágeno, 136
Colinesterase, 95
Colo do fêmur, 375
Colo do rádio, 221, *226*
Coluna vertebral
    articulações da região cervical, 326-327
    articulações da região lombar, 329-330
    articulações da região torácica, 327-329
    cóccix, 320-321
    curvaturas normais, 315-316
    elementos articulares vertebrais anteriores, 322-324
    elementos articulares vertebrais posteriores, 324-326
    equilíbrio da cabeça e, 352
    esterno e, *320,* 321
    estruturas não palpáveis, 316-317, *318*
    estruturas palpáveis, 317-321
    ligamentos, 324-325
    movimentos do tronco e estabilização da, 352-355
    movimentos vertebrais, 321
    músculos, 335-359
    músculos anteriores e laterais do tronco, 343-351
    músculos cervicais anteriores, 336, *337-339,* 341
    músculos cervicais posteriores, *340,* 341-342
    músculos torácicos e lombares posteriores, 342-343
    ossos, 315-321
    primeira e segunda vértebras cervicais, 318-319
    principais flexores do pescoço, 336, 341
    sacro, 320-321, 331-335
    terceira à sexta vértebra cervical, 319-320
    tórax e, 321
    vértebras torácicas e lombares, 320
Complexo da fibrocartilagem triangular do carpo (CFTC), 231-232, 265
Complexo do cotovelo e do antebraço, 9
    ângulo de transporte, 224
    articulação radiulnar distal, 230
    articulação radiulnar proximal, 230
    articulações, 221-232
    articulações radiulnares, 229-232
    articulações umerorradiais, 221-228
    articulações umeroulnares, 221-228

atividades que requerem principalmente movimento do, 623-629
colocar a mão atrás da cabeça, 247
extensores do cotovelo, *236-237*, 240
fator de alavancagem e, 73
flexores do cotovelo, 232, *233-235*, 239-240, 246
funcionamento normal, 245-247
introdução ao, 218-219
movimento angular, 10-11
movimento de tração e, 248-249
movimento funcional e músculos do, 243-247
músculos, 232-247
músculos uniarticulares e multiarticulares de, 245
ossos, 219-221
pronadores do antebraço, 242-243
rádio, 221
supinação e pronação, 229-230, 240-242, 246-247
supinadores do antebraço, 240-242
tecidos moles, 224, 228, 230-232
ulna, 220-221
úmero, 219-220
Complexo do ombro
ações dos músculos sinergistas, 203-204, *205*
aplicações para deficiências funcionais, 208-209
articulações, 166-185, 210
atividade muscular durante movimentos funcionais, 207-208
atividades que requerem principalmente o movimento do, 618-622
colocar a mão atrás da cabeça, 207
definição, 162
definição dos movimentos do cíngulo do membro superior, 167-170
escápula, 163-165
função dos músculos do, 200-208
grandes músculos motores, 197-200
manejo do golfe, 652-656
manúbrio, 163
movimento de tração e, 208
músculos estabilizadores da escápula, 185-191
músculos estabilizadores glenoumerais, 191-197
nado livre e, 648-652
ossos, 162-166
posições de repouso e cadeia fechada das articulações do, 183
regiões musculares, 185, *186-189*
ritmo escapuloumeral, 183-185
saque do tênis e, 656-660
sulco intertubercular, 183
úmero, 165-166
Complexo do punho e da mão

abdução e adução, 302-303, *304*
ação sinérgica dos músculos do punho em movimentos do polegar e do dedo mínimo, 307
articulações, 259-262, 290-291, 300-302, 305
atividades que requerem principalmente o movimento do, 629-631
deformações, 303-307
força de preensão e, 293-297
forças equilibradas, 305
introdução ao, 255
lesões do nervo periférico, 308-310
ligamentos, 263-266
movimentos, 290-291
movimentos do punho, 288-290
movimentos funcionais, 291-303
músculos, 266-268, *270-274*, 276-280
músculos do polegar, *272*, 277-280, *281-283*
músculos do punho, 266-276
músculos extrínsecos, 277
músculos que atuam nos dedos, *270-274*, 276-280
nado livre e, 648-652
nervo mediano, *235*, 238
nervo radial, *236*, *237*, 307-308
nervos periféricos, 307-310
ossos, 255-259
posições intrínseco *plus* e intrínseco *minus*, 302
preensão e, 295-302
sistema retinacular, 287-288
sistema tendinoso, 285-287
tipos de preensão, 291-293
Complexo dos ossos, do cotovelo e do antebraço
rádio, 221
ulna, 220-221
úmero, 219-220
Componente de distração da força muscular, *46*, 48-49
Componente elástico
em série, 136-137
paralelo, 136-137
passivo, 136
Componente estabilizador da força muscular, *46*, 48-49
Componente perpendicular da força normal, *46*, 48
Componentes passivos na força muscular, 136-137
Composição de forças, 36-37
Compressão articular, 69-70
articulação femoropatelar, 458-460
Comprimento fisiológico do músculo, 137-138

Condições patológicas que afetam o funcionamento do sistema de movimento, 116-119
Côndilos
joelho, 425, 435
mandíbula, 317-318, *319*, *320*
occipital, *319*
Consumo de energia, 146-148, 244
Contração muscular, 94, 95-96
acoplamento excitação-contração, 95
gradação de força da, 98-99
modelo de filamento deslizante, 94, 95-96
sinergista, 244
velocidade de, 139-140
Contranutação, 333
Controle motor, 107-108
centros de controle intermediário, 111-112
centros motores cerebrais, 109-110
contralateral, 110, 111
integração para produzir movimento funcional, 112-113
ipsilateral, 111
na região da coluna vertebral, 108-109
no tronco encefálico, 109
sistema de abordagem dinâmica para compreensão do, 108
Controle postural, 539-540
Coracobraquial, *194*, 200
Corpo
aplicação de resistência ao, 69-70
aplicações de força ao, 51-52
base de sustentação, 56-57, 58
centro de gravidade e centro de massa, 52-55
diagramas livres do, 60-61, *63*, *64*, *67*
equilíbrio estável, 55-56
equilíbrio instável, 55-56
equilíbrio neutro, 55-56
movimento e segmento, 6, 30
músculos, alavancas e forças sobre o, 57-59, *60*, *61*
Corpo do fêmur, 375-376, *376*
Corrida, 555, 574-575.
atividade muscular no quadril, no joelho e no tornozelo na, 580-583
cinemática, 576-578
cinética do, 583-584
fase de apoio, 575-576
fases, 575-576
movimento no plano sagital durante a, 576-577
mudanças da marcha em diferentes velocidades, 579-580
Córtex motor, 110
Cosseno, 49-51
Coxa valga, 377, 378

Coxa vara, 377, 378
Crânio. *Ver também* Coluna vertebral
    equilíbrio da coluna vertebral e, 352
    estruturas não palpáveis, 317, *318, 319*
Crianças, padrão da marcha das, 565
Crista
    ilíaca, *320, 349, 351,* 372, *373*
    longitudinal, 220
    supracondilar lateral, 219
    tibial, *426,* 427
    troclear, 220
Cuboide, 478, 479
Cuneiformes, 479
Curvaturas da coluna vertebral, 315-316

D

Da Vinci, Leonardo, 3
Deambulação, 536
    observação durante, 610-612
Debilidade muscular, 113-115
Dedos, 255, 260-262
Dedos do pé, 479, 522-523, 553. *Ver também* Tornozelo e pé
Deficiências neuromusculares, 113-116
Deformação de Gunstock (varo cubital), 224
Deformação em botoeira, 305
Deformações do pé, 524-525
Deformidade em pescoço de cisne, 305
Deltoide, 197, *198, 200,* 209
    ligamento, *484*
    manguito rotador e, 201-203
Depressão, cíngulo do membro superior, 168, 174
Deslocamento, 31
Deslocamento de carga, *60,* 602-604
    agachamento, 357, *358*
    e flexão à frente, 355-357
Deslocamentos articulares angulares, 548
Despolarização, 85, 95
Desvio
    radial, 9
    ulnar, 9
Determinantes
    aspectos do desenvolvimento da marcha, 565-567
    de marcha, 567-568
    de movimentos, 29-31
Diafragma, *350,* 351
Diagramas
    do espaço, 60-61
    livres do corpo, 60-61, *63, 64, 67*
    vetores de força, 35-36
Diferença de potencial, 84
Difosfato de adenosina, 93, 95, 96
Direção do movimento, 30.
Dirigir, 626-627
Discinesia escapular, 204
Disco fibrocartilaginoso, 265
Disco lombar, 323-324

Disfunção articular, 22
    temporomandibular, 361-362
Distância, 30, *32*
    linear, 30
    rotacional, 30
Distensão do isquiotibial, 151-152
Distonia, 116
DMT. *Ver* Dor muscular tardia
Doença de Parkinson, 116, 119, 570-571
Doenças degenerativas do disco, 329
Dor muscular tardia, 151
Dor no calcanhar, 478
Dores de cabeça, tensão, 341

E

Eficácia da marcha, 567-574
Eixo triplanar, 480
Eixos de movimento, 5-6
    em funcionamento, 23-24
Elasticidade, 131, 133
Elementos articulares vertebrais anteriores, 322-324
Elementos articulares vertebrais posteriores, 324-326
Eletromiografia, 126-127, *132, 133,* 146, 147
    músculos do cotovelo e do antebraço, 245-247
Elevação da perna estendida, abdominais e, 409-410
Elevação do cíngulo do membro superior, 168, 174
    articulação do ombro, 181
Elevação dos ombros, 183
EMG. *Ver* Eletromiografia
Endomísio, 136
Epicôndilos, 219, 220
    joelho, 425
    lateral, 219, 220, *226,* 237
    medial, 219, 220, *225*
Epimísio, 90, *92,* 136
Equilíbrio
    base de sustentação e, 56-57, *58*
    estado de, 31
    estático, 40
    estável, 55-56
    instável, 55-56
    neutro, 55-56
    pélvico, 335
    postural, 107
Equilíbrio de forças na postura simétrica, 540-542
Ergonomia, clínico, 12-614
Escafoide, 256
Escala de equilíbrio, 38-39
Escápula, 163-165, *320*
    abdução do ombro no plano da, 183
    ações dos músculos sinergistas, 203-204, *205*

    articulações, 167-170
    inclinação, 168-170
    inclinação anteroposterior da, 169-170
    inclinação mediolateral da, 170
Escoliose, 362
Espasticidade muscular, *117*
Espinais, 342
Espinal lombar, *346*
Espinal torácico, *346*
Espinha ilíaca
    anteroinferior (EIAI), 372
    anterossuperior (EIAS), 372
    posteroinferior (EIPI), 372
    posterossuperior (EIPS), 372
Esplênio da cabeça, 342, *344*
Esplênio do pescoço, *344*
Espondilolistese, 329
Esqueleto axial, 162. *Ver também* Região da cabeça, do pescoço e do tronco
    centro de gravidade da coluna vertebral, 315-316
    componentes, 315
Estabilização da articulação do ombro, 200-203
Estabilização dinâmica da articulação do ombro, 201
Estabilização passiva da articulação do ombro, 201
Estabilização passiva e dinâmica da articulação do ombro, 200-203
Estações de trabalho, 606-607
Esterno, 321
    junção, *320*
Estiramento *vs.* mobilização articular, 73-74
Estratégia do quadril, 543
Estratégia do tornozelo, 542-543
Estratégias do passo, 543
Estrato fibroso, 19
Estrato sinovial, 19
Estrutura articular, *13,* 18-20
Estrutura do músculo esquelético, 90-96
Estruturas não palpáveis da coluna vertebral, 316-317, *318, 319*
Estruturas palpáveis da coluna vertebral, 317-321
Eversão, 9, 480, *481*
Excursão ativa dos músculos, 144-150
    alavancagem e comprimento-tensão, interação entre 145-146
    cadeia cinética aberta *vs.* cadeia cinética fechada, 149-150
    em trabalho positivo e negativo, 146-149
Excursão dos músculos
    ativa, 144-150
    funcional, 141-142
    passiva, 141-143, *144*

Índice remissivo

Exercícios de estiramento passivo, 73-74
Expectativa de vida, 635
Extensão, 9
    articulação do ombro, 181
    articulação umeroulnar, *239*
    joelho, 436-437, 442, *445*, 451-452, 454-456
    quadril, 385, *386-387*, 410-411, 559
    tríceps, 247
Extensão do quadril na posição de decúbito dorsal, 411
Extensibilidade 131, 133

F

Facetas articulares torácicas, 327, *328*
Falanges, 259, 479
Fáscia toracolombar, 329-330
Fascículo, 90, *92*
Fase da posição 3 horas, arremesso de lançamento rápido no softbol, 642
Fase da posição 6 horas, arremesso de lançamento rápido no softbol, 642
Fase da posição 9 horas, arremesso de lançamento rápido no softbol, 643
Fase da posição 12 horas, arremesso de lançamento rápido no softbol, 643
Fase de absorção na corrida, 575
Fase de aceleração, 31, 34
    arremesso de beisebol, 640
    chute com o peito do pé, 646-647
    manejo de golfe, 655-656
    saque de tênis, 659-660
Fase de *backswing*, chute com o peito do pé, 644-646
Fase de balanço à frente, manejo do golfe, 655
Fase de desaceleração, arremesso de beisebol, 640-641
Fase de elevação, saque de tênis, 657-659
Fase de entrada da mão, nado livre, 649
Fase de impulso, nado livre, 648-649
Fase de potência do ciclismo, 660-662
Fase de preparação
    arremesso de beisebol, 636-637
    arremesso rápido de softbol, 641-642
    manejo do golfe, 652-655
    saque de tênis, 656-657
Fase de propulsão na corrida, 575-576
Fase de recuperação
    arremesso de beisebol, 640-641
    arremesso rápido de softbol, 643-644
    chute com o peito do pé, 647
    ciclismo, 662-663
    manejo do golfe, 656
    nado livre, 651-652
    saque de tênis, 660
Fase final de elevação, arremesso de beisebol, 639-640
Fase final de impulso, nado livre, 651

Fase inicial de elevação, arremesso de beisebol, 638-639
Fase média de impulso, nado livre, 651
Fases de balanço
    corrida, 576
    golfe, 652-656
    marcha, 544-545, 557-558
Fatores de conversão, *32*
Feixe anterolateral, 435
Feixe posteromedial, 435
Fêmur. *Ver também* Articulações do quadril
    angulações biomecânicas de, 375-378
    ângulo de inclinação, 375-377
    ângulo de torção, 377-378, *378*
    corpo do, 375-376
    estrutura, 374-375
    joelho e, 425-426
Ferramentas manuais, 629-631
Fibras de contração rápida, 97
Fibras glicolíticas oxidativas rápidas, 97
Fibras glicolíticas rápidas, 97
Fibras motoras, classificação com base no destino das fibras, 89
Fibras musculares, 90-93
    arquitetura, 135-136
    de contração lenta, 96
    do tipo I, 96-98, 129
        tensão ativa e, 141
    do tipo II, 96-98, 129
        tensão ativa e, 140-141
    estrutura, 90-93
    fásicas, 102
    intrafusais, 89, 100-101
    oxidativas lentas, 96
    tensão ativa e, 140-141
    tipos, 96-98, 129
    tônicas, 102
Fibras nervosas, 87
    aferentes, 86, 88, 90
        fuso muscular como, 101-102
    lesão, 118
    no sistema nervoso central, 89-90
    no sistema nervoso periférico, 88
    perineal, 505
    tipos, *89*
    trato corticospinal, 109
Fibras sensoriais, classificação com base na origem das fibras, 89
Fibrocartilagem triangular, 231
Fíbula, 476-477
Fibulares, 561
    curto, 505-507
    longo, 505-507, 522
    terceiro, *508*
Fisiologia
    aplicações funcionais e considerações clínicas da fisiologia neuromuscular, 113-116
    cinestesia e propriocepção, 106-107

    do sistema nervoso, 84-86
    do tecido excitável, 84-86
    estrutura do músculo esquelético, 90-96
    fibras nervosas, 87-90
    importância da compreensão, 83-84
    introdução à, 83-84
    movimento do controle "motor", 107-113
    sistema muscular, 90-99
    visão geral da anatomia do sistema nervoso, 86-90
Flacidez, 111, 115
Flexão, 9
    à frente e deslocamento de carga, 355-357
    articulação do ombro, 181-182
    articulação umeroulnar, *239*
    cotovelo, 232, *233-235*, 239-240, 246
    deslocamento de carga, para a frente e, 355-357
    dorsal, 9
    joelho, 436-437, *447, 447-448,* 449-450, 452-453, 454-456, 461-462, 553, 560
    lateral, 9
    marcha e, 560
    punho, *268-269*, 274-276
    quadril, 385, *386-387*, 390-391, *392-394*, 551, 559
    radial, 9
    tornozelo e pé, 480, *481*, 482, 489, *490*, 494-495, 496, 551
Flexão plantar, 9
    extensão do joelho combinada com, 456
    flexão do joelho com flexão plantar do tornozelo, 456
    tornozelo e pé, 480, *481*,482, 489, *490*, 494-495, 496, 502-503, 551-552, 560-561
    ulnar, 9
Fluido sinovial, 18
Forame magno, 317, *318*
Força(s)
    alavancas e, 37-40
    aplicação clínica de forças aplicadas externamente, 70-75
    articulação do joelho, 456-462
    articulação femoropatelar, 458-460
    articulação tibiofemoral, 456-458
    componente estabilizador do músculo, *46,* 48-49
    composição das, 36-37
    concorrente, sistema de 46
    corrida, 583-584
    de reação articular, 65-66
    de reação do solo, 555-556, 584
    elásticas do músculo, 148-149

equilibradas durante o funcionamento normal da mão, 303-307
definição, 31
equilíbrio, 31
equilíbrio estático, 40
estiramento *vs.* mobilização articular, 73-74
exigidas para manter o apoio, 537-539
fricção, 31
gravidade, 31
leis do movimento de Newton e, 33-35
magnitudes das, 35, *36,* 40
músculo, 31
músculos do complexo do ombro, 205-206
pontos de pico, 556
pressão, 74-75
que afetam o movimento humano, 4, *5*
que agem sobre ângulos, 45-47, *48, 49*
reação articular, 65-66
reação do solo, 555-556, 584
resistências aplicadas externamente, 31
resolução das, 45
tipos de, 31-37
vantagem mecânica e, 39-40
vetores e suas considerações, 35-36, *62*
Força muscular, 134-135
arquitetura da fibra e, 135-136
braço de momento e, 138-139
componentes passivos em, 136-137
contrações, 98-99
fatores que afetam a força muscular isométrica máxima e, 150-152
idade e gênero na, 141, *142*
isométrica máxima, 150-152, 206
preensão, 290-299
relações comprimento-tensão e, 137-138
tamanho do músculo e, 135
tensão ativa e, 140-141
velocidade da contração e, 139-140
Formatos das articulações, 22-23
Fosfato, 93, 96
Fossa coronóidea, 219
Fossa do acetábulo, 380
Fossa do olécrano, 219, 228
Fossa ilíaca, 372
Fossa intercondilar, 425
Fossa poplítea, 427
Fossa radial, 220
Fóvea, 221, 256
Fricção, 31
Função da extensão do quadril, 410-411
extensão do joelho combinada com, 455-456
flexão do joelho combinada com, 454
marcha e, 559
Função da flexão do quadril, 409-410, 551
extensão do joelho combinada com, 454-455
flexão do joelho combinada com, 455
marcha e, 559
Função do grupo pré-tibial, 509-510
Funções de não sustentação do peso corporal dos músculos do quadril, 408
Fusos musculares, 89, 100-105

G

Galeno, Cláudio, 3
Galileu, 3
Gânglios, 88, 90
Gânglios da base, 110, 111-112
disfunções, 119
Gangorra, 38-39
Gastrocnêmio, *447,* 450, *498,* 501, 502
Gênero
centro de gravidade e, 53, *62*
força muscular e, 141, *142*
Gênio-hioide, 361
Geno valgo, 441
Geno varo, 441
Geradores de padrão, 109
Gínglimo uniaxial (articulação em dobradiça modificada), 223
Goniometria clínica, 11, 14
Grácil, 390, 391, *396, 402,* 403, *448,* 449-450, 452
Gradação da força das contrações musculares, 98-99
Grandes músculos motores do ombro, 197-200
Graus de liberdade, 11, *12*
complexo do cotovelo e do antebraço, 218
Gravidade, 31
centro de, 52-55, 58, *62,* 542
equilíbrio estável, instável e neutro e centro de, 55-56
linha da, 56, 537-539, 540
Grupo muscular da região palmar média, 280, *283,* 300
Grupo muscular hipotênar, 279-280, *282*
Grupo muscular tênar, 279, *280, 281-282*

H

Hálux valgo, 525
Hâmulo pterigóideo, *319*
Hemiplegia adulta, 569-570
Heterarquia, 107
Hierarquia, 107
Higiene bucal, 621-622
Hiperextensão, 9, 182
cotovelo, 223
Hiperpolarização, 86
Hipertonia, 105, 115
Hipertrofia, 135
Hipócrates, 3
Hipotenusa, 49, *50,* 51
Hipotonia, 105, 115
Homens
centro de gravidade nos, 53, *62*
força muscular nos, 141

I

Idade e força muscular, 141, *142*
Identificação de movimentos nas articulações, 6-9
Ílio, 372
Iliopsoas, 390, 391, *392,* 400
Imposição de carga
do pé, 523-524
resposta, 557
Impulsos nervosos, 85
transmissão dos nervos às fibras musculares esqueléticas, 94-95
Impulsos nervosos motores eferentes, 84, 86-87, 102
Impulsos somatossensoriais, 107
Incisura
ângulo de, 165, 376-377
pélvica, *383,* 384-385
da escápula, 168-170
anteroposterior, 169-170
mediolateral, 170
Inclinação
pélvica, 382, *383,* 384-385
anterior, 382
lateral, 382, *383,* 384
posterior, 382, 384
radial, 220, *226,* 227
semilunar, 220
sigmoide, 256
troclear, 220
ulnar, 256
Inércia, 33-34, 35
Inervação e reflexos sensoriais, 463
Inervação recíproca, 462
Infraespinal, *192,* 195, *196*
Inibição recíproca, 103
Inserções distais, 128-129
Inserções musculares 128-129
Inserções proximais, 128-129
Insuficiência
ativa, 144-145
passiva, 142, *143*
Integração do controle motor para produzir movimento funcional, 112-113
Interneurônios, 87, 90
Interósseos

dorsal e palmar da mão, 280, *284, 285*, 287, 300
dorsal e plantar do pé, *514, 515*
plantares, *515*
Inversão, 9, 480, *481*
Irritabilidade, 85
Ísquio, 372-373
Isquiotibiais, 404, *445-446, 449*, 452-453
    estiramento, 151-152
    lateral, 403
    para a proporção do torque do quadríceps, 462

J

Joelho
    ângulo Q, 441, 442
    articulação femoropatelar, 439-441
    articulação tibiofemoral, 428-430, 436-439
    articulações, 428-451
    caminhada e, 550-5514, 553, 554, 568
    cápsula, 435-436
    cinemática, 436-439
    corrida e, 568, 577, 578
    estruturas de tecido mole, 435-436
    extensores, 442, 451-452, 454-455, 560
    fêmur e, 425-426
    flexão, *447-448*, 449-450, 452-453, 454-455, 461-462, 553, 560
    flexão à frente e deslocamento de carga do, 355-357
    funções dos músculos do, 451-456
    inervação sensorial e reflexos do, 463
    introdução, 424-425
    ligamentos, 430, *431-433*, 434-435, 462-464
    ligamentos cruzados, *431*, 434-435
    meniscos, 428, 429-430, 457
    músculos, 441-456
    músculos uniarticulares e biarticulares que atuam no, 453-456
    ossos, 425-428
    patela e, *426*, 427-428
    restrição do movimento, 572-573
    rotação terminal do, 438-439
    rotadores tibiais, 450-451
    tíbia e, 426-426
    torque dos músculos que atuam no, 460-462
Junção
    lombossacral, 329, *330*
    mioneural, 94-95
    neuromuscular, 94

L

Lábio do acetábulo, 381
Lâmina superficial e profunda, 330
Latíssimo do dorso, 197, *199*, 359
Lei do tudo ou nada, 98
Leis do movimento de Newton, 33-35
Leis do triângulo retângulo, 49-51
Lesão
    distração do cotovelo e do antebraço, 231
    dor muscular tardia, 151
    isquiotibial, 151-152
    ligamento cruzado anterior, 462, 463
    muscular induzida por exercício, 151
    na região do tibial posterior (canelite), 525
    nervo periférico, 118, 308-310
    tornozelo, 491
Lesão labral superior anterior posterior (SLAP), 208
Levantador da escápula, *189*, 191
Levantamento "inclinado", 60
Ligamento(s), 484-485
    amarelo, 324-325
    anelar, *226*, 230, 231
    arqueado, *432*
    articulação acromioclavicular, 174
    articulação do quadril, 385, *386-387*, 388-389
    articulação esternoclavicular, 170-171
    articulação radiulnar, *226*, 230, 231
    articulações umeroulnares e umerorradiais, 224-228
    bifurcado, *486*
    calcaneofibular, 485
    calcaneonavicular lateral, *486*
    calcaneonavicular plantar, *486*
    cervical, *486*
    colaterais, 430, *431*, 488
    colateral lateral (LCL), *226*, 228, 231, 430, *431*, 483
    colateral medial (LCM), *225*, 228, 430, *431*, 484
    coracoacromial, 179
    coracoumeral, 177-178
    coronário, 429
    cruzado anterior (LCA), *431*, 434-435
        lesão, 462, 463
    cruzado posterior, *431*, 434, 435
    cuneometatarsais interósseos, *487*
    de Humphrey, *433*
    de Wrisberg, *433*
    do joelho, 430, *431-433*, 462-464
    do punho, 263-265
    do sacro, 333-334
    do tornozelo e pé, *484-488*
    dorsais, *487*.
    dos meniscos, 429
    femoral posterior, *433*
    iliofemoral, *386*
    intercarpais, 265
    interespinais, 324-325
    interósseo, 485
    intertransversários, 325
    isquiofemoral, *387*
    longitudinais anteriores (LLA), 323
    longitudinais posteriores (LLP), 323
    meniscofemoral anterior, *433*
    meniscotibiais, 429
    metatarsal transverso profundo, *488*
    nucal, 317, *318*, 325
    oblíquo, *226*, 231
    plantar curto, *487*
    plantar longo, *487*
    plantares e interósseos, *488*
    poplíteo oblíquo, *432*
    poplíteo-fibular, *432*
    pubofemoral, *386*
    quadrado, *226*, 231
    radiulnar anterior, *227*, 232
    radiulnar dorsal, *227*, 232
    radiulnar palmar, *227*, 232
    radiulnar posterior, *227*, 232
    redondo, *387*, 389
    supraespinal, 325
    talocalcâneos lateral, posterior e medial, *485*
    talofibular anterior, *484*
    talofibular posterior, *485*
    transverso do carpo, 265
    vertebral, 324-325
Linha
    alba, 343, *349, 351*
    áspera, 375, *376*
    de Feiss, 521
    de gravidade, 56, 537-539, 540
    nucal inferior, *319*
    nucal superior, *319*
    pectínea, 375
Lixar madeira, 621
Lobo frontal, 110
Localização do movimento, 30
Locomoção, 536
Longevidade, 635
Lordose, 315
Lumbricais, 280, *283, 286*, 300, 302, *513*
Luxação articular, 21
    cotovelo, 228

M

Magnitude do movimento, 30
Magnitudes das forças, 35, *36*, 40
Maléolo
    lateral, 476
    medial, 475
Mandíbula, 317. *Ver também* Articulação (ões), temporomandibular (ATM)
    côndilos da, 317, 318, *319*
    músculos, 360-361
Manguito rotador
    deltoide e, 201-203

Índice remissivo 699

estabilização, 201
músculos, 179
Manúbrio, 163, *320*
Mão. *Ver* Complexo do punho e da mão
Marcha. *Ver também* Análise da corrida;
  do apoio; da caminhada, 561-565
  acidente vascular cerebral e, 569-570
  agachada, 570
  amplitudes do movimento da marcha
    normal, 554
  ataxia e, 571-572
  características espaciais e temporais
    da, 546-548
  ciclo, 543-545
  cinemática, 546-554
  cinética da, 554-556
  com membros superiores em guarda
    alta, 564
  com perna rígida, 570
  debilidade do glúteo médio e, 573-574
  deficiente, 568-574
  definição, 536, 543-544
  desafios para a eficácia da, 568-574
  deslocamento articular angular e, 548
  determinantes da, 567, 568
  doença de Parkinson, 570-571
  eficácia, 567-574
  equipamentos de assistência e, 574
  fase de balanço, 544-545, 557-558
  fibulares e, 561
  flexão dorsal do tornozelo e, 560
  flexão plantar do tornozelo e, 560-561
  forças de reação do solo e, 555-556
  glúteo médio, 414
  imatura, 565
  joelho durante, 550-551, 553, 554, 560-561, 568
  madura, 565-567
  movimento no plano frontal e, 552-553
  movimento no plano transverso e, 553-554
  mudanças em idosos, 567
  músculos da, 556-561
  músculos do tronco e, 558-559
  músculos dos membros inferiores e, 559-561
  músculos dos membros superiores e, 558-559
  músculos intrínsecos do pé e, 561
  neurológica, 568-572
  ortopédica, 572-574
  paralisia cerebral e, 568-569
  pelve durante, 548, 550, 553
  quadril durante, 550, 553-554, 559-560, 568
  restrição do movimento do joelho e, 572-573
  tarefas funcionais da, 545-546
  terminologia, 543-545
  tornozelo e pé durante, 551-552, 554, 568
Margem anterior da tíbia, 476
Martelar, 629-631
Massa, 31-32
  centro de, 52-55, 61, *62*, 539-540, 541, 548, 555-556, 568
Mecanismo de encaixe de parafuso, 438-439
Mecanismo de molinete, 521
Medidas de proteção ao paciente, 610-612
Mediopé, 477
Medula espinal, 107
  controle motor na região da, 108-109
  geradores de padrão, 109
Membrana interóssea, 230, 231
Membro superior, cíngulo do, 162, 167-170
  depressão, 168, 174
  elevação, 168, 174
  protração, 168, 176
  retração, 168, 176
  ritmo escapuloumeral, 183-185
  rotação ascendente, 168, 176
  rotação descendente, 168, 176
Membros inferiores
  ergonomia clínica e, 613-614
  músculos e marcha, 559-561
Membros superiores
  atividades que requerem principalmente o movimento do complexo do ombro, 618-622
  atividades que requerem principalmente o movimento do cotovelo, 623-626
  músculos e marcha, 558
  resistência, 612-613
Meniscos, 428, 429-430, 457
Meromiosina, *92*
Metacarpos, 258-259
Micrômetros, 91
Mielina, 87, 88-89
Milo-hioide, 361
Miofibrila, 91, *92*, 135
Miofilamentos, 91, *92*
Mioglobina, 96
Miosina, *92*, 93, 94, *95*, 114
Mitocôndrias, 91, 147
Mobilidade
  do solo para a vertical, 596-599
  no solo, 594-599
  transferência da posição sentada para a posição em pé, 599-602
Mobilização articular *vs.* estiramento, 73-74
Modelo de filamento deslizante, 94, 95-96
Movimento(s)
  ação-reação e, 34-35
  aceleração e, 31, 34
  acessórios, 22
  amplitude de, 23, 30
  amplitudes articulares, 14, *15*
  angular, 10-11
  articulação artrocinemática básica, 20-24
  articular
    alcance acima da cabeça e à frente, 619
    alcance acima da cabeça e atrás, 620
    alimentação, 623
    atividades clínicas e, 610
    atividades funcionais diárias e, 595-596, 597-598, 600
    atividades ocupacionais e diárias, 603
    dirigir, 626-627
    girar uma chave, 627-629
    higiene bucal, 622
    lixar madeira, 621
    ao servir café, 627
    tarefas domésticas e, 605-606
    tarefas ocupacionais e, 607, 608-609
    utilizar um martelo, 629-630
    vestir meias e calças, 625
  bipodal, 536
  cadeia aberta, 39
  centro do, 56-57
  cinética e cinemática no, 5, 25
  controle (*Ver* Controle motor)
  curvilíneo, 10
  da coluna vertebral, 321
    acoplamento, 326-326
    elementos articulares vertebrais anteriores e, 322-324
    região cervical, 326-327
    região do sacro, 331-335
    região torácica, 327-329
  de balanço, 21
  de rolagem, 21, 594-595
    componente rotacional da força normal, *46*, 48
    nado livre, 648
  de rotação, 21
  dedos, 305
  deslizante, 21, *21*
  determinantes do, 29-31
  direção do, 30
  do complexo do punho e da mão
    movimentos do punho, 288-290

movimentos dos dedos, 290-291
do plano frontal, 6
    corrida e, 577-578
    e controle no quadril e na pelve, 411-415
    marcha e, 552-553
do plano sagital, 6
    durante a caminhada, 548, *549*
    durante a corrida, 576-577
    no quadril e na pelve, 408-411
do plano transverso, 6
    caminhada e, 548, *550*, 553-554
    corrida e, 568
    no quadril e na pelve, 415-417
do segmento e do corpo, 6, 30
eixos do, 5-6
em cadeia aberta, 39
fisiologia neural e, 83-84
forças que afetam, 4, *5*
giratório, 21, *21*
humano, sistema do, 84, 117-119
identificar movimentos nas articulações, 6-9
inércia e, 33-34
involuntários, 116
leis de Newton, 33-35
linear, 10
localização do, 30
magnitude do, 30
movimento do segmento e do corpo, 6
mudança do, 31
mudanças do centro de gravidade com, 55-56
osteocinemática e tipos de, 10-11
planos de movimento e eixos de movimentos no, 5-6
planos do, 5-6
polegar, 306
primeira lei do movimento de Newton e, 34
retilíneo, 10
rolamento ou deslizamento, 21, *21*
rotacional, 10-11, 30
segmento e corpo, 6
superfície articular, 17-25
tipos de, 29-30
translacional, 10, 22, *22*, 29-30
velocidade do, 31
vertebrais, 32
Mudança de movimento, 31
Mudança do efeito das forças, 43, *44*
Mudanças da expectativa de vida e a marcha, 565-567
Mulheres
    centro de gravidade em, 53
    força muscular em, 141
Músculo(s), 31
    ação do tendão dos, 143, *144*

acoplamento excitação-contração, 95
agonistas, 129
    complexo do cotovelo e do antebraço, 244
antagonistas, 129-130
    complexo do cotovelo e do antebraço, ações dos músculos sinergistas e, 203-204, *205*
anteriores do tornozelo e do pé, 507-510
anteriores e laterais do tronco, 343, 347, 351
antigravitacionais, 104-105, 537
articular do joelho, *445*, 449
biarticulares que atuam no joelho, 453-456
bíceps femoral, 390, *397*, 403, *445, 448*, 448, *449*
bipeniformes, 136
cálculo das forças dos, 61-65
cervicais
    anteriores, 336, *337-339*, 341
    posteriores, *340*, 341-342
cinestesia e propriocepção, 106-107
componente de distração da força, *46*, 48-49
componente estabilizador da força, *46*, 48-49
condução dos impulsos ao interior da fibra muscular, 95
corrida e, 582
da cabeça, do pescoço e do tronco, 335-351
    funções dos, 351-359
da marcha
    apoio médio e, 557
    apoio terminal e pré-balanço e, 557
    contato inicial, 557
    fases de balanço e, 557-558
    identificação dos padrões de ativação muscular pelo segmento do corpo, 558-561
    membro superior, 558
    padrões de ativação muscular e, 556-557
    resposta à imposição de carga, 557
da panturrilha, 504-505
debilidade, 113-115
digástrico, 361
do complexo do cotovelo e do antebraço
    atividade durante o movimento funcional comum, 248-249
    como agonistas, antagonistas e/ou sinergistas, 244
    extensores do cotovelo, *236-237*, 240

    flexores do cotovelo, 232, *233-235*, 239-240
    pronadores do antebraço, 242-243
    seleção no movimento funcional, 244
    supinação do antebraço, *237*, 240-242
    uniarticular e multiarticular, 245
do complexo do ombro 185-208
    estabilizador escapular, 185-191
    estabilizador glenoumeral, 191-197
    função dos, 200-208
    grandes músculos motores primários, 197-200
    regiões, 185, *186-189*
do complexo do punho e da mão, 266
    dedos da mão, *270-274*, 276-280
    extensores do punho, 266, *267-268*, 274
    flexores do punho, *268-269*, 274-276
    polegar, *272*, 277-280, *281-283*
    região palmar média, 280, *284*, 300
do joelho, 441-442
do quadril, 389-390. *Ver também* Pelve
    abdução, 403-405, 412-414, 559-560.
    adução, 402-403, 415, 417, 560
    adutor curto, 391, *395*, 402
    adutor longo, 391, *394*, 402
    adutor magno, 391, *395*, 402-403
    análise da atividade, 408-417
    bíceps femoral, 391, *397*
    corrida e, 568, 576-577, 580-581
    extensores, 403
    fatores que afetam as funções dos músculos do, 406-408
    flexores secundários, 401-402
    função da flexão do quadril, 409
    funções de sustentação e não sustentação do peso corporal dos, 408
    glúteo máximo, 390, 391, *396, 399*, 403
    glúteo médio, 391, *398*, 404, *412*, *416*
    glúteo mínimo, 391, *398*, 404-405
    grácil, 391, *396, 402*, 403
    iliopsoas, 390, 391, *392, 400*
    linha de tração e alavancagem, 407
    movimento no plano frontal e controle nos, 411-415, 552-553

Índice remissivo

movimento no plano sagital, 408-411
movimento no plano transverso e, 415-417
pectíneo, 391, *394*, *396*, 402, *402*
piriforme, *398-399*
reto femoral, 390, 391, *393*, *401*
rotadores laterais, 405
rotadores mediais, 406
sartório, 390, 391, *393*, *399*, *401*
semimembranáceo, 391, *397*, 403
semitendíneo, 391, *397*, 403
suficiência muscular, 407-408
tensor da fáscia lata, 391, *394*, *398*, 401, *402*, 405
do tornozelo e do pé
abdutor do dedo mínimo, *512*
abdutor do hálux, 511, *512*, *516*
adutor do dedo mínimo, *512*
adutor do hálux, *514*
caminhada e, 551-552, 554, 568
corrida e, 568, 577, 578, 582-583
extensor curto dos dedos, 511, *515*, *517*
extensor longo do hálux, *508*, 509, 510
extensor longo dos dedos, *508*, 509, *511*
fibular curto, 505-507
fibular longo, 505-507, 522
fibular terceiro, *508*
flexor curto do dedo mínimo, *514*
flexor curto do hálux, 511, *513*
flexor curto dos dedos, *512*, *516*
flexor longo do hálux, *500*, 503, 504-505
flexor longo dos dedos, *499*, 503, 504-505
função do grupo pré-tibial, 509-510
função do tríceps sural, 502-503
função dos, 511, 516-525
gastrocnêmio, 450, *498*, 501, 502
grupo anterior, 507-510
grupo lateral, 505-507
grupo posterior, 497-505
interósseos dorsais, *514*
intrínsecos, 510-511, 510-517, *512-515*
lumbricais, *513*
músculos da panturrilha e, 504-505
músculos do tornozelo e, 504-505
plantar, *447*, 450, *498*, 501
quadrado plantar, *513*
sóleo, *498*, 501, 502
tibial anterior, 507-509, *510*

tibial posterior, *499*, 503, 504-505
e alavancas, forças sobre o corpo, 57-59, 60, *61*
escalenos, 336, *338*, *338-339*
anteriores, 336, *338*
estabilizadores da escápula, 185-191
médios, 336, *339*
posteriores, 336, *339*
estabilizadores glenoumerais do ombro, 191-197
esternocleidomastóideos (ECM), 317, 336, *339*, 341
respiração e, 359
extrínsecos do polegar, *272*, 272-273
fusiformes, 136
infra-hióideos, 341, 359
interespinais, 342, *345*
interósseos palmares, 280, *284*, 287, 300
intertransversos, 342, *344*
intrínsecos (região palmar média), 280, *283*
intrínsecos do pé, 510-517, 521-522
laterais do tornozelo e do pé, 505-507
lombares posteriores, 342-343
lombossacrais, 331
multífidos, *340i*, 342, 345
multipeniformes, 136
oblíquos
abdominais, 347, *348-349*, 351
inferiores e superiores, *340*, 341
peniformes, 136
posteriores do tornozelo e do pé, 497-505
respiratórios, *350*, 351, 359
retos anteriores da cabeça, 336, *337*
retos laterais da cabeça, 336, *337*
sacrospinais, 342
sinergistas, 130
complexo do cotovelo e do antebraço, 244
em movimentos do polegar e do dedo mínimo, 307
suboccipitais, *340*, 341
supra-hióideos, 341, 359
torácicos posteriores, 342-343
transversoespinais, *340*, 341-342, 342-343, *344*, *345*
uniarticulares que atuam no joelho, 453-456
unipeniformes, 136
eretores da espinha, 342, *344*, *344-346*, *353*
esqueléticos extrafusais, 89, 100
estabilizadores escapulares, 185, 190-191

estrutura do músculo esquelético, 90-96
excursão ativa dos, 144-150
excursão passiva dos, 141-143, *144*
extensão do repouso dos, 137
extensor(es)
curto do hálux, *515*
curto do polegar, *273*, 277
curto dos dedos, 511, *515*, *517*
do cotovelo, *236-237*, 240
do dedo mínimo, *271*, 277, 303
do indicador, *270*, 277, 287
do joelho, 442, 451-452, 454-455, 560
do polegar, 279
do punho, 266-267, *267-268*
do quadril, *396*, *396-397*, 403
dos dedos, 266, *270*, 274, 277
tendões, 285-287
extrínsecos dos dedos, *270*, *270-271*, 277
longo do hálux, *508*, 509, *510*
longo do polegar, *272*, 277
longo dos dedos, *508*, 509, *511*
radial curto do carpo, 266, *267*, 275-276, 277
radial longo do carpo, 266, *267*, *274*, 276
ulnar do carpo, 266, *268*, *274*, 277
extensores, 442, *445*, 451-452, 454-455
fator de alavancagem dos, 73
fisiologia do tecido, 84-86
flexão e deslocamento de carga e, 356
flexor(es)
curto do dedo mínimo, 514
curto do hálux, 511, 513
curto do polegar, 279, 280, 282, 303
curto dos dedos, 512, 516
do cotovelo, 232, 233-235, 239-240
do dedo mínimo, 279, 282, 303
extrínsecos do punho, 271-272
extrínsecos dos dedos, 277
longo do hálux, 500, 503, 504-505
longo do polegar, 273, 274, 278
longo dos dedos, 499, 503, 504-505
profundo dos dedos, 272, 274, 277, 278, 288, 310
radial do carpo, 269, 274
superficial dos dedos, 271, 274, 277, 288, 310
ulnar do carpo, 269, 274-275
flexores, *447-448*, 452-453, 545-455

forças elásticas dos, 148-149
funções dos, 451-456
fusiformes, 136
fusos, 89, 100-105
gastrocnêmio, *447*, 449
glúteo
    máximo, 390, 391, *396*, *399*, 403
    médio, 390, 391, *398*, 404, 412, *416*
        debilidade, 573-574
        marcha, 414
    mínimo, 390, 391, *398*, 404-405
grácil, *448*, 449-450, 452
iliocostal
    do lombo, *346*
    do pescoço, 342, *344*
    do tórax, 343, *346*
interação dos ligamentos e, 462-464
intercostal externo, 347
intercostal interno, 347
intrafusais, 89, 100-101
isquiotibiais, 151-152, 403, 404, *445*, *445-446*, 449, 452-453
junção mioneural, 94-95
lei do tudo ou nada, 98
longo
    da cabeça, 336, *337*, 362
    do colo, 336, *338*, 362
longuíssimo
    da cabeça, 342, *344*
    do lombo, *346*
    do pescoço, *344*
mandíbula, 360-361
mobilidade em atividades funcionais diárias e, 596-599
modelo de filamento deslizante da contração por, 94, 95-96
movimentos involuntários, 116
músculo articular do joelho, *445*
oblíquo externo do abdome, 347, *351*
oblíquo interno do abdome, 347
peniformes, 136
plantar, *447*, 450
poplíteo, *448*, 450, 453
problemas de coordenação, 115-116
proteção dos ligamentos, 463-464
pterigóideo lateral, 360-361
pterigóideo medial, 360
receptores, 99
receptores articulares, tendinosos e musculares, 99-107
relaxamento, 94, 96
respiração e, 359
reto femoral, *443*, 449, 452
retículo endoplasmático, 95
rigidez, 104
rotadores tibiais, 450-451
sartório, *448*, 449, 452
semimembranáceo, *446*

semitendíneo, *446*, *448*, 449-450
sinergia, 107, 116
sinergistas, 130
    ações, 203-204, *205*
tensor da fáscia lata, *448*
tônus, 104
tônus anormal, 115
torque dos, 460-462
unidades motoras, 96, 98-99
uniarticular e biarticular, 453-456
vasto intermédio, *444*
vasto lateral, *443*
vasto medial, *444*

N

Nado livre, 647-652
Navicular, 478-479
Nervo(s)
    do complexo do cotovelo e do antebraço, *233-238*
    mediano, 235, *238*, 307-310
    musculocutâneo, *233*
    radial, *236, 237*, 307-308
    ulnar, 221, 309
Neurônio(s), 86
    autônomo, 88
    de associação, 90
    de primeira ordem, 90
    de segunda ordem, 90
    de terceira ordem, 90
    fusimotor, 104
    interneurônio, 87, 90
    motor alfa, 98
    motor gama, 89
    motor inferior, 90
    motor superior, 90, 113-114
    sensorial e motor, 88-89
Neurotransmissores, 86
Newtons, 32
Nódulos de Ranvier, 87
Núcleo pulposo, 322
Núcleos, 90
Nutação, 333

O

Observação durante a deambulação, 610, 612
Obstáculos à eficiência da marcha, 568-574
Olécrano, 220, *225*
Oponente do dedo mínimo, 279, *282*, 303
Oponente do polegar, 279, *281*
Órgãos tendinosos de Golgi, 89, 100, 149
Osso capitato, 256
    ligamentos, 263-265
Osso hioide, 320
Osso occipital, *319*
Osso parietal, *319*

Osso pisiforme, 258
Osso temporal, 317, 319
Ossos da coluna vertebral, 315-321
Ossos da pelve, 371-374
Ossos do carpo, 256-258
Ossos do complexo do ombro
    articulação acromioclavicular, 164, 166-168, 173-175
    articulação do ombro, 163, 166-168
    articulação escapulotorácica, 167-168, 175-176
    articulação esternoclavicular, 170-173
    clavícula, 163
    escápula, 163-165
    manúbrio, 163
    úmero, 165-166
Ossos do fêmur, 374-379
Ossos do joelho, 425-428
    fêmur, 425-426
    patela, *426*, 427-428
    tíbia, 426-427
Ossos do punho e da mão, 255-256
    carpais, 256-258
    falanges, 259
    metacarpais, 259
    rádio distal, 256
    ulna distal, 256
Ossos do tornozelo e do pé
    falanges, 479
    metatarsos, 479
    ossos da perna, 475-477
    tarso, 477
Ossos metatarsais, 479
Ossos sesamoides, 265, 427
Ossos tarsais, 476-479
Osteocinemática, 5, 9-17. *Ver também* Cinemática
    articulações umeroulnares e umerorradiais, 221-223
    cadeias cinéticas, 16-17
    definição, 10
    descrição dos tipos de movimento, 10-11
    goniometria clínica, 11, 14
    graus de liberdade, 11
    movimento rotacional, 10-11
    movimento translacional, 10
    movimentos do punho, 288-289
    movimentos dos dedos, 290
    pelve e quadril, 382-385, *386-387*
    sensação final do movimento, 14, 16
OTG. *Ver* Órgãos tendinosos de Golgi

P

Padrão de marcha
    adulta, 565-567
    do idoso, 567
Palato duro, *319*
Palmar longo, *268*, 274, 275-276

Paralisia, 54
    cerebral, 118, 568-569
    cotovelo, 243
    músculos pré-tibiais, 510
    tríceps, 241
Passada, 543
    comprimento, 546
    fase de arremesso do beisebol, 638-639
Passo
    comprimento, 547
    duração, 547
    largura, 547
Patela, *426*, 427-428
    alavancagem e comprimento-tensão, interações 145-146
    alta, 441
    baixa, 441
    como polia anatômica, 72-73
Pé. *Ver* Tornozelo e pé
    cavo, *524*, 525
    plano, 524-525
    torto, *524*, 525
Pectíneo, 390, 391, *394, 396,* 401, *402*
Peitoral maior, *199*, 200
Peitoral menor, *188*, 190-191, 359
Pelve, 331-335, 371, 375. *Ver também* Articulação(ões) do quadril; Músculo(s) do quadril
    acetábulo, 374
    ângulo de inclinação, *383*, 384-385
    articulações, 379-380
    artrocinemática, 388
    corrida e, 568, 576
    fatores que afetam as funções dos músculos da, 406-408
    ílio, 372
    ísquio, 372-373
    marcha e, 548, 550, 553, 568
    movimento do quadril na, 385, *386-387*
    movimento no plano frontal e controle no quadril e, 411-415, 552-553
    movimento no plano sagital no quadril e, 408-411
    movimento no plano transverso e, 415-417
    músculos, 389-406
    osteocinemática, 382-385, *386-387*
Perimísio, 90, *92*, 136
Perna(s), 482.
    arcos do pé e, 521-522
    chute com o peito do pé e, 644-647
    ciclismo e, 660-663
    e funções muscular e articular do pé, 511, 516-525
    elevações, 409-410
    fase de elevação da perna, chute com o peito do pé, 646
    nado livre e, 647-648
Perspectiva histórica da cinesiologia, 3, *4*
Pescoço
    flexores da coluna vertebral, 336, 341
Peso, 31, *32, 62*
    aplicado às estruturas articulares, 69
    função de sustentação dos músculos do quadril, 408
    imposição de carga no pé e, 523-524
Pinça com a ponta dos dedos, *294, 298*
Pinça com três dedos, *294, 298*
Pinça lateral, *294, 298*
Piramidal, 258
Piriforme, *398, 398-399, 405, 406*
Placa apofisária, 220
Placa horizontal do osso palatino, *319*
Placa pterigóidea lateral, *319*
Placa pterigóidea medial, *319*
Placas cartilaginosas, 322
Placas terminais vertebrais, 322
Plano(s)
    cardinal, 5, *6*
    coronal, 6
    da escápula, 165
    de movimento, 5-6
    frontal, 6
    horizontal, 6
    sagital, 6
Plantar, *447,* 450, *498,* 501
Platisma, 341
Polegares, 9, 255, 260-262. *Ver também* Dedos; Complexo do punho e da mão
    ação sinérgica dos músculos do punho em movimentos do dedo mínimo e, 307
    força de preensão e, 293-297
    forças equilibradas, 305-307
    grupo muscular tênar, 279, *280*
    mobilidade, 306
    movimentos, 290-291
    músculos, *272,* 277-280, *281-283*
Polias, 70-73
    anatômicas, 72-73
    fixas únicas, 70, *71*
    flexor, 288
    forças articulares femoropatelares e, 458-459
    móveis, 71-72
Poliomielite, 180
Pontes cruzadas, 93
    diferenças dos mecanismos, 148
Pontos de pico de forças, 556
Poplíteo, *448,* 450, 453
Posição anatômica, 5-6
Posição articular de repouso, 24
Posição articular em cadeia fechada, 24
Posição da mão atrás da cabeça, 207-208, 248
Posição intrínseco *minus*, 302
Posição intrínseco *plus*, 302
Posição sentada
    extensão do quadril na, 411
    flexão do quadril na, 409
    nervo fibular e, 505
Posição vertical,
    extensão do quadril na, 411
    flexão do quadril na, 409
Posições articulares, cadeia aberta, 24
Postura, 403
    apoio, 536-543
    controle postural e, 539-540
    definição, 536
    equilíbrio das forças que ocorrem no apoio simétrico, 540-542
    estratégias de recuperação, 542-543
Potenciais de ação, 85
Potencial elétrico, 84
Pré-balanço, 544, 557
Preensão, 295-302
    cilíndrica, 291, *293, 296*
    de potência, 291-293
    em gancho, 292, *296*
    esférica, 291, *293, 297*
    fechada, 291, *293, 297*
    força, 293-295
    função dos extensores do punho na, 295-300
    função dos flexores longos dos dedos na, 300
    função dos músculos intrínsecos na, 300-302
    tipos de, 291-293
Pressão, 74-75
    centro de, 556
Primeira lei do movimento, 33-34, 35
Princípio côncavo-convexo, 23
Problemas de coordenação, 115-116
Processo coracoide, 164
Processo coronoide, 220, *225, 233, 319*
Processo estiloide, *319*
    do rádio, *234,* 256
    estiloide da ulna, 256
Processo mastoide, 317, *319*
Processo palatino do osso maxilar, *319*
Processo xifoide, *320,* 321
Pronação, 9
    antebraço, 229-230, *238,* 242-243, 246-247, 629
    "pronação dolorosa", 231
    tornozelo e pé, 480, *482,* 517-520
Pronador quadrado, 243, 246-247, 248, *249*
Propriocepção, 106-107
Proprioceptores, 99

Protração, 9, 176
  articulação radiulnar, *239*
  cíngulo do membro superior, 168
Protuberância occipital externa, 317, *318, 319*
Prumo, 537
Púbis, 373-374

Q

Quadrado do lombo, 343, *346*
  respiração e, 359
Quadrado plantar, *513*
Quadríceps, *443, 443-444*, 451-452
  debilidade muscular, 572
  força, 461
  proporção de torque dos isquiotibiais e, 462
  torque femoral, 460-461

R

Rádio, 221
  distal, 256
Raios, 496
Ramo inferior, 374
Ramo isquiático, 373
Ramo superior, 374
Ranvier, Louis, 87
Reaferência, 111
Receptores,
  aferentes, 84
  articulação, 99-105
  fusos musculares, 89, 100-105
  órgãos tendinosos de Golgi, 100
Redondo maior, *194*, 200
Redondo menor, *193*, 195
Redondo pronador, 240, 243, 246-247
Reflexo(s)
  de estiramento, 102, *103, 104*
  do tendão profundo, 102, *103, 104*
  espinal, 109
  inervação sensorial e, 463
  miotático, 102, *103, 104*
  por *feedback* de força, 149
  por *feedback* negativo, 149
Reforço capsular da articulação do ombro, 177-180
Região da cabeça, do pescoço e do tronco
  articulações da região cervical, 326-327
  articulações da região lombar, 329-330
  articulações da região torácica, 327-329
  articulações temporomandibulares, 317, *319*, 359-362
  cóccix, 320-321
  controle do apoio funcional na, 541-542
  curvaturas normais, 315-316

elementos articulares vertebrais anteriores, 322-324
elementos articulares vertebrais posteriores, 324-326
esterno e, *320*, 321
estruturas não palpáveis, 316-317, 318
estruturas palpáveis, 317-321
ligamentos, 324-325
movimentos de acoplamento, 325-326
movimentos vertebrais, 321
músculos, 335-359
músculos anteriores e laterais do tronco, 343-351
músculos cervicais anteriores, 336, *337-339*, 341
músculos cervicais posteriores, *340*, 341-342
músculos torácicos e lombares posteriores, 342-343
ossos, 315-321
primeira e segunda vértebras cervicais, 318-319
principais flexores do pescoço, 336, 341
sacro, 320-321, 331-335
terceira à sexta vértebra cervical, 319-320
tórax e, 321
vértebras torácicas e lombares, 320
Registro da atividade muscular, 126-127
Relação comprimento-tensão, 137-138
  alavancagem e, 145-146
Relaxamento muscular, 94, 96
Repolarização, 85
Repouso
  comprimento dos músculos, 137
  e posições em cadeia fechada das articulações do complexo do ombro, 183
  posição, 24
  potencial, 85
  tremor, 116
Resistência
  aplicação clínica de resistência aplicada externamente, 33, 70-75
  aplicada ao corpo, 69-70
  braço, 38, 40
  vantagem mecânica e, 39-40
Resistência manual e ergonomia clínica, 612-614
Resolução das forças, 45, *46*
Respiração e tosse, 359
Resposta à imposição de carga, 557
Ressonância magnética, 135
Restrição de extensão, 460
Restrições de movimento, 108
Retículo endoplasmático, 95

Retículo sarcoplasmático, 95
Retináculos extensores, 277
Reto do abdome, 347, *348, 351*
Reto femoral, 390, 391, *393, 401, 443, 449*, 452
Reto posterior maior da cabeça, *340*, 341
Reto posterior menor da cabeça, *340*, 341
Retração, 9, 176
  cíngulo do membro superior, 168
Retropé, 477
Retroversão, 165, 378
Rigidez muscular, 104, 117
Ritmo escapuloumeral, 183-185, 209
Romboides, *187*, 190
Rotação terminal do joelho, 438-439
Rotação, 9
  ascendente do cíngulo do membro superior, 168
  axial do joelho, 437-438
  da articulação do ombro, 181
  descendente do cíngulo do membro superior, 168
  do quadril, 385, *386-387*, 415
  inclinação escapular, 168-170
  lateral, 9
    do quadril, 385, *386-387*
  medial, 9
    do quadril, 385, *386-387*
  pélvica, *383*, 384-385
    movimento no plano transverso e, 415
  terminal do joelho, 438-439
Rotadores, *340*, 341-342, *345*
  do quadril, *398-399*, 405-406
  profundos, 342-343
  tibiais, 450-451

S

Sacro, 320-321, 331-335
Saque de tênis, 656-660
Sarcolema, 91, *92*
Sarcômeros, 91, *92*, 94, 137-138
Sartório, 390, 391, *393, 399, 401, 448*, 449, 452
Segmento de movimento da coluna vertebral, 321
Segunda lei do movimento, 34
Semiespinal da cabeça, *340*, 342
Semiespinal do pescoço, *340*
Semilunar, 257-258
  ligamentos, 263-265
Semimembranáceo, 390, 391, *397*, 403, *446*
Semitendíneo, 390, 391, *397*, 403, *446, 448*, 449-450
Seno, 49, *50*, 51
Sensação final do movimento, 14, 16
Sensação firme no final do movimento (capsular), 16

Sensação forte no final do movimento (óssea), 16
Sensação no final do movimento em disfunção, 16
Sensação vazia no final de movimento, 16
Septo nasal, *319*
Sequência do movimento
   alcance acima da cabeça e à frente, 619-620
   alcance acima da cabeça e atrás, 620-621
   alimentação, 623
   ao servir café, 627
   atividades clínicas, 610
   atividades ocupacionais e diárias, 602-603
   dirigir, 626
   girar uma chave, 629
   higiene bucal, 621-622
   lixar madeira, 621
   mobilidade, 595, 597, 600
   tarefas domésticas, 604-605
   tarefas ocupacionais, 607, 608
   utilizar um martelo, 630-631
   vestir meias e calças, 624-625
Serrátil anterior, 185, *186, 190,* 209
Servir café, 627, *628*
Sinal de Trendelenburg, 414
Sinapse, 86, 90
Síndrome de dor femoropatelar (SDFP), 460, 551
Síndrome do desfiladeiro torácico, 336
Síndrome do túnel do carpo, 310
Sinergia muscular, 107, 115
Sínfise púbica, *12,* 335, 374, 380
   dor, 333
Sistema de ação dinâmica, 108
Sistema de força concorrente, 46
Sistema de forças em equilíbrio, 203
Sistema de forças paralelas, 43, *44, 45*
Sistema Internacional de Unidades (SI), 33
Sistema nervoso, 118
   central, 86
   classificações, 86-87
   condições patológicas, 116-119
   fibras nervosas, 87-90
   lesão do nervo e, 118
   paralisia cerebral e, 118
   periférico, 86, 88-89, 307-310
Sistema nervoso central, 86
   acidente vascular cerebral e, 119
   controle motor e, 107-108
   debilidade muscular e, 113-115
   fibras nervosas em, 89-90
   modelo de sistema de ação dinâmica, 108
   neurônios de associação, 90
   substância cinzenta, 90

   tônus postural e, 105, *106*
   tremores e, 116
Sistema nervoso periférico, 86
   classificação das fibras motoras com base no destino das fibras no, 89
   classificação das fibras nervosas motoras e sensoriais com base no diâmetro axonal no, 88-89
   classificação das fibras sensoriais com base na origem das fibras no, 89
   fibras nervosas no, 88
   lesão nervosa, 118
   punho e mão, 307-310
Sistema retinacular dos dedos, 287-288
Sistema T. *Ver* Sistema tubular transverso.
Sistema tubular transverso, 95
SOH-CAH-TOA, 49-51
Sóleo, *498,* 501, 502
Subescapular, *193,* 195, *196*
Subluxação articular, 21
Subluxação da cabeça do rádio, 231
Substância cinzenta, 90
Suficiência ideal, 145
Sulco capítulo-troclear, 220
Sulco intercondilar, 425
Sulco intertubercular, 183
Sulco troclear, 219, 425
Superfícies articulares, 19, *20*
   superfície articular inferior da tíbia, 475-476
   superfícies articulares ovoides, 19
   superfícies articulares selares, 19
Superfícies sinartrodiais, *12*
Supinação, 9
   antebraço, 240-242, 246-247, 629
   articulação radiulnar, *239*
   tornozelo e pé, 480, *482,* 517-520
Supraespinal, 191, *192,* 195
   desfiladeiro do, 179
Sustentação em apoio duplo, 545
Sustentação em apoio simples, 545
Sustentáculo do tálus, 478
Sutura lambdoide, *319*
Sutura sagital, *319*

T

Tacada de golfe, 652-656
Tálus, 477-478
Tamanho do músculo, 135
Tangente, 49-51
Tarefas domésticas, 604-606
Tarefas ocupacionais, 606-609
Tecido excitável, fisiologia do, 84-86
Tecidos moles
   articulação do quadril, 388-389
   articulações umeroulnares e umerorradiais, 224-228

cápsula do joelho, 435-436
complexo articular radiulnar, 230-232
Temporal, 360
Tendões,
   ação dos tendões musculares, 143, *144*
   bíceps, 195, *195*
   punho e mão, 274-275, 285-287
Tenodese, 143, *144,* 292
Tensão
   ativa, 140-141
   cefaleia, 341
   passiva, 137
Tensão-deformação, 133-134
Tensor da fáscia lata, 390, *394, 398,* 401, *402,* 405, *448*
Teorema de Pitágoras, 49, 68-69
Terceira lei do movimento, 34-35
Terminologia da cinesiologia, 4-9
Terminologia do Rancho Los Amigos, 544
Tíbia, 426-426, 475-476
Tibial anterior, 507-509, *510*
Tibial posterior, *499,* 503, 504-505
Tipos de forças, 31-37
Tipos de movimento, 29-30
Tiro de corrida, 575
Tônus muscular, 104
   anormal, 115
   postural, 104-105, *106*
Tórax, 321
Torção
   ângulo de, 165, 377-378, *378*
   tibial, 482
Tornozelo e pé, 475, 526
   arcos, 477, 520-523
   articulações, 480-497
   base de sustentação, 56-57, *58*
   caminhada e, 551-552, 554, 568
   controle do apoio funcional no, 540
   corrida e, 568, 577, 578, 580-583
   deformações, 524-525
   dor, 478
   estratégias de recuperação da postura, 542-543
   falanges, 479
   flexão plantar, 456, 560-561
   função do grupo pré-tibial, 509-510
   função do tríceps sural, 502-503
   hálux valgo, 525
   imposição de carga, 523-524
   ligamentos, *484-488*
   músculos, 497-525
   músculos anteriores, 507-510
   músculos da panturrilha e, 504-505
   músculos intrínsecos, 510-517, 561
   músculos laterais, 505-507
   músculos posteriores, 497-505
   ossos, 475-479

ossos da perna, 475-477
ossos do tarso, 477-479
ossos metatarsos, 479
pé cavo, *524*, 525
pé plano, 524-525
pronação e supinação, 480, *482*, 517-520
terminologia do movimento, 480
Torque, *32*
Torque rotacional, 63-64
  alavancas e, 44-45
  definido, 40-43
  dos músculos que atuam no joelho, 460-462
  forças articulares e, 67-68
  forças que atuam em ângulos e, 45-47
  isométrico máximo, 206
  leis do triângulo retângulo e, 49-51
  resolução das forças e, 45, *46*
  rotacional, 63-64
  sistemas de forças paralelas, 43, *44, 45*
  tríceps sural, 502
Tosse e respiração, 359
Trabalhadores de linha de montagem, 608-609
Trabalho positivo e negativo, 127, 146-149
Tração, 208, 248-249
Transferência de sentado para em pé, 599-602
Transverso do abdome, 347, *350*
Trapézio, músculo 185, *186*, 190, *190*, 209
  respiração e, 359
Trato, 86
  corticospinal, 109
  piramidal, 109
  reticulospinal, 109
  vestibulospinal, 109
Tremor intencional, 116
Tremores, 116

Três cuneiformes, 479
Tríceps braquial, 195-196, 240, 241, 247
Tríceps sural, 502-503
Trifosfato de adenosina, 93,95,96,148
Trocanter maior, 374-375, *376*, 389, *398*
Trocanter menor, 375, *376*
Tróclea do tálus
Tróclea medial, 219
Tronco. *Ver também* Região da cabeça, do pescoço e do tronco; Coluna vertebral
  agachamento e, 357, *358*
  atividades funcionais dos músculos do, 358-359
  corrida e, 576
  flexão à frente e deslocamento de carga, 355-357
  movimentos e estabilização das vértebras, 352-355
  músculos e marcha, 558-559
Tronco encefálico, 107, 109, 110
Tropomiosina, 92-93
Troponina, 93
Túber isquiático, 372-373
Tubérculo(s)
  de Lister, 256, *257*, 258
  do adutor, *376*
  do rádio, 256
  dorsal, 256
  maior e menor, 165-166
  púbico, 374
Tuberosidade
  da tíbia, *426*, 427
  da ulna, 220, *233*
  do rádio, 221, *226*
Túnel osteofibroso, 277

U
Ulna, 220-221
  distal, 256
  flexores do cotovelo, *233*
  ligamentos, *225-227*

Úmero, 165-166, 219-220
  ligamentos, *225-227*
Unidades britânicas, 33
Unidades motoras, 96, 98-99

V
Valgo, 430
Valgo cubital, 224
Vantagem mecânica (VA), 39-40
Varo cubital, 224
Vasto lateral, *443*
Vasto medial oblíquo (VMO), 439-440, 441, 449, *451, 452*
Velocidade, 31, 146, 547
  angular, 59, *60*
Velocidade da contração, 139-140
Velocidade do movimento, 31
Vértebras cervicais
  articulações, 326-327
  primeira e segunda, 318-319
  proeminência C-7, 320
  terceira à sexta, 319-320
Vértebras lombares, 320
  articulações, 329-330
Vértebras torácicas, 320
  articulações, 327-329
Vestir meias ou calças, 624-626
Vetor de força normal, 47
  componente perpendicular do, *46*, 48
  componente rotacional do, *46, 48*
Vetores componentes, 45
Vetores de força, 35-36, *62*
  componentes, 45
  normais, 47
  tangenciais, 47
Viscoelasticidade, 133
Viscosidade, 131

Z
Zona H, 94